Porkert / Hempen
Systematische Akupunktur

Manfred Porkert / Carl-Hermann Hempen

Systematische Akupunktur

Mit 267 Abbildungen

2., durchgesehene Auflage

Urban & Schwarzenberg · München–Wien–Baltimore

Anschriften der Autoren:

Dr. Manfred Porkert

Professor für Sinologie
einschließlich der theoretischen
Grundlagen der chinesischen Medizin
an der Universität München

Institut für Ostasienkunde
der Universität München

Kaulbachstraße 51a/Rückg.
80539 München

Dr. Carl-Hermann Hempen

Internist
Medizinische Informatik

Franz-Joseph-Straße 38
80801 München

Die Deutsche Bibliothek – CIP-Einheitsaufnahme

Porker, Manfred:
Systematische Akupunktur / Manfred Porkert/Carl-Hermann
Hempen. – 2., durchges. Aufl. – München ; Wien ; Baltimore : Urban
und Schwarzenberg, 1997
   ISBN 3-541-11152-6

Satz: Satz-Rechen-Zentrum, Berlin. Druck: Wagner GmbH, Nördlingen. Printed in Germany.
© Deutsche Ausgabe: Urban & Schwarzenberg, 1997.
© Fremdsprachige Ausgaben: Phainon Editions & Media GmbH 1995

ISBN 3-541-11152-6

Vorwort

Im vorliegenden Werk geben wir eine authentische und systematische Einführung in die chinesische Akupunktur und Moxibustion („Aku-Moxi-Therapie").

Authentisch, d. h., daß sich die Darstellung einerseits direkt stützt auf die klassischen, chinesischen Quellen, ohne das Zwischenglied umgangssprachlicher oder gar westlicher Übertragungen, andererseits auf die unmittelbare und langjährige klinische Anwendung des Verfahrens in westlicher Umgebung.

Systematisch bedeutet, daß wir unter sorgfältigster Wahrung der gedanklichen Grundstrukturen der chinesischen Lehre jene Kriterien und Gepflogenheiten berücksichtigen, die heute für eine zeitgemäße Darstellung wissenschaftlicher Aussagen gelten; hierzu gehören auch eine übersichtliche Bebilderung, ausführliche Tabellen und Register.

Wir haben damit dreierlei im Sinn:

1. dem westlichen Behandler eine zuverlässige und klare Anleitung für die wirksame Anwendung der chinesischen Verfahren deutlich oberhalb des bisher vorwiegend praktizierten „Rezeptstechens" zu geben, indem wir die engen Verbindungen zwischen möglicher Diagnose und spezifischer Therapie immer wieder aufzeigen;

2. dem westlichen Forscher ein normatives, weder durch Hinzufügungen noch durch Weglassungen verfälschtes Bild der authentischen, rational schlüssigen und stringent nachvollziehbaren chinesischen Aussagen zu vermitteln, um so

3. den heutigen und den künftigen westlichen Wissenschaftlern ein gesichertes Fundament sowohl für bedeutsame Korrekturen als auch für die methodisch konforme Weiterentwicklung des Verfahrens zu schaffen.

Aus solcher Zielsetzung unterscheidet sich unser Buch grundlegend von allen bisher zum Thema im Westen erschienenen Werken.

Wir verzichten so auf alle pseudo-chinesische Spekulation, die in der westlichen Akupunkturliteratur großen Raum einnimmt, in manchen Büchern die chinesische Grundaussage völlig zudeckt; auch auf jeden Versuch, mit unzulässigen Analogien und Begriffen der westlichen Medizin der vermuteten Begriffsstutzigkeit des westlichen Studierenden entgegenzukommen, um sein „Verständnis" für eine exotische Technik zu wecken.

Wir lassen aber auch all jene Techniken außer Betracht, die in China im Verlauf der letzten Jahrzehnte entwickelt und — mit z. T. sehr kurzer Halbwertszeit — propagiert worden sind (parachirurgische Implantationen in die Akupunkturpunkte, Arzneimittel-, Prokain-, Wasser-, Luftinjektionen u. a.).

Unerwähnt bleiben aber auch Aurikulotherapie („Ohrakupunktur") und Nadelstichanalgesie, nicht — dies sei ausdrücklich betont — weil wir diese Verfahren etwa für unerheblich hielten, sondern weil die Aurikulotherapie nicht aus der chinesischen (induktiv-synthetischen) Medizintheorie zu begründen ist, und die Nadelstichanalgesie weder hinsichtlich ihres Wirkungsmechanismus noch ihrer Anwendung in irgendeinem Zusammenhang mit der therapeutischen chinesischen Medizin und zur Akupunktur steht.

Dieses Buch ist als gründliche Einführung in das Thema, als Lehr- und Übungsbuch, zugleich als Handbuch für die tägliche Praxis konzipiert, nicht hingegen als enzyklopädisches Kompendium der Disziplin. Eine solche Beschränkung führte zu einer durchgehenden Konzentration auf das Wesentliche, Ausgereifte, Erprobte.

Deshalb haben wir auch dort, wo rein chinesische Aussagen darzustellen sind, auf historisch-theoretische Diskussionen so gut wie völlig verzichtet und vieles Interessante, aber Diskutable oder Entbehrliche weggelassen. Weggelassen wurden z. B. die verschiedenen Rhythmenlehren, die *foramina extracardinalia* und auch die sogenannten „Neupunkte".

Aber selbst dort, wo wir uns — wie z. B. im Abschnitt Foraminologie II — im tiefsten Fahrwasser der Kernaussage bewegen, konnten wir dem Wunsch nach höchstmöglicher Differenziertheit und Ausführlichkeit nicht völlig nachgeben. Schließlich sollte das Buch ja einbändig, handlich und preislich erschwinglich bleiben.

Dennoch werden gerade bei der Durchsicht des zuletzt erwähnten Kapitels all jene Benutzer, die bereits die vorhandene westliche Akupunkturliteratur kennen, eindrucksvoll jenen „Quantensprung" (hier treffender „Qualitätssprung") wahrnehmen, der mit diesem Buch vollzogen worden ist.

Schließlich noch der Hinweis, daß nach unserer Auffassung wertvolle und wesentliche Erkenntnisse der klassischen Akupunktur, die hier nicht unterzubringen waren, auf keinen Fall dem westlichen Leser vorenthalten werden sollen; vielmehr beabsichtigen wir, sobald als möglich in flankierenden Veröffentlichungen, etwa einem „Kritischen Reperto-rium der Akupunkturpunkte", solche Erkenntnisse zu erschließen. In jenem Buch soll auf Grund klassischer Aussagen die differentialdiagnostische Individualität eines jeden Foramens der Hauptleitbahnen in aller Ausführlichkeit und Transparenz beschrieben werden.

Die Verfasser

Inhaltsübersicht

Inhaltsverzeichnis

1. Kapitel: Grundlagen und Geschichte

Begriff der Akupunktur; Grundsätzliches

Die Aku-Moxi-Therapie (= Akupunktur und Moxibustion), chinesisch *zhenjiu*, ist die mechanische oder thermische Einwirkung auf bevorzugte Punkte der Körperoberfläche in therapeutischer Absicht. Diese Verfahren werden in der chinesischen Medizin als „äußere Therapie" (*waizhi*) bezeichnet — als Gegenstück zur „inneren Therapie" (*neizhi*) durch die Anwendung von Arzneimitteln.

Insofern Erkrankungen, die auf die Körperoberfläche beschränkt oder zumindest über die Körperoberfläche entscheidend zu beeinflussen und zu heilen sind, nur einen Teil des ärztliche Behandlung erfordernden Krankheitsgeschehens darstellen, entspricht auch die äußere Therapie durch Akupunktur und Moxibustion nur einem Teil des therapeutischen Instrumentariums der chinesischen Medizin.

Empirische Voraussetzungen der Aku-Moxi-Therapie

Positive empirische Voraussetzung der Aku-Moxi-Therapie ist die Tatsache, daß die Oberfläche des menschlichen Körpers keine homogene Fläche darstellt, sondern ein durch zahllose Prädilektionsstellen gegliedertes und modelliertes Gebilde ist. Da gibt es zahlreiche Stellen — vor allem am Rücken, an den Fingern und Zehen und in der Kniegegend —, die beim Auftreten bestimmter Störungen spontan schmerzen oder zumindest erhöht druckempfindlich sind. Da gibt es Stellen der Haut, wo diese Muskelansätze, Muskelränder, Gelenkspalten deckt — weshalb solche Punkte nicht nur palpatorisch leicht faßbar, sondern auch bei mechanischer Einwirkung (Druck, Stich oder Erwärmung) ganz charakteristische Allgemeinreaktionen hervorzurufen geeignet sind.

Bei diesen Prädilektionsstellen lassen sich drei Arten unterscheiden:

1. Punkte, die im Gefolge einer weitgehend lokalisierten Erkrankung eine deutliche Schmerzhaftigkeit, Druckempfindlichkeit, u. U. Verhärtung und sogar Rötung aufweisen. Nach dem Schwinden der Störung sind auch die Punkte nicht mehr durch unterscheidbare Merkmale vor der Umgebung ausgezeichnet. Auch können sie an verschiedenen Individuen an ganz verschiedenen Stellen auftreten. Solche Punkte sind in den Medizinsystemen aller Kulturen bekannt, entsprechen zumindest teilweise dem, was die westliche Medizin als „Myogelosen" und „lokale Entzündungen" ermittelt und durch Massagen und lokale Anwendungen behandelt.

In der chinesischen Medizin gibt es dafür seit dem 7. Jahrhundert (Sun Simo) die Bezeichnung *ashi xue*, d. h. *foramina ad hoc*. Über ihre direkte und symptomatische Behandlung hinaus erlauben sie keine weiterreichenden systematischen Schlüsse.

2. Es gibt Punkte, die auf Grund ihrer anatomisch-topologischen Lage bei allen Individuen präzis und in gleicher Weise definiert sind. Wenn Veränderungen der Sensibilität der Punkte, vor allem aber die Einwirkung auf diese Punkte zu Störungen korreliert werden können, die bei verschiedenen Menschen in gleicher Weise auftreten, ohne daß solche Störungen systematisch zu anderen, im gleichen Individuum auftretenden Störungen oder Veränderungen korreliert werden könnten, so bezeichnet man sie als *foramina extracardinalia*, d. h. als „Reizpunkte außerhalb von Leitbahnen".

3. Endlich gibt es topologisch eindeutig definierte Punkte, deren veränderte Sensibilität nicht isoliert auftritt, sondern — je nach Art der Störung — an einigen oder einer ganzen Reihe weiterer Punkte der Körperoberfläche verspürt wird. Die so zu beobachtenden Regelmäßigkeiten und Beziehungen der gleichmäßigen oder gleichzeitigen Erregung bestimmter Punktgruppen führte zum Postulat der Leitbahnen (*jing, jingmo* — „Sinarterien") bzw. Hauptleitbahnen: *sinarteriae cardinales* oder kurz *cardinales*. Solche nicht nur therapeutisch, sondern auch diagnostisch relevanten, weil in ein rationales System einbezogenen Punkte werden deshalb *fora-*

mina cardinalia, „Leitbahnpunkte" (*jingxue*) genannt.

Die Leitbahnen sind also rationale Postulate, vergleichbar ähnlichen in Physik und Astronomie, durch welche eine bestimmte Bewegung, die verschiedene Orte erreicht, als ganze beschrieben wird. (Parallelen: Die Bahn eines Planeten ist die gedachte Verbindung aller Orte, die der Planet im Verlauf seiner Bewegung erreicht. Eine Kette von Funkstationen sind Orte, an denen zu bestimmten Zeiten

identische Signale übertragen oder empfangen werden können. Eine Reihe von Busstationen sind Stellen einer Stadt, die zu bestimmten Zeiten von einem Fahrzeug erreicht werden.)

Foramina cardinalia, also auf Leitbahnen gelegene Reizpunkte, sind Stellen an der Körperoberfläche, in denen eine identische Funktion oder ihre Störung gleichzeitig wahrzunehmen und zu beeinflussen ist.

Erkenntnistheoretische Voraussetzungen der Aku-Moxi-Therapie

Der menschlichen Beobachtung und Erfahrung (d. h. der positiven Empirie) sind reale Wirkungen in der Gegenwart *direkt*, in der Vergangenheit *indirekt* zugänglich. Gegenwärtige Wirkungen, das sind Bewegungen, aktuelle Veränderungen, dynamische Prozesse, Lebensvorgänge, Funktionen; vergangene Wirkungen, das sind als Stoff oder im Stoff angesammelte, angehäufte, akkumulierte Wirkungen, sind Stoff, sind Materie, sind Substrat, sind Somatisches, Körperhaftes bzw. die körperlich fixierten, festgelegten, gebundenen, erstarrten Wirkungen.

Gegenwärtige Wirkungen (also Bewegungen, Funktionen etc.) haben keine positiv bestimmbare Quantität (Menge, Gewicht), sondern nur eine Qualität (= Richtung), Direktionalität.

Vergangene Wirkungen (also Fixiertes, Erstarrtes, Unbewegtes) haben keine Qualität (d. h. Richtung), sondern Quantität (d. h. Masse).

Nachdem die bewußte Erkenntnis nicht gleichzeitig auf Gegenwärtiges und Vergangenes gerichtet sein kann, sondern nur alternativ entweder auf das eine oder das andere, setzt auch die positive Wahrnehmung und Definition von Funktion und Substrat unterschiedliche Erkenntnishaltungen, Erkenntnismodi und Methoden voraus.

Zur Wahrnehmung von Funktionen, Lebensvorgängen, gegenwärtigem Geschehen ist die Registrierung dynamischer Abläufe und zur rationalen Unterscheidung gleichzeitig eintretender Wirkung die qualifizierende Unterscheidung ihrer Richtungen erforderlich: induktiv-synthetischer Erkenntnismodus, induktiv-synthetische Methode.*

Zur positiven Erkenntnis und Definition vergangener, materialisierter, stofflicher, substrativer, so-

matischer Wirkungen ist die Ablösung des Bewußtseins aus gegenwärtigen, aktuellen Einwirkungen und die Konzentration auf vergangene, in der Vergangenheit abgeschlossene, dort angehäufte Wirkungen erforderlich. Um in der Vergangenheit angehäufte, „massierte", als Masse vorhandene, aber nicht bewegte Wirkungen von ähnlichen abzugrenzen, sind quantifizierende Unterscheidungen erforderlich: kausal-analytischer Erkenntnismodus, kausal-analytische Methode.*

Die wissenschaftliche chinesische Medizin — und damit auch die aus ihr hervorgegangenen Verfahren von Akupunktur und Moxibustion — gründet seit ihren Anfängen vor etwa 2100 Jahren konsequent auf der Anwendung allein der induktiven Synthese. Das bedeutet, daß all ihren Aussagen die unmittelbare Beobachtung dynamischer, gegenwärtiger Verhältnisse zu Grunde liegt, und diese Aussagen direkt rational systematisiert, d. h. zu einem System zusammengefaßt werden.

(Für die westliche Medizin gilt bekanntermaßen mindestens seit dem 19. Jahrhundert Umgekehrtes: Sie beschränkt sich konsequent auf die Definition vergangener, d. h. massierter, materialisierter, somatisierter Wirkungen, die allein in ihr rationales System einbezogen werden.)**

Es liegt auf der Hand, daß sich aus der konsequenten Einseitigkeit und diametralen Gegensätzlichkeit der Ansätze von chinesischer Medizin und moderner westlicher Medizin eine methodische und

---

* Ausführliche Darstellung in Porkert, *Klinische chinesische Pharmakologie; Die chinesische Medizin* sowie Eranos-Vorträge 1979, 1980 und 1983, s. Bibliographie.

** Wir müssen uns hier mit diesen grundsätzlichen, z. T. apodiktisch formulierten Bestimmungen begnügen. Leser, die an einer Erörterung weiterer Zusammenhänge interessiert sind, verweisen wir auf ausführlichere Veröffentlichungen zum Thema wie Porkert, *Messung und Wertung in den exakten Wissenschaften, Richtung und Maß — Medizinisches Denken in Europa und in China* sowie das Kapitel 1 in *Klinische chinesische Pharmakologie*; endlich die Abschnitte I und II in Porkert, *Die chinesische Medizin*, Econ Verlag. Einzelheiten zu diesen Titeln in der Bibliographie.

terminologische Unvereinbarkeit, so die Unmöglichkeit der direkten sprachlichen oder methodischen Umsetzung, eine Unvergleichbarkeit ergibt. Es ist ein Mangel vieler vorhandener Veröffentlichungen über Akupunktur und chinesische Medizin, diese Unvereinbarkeit, Nichtübertragbarkeit und Inkompatibilität der Aussagen beider Systeme nicht nur nicht herausgestellt, sondern im Gegenteil, durch eine völlig ungeeignete und verwaschene Terminologie und Theorienbildung verdeckt zu haben. Eine Verbindung oder Kombination beider Systeme — und damit eine reale Ausweitung und Verbesserung rationaler Therapiemöglichkeiten — ergibt sich allein über die gemeinsame klinische Empirie (es werden Störungen ein und desselben Kranken konkret wahrgenommen und behandelt) sowie durch die Anwendung identischer Kriterien der Wissenschaftlichkeit.

Diese Kriterien sind in beiden Systemen

1. die Begründung von Erkenntnis durch positive Empirie;
2. die eindeutige Formulierung solcher Aussagen durch ihren Bezug auf Normkonventionen;
3. die rational stringente Vernetzung („Systematisierung") eindeutig definierter Erfahrungsdaten.

Wie die westliche Medizin und Wissenschaft diese Kriterien methodisch umsetzt, kann in großen Zügen als bekannt vorausgesetzt werden.*

Was die Methodologie der chinesischen Medizin, hier der Akupunktur und Moxibustion anlangt, so ist ihr Bezug auf klinische Erfahrung, d. h. die Wahrnehmung und Anerkennung bestimmter Symptome, ebenfalls selbstverständlich und evident. Der Erläuterung bedarf hingegen die Eindeutigkeit ihrer Aussagen und die rationale stringente Vernetzung derselben.

Methodische Bedingungen der Aku-Moxi-Therapie; Normkonventionen

Nachdem aktuelle, gegenwärtige Wirkungen, also Bewegungen, Funktionen, lediglich hinsichtlich ihrer Richtungen, d. h. ihrer Qualitäten, positiv unterschieden werden können, wird die Eindeutigkeit von Aussagen durch einen Bestand von *qualitativen* Normkonventionen gewährleistet, die den allgemeinen und den speziellen technischen Erfordernissen angepaßt sind. Als wichtigste Normkonventionen sind zu nennen Yin und Yang und die Fünf Wandlungsphasen.

rung von Stofflichkeit, eine Fixierung im Stoff oder als Stoff. Spricht man von Defizienz des Yin oder von *inanitas yin* (s. u.), mit anderen Worten von zu geringer Struktivität, so mag man einen pathologischen Mangel, eine unzulängliche Entfaltung dieser Tendenz in einem bestimmten Individuum beobachten; umgekehrt bedeutet Redundanz des Yin oder *repletio yin* eine zu starke Entfaltung verhärtender, anlagernder, somatisierender Prozesse.

Yin

Yin, Struktives, Struktivität, Struktion* bedeutet etwas Vollendendes (Perfektives), d. h. in der Vergangenheit oder als Vergangenheit Abschließendes, Bestätigendes (Korrespondierendes), etwas in Ruhe Befindliches (Statisches), etwas Fixiertes oder Fixierendes, Erstarrung Bewirkendes oder zu Erstarrung Tendierendes, etwas Absterbendes; etwas Verdichtendes (Konzentrierendes), Massierendes, Massiertes, Aufgehäuftes, Angehäuftes, Kompaktes; endlich etwas noch oder neu zu Organisierendes, mithin Determinierbares oder bereits Determiniertes.

Eine Struktion (Yin) bedeutet also im engeren medizinischen Zusammenhang eine Konkretisierung, Materialisierung, Verhärtung, eine Anlage-

Yang

Yang, Aktives, Aktion, Aktivität impliziert die Auslösung (Induktion), die Bewegung, die Dynamisation, das Bewegte oder Dynamische, sich aktuell Ausbreitende, sich Entfaltende, das zur gleichen Zeit Bestehende, also das in der Gegenwart Wirkende, das Verwandelnde, momentan Verändernde; Aktion bedeutet Zerstreuung, Auflösung, Lockerung, Lösung oder sogar Zerstörung von Bestehendem, von bisher, d. h. in der Vergangenheit, Fixiertem. Aktion setzt neue Determinationen, Yang, Aktives ist also Determinierendes, ist jedoch für sich genommen und ohne sein Komplement, das Struktive, die Struktion, etwas absolut Undeterminierbares, nicht Begrenz- oder Meßbares.

---

* Vom lateinischen *struere*, d. h. bauen „konkret errichten", mithin zu konkreter, materialisierter Darstellung bringen, „konkretisieren".

---

* Im Detail verweisen wir auf die gängigen Lehrbücher sowie auf die oben zitierte Literatur, vor allem auf *Messung und Wertung . . .* und auf *Richtung und Maß . . .*

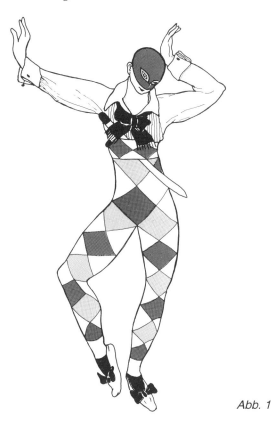

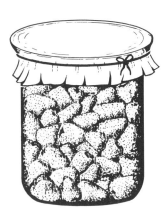

Abb. 2

Yin = Struktives, d.h. Konkretes, in der Vergangenheit Angehäuftes, Materielles, Stoffliches, Konzentriertes.

Abb. 1

Eine in Bewegung befindliche Figur, Yang = Dynamisches. Die Bewegung, Veränderung, die im Augenblick beobachtet wird, fesselt den Blick und die Aufmerksamkeit.

Wie uns Yin und Yang, Struktivität und Aktivität fortgesetzt in alltäglichen Erfahrungen und Bildern entgegentreten, sei an einigen Beispielen veranschaulicht.

Ein Bildhauer bearbeitet einen Stein. Der Stein ist Masse, Materielles, Yin. Die Tätigkeit des Bildhauers, d. h. das Behauen des Steines, ist Yang, Aktivität, ist Veränderung von Bestehendem, Negation des *status quo*: der Stein bleibt nicht wie er vordem war.

Der Stein (Yin, Struktives) setzt der Aktion des Bildhauers Widerstand entgegen (= Yin). Zugleich fixiert er, konkretisiert er, materialisiert er, bringt er zu konkreter Darstellung oder, mit dem Fachwort, er „struiert" die Aktion des Bildhauers. (Würde der Bildhauer seine Werkzeuge nur in der Luft umherschwingen, die seiner Aktion kaum Widerstand bietet, so würde dadurch auch die Veränderung auslösende Bewegung nicht fixiert, für spätere Zeiten festgehalten.)

Ein anderes Beispiel: Feuer verzehrt ein Scheit Holz. Das Holz ist etwas Materielles, Struktives, Yin. Das Feuer, der Verbrennungsvorgang, ist Yang, Aktivität, Dynamik, Bewegung. Dieses Yang beruht auf dem Yin. Wasser ist gleichfalls — und nach chinesischer Auffassung in höchstem Maße — etwas als Yin zu Qualifizierendes. Ist Holz stark mit Wasser durchtränkt, also sehr feucht, so läßt es sich kaum entzünden, weil seine gesteigerte Struktivität einer erheblich mächtigeren Dynamik bedarf, um in eine Veränderung, wie dies ein Verbrennungsvorgang darstellt,

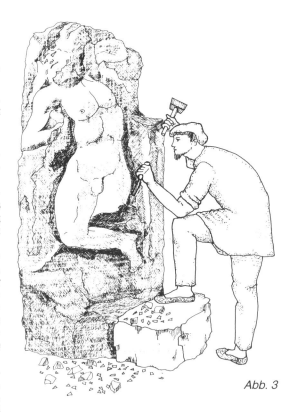

Abb. 3

Die Wechselbeziehung zwischen Yang (Aktion, Aktivität) und Yin, dem Struktiven, das Widerstand entgegensetzt und zugleich die als Aktion auftretende Wirkung struiert, d.h. konkret bindet, fixiert. Der Widerstand des Steins gegen die Tätigkeit des Bildhauers fixiert gleichzeitig dessen Leistung.

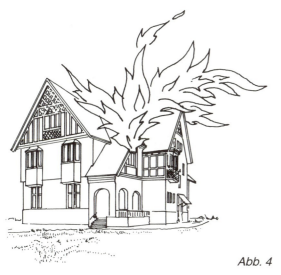

Abb. 4

Das Feuer ist Dynamik, ist aktuelle, gegenwärtige Wirkung, die auf Materiellem, der Stofflichkeit des Hauses beruht, diese verwandelt, vernichtet, negiert.

einzutreten. Nasses Holz kann nur vermodern oder verfaulen, d. h. sehr viel langsamer als durch feurige Verbrennung verwandelt werden. (Würfe man durchaus nasses oder grünes Holz jedoch in die Glut eines Hochofens, so würde es dennoch schlagartig verbrennen, weil im Verhältnis zum vorhandenen Yang, zur Entfaltung von Bewegungsenergie, seine Masse (= Yin = Widerstand = Materialität) gering ist.

Auch die wechselseitige Abhängigkeit von Yin und Yang ist an diesen Beispielen augenfällig: das Yang, also Feuer oder eine gegenwärtige Tätigkeit, bedürfen des Widerstands und der materiellen Grundlage, um sich über eine nennenswerte Zeit hinweg entfalten zu können. Feuer brennt nur so lange, als brennbare Stofflichkeit (hier im Beispiel Holz) vorhanden ist. Lebensäußerungen eines Künstlers, aber auch eines beliebigen anderen Menschen erfolgen nur, sofern ein im wesentlichen intakter Körper vorhanden ist; und ihre Wirkung wird außerhalb eines solchen Körpers nur dann für künftige Zeiten fixiert, falls Yin, Struktives, Materielles, indem es einer Veränderung ausreichenden Widerstand entgegengesetzt hat, diese fixiert, festgehalten hat — so wie der Stein die Aktion des Bildhauers.

Im Bereich medizinischer Betrachtung weist Yin, Struktives, Struktivität, auf die körperlichen, d. h. materiellen, stofflichen Aspekte und Bestandteile eines Individuums, auf die Säfte, auf die Anhäufung, Anlagerung, Bindung vergangener Wirkung — und so natürlich auf den Widerstand gegen deren Veränderung in der Gegenwart.

Und Yang, Aktives, Aktivität, Bewegung, Dynamik bezeichnet alle gegenwärtigen Lebensvorgänge, Umsetzungen, Veränderungen, Lebensäußerungen, „geistigen" oder „seelischen" Regungen, gegenwärtigen Erlebnisse, Erfahrungen, die aus der Körperlichkeit als Wechselwirkung mit der Umwelt, mit dem Kosmos in jedem gegenwärtigen Augenblick sich entfalten. Im Vollzug solcher Wirkungen wird wiederum die Körperlichkeit verändert, verwandelt, vermindert oder vermehrt, verdichtet oder ge-

lockert — was von Fall zu Fall unter strengem Bezug auf Normkonventionen (s. unten) als Stärkung oder Schwächung der Gesundheit, als das Auftreten oder Weichen von Krankheit diagnostiziert werden muß.

Bedeutsam und in Abhebung von weitverbreiteten Irrtümern besonders zu beachten ist, daß Aktion = die Negation von Bestehendem, positiv Gegebenem, also *Negativem*, einer *Negation* entspricht, hingegen Struktion, Struktivität und Struktives als Position, als Positives qualifiziert werden muß.

Die Fünf Wandlungsphasen

Yin und Yang definieren die Grundpolarität beliebiger Bewegungen oder Prozesse. Treten zu dieser Grundpolarität weitere Polarisationen hinzu, nämlich die Unterscheidung von „aktuell" und „potentiell" sowie die Unterscheidung von „differenziert" und „undifferenziert", so ergeben sich die Richtungskonventionen (qualitativen Normen) der Fünf Wandlungsphasen (chinesisch: *wuxing*).

So wird

potentielle Aktivität, d. h. die angelegte, vorbereitete, aber nicht schon tatsächlich entfaltete Aktion, qualifiziert als *Holzphase*;

aktuelle Aktivität, d. h. die sich im Augenblick der Beobachtung entfaltende Aktion, qualifiziert als *Feuerphase*;

potentielle Struktivität, d. h. die vorbereitete, mögliche, sich abzeichnende Fixierung, Stabilisierung, Konkretisierung, als *Metallphase*;

aktuelle Struktivität, d. h. die erfolgte, im Augenblick der Betrachtung vollzogene Fixierung, Verhärtung, Lokalisierung, Einkapselung, als *Wasserphase.*

Sequenzen

Die vier genannten Richtungen eines Prozesses können als auseinander hervorgehend und damit sich gegenseitig bedingend, aber auch als sich gegenseitig hemmend, in Schach haltend begriffen werden — woraus sich konventionelle Sequenzen, Reihenfolgen der Wandlungsphasen ergeben:

1. die Hervorbringungsreihenfolge (*sequentia efficiens*) und

2. die Bändigungsreihenfolge (*sequentia cohibens*).

Die vier Richtungen, also Qualitäten einer Bewegung lassen sich auf einem Achsenkreuz anordnen, wobei sich eine Achse der Potentialität (Holz — Metall) und eine Achse der Aktualität (Feuer — Wasser) unterscheiden läßt. Stets entsprechen sie einer hohen Differenzierung von Wirkungen.

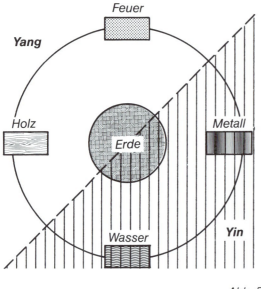

Abb. 5

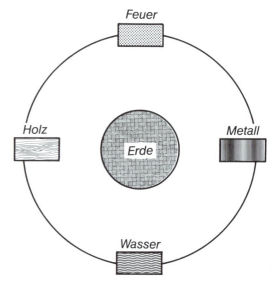

Abb. 7

Die Polarisation der Wandlungsphasen nach Yin und Yang. Holz und Feuer sind als Yang (Aktivität) qualifiziert, Metall und Wasser als Yin (Struktivität, Struktives). Die Erde, die den Mittelpunkt, die Umpolung, den Durchgang markiert, entspricht der Undifferenziertheit.

Gegenüberstellung von Differenziertheit (Peripherie der polarisierten Wandlungsphasen) und dem Mittelpunkt, der durch die einzige Wandlungsphase Erde, das Undifferenzierte, markiert wird.

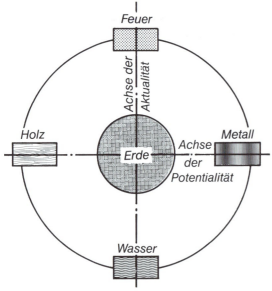

Abb. 6

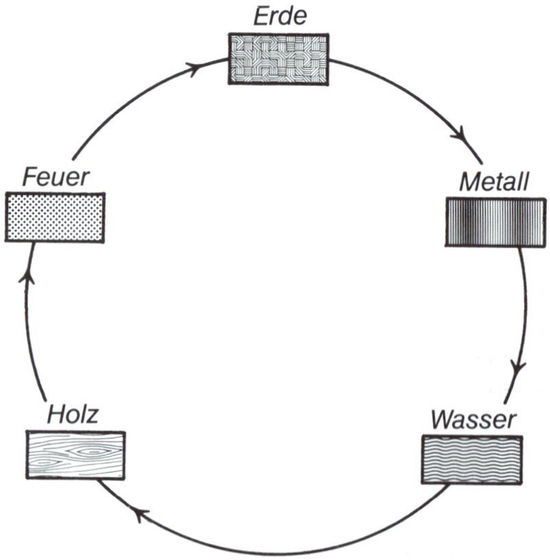

Erde

Feuer — Metall

Holz — Wasser

Abb. 8

Sequenz O der Wandlungsphasen. Die Erde markiert den Dreh- und Angelpunkt, durch den die beiden Achsen laufen: die Achse der Aktualität (Feuer und Wasser) und die Achse der Potentialität (Holz und Metall).

Hervorbringungsreihenfolge

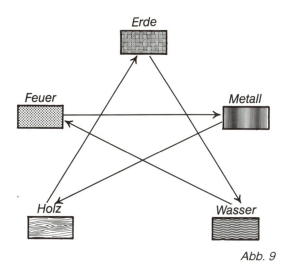

Abb. 9

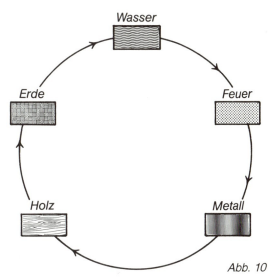

Abb. 10

Bändigungsreihenfolge

Durch Überspringen einer Position (Sequenz 1) ergibt sich aus der Hervorbringungsreihenfolge die sogenannte Bändigungsreihenfolge.

Das Komplement, der Gegenpol solcher Differenzierung, also die Undifferenziertheit, die Vermischung, die Umwandlung, die Verbindung, der Ausgleich von Polarität — modellhaft als Mittelpunkt des Achsenkreuzes darzustellen — wird als Erdphase bezeichnet. Eine Erdphase, also ein Übergang, eine Vermischung und Umpolung benachbarter oder gegenüberliegender Qualitäten, kann in jedem dynamischen Geschehen zwischen alle differenzierten Positionen eines Zyklus eingefügt werden. In dem bei weitem am häufigsten gebrauchten, auch in Akupunktur und Moxibustion anzutreffenden Konventionalschema wird die Erdphase nur an einer Stelle, nämlich zwischen Feuer und Metall in der Sequenz I, zwischen Holz und Wasser in der Sequenz II explizit in den Zyklus eingeschoben.

Die eben erwähnten Sequenzen sind Ausdruck des natürlichen, wir könnten auch sagen, des „physiologischen" Zusammenwirkens von Kräften. Bei einer Störung, einem Ungleichgewicht innerhalb einer Kräftekonstellation, das sowohl durch energetische Defizienz als auch durch energetische Redundanz einzelner bestimmter Glieder eines Zyklus bedingt sein kann, wird dieser harmonische und natürliche Ablauf gestört, überlagert, durcheinandergebracht. Es treten dann Wirkungen auf, die nicht nur in der Richtung der beiden genannten Reihenfolgen (Sequenzen) sich fortpflanzen, sondern erratisch auch gegen diese. Zur Beschreibung solcher Störungen, die als Überlagerung (*cheng*) und Überwältigung (*wu*) bezeichnet werden*, ist tatsächlich nur noch eine weitere Sequenz aus der Vielzahl der theoretisch postulierbaren erforderlich, eben die so-

genannte „Überwältigungsreihenfolge". Die Überlagerung hingegen entspricht einer mit Übermacht erfolgenden „Bändigung", vollzieht sich also im Sinne der „Bändigungsreihenfolge".

Die genannten Konventionen und Konventionalbeziehungen schaffen das Grundgerüst für die eindeutige Definition von Bewegungen, Funktionen, Lebensvorgängen. Je nach Betrachtungsgegenstand und erforderlicher technischer Differenzierung tritt noch eine Anzahl spezieller Normkonventionen, die wir in den Kapiteln DIAGNOSE, PATHOLOGIE und SINARTERIOLOGIE behandeln werden, hinzu.

Unerläßlichkeit der verwendeten Wertkonventionen

Alle Aussagen der konsequent induktivsynthetischen Medizin — und damit auch alle Aussagen der Akupunktur — empfangen ihre Eindeutigkeit allein durch den Bezug auf die genannten, klar definierten Wertkonventionen. Es steht niemals im Belieben eines Studierenden, Anwenders, Erforschers oder Kritikers der chinesischen Medizin, diese Wertkonventionen zurückzuweisen oder zu verändern, ehe er in allen Einzelheiten von der Gesamtaussage, die unter ihrer Verwendung getroffen wird, Kenntnis genommen hat — dies so wenig, wie der Leser eines Buches, ehe er von dessen Inhalt Kenntnis genommen hat, die Buchstaben oder Sprachkonventionen zurückweisen darf, unter deren Verwendung das Buch verfaßt worden ist. Denn nur durch diese Wertkonventionen wird — analog zur Verwendung entsprechender Maßkonventionen in den

---

* Vgl. Porkert, *Theoretische Grundlagen* . . ., S. 46 f.

westlichen Wissenschaften — das 2. jener gemeinsamen heuristischen Kriterien erfüllt, die eine erkenntnistheoretische Vergleichbarkeit und methodische Verknüpfung von chinesischer und westlicher Medizin gewährleisten.*

Historisches

Die ersten gesicherten Zeugnisse über die Anwendung von Akupunktur und Moxibustion in China gehen in die 1. Han-Zeit, d. h. in das 2. Jahrhundert vor unserer Zeitrechnung zurück. In den von Sima Qian im Jahre 97 vor unserer Zeitrechnung abgeschlossenen „Aufzeichnungen der Historiker" (*Shiji*), der ersten einer langen Reihe offizieller Dynastiegeschichten, werden auch die Biographien verschiedener Ärzte verzeichnet, die in früheren Jahrhunderten mit, wie es heißt, „Steinnadeln" (*bianshi*), „Stechsteinen" (*chanshi*) oder „Nadelsteinen" (*zhenshi*) Krankheiten behandelt haben sollen. Es ist gut vorstellbar, daß verschiedene, an steinzeitlichen Kulturstätten aufgefundene spitze Steine solchen Zwecken gedient haben. Der früheste Fund richtiger Akupunkturnadeln aus Metall stammt aus einem Grab, das wenig früher, also im 2. Jahrhundert vor unserer Zeitrechnung, angelegt worden war.**

Die erste Erwähnung von Akupunktur und Moxibustion im frühesten mit einiger Sicherheit zu datierenden medizinischen Werk ist die im „Innern Klassiker des Gelben Fürsten" (*Huangdi neijing*), das spätestens zu Beginn des 2. Jahrhunderts vor unserer Zeitrechnung kompiliert worden sein dürfte.

Bereits in jener Frühzeit wurde der Verlauf der wichtigsten Leitbahnen beschrieben, die Namen der auf ihnen liegenden Foramina („Reizpunkte") angegeben, die Stichtechnik unter Verwendung der neuen, verschiedenen Nadeln beschrieben, zwischen *suppletio* und *dispulsio* (nähere Erläuterung s. S. 12 f.) unterschieden und auf einige Indikationen und Kontraindikationen hingewiesen. (Allerdings betrug in diesem Werk — zumindest in den Fassungen, die bis auf uns gekommen sind — die Zahl der zunächst namentlich bezeichneten Punkte insgesamt nur 160, nämlich 25 unpaarige und 135 paarige).

Bis zur allgemeinen Verbreitung des Buchdrucks — die in China seit dem 10. Jahrhundert unserer Zeitrechnung eingetreten war —, also etwa 1300 Jahre später, war dieser Text zahlreichen Fährnissen ausgesetzt, die zwar nicht seinen Kern, wohl aber manche Details seiner Aussage verwischt haben.

Der Innere Klassiker des Gelben Fürsten besteht in der heute überlieferten Form aus zwei Teilen, den „Unbefangenen Fragen" (*Suwen*) und dem „Angelpunkt der Struktivkraft" (*Lingshu*), jeder in 81 Abschnitte unterteilt. Der erste Teil, die „Unbefangenen Fragen", kann, was den Passus über Nadelung betrifft, überwiegend als authentische Tradition aufgefaßt werden; er besitzt aber nicht annähernd jene systematische Stringenz und Vollständigkeit, die erst fünf und sechs Jahrhunderte später erzielt worden ist.

Im „Angelpunkt der Struktivkraft" (*Lingshu*), vor allem in dessen Kapiteln 10 und 11, wird zwar das System der Leitbahnen in grundlegender und klassischer Weise erstmals umfassend beschrieben. Wir müssen uns aber gegenwärtig halten, daß dieser Text lange Zeit verschollen war und in seiner heutigen Form eine Rekonstruktion des 13. Jahrhunderts darstellt.

Die früheste Erwähnung der Anwendung von Beifuß (*Artemisia vulgaris*, chinesisch *ai*) sieht man in einer Stelle des Philosophen Menzius (Mengzi, Kap. Lishu), der im 4. Jahrhundert vor unserer Zeit gelebt hatte.

Die ersten ausführlicheren Erörterungen der Aku-Moxi-Therapie werden im *Nanjing*, im „Klassiker der Einwendungen" entwickelt, der dem legendären Arzt Bian Que zugeschrieben wurde, tatsächlich aber etwa um die Zeitwende von anonymen Autoren kompiliert worden ist.

Die „Einwände" 23–29 haben Fragen der Leitbahnlehre (Sinarteriologie) zum Gegenstand, die „Einwände" 62–68 handeln von der Foraminologie, endlich die Abschnitte 69–81 von speziellen Stichtechniken, darunter vom wichtigen Problem der *suppletio* und *dispulsio*.

Als erstes sicher datierbares klassisches Werk, in dem das gesamte damalige Wissen der Zeit über die Aku-Moxi-Therapie zusammengefaßt wird, darf der „Systematische Aku-Moxi-Klassiker" (*Zhenjiu jiayi jing*) gelten, dessen Autor, ein Daoist, auch andere Schriften hinterlassen hat: Huangfu Mi (215–282).

Huangfu Mi ist, wie er selbst berichtet, in mittleren Jahren durch ein eigenes Leiden zum Studium der Akupunktur veranlaßt worden. In der Folge hat er alle ihm als feingebildetem Literaten zugänglichen Werke der vorangehenden fünf Jahrhunderte

---

* Vgl. oben S. 2 f. — Über den konkreten Vollzug des dritten Kriteriums geben unten die Kapitel *Sinarteriologie* und *Foraminologie* Aufschluß.

** Es wurde im Jahr 1968 in der Provinz Hebei (Hopei) nahe dem Ort Mancheng bei dem Xilingshan die Grabstätte eines *Zhongshan Jingwang* geöffnet, die die sterblichen Überreste und zahlreichen Grabbeigaben eines Mitglieds der kaiserlichen Familie und seiner Frau enthielt, darunter auch 4 goldene und 5 silberne Akupunkturnadeln. Diese Nadeln entsprechen in ihrer Form jenen Beschreibungen, die uns in der zeitgenössischen Literatur, zuvorderst im *Innern Klassiker* gegeben werden.

nach Informationen über das Verfahren der Aku-Moxi-Therapie sorgfältig durchforscht und das so gesammelte Material in eine systematische Ordnung gebracht, die weitgehend noch heute Gültigkeit hat. Der überragende Beitrag dieses Werks bestand

1. in einer Klärung der Terminologie, also Nomenklatur für die damals bekannten 49 unpaarigen und 300 paarigen Reizpunkte;

2. in der sorgfältigen topologischen Lokalisation der Foramina und in der präzisen Angabe der bei jedem Foramen in Betracht kommenden Stich- und Moxatechnik; endlich

3. in systematischen Hinweisen auf die Wirkweise, bedingt also auf die „Indikationen" für die Einwirkung auf die einzelnen Foramina.

So trug dieses im Jahr 256 fertiggestellte Werk ganz entscheidend dazu bei, daß die Aku-Moxi-Therapie als eigenständiges Heilverfahren im Rahmen der chinesischen Medizin — neben der Arzneimittelanwendung — Konturen gewann.

Als zu Beginn der Tang-Zeit, d. h. im 7. Jahrhundert, das Große Medizinamt gegründet wurde, richtete man eine eigene Abteilung für Akupunktur ein, die folgendermaßen besetzt war: 1 Professor, 1 Hilfsprofessor, 10 Nadelmeister, 20 Nadler und 20 Nadlergesellen. Dem Professor und seinem Assistenten oblag die Lehre in der Aku-Moxi-Therapie auf Grund der damals vorhandenen Texte des Innern Klassikers und des Systematischen Aku-Moxi-Klassikers.

Übrigens wurde der Aku-Moxi-Therapie auch in den berühmten medizinischen Kompendien des 7. und 8. Jahrhunderts, nämlich in den „Wichtigen Rezepturen, die tausend Goldstücke wert sind" (*Qianjin yaofang*) des Sun Simo und in den „Geheimen Besonderheiten von der Äußeren Terrasse" (*Waitai biyao*) des Wang Tao breiter Raum gegeben.

Der Praxisnähe des erstgenannten Werks verdankt die Disziplin der Aku-Moxi-Therapie fortan klassische Regeln für die Technik der Punktlokalisation (sogenannte „Methode der Proportionalzoll-Messung", *tongshen cunfa*); sodann den Begriff und die Einbeziehung der *foramina ad hoc (ashixue)* in die Therapie; ferner erste Listen von *foramina extracardinalia* mit Angabe wichtiger Indikationen; endlich auch graphische Darstellungen des Leitbahnverlaufs, die von allen Zeitgenossen für beispielhaft gehalten wurden: Aus verschiedenen Textstellen des Werks ist zu schließen, daß es in manchen Ausgaben farbige Illustrationen aufwies, in welchen die Zwölf Hauptleitbahnen in verschiedenen Farben und die unpaarigen Leitbahnen in Grün eingetragen waren.

Der Autor des zweitgenannten Werks, Wang Tao, war ein hochgebildeter Literat, zugleich in vieler Hinsicht ein Eigenbrötler. Dies zeigte sich nicht nur in der Auswahl des Materials zu spezialisierten Therapiebereichen, wie etwa der Ophthalmologie, sondern auch darin, daß er das Nadelstechen schlechthin für eine gefährliche Methode hielt und nur die Moxibustion gelten lassen wollte, zu der er wichtige zeitgenössische Beiträge sammelte.

Die seit dem 10. Jahrhundert allgemeine Verbreitung des Buchdrucks förderte die Entfaltung aller Wissenschaften — und so mit der der Medizin auch die der Aku-Moxi-Therapie. Als erste richtungweisende Veröffentlichung im Geist neuer formeller und inhaltlicher Präzision ist der „Illustrierte Klassiker der Aku-Moxi-Therapie über die Foramina inductoria der Bronzefigur" zu nennen (*Tongren shuxue zhenjiu tujing*), der im Jahr 1026 vom medizinischen Mitglied der Akademie der Wissenschaften Wang Weiyi fertiggestellt worden war. Es handelte sich hier zwar in erster Linie um eine mit großzügigen Mitteln und höchster Sorgfalt durchgeführte philologische Kompilationsarbeit, deren Praxisbezug dennoch durch die Kontakte zur Medizinschule hergestellt war.

Übrigens wurden im folgenden Jahr 1027 für diese Medizinschule zwei Bronzefiguren neu gegossen, die fast 3 Jahrhunderte hindurch dem Unterricht dienen sollten.

Im genannten Werk wurde die Zahl der bisher als gesichert, ja klassisch geltenden Punkte um 5, nämlich zwei unpaarige und 3 paarige vermehrt — und damit auf 354 gebracht.

Von da ab folgte eine ganze Reihe weiterer Veröffentlichungen zur Akupunktur, die jeweils einzelne Aspekte teils aus klinischer, teils aus philologisch-theoretischer Sicht behandelten.

Wang Weiyi-s bereinigende Arbeit hatte sich allerdings nicht nur in einem durch Buchdruck verbreitetem Werk niedergeschlagen. Der von ihm definierte Leitbahnverlauf und die Lage der Punkte führten 1027 zum Guß jener erwähnten menschgroßen Bronzefiguren, auf deren Oberfläche die Foramina durch Löcher dargestellt waren. Nach einer zeitgenössischen Quelle* wurden diese anläßlich der Akademieprüfungen außen mit Wachs überzogen und innen mit Wasser gefüllt. Die Kandidaten mußten ihre Sicherheit im Auffinden der Punkte dadurch demonstrieren, daß sie mit einem Nadelstich das gefragte, nunmehr unsichtbare Foramen sicher trafen — was durch den Austritt von Wasser eindrucksvoll wurde.

---

* *Xidong yeyu.*

Auch wurden Wang Weiyi-s normative Definitionen in der hauptstädtischen Medizinschule auf zwei große Tafeln gemeißelt, wo jedermann sie abschreiben oder durch Abreibung kopieren konnte. Diese Tafeln wurden von der folgenden Mongolendynastie in die neue Hauptstadt — Beijing (Peking) — verbracht und dort fast 300 Jahre lang als maßgeblicher Text kopiert. Erst im 15. Jahrhundert, als eine große Zahl neuer Druckwerke, aber auch neuer Erkenntnisse in Umlauf kamen, verlor man sie aus dem Blick. Doch kamen zwischen 1965 und 1971 im Verlauf einer gründlichen Sichtung des Inventars der Kulturgüter der Stadt Beijing Trümmer dieser Tafeln wieder zum Vorschein.

Unter den zahlreichen verdienstvollen und sorgfältigen Arbeiten über Akupunktur und Moxibustion, die zwischen dem 10. und 13. Jahrhundert erschienen sind, ragt besonders hervor der „Lebenserhaltende Klassiker der Akupunktur und Moxibustion" (*Zhenjiu zishengjing*), im Jahr 1220 von Wang Zhizhong verfaßt. Dieser bis heute erhaltene Text zeichnet sich einerseits durch große Gründlichkeit und Akribie in der Auswertung aller während der vergangenen 200 Jahre erschienenen, überwiegend seither verschollenen Arbeiten aus, zeugt aber gleichzeitig von souveräner praktischer Vertrautheit des Autors mit der Akupunktur.

Der wissenschaftliche Elan der Sung-Zeit setzte sich auch ungebrochen unter der Mongolendynastie, d. h. von der Mitte des 13. bis zur Mitte des 14. Jahrhunderts, fort. Unter den zahlreichen, der Aku-Moxi-Therapie gewidmeten Texten sollten hier zumindest die ausführliche „Erläuterung der 14 Hauptleitbahnen" (*Shisi jing fahui*) erwähnt werden, die von Hua Boren (auch Hua Shou genannt) im Jahre 1341 veröffentlicht wurde. Neben einer vorbildlich genauen Beschreibung der Zwölf Hauptleitbahnen, zuzüglich der *sinarteriae regens et respondens*, wird der Akupunkturdiagnostik Raum gegeben. Auch ist das Werk trefflich illustriert.

Die folgende Ming-Zeit brachte eher eine Konsolidierung des Wissens auch der Akupunktur. So veröffentlichte der vor allem durch seine enzyklopädische „Pharmakopoe in Abteilungen und Unterabteilungen" (*Bencaogangmu*) zu unsterblichem Ruhm gelangte Li Shizhen (1518–1593) Ende des 16. Jahrhunderts seine „Untersuchungen über die Acht Unpaarigen Leitbahnen" (*Qijing bamo kao*). In diesem Traktat behandelte er speziell und eingehend die Symptomatik und therapeutische Bedeutung dieser Leitbahnen.

Richtungweisend wurde auch eine anonyme Kompilation aus jener Epoche mit dem Titel „Zusammenstellung von Untersuchungen über die (Lage der) Foramina auf Grund des Leitbahnverlaufs" (*Xunjing kaoxue bian*), in welchen der bis heute verbindliche Verlauf der Leitbahnen und die Zuordnung der Foramina zu den Leitbahnen definiert werden.

Der für die Ming-Zeit typische Geist der Sichtung des Erreichten führte zu mindestens drei großen „Summen" auch der Aku-Moxi-Therapie, von denen die zuletzt erschienene nicht nur das Material der beiden vorangehenden mit verarbeitet, sondern auch hinsichtlich ihrer Ausgewogenheit bis ins 20. Jahrhundert als zuverlässig und umfassend konsultiert wird: „Summe der Aku-Moxi-Therapie" (*Zhenjiu dacheng*), im Jahre 1601 von Yang Jizhou kompiliert.

Schließlich ist noch die Behandlung der Akupunktur im „Bebilderten Flügel des Geordneten Klassikers" (*Leijing tuyi*) zu erwähnen, den der wahrscheinlich bedeutendste Medizinautor der Ming-Zeit, Zhang Jiebin, im Jahre 1624 fertiggestellt hatte. Zhang Jiebin (auch Zhang Jingyue genannt) befaßte sich praktisch, forschend und literarisch mit allen Aspekten der chinesischen Medizin. So ordnete er beispielsweise den gesamten Inhalt des „Innern Klassikers" nach den systematischen Erkenntnissen seiner Zeit: „Geordneter Klassiker" (*Leijing*); er veröffentlichte Aufsätze zur Pathologie, befaßte sich eingehend mit der Arzneimitteltherapie, aber auch mit der Akupunktur. Im hier genannten „Bebilderten Flügel" stellt er die Theorie der Foraminologie und Sinarteriologie in einer Klarheit dar, die vor ihm beispiellos war, und mit einer Geschlossenheit und Schlüssigkeit, wie sie bis heute nicht übertroffen worden ist. Auch die Illustrationen des Werks, von denen wir einige Beispiele geben (vgl. S. 12 f.), können als beispielhafter Ausdruck einer nicht anatomisch substratbezogenen, sondern die Modellvorstellungen einer induktiv-synthetischen Betrachtung von Beziehungen demonstrierenden Erkenntnis gelten.

Gemessen an diesen Errungenschaften haben die Werke über Akupunktur seit dem 17. Jahrhundert epigonalen oder pedantisch ins Detail gehenden Charakter. Seit dem 19. Jahrhundert, erst recht im 20. Jahrhundert finden sich methodisch unzulängliche Bemühungen im Hinblick auf eine Synthese mit den Postulaten der westlichen Medizin. Diese Feststellung darf uns allerdings nicht zu einer kategorischen Ablehnung solcher Arbeiten verführen.

Beispielsweise wird in der von uns wiederholt zitierten „Allgemeinen Darstellung der chinesischen Medizin" (*Zhongyixue gailun*)*, die 1958 an der Nanjinger Akademie für traditionelle chinesische Medizin kompiliert worden war, die Aku-Moxi-

---

* Man vergleiche die Bibliographie.

Therapie zwar knapp, deshalb aber doch völlig unbeeinflußt von solchen Absichten dargestellt.

Auch das „Lehrbuch der Aku-Moxi-Therapie", das ein Jahr später von der Shanghaier Akademie für traditionelle chinesische Medizin kompiliert worden ist, bringt eine nüchterne, sachliche und ausgewogene Darstellung des gesamten Themas und darf als das vorerst vielleicht bestgelungene (chinesische) Akupunkturlehrbuch im 20. Jahrhundert gelten. Demgegenüber ist die viel ambitioniertere und umfangreichere Darstellung der gleichen Akademie aus dem Jahre 1974 („Aku-Moxi-Therapie", *Zhjenjiuxue*) zu einem großen Teil mit Spekulationen und untauglichen Versuchen, auch noch die periphersten und modernsten Verfahren in die Darstellung einzubeziehen, befrachtet, so daß dieses Werk faktisch nicht mehr und auf keinen Fall authentischere Informationen über die Disziplin liefert als das Lehrbuch von 1959*.

---

* Wir verweisen im übrigen auf die Bibliographie in den *Theoretischen Grundlagen der chinesischen Medizin*, die allerdings in erster Linie philologischen Gesichtspunkten Rechnung trägt.

2. Kapitel: Diagnostik

Die Aku-Moxi-Therapie ist eine rationale Methode der wissenschaftlichen chinesischen Medizin. Als solche zielt sie ebenso wie beliebige wissenschaftlich begründete Methoden der westlichen Medizin nicht auf die direkte Behandlung von Symptomen, sondern vielmehr auf die Behandlung *übergeordneter Faktoren*, die hinter den Symptomen stehen. Dies macht verständlich, weshalb identische Maßnahmen gegen eine Vielzahl unterschiedlicher Symptome wirksam sind; umgekehrt, daß bei verschiedenen Individuen gleiche Symptome mit unterschiedlichen Maßnahmen — auch der Akupunktur — behandelt werden müssen. Dies zu klären und von den vordergründigen Symptomen zu den übergeordneten und allgemeinen Faktoren vorzudringen, ist Aufgabe der Diagnose.

Die Aku-Moxi-Therapie als ein ausschließlich auf einer induktiv-synthetischen Methodik begründetes Verfahren bedarf einer diesem Verfahren angemessenen, *selbstverständlich von jeder westlichen Diagnose kategorisch verschiedenen Diagnostik*. Für eine umfassende Darstellung dieser Diagnostik verweisen wir auf das entsprechende Lehrbuch*. Zur Einführung und als spätere Gedächtnisstütze fassen wir jedoch hier das Wesentliche kurz zusammen.

Krankheitsbegriff

Gesundheit und Krankheit, aus einer primär oder gar ausschließlich gegenwartsbezogenen Perspektive heraus betrachtet, erscheinen als „Geradläufigkeit" bzw. als solche Geradläufigkeit beeinträchtigende, von ihr ablenkende oder von ihr abgespaltene „Schrägläufigkeiten". — Dies sind die wörtlichen Übersetzungen der chinesischen Begriffe *zheng* und *xie*, für die wir die normativen Fachworte „Orthopathie" und „Heteropathie" verwenden.

Als **Orthopathie** begreift die chinesische Medizin das Bestreben und Vermögen eines Individuums zur Aufrechterhaltung der eigenen Intaktheit, zur ausgewogenen Aufrechterhaltung aller physiologischen Funktionen. Die Orthopathie kann als ganze oder in bestimmten Funktionsbereichen geschwächt sein —

* Porkert, *Lehrbuch der chinesischen Diagnostik* — vgl. die Bibliographie III.

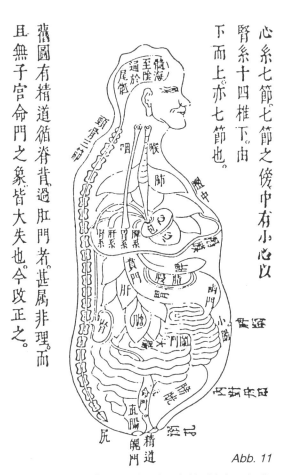

Abb. 11

Eine auf induktiver Synthese beruhende Medizin beschreibt primär Funktionen und funktionelle Beziehungen. Solche Funktionen sind im wesentlichen delokalisierte, d. h. auf keinen einzelnen Ort, kein bestimmtes Gewebe oder Organ zu beschränkende Abläufe. Die umfassendste Beschreibung aller wahrnehmbaren Funktionen, zugleich eine Hauptsäule der chinesischen Medizintheorie, ist die Orbisikonographie. — Die Abbildung ist einem 1624 erschienenen chinesischen Medizinwerk entnommen. Die Eingeweide werden nicht primär im Hinblick auf ihre anatomischen Dimensionen und Positionen dargestellt, sondern sie dienen als Merkpositionen für funktionelle Beziehungen. So erscheint wichtig, daß der orbis renalis im wesentlichen aus Hirn und Rückenmark besteht, zu dem ein Organ „Niere" nur als Appendix vorstellbar ist; auch daß Beziehungen zwischen orbis cardialis und allen übrigen orbes horreales durch Kanäle dargestellt werden. (Vgl. Ikonographie der einzelnen Orbes im Kapitel 5: Pathologie.)

12

chinesisches Fachwort: *xu*, lateinisches: *inanis*. Eine solche Schwächung (*inanitas*) ist nicht von vornherein gleichbedeutend mit Krankheit, wohl aber als die Begünstigung, als Vorläufer, als eine Vorbedingung von Krankheit zu verstehen.

Besteht die Störung primär oder gar ausschließlich in einer solchen Schwäche bereichsgebundener oder allgemeiner Art, so können die mit ihr einhergehenden Symptome — und damit die Krankheit insgesamt — durch eine energetische Ergänzung (Fachwort: *suppletio*, chinesisch *bu*) korrigiert und vollständig geheilt werden.

Ist jedoch infolge längeren Anhaltens der Schwäche der Orthopathie oder, ebenso häufig, infolge der Einwirkung mächtiger exogener Faktoren die Orthopathie, also die „Geradläufigkeit" in einer Weise beeinträchtigt worden, daß einzelne Funktionen abgedrängt oder von ihr abgespalten wurden, wie es heißt, „schrägläufig" oder zu „Schrägläufig-

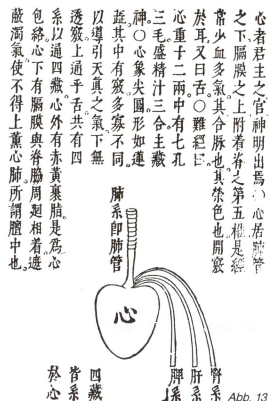

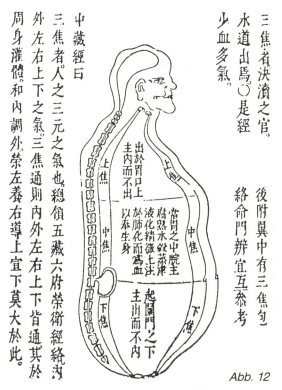

Abb. 12

Modell der drei Wärmebereiche (Tricalorium), in dem vollends auf organische Hilfsvorstellungen verzichtet worden ist. Die Wärmebereiche sind funktionelle Ebenen, wie sie sich topologisch auf die Körperoberfläche projizieren. Der Zusammenhang zwischen den einzelnen Wärmebereichen, ihre Interaktion und Kohäsion, wird im wesentlichen durch den Säftemetabolismus dargestellt und aufrechterhalten — weshalb auf diesem Bild die Andeutung einer zweifachen Verbindung zwischen Rachen und den Öffnungen der Ausscheidung zu sehen ist.

Abb. 13

In diesem Modell wird die direkte Beziehung des orbis cardialis zu den orbes pulmonalis, lienalis, hepaticus et renalis veranschaulicht.

keiten" wurden (**heteropathisch, Heteropathien**), so ergibt sich eine erratische Eigendynamik von Funktionen, die u. U. nicht mehr allein durch eine Stützung der Orthopathie beherrscht und korrigiert werden kann. Die energetische Ausstattung oder Aufladung solcher Heteropathien mit Energien nennt man *repletio*, chinesisch *shi**. Die therapeutische Maßnahme zur Korrektur, Zerstreuung einer solchen *repletio* nennt man *dispulsio* (Zerstreuung).

Schon diese wenigen Hinweise machen deutlich, daß sich *inanitas* und *repletio*, aber auch *suppletio* und *dispulsio* auf verschiedene Faktoren bzw. Bereiche innerhalb einer Gesamtsituation beziehen.

Die fortgesetzten Schwankungen unterworfenen, Ablenkungen der Orthopathie bewirkenden Faktoren nennt man **Agenzien**.

Die die Orthopathie darstellenden konstanten Wirkungen bezeichnet man als **Orbes**.

Sowohl die Agenzien als auch die Orbes stellen eine rationale Strukturierung und Systematisierung empirischer Daten dar. Zwischen diesen Daten und den genannten Postulaten, aber auch zwischen Agenzien und Orbes spielen die wichtigen Norm-

---

* In der bisherigen westlichen Akupunkturliteratur oft als „Fülle" bezeichnet.

konventionen der (Acht) **Leitkriterien** eine Vermittlerrolle.

Ein weiteres Bindeglied zwischen den Grundpostulaten sind die Energieformen (Energetik).

Das Zusammenspiel der Faktoren bestimmt das praktische Vorgehen zur Erlangung einer klaren Diagnose in induktiv-synthetischer Hinsicht.

Der Weg zur Diagnose

Die wichtigsten Teile dieses Weges sind:

1. die „Vier Diagnostischen Verfahren" (*sizhen*) — als umfassender und allgemeiner Rahmen für die Sammlung und Beschreibung relevanter Symptome, sodann für die Aufzeichnung und Ausdeutung (Interpretation) der erhobenen Befunde;

2. die Anwendung der Normkonventionen der „Acht Leitkriterien" (*bagang*) — zur eindeutigen und allgemeinverbindlichen Qualifikation (Bewertung) aller Diagnosedaten (S. 38 f.);

3. die Bestimmung der „krankheitsbedingenden Agenzien" (*bingyin*) — als Voraussetzung für die Durchführung einer rationalen Therapie (S. 44 f.);

4. die Bestimmung affizierter Funktionsbereiche (Orbes) und ihrer topologischen Korrelate an der Körperoberfläche, mit anderen Worten der Leitbahnen (Sinarterien) und Reizpunkte (Foramina) — zur Lenkung gerichteter therapeutischer Maßnahmen (S. 76 f.).

Die Vier Diagnostischen Verfahren

[handschriftlich: Inspektion, Auskultation, Interrogatio, Palpation]

I. *Inspectio* — die Diagnose durch den Augenschein

Der diagnostische Augenschein (*inspectio*) kann sich auf bestimmte charakteristische Zeichen oder Erscheinungsweisen, wie etwa die der konstellierenden Kraft oder der Farbe richten, die in allen Teilen des Körpers zum Ausdruck kommen oder auf einen besonders aussagekräftigen Situs, wie etwa den der Zunge oder des Auges, beschränkt sind.

Inspectio der konstellierenden Kraft (*shen*)

Shen ist jene Kraft, die die Persönlichkeit gestaltet und ihre individuelle Ausprägung und Manifestation aufrechterhält.

Zeichen für die ausreichende Stärke von *shen* sind:
gesunde Gesichtsfarbe
klarer, fester Ausdruck der Augen
klares Denken
regelmäßige Ausscheidungen
Festigkeit des Gewebes
klare Artikulation der Sprache
harmonischer Rhythmus der Atmung.

Wenn diese Zeichen fehlen oder sich ins Pathologische verändern (z. B. ein eingefallenes, schmutzig wirkendes Gesicht, eine undeutliche Sprache, eine unregelmäßige, keuchende oder röchelnde Atmung beobachtet werden), dann ist die konstellierende Kraft vermindert, und jede Gesamtprognose ungünstig. Sind hingegen die erwähnten Zeichen von intaktem *shen* vorhanden, so ist selbst dann noch eine günstige Gesamtprognose möglich, wenn einzelne kritische Symptome auftreten.

Inspectio der Farbe

Farbüberlagerungen des Teints und anderer Hautpartien können in verschiedenen Varianten und Stärkegraden auftreten. Doch vorausgesetzt, daß die Haut stets einen matten Glanz und rosa Schimmer zeigt, bleibt eine günstige Prognose möglich; umgekehrt deutet eine welke und glanzlose Haut auf ein Versagen der ausgleichenden Energie, ist also ein Zeichen für den Ausfall des *qi stomachi*.*

Folgende Farbnuancen können einen durch andere Zeichen begründeten Orbisbezug einer Störung unterstreichen:

es weist	auf den
grün	*orbis hepaticus*
rot	*orbis cardialis*
weiß	*orbis pulmonalis*
schwarz	*orbis renalis*
gelb	*orbis lienalis***

Im übrigen deuten ganz allgemein

Röte auf *calor*,
Blässe auf *algor* oder *inanitas* oder Defizienz des *xue*, *[handschriftlich: depletio]*
Zyanose auf Stasen des *xue*.

---

* Zum Begriff des *qi stomachi* vgl. die S. 195 im *Lehrbuch der chinesischen Diagnostik*.

** Man vergleiche in den Kapiteln *Sinarteriologie* und *Pathologie* unten die entsprechenden Ikonogramme.

(3) *Inspectio* der Gesamterscheinung und Gestalt

Rückschlüsse sind möglich von	auf
der Glattheit der Formen	den allgemeinen Säftehaushalt (also auf die *oo. lienalis et stomachi*)
der Weite der Poren	die Stärke von Bau- und Wehrenergie (entsprechend den *orbes lienalis et pulmonalis*)
der Elastizität des Fleisches	die Stärke der Orthopathie allgemein und im *orbis lienalis* im besonderen
der Stärke von Muskeln und Sehnen (= *nervus*)	allgemein den *orbis hepaticus*, im engeren Sinn auf die Menge des *xue hepaticum*
der Mächtigkeit des Knochenbaus	die angeborenen Energiereserven (= *orbis renalis*)
einem kräftigen Körper bei gutem Appetit	eine starke Orthopathie der *orbes lienalis et stomachi*
einem fetten Körper bei geringem Appetit	*inanitas* des *orbis lienalis* und/oder zähen Schleim
einem mageren Körper bei starkem Appetit	*ardor* im mittleren Calorium
einem Körper bestehend „nur aus Haut und Knochen"	eine Erschöpfung von aktiver und struktiver Energie (*qi* und *xue*)
einem asthenischen Typus mit schmalen Schultern	schwache Entfaltung des *orbis pulmonalis*
großen Extremitäten (Akren)	besondere Stärke der Energie des *orbis hepaticus* (*qi hepaticum*)

(4) *Inspectio* von Haltung und Bewegungsnaturell

Es deuten	auf
eine vorgebeugte Haltung, ein gebückter Gang	Schädigung der *nervus*, also der Funktionen von Muskeln und Sehnen — entsprechend der *perfectio* des *orbis hepaticus*
die Unfähigkeit zu langem Stehen	eine Schädigung der „Knochen" — als *perfectio* des *orbis renalis*
ein zusammengekrümmt liegender Patient	*inanitas* des Yang
ein ausgestreckt auf dem Rücken liegender Patient	*calor vigens*, also das Vorherrschen einer *calor*-Heteropathie
zurückgelehntes Sitzen	*repletio* im *orbis pulmonalis*
vorgebeugtes Sitzen	*inanitas* des *orbis pulmonalis*
Schwindel beim Aufsitzen	*inanitas* der aktiven wie auch der struktiven Energien

(5) *Inspectio* der Gesichtsfarbe (Teints)

Ist der Teint	so deutet dies auf
grün oder blaugrün	*ventus*, *algor* oder *dolor*, in der Pädiatrie speziell auf *ventus pavoris* — entsprechend Konvulsionen, die durch eine *inanitas* des *orbis hepaticus* begünstigt werden; ferner ganz allgemein auf Affektionen des *orbis hepaticus* und seiner Leitbahnen
grün bis schwärzlich	*dolor algoris*, also durch eine *algor*-Heteropathie bedingte Schmerzen

grünlich weiß	*ventus inanitatis*
grünlich und zugleich rot	*ardor* im *orbis hepaticus*
blau	ein Überwiegen des Yin
rot	*calor*-Heteropathien oder Affektionen des *orbis cardialis* und seiner Leitbahn
mäßig gerötet	*calor inanitatis*, wie solcher nach langer Krankheit auftreten kann
intensiv gerötet	*calor repletionis*
gelb	*humor* bzw. Heteropathien im *orbis lienalis* und seinen Leitbahnen
zitronengelb	schwacher *humor*-, starker *calor*-Befund
dunkelgelb	starker *humor*-, leichter *calor*-Befund
dunkelgelb bei gleichzeitiger Magerkeit	*calor oo. lienalis et stomachi*
blaßgelb	*inanitas* der *oo. lienalis et stomachi*
schmutziggelb	*algor humidus* in den *oo. lienalis et stomachi*
gelb mit blaurotem Schimmer	Stasen des *xue*
blaßgelb mit roten Flecken	*inanitas* des *orbis lienalis* bei Stauung des *xue* im *orbis hepaticus*
weiß	*inanitas* und/oder *algor*; Defizienz der aktiven und struktiven Energien; Affektionen des *orbis pulmonalis* und seiner Leitbahnen
schwarz	*algor* oder *dolor*; Affektionen des *orbis renalis* und seiner Leitbahnen; Vorherrschen des Yin und Stockungen des Energieflusses
schwarz, zugleich fahl und matt	eine *calor*-Heteropathie (eines anderen Orbis) überlagert den *orbis renalis*

⑥ *Inspectio* von Augen und Lidern

	läßt schließen auf
Rötung der *canthi*	*ardor orbis cardialis*
Rötung der Skleren	*ardor orbis pulmonalis*
Auge im ganzen gerötet und geschwollen	*calor venti*-Heteropathien affizieren den *orbis hepaticus*
gelbe Skleren	*vigor caloris humidi* in der *intima*
vorgewölbte Iris	*ardor o. hepatici*
Lider entzündet, geschwürig	*ardor o. lienalis*
Skleren trübe, Iris verschattet	*calor*-Heteropathien
Canthi und Konjunktiven auffallend bleich oder weiß	Defizienz des *xue*
Lider dunkel gefärbt	*inanitas* des *orbis renalis*
Schwellung und Rötung der Lider, plötzlich einsetzend	*calor* des *orbis lienalis*
Schwellung der Lider, langsam einsetzend, zugleich Kraftlosigkeit	*inanitas* des *orbis lienalis*
Schwellung lediglich des Unterlids (im Senium)	geschwächtes *qi renale*
Orbita eingesunken	Verfall des Struktivpotentials

Lider im Schlaf halb geöffnet	*inanitas* der *oo. lienalis et stomachi*
Pupillen stets geweitet, Sicht unscharf	Defizienz des *qi renale*
Exophthalmus, zugleich Schweratmigkeit	übermäßiger Streß des *orbis pulmonalis*
Schielen (nicht angeboren!)	*ventus hepaticus*

☞ *Inspectio* der Nase

Die Nase entspricht als spezifische Körperöffnung dem *orbis pulmonalis*. Sie wird von den *cardinales splendoris yang*, mithin den *cardinales intestini crassi et stomachi* berührt.

	läßt schließen auf
Ein Einsinken, Schrumpfen, aber auch eine Schwellung oder Vergrößerung der äußeren Nase	*inanitas* der Orthopathie in den *orbes intestini crassi sive stomachi*
eine trockene Nasenöffnung	*calor* in den *cc. splendoris yang*
Nasenfluß, dick, trüb und gelb	*calor venti*-Heteropathien
Nasenfluß dünn, klar oder weiß	*algor venti*-Heteropathien
Nasenflügelatmung	*ardor venti*, durch welchen der Energiefluß im *orbis pulmonalis* blockiert wird oder (nach langer Krankheit) Erschöpfung der Energien des *orbis pulmonalis*

ℰ *Inspectio* von Lippen, Mund, Rachen und Zähnen

Die Lippen entsprechen der Projektion der *oo. lienalis et stomachi*.

Deshalb lassen	**schließen auf**
tiefrote Lippen	*repletio* oder *calor*
blaßrote Lippen	*inanitas* oder *algor*
Lippen tiefrot, zugleich trocken	Schädigung der Säfte durch eine starke *calor*-Heteropathie
Lippen bläulich bis schwärzlich	*dolor*
Zyanose der Lippen	*inanitas* des *xue*

Die Zähne entsprechen wie die Knochen der *perfectio* des *orbis renalis*. Anderer- seits wird das Zahngebiet vor allem auch von den *cardinales intestini crassi et stomachi* berührt. So ist verständlich, daß

	hinweist auf
Zahnfleisch blutend, geschwollen, zugleich schmerzhaft	*ardor vigens* im *orbis stomachi*
Zahnfleisch blutend, geschwollen, doch schmerzlos	*ardor* blockiert den *orbis renalis*
Zähneknirschen	endogenen *ventus hepaticus*

Eine Rötung oder Schwellung des Rachens deutet auf eine *calor*-Heteropathie im *orbis pulmonalis* und/oder *orbis stomachi*.

2. Diagnostik

⑨ *Inspectio* des Haars

Das Kopfhaar weist auf die Orthopathie des *orbis renalis*, die allgemeine Körperbehaarung als Teil der Haut eher auf jene des *orbis pulmonalis*. Deshalb schließt man

von	auf
vollem, glänzendem Kopfhaar	Kraft des *qi renale*
vergilbtem Haar	Defizienz des *xue*
Haarausfall	Minderung, Verfall des *qi renale* oder auf Hitzeschädigung des *xue* und der Säfte
Haarausfall nach langer Krankheit	*inanitas* des Struktivpotentials (*jing*)
trockenem, brüchigem Haar	Schmälerung der aktiven Energien, des Yang
unreinem, verfilztem Haar	Beeinträchtigung der *oo. intestinorum*

⑩ *Inspectio* der Gliedmaßen und Nägel

	läßt schließen auf
Eine allgemeine Schwellung oder Gedunsenheit	*repletio* und/oder *humor*
Verkümmerung, Schrumpfung	*inanitas*
Paresen der Extremitäten	*inanitas* des *qi* und des *xue*, Blockade bestimmter Leitbahnen

Die Nägel entsprechen der äußeren Entfaltung des *orbis hepaticus*.

Deshalb weisen	auf ... in diesem Orbis
tiefrote Nagelfelder	*calor*
blaßrote Nagelfelder	*algor* oder *inanitas*
zyanotische Nagelfelder	*inanitas* des *xue*
schwärzliche Nagelfelder	Hämatome, Stasen

⑪ *Inspectio* von Sekreten und Ausscheidungen

Schleim und Speichel

Die reichliche Ausscheidung	deutet auf
von weißem oder klarem Schleim	*ventus*
milchigen oder klebrigen Speichels	*humor*
reichlich dünnen, klaren Schleims	*algor*
festen, klumpigen und gelben Schleims	*calor*
von Schleim und das Bedürfnis, häufig auszuspucken	*algor orbis stomachi*
reichlichen, dünnflüssigen Speichels	*algor o. lienalis*
klebrigen, fadenziehenden Speichels	*calor o. lienalis*

Stuhl

Erscheint der Stuhl	so bedeutet dies
hart, verstopft oder breiig, doch zugleich übelriechend	*calor orbium intestinorum*
wäßrig, fast geruchlos	*algor*
dünn bis flüssig, im Verein mit Schüttelfrost und Fieber	*ventus*
wäßrig, zugleich Abgeschlagenheit, Borborygmen	*humor*

Urin

	ist ein Zeichen von
Heller, klarer, reichlicher Urin	*algor*
dunkler, trüber, spärlicher Urin	*calor*

⟨12⟩ *Inspectio der Zunge (Zungendiagnose)*

Die Zunge als Instrument der Rede und des Tastsinns ist ein Organ des *orbis cardialis*.

Zugleich weist die Zunge als Sitz des Geschmackssinns eine bevorzugte Beziehung zu den *orbes lienalis et stomachi* auf. Beides wird durch Postulate der Sinarteriologie unterstrichen, nach welchen die Zunge direkt von folgenden großen Leitbahnen* berührt wird:

reticularis cardialis
cardinalis renalis
cardinalis hepatica
cardinalis lienalis.

Die Zungendiagnose erstreckt sich

1. auf den Zungenkörper. Sein Aussehen gibt Aufschluß über die Verfassung der *intima*, d. h. der Orbes, und über den Zustand der struktiven Energien, d. h. des Yin, der Körpersubstanz und der Säfte; ferner im allgemeinen über die relative Stärke der Orthopathie und im engen Sinn über die konstitutionellen Reserven des *orbis renalis*;

2. auf den Zungenbelag. Sein Aussehen läßt erkennen

a) pathologische Entgleisungen des Säftehaushalts (damit *inanitas* oder *repletio* des *orbis lienalis* und *humor*- oder *ariditas*-Befunde);

b) die rasch wechselnde Dynamik aller aktiven Energieanteile, des Yang — damit auch die klare Unterscheidung zwischen *algor*- und *calor*-Heteropathien;

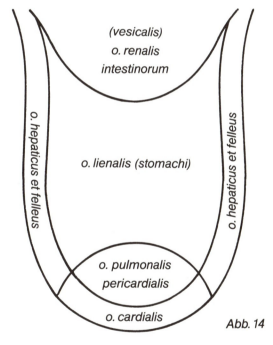

(vesicalis)
o. renalis
intestinorum

o. hepaticus et felleus

o. lienalis (stomachi)

o. hepaticus et felleus

o. pulmonalis
pericardialis

o. cardialis

Abb. 14

c) die relative Eindringtiefe und Eindringgeschwindigkeit einer Heteropathie (Hinweis auf *species*- oder *intima*-Befall durch eine Heteropathie).

Überdies bestehen topographische Zusammenhänge zwischen den verschiedenen Situs der Zunge und den Orbes. Diese Zusammenhänge sind sekundär und akzessorisch zu beachten, nicht jedoch primär zur Grundlage einer in anderer Weise nicht gestützten diagnostischen Aussage zu machen (man vgl. die Abbildung 14).

---

* Wir nennen hier nur die wichtigsten. Weitere Einzelheiten findet man auf den S. 114 ff. des *Lehrbuchs der chinesischen Diagnostik*.

Inspectio des Zungenkörpers

Farbe

Erscheint der Zungenkörper	so deutet dies auf
tief karminrot	*calor* und/oder *repletio*
tief karminrot, zugleich trocken	Schädigung der aktiven Säfte des *orbis stomachi*
tief karminrot, zugleich ohne Belag	weit fortgeschrittene Schädigung der Säfte (z. B. bei Alkoholikern)
blaßrot	*algor* und/oder *inanitas*
blaßrot, zugleich ohne Belag	falscher *calor*-Befund infolge *inanitas* des *Yin*
scharlachrot	*calor*-Heteropathien im Zuge einer fieberhaften Erkrankung haben die Bauenergie affiziert
intensiv scharlachrot	*calor* hat das *xue* affiziert
intensiv scharlachrot, zugleich auffallend gelber oder weißer Belag	die Heteropathie beschränkt sich auf das *qi* (die aktiven Energien) und hat die Bauenergie noch nicht erfaßt
in gleichmäßiger Scharlachröte des ganzen Zungenkörpers	Störung des *orbis pericardialis*
in Scharlachröte, auf die Zungenspitze beschränkt	*ardor orbis cardialis*
intensiv rot, wie lackiert, belaglos	Verlust des *yin stomachi*
scharlachrot, zugleich glanzlos und trocken wirkend	Versiegen der struktiven Energien des *orbis renalis*
purpurfarben (zyanotisch), zugleich trocken, ausgedörrt wirkend	*calor*-Heteropathien
blaß-bläulich, zugleich feucht	*algor*-Heteropathien
intensiv purpurn bzw. zyanotisch wirkend und feucht	Stauungen, Stasen des *xue*
blau	Defizienz aktiver und struktiver Energien

Oberfläche und allgemeines Aussehen des Zungenkörpers

Zeigt der Zungenkörper	so bedeutet dies
Derbheit, Verhärtung oder Lederartigkeit	*repletio*
Weichheit, Zartheit	*inanitas*
völlige Glätte, nicht die geringste Rauheit	Erschöpfung des *qi*
starke Erhebungen, deutliche Rauheit	*calor*
Risse, Furchen	*calor vigens* bzw. *vigor caloris* und als Folge davon Schmälerung der struktiven Energien und Säfte
Risse und Furchen, zugleich Scharlachfärbung	schwere Schädigung der Yin-Säfte
Risse und Furchen, zugleich blasse Röte	Erschöpfung der struktiven Energien des *orbis renalis*
Gedunsenheit	Affektionen des *xue* oder *pituita* („Schleim") bzw. *calor humidus*
Gedunsenheit, zugleich Feuerröte	*calor* in den *orbes et cardinales lienalis et cardialis*

Schrumpfung, zugleich zarte Oberfläche und Blässe	Erschöpfung der Energie in den *oo. cardialis et lienalis*
Schrumpfung, zugleich intensive Röte	Erschöpfung des Yin, *calor vigens* und infolgedessen Schmälerung der aktiven und struktiven Energien
Schrumpfung und zugleich Trockenheit und dunkle Farbe	infaustes Zeichen extremer Erschöpfung von aktiven und struktiven Energien

(14) *Inspectio* der Zungenbewegung

	zeigt an
Eine harte, steife, also schwer bewegliche Zunge	eine exogene Noxe hat den *orbis pericardialis* erfaßt
harte, steife, zugleich tiefrote Zunge	*ventus internus* [apoplektische und präapoplektische Zustände]
eine bebende Zunge	*inanitas* oder *ventus orbis hepatici*
ist die bebende Zunge zugleich tiefrot	Erschöpfung der *oo. cardialis et lienalis* oder, allgemeiner, Schmälerung der struktiven Energien
ist die bebende Zunge blaßrot	Defizienz des *xue* oder emporschlagendes *Yang* bei *ventus hepaticus*
ist die bebende Zunge purpurfarben	*calor*-Heteropathie im *orbis hepaticus*
eine paretische Zunge	Ausfall oder Unterbrechung des Energieflusses in den *nervocardinales*
eine paretische, zugleich weiße Zunge	extreme Erschöpfung von aktiven und struktiven Energien
eine paretische, zugleich intensiv rote Zunge	schwere Schädigung des Yin durch *calor*-Heteropathien
Hervorstrecken einer als heiß und gedunsen empfundenen Zunge	*repletio orbis cardialis*
Hervorstrecken einer fühllosen Zunge	Erschöpfung der aktiven Energien
Zurückziehen einer weißen und zugleich feuchten Zunge	*algor*-Heteropathien haben den Energiefluß in den *nervocardinales* zum Erliegen gebracht
Zurückziehen einer roten und trockenen Zunge	Schädigung der aktiven Säfte bei fiebrigen Erkrankungen
eine zwischen den Lippen spielende Zunge	*calor orbium cardialis et lienalis*
der Patient befeuchtet die Lippen unablässig	*ariditas*-Befund im *orbis lienalis*

(15) *Inspectio* des Zungenbelags

Der Zungenbelag wird primär induziert durch die Energien des *orbis stomachi* und im pathologischen Fall durch Projektionen von Heteropathien im genannten und in anderen Orbes.

Hinsichtlich des Aussehens des Zungenbelags ist es wichtig zu unterscheiden, ob ein Zungenbelag

a) haftend oder locker („falsch"),
b) vorhanden oder fehlend,
c) partiell oder den ganzen Zungenkörper deckend,
d) dick oder dünn,
e) trocken oder feucht,
f) schlammig oder klebrig ist.

Der Zungenbelag des Gesunden erscheint dünn, weißlich, zugleich durchsichtig und gleichmäßig über den ganzen Zungenkörper ausgebreitet (der Zungenkörper des Gesunden hat eine mittelrote Farbe von mäßiger Intensität). Pathologische Abweichungen vom genannten Bild deuten auf Schwäche der Orthopathie oder die Abspaltung von Heteropathien. So ergibt sich im einzelnen:

(a1) Ein **haftender** Zungenbelag darf in jedwedem Krankheitsstadium als Zeichen für einen leichten bis mittelschweren Verlauf gelten. Seine Abweichung von den eben gegebenen Merkmalen definiert die Qualität einer sich zusammenziehenden Heteropathie.

(a2) Ein **lockerer** (auch „falscher") Zungenbelag deutet auf einen tiefgreifenden, mithin schweren Krankheitsverlauf.

(a3) Von diesem sich spontan lösenden, lockeren Zungenbelag ist ein Zungenbelag zu unterscheiden, dessen oberste Schicht durch Abschaben entfernt werden kann, wobei darunter ein (fast) normal dicker Zungenbelag übrigbleibt. Auch dies ist ein Zeichen oberflächlicher Erkrankung.

(a4) Wenn ein lockerer Zungenbelag im Verlauf des Essens abgetragen wird (später aber wiederkehrt), deutet dies auf eine vorübergehende Erschöpfung einiger, vor allem mittlerer *orbes horreales.*

(b1) Tritt ein zuvor weitgehend zurückgetretener Zungenbelag plötzlich auffallend dick auf, so bedeutet dies entweder, daß trübe Energien des *orbis stomachi* (repletiv) überfließen oder daß eine *calor*-Heteropathie sehr rasch an Macht zunimmt.

(b2) Umgekehrt, schwindet ein vorhandener Zungenbelag plötzlich, deutet dies auf ein Versiegen des *yin stomachi* oder allgemein auf eine Defizienz der Energien im *orbis stomachi*; oder endlich auch darauf, daß das *qi orthopathicum*, also die Orthopathie der Mitte, durch vorhandene Heteropathien blockiert wird und nicht mehr nach außen dringen kann.

(c) Die Unterscheidung zwischen einem Zungenbelag, der den Zungenkörper **teilweise** (partiell) oder **völlig** (total) deckt, läßt folgende Tendenzen erkennen:

(c1) Ein pathologisch veränderter, den ganzen Zungenkörper deckender Zungenbelag zeigt im allgemeinen an, daß die entsprechende Heteropathie das gesamte Individuum erfaßt.

(c2) Beschränkt sich ein Zungenbelag auf den Rand, so daß die Mitte belaglos bleibt, so kann dies entweder bedeuten, daß das *qi stomachi* rezent durch eine Heteropathie geschädigt ist oder daß Yin und die Säfte erschöpft sind.

(c3) Beschränkt sich umgekehrt ein pathologisch veränderter Zungenbelag auf die Zungenmitte, und sind die Zungenränder ohne Belag, so kann dies bedeuten, daß entweder eine *species*-Heteropathie weicht oder daß das *qi* im *orbis stomachi* oder in den *orbes intestinorum* stockt; oder endlich, daß ein *pituita*-Befund („Schleim") vorliegt.

(d) Die Stärke des Zungenbelags

Ein dünner Zungenbelag deutet im allgemeinen auf rezente oder auf die *species* beschränkte Erkrankungen; ein dicker Zungenbelag zeigt an, daß die Störung in die Tiefe (*intima*) gedrungen ist, mithin auch einen oder mehrere *orbes horreales* affiziert.

(e) Feuchtigkeit des Zungenbelags

Ein auffallend feuchter Zungenbelag deutet auf einen *algor*-Befund, ein auffallend trockener auf eine Schädigung der Säfte durch eine *calor*-Heteropathie.

(f) Konsistenz der Zungenbeläge

(f1) Sieht ein Zungenbelag faulig oder schlammig aus, kann er mithin durch Wischen leicht verdünnt oder ganz entfernt werden, so deutet dies auf eine Redundanz von Yang, in deren Gefolge die trüben Energien des *orbis stomachi* nach oben gedrängt werden.

(f2) Hingegen bedeutet ein klebriger Zungenbelag, daß eine *humor*-Heteropathie vorliegt, mithin der Fluß der aktiven und klaren Säfte durch Yin-Heteropathien gehemmt oder gar blockiert wird.

Farbe des Zungenbelags

Ist der Zungenbelag	**so bedeutet dies**
weiß	*ventus* oder *algor* oder *humor* oder Affektionen der *species*
weiß, zugleich dünn und schlüpfrig	*algor venti*
weiß über rotem Zungenkörper	*calor intimae*
weiß, zugleich dick und schlüpfrig	*humor internus* (endogene *humor*-Heteropathien)
weiß, zugleich schlüpfrig und klebrig	*calor humidus*, wobei der *orbis lienalis* durch dünnen Schleim bedrängt wird
weiß, zugleich kleisterartig klebrig	*calor humidus* im mittleren Calorium
weiß, zugleich schlüpfrig, glasig	*inanitas* der Mitte behindert die Verarbeitung der trüben Energien
weiß, zugleich dünn und trocken	Schädigung der Yang-Säfte durch *calor*-Heteropathien vor allem im *orbis pulmonalis*

weiß, zugleich dick und trocken	*calor*-Heteropathien haben die Säfte geschädigt
weiß, wie gepudert wirkend	*calor orbis pulmonalis* führt zu einer *humor*-Heteropathie
gelb	*calor*-Befund der *intima*
gelb, zugleich dünn und schlüpfrig	eine *ventus*-Heteropathie ist in *calor* umgeschlagen; die Säfte sind noch nicht geschmälert
gelb, zugleich dick und schlüpfrig	*calor humidus* im *orbis stomachi*
schwach gelb, zugleich klebrig	eine *humor*-Heteropathie affiziert das *qi*
gelb, zugleich kleisterartig	*calor humidus* im mittleren Calorium
gelb, zugleich dünn und trocken	Schädigung der Säfte, vor allem des *orbis renalis*
gelb, zugleich dick und trocken	*calor* im *orbis stomachi*, dabei Schädigung der aktiven Energien
schwach gelb, fast farblos	eine *humor*-Heteropathie als Folge einer *inanitas* des *orbis lienalis*
zitronengelb	eine mächtige *calor*-Heteropathie im Verein mit einer mäßigen *humor*-Heteropathie
dunkelgelb	ein massiver *humor*-Befund bei mäßigem *calor*
dunkelgelber Belag bei Abmagerung des Patienten	*calor oo. lienalis et stomachi*
schmutziggelb	*humor algidus* in den *orbes lienalis et stomachi*
blaßgelb, zugleich dünn	*inanitas oo. lienalis et stomachi*
blaßgelb mit durchscheinenden roten Flecken	*inanitas* des *orbis lienalis* gepaart mit Stasen des *xue* und *repletio* des *orbis hepaticus*
gelb, zugleich blaurote Flecken	Stasen des *xue*
blaßgelb mit weiß vermischt	*inanitas* oder *algor* oder allgemeiner Defizienz von aktiven und struktiven Energien; oder Affektionen des *orbis pulmonalis* und seiner Leitbahnen
schwarz	*algor* oder *dolor* oder Erkrankungen des *orbis renalis*; oder Redundanz des Yin bei stockendem Yang
schwarz, zugleich matt bis trocken wirkend	*calor* überlagert den *orbis renalis*

II. *Auscultatio et Olfactio* — die akustische und olfaktorische Diagnose

Die Beurteilung von Klang und Geruch zählt deshalb in der chinesischen Diagnostik als ein einziges Verfahren, weil der chinesische Begriff *wen* (im 2. Ton) gleichermaßen die Gehör- und die Geruchswahrnehmung bezeichnet. Im einzelnen ist hier bedeutsam

Der Klang von Stimme und Rede

Man beurteilt	**als Zeichen von**
eine laute, dröhnende Stimme	*repletio*
eine leise, hohe oder schwache Stimme	*inanitas*
Wortkargheit und Redeunlust	*algor*
nicht zu bändigende Geschwätzigkeit	*calor*
wirre Reden	*repletio*, insbesondere des *orbis cardialis*
sinnlose Faselei, konfuses Murmeln, Selbstgespräche	*inanitas* des *orbis cardialis* und/oder *renalis*

Geräusche der Atmung

Man beurteilt	**als Zeichen von**
eine laute, geräuschvolle Atmung	*repletio* oder drohender Erschöpfung der Energien in den *oo. pulmonalis et renalis*
eine leise, kaum hörbare Atmung	*inanitas* oder *calor* des *orbis pericardialis*
lautes Keuchen, zugleich beschleunigte Atmung	*repletio orbis pulmonalis*
Keuchatmung begleitet von repletiven Pulsen	*calor* (*repletionis*) und Schleimblockade
kaum vernehmbare, oft verlangsamte Atmung, mitunter begleitet von *pp. inanes*	*inanitas*
Rasselatmung	latentem *pituita*-Befund, durch eine exogene *algor*-Heteropathie induziert, oder *pituita*-Blockade in den Leitbahnen des *orbis pulmonalis*
Schnauben und Schniefen ganz allgemein	*pituita* im mittleren und oberen Calorium (Thoraxbereich) oder *ardor*-Kontravektionen bei mangelndem *yin renale*
Kurzatmigkeit	dünnem Schleim im Thorax oder Erschöpfung der Energien im *orbis pulmonalis*; oder *repletio intimae* (insbesondere der *oo. cardialis et intestinorum* — dabei gespanntes Abdomen); oder ganz allgemeine *inanitas* der *intima* (dabei weiches und gedunsenes Abdomen)
laut und rauh klingenden Husten, dabei klarer, weißlicher Auswurf und Verstopfung der Nase	exogenem *algor venti*
gedämpft, verschleimt klingenden Husten (durch den im allgemeinen größere Mengen Auswurfs gefördert werden)	*algor*- und/oder *humor*-Heteropathien
Hustenreiz, Hüsteln, das von tiefen und seufzenden Atemzügen gefolgt sein kann	*inanitas* (*orbis pulmonalis*)
anfallsweise und heftig auftretenden Husten	*repletio*
Husten, der wenig klebrigen Auswurf fördert	*ardor*

Speichel und Schweiß

	deutet auf
Ein auffallend übler Mundgeruch	*calor orbis stomachi*
ein auffallend penetranter Schweißgeruch	*calor*, *calor humidus*, u. U. auch *ventus*, der den *orbis pulmonalis* affiziert

Geruch von Stuhl und Urin

	deutet auf
Ein intensiver oder penetranter Geruch der Ausscheidungen	*calor* oder *calor humidus*
ein auffallend schwacher Geruch der Ausscheidungen	*algor*

III. *Interrogatio* — die Befragung des Patienten

Im Rahmen der chinesischen Diagnostik hat das Verfahren der Befragung des Patienten einen ungleich höheren Stellenwert als die Anamnese der westlichen Medizin; vor allem aber zielt sie — wie man sich wohl überzeugen möge — auf die Erhebung aktueller (nicht vergangener, erinnerter!) und zugleich sehr viel differenzierterer Informationen über die subjektive Befindlichkeit des Patienten, als der Arzt der westlichen Medizin solches jemals gewohnt war. Jede Beiläufigkeit oder Lässigkeit in der Durchführung der *interrogatio* muß zwangsläufig auch die Zuverlässigkeit der Gesamtdiagnose relativieren, wenn nicht in Frage stellen.*

Temperaturempfinden

Man deutet	als Zeichen von
Frostigkeit, also die subjektive Empfindung von Kälte trotz oder im Gegensatz zur ausreichenden Umgebungstemperatur	Defizienz des Yang oder *inanitas yang*
Frösteln (wörtlich „Windscheu"), Empfindungen eines Luftzugs, Gänsehaut, solche Symptome akut auftretend	*algor* oder *calor venti*-Heteropathien
Frösteln und Schüttelfrost bei mäßigem Fieber	*algor venti*
Frösteln und Schüttelfrost bei hohem Fieber	*calor venti*
Gefühl innerer Kälte	*yin vigens,* also eine üppige Entfaltung des Yin
äußerliche Hitzeempfindungen	*yang vigens*
Fieber ohne Schweiß	Redundanz aktiver Energien
Fieber, Hitzeempfindungen und Schüttelfrost	Entgleisung der aktiven Energien
inneres Hitzegefühl	*inanitas yin*
Fieber ohne Schüttelfrost	*calor intimae*
Schüttelfrost ohne Fieber	Entgleisung der struktiven Energien

Schweiß

	deutet auf
Schweißlosigkeit, also trockene Haut trotz normaler oder erhöhter Hauttemperatur	*repletio speciei*
vermehrte Schweißabsonderung	*inanitas speciei*
spontane Schweiße (bei geringster Belastung auftretend)	*inanitas* des Yang
Schweiße während des Schlafs auftretend, im Wachzustand sistierend	*inanitas* des Yin (vor allem des *orbis renalis*)
Schweiße auf den Kopf beschränkt	*calor*-Heteropathien im oberen Calorium
Kopfschweiße begleitet von Müdigkeit	*calor humidus*
Kopfschweiße im Verein mit kalten Extremitäten	*inanitas yang*

---

* Nicht nur dem Anfänger, sondern — zumindest bei diffizileren Fällen — auch dem erfahrenen Praktiker wird deshalb die Verwendung eines Anamnesebogens empfohlen, wie dieser seit langem verfügbar ist — CEDIP-Formular.

Auftreten von Schweiß bei exogenen Störungen und Infektionen	*calor venti*
Fehlen von Schweiß bei exogenen Störungen und Infektionen	*algor venti*

Schmerzen

Modalität der Schmerzempfindungen

Es deuten	**auf**
Schmerzen durch Druck verschlimmert	*repletio*, Stauungen des *qi* und/oder des *xue*
Schmerzen durch Druck gebessert	*inanitas* des *qi*, des *xue* oder allgemein auch des Yin
Schmerzen durch Wärme gebessert	*algor*-Heteropathien
Schmerzen durch Kälte gebessert	*calor*-Heteropathien
diffus im ganzen Körper auftretende Schmerzen	exogener *algor venti*
occlusio-Schmerzen [rheumatoide Schmerzen] in Gelenken und Muskulatur ortsfest, beharrlich, begleitet von Müdigkeit, Abgeschlagenheit	*humor*
occlusio-Schmerzen, vor allem die Gelenke befallend, den Ort wechselnd	*ventus*-Heteropathien
occlusio-Schmerzen ortsfest, stechend und schneidend, unerträglich	*algor*-Heteropathien
Schmerzen in den Lenden	Affektion des *orbis renalis*
Lendenschmerzen, zugleich Kraftlosigkeit der Lenden, heller Urin, auch Durchfall	*inanitas yang renalis*
Lendenschmerzen im Verein mit Stuhlverstopfung und Kopfschmerz	*ardor*-Befund, beruhend auf einer *inanitas* des *yin renale*
Lendenschmerz begleitet von Gliederschwere und dem Gefühl, als säße man im Wasser, all dies verschlimmert durch feuchtes Wetter	*humor*-Heteropathien

Modalität der Kopfschmerzen

Bei der Frage nach den Kopfschmerzen ist neben der speziellen Gefühlsqualität auch ihre Lokalisation von Belang.

Es deuten Kopfschmerzen	**auf**
anhaltend, in Attacken exazerbiert	Stauungen des *xue* und Schleimblockaden
akute	*repletio*
chronisch in Anfällen sich äußernde	*inanitas* des *qi primum*
im Zusammenhang mit der Regel, d. h. vor, während oder nach dieser	*inanitas yin hepatici* (wodurch das *yang hepaticum* wurzellos nach oben schlägt und im Kopf zu lokaler *repletio* führt)
von Leeregefühl und Kollapsneigung begleitet	*inanitas* der aktiven und struktiven Säfte

Topologische Korrelation der Kopfschmerzen

Kopfschmerzen	**deuten auf eine Affektion der** *cardinalis*
ausstrahlend in Rücken und Nacken	*vesicalis* oder *intestini tenuis**
supraorbitale oder auf die Stirn konzentrierte	*stomachi**, *intestini crassi**
in den Schläfen	*fellea** oder *tricalorii**
in der Tiefe des Kopfes, u. U. in die Zähne ausstrahlend, von Zyanose der Nagelfelder begleitet	*cardialis** oder *renalis**
auf dem Scheitel, von Aufstoßen und Übelkeit begleitet	*pericardialis** oder *hepatica**

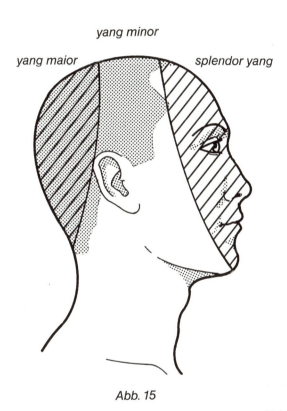

yang minor

yang maior   *splendor yang*

Abb. 15

Schwindelgefühl

	deutet auf
Schwindel, plötzlich, akut, heftig	*repletio* oder *ardor orbis hepatici* oder *pituita*
Schwindel, chronisch	*inanitas o. renalis* oder *humor*-Heteropathien

---

* Man vergleiche die topologischen Korrelationen in den Kapiteln Sinarteriologie und Pathologische Beziehungen, insbesondere die S. 76 ff. unten sowie obenstehende Abbildung.

Stuhlgang

	ist ein Zeichen von
Obstipation allgemein	Defizienz der Säfte in den *oo. intestinorum*
Obstipation mit gelbem Zungenbelag, verminderter Feuchtigkeit der Zunge	*calor*
Obstipation bei allgemeiner Schwäche im Senium	*inanitas*, Defizienz des *xue*
Obstipation bei bleichem Gesicht, dem Verlangen nach heißen Getränken, *pp. mersi, tardi*	*algor*
Diarrhoe bei üblem Geruch des Stuhls, brennendem Anus	*calor*
Diarrhoe bei weißer Zunge, kalten Gliedmaßen, Bauchschmerzen	*algor*
Diarrhoe bei klebrigem Zungenbelag, großer Müdigkeit	*inanitas orbis lienalis* und/oder *humor*-Heteropathien
Morgendurchfälle	*inanitas* des *yang renale et lienale*
Stühle blutig oder eitrig, Tenesmen	*calor humidus* in den *oo. intestinorum*

Miktion

	deutet auf
vermehrte Urinausscheidung, doch kein Durst	*inanitas* des *orbis renalis*
vermehrte Urinausscheidung mit viel Durst	*sitis diffundens* [diabetiforme Symptomatik]
Urinausscheidung verringert	*calor*
häufige Ausscheidung geringer Mengen dunklen Urins	*calor humidus* im unteren Calorium
häufige Ausscheidung klaren Urins	*algor inanitatis* im unteren Calorium
Harnträufeln	*calor intimae* führt zu einer Schädigung des Yin und der Säfte
Miktion erschwert	*calor*
Urininkontinenz	*algor inanitatis* im unteren Calorium
Enuresis nocturna	Schädigung des *qi primum*

Modalitäten des Durstes

	deutet auf
Durst anhaltend und stark	*calor*
Verlangen nach heißen Getränken	*algor inanitatis* oder *humor vigens* oder *pituita* in der Mitte (in den *oo. lienalis et stomachi*)
Verlangen nach kalten Getränken	*calor*
Durstlosigkeit	*algor* bzw. *humor*-Heteropathien.

Nahrungsaufnahme und Appetit

	deutet auf
Nahrungsaufnahme bringt Besserung	*inanitas*
Nahrungsaufnahme bringt Verschlechterung	*repletio*
Appetit vermindert bei exogenen Störungen	Beteiligung der *oo. lienalis et stomachi*
Appetit vermindert bei endogenen Störungen	*inanitas orbium lienalis et stomachi*
Appetitverlust	Schädigung des *qi stomachi*
Magerkeit und Hungrigkeit trotz reichlicher Nahrungsaufnahme	*ardor vigens o. stomachi*
Hunger, doch kein Appetit	Schädigung der struktiven Energien, also der Säfte, des *orbis lienalis*

Mundgeschmack

Der vom Patienten berichtete Mundgeschmack kann ein wichtiges Indiz für die Bestätigung eines anderweitig sich abzeichnenden Befunds sein. Zumindest bei Erstuntersuchungen wird man aber die Mitteilung über den Mundgeschmack nicht als kritisches Primärsymptom werten.

Ist der Mundgeschmack	so deutet dies auf
bitter	überströmende Energie des *orbis felleus*
sauer	*calor* im *orbis hepaticus*
scharf	*calor* im *orbis pulmonalis*
salzig	Überlagerung des *orbis renalis* durch eine *calor*-Heteropathie
süßlich	Redundanz von trübem *qi* aus dem *orbis lienalis*
fade	*humor o. stomachi* oder *inanitas o. stomachi* oder *algor*

Gehör

Je nach angereihter Symptomatik deutet	auf
Schwerhörigkeit	*ventus*-Heteropathien oder *calor*, der den *orbis renalis* überlagert, oder *repletio* des Yang bei *inanitas* des *yin renale*
Ohrensausen, plötzlich einsetzend, durch Bedecken des Ohrs mit der Hand verstärkt	*repletio*
Ohrensausen, allmählich auftretend, durch Bedecken des Ohrs mit der Hand abgeschwächt	*inanitas*

Besondere Empfindungen in den Augen

	sind Zeichen von
Schmerzen, stechend, reißend, bei gleichzeitigem Kopfschmerz oder Schwindel	*calor o. cardialis*
Lichtempfindlichkeit, Rötung und Schmerzhaftigkeit bei gedunsenem Gesicht	*calor venti*

Lichtempfindlichkeit und tränende Augen	*calor humidus*
Lichtempfindlichkeit allgemein	*inanitas* des *xue*
Nachtblindheit	*inanitas* des *orbis hepaticus*

Schlaf

läßt schließen auf

Schlaflosigkeit neben Schwindel und Palpitationen im Gefolge übermäßiger *cogitatio*

Defizienz des *xue* im *orbis cardialis*

Schlafstörungen neben Gedankenflucht und Unruhe, Schlaf traumreich, durch häufiges Erwachen unterbrochen

repletio qi cardialis und *calor*-Heteropathien

Schlaflosigkeit begleitet von Druckempfindungen in Brust und Leibesmitte, Miktionsstörungen und Keuchen

Säftestauungen in der Körpermitte, Affektionen des *orbis lienalis*

Schlaflosigkeit begleitet von Palpitationen, trockenem Mund, *pp. minuti et celeri*

Defizienz der struktiven Energien

Einschlafstörungen bei gastrischen Beschwerden

Affektionen des *qi stomachi*

Schlafsucht während des Tages

inanitas der aktiven und Redundanz der struktiven Energien und Säfte

Schlafsucht begleitet von Gliederschwere und *pp. languidi*

humor-Heteropathien

Menstruation

deutet auf

Regel verfrüht eintretend, von Trockenheit des Mundes, *pp. celeri*, und Schmerzen im Unterleib begleitet

calor xue

Regel verfrüht eintretend, bei normal feuchtem Mund und *pp. tardi*

inanitas des *xue*

Regel ausbleibend

Erschöpfung oder Stauung des *xue* oder Stauung des *qi hepaticum et lienale*; oder eine *inanitas* des *orbis lienalis* führt zu einer verminderten Produktion von *xue*

Fluor albus, dünn	*algor inanitatis yang lienalis et renalis*
Fluor albus, gelb, zugleich übelriechend	*calor humidus*
Schmerzen während der Regel	Stasen des *xue* oder *algor*
Schmerzen vor der Regel	*algor* mit Stagnation des *qi*
Schmerzen nach der Regel	*inanitas* und zugleich *algor*

IV. *Palpatio* — die diagnostische Tastung

Im Rahmen der chinesischen Diagnostik können verschiedene palpatorische Befunde erhoben werden, unter denen zweifellos die Tastung der Radialispulse die größte Wichtigkeit hat.

Diagnose der Radialispulse

Situs

Am rechten und am linken Arm befinden sich je drei Pulstaststellen, und zwar liegen die distalen Situs ein Proportionalzoll (Zoll = lateinisch *pollex*) proximal der *linea piscis*, der sogenannten „Fischbauchgrenze", weshalb sie *situs pollicares* oder eingedeutscht **Pollicarispulse** genannt werden.

Ein biometrischer Fuß („Proportionalfuß", Fuß = lateinisch *pes*) distal der Ellbogenbeugen liegen die *situs pedales*; entsprechend nennt man die dort zu tastenden Pulse **Pedalispulse**.

Beim Erwachsenen läßt sich zwischen *pollex*- und *pes*-Situs ein dritter Situs definieren, der als „Paßenge" (lateinisch *clausa* oder *clusa*) bezeichnet wird; entsprechend nennt man die dort getasteten Pulse **Clusalispulse**.

Alle soeben gemachten Ausführungen gelten lediglich für die Verhältnisse am Erwachsenen.* Die an den genannten Situs getasteten Pulse können topologisch und funktiotrop, d. h. orbisbezogen interpretiert werden.

Bei topologischer Interpretation

entsprechen	Funktionen im Bereich von
pp. pollicares	Kopf bis zur Brust (Zwerchfell)
pp. clusales	Zwerchfell bis zum Nabel
pp. pedales	vom Nabel abwärts

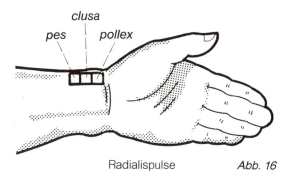

Radialispulse   *Abb. 16*

Die in [ ] gesetzten Orbes bzw. Pulse kommen nur in Betracht, falls auf Grund auch der übrigen diagnostischen Befunde eine auffällige Störung ihrer Funktionen unterstellt werden muß.

Hingegen sind die in ( ) gesetzten Orbes bzw. Paraorbes und ihre Pulse jederzeit am Pulsbild der genannten Situs mitbeteiligt und können nur differentialdiagnostisch von den übrigen Orbes des gleichen Situs abgegrenzt werden.

links		Puls-situs	rechts	
[o. intest. tenuis]	*o. cardialis* (*o. pericardialis*)	pollex	*o. pulmonalis*	*[o. intest. crassi]*
o. felleus	*o. hepaticus*	clusa	*o. lienalis*	*o. stomachi*
o. vesicalis	*o. renalis* (*oo. intestinorum*) (*paraorb. uteri*)	pes	*o. renalis* (*oo. intestinorum*) (*paraorb. uteri*)	*[o. tricalorii]* *o. vesicalis*

Abb. 17

---

* Zur Pulstastung an Kindern und Jugendlichen und der Interpretation der Ergebnisse vgl. Porkert, *Lehrbuch der chinesischen Diagnostik*, S. 192 f.

Technik der Tastung der Radialispulse

Es ist richtig, daß eine souveräne Meisterschaft in der Pulstastung nur unter kompetenter praktischer Anleitung zu erlangen ist.

Irrig ist jedoch die weitverbreitete Annahme, daß die Erhebung eines differenzierten Pulsbefunds, wie ihn die chinesische Diagnostik ermöglicht und erfordert, ungewöhnliche Begabung und außerordentlichen Zeitaufwand auf seiten des Lernenden voraussetze. Nahezu alle Mißerfolge beim Erlernen der Pulsdiagnose gehen darauf zurück, daß der Lernende unvorbereitet und ohne sichere Kenntnis auch nur der Grundbegriffe versucht, Pulse zu fühlen, deren Qualität er bei solchem Defizit jedoch nicht rational eindeutig beschreiben kann. Es kann gar nicht nachdrücklich genug auf diese Fehlhaltung hingewiesen werden.*

Die Pulstastung erfolgt gewöhnlich im Sitzen, weniger gut am liegenden Patienten. Worauf es vor allem ankommt, ist, daß der Arm des Probanden bequem und gut zugänglich gelagert ist.

Die Situs am rechten und am linken Arm werden nacheinander untersucht, wobei der Diagnostizierende stets die gleichen Finger auf die gleichen Situs legt. Er orientiert sich am Radialisköpfchen (anatomisch exakt am *processus styloideus radii*), indem er dieses mit seinem Mittelfinger ulnar aufsucht, wobei der Tastballen eben dieses Fingers auf den *situs clusalis* (beim Erwachsenen!) zu liegen kommt (Abbildungen!).

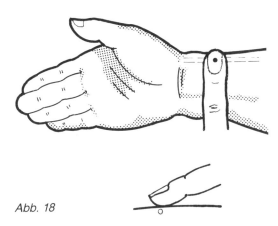

Abb. 18

Bei solcher Lage des Mittelfingers trifft der Zeigefinger auf den *situs pollicaris* und der Ringfinger auf den *situs pedalis*.

---

* Wir verweisen hier auf Porkert, *Lehrbuch der chinesischen Diagnostik*, 2. Auflage, S. 205 f. — Auf den S. 161–202 jenes Werks wird derjenige, der sich bereits eine allgemeine Vorstellung vom Sinn und von der Rolle der Pulsdiagnose gemacht hat, auch Detailfragen zu diesem überragend wichtigen diagnostischen Verfahren beantwortet finden.

Ebenen der Pulstastung

Man unterscheidet eine obere, mittlere und untere Ebene. Die *pollicaris*- und *clusalis*-Pulse des Gesunden liegen in der mittleren Ebene, seine *pedalis*-Pulse hingegen eine halbe Stufe tiefer.

Liegen Pulse an den beiden erstgenannten Situs in der oberen Ebene, so nennt man sie *pulsus superficiales*; ähnliches gilt bereits für *pedalis*-Pulse in der mittleren Ebene.

Pulse in der untersten Ebene bezeichnet man als *pulsus mersi*.

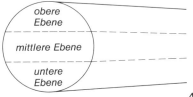

Abb. 19

Beispiele für die Notation der Pulse

links	Puls-situs	rechts
mobilis → inanis	pollex	celer → minutus
mobilis	clusa	celer → minutus
∅ → superfic.	pes	∅ → minutus

Abb. 20a

links	Puls-situs	rechts
inanis → mersus	pollex	exundans → inanis
exundans	clusa	exundans → mobilis
exundans	pes	exundans

Abb. 20b

→ = Tendenz zu ..., ∅ = ohne Befund

Ikonographie der Pulse

Ein Pulsikonogramm ist die normativ eindeutig definierte Beschreibung einer bestimmten Pulsqualität.*

1. **Pulsus superficialis**, „oberflächlicher Puls"

Ikonogramm:

Der Puls schlägt an der Oberfläche und wird bei nachlassendem Druck deutlich tastbar.

Befund:

Species-Symptomatik; ist der Puls kräftig, schließt man auf *repletio speciei*, ist er kraftlos, auf *inanitas speciei*.

2. **Pulsus mersus**, „tiefer Puls"

Ikonogramm:

Der Puls schlägt „unterhalb des Fleisches" und zeigt sich erst bei starkem Druck in voller Stärke.

Befund:

Intima-Symptomatik; ist der Puls kraftvoll, schließt man auf *repletio intimae*, ist er kraftlos, auf *inanitas intimae*.

3. **Pulsus tardus**, „verlangsamter Puls"

Ikonogramm:

Der Puls erscheint verlangsamt, beim Erwachsenen mit weniger als 4 Schlägen pro Atemzug.

Befund:

Algor.

4. **Pulsus celer**, „beschleunigter Puls"

Ikonogramm:

Der Puls erscheint beschleunigt und zeigt (beim Erwachsenen) mehr als 5 Schläge pro Atemzug.

Befund:

Calor.

5. **Pulsus inanis**, „erschöpfter Puls"

Ikonogramm:

Der Puls erscheint kraftlos und beschränkt sich in seiner Tastbarkeit auf eine der drei Ebenen.

Befund:

Inanitas (=Schwächung, Erschöpfung der Orthopathie).

6. **Pulsus repletus**, „repleter Puls"

Ikonogramm:

Kraftvoll und hart wirkend, in mehr als 2 Ebenen, oft in allen Ebenen tastbar, dabei dennoch eine Ebene durch besondere Widerstandsfähigkeit auszeichnend.

Befund:

Repletio einer Heteropathie.

7. **Pulsus lubricus**, „schlüpfriger Puls"

Ikonogramm:

Der Puls bewegt sich gleitend, schlüpfrig.

Befund:

Humor-Heteropathien oder
pituita oder
calor repletionis oder
Schwangerschaft.

8. **Pulsus asper**, „rauher Puls"

Ikonogramm:

Der Puls bewegt sich schleifend, rauh, wie ein über Bambus schabendes Messer.

Befund:

Blockade des *qi*, der aktiven Energie oder Schädigung des Struktivpotentials oder Defizienz der struktiven Energien, also auch der Säfte.

9. **Pulsus longus**, „langer Puls"

Ikonogramm:

Der Puls überschreitet in der Länge seinen Situs nach vorn und hinten.

Befund:

Energetische Redundanz.

10. **Pulsus brevis**, „kurzer Puls"

Ikonogramm:

Der Puls erscheint verkürzt und füllt seinen Situs nicht aus.

Befund:

Erscheint der Puls kraftvoll: Zusammenballung des *qi*; erscheint er kraftlos: Defizienz des *qi*.

---

* Eine Begründung des Zustandekommens und der Bedeutung jedes einzelnen Ikonogramms findet man im zitierten *Lehrbuch der chinesischen Diagnostik*, S. 171 ff. oder, noch etwas ausführlicher, in der revidierten englischen Fassung, Porkert, *Essentials of Chinese Diagnostics*, pp. 210 ff., auf die bei Bedarf verwiesen wird.

11. **Pulsus exundans**, „überflutender Puls"

Ikonogramm:

Puls wie eine Flutwoge, breit und überströmend.

Befund:

Calor vigens (d. h. üppige Entfaltung einer *calor*-Heteropathie).

12. **Pulsus magnus**, „großer Puls"

Ikonogramm:

Der Puls erscheint relativ zur Norm verbreitert und verlängert.

Befund:

Zunehmende Entfaltung einer Heteropathie.

13. **Pulsus evanescens**, „verschwindender Puls"

Ikonogramm:

Puls schwach, schemenhaft wie ein Spinnennetz.

Befund:

Verfall der aktiven Energien, des *qi*.

14. **Pulsus intentus**, „gespannter Puls"

Ikonogramm:

Vibrierend gespannter Puls, wie ein verdrilltes Seil.

Befund:

Algor oder *dolor* — typisches Zeichen für chronische Schmerzzustände.

15. **Pulsus languidus**, „behäbiger Puls"

Ikonogramm:

Puls mit normaler Frequenz, doch träge und behäbig im Kommen und Gehen.

Befund:

Humor heteropathisch oder redundant.

16. **Pulsus chordalis**, „saitenförmiger Puls"

Ikonogramm:

Puls scharf, schmal, verlängert, gespannt wie eine Lautensaite.

Befund:

Ventus orbis hepatici oder
dolor oder
pituita-Blockaden.

17. **Pulsus cepacaulicus**, „zwiebelstengelförmiger Puls"

Ikonogramm:

Puls groß, an der Oberfläche und in der Tiefe tastbar, innen hohl, „wie ein Lauchstengel".

Befund:

Defizienz struktiver Energien.

18. **Pulsus tympanicus**, „Trommelpuls"

Ikonogramm:

Puls oberflächlich und hart gespannt, wie das Fell einer Trommel.

Befund:

Defizienz von *xue* (vor allem nach extremem Säfteverlust).

19. **Pulsus fixus**, „haftender Puls"

Ikonogramm:

Unverrückbar am Knochen haftender langer und repleter Puls.

Befund:

Repletio, durch extremes Yin und *algor* induziert.

20. **Pulsus lenis**, „sanfter Puls"

Ikonogramm:

Der Puls ist oberflächlich, klein und nachgiebig.

Befund:

Inanitas und durch diese begünstigter *humor*.

21. **Pulsus mollis**, „weicher Puls"

Ikonogramm:

Der Puls ist oberflächlich, weich und nachgiebig, zugleich breit und lang.

Befund:

Inanitas.

22. **Pulsus invalidus**, „schwächlicher Puls"

Ikonogramm:

Tiefliegend, zart (= *minutus*) und nachgiebig.

Befund:

Inanitas der aktiven und struktiven Energien.

23. **Pulsus diffundens**, „zerfließender Puls"

Ikonogramm:

Der Puls ist oberflächlich zerfließend, ohne Wurzel.

Befund:

Das *qi primum*, also die struktiven Anteile des angeborenen Potentials, verflüchtigen sich.

24. Pulsus minutus, „zarter Puls"

Ikonogramm:

Ein dünner und feiner Puls, vergleichbar einem Seidenfaden, der jedoch stets deutlich tastbar ist.

Befund:

Inanitas der aktiven und struktiven Energien; auch Erschöpfung im Gefolge von *humor*-Heteropathien.

25. Pulsus parvus, „kleiner Puls"

Ikonogramm:

Ein schmaler und kurzer Puls.

Befund:

Inanitas, und zwar je nach Ebene, der aktiven und/oder der struktiven Energien.

26. Pulsus subreptus, „sich verkriechender Puls"

Ikonogramm:

Ein in der Tiefe verborgener, erst bei härtestem Druck schwach tastbar werdender Puls.

Befund:

Das *qi* ist durch eine mächtige Heteropathie eingeschlossen;
auch Schmerzen höchsten Grades, durch *repletio* bedingt.

27. Pulsus mobilis, „beweglicher Puls"

Ikonogramm:

Der Puls ist zugleich schlüpfrig, beschleunigt und kraftvoll.

Befund:

Dolor oder *pavor* sowie allgemein der Ausdruck des Widerstreits aktiver und struktiver Energien (mithin stets bei Unverträglichkeit therapeutischer Maßnahmen oder Nahrung auftretend).

28. Pulsus agitatus, „jagender Puls"

Ikonogramm:

Jagend, heftig, arrhythmisch (tachyarrhythmisch).

Befund:

Stauung der Energien bei *yang vigens* bzw. *repletio caloris*.

29. Pulsus haesitans, „hängender Puls"

Ikonogramm:

Arrhythmisch, dabei träge und gemächlich auftretender (bradyarrhythmischer) Puls.

Befund:

Yin vigens, also durch Yin-Redundanz bedingte Blockaden; auch
pituita-Blockaden.

30. Pulsus intermittens, „intermittierender Puls"

Ikonogramm:

In regelmäßigen Abständen lange zum Stillstand kommender Puls.

Befund:

Zusammenbruch der entsprechenden Orbisenergie; mächtige *ventus*- oder *dolor*-Symptomatik.

31. Pulsus concitatus, „rasender Puls"

Ikonogramm:

Extrem erregt, 7–8 Schläge pro Atemzug beim Erwachsenen.

Befund:

Das Yin versiegt, das Yang zerstreut sich.

Die Interpretation des Pulsbefundes

Im Hinblick auf vermutete oder gesicherte somatische Veränderungen wird man die an den Pulssitus ermittelten Ikonogramme in erster Linie topologisch interpretieren.*

Bei unscharfen oder fehlenden somatischen Befunden ist die orbisbezogene Deutung der Pulse vorrangig. Das an einem bestimmten Situs beobachtete Ikonogramm läßt erkennen, daß das dem Situs zuzuordnende Funktionsspektrum entsprechend dem Befund abgelenkt (heteropathisch verändert) ist.

Davon abgesehen, drücken unabhängig vom Situs eine Reihe von Ikonogrammen das Vorherrschen bestimmter Orbisenergien im ganzen System oder die Ablenkung des ganzen Systems in charakteristischer Weise aus. Ein solches Vorherrschen von Energien wird durch die sogenannten **Orbispulse** angezeigt, wobei

---

* Vgl. oben die S. 31.

2. Diagnostik

der pulsus	entspricht dem Orbis
superficialis	*pulmonalis*
mersus	*renalis*
exundans	*cardialis*
languidus	*lienalis*
chordalis	*hepaticus*

Auch sogenannte „**Formpulse**" — so genannt, weil sie einer deskriptiv eindeutig zu charakterisierenden Form entsprechen — geben in Abhängigkeit vom Situs, an dem sie beobachtet werden, Auskunft über das relative Energieniveau, also über *inanitas* der Orthopathie oder *repletio* einer Heteropathie.

So weist ein *pulsus*	auf	im
longus	Redundanz	*oo. hepaticus et lienalis*
brevis	Defizienz der aktiven Energien	*oo. hepaticus et lienalis*
fixus	*repletio*	*o. renalis*
tympanicus	extreme Schmälerung des *xue*	*oo. renalis, hepaticus, pulmonalis*
cepacaulicus	Defizienz der struktiven Energien	*oo. renalis, hepaticus, pulmonalis*
diffundens	Defizienz	*oo. renalis et hepaticus*
minutus	Defizienz	*o. renalis*, auch *o. lienalis*
subreptus	*repletio*	

Endlich interpretiert man — wiederum unabhängig vom Situs — 15 **Modalpulse** als Aussagen über die Qualität einer Störung.

So weisen der *pulsus*	auf
celer	*calor*
tardus	*algor*
intentus	*dolor sive algor*
lubricus	*pituita* oder *humor*-Heteropathien
repletus	*repletio*
inanis	*inanitas*
asper	Stasen, Stauungen, *concretiones*
lenis	*humor inanitatis, inanitas*
mollis	*inanitas speciei*
invalidus	während der Rekonvaleszenz noch bestehende *inanitas*
evanescens	Energieverfall, vom Yang auf das Yin übergehend
mobilis	Dissonanz von Funktionen; *dolor, pavor*
haesitans	Redundanz des Yin; *concretiones*
intermittens	*ventus, dolor* [Schock]
agitatus	*yang vigens, repletio caloris*
diffundens	versiegendes *qi primum*
concitatus	versiegendes *qi primum*, letztes Aufflackern aktiver Energie

Pulsdiagnose und Aku-Moxi-Therapie

Grundsätzlich wird der Akupunkteur mit zunehmender Beherrschung und Gewißheit der systematischen Zusammenhänge und des therapeutischen Instrumentariums, wie es Sinarteriologie und Foraminologie beschreiben, praktisch alle Pulsikonogramme unterscheiden wollen. Denn schließlich interessiert es, ob die Schmerzen, über die ein Patient klagt, momentaner und akuter oder chronisch bedingter und tiefwurzelnder Art sind (*p. intentus!*) sowie, ob die von anderen Behandlern oder vom Akupunkteur selbst angewandte Therapie richtig verarbeitet oder zu Unverträglichkeitsreaktionen führt (*p. mobilis*).

Für den Anfänger und in der Mehrzahl der alltäglichen Fälle hingegen erweisen sich vor allem drei Unterscheidungen als unerläßlich, nämlich die zwischen *pp. repleti et pp. inanes*, zwischen *pp. celeri et pp. tardi*, schließlich zwischen *pp. superficiales et pp. mersi.*

Wie wir unten noch sehen werden, sind
pp. repleti ein emphatischer Hinweis auf die Indikation einer Nadelung;
pp. inanes eine Ermahnung zu Zurückhaltung bei der Nadelung oder zur Unterlassung derselben;
pp. celeri eine klare Kontraindikation für die Moxibustion;
pp. tardi eine wahrscheinliche Indikation für die Anwendung der Moxibustion; endlich
pp. superficiales et mersi ergänzende Hinweise bei der Wahl von Stichtiefe und Intensität der Manipulation.*

Körper- und Repräsentativpulse

Sofern in bestimmten Situationen die Radialispulse nicht oder nicht ausreichend zuverlässig getastet werden können, kommt auch eine Palpation der sogenannten Körperpulse bzw. der Repräsentativpulse in Betracht. Als Körperpulse bezeichnet man jene Pulse, die an 3 x 3 Pulstaststellen wahrzunehmen sind, welche klassischen Foramina entsprechen, nämlich

a) die 3 Kopfpulse entsprechend

dem Foramen *clusa superior*, F3 — für die Beurteilung der Energie in den Schädelflanken,

das Foramen *porta auris*, T21 — für die Beurteilung der Energie in Ohr und Auge,

das Foramen *cella ampla*, S3 — für die Beurteilung der Energie in Mund und Zähnen;

Die 3 x 3 Pulse des Körpers

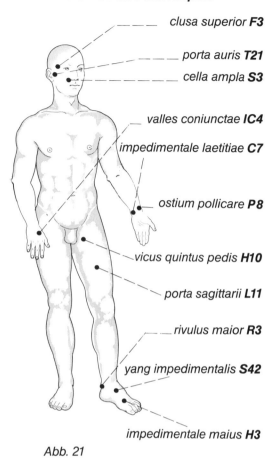

clusa superior **F3**

porta auris **T21**

cella ampla **S3**

valles coniunctae **IC4**

impedimentale laetitiae **C7**

ostium pollicare **P8**

vicus quintus pedis **H10**

porta sagittarii **L11**

rivulus maior **R3**

yang impedimentalis **S42**

impedimentale maius **H3**

Abb. 21

b) die drei Handpulse, nämlich

das Foramen *ostium pollicare*, P8 — für die Beurteilung der Energie im *orbis pulmonalis*,

das Foramen *impedimentale laetitiae*, C7 — für die Beurteilung der Energie im *orbis cardialis*,

das Foramen *valles coniunctae*, IC4 — für die Beurteilung der Energie im Thorax;

c) die drei Fußpulse, nämlich

(beim Mann) *vicus quintus pedis*, H10 — für die Beurteilung der Energie im *orbis hepaticus*,

(bei der Frau) *impedimentale maius*, H3 — für die Beurteilung der Energie im gleichen Orbis,

die Foramina *porta sagittarii*, L11, und *yang impedimentalis*, S42 — für die Beurteilung der Energie in den *orbes lienalis et stomachi*,

das Foramen *rivulus maior*, R3 — für die Beurteilung der Energie im *orbis renalis*.

Und als Repräsentativpulse für bestimmte lebensnotwendige Grundfunktionen nennt man

---

* Man vergleiche hierzu unten vor allem die S. 353–355.

am Kopf das Foramen *accipiens hominum*, S9 [entsprechend der Pulse der *arteria carotis*] — zur Burteilung des *qi stomachi*;

an der Hand das Foramen *ostium pollicare*, P8 [entprechend dem Puls der *arteria radialis*] — zur Beurteilung der Verfassung der 12 Hauptleitbahnen (*cardinales*); `

am Fuß das Foramen *yang impedimentalis*, S42 [entsprechend dem Puls der *arteria dorsalis pedis*] — zur Beurteilung wiederum des *qi stomachi*.

An allen hier genannten Situs, die auch der westlichen Medizin geläufig sind, werden nur die Grundqualitäten des Pulses, also *repletio*, *inanitas*, *celeritas* und *superficialitas*, ermittelt.*

Palpatio foraminorum — die diagnostische Tastung von Reizpunkten

Der diagnostischen Tastung von Reizpunkten kommt in der Akupunktur hervorgehobene Bedeutung zu, und zwar
1. zur eindeutigen Ortung eines therapiewürdigen Punktes,
2. zur Bestimmung oder Bestätigung der aktuellen Funktionsqualität des Foramens.

Vor der Erfindung elektrischer Punktsuchgeräte war die palpatorische Bestätigung eines aus der To-pologie nur approximal bekannten Foramens durch Palpation unerläßlich.

Ebenso bedeutsam ist die punktspezifische Bestätigung von *inanitas* oder *repletio*. Diese ist zwar im Prinzip und für den Geübten an nahezu allen Reizpunkten möglich; absolut zuverlässig und eindeutig kann und soll sie bei den sogenannten Foramina *inductoria dorsalia* und bei den Foramina *qi originalis*** erfolgen. Beim Auftreten nennenswerter Heteropathien in zugehörigen Orbes zeigen diese Foramina einen spontanen oder zumindest einen unter der Palpation auftretenden Schmerzbefund. Werden die Schmerzen im Foramen durch Druck gebessert, ist dies ein Zeichen für *inanitas*, werden sie durch Druck gesteigert, ein Zeichen von *repletio*.

Für alle übrigen Foramina gilt die soeben gegebene Unterscheidung in etwas gewandelter Weise: der Palpierende empfindet ein *foramen inane* als relativ atonisch und nachgiebig im Vergleich zur Umgebung, ein *foramen repletum* als relativ verhärtet oder gar hervortretend im Vergleich zu seiner Umgebung. Auf Befragen beschreibt der Patient im allgemeinen Druck auf ein *foramen inanis* als ein juckendes, eher angenehmes Gefühl auslösend, palpatorischen Druck auf ein *foramen repletum* hingegen als zu einer stechenden oder drückenden Empfindung führend. Selbstverständlich wird sich der Akupunkteur hier jede klare Unterscheidung unmittelbar zunutze machen.

Die eindeutige Qualifikation der Befunde — die Acht Leitkriterien

Die Acht Leitkriterien sind im Rahmen der chinesischen Diagnostik die wichtigsten (qualitativen!) Normkonventionen. Sie entsprechen 4 Paaren polarer Qualitäten, die uns dem Namen nach schon begegnet sind, nämlich

Yin und **Yang** — als allgemeinste, zugleich die folgenden 6 Kriterien subsumierende Polarisationskategorie von Struktivität und Aktivität; sodann

intima und **species**, d. h. „Innenseite", Tiefe und „Außenseite", Oberfläche — zur Unterscheidung der aktuellen Bewegungsrichtung einer Störung: zur eindeutigen Formulierung der Aussage, ob eine Störung kommt und sich ausdehnt (= Richtung auf die *intima*, oder „aus der *species* in die *intima*") oder weicht und schwindet (= Richtung „aus der *intima* in die *species*" oder „in der *species*"); sodann

algor und **calor** (nicht zu verwechseln mit den Agenzien gleichen Namens! — s. unten) — hier zur verengten, also präziseren Beschreibung und Qualifikation der Steigerung oder Verringerung einer Funktionsdynamik gebraucht. (Man beachte gerade hier, daß jedes Leitkriterium einer abstrahierten und normierten Setzung, nicht hingegen der direkten Beschreibung oder Aussage über sinnliche Erfahrung entspricht. Deshalb können *algor* und *calor* — rein lexikalisch mit „Kälte" und „Hitze" zu übersetzen — zwar thermische Zeichen und Sinneseindrücke beschreiben, müssen dies aber nicht! Jede Verlangsamung von Funktion, jedes Zurückweichen der Lebensenergie ist ebenso eindeutig als *algor*-Zeichen zu qualifizieren, wie jede Beschleuni-

---

** Einzelheiten über diese Kategorien von Punkten im Kapitel Foraminologie I, unten S. 50–64.

* Über die grundsätzliche Bedeutung der Pulstiefe wie auch deren Interpretation im Rahmen einer „Schnell-, Kurz- oder Notdiagnose" vgl. Porkert, *Lehrbuch der chinesischen Diagnostik*, S. 192 sowie S. 200.

gung, Übersteigerung, auffallende Expansion als *calor*-Zeichen.)

Endlich **inanitas** und **repletio** als Normkonventionen für die eindeutige Aussage darüber, ob Störungen der Ausdruck einer geschwächten Orthopathie oder, im Gegenteil, der einer lokalen Redundanz „schräglaufender", abgespaltener (heteropathischer) Energien sind.

Wie wir oben bereits im Hinblick auf Yin und Yang angedeutet haben (S. 3–5) und unten (s. S. 41 ff.) für die übrigen Leitkriterien anschaulich machen werden, läßt sich jede beliebige Symptomatik durch die Kombination der genannten Leitkriterien untereinander (man kann von *inanitas* des Yin und von *inanitas* des Yang, von *repletio speciei* und *repletio intimae*, von *calor speciei* und von *calor intimae*, von *calor repletionis* und *calor inanitatis*, von *algor inanitatis* usw. sprechen) bezeichnen. Das Krankheitsbild kann durch den Bezug auf andere Normkonventionen, als da sind die der Agenzien und der Orbes, mit großer Genauigkeit, Eindeutigkeit und Allgemeinverbindlichkeit so qualifiziert werden, daß auch das komplexeste Krankheitsgeschehen in seiner individualspezifischen Einmaligkeit erfaßt und dennoch in allen Einzelheiten rekonstruier- und nachprüfbar wird.

Yin oder Yang

Die qualitative, d. h. direktionale Aussage von Yin und Yang bedeutet, daß jedes unter ihrer Verwendung definierte Krankheitsgeschehen einer Ablenkung der Orthopathie oder eben schon einer bestimmten „Schräglaüfigkeit" (Heteropathie) entspricht. Deshalb ist es wenig sinnvoll, abstrakte Yin- und Yang-Symptomenbilder zu konstruieren; vielmehr muß jede Ablenkung als ein Überwiegen des einen, eine Schwäche des anderen Aspekts begriffen werden.

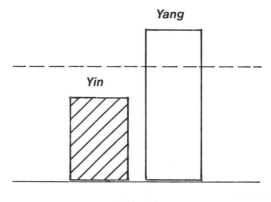

Abb. 23

Yang vigens (üppig)
Klinisch: Äußere Hitze, Hitze ohne Schweiß

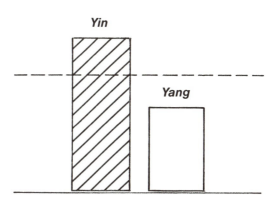

Abb. 24

Yin vigens (üppig)
Klinisch: Innere Kälte, kalter Schweiß

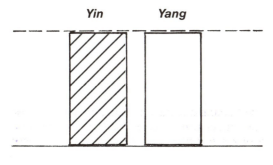

Abb. 22

Yin — Yang im Gleichgewicht

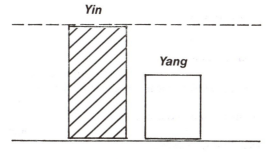

Abb. 25

Inanitas Yang
Klinisch: Kälteempfindung außen

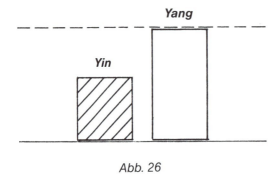

Yang

Yin

Abb. 26

Inanitas Yin
Klinisch: Innere Hitze, periodisches Fieber

Yin ist Struktives, Stoffliches, Materielles, Somatisches. Das Yin kann in zweierlei Weise affiziert sein, einmal, indem es zerstört, vermindert, aufgebraucht, geschmälert ist — und damit die orthopathische Struktur des körperlichen Widerlagers ver-

ringert, beschädigt, vernichtet erscheint. In einem solchen Fall sprechen wir von *inanitas* des Yin oder *inanitas yin* (z. B. zu beobachten bei bestimmten ulzerösen oder konsumierenden Prozessen).

Oder im Gegenteil, die Akkumulation, Anlagerung, Ablagerung, Anhäufung, Zusammenballung von Substanz kann über Gebühr oder am falschen Ort erfolgen (z. B. in Gestalt von Neoplasien, Indurationen, Keloiden, Ergüssen).

Yang bedeutet Aktives, Bewegtes, Dynamisches, Funktionelles. Auch die Entfaltung von Aktion kann in zweierlei Weise entgleisen. Entweder sie kann geschwächt, verringert, erschöpft sein (= *inanitas* des Yang), wobei eine Antriebsschwäche, verminderte Lebenswärme und Reaktionsgeschwindigkeit beobachtet werden. Oder, im Gegenteil, sie kann sich über das zuträgliche Maß hinaus entfalten (*repletio* des Yang), was sich als hyperergische Prozesse, Entzündungen, Erregtheit, Raserei und ähnlichem darstellt.

Typische Entsprechungen

Befunde	Yin	Yang
inspectio	Gesicht schmutzig wirkend oder blaß	Gesicht rot; Lippen trocken
	spannungslose, gebückte müde Haltung, kraftlos, Bewegungsunlust	Unruhe und übersteigerter Bewegungsdrang
	Zungenkörper blaß, gedunsen, weich	Zungenkörper tiefrot bis scharlachrot
	Zungenbelag feucht, glatt, schlüpfrig	Zungenbelag gelb, trocken, rissig
olfactio et	Stimme leise, schwach	Stimme laut, kräftig, schrill
auscultatio	Atem schwach und mühsam gehend	Geschwätzigkeit; Atem laut
	Kurzatmigkeit	Keuchatmung (*anhelitus*), Schleimrasseln, Irrereden, Schreien und Fluchen
interrogatio	Appetit, Durst vermindert	Hitzegefühl, Verlangen nach Kühlung
	stockende Verdauung und Verlangen nach heißen Getränken	Abneigung gegen Speisen und Speisegeruch; trockener Mund, heftiger Durst
	Urin klar, reichlich	Urin vermindert, dunkel
	Stuhl: schwach nach Fisch oder Fleisch riechend	Stuhl hart, verstopft; penetrant riechend
palpatio	Schmerzen, besonders im Unterleib, durch Druck gebessert	Schmerzen, besonders im Unterleib, durch Druck verschlimmert

Befunde	**Yin**	**Yang**
palpatio	Körper und Gliedmaßen kalt	Körper und Gliedmaßen warm bis heiß
	pp. mersi, evanescentes	*pp. superficiales, exundantes*
	minuti, asperi, tardi	*celeri, lubrici, repleti*
	invalidi stets kraftlos	stets kraftvoll

Species oder *intima*

Der chinesische Begriff *biao*, lateinisch wörtlich *species*, bedeutet zunächst die Außenseite eines Kleidungsstücks und wird als technisches Fachwort für das an der Oberfläche wirkende Rezente und Akute verwendet.

Der komplementäre Begriff *li*, *intima*, bedeutet das „Futter eines Kleidungsstücks" und als *terminus technicus* das Verborgene, in der Tiefe Liegende, Chronische, d. h. in der Zeit Angehäufte.

Man versteht also unter *species* die oberflächlichen und akuten Funktionsäußerungen und topologisch den Außenbereich des Körpers, insbesondere die Haut und die in ihr liegenden Leitbahnen; und unter *intima* die grundlegenden, d. h. steuernden, in der Konstitution verankerten Funktionen und im Körperlichen das sich dem Blick entziehende organische Substrat oder, beides zusammenfassend, die *orbes horreales et aulici*.

Species-Erkrankungen werden in der Regel durch äußere Noxen, also durch Agenzien der (Sechs) klimatischen Exzesse induziert*, *intima-Erkrankungen* gehen nach chinesischer Auffassung im allgemeinen auf die (Sieben) Emotionen oder aber auf neutrale Agenzien wie Übermüdung, Diätfehler und Exzesse *in vino et venere* zurück. Aber natürlich kann die Affektion der *intima* auch die Folge einer *species*-Erkrankung sein, wenn eine exogene Störung von außen nach innen vordringt. Und umgekehrt kann die *species* auch durch eine endogene Störung in Mitleidenschaft gezogen werden, wenn jene von innen an die Oberfläche kommt oder geführt wird.

Die Unterscheidung der Symptome nach *species* und *intima* ist letztlich eine Unterscheidung, ob primär der eine oder der andere Aspekt, oder wenn beide, in welchem Verhältnis zueinander diese affiziert sind.

species-Symptomatik	**intima-Symptomatik**
Fieber intermittierend oder leicht, Schüttelfrost	Fieber anhaltend und hoch Fieber mit quälender Hitze
Kopfschmerzen	Schmerzen vor allem in Leib, Brust und Abdomen
Zungenbelag dünn oder fehlend	Zungenbelag gelb, grau oder schwarz
Nase verstopft	Mund trocken
Pulse oberflächlich (*superficiales*)	tief (*mersi*)
Urin hell, reichlich	Urin wenig, dunkel
Appetit und Ausscheidungen normal	Brechreiz, übler Geschmack, Völlegefühl, Spannungsgefühl, Inappetenz

Algor oder *calor*

Wir hatten bereits oben betont, daß diese, wie alle anderen Leitkriterien, abstrakte Normkonventionen bezeichnen, deren Bedeutungsumfang weit über den sinnlicher Temperaturerfahrung hinausgeht. Vielmehr bezeichnen sie eine pathologische Verringerung oder, im Gegenteil, Steigerung der

Funktionsdynamik. Folgende Beispiele veranschaulichen die symptomatischen Entsprechungen der beiden Leitkriterien:

---

* Es ist wichtig, hier auf die Gleichzeitigkeit von bedingenden Faktoren und Symptomen hinzuweisen. Deshalb wählen wir mit Absicht den Ausdruck „Induktion".

2. Diagnostik

algor	**calor**
inspectio	
der Patient liegt zusammengekrümmt auf dem Lager	liegt ausgestreckt auf dem Lager
zeigt ein großes Ruhebedürfnis	ist unruhig
hat ein blasses oder grünliches Gesicht	zeigt ein gerötetes Gesicht, injizierte Skleren
seine Augen wirken klar und feucht	seine Augen sind weit geöffnet
die Lippen sind bleich oder bläulich	die Lippen sind trocken oder rissig oder rot
desgleichen die Nagelfelder	die Nagelfelder rot bis violett
Zungenbelag fehlt oder ist weiß schlüpfrig, stets feucht	Zungenbelag ist dick, gelb bis schwarz mitunter trocken oder stachelig
Zungenkörper ist blaß bis zartrosa	Zungenkörper wirkt geschrumpft, verhärtet, intensiv rot
Auswurf reichlich, dünn und klar	Auswurf spärlich, gelb, dick, grün, klebrig
auscultatio	
der Patient erscheint still und wortkarg	der Patient ist laut und geschwätzig
interrogatio	
fehlender Durst, Verlangen nach warmen Speisen, reichliche Speichelsekretion	starker Durst, Verlangen nach kalten Getränken, verminderte Speichelsekretion
Urin klar und reichlich	Urin spärlich, dunkel
Durchfall	Obstipation
palpatio	
pp. mersi, minuti, tardi, languidi stets kraftlos	*pp. superficiales, exundantes, concitati*, meist kraftvoll
Glieder bzw. Haut kalt	Glieder bzw. Haut warm

Zur präzisen Eingrenzung von Heteropathien ist die Kombination der Leitkriterien *species/intima* mit denen von *algor* und *calor* sinnvoll und außerordentlich häufig, wie folgende Übersicht zeigt:

algor speciei

Fieber mit Schüttelfrost, Schweißlosigkeit, Kopfschmerzen; Nackensteife, ischialgiforme Schmerzen, Gelenkschmerzen;
pp. superficiales sive intenti;
Zungenbelag dünn, weiß.

calor speciei

Mäßiges Fieber mit Schüttelfrost, Kopfschmerzen; Schweiß kann vorhanden sein oder fehlen;
pp. superficiales sive celeri;
Zungenbebelag weiß, an der Spitze fehlend.

inanitas speciei

Große Erkältlichkeit, Schweiße anfallsweise oder ununterbrochen;

pp. superficiales sive languidi, stets kraftlos;
Zungenkörper meist blaß;
Zungenbelag verdünnt.

repletio speciei

Fieber mit Schüttelfrost, Schmerzen im ganzen Körper; Schweißlosigkeit;
pp. superficiales et repleti oder *superficiales et intenti*;
Zungenbelag dünn, weiß.

algor intimae

Kalte Gliedmaßen, Kälte verschlechtert alle Symptome; Leibschmerzen mit Durchfall, Übelkeit, Erbrechen; Durstlosigkeit;
pp. mersi sive tardi;
Zungenbelag auffallend feucht oder schlüpfrig, dabei weiß.

calor intimae

Kein Schüttelfrost, sondern quälende Hitze; Schweiß, Durst; injizierte Skleren, mitunter gerötetes Gesicht, tiefrote Lippen;
pp. celeri;
Zungenkörper intensiv rot, Zungenbelag gelb.

inanitas intimae

Allgemeine Schwäche, leise Stimme, Wortkargheit, verringerter Appetit; oft Schwindel; kalte Gliedmaßen; Durchfall, Urin- und Stuhlinkontinenz; Zungenkörper zartrosa, Zungenbelag farblos bis weißlich, in der Zungenmitte oft fehlend.

repletio intimae

Fieber, große Unruhe, behinderte, laut vernehmlich gehende Atmung; Obstipation; auch Auftreibung des Leibes, Härte desselben; wirre Reden, Tobsuchtsanfälle;
pp. mersi et repleti;
Zungenbelag gelb und/oder trocken.

Inanitas oder *repletio*

Inanitas, chinesisch *xu*, sagt aus, daß die Orthopathie, also die „Geradläufigkeit" der Lebensfunktionen eines Probanden geschmälert, geschwächt, erschöpft ist.

Hingegen besagt eine Aussage (*repletio*, chinesisch *shi*), daß die Kraft oder energetische Besetzung einer oder mehrerer Heteropathien (d. h. einer von der Orthopathie abgespaltenen, damit schrägläufigen und pathologisch gewordenen Funktion) bedeutsamen Umfang angenommen hat.

Entsprechend erfordert *inanitas* die Ergänzung (chinesisch *bu*, lateinisch *suppletio*) von Energie, *repletio* hingegen eine Ableitung oder Zerstreuung (chinesisch *xiao, xie*, lateinisch *dispulsio*).

Die konventionellen Kriterien von *inanitas* und *repletio* können sowohl auf Erscheinungen der aktiven Energie (*qi* und *qi defensivum*) wie auch der struktiven Energie (*xue* und *ying*, Bauenergie) angewendet werden.*

Die Unterscheidung zwischen *inanitas* und *repletio*-Symptomen erfordert auch oder gerade in der Akupunktur große Sorgfalt, weil im allgemeinen entsprechende Symptome nicht rein, sondern vermischt auftreten. Überdies ist gerade hier auf die Unterscheidung zwischen echten und unechten („falschen") Symptomen zu achten.**

Authentische („echte") Symptome sind für

inanitas	repletio
kraftlose und tiefliegende Pulse	kraftvolle und hochliegende Pulse
Zungenkörper geschrumpft und blaß	Zungenkörper füllig und intensiv gefärbt
Stimme leise und undeutlich	Stimme dröhnend und laut
Körper abgemagert und von roter Hautfarbe	Körper wohlgenährt

Je nach affiziertem Bereich decken *inanitas* bzw. *repletio* ganz bestimmte Symptome, nämlich

Inanitas qi, bei der wiederum zu unterscheiden ist:
inanitas qi pulmonalis mit Symptomen wie *anhelitus* [Asthma], Kurzatmigkeit, spontane Schweiße, kraftlose Stimme;
inanitas qi medii (d. h. der *orbes lienalis et stomachi*): kalte Extremitäten, Auftreibung des Leibes, schwacher oder fehlender Appetit, Durchfall;
inanitas qi primi (d. h. des *orbis renalis*): rote Flecken auf den Wangen (als Zeichen des wurzellos emporschlagenden *yang renale*), belegte Stimme, Halsschmerzen, Ohrensausen, Taubheit, Schwindel, Herzklopfen; Sprachhemmungen, Speichelfluß, Gliederzucken, Atmungsarrhythmie.

Repletio qi, im einzelnen:
repletio qi pulmonalis: verspannte, harte Brust, Schwindel, viel Schleim, Atembeklemmung, Orthopnoe;
repletio qi stomachi: Rumpeln und Kollern im Magen, fauliges oder saures Aufstoßen; Würgen und Brechreiz;
repletio qi intestinorum: Gedunsenes Abdomen mit Völlegefühl; Schmerzen unter dem Nabel; trockene harte oder durchfällige Stühle; Atembeklem-

---

* Bei der Erörterung der Leitbahn- und Orbispathologie werden wir unten S. 75 ff. noch mehr über die sich hieraus ergebende Symptomatik erfahren.

** Wie es in den chinesischen Texten heißt: „Der Einzelgänger führt Verrat im Schild" — vgl. Porkert, *Lehrbuch der chinesischen Diagnostik*, S. 51 ff.

mung; inkohärente Reden; periodisches Fieber; *repletio qi hepatici*: Kopfschmerz und Schwindel.

Inanitas xue: Blasse Lippen, bleiches Gesicht, nervöse Unruhe, Schlaflosigkeit; Erschöpfungszustände; Defizienz der Säfte, dabei trockene Zunge, rissige Lippen; nachts ansteigendes Fieber, Schweiße im Schlaf; Muskelzucken, Krämpfe, Tics.

Repletio xue: Hämatome, verspannte Muskulatur, lanzinierende Schmerzen in Brust, Leibesmitte und in den Armen; Hitzewallungen; Schmerzen und Schwellungen in der Leibesmitte; Schmerzen in der Nabelgegend bzw. im Unterbauch; schwarze Stühle; *pp. asperi aut fixi*; Zungenkörper purpurn oder dunkelrot mit purpurnen Flecken.

Die bedingenden Faktoren der Krankheit — die Agenzien

Als „Agenzien" (Singular: Agens), chinesisch *yin**, bezeichnet man jene variablen Störfaktoren, von denen man annimmt, daß sie im Augenblick der Betrachtung, im Augenblick der Beobachtung die Orthopathie, also die „Geradläufigkeit" der Funktionen eines Individuums ablenken oder zumindest ablenken können. Allerdings stellt man sich vor, daß eine über längere Zeit abgelenkte, also „schräglaufende" Funktion zu einer kumulierten repletiven Heteropathie identischer Richtung führt. Solches macht verständlich, weshalb die konventionellen Namen der Agenzien, ohne daß dies ausdrücklich betont werden müßte, auch zur Bezeichnung entsprechender Heteropathien verwendet werden können. Jene — die Heteropathien — unterscheiden sich von diesen — den Agenzien — darin, daß die Agenzien im Augenblick der Beobachtung eine Fehlsteuerung und Ablenkung induzieren, die Heteropathien hingegen aus vergangener Fehlsteuerung in der Gegenwart fortwirken.

Man unterscheidet
1. äußere Agenzien, nämlich die „Sechs klimatischen Exzesse",
2. innere Agenzien, die „Sieben Emotionen"; endlich
3. neutrale Agenzien — zu denen diätetische und sexuelle Unregelmäßigkeiten sowie äußere Verletzungen zählen.

An dieser Stelle ist die Erinnerung am Platz, daß der Schlichtheit und Alltäglichkeit der zur Bezeichnung der Agenzien gebrauchten Begriffe zum Trotz diese Faktoren synthetische Ableitungen, Abstraktionen dritter Ebene aus einer Vielzahl empirischer Daten darstellen. So drücken z. B. *algor* oder *calor* als Namen von Agenzien nicht allein — und oft nicht einmal primär — thermische Wirkungen aus, sondern sie weisen auf einen *Komplex von Störfaktoren*, der durch ein thermisches Merkmal qualifiziert wird.

Auch ein *ventus*-Befund muß weder kausal — wovon in der chinesischen Medizin ohnehin keine Rede ist — noch aktuell durch meteorologischen „Wind" induziert werden oder induziert worden sein. Ebensogut können konstitutionelle oder emotionale Faktoren zu einer *ventus*-Symptomatik führen. (Es ist solche Abstraktion, die uns zur Verwendung einer normativen lateinischen Nomenklatur für diese Faktoren bestimmt hat: Nur so können sie von jenen Alltagsbegriffen der Erfahrung wie Wind, Hitze, Kälte, Feuchtigkeit ... unterschieden werden, die auf eine sinnlich unmittelbar zu erfahrende Wirkung hinweisen würden.)

Die Sechs klimatischen Exzesse (*liuyin*)

Wie aus der Orbisikonographie geläufig*, hat jeder Orbis in einer spezifischen klimatischen und meteorologischen Situation eine Entsprechung. Deshalb können die einzelnen klimatischen Exzesse auch mit Hilfe der Wandlungsphasenkonventionen qualifiziert werden.

Im Begriff „Exzeß" (chinesisch *yin*) liegt die Abnormalität eines nach Stärke oder Eintrittszeit unpassenden, disharmonischen klimatischen Einflusses.

Ventus (chinesisch *feng*, „Wind")

Ventus wird durch die Wandlungsphase Holz qualifiziert, entspricht mithin potentieller Aktivität und bedingt als pathologisches Agens eine Überspannung, übermäßige Spannung, Verkrampfung, Spastik, die primär die Funktionen des Bewegungsapparates, d. h. die *nervus* (Muskeln und Sehnen) trifft. Auf Grund der Wandlungsphasenqualifikation besteht eine besondere Beziehung zum Frühling und zu den *orbes hepaticus et felleus*.

Ventus kann sich mit jedem anderen klimatischen Exzeß verbinden und dann zu Komplexsymptomen wie *algor venti*, *calor venti*, *humor venti* etc. führen.

---

* Dies ein völlig anderes Wort als die schon bekannten Begriffe von *yin* (Struktivität) oder das noch zu nennende *yin* (klimatischer Exzeß) — vgl. Porkert, *Lehrbuch der chinesischen Diagnostik*, S. 53–56.

* Vgl. unten das Kapitel Sinarteriologie S. 75 ff.

Zur unverwechselbaren *ventus*-Symptomatik gehört der *pulsus chordalis,* der „saitenförmige Puls", die Krampfbereitschaft.

Man kann im übrigen zwischen exogenen und endogenen *ventus*-Befunden unterscheiden.

Bei einer oberflächlichen und exogenen *ventus*-Heteropathie beobachtet man:

Fieber mit Schüttelfrost
Benommenheit des Kopfes oder Kopfschmerzen
Verstopfung der Nase
Tränenfluß
belegte Stimme
Schmerzen im Hals
Hüsteln
pp. superficiales und *pp. languidi* sowie einen dünnen, weißen Zungenbelag.

Dringt das Agens in die Tiefe, also in die *intima* vor, so können hinzutreten bzw. an Stelle der vorgenannten Symptome auftreten:

umherwandernde, plötzlich auftretende Schmerzen in den Gelenken
schmerzhafte Beulen unmittelbar unter der Haut
Spasmen und Paresen
Fieber mit Exanthem (Röteln und Windpocken), Juckreiz

Auf Grund der typischen *ventus*-Symptomatik wird aber auch ein *ventus internus* beschrieben, zu dessen charakteristischer Symptomatik überdies zählt:

Flexus, d. h. ein Zurückweichen der Energien aus der Peripherie, Drehschwindel oder Ohnmacht
Paresen
Sensibilitätsverluste, partielle Lähmungen
Spasmen, Tetanus*

Algor (chinesisch *han,* „Kälte")

Algor ist durch die Wandlungsphase Wasser als aktuelle Struktivität qualifiziert, bezeichnet mithin den höchsten Grad der Hemmung von Aktion, Bewegung und Dynamik. Solches kommt auch in seiner Affinität zum Winter und zu den *orbes renalis et vesicalis* zum Ausdruck und natürlich in seinen typischen Pulsen, dem *pulsus tardus* und dem *pulsus intentus.*

Die allgemeinsten Unterschiede der *algor*-Symptomatologie sind:

Algor speciei mit:

Fieber ohne Schweiß, doch mit Schüttelfrost
Schmerzen in Nacken, Kopf und Rücken, auch im Lendenbereich oder diffuse Schmerzen im ganzen Körper
pp. superficiales aut intenti
weißlicher, auffallend feuchter Zungenbelag

Algor affiziert vor allem die Leitbahnen (*algor sinarteriarum*):

Krämpfe und ziehende Schmerzen in den Gliedmaßen
Purpurfärbung der Haut, Zyanose der Lippen und des Nagelbetts
Kälteflexus in Händen und Füßen (eiskalte Hände und Füße bei warmem Körper)
pp. evanescentes

Algor orbium, also *algor intimae*:

Bauchschmerzen
Borborygmen
Durchfall, Erbrechen
pp. mersi et tardi oder *pp. mersi atque intenti*
Zungenkörper blaß
Zungenbelag weißlich und auffallend feucht

Aestus (chinesisch *shu,* „die drückende Hitze des Sommers")

Auf Grund seiner Wandlungsphasenqualifikation durch Feuer als aktuelle Aktivität weist *aestus* auf die Problematik einer ungebremst sich übersteigernden Dynamik mit überhöhten Temperaturen einerseits, übermäßiger Körperleistung andererseits. Diese Wandlungsphasenqualifikation deutet auch auf die besondere Affinität des Exzesses zu den *orbes cardialis, pericardialis, intestini tenuis et tricalorii.*

Zur typischen *aestus*-Symptomatik gehört Fieber, Benommenheit, Atemnot, extreme Prostration, profuse Schweiße, fahles, schmutzigfarbenes Gesicht, starker Durst bei verminderter Ausscheidung dunklen Urins, *pp. inanes,* roter bis tiefroter Zungenkörper und dünner, gelber Zungenbelag.

Bei hochakuten Extremfällen von *aestus* beobachtet man:

Hitzschlag (*percussio aestus*)
plötzliche Ohnmachten mit beschleunigter Atmung
pp. celeri

Ein Sonderfall der *aestus*-Symptomatik ist der sogenannte *aestus structivus*, eine zunächst latent sich entfaltende Störung, die durch Fehlverhalten wäh-

---

* Diese Aufzählung ist eine ganz summarische. Man vgl. unbedingt zu den orbisspezifischen *ventus*-Heteropathien das Kapitel Sinarteriologie S. 81, 89, 110 u. a.

rend Hitzeperioden, z. B. plötzliche innere oder äußere Abkühlung durch kalte Getränke oder Eintauchen in Wasser, begründet wird. Dabei wird eine sich bereits vorbereitende *aestus*-Symptomatik durch *algor* überlagert und blockiert, und es treten Symptome auf wie:

Schüttelfrost
Kopfschmerz
Benommenheit
Bauchschmerzen
Erbrechen und Durchfall
andauernde, profuse Schweiße

Humor (chinesisch *shi*, „Feuchtigkeit")

Die Wandlungsphasenqualifikation Erde stellt zwischen dem klimatischen Exzeß *humor* und den *orbes lienalis et stomachi* eine direkte Funktionsbeziehung her: Alle Assimilations-, Ausgleichs-, Integrations- und Umwandlungsprozesse werden durch *humor* im Exzeß überlastet, gehemmt, übersteigert. Das Auftreten einer solchen Störung wird begünstigt oder herbeigeführt nicht nur durch den Aufenthalt in feuchter Umgebung, das Verweilen in eingeschwitzter Kleidung, sondern auch durch den übermäßigen Genuß wasserreicher Nahrung und süßer Sapores.
Überdies gibt es endogene *humor*-Störungen bedingt durch Streß und *cogitatio*, also eine Überlastung der intellektuellen und gemütsmäßigen Assimilationsleistungen.

Die allgemeinsten und unverwechselbaren Zeichen einer *humor*-Heteropathie sind *pp. lubrici sive languidi* sowie ein klebriger Zungenbelag. Hinzu kommen je nach Ausprägung des Falls

bei *humor superior*:

Benommenheit
verstopfte Nase
gelber Teint
schwergehender Atem

bei *humor inferior*:

Schwellung der Nase
gynäkologische Störungen mit trübem Ausfluß

bei *humor externus*:

Schweiße ohne Rücksicht auf die Umgebungstemperatur
große Müdigkeit und Abgeschlagenheit
Schwellungen
u. U. auch ortsfeste Gelenkschmerzen

bei *humor internus*:

Druckgefühl in Brust und/oder Leibesmitte
Tympanie
Appetitverlust
Brechreiz
Durchfälle
Ikterus

Ariditas (chinesisch *zao*, „große Trockenheit")

Die Wandlungsphasenqualifikation von *ariditas* durch Metall weist diese als potentielle Struktivität, mithin als die Vorbereitung der Hemmung, Involution aus und deutet auf die spezielle Beziehung eines solchen Exzesses auf die Zeit des Sonnenuntergangs, auf den Herbst, auf die *orbes pulmonalis et intestini crassi* hin.
Als typische Symptomatik von *ariditas* darf gelten: *pp. superficiales sive minuti* im Verein mit trockenem Zungenbelag und Durst. Je nachdem, ob mehr *algor* oder *calor* die *ariditas*-Heteropathie überlagert, ergeben sich dann folgende Ausprägungen der allgemeinen Symptomatik:

ariditas frigidula („kühle Trockenheit"):

leichter Kopfschmerz
Schüttelfrost
Schweißlosigkeit
Husten
Halsschmerzen
Durst
verstopfte Nase
Zungenbelag weißlich und trocken

ariditas temperata („warme Trockenheit"):

Fieber mit Schweiß
Halsschmerzen und Durst
heftiger Hustenreiz und Schmerzen auf der Brust
wenig schleimiger bis blutiger Auswurf
Trockenheit der Nase
pp. superficiales aut exundantes
Zungenbelag trocken und gelblich

Ardor (chinesisch *huo*, „Glut")

Der gleichfalls durch die Wandlungsphase Feuer qualifizierte *ardor* darf als eine exzessive — wir sprechen ja von klimatischen Exzessen — Steigerung von *calor* gelten, bedeutet also eine extreme Entfesselung von Aktivität und Thermik. Entsprechend werden zunächst die *orbes cardialis et pericar-*

dialis, intestini tenuis et tricalorii von diesem Exzeß beeinträchtigt.

Typische Symptome von *ardor* sind: *pp. celeri* aller Varianten, also auch *pp. agitati, concitati, mobiles, intenti**, ferner deutliches bis sehr hohes Fieber bei großer Unruhe des Patienten, heftiger Durst, Halsschmerzen, Rötung des Gesichts, Rötung der Skleren, roter bis tiefroter Zungenkörper, gelber, u. U. verdickter und trockener Zungenbelag.

Die Sieben Emotionen

Emotio ist eine gerichtete Antwort eines Individuums auf Umwelteinflüsse. Ist diese Antwort harmonisch, kann sie als „physiologisches Geschehen" betrachtet werden; ist sie überproportional und bringt sie ein anhaltendes Ungleichgewicht in das Funktionsgefüge eines Individuums, so ist sie als — nun endogenes — Agens von Heteropathie und Krankheit zu betrachten.

Selbstverständlich sind auch die Emotionen in die durch qualitative Normkonventionen eindeutige Systematik der chinesischen Medizintheorie einbezogen. Im folgenden fassen wir wiederum lediglich die diagnostisch bedeutsamen Hauptkennzeichen für das Auftreten eines bestimmten emotionellen Agens zusammen und verweisen im übrigen auf das Kapitel Sinarteriologie und die weiterführende Literatur.

Voluptas (chinesisch *xi*, „Lust")

Voluptas ist durch die Wandlungsphase Feuer als aktuelle Aktivität, mit anderen Worten als gegenwärtige Gefühlsäußerung qualifiziert und primär auf den *orbis cardialis* bezogen. Entsprechend führt ein übermäßiges Ausleben von Gefühlen zu einer Belastung und Erschöpfung der Energien der *orbes cardialis et pericardialis*, wobei es oft zu Überlagerungen vom *orbis renalis* her kommt.

Typische Symptomatik: *pp. exundantes sive celeri*, in der Gegenphase *pp. inanes sive mersi*, tiefroter Zungenkörper, Koordinationsstörungen, Bewußtseinstrübung, Absencen, Vergeßlichkeit, Schlafstörungen.

Ira (chinesisch *nu*, „Zorn, Erregung")

Ira, die Erregung, ist durch die Wandlungsphase Holz als potentielle Aktivität, mithin als die Bereit-

stellung, Aufstauung von Gefühlsäußerung, Phantasie, Initiative qualifiziert und auf den *orbis hepaticus* bezogen.

Kommt es zu einer übermäßigen Anstauung von Aktivität, also zu repletiven Zuständen in den *orbes hepaticus et felleus*, so werden dadurch einerseits spastische und paretische Störungen, andererseits Gefühlsexplosionen, Zornesausbrüche, Jähzorn u. ä. begünstigt oder induziert. Der typische Puls für solche Stauungen ist der *pulsus chordalis*; weitere Zeichen sind ein roter Zungenkörper und ein eher dünner Zungenbelag, eine auffallende Rötung des Gesichts, ja des Kopfes, Schwindelanfälle, Ohnmachten, präapoplektische und apoplektische Episoden.

Sollicitudo (chinesisch *you*, „Sorge, Besorgtheit")

Sollicitudo, durch die Wandlungsphase Metall als potentielle Struktivität qualifiziert, damit hinsichtlich ihrer unmittelbaren Rückwirkung auf alles rhythmisierende Geschehen (*orbes pulmonalis et intestini crassi*) und alle Abwehrvorgänge (die Haut, Sitz der Wehrenergie ist die *perfectio* des *orbis pulmonalis*) beschrieben.

Typische Symptome für die Wirkung des Agens *sollicitudo* sind: allgemeiner Tonusverlust, Antriebslosigkeit, verminderte Widerstandskraft gegen äußere Noxen, flacher Atem, Husten, Schleim, Kurzatmigkeit, auch Schwellung des Bauches, Verdauungsstörungen, verminderter Appetit, Durchfälle, Abmagerung; ein blasser Zungenkörper, *pp. superficiales* ganz allgemein, damit auch *pp. lenes, molles, haesitantes*. Der Zungenbelag ist dünn und tendiert zu Trockenheit.

Cogitatio (chinesisch *si*, „Nachdenken, Grübeln")

Cogitatio ist durch die Wandlungsphase Erde als vermittelnde bzw. im Integrationsmittelpunkt der Persönlichkeit wirkende *emotio* gekennzeichnet, damit auch auf die *orbes lienalis et stomachi* bezogen. Jede Übersteigerung der integrierenden und assimilierenden Funktion führt zu dem, was die westliche Psychosomatik deskriptiv und pauschal „Streß" nennt, nämlich zu einer sich verselbständigenden, alle anderen Persönlichkeitsfunktionen zunächst überlagernden, schließlich aber nicht mehr koordinierenden Fehlfunktion der Mitte.

Typische Symptome pathologischer *cogitatio* sind: große Müdigkeit, Appetitlosigkeit, Abmagerung, *pp. inanes, languidi, invalidi*, eine Verdickung des Zungenbelags, oft Klebrigkeit des Zungenbelags; schließlich können durch Affizierung der *orbes*

---

* Vgl. Porkert, *Lehrbuch der chinesischen Diagnostik*, S. 187 et al.

cardialis et renalis* hinzutreten: Vergeßlichkeit, Palpitationen, Schlafstörungen sowie Schweiße im Schlaf.

Maeror (chinesisch *bei*, „Trauer")

Maeror ist ähnlich wie *sollicitudo* durch die Wandlungsphase Metall als potentielle Struktivität, mithin als die Tendenz, Bereitschaft oder Fähigkeit zur Sammlung, Fixierung und Anhäufung qualifiziert — damit primär auf die *orbes pulmonalis et intestini crassi* bezogen.

Eine Übersteigerung der involutiven Tendenz führt zu typischen Symptomen wie *pp. inanes, evanescentes, minuti*, zu einem blassen, eingefallenen Gesicht, Teilnahmslosigkeit, verminderter Präsenz, einem blassen Zungenkörper, dünnem, eher zu Trockenheit tendierendem Zungenbelag.

Timor (chinesisch *kong*, „Furcht")

Timor ist durch die Wandlungsphasenqualifikation als aktuelle Struktivität, mithin als unmittelbare, aktuelle Hemmung von Lebensäußerung definiert und als übersteigerte Entfaltung der Qualitäten des *orbis renalis* bezeichnet. Jede konstitutionelle Schwäche — der *orbis renalis* ist der Sitz der angeborenen Konstitution, des *qi nativum* — entspricht einer energetischen Defizienz des *orbis renalis* und begünstigt oder bedingt Furchtsamkeit und chronische Angst.**

Als typische Symptomatik darf gelten: das Auftreten von *pp. mersi sive invalidi*, ein schmaler oder gar geschrumpfter Zungenkörper, eine schwache oder sogar bebende Stimme und die typischen Zeichen wie Verzagtheit, Entschlußlosigkeit, Wankelmut, der Drang sich abzuschließen und Phobien bis zu Angstneurosen höchsten Grades und Verfolgungswahn.

Pavor (chinesisch *jing*, „Schreck")

Pavor ist (wie *ira*) durch die Wandlungsphase Holz als potenzierte Aktivität qualifiziert und primär auf die *orbes hepaticus et felleus* bezogen: Doch während *ira* einer chronischen und repletiven Dysfunktion des *orbis hepaticus* entspricht, steht hinter *pavor* im allgemeinen eine chronische oder konstitutionelle *inanitas* des *yang hepaticum*, welch letzteres immer wieder unter verhältnismäßig geringfügigen äußeren Anstößen zusammenbricht und eine typische *pavor*-Symptomatik auch oder vor allem schon im Kindesalter hervorbringt: Spasmen aller Art.

Ganz allgemein führt Schreck zu einer plötzlichen Hemmung, Lähmung von Aktivität und dynamischer Äußerung, also zu einem akuten Stau von Aktivität — was sich nicht nur in plötzlichen Spannungs- und Lähmungszuständen äußert, sondern vor allem auch in der momentanen *de facto*-Unterbrechung des Energieflusses im Sinne der Hervorbringungsreihenfolge (Sequenz I). Deshalb erscheint symptomatisch der *orbis cardialis* (= das „Kind" des *orbis hepaticus* entsprechend der Sequenz I) oft im Mittelpunkt der Störung zu stehen: Verwirrung, Ratlosigkeit, widersprüchliche Handlungen, beschleunigter Atem, beschleunigte, zugleich verschmälerte und an die Oberfläche kommende Pulse, rascher Wechsel von Bleichheit zur Rötung des Gesichts und umgekehrt.

Neutrale Agenzien

Neben den exogenen klimatischen Exzessen und den primär endogenen Emotionen bedürfen in der Diagnose noch eine Anzahl weiterer Agenzien der Würdigung, die, weil sie in der Regel weder als außen- noch als innenbedingt eingestuft werden können, als neutrale Agenzien bezeichnet werden. Ihre eindeutige Definition geschieht auf Grund der ermittelten Symptome unter Verwendung der Leitkriterien.

Zu neutralen Agenzien werden gerechnet:

1. **Diätfehler**, die sich primär, aber nicht ausschließlich auf die Mitte, d. h. die *orbes lienalis et stomachi* auswirken, und Symptome bedingen wie: Klumpengefühl in der Leibesmitte, Auftreibung derselben, saures oder fauliges Aufstoßen, Übelkeit und Erbrechen, der Wechsel von Durchfall und Obstipation. Die Pulsbilder reichen von *lubricitas* bis zu *asperitas* — letztere vor allem im Kindesalter kurzzeitig und typisch auftretend.

2. **Überanstrengung** („Streß") kann eine Schädigung des *qi primum* bedingen, was sich wiederum in Störungen der Mitte im weitesten Sinn unter Einschluß der *orbes hepaticus et felleus* sowie *cardialis et pericardialis* und selbst noch des *orbis renalis* (welch letzterer zum unteren Calorium gerechnet

---

* Der *orbis cardialis* = die „Mutter" des *orbis lienalis* — entsprechend der Sequenz I der Wandlungsphasen, während der *orbis renalis* nach der Sequenz II der Wandlungsphasen durch den *orbis lienalis* gebändigt, d. h. gehemmt werden müßte — vgl. Porkert, *Lehrbuch der chinesischen Diagnostik*, S. 28 bzw. *Theoretische Grundlagen . . .*, S. 45–47.

** Vgl. Porkert, *Theoretische Grundlagen . . .*, S. 120.

wird) äußert. Es treten *inanitas*-Pulse aller Art* auf sowie extreme Erschöpfung und allgemeine Kraftlosigkeit, Tachykardien, Atemnot, ständige Unruhe, innere Hitze und spontane Schweiße.

3. **Sexuelle Exzesse**, die in erster Linie den *orbis renalis*, also die Instanz von Potenz, Potenzierung, Kraft, treffen und zunächst zu *pp. superficiales*, schließlich zu *pp. mersi et inanes* führen, bedingen Symptome wie Husten mit blutigem Auswurf, rezidivierende Fieberschübe, Tachykardie, Schweiße im Schlaf, Atrophie des Genitale, *ejaculatio praecox*, feuchte Hände und Füße, Schwäche der Hüften und Beine.

---

* Vgl. Porkert, *Lehrbuch der chinesischen Diagnostik*, S. 187.

3. Kapitel: Foraminologie I

Allgemeine Begriffsbestimmungen

Foraminologie ist die Lehre von den Reizpunkten und ihren klinischen, mithin diagnostischen wie therapeutischen Eigenschaften. Der Begriff der Foraminologie ist die genaue Übersetzung eines entsprechenden chinesischen Ausdrucks: *shuxue-xue*.

Hinter diesem steht die Wortverbindung *shuxue*, deren Bestandteil *shu* die gedankliche Assoziation von „transportieren", „weiterleiten", „überstellen" und als *terminus technicus* von „induzieren", „Induktorium" anklingen läßt, während *xue* die Bedeutung eines „Lochs", einer „Öffnung", einer „Höhlung" hat, ein Bedeutungsumfang, der weitgehend kongruent ist mit dem lateinischen Begriff und normativen Äquivalent Foramen, dessen Doppelsinn ja auch die Vorstellungen sowohl von „Öffnung" als auch von „Vertiefung", „Höhlung" umschließt. Bei den Foramina, mit denen wir in der chinesischen Medizin, vor allem in der Aku-Moxi-Therapie zu tun haben, handelt es sich ja um „Reizpunkte" (so eine moderne chinesische Charakterisierung dieser Punkte), die überwiegend in tastbaren Vertiefungen der Körperoberfläche aufzufinden sind und die als Durchtrittsöffnungen („Induktorien") für Energien und mithin Wirkungen verstanden werden.

Auch andere Kulturkreise kennen Reizpunkte auf der Haut mit diagnostischer und therapeutischer Bedeutung. Doch hat allein die chinesische Medizin eine in so hohem Maße präzise und zugleich praktikable Gliederung dieser Reizpunkte (= Foramina) gegeben. Wodurch erfahren also Punkte, die für den Laien scheinbar diffus über den Körper verteilt sind, eine eindeutige Definition, eine Qualifikation und damit eine rationale Vernetzung in einem theoretischen System?

Die wichtigsten Elemente einer solchen Systematisierung sind:

1. der aussagekräftige Name eines jeden Foramens;
2. die Bestimmung seiner anatomisch-topographischen Lage;
3. die allgemeine Definition der Qualität seiner Wirkung (Wirkrichtung) im Sinne der chinesischen Medizintheorie;

4. eine sich daran anschließende Symptomatologie;
5. die Zugehörigkeit des Foramens zu einer Leitbahn;
6. die spezielle Qualifikation durch seine Zugehörigkeit zu einer funktionellen Kategorie.

Alle mit Akupunktur beeinflußbaren Reizpunkte (Foramina) werden zumindest nach den drei ersten der genannten Kriterien definiert und weisen deshalb neben einem unverwechselbaren Namen eine eindeutig bezeichnete Topographie und eine spezifische Wirkqualität auf.

Von besonderer Wichtigkeit sind jedoch jene Foramina, welche auch die Kriterien 4–6 erfüllen. Solches gilt für einen Teil der *foramina cardinalia*, also jener Punkte, die auf einer der Zwölf Hauptleitbahnen (*sinarteriae cardinales*) liegen, oder auf den Medianen (Körpermittellinien), mithin auf den *sinarteriae regens et respondens*.

Alle genannten Informationen werden für jeden einzelnen Punkt in Kapitel 6, Foraminologie II, ausführlich dargestellt. Überdies erfolgt dort die Aufzählung der Foramina leitbahnbezogen, wodurch mithin die Leitbahnzugehörigkeit der Punkte im einzelnen verdeutlicht wird. Im vorliegenden Kapitel Foraminologie I sind demgegenüber zunächst nur bestimmte funktionelle Kategorien zu erörtern, die die Systematisierung der gewonnenen Erkenntnisdaten erleichtern oder ermöglichen und große Bedeutung für eine klare Diagnose und spezifische Therapie besitzen.

Funktionelle Kategorien der *foramina cardinalia* („Leitbahnpunkte")

Von den oben (s. S. 1 f.) unterschiedenen 3 Arten von Foramina, auf welche die Aku-Moxi-Therapie einwirken kann, erfüllen allein die *foramina cardinalia*, also die auf Leitbahnen liegenden Reizpunkte, alle soeben aufgezählten systematisierenden Kriterien. Dabei sind viele von ihnen durch ihre Zugehörigkeit zu einer oder mehreren funktionellen Kategorien oder Gruppen besonders akzentuiert. Diese Gruppen sind

1. die Induktorien des Rückens (*foramina inductoria dorsalia*),

Die funktionellen Kategorien

Abb. 27

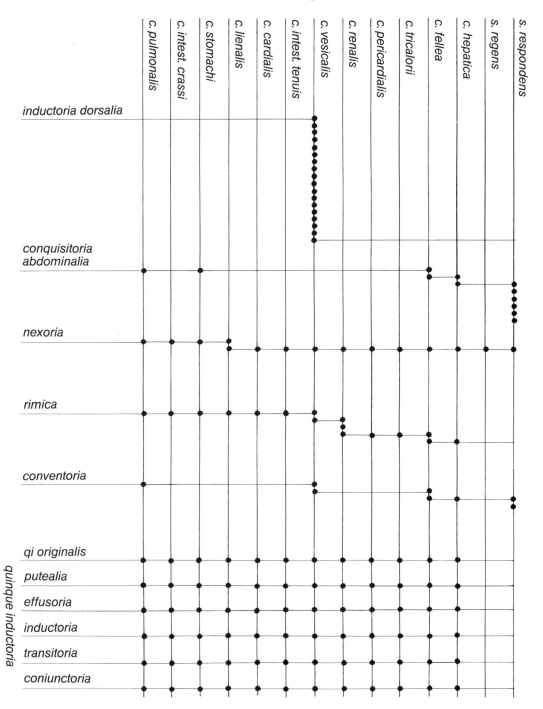

2. die Sammlungspunkte der Bauchseite (*foramina conquisitoria abdominalia*),

3. die Anknüpfungspunkte, „Nexorien" (Singular: Nexorium) (*foramina nexoria*),

4. die Spaltpunkte (*foramina rimica*),

5. die *foramina conventoria*, „Zusammenkunftspunkte",

6. die *foramina qi originalis* (d. h. die Punkte, in denen das „Ur-*qi*" besonders direkt beeinflußt werden kann),

7. die Foramina *quinque inductoria* (d. h. die „Fünf Induktorien der Peripherie"), endlich

8. die Foramina *copulo-conventoria* (das sind die „Punkte der Verbindung und des Zusammentreffens").

Die *inductoria dorsalia*
(„Induktorien des Rückens")   = *Shu*

Wichtiger Hinweis: Der chinesische terminus technicus *shu*, der wörtlich „transportieren", „weiterleiten", „überstellen" bedeutet und als Fachwort lateinisch normativ mit *inductorium* wiederzugeben ist, tritt im Gefüge der chinesischen Medizintheorie semantisch auf drei verschiedenen Ebenen auf, was bei erster oder oberflächlicher Beschäftigung zu Mißverständnissen Anlaß geben kann, nämlich:

1. als Allgemeinbegriff und Bezeichnung für einen beliebigen Reizpunkt, für den in der Umgangssprache auch das phonetisch deutlichere Binomen *shuxue* verwendet werden kann, wörtlich dann *foramen inductorium*. Damit wird der funktionelle Aspekt jedes Foramens als eine Durchtrittsstelle, als ein „Durchtrittspunkt" für das *qi* in den Vordergrund gestellt.

2. der engeren, bereits prägnanten Verwendung des Begriffs begegnen wir hier: *shu* bezeichnet ein *inductorium dorsale*, also einen jener auf dem Rücken lokalisierten, bevorzugten Induktorien oder „Beeinflussungspunkte". Sodann

3. bezeichnet *shu* einen oder mehrere zur speziellen Kategorie der *quinque inductoria* (der „Fünf an der Peripherie liegenden Induktorien" — s. unten in diesem Kapitel); endlich

4. wird innerhalb dieser Gruppe der Fünf speziellen distalen peripheren Induktorien das 3. Foramen doppelt prägnant als *inductorium* bezeichnet.

Zur Vermeidung jedes Mißverständnisses wird im vorliegenden Werk dieser letztgenannte Punkt dann als *inductorium quinque inductoriorum*, d. h. „spezielles Induktorium in der Reihe der Fünf Induktorien" gekennzeichnet.

Jedem Orbis und 6 weiteren hervorgehobenen funktionellen Bereichen ist je ein paariges (mithin 2 symmetrisch gelegene, gleichnamige) *inductorium dorsale* bzw. *inductoria dorsalia* zugeordnet. Diese *inductoria dorsalia* liegen alle auf der *cardinalis vesicalis*, also auf der durch *yang maior* qualifizierten Leitbahn, die am Rücken paravertebral verläuft.

Die Bezeichnung *inductorium* deutet auf einen Leitpunkt für einen aktuellen, dynamisierenden Eingriff, also auf Reizpunkte, die besonders bei akuten Anlässen zu stimulieren sind. Unterstrichen wird diese Qualifikation durch die Lage der Punkte auf der *cardinalis yang maioris*, also einem Bereich von Aktivität in ihrer höchsten aktuellen Ausprägung, eines Bereichs, in dem Aktivität von Orbes besonders auffällig und intensiv in Erscheinung tritt. Dies erklärt, weshalb einerseits Stauungszustände, *repletio* des *qi* in den bezeichneten Bereichen durch Nadelung gelöst oder daß umgekehrt ein Zusammenbruch der aktiven Energien (*inanitas* des *qi*) bevorzugt über diese Punkte durch eine suppletive Nadel- oder Moxi-Therapie rasch, wenn auch nicht immer vollkommen korrigiert oder kompensiert werden kann. Die *inductoria dorsalia* sind:

inductoria dorsalia

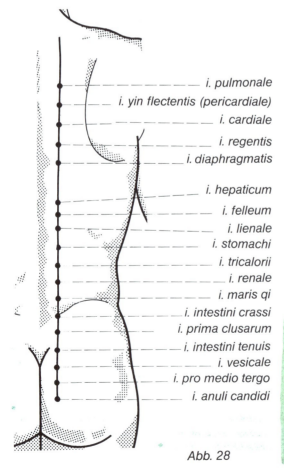

— i. pulmonale
— i. yin flectentis (pericardiale)
— i. cardiale
— i. regentis
— i. diaphragmatis
— i. hepaticum
— i. felleum
— i. lienale
— i. stomachi
— i. tricalorii
— i. renale
— i. maris qi
— i. intestini crassi
— i. prima clusarum
— i. intestini tenuis
— i. vesicale
— i. pro medio tergo
— i. anuli candidi

Abb. 28

inductorium pulmonale	V13
inductorium yin flectentis (= inductorium pericardiale)	V14
inductorium cardiale	V15
inductorium hepaticum	V18
inductorium felleum	V19
inductorium lienale	V20
inductorium stomachi	V21
inductorium tricalorii	V22
inductorium renale	V23

inductorium intestini crassi	V25
inductorium intestini tenuis	V27
inductorium vesicale	V28
inductorium regentis	V16
inductorium diaphragmatis	V17
inductorium maris qi	V24
inductorium prima clusarum	V26
inductorium pro medio tergo	V29
inductorium anuli candidi	V30

Die *conquisitoria abdominalia* („Konquisitorien", „Sammlungspunkte der Bauchseite") = *lun*

Der chinesische Terminus technicus *mu*, wörtlich und normativ lateinisch mit *conquisitorium* übersetzt, drückt aus, daß hier Energie „zusammengerufen", „gesammelt", „angehäuft" wird. Die *conquisitoria* haben deshalb bei Erkrankungen der Tiefe, der *intima*, eine besondere therapeutische Bedeutung.

Bewährt und bei entsprechenden Befunden häufig anzuwenden ist auch die kombinierte Stimulation eines *inductorium dorsale* mit jener des auf den gleichen Orbis bezogenen *conquisitorium abdominale*.

Beispiel: Bei Obstipation wird die kühlende Funktion des *orbis pulmonalis* durch Einwirkung auf die *cardinalis speciei*, also jene des *orbis intestini crassi* gesteigert. So hat sich die gleichzeitige Stimulation des *inductorium intestini crassi*, V25, und des ihm entsprechenden *conquisitorium intestini crassi*, nämlich des Foramens *cardo caeli*, S25, als sehr wirksam erwiesen.

Die stets auf der Bauchseite gelegenen *conquisitoria abdominalia* sind das antagonistische Komplement der *inductoria dorsalia*. Die Bauchseite ist als Yin qualifiziert. Durch die Lage dieser Punkte im Yin ist verständlich, weshalb in ihnen die struktiven, konkretisierenden, fixierenden, hemmenden, somatisierenden Aspekte der Funktionen der entsprechenden Orbes bevorzugt zur Auswirkung kommen.

Auch die *foramina conquisitoria abdominalia* liegen stets auf Leitbahnen, jedoch auf verschiedenen, wie die nachfolgende Aufstellung zeigt.

Die *conquisitoria abdominalia* sind:

aula media, P1 = *conquisitorium pulmonale*
atrium pectoris, Rs17 = *conquisitorium pericardiale*
conquisitorium cardiale, Rs14
conquisitorium hepaticum, H14
conquisitorium lienale, H13
conquisitorium stomachi, Rs12

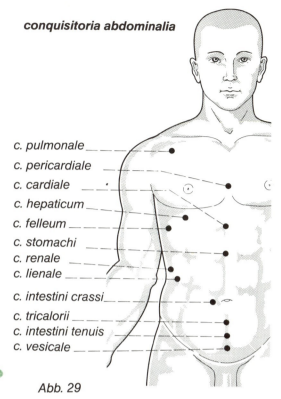

conquisitoria abdominalia

c. pulmonale
c. pericardiale
c. cardiale
c. hepaticum
c. felleum
c. stomachi
c. renale
c. lienale
c. intestini crassi
c. tricalorii
c. intestini tenuis
c. vesicale

Abb. 29

prima clusarum, Rs4 = *conquisitorium intestini tenuis*
porta lapidea, Rs5 = *conquisitorium tricalorii*
conquisitorium vesicale, Rs3
cardo caeli, S25 = *conquisitorium intestini crassi*
sol et luna, F24 = *conquisitorium felleum*
porta pyramidis, F25 = *conquisitorium renale*

Die *foramina nexoria* = *luo* („Nexorien", „Anknüpfungspunkte")

Der chinesische terminus technicus *luo* bedeutet „knüpfen", „verknüpfen", und auch das „Geknüpfte", nämlich das „Netz" oder die „Verknüpfung". Daraus ergeben sich in westlichen Sprachen eine etymologische aber nur scheinbar auch semantische Spaltung in *nexus* (Verknüpfung) und *rete* (Netz).

Jeweils eine *cardinalis speciei* („Yang-Leitbahn") und eine *cardinalis intimae* („Yin-Leitbahn") bilden ein funktionelles Gespann, so wie bereits die ihnen zugeordneten Orbes in einer engen funktionellen Paarung zusammengefaßt sind — je ein *orbis aulicus* (ein Durchgangsorbis bzw. Yang-Orbis, Außenorbis) mit einem *orbis horrealis* (Speicherorbis, Innenorbis, Yin-Orbis). Die konkrete Verknüpfung und wechselseitige Verbindung dieser Orbis- und

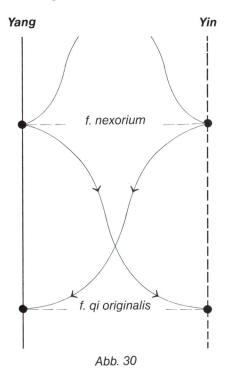

Yang   **Yin**

f. nexorium

f. qi originalis

Abb. 30

Die *foramina nexoria* sind

für die *cardinalis*	das Foramen
pulmonalis	*lacunae*, P7
cardialis	*vicus communicans*, C5
hepatica	*canalis teredinis*, H5
intestini tenuis	*adminiculans ortho-pathiam*, IT7
tricalorii	*clusa externa*, T5
fellea	*lumen ac splendor*, F37
pericardialis	*clusa interna*, PC6
lienalis	*caput metatarsalis halucis*, L4
renalis	*campana magna*, R4
intestini crassi	*pervium obliquum*, IC6
vesicalis	*yang flectens*, V58
stomachi	*abundantia*, S40

für die *sinarteria*	das Foramen
regens	*incrementum et vigor*, Rg1
respondens	*cauda columbina*, Rs15
reticularis magna lienalis	*nexorium magnum lienale*, L21

Leitbahngespanne erfolgt über die sogenannten „Netzleitbahnen", d. h. *sinarteriae reticulares* oder kurz Reticulares — entsprechend dem chinesischen Ausdruck *luomo*.

Der Ursprungspunkt einer solchen *reticularis* (*luomo*, „Anknüpfungsleitbahn", „Netzbahn") ist ein auf der entsprechenden *cardinalis* (Hauptleitbahn) gelegenes *foramen nexorium*, *luoxue*. Aus diesen Zusammenhängen ergibt sich die große Bedeutung der *foramina nexoria* für den Energieaustausch.

Zu bemerken ist noch, daß auch sowohl die *sinarteria regens* ein Nexorium besitzt — nämlich das Foramen *incrementum et vigor*, Rg1 — als auch die *sinarteria respondens*, und zwar das Foramen *cauda columbina*, Rs15. Verständlicherweise können diese *reticulares*, nachdem sie von unpaarigen Leitbahnen ausgehen, zu keiner gegenpoligen Leitbahn ziehen.

Ähnliches gilt für das sogenannte *nexorium magnum lienale*, L21, und die dort entspringende 2. Netzleitbahn, die ebenfalls zu keinem gegenpoligen Foramen zieht.

Insgesamt werden 15 *foramina nexoria* definiert. Die zwölf Nexorien der Hauptleitbahnen liegen distal der Knie- bzw. Ellbogengelenke. In der Regel zieht mindestens ein Ast jeder *reticularis* zum gekoppelten, distal gelegenen *foramen originalis*.

Die *foramina rimica* („Rimica", „Spaltpunkte")

In Foramina, die in topologisch tastbaren Spalten (chinesisch *xi*, lateinisch *rima*) liegen, kommt es bei Stauungen in den Leitbahnen, die durch diese Spalten laufen, zu Ansammlungen der physiologischen Energie. Indem man auf solche Rimica einwirkt, übt man einen besonders tiefgreifenden Einfluß auf den Energiekreislauf aus. Deshalb haben sie bei der Behandlung hartnäckiger chronischer, aber auch tiefgreifender akuter Störungen der durch die betreffende Leitbahn fließenden Energien erhöhte Bedeutung.

Alle Rimica liegen auf den Gliedmaßen und, mit Ausnahme des *rimicum stomachi*: *monticulus septi* S34, auch distal der großen Gelenke Knie und Ellbogen.

Wie die nachfolgende Aufstellung zeigt, weisen nicht nur die Zwölf Hauptleitbahnen (*cardinales*), sondern unter den unpaarigen Leitbahnen auch die *sinarteriae retinentes yin et yang* und *ascendentes yin et yang* je ein Rimicum auf.

Das *rimicum* der *cardinalis*	ist das Foramen
pulmonalis	*extremitas cavi*, P6
pericardialis	*porta rimica*, PC4
cardialis	*rimicum yin minoris*, C6
lienalis	*domus lienalis*, L8
renalis	*fons aquarum*, R5
intestini crassi	*amnis fovens*, IC7
fellea	*monticulus externus*, F36
vesicalis	*porta metalli*, V63
hepatica	*urbs media*, H6
intestini tenuis	*senectus felix*, IT6
tricalorii	*genus conventum*, T7
stomachi	*monticulus septi*, S34
retinens yin	*ripa spissa*, R9
ascendens yin	*cursores copulati*, R8
retinens yang	*copulatio yang*, F35
ascendens yang	*yang tarsi*, V59

Die *foramina conventoria* („Konventorien", „Zusammenkunftspunkte")

Einer klassischen Theorie zufolge gibt es nicht nur, wie soeben erwähnt, für besonders tiefgreifende Einwirkung auf die Orbes spezielle Foramina; auch die wichtigsten Energieformen sowie bestimmte *perfectiones*, also physiologisch substrative Entsprechungen der Orbes, wie beispielsweise die Muskeln und Sehnen, die Knochen oder ganz allgemein die Leitbahnen, haben in bestimmten Punkten, den sogenannten *foramina conventoria* (chinesisch *huixue*) — von lateinisch *convenire*, „zusammenkommen", „sich versammeln" — eine spezifische Vertretung an der Körperoberfläche. Man nimmt an, daß hier die genannten Energien allgemein und umfassend beeinflußt werden können oder, im Fall der *perfectiones*, daß der *conventus* (der „Ort der Zusammenkunft") eine besondere Schaltstelle für den Fluß der Energien ist, die jene *perfectiones* versorgen.

Die *foramina conventoria* sind:

conventus orbium horrealium: *conquisitorium lienale*, H13
(„Zusammenkunft des *qi* der Speicher-(Yin-) Orbes")

conventus orbium aulicorum: *conquisitorium stomachi*, Rs12
(„Zusammenkunft der Durchgangs-(Yang-) Orbes")

conventus qi: *atrium pectoris*, Rs17
(„Zusammenkunft der individualspezifisch aktiven Energien")

conventus xue: *inductorium diaphragmatis*, V17
(„Zusammenkunft der individualspezifisch struktiven Energien")

conventus ossium: *radius magnus*, V11
(„Zusammenkunft für die Knochen")

conventus medullae: *campana suspensa*, F39
(„Zusammenkunft für das Mark")

conventus nervorum: *fons tumuli yang*, F34
(„Zusammenkunft für Muskeln und Sehnen")

conventus sinarteriarum: *vorago maior*, P9
(„Zusammenkunft für die Leitbahnen allgemein")

Wie aus dieser Aufzählung und den Namen der Foramina ersichtlich, fungieren als *conventus* vorwiegend solche Foramina, die auf Grund ihrer Qualifikation durch die Sonderkategorien eine besondere Bedeutung besitzen.

Die *foramina qi originalis* („Originalis")

Als *qi originale* bezeichnet man die von Geburt her verfügbaren, also angeborenen, konstitutionellen Kraftreserven des *qi nativum* dann, wenn diese, wie bei allen wahrnehmbaren Lebensvorgängen, aktiviert sind, physiologisch eingesetzt werden. *Qi originale* („Ur-*qi*") ist also eine Bezeichnung für die sich direkt manifestierenden konstitutionellen Kraftreserven.

Man nimmt an, daß diese zwar im *orbis renalis* gespeicherten, jedoch die Potenzen aller Orbes speisenden Reserven in bestimmten Foramina, eben den *foramina qi originalis*, bevorzugt einer Wahrnehmung und vor allem Beeinflussung und Aktivierung zugänglich sind. Die Stimulation eines oder mehrerer *foramina qi originalis* (im folgenden kurz *originalis*, ein Genitiv!) hat eine durchgreifende Wirkung auf die angeborene Konstitution.

Aus dem 1. Kapitel des *Lingshu* erfahren wir hierzu: „Wenn in einem der Fünf Orbes Krankheit vorhanden ist, muß diese an den zwölf *originalis* austreten. Nachdem in jedem *foramen originalis* eine bestimmte Form der Energie austritt, läßt sich ihr Ursprung (*origo*) klar erkennen, und aus der Entsprechung weiß man dann, welcher der Fünf *orbes horreales* geschädigt ist."

Und im 66. Einwand des *Nanjing* heißt es weiter: „Wenn die Fünf *orbes horreales* und die Sechs *orbes aulici* erkrankt sind, wählt man in jedem Fall für die Therapie ihr Foramen *qi originalis*".

Häufig nimmt ein *originalis* jene Netzbahn (*reticularis*) auf, die vom Nexorium der komplementären Leitbahn kommt.

Folgende topologischen und funktionellen Besonderheiten der *foramina originalis* verdienen schon hier in Erinnerung gebracht zu werden:

Mit Ausnahme des *originalis stomachi* liegen alle übrigen *originalis* stets distal der entsprechenden *nexoria*, mithin in der Metatarsal- bzw. Metakarpalregion.

Das erwähnte *Nexorium lienale*, nämlich das Foramen *caput metatarsalis hallucis*, L4, liegt zwar ebenfalls in der Metatarsalregion, jedoch auf gleicher Höhe wie das korrespondierende Originalis: *yang impedimentalis*, S42.

Nicht alle Netzbahnen (*reticulares*) ziehen allerdings von ihrem *nexorium* zum *originalis* der Komplementärleitbahn. Denn zwar stellen die *reticulares* von den Hauptleitbahnen (*cardinalis*) jeweils eine Verbindung zur komplementären Hauptleitbahn her; nur kann der Gegenpunkt an völlig anderer Stelle liegen. So knüpft beispielsweise die *reticularis cardialis* im Kopfbereich an die *cardinalis intestini tenuis*; die *reticularis pericardialis* trifft sich ebenso wie die *reticularis renalis* und die *reticularis tricalorii* im Thoraxbereich im *orbis pericardialis*.

Ebenso wichtig ist der Hinweis, daß bei allen *cardinales yin* das Foramen *originalis* identisch ist mit dem *inductorium quinque inductoriorum*, also dem 3. Punkt in der Ordnung der Fünf Induktorien. Dies erklärt vielleicht, weshalb zumindest in manchen klassischen Texten auch das *originalis* einer Yang-Leitbahn mitunter zusammen mit den *quinque inductoria*, also den „Fünf Induktorien" aufgezählt wird und dann als 6. Punkt zwischen *inductorium quinque inductoriorum* und *transitorium* zu liegen kommt.

Die Foramina *qi originalis* sind

für die *cardinalis*	das Foramen
pulmonalis	*vorago maior*, P9
pericardialis	*tumulus magnus*, PC7
cardialis	*impedimentale laetitiae*, C7
lienalis	*candidum maius*, L3
hepatica	*impedimentale maius*, H3
renalis	*rivulus maior*, R3
intestini crassi	*valles coniunctae*, IC4
tricalorii	*stagnum yang*, T4
intestini tenuis	*foramen carpicum*, IT4
stomachi	*yang impedimentalis*, S42
fellea	*agger monticuli*, F40
vesicalis	*os pyramidale*, V64

Die Foramina der *quinque inductoria* („Fünf Induktorien")

Die Kategorie oder Qualifikation der *quinque inductoria* trägt einem Komplex klinischer Beobachtungen Rechnung, der in vieler Hinsicht komplementär — und damit verschieden von jenem der Leitbahnen ist. Ohne Rücksicht auf die Richtung einer Leitbahn beginnt die Zählung der *quinque inductoria* grundsätzlich an ihrem distalen Foramen.

Dennoch liegen alle Punkte auf einer Hauptleitbahn, aber eben stets in deren distalem Abschnitt; das bedeutet für Leitbahnen, die an den oberen Gliedmaßen verlaufen, in Abschnitten zwischen den Endphalangen der Finger und dem Ellbogen, für Leitbahnen die auf den unteren Gliedmaßen verlaufen, in Abschnitten zwischen den Endphalangen der Zehen und dem Knie.

Wie im vorangehenden Text über die *originalis* ausgeführt, wird mitunter das *foramen originalis* der Yang-Leitbahn in einem Atem mit den eigentlichen Fünf Induktorien als 6. Punkt aufgezählt (ohne daß deshalb der Begriff der *quinque inductoria* dabei eine Modifikation erführe!), während bei den Yin-Leitbahnen das ensprechende *foramen originalis* stets mit dem *inductorium quinque inductoriorum* zusammenfällt.

Um deutlich zu machen, wie schlüssig die Postulate der *quinque inductoria* sowohl in das System der Leitbahnlehre (Sinarteriologie) als auch mit übergreifenden Wertkonventionen integriert und vernetzt sind, werden wir bei der folgenden Betrachtung neben der bildhaften Aussage der Namen zumindest auch noch die Wandlungsphasenqualifikationen zu berücksichtigen haben.

Zunächst interessiert die Bedeutung der speziellen Terminologie:

Die Stationen der *quinque inductoria* markieren gewissermaßen Etappen eines Wasserlaufs, beginnend bei einem „Brunnen" (chinesisch *jing*, lateinisch *puteus*) und seiner Entsprechung, dem *foramen puteale*.

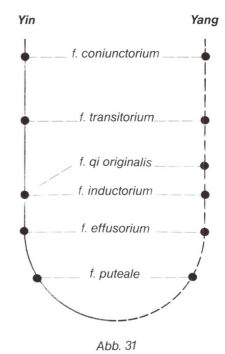

Abb. 31

Sodann wird das aus dem Brunnen gewonnene Wasser ausgegossen (chinesisch: *ying*, lateinisch: *effundere*), eine Wirkung, die sich im „Foramen der Ausgießung", im *foramen effusorium* entfaltet.

Das auf dem Boden ausgegossene Naß tritt dann wieder in Öffnungen ein und übt eine tiefgreifende Wirkung auf die Vegetation aus. Dieses Eintreten und Einwirken (chinesisch: *shu*, lateinisch: *inducere*) erfolgt im *foramen inductorium quinque inductoriorum*.

Das nunmehr in der Tiefe und aus der Tiefe wirkende Naß bewegt sich allerdings unterirdisch dem großen Wasser, dem unterirdischen Meer zu; auf dem Weg dorthin durchläuft es (chinesisch: *jing*, lateinisch: *transire*) bestimmte Stellen, an denen es faß-, nachweis- und beeinflußbar wird — auf jeder Leitbahn im *foramen transitorium*.

Endlich geht das strömende Wasser im großen Gesamtreservoir aller Wasser, im unterirdischen Meer auf; die Stelle, an der ein bestimmter Wasserlauf (sc. der Energiestrom einer Leitbahn) in dieses Meer eintritt, nennt man die „Vereinigung" (chinesisch: *he*, lateinisch: *coniunctio*), und das entsprechende *foramen coniunctorium* oder kurz Coniunctorium, „Vereinigungspunkt".

Um diesem poetischen und sehr anschaulichen Schema erhöhte Allgemeinverbindlichkeit zu verleihen, wird jedes einzelne *inductorium* unter Verwendung der Konventionen der Wandlungsphasen qualifiziert. Dabei nimmt die Hervorbringungsreihenfolge bei den Yin-Leitbahnen im vollen Einklang mit der Sequenz I, also der „Hervorbringungsreihenfolge der Wandlungsphasen" mit der Wandlungsphase Holz beim *puteale* ihren Anfang.

Bei den Yang-Leitbahnen hingegen, die ja einem komplementären Rhythmus entsprechen, beginnt die gleiche Sequenz mit „Metall" am *puteale*.

Aus dieser übergeordneten Qualifikation unter Zuhilfenahme der Wandlungsphasenkonventionen ergibt sich eine schlüssige und leicht nachvollziehbare Anwendung der sogenannten „Mutter/Kind-Regel". Das bedeutet, wenn in einem Orbis und/oder in dessen Leitbahn ein *inanitas*-Befund erhoben wird, kann man sowohl auf der entsprechenden Leitbahn das *foramen matris* oder aber auf der Leitbahn der „Mutter" das wandlungsphasengleiche Foramen behandeln.

Beispiele: Bei einer *inanitas* des *orbis pulmonalis* ergänzt man Energie entweder über das *foramen humi* (d. h. das durch die Wandlungsphase Erde qualifizierte Foramen) der *cardinalis pulmonalis* — denn der *orbis pulmonalis* ist ja durch die Wandlungsphase Metall als potentielle Struktivität qualifiziert —, mithin über das Foramen *vorago maior*, P9; oder man stimuliert das *foramen humi* der Mutter — nämlich *vicus tertius pedis*, S36, bzw. *candidum maius*, L3, beides Induktorien, die durch die Wandlungsphase Erde qualifiziert sind und zugleich auf einer durch

diese Wandlungsphase qualifizierten Leitbahn, nämlich den *cardinales stomachi sive lienalis* — liegen.

Ein anderes Beispiel: Geht es um die Zerstreuung (*dispulsio*) einer *repletio* im *orbis pulmonalis*, so wird man das *foramen aquae*, also das durch die Wandlungsphase Wasser qualifizierte Foramen, auf jener Leitbahn also *lacus pedalis*, P5, oder gleichfalls die *foramina aquae*, also „Wasserpunkte" auf der Leitbahn des Kindes, das ist die *cardinalis renalis* direkt, indirekt die *cardinalis vesicalis* — mithin die Foramina *vallis yin*, R10, oder *vallis communicans*, V66, stimulieren.

Nun ist, hier wie anderswo, die Wandlungsphasenqualifikation eine eindeutige Richtungsbestimmung. Deshalb resultieren aus der Anwendung dieser Wertnormen auf die *quinque inductoria* alle weiteren Lenk- und Steuermöglichkeiten, die uns aus verschiedenen anderen Zusammenhängen der chinesischen Medizin bekannt sind und die zwanglos und leicht verständlich aus der in jedem Wandlungsphasenemblem zum Ausdruck kommenden Phase, also augenblicklichen Bewegungsrichtung, zu erklären sind. Weiß man beispielsweise, daß „Holz", d. h. potenzierte Aktivität, dem Morgen und dem Frühling entspricht, so ist in solchen Tages- und Jahreszeiten eine besonders wirksame *dispulsio* entsprechender Wirkungen, am späten Nachmittag und im Herbst hingegen leichter eine sammelnde Einwirkung auf jene Funktionen vorzunehmen.

Auch die Begründung für die Wahl bestimmter suppletiver und dispulsiver Punkte, wie sie apodiktisch in der im Westen bereits vorhandenen Akupunkturliteratur beschrieben werden, leitet sich hieraus ab. So wird z. B. *vorago maior*, das 9. Foramen auf der *cardinalis pulmonalis*, qualifiziert durch die Wandlungsphase Erde = „Mutter des Metalls", also der den Orbis und damit die *cardinalis pulmonalis* primär qualifizierenden Wandlungsphase, als Foramen der *suppletio* stimuliert; demgegenüber denkt man an *lacus ulnaris*, den 5. Punkt auf der *cardinalis pulmonalis* (qualifiziert durch die Wandlungsphase Wasser = „Kind des Metalls") als Dispulsionsforamen eben dieser Leitbahn.

Foramen puteale („Brunnenpunkt")

Wandlungsphasenqualifikation:

Liegt ein *foramen puteale* auf einer Yin-Leitbahn, so ist es, wie oben erläutert, durch die Wandlungsphase Holz, liegt es auf einer Yang-Leitbahn, dann durch die Wandlungsphase Metall qualifiziert.

Lage:

Die meisten *foramina putealia* liegen im Nagelfalzbereich, mithin an einem *apex digiti**; alle ent-

---

* Die wichtigste Ausnahme dieser Regel ist die Lage des Foramens *fons scatens* auf der Fußsohle, zugeordnet dem Beginn der *cardinalis renalis*.

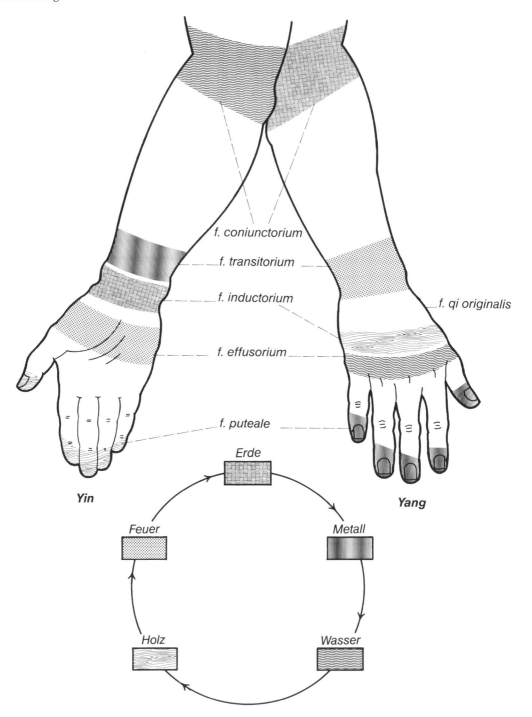

Abb. 32. Die Zonen der Foramina quinque inductoria an der oberen Extremität

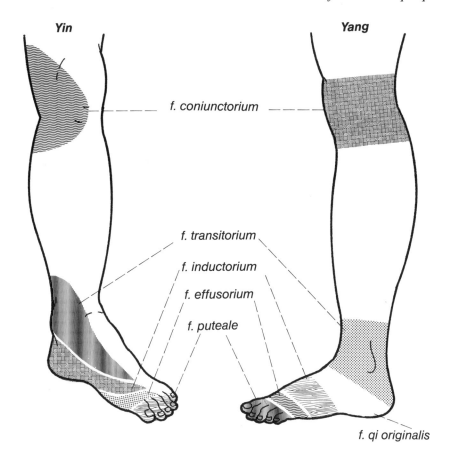

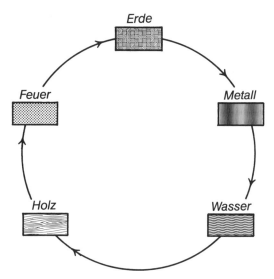

Abb. 33. Die Zonen der Foramina quinque inductoria an der unteren Extremität

sprechen dem Anfang oder dem Endpunkt einer Leitbahn.

Funktion:

Wie sein Name erkennen läßt, unterstellt man, daß in diesem Foramen das *qi* (erstmals) erreichbar wird, hier emporgehoben, heraufgeschöpft werden kann. Eine Stimulation, die primär in einer Regulationsstörung, mit anderen Worten darin besteht, daß das *qi*, die aktive Energie, nicht ausreichend an die Oberfläche tritt, oder umgekehrt zu stark nach außen schlägt, sich übermäßig verflüchtigt, wird man durch Einwirkung auf ein oder mehrere *foramina putealia* wirkungsvoll beeinflussen. Solche Einwirkung entspricht dem Verfahren der *compositio*, der Harmonisierung, weshalb bereits im 66. Abschnitt des Klassikers der Einwendungen (*Nanjing*) auf die Wirksamkeit der Stimulation der *foramina putealia* bei plethorischen Zuständen der Leibesmitte, Stauungen und Völlegefühl hingewiesen wird — typische Zeichen dafür, daß der Austausch zwischen Oben und Unten, Innen und Außen gestört ist.

Ergibt z. B. die Diagnose, daß das *qi ligni*, also die Energie des *orbis hepaticus* nicht ausreichend nach außen gelangt, nicht emporsteigt, so stimuliert man das *foramen puteale* der *cardinalis hepatica*: *lanx magna*, H1.

Hat man im Gegenteil festgestellt, daß eben diese Energie, das *qi ligni* nicht in die Tiefe wirkt, sondern nach außen abfließt, so wählt man zur Bändigung (entsprechend der Bändigungsreihenfolge = Sequenz II der Wandlungsphasen) das Foramen *metallum structivum*, P11, also das *foramen puteale* der *cardinalis pulmonalis*; durch solche Stimulation kräftigt man das *qi metalli*, also die aktiven Energien des *orbis pulmonalis*, dessen Funktion im Rahmen der Wandlungsphasenqualifikation ja auch eine Bändigung des *orbis hepaticus* einschließt.

Aus ähnlichen Überlegungen ist die alte Empfehlung zu verstehen, daß man — vor allem im Senium — das Foramen *fons scatens*, R1, oft massieren solle, um das *qi nativum*, die konstitutionellen Reserven zu kräftigen und so Krankheiten vorzubeugen: Eine bessere Regulation und Verfügbarkeit der konstitutionellen Reserven bedeutet *per definitionem* ein elastischeres Ansprechen auf Umweltreize, mithin eine bessere Abwehr von Krankheit.

Foramen effusorium ("Punkt des Ausgießens")

Wandlungsphasenqualifikation:

Liegt ein *effusorium* auf einer Yin-Leitbahn, so ist es durch die Wandlungsphase Feuer = Aktivität in ihrer höchsten Aktualität qualifiziert, auf den Yang-Leitbahnen hingegen durch die Wandlungsphase Wasser = Struktivität in ihrer höchsten Aktualität.

Lage:

Foramina effusoria liegen stets an der Grundphalanx von Finger oder Zehe und entsprechen, vom Apex aus gezählt, dem 2. Punkt einer Leitbahn.

Funktion:

Wie der Name *effusorium*, „Ausgießungspunkt", erkennen läßt, wird hier *qi*, aktive Energie, mit Absicht und auffallend nach außen diffundiert, vergossen. So ist die Stimulation eines oder mehrerer *effusoria* gerade bei repletiven Störungen, nicht wie beim *puteale*, der Mitte, oder bei einer Dysregulation zwischen *species* und *intima*, Innen und Außen, sondern überall dort nützlich, wo das Gleichgewicht zwischen *algor* und *calor* gestört oder gefährdet ist.

In welcher Weise solches konkret und im Einzelfall zu bewerkstelligen ist, wird durch die eben erwähnte Wandlungsphasenqualifikation näher bestimmt. *Calor*-Befunde, also *per definitionem* Yang-Befunde, Störungen übermäßiger Dynamik, Aktivität oder Hitze, werden durch Einwirkung auf ein *effusorium* einer Yang-Leitbahn unter Kontrolle gebracht, das ja durch die Wandlungsphase Wasser — entsprechend Struktivität in ihrer höchsten Aktualität, der Kälte und dem Winter — ausdrücklich qualifiziert ist.

Umgekehrt kann man einen *algor*-Befund, mangelnde Lebenswärme, die Tendenz zu Verhärtungen und Erlahmen der Dynamik, durch die Einwirkung auf ein *effusorium* einer Yin-Leitbahn beeinflussen, das, wie wir sahen, durch die Wandlungsphase Feuer (= Aktivität in ihrer höchsten Aktualität, Sommer, Hitze) definiert ist. Hieraus wird verständlich, weshalb eine Stimulation eines oder mehrerer *effusoria* bei Krankheiten, bei welchen rasche Umschwünge in Stimmung und/oder Aussehen des Patienten zu beobachten sind, bei fieberhaften Erkrankungen, bei bestimmten Arten von Kopfschmerzen und Migräne angezeigt ist.

Foramen inductorium quinque inductoriorum ("Induktorium")

Wandlungsphasenqualifikation:

Liegt das *inductorium* auf einer Yin-Leitbahn, ist es durch die Wandlungsphase Erde (= Ausgleich, Umpolung, Neutralität, Durchgang, Integration), liegt es auf einer Yang-Leitbahn, durch die Wandlungsphase Holz (= Aktivität in ihrer höchsten Potentialität) qualifiziert.

Lage:

Mit Ausnahme des *inductorium renale quinque inductoriorum*: *rivulus maior*, R3, das hinter dem *malleolus medialis* liegt, befinden sich alle *foramina inductoria quinque inductoriorum* an einem Metakarpus bzw. Metatarsus. Sie entsprechen, wenn man vom Apex aus zählt, auf den einzelnen Leitbahnen funktionell stets, topologisch zumeist dem 3. Punkt. Die hier zu nennende topologische Ausnahme betrifft das *inductorium quinque inductoriorum* der *cardinalis fellea*: *lacrimarum instantium*, F41, der nicht unmittelbar auf das *effusorium felleum* (= *rivulus coercitus*, F43) folgt, sondern wo sich zwischen den beiden genannten Foramina noch der Punkt *conventus quintus terrae*, F42, einschiebt. Dieses Foramen ist durch keine funktionelle Kategorie qualifiziert.

Funktion:

Der Austausch, die Bewegung von Energie, der Durchtritt von Energie (*inductio*) ist schlechthin das Hauptmerkmal aller Lebensvorgänge, aber auch jedes wirksamen therapeutischen Eingriffs. Wenn, wie hier, ein Foramen in der Reihe von Induktorien als „Induktorium" schlechthin qualifiziert wird, so wird damit seine überragende Bedeutung für den Energietransport und Austausch emphatisch unterstrichen. Nach einer alten Vorstellung ist es vor allem das *inductorium*, über das exogene Heteropathien in die Leitbahnen eindringen; aber auch umgekehrt natürlich, über das solche Heteropathien dann von außen wieder erreicht und abgeleitet werden können.

Auch der Umstand, daß auf den Yin-Leitbahnen das Foramen *qi originalis* mit dem *inductorium* identisch ist (s. S. 56), unterstreicht diese Qualifikation.

Aus der überragenden, aber zugleich allgemeinen Bedeutung des *foramen inductorium* ergibt sich, daß die spezifische Wirkung einer Stimulation eigentlich durch sekundäre Qualifikationen bestimmt wird. Durch die Qualifikation „Erde" eines Induktoriums auf der Yin-Leitbahn werden z. B *humor*-Heteropathien, die zu Gliederschmerzen, Abgeschlagenheit und rheumatischen Beschwerden führen, korrigiert. Ein *inductorium* auf einer Yang-Leitbahn, qualifiziert durch die Wandlungsphase Holz hingegen wird bei einer Schwäche der Muskulatur, also Defizienz des *qi hepaticum* zu stimulieren sein usw.

Foramen transitorium
(„Durchgangsforamen")

Wandlungsphasenqualifikation:

Ein auf einer Yin-Leitbahn liegendes *foramen transitorium* ist durch die Wandlungsphase Metall = Struktivität in ihrer höchsten Potentialität, ein auf einer Yang-Leitbahn liegendes *foramen transitorium* durch die Wandlungsphase Feuer = Aktivität in ihrer höchsten Aktualität qualifiziert.

Lage:

Alle *foramina transitoria* liegen auf einer Leitbahn im distalen Drittel des Unterarms bzw. Unterschenkels. Zählt man die *quinque inductoria* vom Apex aus, so entsprechen sie entweder dem 4. oder dem 5. Foramen auf der jeweiligen Leitbahn.

Wie aus den Abbildungen ersichtlich und oben (S. 56) dargelegt, liegt ja auf Yang-Leitbahnen zwischen dem zuvor besprochenen *foramen inductorium* und dem hier betrachteten *transitorium* das selbständige Foramen *qi originalis*. Ausnahmen bilden die *cardinales lienalis, cardialis, pericardialis et tricalorii*. Bei diesen Leitbahnen liegen distal der *transitoria* die jeweiligen Nexorien; und bei der *cardinalis renalis* liegen gar zwischen *inductorium quinque inductoriorum* und *transitorium* mehrere spezifische Punkte, nämlich das Nexorium, das Rimicum und dazu der wichtige Punkt *mare illustratum*, R6.

Bei der *cardinalis vesicalis* liegen zwischen *inductorium* und *transitorium* das entsprechende Rimicum, das Foramen *origo ascendentis yang*, V62, und der Punkt *servi salutatio*, V61; endlich bei der *cardinalis fellea* außer dem oben erwähnten *vicus quintus terrae*, F42, auch noch der *conventus medullae*, d. h. das Foramen *campana suspensa*, F39.

Funktion:

Auch beim *foramen transitorium* steht die Namensgebung vor allem mit der Einwirkung auf Heteropathien im Zusammenhang, insofern, als *transire*, „Durchpassieren", *jing* (der Heteropathien) ein auffallender Aspekt der *perfectio* des *orbis pulmonalis* ist, also der Haut: Exogene Noxen dringen über die Haut in Netz- und Hauptleitbahnen und erst über diese in die Tiefe (*intima*).

Wird dieser Aspekt durch die Wandlungsphasenqualifikation weiter akzentuiert — wie das für die *transitoria* auf den Yin-Leitbahnen zutrifft — so ist verständlich, weshalb die Stimulation solcher Reizpunkte gerade bei Atembeschwerden, Husten, wie überhaupt bei labiler Wehrenergie Bedeutung hat.

Die *transitoria* der Yang-Leitbahnen, durch die Wandlungsphase Feuer qualifiziert, haben zwar auch bei exogenen, über die Haut eindringenden Krankheiten Wichtigkeit; zu unterstreichen ist aber dabei ihre *algor* eliminierende, die normale Körperwärme wiederherstellende Wirkung.

Zu erwähnen ist auch die alte Theorie, daß eine im *foramen inductorium* in die Leitbahn gedrungene Heteropathie bei Yin-Leitbahnen im *foramen transitorium* wieder faßbar wird, bei den Yang-Leitbahnen hingegen im *foramen coniunctorium* (s. S. 62) Um deshalb die Abwehr gegen außeninduzierte Noxen zu verstärken, ist auf Yin-Leitbahnen das *transitorium*, auf Yang-Leitbahnen das *coniunctorium* zu stimulieren.

Foramen coniunctorium
(„Vereinigungspunkt")

Wandlungsphasenqualifikation:

Die Coniunctoria der Yin-Leitbahnen sind durch die Wandlungsphase Wasser (= Struktivität) in ihrer höchsten Aktualität, jene der Yang-Leitbahnen durch die Wandlungsphase Erde (= Umpolung, Neutralität, Undifferenziertheit) qualifiziert.

Lage:

Die *foramina coniunctoria* liegen unmittelbar an den großen Gelenken, also am Ellbogen oder am Knie.

Funktion:

Wie der Name dieser Kategorie von Punkten ausdrückt, stellt man sich vor, daß in ihnen die durch die Leitbahn, vor allem aber durch die Induktorien fließende Energie, das *qi* sich mit dem großen unterirdischen Meer in der Tiefe verbindet — ein Bild, das auf die direkte Einwirkungsmöglichkeit auf die *intima*, die Tiefe des entsprechenden Orbis, hinweist. Die Stimulation eines Coniunctoriums bietet sich also immer dann an, wenn eine exogene Störung die *intima* bereits affiziert hat, also Reaktionen, insbesondere Kontravektionen, allgemeine Gegenläufigkeiten der Energie (mit Schluckauf, Übelkeit, Brechreiz, kalten Gliedmaßen) auftreten.

Das bekannteste Beispiel für eine solche Funktion des Coniunctoriums ist die auch dem Anfänger schon geläufige Einwirkung auf das Foramen *vicus tertius pedis*, S36, zur suppletiven Therapie der Mitte,* das auf einer Yang-Leitbahn liegend durch die Wandlungsphase Erde qualifiziert und damit doppelt auf den *orbis stomachi* bezogen ist. Seit alters her und auch ohne Kenntnis spezieller Leitbahnbezüge wußte man, daß durch prophylaktische Einwirkung, vor allem durch die Moxibustion des Punkts, die Orthopathie von der Mitte her gestützt, also die Gesamtverfassung fühlbar gekräftigt werden kann.

Um Heteropathien auszuleiten und auf Grund der für das Coniunctorium betonten Beziehung zur Mitte wird man indes auf diese Foramina eher dispulsiv einwirken. Solches gilt insbesondere bei Störungen in den *orbes lienalis et stomachi*, aber auch bei solchen in den *orbes pulmonalis sive renalis*.

Geht es allerdings um Defizienzen des *metallum pulmonale*, also der Energien des *orbis pulmonalis*, so wird man nach der schon wiederholt genannten Regel im Hinblick auf diesen Orbis wiederum den *vicus tertius pedis* stimulieren, ferner als weiteres Coniunctorium das Foramen *stagnum curvum*, IC11, auf der *cardinalis intestini crassi* gelegen und so durch seinen Orbisbezug als „Metall", hinsichtlich seiner Induktorienkategorie als „Erde" qualifiziert.

---

* D. h. der *orbes lienalis et stomachi*, des Sitzes der erworbenen Konstitution, des *qi ascitum*.

Noch größere Anschaulichkeit erhalten diese für die Therapie so wichtigen Zusammenhänge in jener Synopsis des „Florilegiums der Aku-Moxi-Therapie" (*Zhenjiu juying*) von GAO Wu (Ming-Zeit). Dort heißt es:

„Findet man an einem Patienten einen *pulsus chordalis*, ein auffallendes Streben nach Reinlichkeit, einen grünlichen Teint, große Reizbarkeit, so weist dies auf Störungen des *orbis felleus*. Tritt Völlegefühl in der Leibesmitte und in den Flanken hinzu, so ist das Foramen *yin penetrans pedis*, F44, zu stimulieren; beobachten wir hingegen Fieber, so ist das *foramen effusorium: rivulus coercitus*, F43, zu stimulieren; beobachten wir Gliederschwere und Schmerzen in den Gelenken, so ist die Nadelung von *lacrimarum instantium*, F41 (*foramen inductorium quinque inductoriorum*), angebracht; beobachten wir Husten und Dysregulationen der Temperatur, so wird man das *transitorium: subsidia yang*, F38, stimulieren; bei Kontravektionen und/ oder Diarrhoe wirkt man auf *fons tumuli yang*, F34, das ist das *foramen coniunctorium*, ein; endlich kommt für eine allgemeine Stimulation noch das *originalis: agger monticuli*, F40 in Betracht.

Beobachtet man an einem Patienten pp. chordales, zugleich Abmagerung, Obstipation, Wadenkrämpfe, *occlusiones* in allen Gliedmaßen, kolikartige Schmerzen im Bauch und insbesondere in der Nabelgegend, so deutet dies auf Störungen des *orbis hepaticus*. Kommen Symptome hinzu wie Spannungsgefühl, Völlegefühl in der Leibesmitte und an den kleinen Rippen, so wird man *lanx magna*, H1, das *puteale* stimulieren; bei Fieber das *effusorium: interstitium ambulatorium*, H2; bei Gliederschwere und Schmerzen das *inductorium quinque inductoriorum: impedimentale maius*, H3; bei Keuchatmung Wechsel von Hitze und Kälte das *transitorium: altare medius*, H4; bei Kontravektionen und Diarrhoe das gleichzeitig als *originalis* und *coniunctorium* fungierende *fons curvus*, H8.

Beobachten wir bei einem Patienten *pp. superficiales sive exundantes*, ein gerötetes Gesicht, Trockenheit des Mundes, große Extrovertiertheit und Lachbereitschaft, so weist solches auf eine Störung des *orbis intestini tenuis*. Kommen Völlegefühl in der Leibesmitte hinzu, so wird man das *puteale: lacus minor*, IT1, stimulieren; kommt Fieber hinzu, das *effusorium: vallis anterior*, IT2; kommt Gliederschwere und Schmerzen in den Gelenken hinzu, *rivulus posterior*, IT3, das *inductorium quinque inductoriorum*; kommen *anhelitus*-Husten und Dysregulationen von Hitze und Kälte hinzu, so wird man auf das *transitorium: vallis yang*, IT5, kommen Kontravektionen und Diarrhoe hinzu, auf das *coniunctorium: mare parvum*, IT8, und sonst ganz allgemein auf das *originalis: foramen carpicum*, IT4, einwirken.

Beobachtet man bei einem Patienten *pp. superficiales sive exundantes*, zugleich Unwohlsein, Gereiztheit, Schmerzen in Brust und Leibesmitte, Hitze der Handteller und Schluckauf, Druckgefühl unterhalb des Nabels, so deutet dies auf Affektionen des *orbis cardialis*. Kommt Völlegefühl in der Leibesmitte hinzu, so wählt man das *foramen puteale: impedimentale minus*, C9, bei Fieber das *effusorium: aula minor*, C8, bei Gliederschwere und Schmerzen in den Gelenken das *inductorium quinque inductoriorum: impedimentale laetitiae*, C7, bei Keuchatmung, Husten und Störungen der Temperaturregelung das *transitorium: via vis structivi*, C4; bei Kontravektionen und Diarrhoe das *coniunctorium: mare minus*, C3.

Beobachtet man bei einem Patienten *pp. superficiales et languidi*, einen gelblichen Teint, häufiges Aufstoßen, Grübelei und Absencen, so deutet solches auf Störungen des *orbis stomachi*. Treten Völlegefühl in der Leibesmitte hinzu, so stimuliert man das *foramen puteale: laetitia repressa*, S45; bei gleichzeitigem Fieber das *foramen effusorium: vestibulum internum*, S44; bei Gliederschwere und Schmerzen der Gelenke das *inductorium quinque inductoriorum: vallis demersum*, S43; bei *anhelitus* und Husten sowie Dysregulation der Temperatur das *transitorium: rivulus liberatus*, S41; bei zusätzlichen Kontravektionen oder Diarrhoe das *coniunctorium: vicus tertius pedis*, S36, und für eine allgemeine Stabilisierung das *originalis: yang impedimentale*, S42.

Beobachtet man an einem Patienten *pp. superficiales et languidi*, Spannungsgefühl, Auftreibung von Bauch und Leibesmitte, darniederliegende Verdauung, allgemeine Müdigkeit, Gliederschwere, Schmerzen in den Gelenken, Schlafsucht, allgemeine Abgeschlagenheit und Schmerzen unterhalb des Nabels, die durch Druck verstärkt werden, so weist dies auf eine Störung des *orbis lienalis*. Steht das Spannungsgefühl in der Leibesmitte im Vordergrund, so stimuliert man dispulsiv das *puteale: candor occultus*, L1; bei erhöhter Temperatur das *effusorium: urbs magna*, L2; bei Vorherrschen der Gliederschwere und der Gelenkschmerzen das *inductorium quinque inductoriorum: candidum maius*, L3; bei damit einhergehendem Husten, Keuchatmung und Dysregulation der Temperatur das *transitorium: monticulus tali*, L5; bei Kontravektionen und Diarrhoe das *coniunctorium: fons tumuli yin*, L9.

Beobachten wir bei einem Patienten ganz vorwiegend *pp. superficiales*, ein bleiches oder weißes Gesicht, häufiges Niesen, trübe, gedrückte Stimmung, häufiges Niesen, so weisen diese Zeichen auf eine Störung des *orbis intestini crassi*. Kommt Spannungsgefühl in der Leibesmitte hinzu, so wird man das *foramen puteale: yang extremum*, IC1, stimulieren, bei Fieber das *foramen effusorium: interstitium alterum*, IC2; bei begleitender Abgeschlagenheit und Gliederschmerzen das *inductorium quinque inductoriorum: interstitium tertium*, IC3; bei begleitendem *anhelitus*, Husten und gestörter Temperaturregelung das *transitorium: rivulus yang*, IC5; bei Kontravektionen und Diarrhoe das *foramen coniunctorium: stagnum curvum*, IC11 — und zur ganz allgemeinen Stabilisierung das *originalis: valles coniunctae*, IC4.

Beobachten wir an einem Patienten *pp. superficiales*, Keuchen, Husten und Zähneklappern vor Kälte, auf der rechten Seite des Bauches ein dumpfes Gefühl, das unter der Palpation sich in Schmerz wandelt, so deutet all dies auf Erkrankungen des *orbis pulmonalis*. Gehen mit den genannten Zeichen Völlegefühl in der Leibesmitte einher, so sticht man das *puteale: metallum structivum*, P11; bei gleichzeitigem Fieber sticht man das *effusorium: linea piscis*, P10; bei Abgeschlagenheit und Gliederschmerzen das *inductorium quinque inductoriorum: vorago maior*, P9; stehen Husten, Keuchatmung und Temperaturanomalien im Vordergrund, so sticht man das *transitorium: emissarium transitorium*, P8; bei Kontravektionen und Diarrhoe sticht man das *coniunctorium: lacus pedalis*, P5.

Beobachtet man bei einem Patienten *pp. mersi sive tardi*, hat der Patient einen dunklen Teint, ist er ängstlich und schreckhaft, so deuten diese Zeichen auf Erkrankungen des *orbis vesicalis*. Kommen Völlegefühl in der Leibesmitte hinzu, so sticht man das *puteale: yin supremum*, V67; bei Fieber sticht man das *effusorium: vallis communicans vesicalis*, V66; bei Gliederschwere und Gelenkschmerzen sticht man das *inductorium quinque inductoriorum: os ligatum*, V65; bei Keuchatmung, Husten und Temperaturanomalien sticht man das *transitorium: Olympus*, V60; bei Kontravektionen und Diarrhoe das *coniunctorium: medium lacunae*, V40; und zu einer allgemeinen Stabilisierung der Verfassung das *originalis: os pyramidale*, V64.

Beobachtet man bei einem Patienten *pp. mersi sive tardi*, Kontravektionen (Schluckauf, Übelkeit, Aufstoßen, Kälte der Extremitäten), kolikartige Schmerzen im Unterleib und Diarrhoe, auch fortgesetzten Stuhldrang, Kälte der Füße und Unterschenkel und Bewegung im Unterleib, der sich hart und gespannt anfühlt, so deutet dies auf Krankheit im *orbis renalis*. Treten außerdem hinzu Völlegefühl in der Leibesmitte, so sticht man das *puteale: fons scatens*, R1; bei Fieber das *effusorium: vallis draconis*, R2; bei Gliederschwere und Gelenkschmerzen das *inductorium quinque inductoriorum: rivulus maior*, R3; bei Husten, Keuchatmung und Temperaturanomalien das *transitorium: amnis recurrens*, R7; stehen endlich die genannten Kontravektionen und die Diarrhoe im Vordergrund, so sticht man das *coniunctorium: vallis yin*, R10."

Die Sechs unteren Coniunctorien der Yang-Leitbahnen

Auf Grund von Passagen in den Kapiteln 4 und 2 des *Neijing Lingshu*, die für klassisch gehalten wurden, glaubte man den auf Yang-Leitbahnen gelegenen *coniunctoria* eine Bedeutung zuschreiben zu müssen, die über jene hinausgeht, die ohnedies im Begriff des *coniunctorium* liegt: eine besondere Beziehung zu den *orbes aulici* („Yang-Orbes"). Daraus hat sich — möglicherweise unter dem Einfluß der „Stützung-der-Erdphase-Schule" und ihrer besonderen Aufmerksamkeit auf die gute Funktion der Assimilationsvorgänge — jene Meinung entwickelt, derzufolge allen Yang-Leitbahnen *coniunctoria* auf der unteren Extremität zugeordnet werden müssen. Eine solche Argumentation steht weder im Widerspruch zur klinischen Erfahrung noch zu den theoretischen Grundsetzungen der Akupunktur. Andererseits sprengt sie das ansonst geschlossene und schlüssige Argument über die Funktion der *coniunctoria* im allgemeinen; vor allem aber ist die Wirkung einer Stimulation bestimmter Reizpunkte auf der unteren Extremität vollkommen zwanglos aus dem Phänomen der *propulsio qi* (s. u. S. 367 f.) zu erklären und zu verstehen — womit auch schon ein technischer Hinweis für die Einwirkung auf diese Foramina verbunden ist: Ihre Stimulation muß jener von Foramina am Stamm zeitlich vorausgehen.

Der Vollständigkeit halber erwähnen wir die so zusätzlich als „untere *coniunctoria*" qualifizierten Reizpunkte.

Coniunctorium inferius der *cardinalis*	ist das Foramen
stomachi	*vicus tertius pedis*, S36
vesicalis	*medium lacunae*, V40
fellea	*fons tumuli yang*, F34
intestini crassi	*angustiae superiores aggeris ampli*, S37
intestini tenuis	*angustiae inferiores aggeris ampli*, S39
tricalorii	*yang lacunae*, V39

Die *foramina copulo-conventoria* („Punkte der Verbindung und des Zusammentreffens")

Der chinesische Terminus *jiao* bedeutet „sich verbinden" und ist ein vollkommenes Synonym des lateinischen *copulare*; chinesisch *hui*, das uns in vielen technischen Verbindungen begegnet, bedeutet „zusammenkommen", „sich treffen", lateinisch *convenire*.

Die als *jiaohuixue*, *foramina copulo-conventoria* qualifizierten Reizpunkte sind Stellen, an denen zwei oder mehr Leitbahnen sich treffen und miteinander verschmelzen. Viele unpaarige Leitbahnen (*cardinales impares*) bestehen ausschließlich aus solchen *copulo-conventoria*, die sie mit verschiedenen anderen Leitbahnen gemeinsam haben — und

worin gleichzeitig ihre Sonderfunktion von Ausgleichsreservoiren der Energie zum Ausdruck kommt.

Die *copulo-conventoria* sind also Wege- oder Straßenkreuzungen vergleichbar. Wie bei jenen treffen sich in diesen Foramina die Energien verschiedener Leitbahnen; umgekehrt ermöglicht die Stimulation eines solchen Foramens die gleichzeitige Einwirkung auf mehrere Leitbahnen.

Die einzelenen *copulo-conventoria* werden im Abschnitt Foraminologie II als solche gekennzeichnet.

Aus der großen Zahl der als *copulo-conventoria* qualifizierten Punkte werden acht insofern hervorgehoben, als in ihnen die durch eine *sinarteria impar* sich äußernde spezielle Funktion besonders deutlich wahrnehm- und beeinflußbar wird. Diese acht *copulo-conventoria* sind

für die *sinarteria*	das Foramen
impedimentalis	*caput metatarsalis hallucis*, L4
retinens yin	*clusa interna*, PC6
regens	*rivulus posterior*, IT3
ascendens yang	*origo ascendentis yang*, V62
retinens yang	*clusa externa*, T5
zonalis	*lacrimarum instantium*, F41
respondens	*lacunae*, P7
ascendens yin	*mare illustratum*, R6

4. Kapitel: Sinarteriologie

Sinarteriologie ist die Lehre von den Leitbahnen. Der Begriff entspricht der normativen Übersetzung des chinesischen Terminus *jingmoxue*. Im klassischen Chinesisch vereint *mo* die Bedeutungen „pulsieren", das „Pulsierende", wie auch „Ader" in sich — ganz ähnlich dem in der galenischen Medizin gebrachten Begriff der *arteria*, dem ja Unterscheidungen zwischen Arterie („Schlagader") und Vene fremd sind, wie sie in der modernen, auf Anatomie und Physiologie gründenden Medizin getroffen werden. Um also jede Verwechslung sowohl mit dem alten galenischen wie auch mit dem modernen wissenschaftlichen Begriff „Arterie" auszuschließen, ist der chinesische Normbegriff mit dem Präfix *sin* (China, chinesisch) gekennzeichnet.

Wie im vorangehenden Kapitel dargelegt, stellen die Foramina, also lokalisier- und qualifizierbare Reizpunkte auf der Haut, an der Körperoberfläche, seit den ältesten Zeiten und bis heute das primäre, empirisch unmittelbar nachweisbare Datum dar. Die zwischen den Foramina bestehenden Wirkbeziehungen hingegen entsprechen einer rationalen Verarbeitung von Beobachtungsdaten, einer Systematisierung solcher Daten.

Die Sinarterien, das Leitbahnsystem, stellen jene Struktur dar, innerhalb der sich je nach Funktionslage und Perspektive des Beobachters *qi*, annähernd mit „Energie" umschrieben (nicht übersetzt), unter seinen verschiedenen Aspekten entfaltet, bewegt, manifestiert.

Qi ist der in der chinesischen Medizin verwendete umfassendste Begriff für solche Energie und entspricht im engeren Sinn ihren aktiven Aspekten, mithin ihren unmittelbar gerichtet wahrnehmbaren Aspekten im allgemeinsten Sinn.

Das direkte Komplement von *qi* ist *xue*, der struktive Aspekt von Energie, mithin materialisierte, an Stoff, Säfte, Blut gebundene, in definierbaren Leitbahnen sich bewegende Energie.

Der klassischen Theorie zufolge wird *qi*, die aktive, individualspezifische Energie, vom *orbis pulmonalis* her dem Leitbahnsystem mitgeteilt. Die Rhythmisierung vollzieht also eine Synthese aus *qi caeleste*, d. h. den aus dem Kosmos auf das Individuum einwirkenden Impulsen, und dem *qi genuinum*, das sind jene im Assimilationsvermögen des Individuums gegebenen Möglichkeiten der Integration solcher Impulse. (Wie wir unten sehen werden, ist der *orbis pulmonalis* als Instanz der Rhythmisierung zuständig für eben diese Integrationsleistung.)

Das *qi*, das vom *orbis pulmonalis* rhythmisiert auf das ganze Individuum verteilt wird, entspricht also einem aktiven Impuls, der sich den struktiven Energien, mit anderen Worten den materialisierten, materiellen Trägern von Energie mitteilt.

Unter diesen Trägern sind zwei eng verwandte Aspekte, nämlich *xue*, struktive, individualspezifische Energie, und *ying*, „Bauenergie" = *qi constructivum* am wichtigsten. Diese Begriffe schließen alles ein, was man deskriptiv als Körpersäfte einschließlich des Bluts wahrnehmen kann.

Endlich sind da noch zwei weitere Aspekte der Energie zu nennen, die Wehrenergie *wei, qi defensivum*, ein selbstverständlich aktiver Aspekt der Lebensfunktion, den man sich im gesunden Individuum als in der Haut konzentriert vorstellt; ferner *jing*, Struktivpotential, d. h. ein im Unterschied zu allen anderen Energieformen hinsichtlich seiner Bewegungsrichtung, seiner Qualität noch undeterminiertes, also rational auch nicht zu qualifizierendes Potential für künftige Gestaltung. Samen und Menstruationsflüssigkeit gelten als Äußerungen des Struktivpotentials, erschöpfen aber auch nicht annähernd seinen Bedeutungsumfang.

Die Leitbahnen werden also, je nachdem, an welchen Aspekt von Energie, von *qi*, man gerade denkt, als die Träger verschiedener Funktionen gesehen. Ausdrücklich wird festgestellt, daß die Bauenergie in den Leitbahnen fließe*. Nachdem das *xue* weitgehend nur ein anderes Wort für eben diese Form ein Individuum stofflich aufbauender und erhaltender Kräfte ist, steht damit fest, daß auch das *xue* sich in den Leitbahnen bewegt.

Von den aktiven Aspekten der Energie wird nur von der Wehrenergie ausdrücklich ausgesagt**, daß sie *nicht* auf die Leitbahnen beschränkt sei. Hingegen geht aus vielen klassischen und aus unzähligen nachklassischen Aussagen hervor, daß das *qi*, das

---

* Einzelheiten der klassischen Theorie findet man in Porkert, *Theoretische Grundlagen* . . ., S. 138–149.

** ebenda, S. 147.

man ja *per definitionem* durch die Nadelung eines Foramens erreichen muß und erreichen kann, gleichfalls zumindest bevorzugt, wenn nicht ausschließlich sich in diesen Leitbahnen bewegt.

Während also die chinesische Medizintheorie, wie schon einleitend festgestellt und begründet, über die Modalitäten von Funktionen außerordentlich differenziert präzis und streng erfahrungsbezogen argumentiert, gilt dies für das postulierte Substrat, für die Leitbahnen nicht. Denn die Leitbahnen sind eine zur Veranschaulichung funktioneller Beziehungen geschaffene Modellvorstellung und nicht die direkte Beschreibung irgendeines Substrats oder seiner Teile. Bis an die Schwelle des 20. Jahrhunderts gibt es in der chinesischen Medizinliteratur nichts, was mit Harveys Beschreibung des Blutkreislaufs oder gar mit einer histologischen, also mikroskopischen Anatomie des Gefäßsystems vergleichbar oder identifizierbar wäre. Es ist eine von westlichen Wissenschaftsdilettanten im 19. Jahrhundert in die Welt gesetzte, von den Chinesen begierig aufgegriffene Mär, daß die Chinesen den Blutkreislauf 2000 Jahre vor Harvey entdeckt hätten.

Für den modernen wissenschaftlich geschulten Praktiker und erst recht Forscher ist festzuhalten, daß das Postulat der Sinarterien in der chinesischen Medizin eine denkbar gründliche und gesicherte funktionelle, nirgendwo aber eine anatomisch substrative Begründung erhalten hat. (Eine solche Feststellung ist kein Widerspruch. Viele im engen und strengen Sinn wissenschaftliche Disziplinen der Gegenwart wie etwa die Astronomie oder die Physik der Elementarteilchen operieren nahezu ausschließlich mit funktionellen, d. h. dynamischen Daten: Die Bahnen von Himmelskörpern sind keine stofflichen, demontier- oder betonierbaren Bahnen, sondern energetische, die Richtung von Bewegungen definierende Bahnen. Ähnliches gilt für die Verhältnisse im atomaren und subatomaren Bereich.) Insofern sind histologische Forschungen über den stofflichen Nachweis der Leitbahnen ein medizinhistorisches Phänomen des 20. Jahrhunderts. Mit einem Beweis, einer Erklärung, einem rationalen Verständnis der Akupunktur haben sie absolut nichts zu tun.

Umfassend und allgemein formuliert kann man also das Postulat der chinesischen Leitbahnen (Sinarterien) als ein System von Verbindungen zwischen Punkten erhöhter Wirkkonzentration oder erhöhter funktioneller Bedeutung bezeichnen.

Alle Reizpunkte (Foramina) der Körperoberfläche sind solche Punkte erhöhter Wirkungskonzentration, wobei wir uns aber gleichzeitig gegenwärtig halten, daß nicht zwei Punkte hinsichtlich der individuellen Ausprägung der sich in ihnen manifestierenden Wirkung vergleichbar sind. Leitbahnen verbinden aber Punkte ähnlicher, somit verwandter Wirkungen miteinander. Die Leitbahnen stehen mehr oder minder untereinander in Beziehung. Vor allem aber gelten die Leitbahnen auch als Vermittlerinnen der Wirkung zwischen Oberfläche (*species*) und Tiefe (*intima*).

Dennoch wird das im Körperinnern als *intima* bezeichnete Widerlager der Funktionen in Gestalt der *orbes* (*zangfu*) wiederum nur funktionell, d. h. in seinen aktuellen, dynamischen Manifestationen (*xiang* = Erscheinungen, Bildern) beschrieben und nicht analytisch materiell. Wenn wir also im Klassiker lesen, eine Leitbahn trete durch das Zwerchfell, verbinde sich mit dem *orbis stomachi*, knüpfe an den *orbis lienalis* ..., so sind solche Aussagen als Modell für eine Wirkbeziehung verstanden, von klarer Bedeutung; als Beschreibung materieller Verhältnisse hingegen sind sie absolut unverbindlich, ja irreführend. (Als irreführend, ja schlichtweg als Verfälschung klarer Aussagen und Absichten der chinesischen Medizintheorie müssen gar jene erst in der Mitte des 20. Jahrhunderts Mode gewordenen Akupunkturtafeln gelten, auf welchen nicht nur der äußere Leitbahnverlauf topologisch sorgfältig dargestellt wird, sondern auf denen auch der innere vor dem Hintergrund anatomisch transparenter Organe mit punktierten Linien eingezeichnet wird. Dem ahnungslosen Anfänger wird damit nicht nur suggeriert, die Chinesen hätten etwas über anatomische Beziehungen aussagen wollen, sondern, viel gravierender, die Einwirkung auf Leitbahnen intendiere indirekt eine Einwirkung auf Organe.)

Die Gliederung des Leitbahnsystems

Der sich an bestimmten Stellen sammelnden, an anderen Bereichen verdünnenden, verflüchtigenden Wirkung von *qi* und Lebensäußerungen entspricht eine gestufte Gliederung der Leitbahnen. Man unterscheidet

1. Hauptleitbahnen = *sinarteriae cardinales* (*jing* oder *jingmo*), kurz „Cardinales".

Es gibt die „Zwölf Hauptleitbahnen" oder, was praktisch, wenn auch nicht systematisch vollkommen konsequent ist, wenn man die in der Medianen verlaufenden, also unpaarigen *sinarteriae regens et respondens* (*dumo* und *renmo*) hinzuzählt, 14 Hauptleitbahnen.

Hinzu kommen

2. 12 Leitbahnzweige (*sinarteriae paracardinales*, *jingbie*) und

3. 8 unpaarige Leitbahnen (*cardinales impares*, kurz „Impares").

Zu den Hauptleitbahnen treten von diesen abgehende feinere Verzweigungen, durch welche — wie auch schon die chinesischen Ausdrücke dies deutlich machen — eine Vernetzung und innige Verbindung des gesamten Systems stattfindet, nämlich

4. 15 Netzleitbahnen (*sinarteriae reticulares, luomo*), dazu
5. Netzbahnzweige (*sinarteriae parareticulares, bieluo*) und endlich
6. „Netzbahnen der 3. Generation" (*reticulares parvulae, sunluo*).

Die *cardinales* und die ihnen zugeordneten *reticulares* verlaufen an der Körperoberfläche in der Haut und stehen nach innen mit der *intima*, d. h. eine jede *cardinalis* mit einem bestimmten Orbis („Funktionsbereich"), in Verbindung. Diese Annahme einer Verbindung zwischen Oberfläche und Tiefe gestattet einerseits die Erklärung, weshalb exogene Einflüsse über die Oberfläche in die Tiefe dringen können; aber auch umgekehrt, weshalb endogene Störungen durch ihre Projektion auf die Körperoberfläche einer eindeutigen Diagnose und wirksamen therapeutischen Beeinflussung zugänglich sind.

Der Vollständigkeit halber sind auch noch als weitere systematisierende Postulate

7. die 12 Muskelleitbahnen (*nervocardinales, jingjin*) und endlich
8. die Hautregionen (*cutis regiones, pibu*) zu nennen.

Die Hauptleitbahnen (*sinarteriae cardinales*, kurz „Cardinales")

Die 12 Hauptleitbahnen bzw. — unter Einschluß der *ss. regens et respondens*, die 14 Hauptleitbahnen — bilden das tragende Gerüst des sinarteriologischen Systems. Die 12 *cardinales* im engen Sinn sind paarig angeordnet, verlaufen also spiegelsymmetrisch über rechte und linke Körperhälften.

Jede *cardinalis* steht mit einem Orbis in Beziehung, und zwar jede Yin-Leitbahn, jede *cardinalis yin* mit einem Yin-Orbis („Speicherorbis", *orbis horrealis*) und jede Yang-Leitbahn (*cardinalis yang*) mit einem Yang-Orbis („Durchgangsorbis", *orbis aulicus*).*

Die Komplementarität von Yin und Yang und von Yin- und Yang-Orbis findet in der Komplementarität der den entsprechenden Orbes zugeordneten Leitbahnen nicht nur ihre theoretische, sondern vor allem auch ihre empirisch konkrete Vollendung: Jede *cardinalis yin* (Yin-Leitbahn) begegnet der ihr komplementären *cardinalis yang* an der Spitze der Finger oder der Zehen.

---

* Man vgl. Porkert, *Theoretischen Grundlagen . . .*, S. 90 ff. Vieles spricht dafür, daß die Ergänzung eines 6. *orbis horrealis* (Yin-Orbis) vermutlich um die Zeitwende oder kurz danach im wesentlichen durch die Symmetrieforderung der damals sich entfaltenden Sinarteriologie vollzogen worden ist.

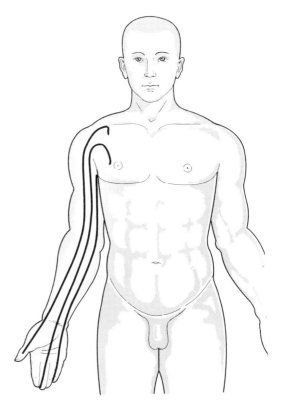

Die drei Yin-Leitbahnen des Arms   *Abb. 34*

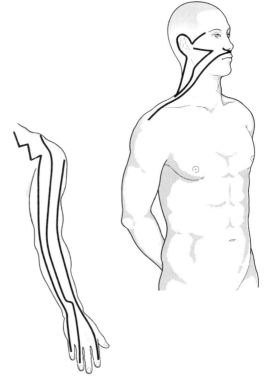

Die drei Yang-Leitbahnen des Arms   *Abb. 35*

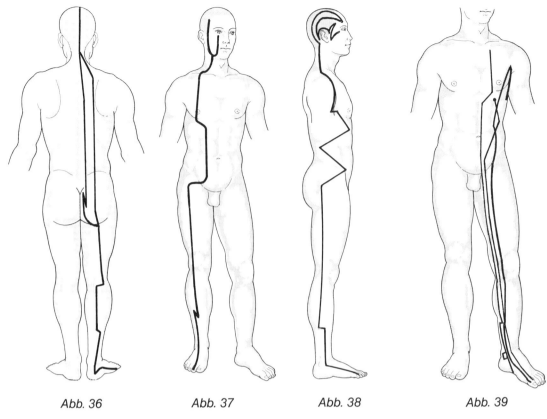

| *Abb. 36* | *Abb. 37* | *Abb. 38* | *Abb. 39* |

Abb. 36–38: Die drei Yang-Leitbahnen des Beins   Abb. 39: Die drei Yin-Leitbahnen des Beins

Überdies kommt die Polarität von Yin und Yang, von *species* und *intima*, von Außen und Innen, Oben und Unten im gesamten Leitbahnverlauf zum Ausdruck. So verlaufen alle Yin-Leitbahnen (*cardinales yin*), die zu einem Yin-Orbis (*orbis horrealis*, „Speicherorbis") gehören, von der Bauch- bzw. Brustseite des Rumpfes (Yin) über die Innenseite (Yin) der Gliedmaßen.

Und es verlaufen alle als Yang qualifizierten Leitbahnen (*cardinales yang*), die zu einem Yang-Orbis (*orbis aulicus*, „Durchgangsorbis") gehören, vom Kopf (die Zusammenkunft, *conventus*, aller Yang-Leitbahnen) über den Rücken (Yang) über die Außenseite (Yang) der Gliedmaßen.

Und weiter, die Leitbahnen jener Orbes, von denen man annimmt, daß ihr Substrat oberhalb des Zwerchfells liege — das sind die *orbes cardialis, pericardialis et pulmonalis* —, verlaufen mit ihrer Leitbahn an der oberen Extremität (Yang); und die Leitbahnen jener Orbes, von denen man annimmt, daß ihr Substrat unterhalb des Zwerchfells (Yin) liege — das sind die *orbes hepaticus, lienalis et renalis* —, verlaufen über die unteren Extremitäten.

Kreislauf der Energie

Wie schon oben (s. S. 2 f.) angedeutet, wird in absolut allen chinesischen Wissenschaften jedes dynamische Phänomen unter Bezug auf direktionale, also qualitative Normkonventionen eindeutig und allgemeinverbindlich definiert. Solches Vorgehen setzt voraus, daß sich bestimmte Richtungen (Qualitäten) innerhalb verschieden dimensionierter, aber auf jeden Fall geschlossener Zyklen periodisch und damit nachvollziehbar und identisch qualifizierbar wiederholen.

Selbstverständlich gilt solches auch für die Dynamik der Lebensvorgänge in einem Individuum, erst recht für jene Abläufe, die in dem präzis umschriebenen System der Leitbahnen postuliert und modellhaft veranschaulicht werden.

Man beachte allerdings, daß Kreislauf hier nicht als eine primär oder gar ausschließlich topologisch vorgestellte und nachweisbare Bewegung von Stoff oder Masse verstanden ist (wie etwa die Bewegung von Blut durch Adern, die Bewegung von Wasser durch die Elemente einer Zentralheizung usw.).

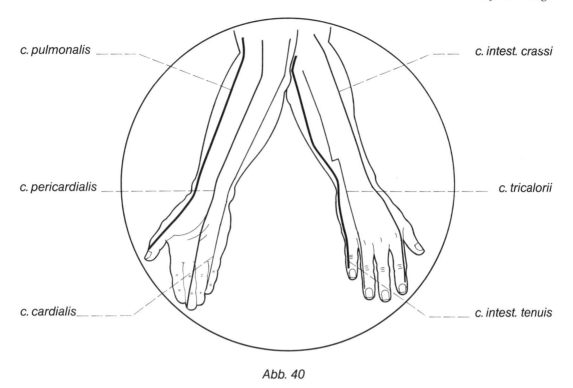

Abb. 40

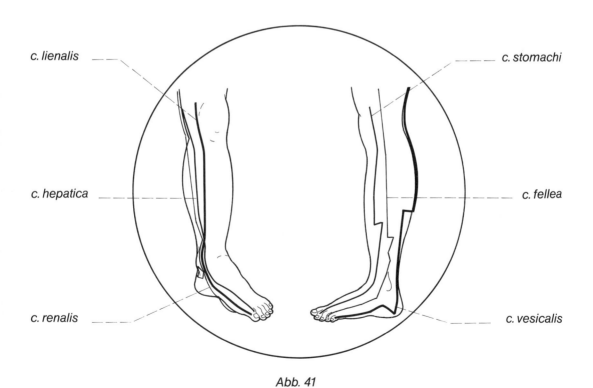

Abb. 41

Kreislauf bedeutet hier vielmehr, daß — wie dies durch die verwendeten Normkonventionen: Yin und Yang, Wandlungsphasen, sechsteiliger Yin- und Yang-Zyklus, Leitbahnsystem, Orbissystem vorgezeichnet ist — bestimmte Qualitäten (Richtungen) sich überlagernder Zyklen zu verschiedenen, aber bestimmbaren Zeiten Maxima, Minima und neutrale Positionen durchlaufen.

Wenn wir aus dem 16. Kapitel des „Angelpunkts der Struktivkraft" (*Lingshu*) erfahren, daß das *qi* im Laufe eines Tages und einer Nacht einmal die 12 Hauptleitbahnen durchlaufe, so bedeutet ein solches Postulat, daß jede Leitbahn und jeder Orbis einmal innerhalb von 24 Stunden deutlich aktiviert erscheint (*qi* = individualspezifisch aktive Energie, Aktivität, aktiver Aspekt von Energie!). Es bleibt dann einer weiter differenzierenden Spekulation, vor allem aber der sorgfältigen empirischen Beobachtung überlassen, festzustellen, d. h. zu bestätigen und zu begründen, ob und zu welchen Zeiten des kalendarischen Tages- oder Jahreszyklus bestimmte Manifestationen (*xiang*, „Erscheinungen") beobachtet werden können. Ein Beispiel für eine solche verfeinerte Schematisierung ist das folgende:

Die Bewegung des *qi* im Mikrokosmos hat im *orbis pulmonalis* ihren Ursprung. Nun entspricht der *orbis pulmonalis* jener Instanz, die den individuellen Rhythmus als Synthese kosmischer Einwirkung und individuellen Integrationsvermögens generiert. Die rhythmischen Impulse werden dem gesamten System mitgeteilt. Modellhaft stellt man

sich deshalb vor, daß das *qi* zunächst durch die Leitbahn des *orbis pulmonalis* über die Innenseite des Arms an die Daumenspitzen fließt, dort in die gekoppelte Yang-Leitbahn (die *cardinalis intestini crassi*) übertritt, in dieser über die Außenseite der Arme zum Kopf gelangt, im Kopfbereich in die gleichfalls durch *splendor yang* qualifzierten *cardinales stomachi* eintritt, in diesen bis an die Fußspitzen fließt, um von dort wieder über die den *cardinales stomachi* komplementären *cardinales lienales* zur Leibesmitte zurückzukehren.

In der Leibesmitte tritt das *qi* vom *orbis lienalis* in den *orbis cardialis* über, fließt dann in dessen Leitbahn abermals an die Spitze der Finger und wechselt dort in die *cardinalis intestini tenuis* über, die zum Kopf zieht.

Am Kopf tritt das *qi* aus der *cardinalis intestini tenuis* in die des *orbis vesicalis*, also in die *cardinalis vesicalis* über, die an die Fußspitze zieht.

Am Fuß wechselt das *qi* in die zu Orbis und *cardinalis vesicalis* komplementäre *cardinalis renalis* über, die auf der Fußsohle entspringt, und zieht abermals in die Leibesmitte zurück.

Hier beginnt ein letzter Zyklus, indem das *qi* dort in den *orbis pericardialis* übertritt und von diesem durch die *cardinalis pericardialis* an die Spitze des Mittelfingers gelangt.

In der Hand wechselt das *qi* dann in die komplementäre Leitbahn des *orbis tricalorii* über und gelangt in jener zum Kopf.

Vom Kopf leitet die *cardinalis fellea* das *qi* auf den Fußrücken, von wo es über Netzbahnen in die komplementäre *cardinalis hepatica* übertritt, die an der Spitze der großen Zehe entspringt. Von jener fließt das *qi* wieder in die Leibesmitte, aus der es zum *orbis pulmonalis* zurückgelangt.

Nachdem alle Zwischenphasen und Übertritte in der Peripherie durch die Polarität, richtiger durch eine differenzierte Polarität von Yin und Yang markiert werden, ist es sinnvoll, sich diese Dreigliederung von Yin und Yang im Hinblick auch auf topographische Verhältnisse zu vergegenwärtigen.*

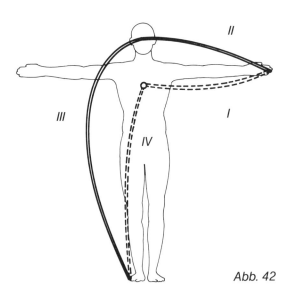

Abb. 42

| **I** Brust – Hand **Yin** | **III** Kopf – Fuß **Yang** |
| **II** Hand – Kopf **Yang** | **IV** Fuß – Brust **Yin** |

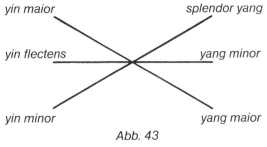

Abb. 43

---

* Ausführlicheres hierzu findet man in Porkert, *Theoretischen Grundlagen* ..., S. 31 ff.

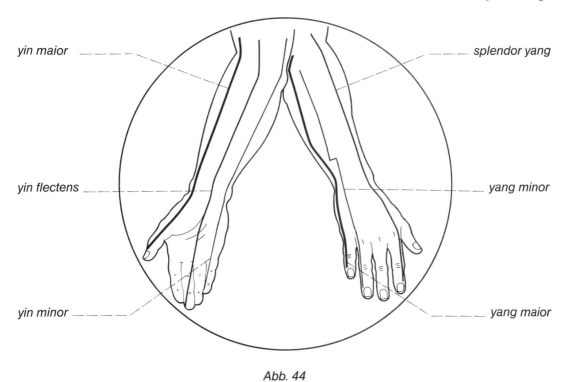

yin maior — — — — — — splendor yang

yin flectens — — — — — — yang minor

yin minor — — — — — — yang maior

Abb. 44

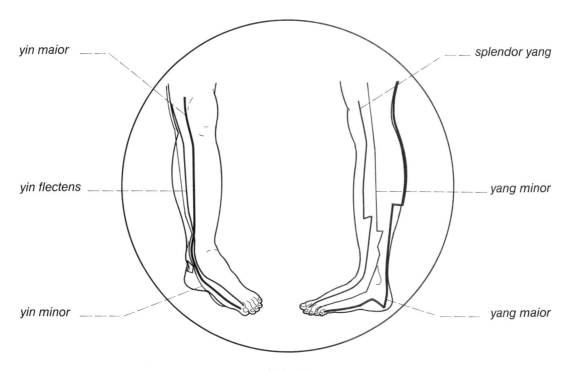

yin maior — — — — — — splendor yang

yin flectens — — — — — — yang minor

yin minor — — — — — — yang maior

Abb. 45

Der Yang-Aspekt wird unterteilt in

splendor yang (*yangming*, „Überstrahlung des Yang"),
yang minor (*shaoyang*, „Junges Yang"),
yang maior (*taiyang*, „Mächtiges Yang");

der Yin-Aspekt wird unterteilt in

yin minor (*shaoyin*, „Junges Yin"),
yin flectens (*jueyin*, „Weichendes Yin") und
yin maior (*taiyin*, „Mächtiges Yin").

Legt man den hier genannten Zyklus einer topographischen Ordnung zugrunde, so ergibt sich für die Qualifizierung der Leitbahnen nach der Yin-yang-Konvention eine Zuordnung wie in den Abbildungen veranschaulicht.

Auch die Zuordnung des zuvor beschriebenen Zyklus des *qi* basiert vor allem auf klinischer Empirie, weshalb sich umgekehrt aus seiner Anwendung ablesen läßt, welche der zwölf Leitbahnen zu bestimmten Stunden erhöht oder im Gegenteil, vermindert dynamisiert erscheinen. Dem *orbis* und der *cardinalis pulmonalis* entspricht die Tageszeit von 3–5 Uhr morgens. Damit ist auch das Phasenmaximum auch aller übrigen Leitbahnen und Orbes festgelegt.

Die Leitbahnzweige (*sinarteriae paracardinales*, kurz „Paracardinales")

Die Leitbahnzweige sind, wie ihr Name deutlich macht, Abzweigungen der Hauptleitbahnen und gehen aus diesen an den Extremitäten proximal der großen Gelenke hervor. Allerdings werden den *paracardinales* keine eigenen Foramina zugeschrieben.

Die *paracardinales* ziehen dann von ihrem Ursprung in der Peripherie in die Tiefe des Rumpfes, treten dort zu vermuteten Substraten der Orbes in Beziehung und setzen sich schließlich auf die Außenseite des Kopfes hin fort. Dort münden ausnahmslos alle *paracardinales* in *cardinales yang*, ohne Rücksicht auf ihre eigene Polarität.

Auf Grund solcher theoretischen Überlegungen erfüllen die *paracardinales* drei Funktionen:

1. sie verstärken das Grundgerüst des Energiekreislaufs zwischen Yin- und Yang-Hauptleitbahnen;
2. sie erweitern den topologischen Einflußbereich über die Hauptleitbahnen hinaus (also bis in den Kopfbereich im Fall der *paracardinales yin*, nachdem die *cardinales yin* den Kopf niemals berühren);
3. sie verstärken durch ihre enge Koppelung mit der Hauptleitbahn deren Stimulationsleitung in bestimmte Bereiche.

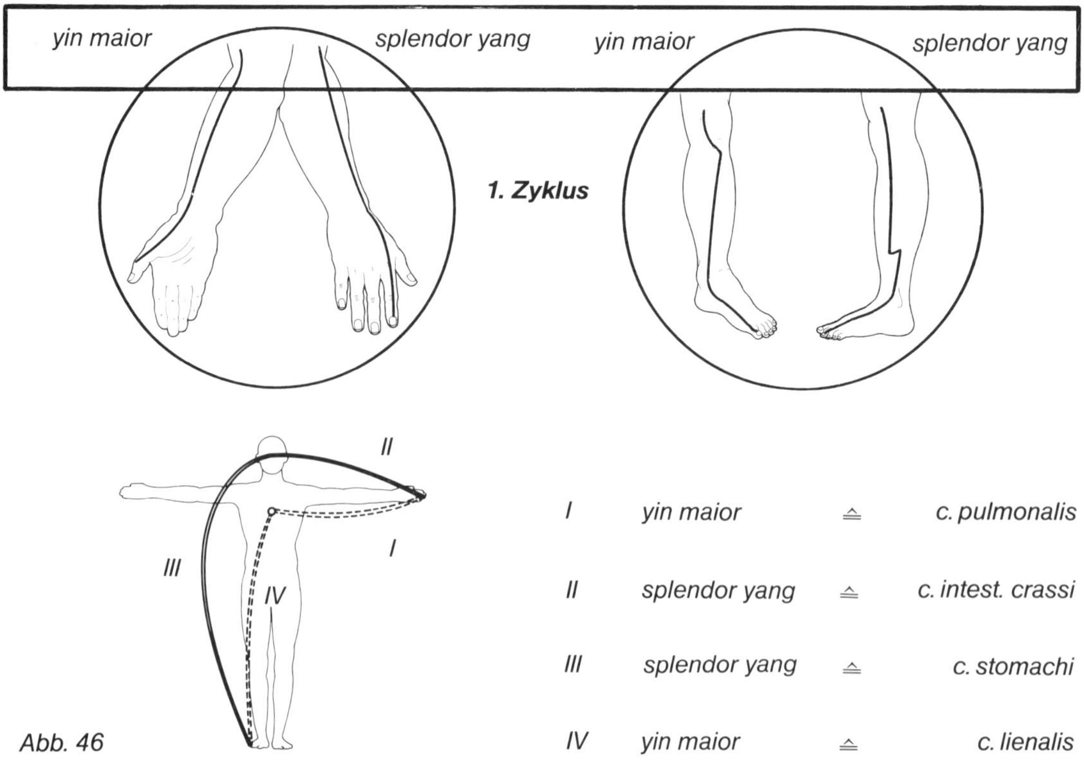

| yin maior | | splendor yang | yin maior | | splendor yang |

1. Zyklus

Abb. 46

I	*yin maior*	≙	*c. pulmonalis*
II	*splendor yang*	≙	*c. intest. crassi*
III	*splendor yang*	≙	*c. stomachi*
IV	*yin maior*	≙	*c. lienalis*

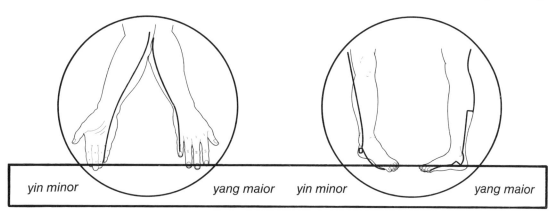

| yin minor | yang maior | yin minor | yang maior |

2. Zyklus

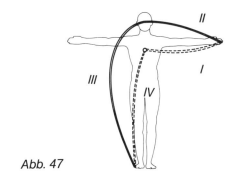

Abb. 47

I	yin minor	≙	c. cardialis
II	yang maior	≙	c. intest. tenuis
III	yang maior	≙	c. vesicalis
IV	yin minor	≙	c. renalis

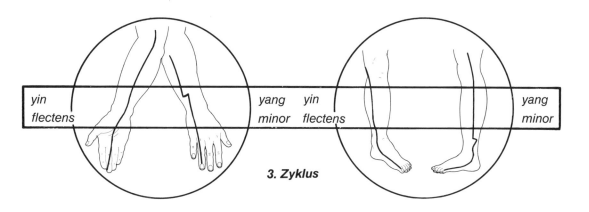

| yin flectens | yang minor | yin flectens | yang minor |

3. Zyklus

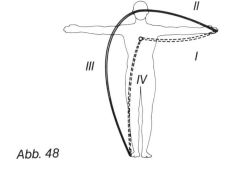

Abb. 48

I	yin flectens	≙	c. pericardialis
II	yang minor	≙	c. tricalorii
III	yang minor	≙	c. fellea
IV	yin flectens	≙	c. hepatica

Die Acht unpaarigen Leitbahnen (*cardinales impares, jijing bamo*)

Die Bezeichnung „unpaarig", *ji*, dieser Leitbahnen weist primär und im Grunde auf den Umstand, daß keine dieser Leitbahnen an einen bestimmten Orbis anknüpft und erst sekundär darauf, daß die wichtigsten unter ihnen auf Symmetrieachsen des Körpers verlaufen, wodurch ihre spiegelbildliche Reproduktion und Verdoppelung ausgeschlossen ist.

Allen unpaarigen Leitbahnen gemeinsam und für jede einzelne unpaarige Leitbahn typisch ist jedoch ihre Aufgabe als „Ausgleichsreservoir". In den klassischen Texten vergleicht man die Hauptleitbahnen mit Flüssen, die *sinarteriae impares* hingegen mit Seen und Altwasser, durch welche der Wasserstand der Flüsse reguliert wird. Solches bedeutet einerseits, daß sie am regulären Kreislauf des *qi* nicht teilnehmen, hingegen imstande sind, überschüssige Energie aufzunehmen und zu speichern und sie bei Bedarf wieder an den Energiekreislauf abzugeben.*

Die Netzleitbahnen (*sinarteriae reticulares, luomo*, kurz „Reticulares")

Wir hatten bereits erfahren (s. S. 53), daß jede Hauptleitbahn (*cardinalis*) in ihrem distalen Ab-

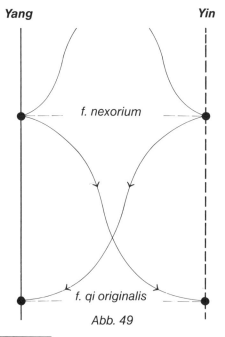

Yang   **Yin**

f. nexorium

f. qi originalis

Abb. 49

schnitt ein sogenanntes *nexorium* aufweist, in dem die *reticularis* entspringt. Von dort zieht sie zur komplementären *cardinalis* und stellt damit durch eine netzartige Verschränkung mit verschiedenen Zweigen sowohl in proximaler wie in distaler Richtung die enge Verbindung zwischen beiden Leitbahnen her. Häufig fungiert als gegenpoliges Foramen das *foramen qi originalis* der komplementären Hauptleitbahn, von dem es heißt, daß es die Energie der in es mündenden Reticularis aufnehme. Das Postulat dieser verschränkten Querverbindung unterstreicht und verdeutlicht die Bedeutung der *reticulares* für den Ausgleich im gesamten System der Hauptleitbahnen (*cardinales*).

Darüber hinaus wird auch den *sinarteriae regens et respondens* zwar je eine *reticularis* zugeschrieben, die aber an keine anderen *cardinales* heranführen. Ähnliches gilt für die *reticularis magna lienalis* (s. unten).

Die Muskelleitbahnen (*sinarteriae nervocardinales, jingjin*, kurz „Nervocardinales")

Das Postulat der *nervocardinales*, also der „Muskelleitbahnen", dient der adäquaten Beschreibung solcher Heteropathien, die vor allem die Muskulatur affizieren und sich auf diese beschränken.

Die zwölf *nervocardinales* stehen mit den zwölf *cardinales* in direkter Verbindung. Sie entspringen nämlich stets in deren *foramina putealia* an den Spitzen der Extremitäten, ziehen durch die *species* — das ist im wesentlichen die Körperoberfläche, nicht nur die Haut —, berühren niemals das vermutete Substrat eines Orbis, sondern ziehen in Anlehnung an ihre Hauptleitbahnen entweder zum Kopf — im Fall der *nervocardinales yang* — oder in das Muskelfleisch des Rumpfes — im Fall der *nervocardinales yin*.

Bedeutsam ist, daß die *nervocardinales* die Gelenke aller Gliedmaßen umfangen und dort sogenannte „Bündelungen" aufweisen. Überdies werden alle *nervocardinales yang* des Fußes im Bereich des Auges, alle *nervocardinales yin* des Fußes im Geschlechtsteil, alle *nervocardinales yang* der Hand im Bereich des Stirnbeins und alle *nervocardinales yin* der Hand im Epigastrium zusammengefaßt.

Aus der besonderen Bedeutung des *orbis hepaticus* für alle Antriebselemente des Bewegungsapparats (*nervus* = Muskeln und Sehnen = *perfectio* des *orbis hepaticus*!) ist auch das Postulat verständlich, daß die *nervocardinalis hepatica* an alle übrigen *nervocardinales* anknüpft.

---

* Man vergleiche hierzu auch unten auf den S. 119 ff. die Ausführungen über die *cardinales impares*.

5. Kapitel: Pathologische Beziehungen

Für die Darstellung pathologischer Zusammenhänge haben im Verlauf der chinesischen Medizingeschichte drei verschiedene Gliederungsmodi Bedeutung gewonnen, nämlich

1. eine orbisbezogene Beschreibung pathologischer Daten, die auf den „physiologischen" Grundpostulaten der Orbisikonographie* aufbaut und alle denkbaren Störungen als „verschiedene Krankheiten", lateinisch *morbi varii*, chinesisch *zabing*, beschreibt und qualifiziert. Nachdem diese Art der Gliederung nicht nur die mit Abstand umfassendste, sondern auch flexibelste und reifste der chinesischen Medizin darstellt, werden wir sie im vorliegenden Buch unserer Betrachtung allein zugrundelegen.

Die beiden anderen Beschreibungsmodi seien hier nur dem Namen nach der Vollständigkeit halber genannt, nämlich

2. die *algor laedens*-Pathologie, zunächst für die Pharmakotherapie bestimmter exogener, mit „schädigender Kälte" in Zusammenhang gebrachter Störungen** verwendet, und

3. die *morbi temperati*-Pathologie, auf Grund klassischer Daten im 18. Jahrhundert zur Beschreibung vorwiegend infektiöser Befunde unter Zuhilfenahme energetischer Postulate angewandt.**

Grundmuster der Darstellung (Paradigma)

Alleiniger Zweck des vorliegenden Kapitels ist es, dem mit der chinesischen Medizintheorie nicht vertrauten Arzt in geraffter Form jene Grundaussagen so darzustellen, daß er verhältnismäßig rasch und sicher zu einer rational begründeten und im Ergebnis prognostizierbaren Behandlung mit Akupunktur und Moxibustion gelangen kann. Im Hinblick auf diese Absicht gliedern wir den Stoff folgendermaßen:

1. **Orbisikonogramm**, d. h. die Zusammenfassung aller wesentlichen Phänomene, in welchen sich die Funktion eines bestimmten Orbis manifestiert.

2. **Leitbahnverlauf** und **Leitbahnpathologie**: Beschreibung der wichtigsten, auf den genannten Orbis bezogenen Leitbahnen sowie der Symptomatologie, soweit sie aus dem Verlauf der Leitbahnen abzuleiten ist.

3. **Orbispathologie**: Beschreibung der Störungen, die unter Zugrundelegung der Normkonventionen als Beeinträchtigung der Orthopathie des genannten Orbis verstanden werden müssen.

Ehe wir in die Pathologie der einzelnen Orbes und ihrer Leitbahnen eintreten, seien zunächst grundsätzliche und allgemeine pathologische Entsprechungen der in der Akupunktur überragend wichtigen Leitkriterien von *repletio* und *inanitas* ins Gedächtnis gerufen, die umfassender als Yang- und Yin-Zeichen eingestuft werden können.

Konstante pathologische Entsprechungen von *repletio* und *inanitas*

repletio	inanitas
Kontrakturen	Erschlaffung, Parese
Spasmen	Einschlafen
Krämpfe	Jucken, Ameisenlaufen
Schmerzen durch Druck verstärkt	Schmerzen durch Druck vermindert
Hyperästhesie	Hypästhesie
Hitzegefühl	Kältegefühl
Brennen	Frieren
rote Effloreszenzen	blasse Effloreszenzen

---

* Vgl. Porkert, *Theoretische Grundlagen . . .*, S. 90 ff.
** Vgl. Porkert, *Lehrbuch der chinesischen Diagnostik*, S. 88 ff und 99 ff.

Die Pathologie der Orbes und Sinarterien im einzelnen

Orbis hepaticus (mit *orbis felleus*)

Ikonogramm

Wandlungsphasenqualifikation und Grundfunktionen

Orbis hepaticus und *orbis felleus* sind durch die Wandlungsphase Holz qualifiziert als potenzierte Aktivität, potentielle Aktivität, Aktivität in ihrer höchsten Potentialität. Daraus ergeben sich die Grundfunktionen des *orbis hepaticus*: Er ist der Sitz und Ursprung von Einbildungskraft, Phantasie, Initiative, Entscheidungsbereitschaft, Entscheidungsfreude; die Instanz, von der Pläne und Überlegungen ausgehen ebenso wie die, in der Mut und Geistesgegenwart ihre Wurzel haben — im Konzert aller Orbes einem „Heerführer" vergleichbar. Der *orbis hepaticus* enthält und schafft jene Potenzen, die es einem Individuum gestatten, mit Enthusiasmus die eigenen Wünsche und Fähigkeiten nach außen zu projizieren, zu verwirklichen.

Dem komplementären *orbis felleus* schreibt man die Bedeutung einer Orientierungsinstanz zu, durch welche solche Initiativen und Entschlüsse gesteuert, gelenkt werden und die gewissermaßen den Einsatz für die Initiativen, das Signal zur Kraftanwendung gibt.

Im gleichen Sinn gilt im Hinblick auf die Energetik der *orbis hepaticus* als „Speicher der individualspezifisch struktiven Energie", also des *xue*, zu dem auch das Blut gehört. Er fungiert gewissermaßen als Ausgleichsreservoir dieser Energie (*mare xue*).

Der *orbis felleus* reguliert ganz allgemein den Fluß aller Formen von Energie, sowohl den der Bauenergie in den Leitbahnen, als auch jenen der Wehrenergie außerhalb der Leitbahnen. (Letzteres ist ein Grund dafür, daß dem *orbis felleus* beiläufig auch eine Beziehung zur Haut zugeschrieben wird: Urtikaria und Ekzeme können oft als Störungen des *orbis felleus* definiert werden.)

Perfectio („Vollkommene funktionelle und körperliche Darstellung")

Seine funktionelle und körperliche Darstellung hat der *orbis hepaticus*, wie gleichfalls aus der eingangs gegebenen Grundqualifikation leicht verständlich, in den *nervus*, chinesisch *jin*, d. h. in den „Muskeln und Sehnen". Es sind jene Elemente, durch welche die aktive Projektion der Persönlichkeit vollzogen, mit denen der Entschlußfreude, dem Tatendrang Ausdruck verliehen werden kann. Die Kraft der Muskulatur, die Festigkeit der Sehnen und Bänder oder, allgemeiner, ein kräftiger Körperbau, athletische Statur, breite Schultern, kräftige Hände und Füße, weisen auf einen stabilen und gut entfalteten *orbis hepaticus*.

Äußere Entfaltung (*flos,* „Blüte")

Die sogenannte äußere Entfaltung der Funktion des *orbis hepaticus* sind die Nägel und das Nagelbett an Fingern und Zehen. An ihrem Aussehen, ihrer Festigkeit und Färbung läßt sich die Verfassung des *orbis hepaticus* auch erkennen.

Sinnesorgan, Körperöffnung, Sinnesfunktion

Augen, Sehkraft, Sehfunktion.

Emotio

Gleichfalls aus der eingangs genannten Wandlungsphasenqualifikation — potenzierte, also zurückgehaltene, aufgestaute Aktivität — ist verständlich, daß Zorn, wie überhaupt jede Art von Iraszibilität ein Zeichen für eine Labilität oder Fehlsteuerung des *orbis hepaticus* darstellt. Erregbarkeit durch äußere und innere Reize führt erst in gesteigerter Form zu Zorn, zu Zornesausbrüchen, Wutanfällen, zu Tobsucht. Labilität oder Belastung des *orbis hepaticus* ist die Vorbedingung für aggressive, unbeherrschte Handlungen und Äußerungsweisen, für Gefühlsausbrüche jeder Art. Umgekehrt haben solche explosiven oder eruptiven Gefühlswallungen schädigende Rückwirkungen auf den *orbis hepaticus*.

Stimmliche Manifestation

Typische stimmliche Äußerung ist das Schreien, das laute Äußern von Gefühlen und Impulsen.

Jahreszeit, Tageszeit

Entsprechend der Wandlungsphasenqualifikation besteht eine Beziehung zum Frühling und zum frühen Morgen. In dieser Zeit zeigt der *orbis hepaticus* eine besondere Labilität, eine erhöhte Empfindlichkeit gegenüber pathogenen oder therapeutischen Einflüssen. Umgekehrt verhält es sich im Herbst und am Nachmittag, wenn die Beeinflußbarkeit und Lenkbarkeit des *orbis hepaticus* vermindert erscheint.

Klima

Unter den exogenen Noxen, d. h. den klimatischen Exzessen steht *ventus*, gleichfalls qualifiziert durch die Wandlungsphase Holz, in besonderer Beziehung zum *orbis hepaticus*. Das bedeutet nicht nur, daß vorübergehende Windstöße oder Luftzüge, sondern eine windreiche Jahreszeit oder ein sehr windiges Klima die Funktionen des *orbis hepaticus* prüfen und u. U. destabilisieren, damit zu Gefühlsausbrüchen, zu Sehstörungen, heftigem Krafteinsatz oder diffusen Schwächegefühlen Anlaß gebend.

Aber auch in ihrer Symptomatik und Wirkung der exogenen Noxe vergleichbare endogene Impulse sind als *ventus* zu definieren und zu behandeln.

Sapor (d. h. Nahrung, Arznei einer bestimmten Geschmacksrichtung)

Saure Sapores, u. U. von flankierender diagnostischer Bedeutung.

Geruch

Nach saurem Schweiß oder Urin.

Farbe

Entsprechend der Wandlungsphasenqualifikation grün oder blaugrün.

Hauptleitbahnen

Die dem *orbis hepaticus* zugeordnete *cardinalis* ist die *cardinalis yin flectentis pedis*; die dem *orbis felleus*

zugeordnete *cardinalis* ist die *cardinalis yang minoris pedis*. Zusammen bilden sie im 3. Zyklus das 2. Gespann.

Die Hauptleitbahn des *orbis hepaticus*: die *cardinalis hepatica*

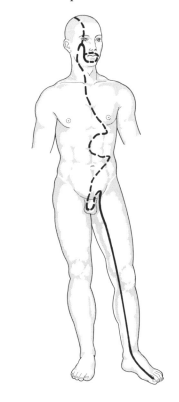

cardinalis hepatica   *Abb. 51*

Verlauf:*

Die Leitbahn beginnt an der fibularen Seite distal an der großen Zehe, zieht über den Fußrücken in ein PZ Abstand vom *malleolus medialis* an die Unterschenkelinnenseite. 8 PZ oberhalb dieses *malleolus* kreuzt sie sich mit den beiden anderen Yin-Leitbahnen (d. h. den *cardinales lienalis et renalis*), zieht dann hinter der *cardinalis lienalis* zum Kniegelenk, und von dort an der Innenseite des Oberschenkels bis zur Schambehaarung. Von dort erreicht sie über das Hypogastrium das Genitale und knüpft an den

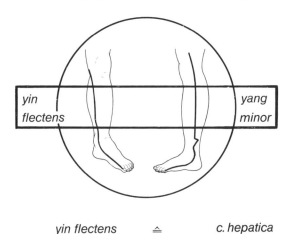

| yin flectens | ≙ | c. hepatica |
| yang minor | ≙ | c. fellea |

Abb. 50

---

* Die hier und nachfolgend unter „Verlauf" jeweils gegebenen Schilderungen eines Leitbahnverlaufs entsprechen jenen der frühesten klassischen Darstellung, nämlich der in Kapitel 10 und 11 des „Angelpunkt der Struktivkraft" (*Lingshujing*) — vgl. Porkert, *Theoretische Grundlagen ...*, S. 153f und 164ff. Es sei ausdrücklich daran erinnert, daß der für das Körperinnere angegebene Leitbahnverlauf Postulaten entspricht, die aus der Beobachtung syndromer Störungen, *nicht* hingegen aus der Untersuchung von anatomischem Substrat abgeleitet worden sind.

orbis hepaticus an. Die Leitbahn durchquert dann das Zwerchfell, strahlt an die Rippen aus und zieht über die Rückseite von Trachea und Kehlkopf zum Kopf. Dort tritt sie zur Augenregion in Beziehung und erreicht schließlich den Scheitel.

Ein Seitenzweig zweigt in der Augenregion von der Leitbahn ab, zieht zur Mandibula und umfängt die Innenseite der Mundöffnung.

Ein anderer Seitenzweig verbindet den *orbis hepaticus* mit dem *orbis pulmonalis*.

Symptomatik bei Affektionen der *cardinalis hepatica*:

Schmerzen, Sensibilitätsstörungen, Störungen der Motorik sowie Hautaffektionen im Verlauf der an der Körperoberfläche liegenden Leitbahn. — Man vgl. stets oben den Abschnitt über die allgemeinen Leitbahnstörungen. Ferner:

Schwächegefühl in den unteren Extremitäten
Völlegefühl in Brust und Epigastrium
Erkrankungen, insbesondere Schwellungen oder Hernien in der Umgebung des Skrotums
gynäkologische Erkrankungen aller Art
Urininkontinenz
Anurie
Schmerzen in der Taille, die Bewegungen und Beugungen behindern
trockener Rachen
Erbrechen, Würgen, Aufstoßen
Diarrhoe oder Obstipation

Die Hauptleitbahn des *orbis felleus*: die *cardinalis fellea*

Verlauf:

Die Leitbahn beginnt am *canthus lateralis*, zieht über die Schläfe empor an die Haargrenze, folgt jener zunächst abwärts, sodann nach hinten — und dabei hinter dem Ohr herum wieder abwärts. Sie verläuft dann vor der *cardinalis tricalorii* an den Hals, kreuzt diese Leitbahn auf der Schulter und dringt in der *fossa supraclavicularis* in die Tiefe.

Ein Seitenzweig geht hinter dem Ohr von der Cardinalis ab, dringt in das Ohr ein, taucht vor diesem wieder an die Oberfläche und verläuft dann bis nahe an den *canthus lateralis*.

Von diesem Seitenzweig zieht eine weitere Verzweigung vom *canthus lateralis* abwärts in Richtung auf das Foramen *magnum accipiens*, S5, gelangt zusammen mit der *cardinalis tricalorii* bis unter das Auge und zieht dann über Mandibula und Hals in die *fossa supraclavicularis*. Dort senkt sie sich in den

Brustraum ab, knüpft nach dem Durchtritt durch das Zwerchfell an den *orbis hepaticus* an, verbindet sich mit dem *orbis felleus* und zieht sodann an der Innenseite der Rippen und des Bauchs bis zum Foramen *impedimentale qi*, S30, in dem sie hervortritt, verläuft von da ab an der Schamhaargrenze horizontal und endet schließlich im Foramen *cardo femoralis*, F30, am Hüftgelenk.

Die direkte Fortsetzung der Cardinalis verläuft aus der *fossa supraclavicularis* abwärts in die Axilla, von dieser an der Außenseite des Brustkorbs abwärts bis zum Foramen *cardo femoralis*, F30. Von dort aus setzt sie sich an der Außenseite von Oberschenkel, Knie und Unterschenkel bis auf den *malleolus lateralis* fort und zieht von diesem über den Fußrücken zur femoralen Seite der 4. Zehe.

Ein weiterer Seitenzweig tritt am Fußrücken aus und zieht zwischen Metatarsale I und II zur Spitze des Halux.

Symptomatik bei Affektionen der *cardinalis fellea*:

Schmerzen, Störungen von Sensibilität oder Motorik sowie Hauterscheinungen im Leitbahnverlauf.

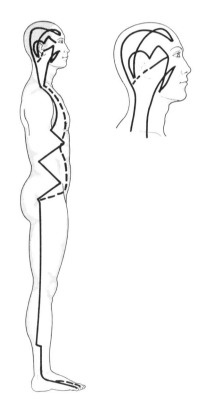

Abb. 52   **cardinalis fellea**

Beine und Füße kalt und schmerzhaft
Hitze am Fußrücken und an der Außenseite der
Waden
allgemeine Gelenksbeschwerden
Schmerzen in Brust und Brustwand
Augendruck
Fieber und Frösteln, Zittern und Schüttelfrost
Taubheit, Schwerhörigkeit
bitterer Mundgeschmack
Bedürfnis zu seufzen
Schwellungen in der Axilla
spontane Schweiße.

Die Leitbahnzweige (*sinarteriae paracardinales*) der *orbes hepaticus et felleus*

Die *paracardinalis hepatica* entspringt oberhalb
des Fußes im Foramen *altare medium*, H4 aus der
Cardinalis. Sie setzt sich dann zu den Schamhaaren
fort, vereinigt sich am Foramen *os curvum*, Rs2, mit
der *paracardinalis fellea*, mit welcher sie gemeinsam
zum äußeren Augenwinkel und dem dort gelegenen
Foramen *cella pupillae*, F1, zieht. Hier liegt die 2.
Coniunctio.

Die *paracardinalis fellea* geht im Foramen *cardo
femoralis*, F30, aus der Cardinalis hervor, läuft über
die Hüfte zum Foramen *os curvum*, Rs2, in dem sie
sich mit der *paracardinalis hepatica* vereint und mit
dieser dann wie beschrieben zum Foramen *cella pupillae*, F1, gelangt.

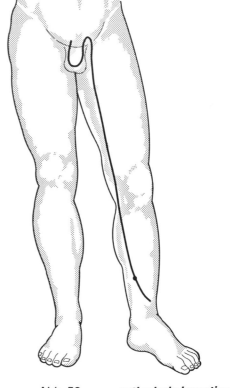

Abb. 53   **reticularis hepatica**

Die Netzleitbahnen (*sinarteriae reticulares*) der *orbes hepaticus et felleus*

Reticularis hepatica

Verlauf:

Die Reticularis entspringt am Foramen *canalis
teredinis*, H5, und tritt sogleich in die *cardinalis fellea* ein. Ein Nebenzweig der Reticularis zieht empor in Skrotum und Penis.

Symptomatik:

Bei *inanitas* Jucken der Sexualorgane, aber auch
an anderen Körperstellen. (Therapie: *Dispulsio* des
Foramen *qi originalis*: *impedimentale maius*, H3;
suppletio des korrespondierenden Nexoriums: *lumen ac splendor*, F37.)

Bei *repletio* schmerzhafte Erektionen, aber auch
schmerzhafte Schwellungen des Genitale. (Therapie: *Dispulsio* des *foramen nexorium: canalis teredinis*, H5.)

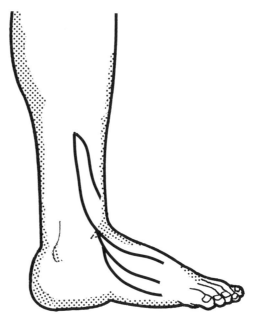

Abb. 54   **reticularis fellea**

o. hepaticus
o. felleus

Reticularis fellea

Verlauf:

Die Netzbahn beginnt im Foramen *lumen ac splendor*, F37, und dringt in die *cardinalis hepatica*. Seitenzweige erstrecken sich netzförmig über den Fußrücken.

Symptomatik:

Bei *inanitas* Abmagerung der unteren Extremitäten, schlaffe, kraftlose Beine, Unfähigkeit sich zu erheben. (Therapie: *Dispulsio* des Foramen *qi originalis: agger monticuli*, F40; *suppletio* des korrespondierenden *foramen nexorium: canalis teredinis*, H5.)

Bei *repletio*: eiskalte Füße und Beine. (Therapie *Dispulsio* des *foramen nexorium: lumen ac splendor*, F37.)

Die Muskelleitbahnen (*sinarteriae nervocardinales*) der *orbes hepaticus et felleus*

Nervocardinalis hepatica

Verlauf:

Die *nervocardinalis hepatica* beginnt am *puteale hepaticum*, also an der großen Zehe, zieht parallel mit der Cardinalis bis zur Leiste und vereinigt sich dort mit den übrigen Nervocardinales (s. S. 74).

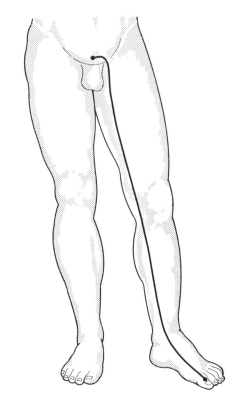

Abb. 55   **nervocardinalis hepatica**

Symptomatik:

Motorische und sensible Störungen im Leitbahnverlauf.

Potenzschwäche bis zur Impotenz;
algor-Heteropathien führen zu einer Kontraktion, *calor*-Heteropathien zu einer Erektion des Penis.

Nervocardinalis fellea

Verlauf:

Sie beginnt am *puteale felleum* der Cardinalis, mithin an der 4. Zehe, folgt dann der Cardinalis über den *malleolus externus*, Unter- und Oberschenkel, über Hüfte und Brust zur *fossa supraclavicularis*. Von dort aus verläuft sie hinten um das Ohr herum vor der Hauptleitbahn, kreuzt auf dem Schädeldach die kontralaterale Nervocardinalis im Foramen *conventus omnium*, Rg20, und zieht dann auf der Gegenseite herab zu Unterkiefer und Wange.

Symptomatik:

Schmerzen und motorische Störungen im Leitbahnverlauf, Unfähigkeit das kontralaterale Auge zu öffnen.

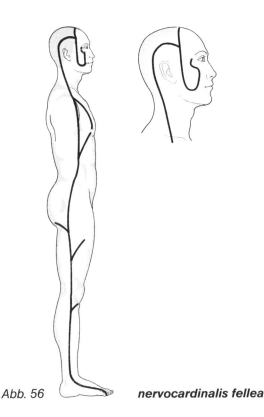

Abb. 56   **nervocardinalis fellea**

Gesamtsymptomatik des *orbis hepaticus*

Soweit sich die Wirkung von Agenzien und Heteropathien nicht lokalisieren läßt,* wird stets ein ganzer Funktionsaspekt eines Individuums, im Grunde die Gesamtfunktion des Individuums, von Agenzien und Heteropathien abgelenkt, gestört. Deshalb steht die Orbissymptomatik als Postulat mittlerer Größenordnung gewöhnlich im Mittelpunkt der diagnostischen und therapeutischen Überlegungen. Im einzelnen sind für den *orbis hepaticus* folgende Störfaktoren von besonderer Bedeutung:

Ventus

Durch die Wandlungsphasenqualifikation Holz ist der *orbis hepaticus* als potentielle oder potenzierte Aktivität, also als die Bereitschaft zu oder die Bereitstellung von Aktivität definiert. Entsprechend zeigt er gegenüber dem in gleicher Weise qualifizierten Agens *ventus* eine besondere Anfälligkeit. Dieses Agens kann (s. S. 44) sowohl von außen als klimatischer Exzeß oder auch von innen bei einer konstitutionell vorgegebenen, gesteigerten Erregbarkeit oder Labilität wirksam werden, wobei Faktoren und Episoden wie:
Klimawechsel
Exzesse *in vino et venere*
Infektionen
Defizienz des *qi primum* im *orbis renalis* (der *orbis renalis* entspricht nach der Sequenz I der Wandlungsphasen der „Mutter" des *orbis hepaticus*)
unausgeglichene Bilanz zwischen Bau- und Wehrenergie
inanitas yin hepatici
diese Störung äußerlich und beiläufig begünstigen können.

Zur Symptomatik von *ventus hepaticus* gehört grundsätzlich und unbedingt:
pp. chordales und ein verdünnter Zungenbelag;

von Fall zu Fall können hinzutreten:
pp. intenti, intermittentes, inanes, superficiales sowie umherziehende Schmerzen [Neuralgien]
Nackensteife
Empfindlichkeit gegen Zugluft, häufiges Niesen
Reizbarkeit, Erregbarkeit

Sehstörungen, Sehunschärfen, *mouches volantes*
Schmerzen in den Flanken
Steifigkeit des Ganges
Verlangen nach süßen Sapores
Krämpfe
Steifigkeit der Zunge
Tendenz zur Zyanose der Lippen und Nägel
Schweiße
dunkle Augenringe
Beklemmungsgefühl auf der Brust

Therapie:

Zur Therapie sind u. a. folgende Foramina in Betracht zu ziehen:
interstitium ambulatorium, H2
clusa genus, H7
fons curvus, H8
stagnum venti, F20
cardo femoralis, F30
fons tumuli yang, F34
monticulus externus, F36
lumen ac splendor, F37
campana suspensa, F39
vicus communicans, C5.

Repletio

Wenn der *orbis hepaticus* vor allem durch endogene Faktoren (*emotiones*), durch aufgestaute Erregung geschädigt ist, und seine Energien nicht abfließen können, leidet darunter die harmonische Entfaltung seiner Funktionen (Phantasie, Initiative, Mut), und es kommt zu Gegenläufigkeiten (Kontravektionen) der Energie mit folgender Symptomatik:

Grundsätzlich *pp. chordales* und verdünnter Zungenbelag;
Reizbarkeit, Jähzorn, Zornesausbrüche
Krampfbereitschaft, Verspannungen; ferner, von Fall zu Fall auch:
Kraft- und Antriebslosigkeit
versteckter Groll, Mißgunst, Neid
Indurationen
[Migräne]
Tympanie und Obstipation
Bauchschmerzen mit Durchfall
Verdauungsstörungen aller Art, dabei galliges Erbrechen
gestörte, gewöhnlich stockende oder zu spärliche Regel
Priapismus oder verlängerte Erektion.

Therapie:

Unter anderem können folgende Foramina zur Therapie indiziert sein:

---

* Solches ist theoretisch überhaupt nicht, praktisch hingegen nur insoweit möglich, als Gesamtsymptome aus der gegebenen Situation des Patienten heraus vernachlässigt werden dürfen und müssen. Das Postulat des Orbis bezieht sich stets auf *delokalisierte*, also niemals auf irgendeinen Ort oder ein einzelnes Organ zu beschränkende Funktionen oder Abläufe! — Vgl. oben die S. 12 sowie auch Porkert: *Funktionskreise, ein Postulat der chinesischen Medizintheorie* in ACTA MEDICINAE SINENSIS, II/1982 sowie ERANOS-Vortrag 1983: *Greifbarkeit und Ergriffensein — zum Körperverständnis der chinesischen Medizin*, Frankfurt, 1984.

**0. hepaticus
0. felleus**

interstitium ambulatorium, H2, dispulsiv
impedimentale maius, H3, dispulsiv
altare medium, H4, dispulsiv
inductorium hepaticum, V18, dispulsiv
inductorium felleum, V19, dispulsiv
lacus pedalis, P5, suppletiv
lacrimarum instantium, F41, dispulsiv.

Calor

Grundsätzlich zu beobachten: *pp. chordales et celeri*, verdünnter Zungenbelag, roter Zungenkörper sowie wahlweise, je nach Lage des Falls:
Rötung, Schmerzhaftigkeit, Tränenfluß der Augen
Lichtscheu
Fieber
Rötung der linken Wange
Dunkelfärbung des Urins
Druckgefühl an den Rippenbögen
Schmerzen im Unterbauch
Kopfschmerzen [Migräne].

Therapie:

Unter anderem kommen folgende Foramina therapeutisch in Frage:
interstitium ambulatorium, H2, dispulsiv
impedimentale maius, H3, dispulsiv
fons curvus, H8, dispulsiv
conquisitorium hepaticum, H14, dispulsiv
lacus pedalis, P5, suppletiv
inductorium hepaticum, V18, dispulsiv
inductorium felleum, V19, dispulsiv.

Ardor

Wie wir oben (s. S. 46) erfuhren, kann jedes Agens bei ausreichender heteropathischer Aufladung in *ardor* übergehen. Dies bedeutet, daß eine vorbereitete oder vorhandene *calor*-Symptomatik exazerbiert wird.

Stets vorhandene Symptome sind dann:
pp. celeri, Zungenkörper, der an den Rändern und an der Spitze auffallend rot und dort ohne Belag ist; der übrige Zungenbelag ist gelb oder gelblich
es besteht ein heißer Kopf
große Unruhe oder Reizbarkeit
rotes Gesicht
gerötete, geschwollene Augen
Pulsieren in verschiedenen Körperteilen
trockener Mund;

wahlweise können auftreten:
Drehschwindel
Hitzegefühl in der Brust
Muskelzuckungen
Schwellungen, Schmerzhaftigkeit der Augenlider

Ohrensausen
Taubheit
erschwerte Miktionen
bitterer Mundgeschmack
Blutungen aus Nase und Mund
trockener bis klebriger Zungenbelag
auch Rötung des gesamten Zungenkörpers
heftige Wutausbrüche, Raserei und Ohnmachten.

Therapie:

Folgende Foramina kommen u. a. in Frage:
interstitium ambulatorium, H2, dispulsiv
impedimentale maius, H3, dispulsiv
conquisitorium hepaticum, H14, dispulsiv
inductorium hepaticum, V18, dispulsiv
inductorium felleum, V19, dispulsiv.

Ventus internus

Bedingt durch eine *ardor*-Heteropathie oder auch beim Zusammenbruch der Orthopathie des *orbis hepaticus* tritt auf, was man in der chinesischen Medizin als endogenen *ventus* (*ventus internus*) charakterisiert. Dieser ähnelt symptomatisch teilweise einem *ardor*-Befund; hinzu kommt die auffallende Schädigung des *xue*, also der individualspezifisch struktiven Energien, u. U. auch eine zusätzliche Defizienz des *qi renale*.

Symptomatik:

Grundsätzlich beobachtet man:
pp. superficiales, chordales, inanes
eine Verdünnung des Zungenbelags
eine auffallende Rötung des Zungenkörpers
sowie wahlweise:
Krämpfe und Muskelzuckungen
tetanische Verspannungen
Nackensteife
Paresen allgemein oder Fazialisparese
Gefühlsverlust
kalte Extremitäten
Drehschwindel
Sehstörungen
Ohnmachten
reißende Kopfschmerzen
Hemiplegie
Sprachstörungen
u. U. eine Gelbfärbung (*calor*) oder Klebrigkeit (*humor*) des dünnen Zungenbelags.

Therapie:

Folgende Foramina kommen therapeutisch u. a. in Betracht:
lanx magna, H1, dispulsiv
interstitium ambulatorium, H2, dispulsiv

impedimentale maius, H3, dispulsiv
altare medium, H4, dispulsiv
stagnum venti, F20, dispulsiv
cardo femoralis, F30, dispulsiv
forum ventorum, F31, dispulsiv
fons tumuli yang, F34, dispulsiv
campana suspensa, F39, dispulsiv
lumen ac splendor, F37, dispulsiv
mare minus, C3, dispulsiv
vicus communicans, C5, dispulsiv
lacunae, P7, dispulsiv

sowie eine Stützung des *orbis renalis* (vgl. hierzu die auf diesen bezogenen Eintragungen unten s. S. 111–118).

Algor

Auch das Agens *algor* kann den *orbis hepaticus* affizieren und führt dann zu Blockaden der Leitbahnnen, gleichzeitig damit zu repletiver Symptomatik im Gesamtorbis.

Dabei beobachtet man grundsätzlich:
pp. tardi sive mersi et chordales
einen auffallend feuchten Zungenbelag
einen bläulich oder purpurn (*repletio*) verfärbten Zungenkörper;

ferner von Fall zu Fall:
Chordapsus, der umfassen kann: lanzinierende Schmerzen im Unterbauch mit Ausstrahlung in Hoden und Skrotum, Hodenschwellung, Hernien [Orchitis], Schrumpfung des Skrotums.

Therapie:

Tepefactio der Leitbahn — durch Moxibustion wahlweise an folgenden Foramina:
Interstitium ambulatorium, H2
impedimentale maius, H3
canalis teredinis, H5 sowie
copulatio trium yin, L6.

Inanitas

Bei bestehender Defizienz des *yin renale* kommt es zu einer verminderten Bereitstellung von *jing* (Struktivpotential), wodurch wiederum im Bereich des *orbis hepaticus* die individualspezifisch struktive Energie (*xue*), die zur stofflichen Fundierung des Orbis unerläßlich ist, vermindert bereitsteht. Solches äußert sich durch eine Defizienz des *yin hepaticum*. Das *yin hepaticum* ist das Widerlager und die Gegensteuerung für das *yang hepaticum*, für die aktive Projektion der Potenzen des *orbis hepaticus*. Das *yang hepaticum* schlägt in solchen Fällen wurzellos und ungebändigt nach außen: „nach oben schlagendes *yang hepaticum*".

Typische Symptomatik:

pp. minuti sive chordales et celeri
roter Zungenkörper
verdünnter, oft trockener Zungenbelag
Drehschwindel
Zuckungen der Muskulatur; ferner:
Parästhesien der Gliedmaßen
Ohrensausen, Taubheit
Paresen
Nachtblindheit
spröde Nägel
Schlaf gestört, Träume und Alpträume
bleicher Teint mit plötzlichem Erröten
Regelstörungen
Impotenz, *ejaculatio praecox*.

Therapie:

Bändigung des *yang hepaticum* durch Ergänzung der struktiven Energien des *orbis renalis* und des *orbis hepaticus* und Absenkung des *yang hepaticum*. Hierfür kommen u. a. folgende — in der Regel suppletiv zu stimulierende — Foramina in Frage:

lanx magna, H1
impedimentale maius, H3
copulatio trium yin, L6
canalis teredinis, H5
conquisitorium hepaticum, H14
inductorium hepaticum, V18
inductorium felleum, V19
porta fortunae, Rg4
fons tumuli yang, F34
fons caeruleus, C2.

Gesamtsymptomatik des *orbis felleus*

Der *orbis felleus* entspricht dem aktiven Komplement des *orbis hepaticus*. Sofern eine heteropathische Affektion seine Funktionen akzentuiert, können hervortreten:

Algor oder inanitas

Stets vorhandene Symptomatik:

pp. inanes, minuti, tardi,
blasser Zungenkörper (*inanitas*)
auffallend feuchter Zungenbelag (*algor*);

ferner können auftreten:
Beklemmungsgefühl in der Brust
Übelkeit
Innere Erregtheit
mangelndes Selbstvertrauen
Sehstörungen, Lichtempfindlichkeit

Hypakusis
Schwindel
Schlafstörungen
Verzagtheit, Angst, Entschlußlosigkeit.

Therapie:

Zur Behandlung der genannten Störungen sollten wahlweise die nachfolgend genannten Foramina — in der Regel suppletiv — genadelt oder gemoxt werden:

copulatio yang, F35
subsidia yang, F38
campana suspensa, F39
rivulus coercitus, F43
yin penetrans pedis, F44.

Calor und/oder *repletio*

Stets zu beobachtende Symptomatik:

pp. repleti, celeri, chordales, stets kraftvoll;

sowie je nach Fall:

Somnolenz
Reizbarkeit, Aggressivität
Schläfenkopfschmerz
Schmerzen in den Ohren
Ohrengeräusche (Brummen)
Völlegefühl in der Brust und Leibesmitte
selbstherrliches, neidisches oder eifersüchtiges Auftreten
[Durchblutungsstörungen der unteren Gliedmaßen]
Kälte oder Einschlafen der Extremitäten, vor allem der Füße
dunkle Ringe um die Augen
[Migräne] mit Übelkeit und Erbrechen
Hauteffloreszenzen.

Therapie:

Die nachfolgend aufgeführten Foramina, die u. a. in Frage kommen, sollten in der Regel dispulsierend genadelt werden:

monticulus externus, F36
agger monticuli, F40
lacrimarum instantium, F41
rivulus coercitus, F43
inductorium felleum, V19.

Orbis cardialis (mit *orbis intestini tenuis*)

Ikonogramm

Wandlungsphasenqualifikation und Grundfunktionen

Orbis cardialis und *orbis intestini tenuis* sind durch die Wandlungsphase Feuer qualifiziert als

aktuelle Aktivität, mithin als im Augenblick der Beobachtung gegenwärtige, sich augenblicklich entfaltende Aktivität. Deshalb entspricht der *orbis cardialis* der unmittelbar erfahrbaren Gesamtprojektion eines Individuums, definiert als Präsenz und Kohärenz von Lebensäußerungen.

In den chinesischen Klassikern wird der *orbis cardialis* als „fürstlicher Orbis" bezeichnet, von dem der richtungsweisende Einfluß auf alle übrigen Orbes ausgeht; auch als Sitz der konstellierenden Kraft (*shen*), also jener Kraft, die die Präsenz und Kohärenz der Lebensäußerungen bedingt und trägt: den Zusammenhalt, die Integrität und die Intaktheit der Persönlichkeit, die im einzelnen dann (s. S. 14) als Folgerichtigkeit des Denkens, Klarheit der Sprache, Stetigkeit des Blicks, Geistesgegenwart, Koordination von Lebensfunktionen einschließlich des Zusammenspiels der Pulse faßbar werden. (Man beachte hier, daß der Pulsrhythmus (s. u.) durch den *orbis pulmonalis* induziert und gesteuert wird, hingegen die Harmonie zwischen Atem und Puls, oder der Pulse untereinander, Ausdruck orthopathischer Stärke des *orbis cardialis* ist.)

Der *orbis cardialis* erscheint also als Instanz der Koordination. Ihr Funktionieren kommt in der Kohärenz, in der Schlüssigkeit aller Lebensvorgänge und Funktionen einschließlich des Metabolismus zum Ausdruck.

Der metabolische, d. h. den Austausch von Säften und Nahrungsstoffen regulierende Aspekt wird vorwiegend vom *orbis intestini tenuis* getragen, dem nach klassischer Definition die Scheidung der über die Nahrung aufgenommenen Energien in feine und grobe, klare und trübe, feste und flüssige Bestandteile obliegt.

Perfectio („Vollkommene funktionelle und körperliche Darstellung")

Seine funktionelle und körperliche Darstellung hat der *orbis cardialis* in den das *xue* leitenden Sinarterien, also in jenen Leitbahnen, welche individualspezifisch struktive Energien (Säfte und Blut) im Körper verteilen. Mächtigkeit der Orthopathie des *orbis cardialis* zeigt sich in kräftigem Bau und gesundem Aussehen des Körpers, in abgerundeten, massigen Körperformen, bei großen, jedoch relativ zarten Händen und Füßen; lebhafte, rasche, zielstrebige und konsequente Bewegungen und Handlungen sind ebenso typisch wie eine klare und kräftige Stimme, ein klarer und steter Blick.

Äußere Entfaltung (*flos*, „Blüte")

Seine äußere Entfaltung hat der *orbis cardialis* im Gesicht, im Teint.

Sinnesorgan, Körperöffnung, Sinnesfunktion

Als Sinnesorgan gilt die Zunge, die als Instrument der Rede (*sermo*) am ausdrucksvollsten und nachhaltigsten zur unmittelbaren aktiven Projektion der Gesamtpersönlichkeit beiträgt.

Als Körperöffnung teilt sich der *orbis cardialis* mit dem *orbis renalis* in die Leistungen der Ohren. Solches rührt aus einer empirischen Tradition, die wahrnimmt, daß die aktive Projektion unmittelbar aus dem Yin (aus der Struktivität des *orbis renalis* = konstitutionelle Reserven) ebenso wie aus der Struktion von Gehöreindrücken, Struktion sprachlicher Äußerungen beruht und gespeist wird (s. S. 112).

Emotio

Gleichfalls aus der Wandlungsphasenqualifikation („aktuelle Aktivität", gegenwärtige Projektion) einsichtig ist, daß *voluptas*, die Lust, als die für den *orbis cardialis* spezifische *emotio* genannt wird. Jede übermäßige Projektion — und nur um solche handelt es sich bei einer Schädigung oder Störung des Orbis — führt zu einer Schwächung oder Erschöpfung des *orbis cardialis*. Eine intakte Orthopathie des *orbis cardialis* äußert sich in Heiterkeit, Fröhlichkeit, häufigem Lachen, eine entgleiste, geschwächte Orthopathie in unbezähmbarer Heiterkeit („nach außen schlagendes Yang"), in Wahnideen, fehlender Kohärenz von Schlaf und Wachzuständen, also Schlafstörungen, Erregungszuständen, Alpträumen, Delirien. Aber es zeigen sich hier auch Einflüsse vom *orbis renalis* (wie der *orbis cardialis* durch *yin minor* qualifiziert!) — in Ängsten, in Verdrießlichkeit, Verschlossenheit; oder, sehr viel leichter, in Vergeßlichkeit, Widersprüchlichkeit der Rede und der Handlungen.

Stimmliche Manifestation

Typische stimmliche Äußerung des *orbis cardialis* ist das Lachen entsprechend einer gelösten und unbehinderten Projektion der Persönlichkeit.

Jahreszeit, Tageszeit

Entsprechend der Wandlungsphasenqualifikation besteht eine Beziehung zum Sommer und zum Mittag (zur Tagesmitte). Während dieser Zeiten zeigt der *orbis cardialis* eine besondere Labilität, also eine erhöhte Empfindlichkeit gegenüber pathogenen und therapeutischen Einflüssen. Umgekehrt verhält es sich im Winter und um Mitternacht, wenn die Beeinflußbarkeit und Lenkbarkeit des *orbis cardialis* auf ihrem Tiefpunkt ist.

Klima

Unter den exogenen Noxen, d. h. den klimatischen Exzessen, steht *aestus*, das ist die anhaltende, oft schwüle Hitze des Sommers, gleichfalls qualifiziert durch die Wandlungsphase Feuer, in besonderer Beziehung zum *orbis cardialis*. Das bedeutet, daß während einer Zeit höchster Dynamik der umgebenden Natur auch die aktive Projektion der Persönlichkeit (= *orbis cardialis*) aufs äußerste angefacht, gefährdet, u. U. überfordert wird — wie die bei *aestus*-Befunden (s. u.) dann auftretenden Symptome zeigen.

Sapor (d. h. Nahrung oder Arznei einer bestimmten Geschmacksrichtung)

Bittere Sapores hemmen die Entfaltung und Projektion von Aktivität, gelten also — nicht aus systematischer Überlegung, sondern auf Grund empirischer Feststellung — als Mittel, die die Funktion des *orbis cardialis* in mäßiger Dosierung stützen und erhalten. Werden sie hingegen übermäßig angewandt, so kommt es zu einer überproportionalen Hemmung der Aktivität, zu Tonusverlust und Betäubung.

Ableitend, dispulsiv wirken hingegen (gleichfalls auf Grund empirischer Daten) die süßen Sapores, durch welche die Entfaltung der nachfolgenden Wirkqualität (Wandlungsphase Erde in der Sequenz I) erleichtert und begünstigt wird.

Geruch

Verbrannt riechend — im Einklang mit der Wandlungsphasenqualifikation.

Farbe

Hochrot, scharlachrot — entsprechend der Wandlungsphasenqualifikation.

Hauptleitbahnen

Die dem *orbis cardialis* zugeordnete Cardinalis (Hauptleitbahn) ist die *cardinalis yin minoris manus* (= *cardinalis cardialis*); die dem *orbis intestini tenuis* zugeordnete Cardinalis ist die *cardinalis yang maioris manus* (= *cardinalis intestini tenuis*). Sie entsprechen im 2. Zyklus dem 1. Gespann.

Die Hauptleitbahn des *orbis cardialis*: die *cardinalis cardialis*

Verlauf:

Die Leitbahn beginnt in der Herzregion und verbindet sich mit dem gesamten System des *orbis car-*

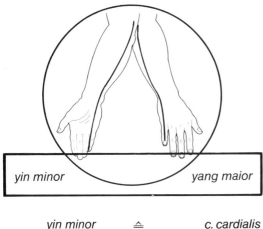

yin minor		yang maior

yin minor	≙	c. cardialis
yang maior	≙	c. intest. tenuis

Abb. 57

dialis. Anschließend tritt sie durch das Zwerchfell und knüpft an den *orbis intestini tenuis* an. Ein Seitenzweig zieht vom *orbis cardialis* entlang der Speiseröhre nach oben und stellt eine Verbindung mit den Augen und deren Umgebung her.

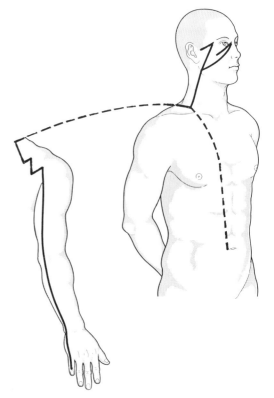

Abb. 59   **cardinalis intestini tenuis**

Die Leitbahn selbst verläuft zum *orbis pulmonalis* und tritt schließlich in der Axilla an die Innenseite des Arms, an welchem sie dorsal der *cardinales pulmonalis et pericardialis* über den Ellbogen zur ulnaren Seite der Unterarminnenseite zieht. Über das *os pisiforme* erreicht sie den Handteller und zieht entlang der Innenseite des kleinen Fingers an der radialen Seite zur Spitze der Endphalange.

Symptomatik:

Schmerzen, Sensibilitätsstörungen, Störungen der Motorik sowie Hautaffektionen im Verlauf der an der Körperoberfläche liegenden Leitbahn. (Vgl. die S. 75 über die allgemeinen Leitbahnstörungen.) Ferner:
Schmerzen und Stiche in der Brust
Schmerzen an Brustkorb und Rippen
Trockenheit der Kehle und heftiger Durst
Hitze und Schmerzhaftigkeit der Handfläche
Steifigkeit des Unterarms
Trübsichtigkeit.

Die Hauptleitbahn des *orbis intestini tenuis*: die *cardinalis intestini tenuis*

Verlauf:

Die Leitbahn beginnt an der ulnaren Seite des kleinen Fingers im Nagelfalz. Sie verläuft an dessen

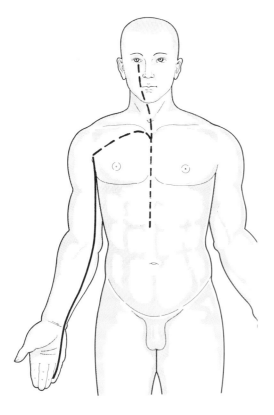

Abb. 58   **cardinalis cardialis**

Außenseite über den Handrücken und überquert den Spalt zwischen *os triquetum* und dem *processus styloideus ulnae*. Sie verläuft anschließend an der Unterseite der Ulna zum Ellbogen und durchquert den Spalt zwischen Olekranon und *epicondylus medialis*, zieht sodann an der Außenseite des Oberarms zur dorsalen Seite des Schultergelenks empor. Von dort verläuft sie über das Schulterblatt um die Schulter durch die *fossa supraclavicularis* zum *orbis cardialis*, mit welchem sie sich verbindet, um schließlich entlang dem Ösophagus weiter abwärts zum Bereich des *orbis stomachi* zu ziehen und im Bereich des *orbis intestini tenuis* zu enden.

Ein Seitenzweig zieht durch die *fossa supraclavicularis* an den Hals und über die Mandibula zum *os zygomaticum*, von dort zum *canthus lateralis* und schließlich in die Nähe des Tragus.

Ein zweiter Seitenast spaltet sich auf der Mandibula ab, zieht an die Nase und schließlich zum *canthus medialis*.

Symptomatik:

Schmerzen, Sensibilitätsstörungen, Störungen der Motorik sowie Hautaffektionen im Verlauf der an der Körperoberfläche liegenden Leitbahn. (Vgl. die S. 75 über die allgemeinen Leitbahnstörungen.) Ferner:
Halsschmerzen [Angina tonsillaris]
Schmerzen und Schwellungen im Hals, Kiefer und Wangenbereich
Verspannung der Halsmuskulatur, Schiefhals [Torticollis]
Schulterschmerzen (insbesondere im latero-posterioren Bereich)
Behinderung, den Arm nach hinten zu bewegen
Schwerhörigkeit
Trübsichtigkeit
[Myopie, Hyperopie]

Die Leitbahnzweige (*sinarteriae paracardinales*) der *orbes cardialis et intestini tenuis*

Verlauf:

Die *paracardinalis cardialis* entspringt in der Tiefe der Axilla (Foramen *porta axillae*, F22), zieht in den Thorax und verbindet sich mit dem *orbis cardialis*. Von hier wendet sie sich nach oben, gelangt in den Kehlkopf, tritt auf das Gesicht und vereinigt sich am *canthus medialis* (Foramen *canthus nasalis*, V1) mit der zugehörigen Hauptleitbahn (4. *coniunctio.*)*

Die *paracardinalis intestini tenuis* beginnt an der Schulter (Foramen *rectum alae*, IT9), tritt in die

---

* Vgl. die Anmerkung zur *paracardinalis hepatica*, S. 79.

Axilla und läuft von dort in den *orbis cardialis* und schließlich zum *orbis intestini tenuis*.

Die Netzleitbahnen (*sinarteriae reticulares*) der *orbes cardialis et intestini tenuis*

Reticularis cardialis

Verlauf:

Die Reticularis nimmt ihren Ausgang im Foramen *vicus communicans*, C5, und dringt gemeinsam mit der *cardinalis cardialis* in den *orbis cardialis* ein. Anschließend stellt sie eine Verbindung zur Zungenwurzel her und endet in der Augenregion.

Ein zweiter Ast zieht zur *cardinalis intestini tenuis*.

Symptomatik:

Bei *inanitas*: Aphasie. (Therapie: *Dispulsio* des Foramen *qi originalis*: *impedimentale laetitiae*, C7, *suppletio* des korrespondierenden *foramen nexorium*: *adminiculans orthopathiam*, IT7.)

Bei *repletio*: Spannung und Druck auf der Brust. (Therapie: *Dispulsio* des *foramen nexorium*: *vicus communicans*, C5.)

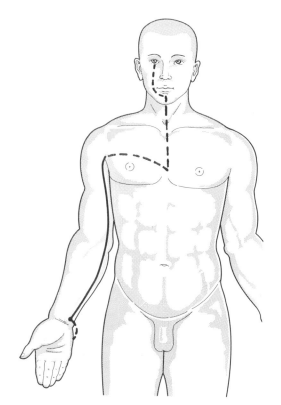

Abb. 60   **reticularis cardialis**

5. Pathologische Beziehungen

Reticularis intestini tenuis

Verlauf:

Die Reticularis entspringt im Foramen *adminiculans orthopathiam*, IT7, und mündet nach innen in die *cardinalis cardialis*. Ein Nebenzweig verläuft nach oben über den Ellbogen und umgibt schließlich netzförmig das Foramen *promontorium humeri*, IC15, auf der Leitbahn des *orbis intestini crassi*.

Symptomatik:

Bei *inanitas*: wildes Fleisch, Furunkel, Schrunden, Schuppen auf der Haut. (Therapie: *Dispulsio* des *foramen qi originalis*: *foramen carpicum*, IT4, *suppletio* des korrespondierenden *foramen nexorium*: *vicus communicans*, C5.)
Bei *repletio*: Bewegungsunfähigkeit im Ellbogen, Erschlaffung der Muskulatur des Bewegungsapparats. (Therapie: *Dispulsio* des *foramen nexorium*: *adminiculans orthopathiam*, IT7.)

Die Muskelleitbahnen (*sinarteriae nervocardinales*) der *orbes cardialis et intestini tenuis*

Nervocardinalis cardialis

Verlauf:

Die Nervocardinalis beginnt am *puteale cardiale*, also an der Innenseite des kleinen Fingers. Sie zieht anschließend mit der Cardinalis zur Axilla, nimmt ihren Verlauf über den *m. pectoralis* zum Sternum und verläuft an der Brustwand abwärts durch das Zwerchfell bis zu einer Verbindung mit dem Nabel.

Symptomatik:

Spannungsgefühl, Spasmen im versorgten Gebiet.

Nervocardinalis intestini tenuis

Verlauf:

Sie beginnt an der Spitze des kleinen Fingers am *foramen puteale* der Cardinalis und verläuft entlang dieser bis zur Axilla.
Ein Nebenzweig zieht von dort über das Schulterblatt und über den Hals zum *processus mastoideus* (= *foramen spasticum*, T18). Von hier zieht ein Seitenzweig in das Ohr hinein, ein anderer um das Ohr herum und auf der Wange herab bis zur Mandibula (= Foramen *magnum accipiens*, S5), um von hier nach oben zum *canthus lateralis* zurückzukehren.
Eine weitere Verzweigung tritt seitlich am Hals hervor, zieht über den Mandibularwinkel nach oben, geht eine Verbindung mit dem *canthus lateralis* ein und endet schließlich im Winkel des Haaransatzes (Foramen *candor yang*, F14).

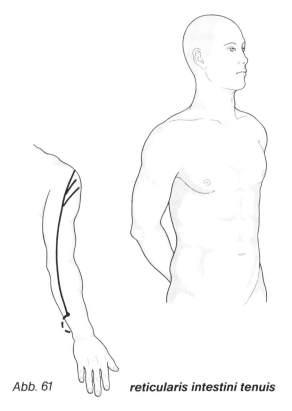

Abb. 61   **reticularis intestini tenuis**

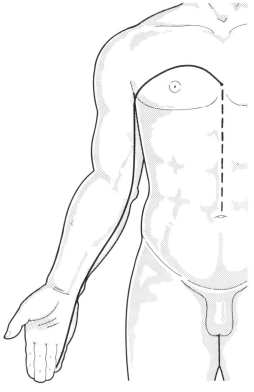

Abb. 62   **nervocardinalis cardialis**

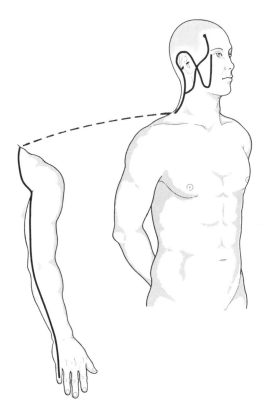

Abb. 63   *nervocardinalis intestini tenuis*

Symptomatik:

Armschmerzen im Versorgungsbereich der Nervocardinalis, Ohrklingen, Ohrenschmerzen, ausstrahlende Schmerzen vom Ohr zum Kiefer, Trübsichtigkeit, Verspannung der Halsmuskulatur, Furunkel am Hals.

Gesamtsymptomatik des *orbis cardialis*

Ventus

Wie in den anderen Orbes, so kann sich auch im *orbis cardialis* eine *ventus*-Heteropathie festsetzen. Hierbei zeigt sich allein auf Grund der Wandlungsphasenqualifikation von *ventus*, nämlich als „Holz" — entsprechend der potenzierten Aktivität — eine ähnliches, die Reizbarkeit betonendes Symptomenbild, wie beispielsweise bei *ventus* des *orbis hepaticus*.
Zur Symptomatik des *ventus cardialis* gehört:
pp. minuti, superficiales et celeri, oft verschmälert
ein verdünnter Zungenbelag
ein deutlich roter Zungenkörper
große Reizbarkeit
verstärkter Redefluß
wirre Reden bis zur Dämpfung des Sensoriums

vorausgehende Schweißausbrüche
auffallende Rötung des Gesichts
Fieber und Schüttelfrost
heiße Handteller.

Therapie:

Unter anderem kommt die Einwirkung auf folgende Foramina in Betracht:
foramen intermedium, PC5
mare minus, C3
vicus communicans, C5
inductorium cardiale, V15.

Inanitas des *yang cardiale*

Krankheitsmechanismus:

Übermäßige *cogitatio*, unmäßiges geistiges Arbeiten, vermehrtes Grübeln führen zu einer Schädigung des *orbis lienalis* und mittelbar zu einer Energiedefizienz im Bereich des *orbis cardialis*. Auch können lang anhaltende Krankheiten hierzu führen.

Symptomatik:

Grundsätzlich zu beobachten:
pp. minuti, invalidi sive magni et inanes
farbloser bis weißlicher Zungenbelag; ferner:
Palpitationen
Präkordialschmerz
Kälte der Extremitäten bis hin zur Zyanose
Kurzatmigkeit, asthmatische Zustände
profuse Schweiße
Verschlimmerung der Symptome durch Bewegung
allgemeine Verwirrtheit.

Therapie:

Unter anderem kommt die — in der Regel suppletive — Einwirkung auf folgende Foramina in Betracht:
impedimentale laetitiae, C7
impedimentale minus, C9
impedimentale medium, PC9
clusa interna, PC6
porta rimica, PC4
inductorium cardiale, V15
via shen, Rg11.

Inanitas des *yin cardiale*

Krankheitsmechanismus:

Im Gefolge einer Schädigung des *orbis cardialis* kommt es bei Fortschreiten des Prozesses auch zu einer Schädigung der struktiven Energieanteile, also der Säfte und der Bauenergie, so daß die aktiven Energien des *orbis cardialis* ungezügelt nach außen schlagen können.

Symptomatik:

Grundsätzlich *pp. celeri*; darüberhinaus:
roter Zungenkörper
Palpitationen
Schlaflosigkeit
Alpträume
Angst und Nervosität
Vergeßlichkeit
Koordinationsstörungen
Samenverlust und Schweiße im Schlaf.

Therapie:

Unter anderem wird man — in der Regel suppletiv — auf folgende Foramina einwirken:
rimicum yin minoris, C6
aula minor, C8
inductorium cardiale, V15
venae et viscera, V43
conquisitorium cardiale, Rs14
lacunae, P7.

Repletio des *yang cardiale*

Krankheitsmechanismus:

Durch unterdrückte Emotionen kommt es zu einem Einstau des *qi cardiale* und damit zu einer inneren „Glut" (*ardor*). In ihrer Folge entsteht zäher Schleim (*pituita*), der die Funktionen der *oo. pericardialis et cardialis* beeinträchtigt.

Symptomatik:

Grundsätzlich findet man *pp. lubrici et celeri* sowie einen tiefroten bis scharlachroten, zugleich trockenen und zerklüfteten Zungenkörper, mit vermindertem Belag, ferner:
Schlaflosigkeit mit Erregtheit und Alpträumen
Geistesstörungen, Halluzinationen, wirre Reden
Palpitationen
bitterer Mundgeschmack
Ulzerationen im Mund
Schmerzen und Schwellungen von Mund und Zunge
hochrotes Gesicht
Hämaturie mit Miktionsstörungen
rötlicher Urin.

Therapie:

Wahlweise wird man auf folgende Foramina — in der Regel dispulsierend — einwirken:
impedimentale laetitiae, C7
tumulus magnus, PC7
clusa interna, PC6
inductorium cardiale, V15
conquisitorium cardiale, Rs14
rivulus yang, IC5.

Stagnation des *xue cardiale*

Krankheitsmechanismus:

Durch eine Überbeanspruchung ist der *orbis cardialis* so weit geschädigt, daß sich seine aktiven und struktiven Energien nicht im erforderlichen Maße entfalten und bewegen können: es kommt zu Stokkungen in den entsprechenden Leitbahnen. Dies äußert sich als eine Stagnation des *xue* in den *cardinales et reticulares cardiales*.

Symptomatik:

Grundsätzlich *pp. asperi*, Zungenkörper: tiefrot mit blauroten Flecken und Streifen bei vermindertem Zungenbelag, ferner:
Palpitationen mit innerer Unruhe
stechende, präkordiale Schmerzen, die in Brust und Flanken ausstrahlen, aber auch in Rücken und Schulterbereich
Lippen- und Nagelzyanose.

Therapie:

Unter anderem kommt die Stimulation folgender Foramina in Betracht:
porta rimica, PC4
foramen intermedium, PC5
clusa interna, PC6
tumulus magnus, PC7
aula minor, C8.

Gesamtsymptomatik des *orbis intestini tenuis*

Der *orbis intestini tenuis* entspricht dem aktiven Komplement des *orbis cardialis*. Wenn eine Heteropathie seine Funktionen besonders affiziert, so treten häufig folgende Bilder auf:

Algor inanitatis

Symptomatik:

Grundsätzlich *pp. minuti atque languidi*, ein blasser Zungenkörper (*inanitas*), ein feuchter und dünner Zungenbelag (*algor*); ferner:
dumpfer Schmerz im Unterbauch, der durch Druck gebessert wird
Kollern in den Eingeweiden
Durchfallsymptomatik
Urinabgang gehäuft auftretend, in kleinen Mengen.

Therapie:

Unter anderem kann auf folgende Foramina — in der Regel suppletiv — durch Nadelung oder Moxibustion eingewirkt werden:
inductorium intestini tenuis, V27
prima clusarum (= *conquisitorium intestini tenuis*), Rs4
cardo caeli, S25.

Calor repletionis

Symptomatik:

Grundsätzlich *pp. lubrici et celeri*, Zungenkörper tiefrot, Zungenbelag gelb; ferner:
aufgetriebenes Abdomen
Spannungsgefühl, durch Stuhlgang erleichtert
Urin rötlich bis rot, jedoch spärlich
Aphthen im Mund
Halsschmerzen
nervöse Unruhe und Herzklopfen
Schwerhörigkeit
Schmerzhaftigkeit des Gliedes.

Therapie:

Folgende Foramina erscheinen u. a. indiziert, wobei in der Regel eine dispulsierende Nadelung vorzunehmen ist:
vallis anterior, IT2
foramen carpicum, IT4
vallis yang, IT5
inductorium intestini tenuis, V27
prima clusarum (*conquisitorium intestini tenuis*), Rs4.

Blockaden des *qi intestini tenuis*

Symptomatik:

Grundsätzlich *pp. mersi atque chordales* oder *chordales atque lubrici*, weißer Zungenbelag; ferner heftiger Bauchschmerz, in Lenden und Rücken, selbst in die Hoden ausstrahlend.

Therapie:

Unter anderem können folgende Foramina stimuliert werden:
inductorium intestini tenuis, V27
prima clusarum (= *conquisitorium intestini tenuis*), Rs4
cardo caeli, S25
copulatio trium yin, L6.

Orbis pericardialis (mit *orbis tricalorii*)

Ikonogramm

Wandlungsphasenqualifikation und Grundfunktion

Orbis pericardialis und *orbis tricalorii* werden gleichfalls durch die Wandlungsphase Feuer qualifiziert als aktuelle Aktivität, also als unmittelbar zu beobachtende Dynamik und Lebensäußerungen.
Wie diese Wandlungsphasenqualifikation ausdrückt, fassen die Postulate dieser beiden Orbes

Funktionen zusammen, die ebensogut (und in älteren Texten tatsächlich) den *oo. cardialis et intestini tenuis* zugeordnet werden können. Pathologisch und physiologisch entsprechen die genannten Orbes also weiteren Aspekten der in der Wandlungsphasenqualifikation Feuer (aktuelle Aktivität) zum Ausdruck kommenden Persönlichkeitsaspekte. Erst Jahrhunderte später wurden sie — vor allem im Hinblick auf Symmetrieerfordernisse der Sinarteriologie — unter dem Namen selbständiger Orbes definiert.*

Im klassischen Text wird die Funktion des *orbis pericardialis* als die eines „abhängigen Gesandten" beschrieben, von dem Lust und Freude ihren Ausgang nehmen. Auch gilt der *orbis pericardialis* als Ausgleichsreservoir (*mare, hai*) für die von Geburt her vorhandene aktive Energie (für das *qi genuinum*).
Wie dem *orbis cardialis* kommen auch dem *orbis pericardialis* koordinierende Aufgaben zu. Spätere Theorien schreiben ihm bei infektiösen Krankheiten eine besondere Rolle zu.** Demnach werde der *orbis pericardialis* vor allem durch äußere Noxen, der *orbis cardialis* mehr durch endogene, also emotionale oder konstitutionsbedingte Störungen heimgesucht.

Der *orbis tricalorii* als Komplement des *orbis pericardialis* und Pendant des *orbis intestini tenuis* ist — ähnlich wie der letztgenannte — für die Regulation des Säfteumlaufs zuständig. Im Klassiker wird seine Rolle als die der „verbindenden Wasserstraßen" definiert. Die ausgeglichene Versorgung mit struktiven Säften wie überhaupt die Kohärenz der Säftebewegungen sind Sache des *orbis tricalorii*. Indirekt beruht auf diesen Säften auch die Stärke des an der Körperoberfläche wirkenden *qi defensivum*, der Wehrenergie, weshalb in späteren Texten der *orbis tricalorii* schlicht als Ursprung der Bau- und Wehrenergie bezeichnet wird.***

Weitere Zuordnungen und Entsprechungen

Wie in der identischen Wandlungsphasenqualifikation von *orbis cardialis* und *orbis pericardialis*, *orbis intestini tenuis* und *orbis tricalorii* zum Ausdruck kommt, treten die letztgenannten Orbes im funktionellen Gefüge eines Individuums in identische Rollen wie die erstgenannten, weshalb praktisch alle Zuordnungen und Entsprechungen die

* Vgl. Porkert, *Theoretische Grundlagen . . .* , S. 121f und 131f.
** Vgl. Porkert, *Lehrbuch der chinesischen Diagnostik*, S. 66 und 122ff.
*** Vgl. Porkert, *Theoretische Grundlagen . . .* , S. 132 ff.

o. pericardialis o. tricalorii

gleichen sind. Aus einer in Teilen der europäischen Akupunkturliteratur aufgetretenen eigenwilligen und einseitigen Interpretation des Begriffs der zugehörenden *emotio, voluptas*, ist — ohne Stütze in den klassischen chinesischen Texten oder in der klinischen Erfahrung — dem *orbis pericardialis* einseitig und willkürlich eine Beziehung zur sexuellen Projektion — oder deren Fehlen — zugeschrieben worden: „Kreislauf-Sexus". Abgesehen vom im chinesischen Zusammenhang unzulässig engen Begriff des (physiologischen Blut-)Kreislaufs zeigt die detaillierte Ikonographie und Pathologie der übrigen Orbes, daß die Sexualität, soweit sie sich in aktiver Projektion äußert, Teil des *orbis cardialis*, soweit auf somatischen, konstitutionellen Potenzen beruhend, Ausdruck des *orbis renalis* ist. (Man vergleiche die entsprechenden Ikonogramme, insbesondere die S. 84 f. und 112 f.)

Hauptleitbahnen

Echte Eigenständigkeit aus Gründen topologischer Symmetrie kommt den *oo. pericardialis et tricalorii* nur in ihren Leitbahnen zu, die man ebensogut als Teile oder Verzweigungen der Leitbahnen der *oo. cardialis et intestini tenuis* interpretieren könnte.

Die dem *orbis pericardialis* zugeordnete Cardinalis ist die *cardinalis yin flectentis manus* (= *cardinalis pericardialis*); die dem *orbis tricalorii* zugeordnete Cardinalis ist die *cardinalis yang minoris manus* (= *cardinalis tricalorii*). Zusammen bilden sie im 3. Zyklus das 1. Gespann.

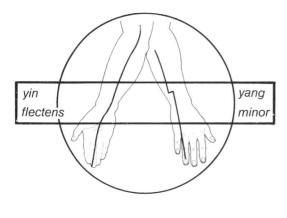

| yin flectens | ≙ | c. pericardialis |
| yang minor | ≙ | c. tricalorii |

Abb. 64

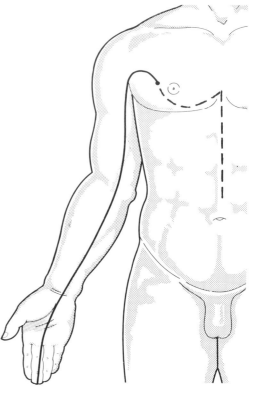

Abb. 65   **cardinalis pericardialis**

Die Hauptleitbahn des *orbis pericardialis*: die *cardinalis pericardialis*

Verlauf:

Die Leitbahn beginnt im Brustraum und zieht hinab durch das Zwerchfell, um an das Tricalorium (die „Drei Wärmebereiche") anzuknüpfen.

Ein Seitenzweig zieht an die Rippen, tritt 3 PZ unterhalb der Axilla nach außen (4. Interkostalraum), zieht in die Achsel und auf der Innenseite (Yin) des Armes zwischen den *cardinales pulmonalis et cardialis* in die Ellbogenbeuge, von dort über das Handgelenk und den Handteller an die radiale Seite des Mittelfingers bis zu dessen Spitze.

Eine Verzweigung verläßt diesen Seitenzweig im Handteller und zieht entlang des Ringfingers bis zu dessen Spitze.

Symptomatik bei Affektionen der *cardinalis pericardialis*:

Schmerzen, Sensibilitätsstörungen, Störungen der Motorik sowie Hautaffektionen im Verlauf der an der Körperoberfläche liegenden Leitbahn (vgl. die S. 75 über die allgemeinen Leitbahnstörungen); ferner:

Spannungsgefühl im Brustkorb
Hitzewallungen in der Herzregion
Herzschmerzen
Palpitation, Dyskardien
Krämpfe und Zuckungen in Ellbogen und Unterarm
Schwellungen in der Axilla
Hitze in den Handtellern
Lachkrämpfe
Depressionen.

Die Hauptleitbahn des *orbis tricalorii*: die *cardinalis tricalorii*

Verlauf:

Die Leitbahn beginnt an der ulnaren Seite des Ringfingers im Nagelfalzbereich, zieht anschließend zwischen den *ossa metacarpalia* 4 *et* 5 auf den Handrücken, über den Unterarm zum Olekranon, von dort latero-dorsal über den Oberarm auf die Schulter, wo sie sich mit der *cardinalis fellea* trifft. Anschließend tritt sie dann durch die *fossa supraclavicularis* in den Brustraum und knüpft in der Sternalregion an den *orbis pericardialis* an. Danach durchquert sie das Zwerchfell und verbindet sich darunter mit dem *orbis tricalorii* — den „drei Wärmebereichen".

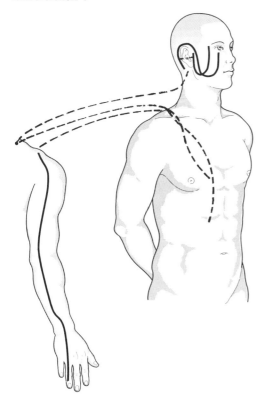

Ein Seitenzweig zieht aus der Sternalregion durch die *fossa supraclavicularis* auf die latero-dorsale Halsseite, um das Ohr herum, steigt vor dem Ohr ab, sodann wieder in medialer Richtung zum Auge empor.

Eine weitere Verzweigung geht von diesem Seitenzweig hinter dem Ohr ab, tritt in das Ohr ein, an dessen Vorderseite wieder hervor, und erreicht schließlich den *canthus lateralis*.

Symptomatik bei Affektionen der *cardinalis tricalorii*:

Schmerzen, Sensibilitätsstörungen, Störungen der Motorik sowie Hautaffektionen im Verlauf der an der Körperoberfläche liegenden Leitbahn (vgl. die S. 75 über die allgemeinen Leitbahnstörungen); ferner:
Schwerhörigkeit bis zur Taubheit
Ohrenschmerzen, äußerlich wie innerlich
Benommenheit, Geistesabwesenheit
Rachen schmerzhaft geschwollen
Schmerzen und Schwellungen im Wangenbereich, bis zum *canthus lateralis* [Parotitis]
spontane Schweißausbrüche.

Die Leitbahnzweige (*sinarteriae paracardinales*) der *orbes pericardialis et tricalorii*

Verlauf:

Die *paracardinalis pericardialis* beginnt 3 PZ unterhalb der Axilla (4. Interkostalraum), im Foramen *stagnum caeleste*, PC1. Sie tritt von dort in den Thorax und verbindet sich unmittelbar mit dem *orbis tricalorii*, zieht von dort entlang der Trachea nach oben in einem Bogen hinter das Ohr, wo sie sich im Bereich des *processus mastoideus* mit der *cardinalis tricalorii* vereint. Hier liegt die 5. *coniunctio*.

Die *paracardinalis tricalorii* verläuft vom Schädeldach in die *fossa supraclavicularis* und zieht abwärts zum *orbis tricalorii*, strahlt schließlich im Brustkorb aus.

Die Netzleitbahnen (*sinarteriae reticulares*) der *orbes pericardialis et tricalorii*

Reticularis pericardialis

Verlauf:

Die Reticularis beginnt im Foramen *clusa interna*, PC6, und folgt dem Verlauf der *cardinalis pericardialis* bis in den Orbis.

Symptomatik:

Bei *inanitas* Halsstarre. (Therapie: *Dispulsio* des *foramen qi originalis*: *tumulus magnus*, PC7; *supple-*

Abb. 66   ***cardinalis tricalorii***

o. pericardialis o. tricalorii

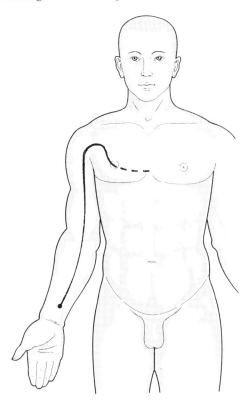

tio des korrespondierenden Nexoriums: *clusa externa*, T5.)

Bei *repletio*: Herzschmerzen. (Therapie: *Dispulsio* des Nexoriums: *clusa interna*, PC6.)

Reticularis tricalorii

Verlauf:

Die Reticularis entspringt im Foramen *clusa externa*, T5, zieht am Arm empor und mündet in den Thorax, wo sie sich mit den *oo. cardialis et pericardialis* vereint.

Symptomatik:

Bei *inanitas*: Ellbogen paretisch erschlafft. (Therapie: *Dispulsio* des *originalis*: *stagnum yang*, T4; *suppletio* des korrespondierenden Nexoriums: *clusa interna*, PC6.)

Bei *repletio*: Ellbogen spastisch gekrümmt. (Therapie: *Dispulsio* des Nexoriums: *clusa externa*, T5.)

Die Muskelleitbahnen (*sinarteriae nervocardinales*) der *orbes pericardialis et tricalorii*

Nervocardinalis pericardialis

Abb. 67 **reticularis pericardialis**

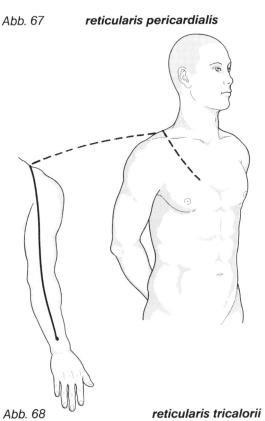

Abb. 68 **reticularis tricalorii**

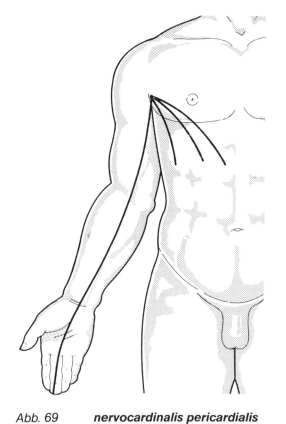

Abb. 69 **nervocardinalis pericardialis**

Verlauf:

Die Nervocardinalis beginnt am Mittelfinger am *puteale pericardiale*, zieht durch den Handteller und schließt sich hinter dem Handgelenk der *nervocardinalis pulmonalis* an. Mit dieser gelangt sie zur Axilla und strahlt von hier mit verschiedenen Zweigen auf den äußeren und inneren Brustkorbbereich aus.

Symptomatik:

Spannungsgefühl und Spasmen in der von der Leitbahn versorgten Muskulatur; Brustschmerzen, Beklemmungsgefühl, [pleuritische Beschwerden].

Nervocardinalis tricalorii

Verlauf:

Die Nervocardinalis beginnt am *puteale tricalorii*, also an der Spitze des Ringfingers. Sie zieht von dort über den Handrücken und die Außenseite des Unterarms zum Ellbogengelenk, sodann über die Außenseite des Oberarms sowie der Schulter an den Hals, wo sie sich mit der *nervocardinalis intestini crassi* vereint.

Ein Nebenzweig verläuft unterhalb der Mandibula vorbei an die Zungenwurzel, ein anderer vorn am Ohr vorbei über den *canthus lateralis* zum Winkel der Haargrenze in die Nähe des Foramens *candor yang*, F14.

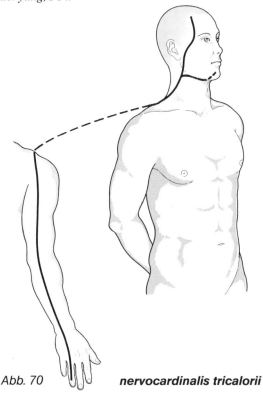

Abb. 70   **nervocardinalis tricalorii**

Symptomatik:

Spannungsgefühle und Krämpfe in den von der Nervocardinalis versorgten Bereichen; Verkrampfung der Zunge.

Gesamtsymptomatik des *orbis pericardialis*

Es wurde wiederholt betont, daß sich sowohl die Orbisikonographie der *oo. cardialis et pericardialis* als auch ihre Symptomenbilder bei bestimmten heteropathischen Störungen nicht nur stark ähneln, sondern in weiten Teilen überlappen oder gar redundant sind. Dies ist nicht zuletzt darauf zurückzuführen, daß das Postulat eines eigenständigen *orbis pericardialis* historisch erst sehr spät aufgestellt wurde und offenbar in unmittelbarem Zusammenhang mit der Ausgestaltung der Sinarteriologie geschaffen wurde: Man führte aus Symmetriegründen einen 6. *orbis horrealis* ein. Soweit überhaupt Unterschiede zwischen der Symptomatik von *orbis cardialis* und *orbis pericardialis* festgestellt werden können, erstrecken diese sich auf folgende klinische Akzente des letztgenannten:

Inanitas

Angelehnt an die *inanitas*-Symptomatik des *orbis cardialis* kommt es bei einer Schädigung des *orbis pericardialis* zu folgendem Bild:
blasser Zungenkörper
pp. minuti, inanes, invalidi; ferner:
Trauer, depressive Verstimmung
Schlaflosigkeit
Frigidität und Impotenz beider Geschlechter
sexuelle Indifferenz
Schwindelanfälle
Schweiße
Ängste.

Therapie:

Therapeutisch sind u. a. folgende Foramina suppletiv durch Nadelung oder Moxibustion zu stimulieren:
impedimentale medium, PC9
impedimentale minus, C9
rimicum yin minoris, C6
inductorium yin flectentis, V14
inductorium cardiale, V15
rivulus maior, R3.

Repletio

Diese zeigt sich grundsätzlich in:
pp. repleti, intenti, exundantes
einem roten bis karminroten Zungenkörper; ferner:

o. pericardialis
o. tricalorii

unmotiviertem Wechsel von Lachen und Weinen
Aufregung, manisches Verhalten
Palpitationen
Hitzesensationen in der Brust
Koma.

Therapie:

Unter anderem wird man — in der Regel dispulsierend — auf folgende Foramina einwirken:
lacus curvus, PC3
tumulus magnus, PC7
medium palmae, PC8
inductorium yin flectentis, V14.

Gesamtsymptomatik des *orbis tricalorii*

Wie wiederholt betont, entspricht der *orbis tricalorii* einem relativ späten Postulat der Sinarteriologie.* Dieses wurde zu einer Zeit definiert, als bereits alle wesentlichen empirischen Daten zu den Lebensfunktionen durch vorhandene, „klassische" Postulate der Orbisikonographie abgedeckt und berücksichtigt waren. Erst mehr als ein Jahrtausend später hat man das so „überzählige" Postulat des Tricaloriums im Rahmen der *morbi temperati*-Theorie mit spezielleren klinischen Daten angefüllt, die aber nur bedingt für die Aku-Moxi-Therapie von Relevanz sind.**

Wie aus der Zuordnung zum pedalen rechten Pulssitus ersichtlich (oben S. 31), faßt man das Tricalorium als Steuerungsinstanz des Säftehaushalts auf. Daran anknüpfend ist seine Beeinträchtigung speziell bei schweren infektiösen Befunden verständlich.

Schriebe man jene Symptome, die auf Grund der älteren Orbis-Konventionen schlüssig qualifiziert und damit auch klinisch differenziert eingeordnet worden sind, pauschal dem übergreifenden Tricalorium zu, so bedeutete dies eine Vergröberung, nicht Weiterentwicklung von praxisrelevanter Erkenntnis (*loc. cit.*).

Orbis lienalis (mit *orbis stomachi*)

Ikonogramm

Wandlungsphasenqualifikation und Grundfunktionen

Orbis lienalis und *orbis stomachi* sind durch die Wandlungsphase Erde qualifiziert als Instanzen der Integration und Assimilation von Fremdwirkungen, entspricht doch Erde als Normkonvention allen Phasen des Durchgangs, der Überleitung, des Ausgleichs, der Umpolung von gerichteten Kräften, der Umkehrung und Umwandlung von Bewegungen. Mit anderen Worten, *orbis lienalis* und *orbis stomachi* sind zuständig für die Integration, den Einbau, die Angleichung („Assimilation") aller auf ein Individuum von außen einwirkenden, in es eindringenden Kräfte und Kräftepotentiale, so zunächst nur vordergründig der Nahrung in fester und flüssiger Form, aber auch ebenso wichtig, aller kosmischen und sozialen Einflüsse, die in Gestalt von Impulsen, Gedanken, Gefühlen, Stimmungen das Leben des Individuums unterhalten, aufrechterhalten, zugleich aber zu verfremden, zu verändern trachten oder drohen. All diese Fremdeinflüsse müssen verwandelt, eingebaut, verdaut werden.

Diese Kraft der Assimilation und Verdauung entspricht schlicht der von Tag zu Tag sich erneuernden Lebenskraft, weshalb in den chinesischen Medizintexten der *orbis lienalis* schließlich als „Wurzel der erworbenen Konstitution" bezeichnet wird oder, bereits 1000 Jahre früher, als „Sitz der Bauenergie".*

Praktisch äußert sich die intakte Funktion der *oo. lienalis et stomachi* in der Speicherung und im Umsatz von Nahrung und in der Verteilung von Säften und Flüssigkeiten (Bauenergie und *xue* sind solche Flüssigkeiten); im weiteren aber auch in der Verarbeitung von Sinneseindrücken, in der Leistung der Gedankenarbeit (*cogitatio*), in der Harmonisierung, im Ausgleich der Funktionen aller übrigen Orbes.

Perfectio („Vollkommene funktionelle und körperliche Darstellung")

Der *orbis lienalis* hat seine funktionelle und körperliche Darstellung im „Fleisch" (*caro, rou*) — wobei dieser Begriff dahingehend verstanden werden muß, daß Fleisch den visuellen und taktilen Eindruck von Körperfülle bedingt und direkt absolut nicht, sondern nur höchst indirekt etwas mit Kraftleistung, Muskelkraft zu tun hat. Der *terminus technicus caro* (chinesisch *rou*) bezeichnet allein den als Körpermasse, mithin Absorptionspotential, Assimilationspotential, Flüssigkeitsreserven definierten und definierbaren Aspekt eines Individuums: Körperfülle und das Fehlen von Körperfülle verweisen auf den Stand der individuellen Reserven zur Assimilation, auf die Elastizität, Fähigkeit zu weicher Anpassung usw.

---

* Vgl. Porkert, *Theoretische Grundlagen* . . . , S. 111ff.

** Vgl. Porkert, *Lehrbuch der chinesischen Diagnostik*, S. 102f.

* Vgl. Porkert, *Theoretische Grundlagen* . . . , S. 131f.

Eine intakte Orthopathie der *oo. lienalis et stomachi* äußert sich in einem fleischigen, wohlgerundeten, aber keineswegs schwammigen Aussehen des Körpers. Auch die Gliedmaßen sind gut mit Fleisch bedeckt. Umgekehrt ist ein abgemagerter Körper oder ein fettiger, schwammiger, adipöser, gedunsener Körper auffallender Ausdruck einer Schmälerung der Orthopathie des *orbis lienalis*.

Äußere Entfaltung (*flos*, „Blüte")

Der *orbis lienalis* hat seine äußere Entfaltung in den Lippen, in deren fleischiger Elastizität die Qualität der *perfectio* zusammengefaßt, lokalisiert erscheint.

Sinnesorgan, Körperöffnung, Sinnesfunktion

Das taktile Empfinden der Lippen und der Geschmacksinn der Zunge als elementare sinnliche Vollzugsfunktionen und Gehilfen der Assimilation von Nahrung und Fremdreizen entsprechen als Sinnesfunktionen und Sinnesorgane den *oo. lienalis et stomachi*, wie überhaupt der ganze Mund mit seinen auffallend schwankendem Flüssigkeitshaushalt und seiner kardinalen Rolle bei der Nahrungsaufnahme als Körperöffnung für die genannten Orbes und Grundfunktionen gelten darf.

Emotio

Entsprechend der Wandlungsphasenqualifikation Erde — Ausgleich, Überleitung, Umstellung, Umkonfektionierung, Verarbeitung — entspricht als pathologische Übersteigerung dieser Leistung die Grübelei, das unablässige Nachdenken der *emotio* des *orbis lienalis* — wodurch seine Orthopathie aufs äußerste belastet und u. U. erschöpft werden kann. Umgekehrt bedeutet eine konstitutionelle oder durch andere Faktoren wie etwa eine überlastete Verdauung ein Hemmnis auch nur für die normale intellektuelle oder gefühlsmäßige Verarbeitung von äußeren Wirkungen, Gedanken und Einflüssen.

Stimmliche Manifestation

Die typische stimmliche Äußerung des *orbis lienalis* ist das Singen, durch welches eine harmonische (harmonisierende, assimilierende) Verarbeitung von Erlebnissen angezeigt wird.

Jahreszeit, Tageszeit

Entsprechend der Wandlungsphasenqualifikation gehören zum *orbis lienalis* alle Übergänge zwischen polarisierten Qualitäten, mithin die Tage des Umschwungs zwischen Frühling und Sommer, zwischen Sommer und Herbst, zwischen Herbst und Winter, zwischen Winter und Frühling; oder die Stunden des mittleren Vormittags, mittleren Nachmittags, mittleren Abends und frühen Morgens. Es entspricht einer im Grunde systemwidrigen und nur bedingt empirisch abgedeckten Zuordnung, wenn man als jahreszeitliche Entsprechung des *orbis lienalis* den Spätsommer und den frühen Nachmittag wählt, nur weil dieses der üblichen technischen Sequenz I der Wandlungsphasen entspricht. Jedenfalls wird für diese Zeiten eine erhöhte Labilität und Empfindlichkeit des *orbis lienalis* gegenüber pathogenen und therapeutischen Einflüssen angenommen.

Klima

Hinsichtlich der äußeren Agentien besitzt der *orbis lienalis* gegenüber *humor* („Feuchtigkeit") eine besondere Empfänglichkeit. Der klimatische Reize und Temperaturschwankungen mildernde *humor* erleichtert in mäßiger Dosierung die Funktion des *orbis lienalis*, erschwert sie hingegen und erschöpft eben diese Funktion, sobald er überstark auftritt, Dann kann es zu schmerzhaften *occlusiones* (Blokkaden des Energieflusses) aber auch zu Wasseransammlungen kommen, oder zu großer Prostration, Müdigkeit, Abgeschlagenheit, Unfähigkeit zu jeder intellektuellen aber auch körperlichen Tätigkeit.

Sapor (d. h. Nahrung, Arznei einer bestimmten Geschmacksrichtung)

Die Energien des *orbis lienalis* werden durch süße Sapores in mäßiger Dosierung unterstützt und ergänzt, denn Süßes trägt zur Harmonisierung anderer Sapores bei. Ein Übermaß süßer Sapores hingegen führt zu Stauungen und Blockaden und zu *humor*-Befunden, schließlich aber wiederum zu einer *inanitas* der Orthopathie des *orbis lienalis*.

Repletio des *orbis lienalis* wird durch scharfe Sapores, die zerteilen und ableiten, zerstreut, dispulsiert.

Geruch

Alle aromatischen und wohlriechenden Düfte.

Farbe

Entsprechend der Wandlungsphasenqualifikation: gelb.

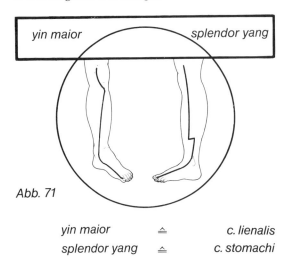

Abb. 71

| yin maior | ≙ | c. lienalis |
| splendor yang | ≙ | c. stomachi |

Hauptleitbahnen

Die dem *orbis lienalis* zugeordnete Cardinalis ist die *cardinalis yin maioris pedis* (= *cardinalis lienalis*); die dem *orbis stomachi* zugeordnete Cardinalis ist die *cardinalis splendoris yang pedis* (= *cardinalis stomachi*). Die beiden Leitbahnen bilden vereint im 1. Zyklus das 2. Gespann.

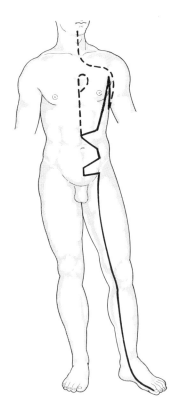

Abb. 72 **cardinalis lienalis**

Die Hauptleitbahn des *orbis lienalis*: die *cardinalis lienalis*

Verlauf:

Die Leitbahn beginnt an der Spitze der großen Zehe im Nagelfalzbereich und verläuft medial an der „Grenze von weißem und rotem Fleisch". Sie zieht über den Kopf des *os metatarsale I* an den vorderen Rand des *malleolus medialis* und von dort medial am Unterschenkel am hinteren Rand der Tibia empor, wo sie sich mit der *cardinalis hepatica* im Bereich des Foramen *copulatio trium yin*, L6, überschneidet. Sie steigt weiter nach oben über die Innenseite des Kniegelenks und des Oberschenkels durch die Leisten auf die Bauchdecke und in die Bauchhöhle, wo sie sich mit den *oo. lienalis et stomachi* verbindet.

Von hier tritt sie durch das Zwerchfell und zieht entlang der Speiseröhre nach oben, um eine Verbindung zur Zungenwurzel herzustellen.

Eine Verzweigung geht vom *orbis stomachi* aus, tritt gleichfalls durch das Zwerchfell und mündet in die Region des *orbis cardialis*.

Symptomatik bei Affektionen der *cardinalis lienalis*:

Schmerzen, Sensibilitätsstörungen, Störungen der Motorik sowie Hautaffektionen im Verlauf der an der Körperoberfläche liegenden Leitbahn (vgl. die S. 75 über die allgemeinen Leitbahnstörungen); ferner:
allgemeine Abgeschlagenheit
Bewegungsunfähigkeit, Steifigkeit des ganzen Körpers
Schmerzen in der Magenregion
Brechreiz besonders nach dem Essen
Anorexie
Stuhlunregelmäßigkeiten, Diarrhoe oder Obstipation
Blähungstendenz
Ikterus
Schwellungen im Bereich des Unterleibes
Schmerzhaftigkeit der Zungenwurzel
Schmerzen in der Leibesmitte
Urinverhaltung
Schlafstörungen
kalte Extremitäten
Schwellungen an der Innenseite des Oberschenkels und des Kniegelenkes.

Die Hauptleitbahn des *orbis stomachi*: die *cardinalis stomachi*

Verlauf:

Die Leitbahn beginnt an der Basis des Nasenflügels in der Nasenflügelfurche, zieht von hier zur Na-

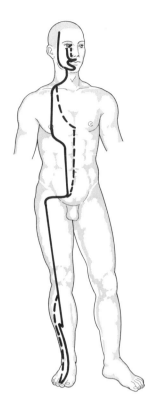

Ein weiterer Seitenzweig zieht im Bauche vom *orbis stomachi* kommend abwärts und verbindet sich im Foramen *impedimentale qi*, S30, mit der oberflächlichen Leitbahn. Von hier verläuft die Cardinalis über die frontale Seite des Oberschenkels durch den lateralen Patellarand auf der tibialen, frontalen Seite des Unterschenkels abwärts und über die Mitte des Fußrückens entlang dem *os metatarsale III* bis an die Spitze der 2. Zehe.

Ein Seitenzweig verläßt die Leitbahn 3 PZ distal der Patella und endet in der lateralen Falte der mittleren Zehe.

Ein weiterer Seitenzweig verläßt die Abzweigung, tritt in die Falte des Halux und endet an dessen Spitze.

Symptomatik bei Affektionen der *cardinalis stomachi*:

Schmerzen, Sensibilitätsstörungen, Störungen der Motorik sowie Hautaffektionen im Verlauf der an der Körperoberfläche liegenden Leitbahn (vgl. die S. 75 über die allgemeinen Leitbahnstörungen); ferner:

Schüttelfrost
häufiges Niesen
Bedürfnis zu stöhnen
dunkler Teint;

bei Krankheitsbeginn:
Abneigung gegen Anwesenheit von Menschen
Abneigung gegen Wärme
Schreckhaftigkeit;

bei fortgeschrittener Krankheit:
Verlangen nach erhöhten Orten
Verlangen zu singen
Bedürfnis sich zu entkleiden und sich heftig zu bewegen
Rumpeln im Epigastrium, Schwellungen des Leibes [Enteritis]
ulcera cruris.

Als Leitbahn der zentralen Verteilungsinstanz, des *orbis stomachi*, hat diese Cardinalis Einfluß auf alle Erkrankungen, die sich aus einer Dysfunktion des *xue* ergeben:

Nasenbluten, blutende, wunde Lippen
Erkältungen mit verstopfter Nase,
Heiserkeit [phthisisch oder syphilitisch]
Schwellungen des Halses [Parotitis]
hohes Fieber, heftige Schweißausbrüche
Schmerzhaftigkeit und Schwellung des Knies
Schmerzen im Brustbereich und Sternum
Raserei
Malaria
Gebrauchsunfähigkeit des Mittelfingers;

Abb. 73   ***cardinalis stomachi***

senwurzel und dann lateral bis unter die Augenmitte. Hier verbindet sie sich mit der *cardinalis vesicalis*.

Die Leitbahn selbst verläuft von hier aus abwärts durch die Maxilla, um den Mundwinkel herum und unterhalb der Unterlippe bis zu deren Mitte, dem Foramen *recipiens liquoris*, Rs24.

Von dort verläuft sie in umgekehrter Richtung zum unteren Rand der Mandibula und tritt erst am Foramen *magnum accipiens*, S5, am Kieferbogen wieder hervor, verläuft von dort entlang der unteren Grenze der Mandibula über deren Gelenkspalt und über das *os zygomaticum* empor bis an die Haargrenze im Schläfenbereich.

Die Verzweigung zieht vom Foramen *magnum accipiens*, S5, am Hals seitlich nach unten und tritt in der Mamillarlinie in die *fossa supraclavicularis* ein. Anschließend zieht sie in die Tiefe; nach Durchtritt durch das Zwerchfell verbindet sie sich mit den *orbes stomachi et lienalis*.

Eine oberflächliche Fortsetzung zieht von der *fossa supraclavicularis* im Verlauf der *linea mamillaris* über die Mamille und sodann leicht unterhalb der Mamille nach median auf eine *linea parasternalis*. Von hier verläuft sie im konstanten Abstand von der Medianen bis an den oberen Rand der Leistengegend in das Foramen *impedimentale qi*, S30.

bei *repletio*:

Hitze an der Innenseite, Bauchseite des Körpers
Verdauung lebhaft, vermehrtes Hungergefühl
dunkelgelber Urin;

bei *inanitas*:

Kältegefühl an der Innenseite, Bauchseite des Körpers
allgemeines Frösteln
Kältegefühl im Epigastrium; gastrische Beschwerden.

Die Leitbahnzweige (*sinarteriae paracardinales*) der *orbes lienalis et stomachi*

Verlauf:

Die *paracardinalis lienalis* beginnt an der Vorderseite des Oberschenkels, verläuft von dort gemeinsam mit der *paracardinalis stomachi* nach oben bis zum Kehlkopfbereich und durchsetzt schließlich die Zunge. Hier liegt die 3. *coniunctio*.

Die *paracardinalis stomachi* beginnt an der Vorderseite des Oberschenkesl im Foramen *lepus subreptus*, S32, tritt in den Bauchraum und verbindet sich mit dem *orbis stomachi*. Von hier strahlt sie einerseits in den *orbis lienalis* aus, andererseits steigt sie nach oben durch den Bereich des *orbis cardialis*, entlang der Speiseröhre in die Mundregion, tritt an die Körperoberfläche, zieht zur Nasenbasis und in die Augenregion, wo sie sich mit der zugehörigen Cardinalis vereint.

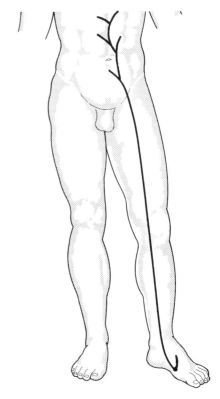

Abb. 74   **reticularis lienalis**

Die Netzleitbahnen (*sinarteriae reticulares*) der *orbes lienalis et stomachi*

Reticularis lienalis

Verlauf:

Die Reticularis entspringt am Foramen *caput metatarsalis halucis*, L4, und tritt in die *cardinalis stomachi* ein. Ein Nebenzweig der Reticularis zieht an der Innenseite des Beines empor, um sich netzförmig in den *oo. intestinorum et stomachi* auszubreiten.

Symptomatik:

Bei *inanitas*: Schmerzen im Bauchraum, ortsfest, Tympanie. (Therapie: *Dispulsio* des *foramen qi originalis*: *candidum maius*, L3, *suppletio* des korrespondierenden Nexoriums: *abundantia*, S40.)

Bei *repletio*: Unterbauchkoliken. (Therapie: *Dispulsio* des Nexoriums: *caput metatarsalis halucis*, L4.)

Bei Kontravektion: Cholera.

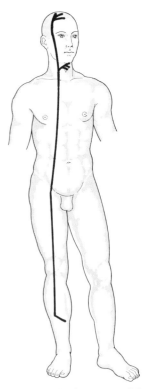

Abb. 75   **reticularis stomachi**

Reticularis stomachi

Verlauf:

Die Netzbahn beginnt im Foramen *abundantia*, S40, und dringt in die *cardinalis lienalis* ein.

Ein Nebenzweig setzt sich von der Außenseite des Unterschenkels über die Vorderseite des Rumpfes bis zum Kopf fort, breitet sich auf dem Schädeldach netzförmig aus und endet schließlich netzförmig im Kehlkopfgebiet.

Symptomatik:

Bei *inanitas*: Kraftlosigkeit, Lähmungserscheinungen im Fuß und Unterschenkel. (Therapie: *Dispulsio* des *originalis*: *yang impedimentalis*, S42; *suppletio* des korrespondierenden Nexoriums: *caput metatarsalis halucis*, L4.)

Bei *repletio*: epileptiforme Symptome. (Therapie: *Dispulsio* des Nexoriums: *abundantia*, S40.)

Bei Kontravektionen: Kehlkopflähmung, Stimmverlust.

Die Muskelleitbahnen (*sinarteriae nervocardinales*) der *orbes lienalis et stomachi*

Nervocardinalis lienalis

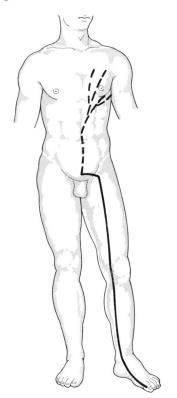

Abb. 76   **nervocardinalis lienalis**

Verlauf:

Die Nervocardinalis beginnt an der Spitze der großen Zehe im Foramen *puteale lienale*. Von dort zieht sie über den *malleolus medialis* an der Innenseite des Unterschenkels über die Innenseite des Oberschenkels bis zum unteren Sitzbeinrand und schließlich durch das Genitale zum Nabel. Von dort taucht die Leitbahn einerseits in die Tiefe des Bauchraums bis zur Wirbelsäule in Höhe der untersten Lendenwirbel, zieht an der Wirbelsäule empor; andererseits strahlt sie in Bauch und Rippen aus.

Symptomatik:

Schmerzen und Krämpfe vom Halux zum *malleolus medialis* ausstrahlend, Schmerzen am *condylus medialis tibialis*, Schmerzen an der Innenseite des Oberschenkels nach vorn ausstrahlend, reißende Schmerzen im Genitale, von diesem zum Nabel ziehend, gleichzeitige Schmerzhaftigkeit von Brust und Wirbelsäule.

Nervocardinalis stomachi

Verlauf:

Die Nervocardinalis beginnt mit drei Ästen an der 2., 3. und 4. Zehe, die sich am Fußrücken treffen.

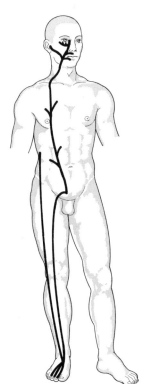

Abb. 77   **nervocardinalis stomachi**

Ein Ast zieht zum *capitulum fibulae* an die Knieaußenseite und setzt sich über das Hüftgelenk bis zu den freien Rippen und zur Wirbelsäule fort.

Der Hauptzweig zieht vom Fußrücken entlang der Tibia zum Kniegelenk, wobei dort ein kurzer Ausläufer eine Verbindung zur *nervocardinalis fellea* herstellt. Von dort zieht die *nervocardinalis stomachi* über die Vorderseite des Unterschenkels zum unteren Sitzbeinrand in das Genitale. Schließlich strahlt sie auf Bauch und Brust aus und erreicht über die *fossa supraclavicularis* den Hals und die Wange, tritt von unten und von oben an den Mund heran und zieht über das *os zygomaticum* zum Nasenrand, schließlich zum inneren Augenwinkel (Foramen *canthus nasalis*, V1), wo es zu einer Vereinigung mit der *nervocardinalis vesicalis* kommt.

Die Muskelleitbahn des *orbis stomachi* bildet das untere Augengeflecht, die des *orbis vesicalis* das obere.

Ein Nebenzweig tritt auf der Wange aus der Nervocardinalis hervor und endet unmittelbar vor dem Ohr.

Symptomatik:

Krämpfe, spastische Schmerzen, Zuckungen, insbesondere solche, die von der 3. Zehe zur Tibia ausstrahlen, am Fußrücken, an der Vorderseite des Oberschenkels sowie am *glutaeus maximus*;
Spannungsgefühl in den Bauchdecken, das bis zur *fossa supraclavicularis* und bis in die Wange ausstrahlen kann;
schiefer Mund bei Störungen der Wangenmuskulatur;
Unfähigkeit das Auge zu öffnen oder zu schließen;
eitrige Geschwulst der Geschlechtsteile.

Gesamtsymptomatik des *orbis lienalis*

Inanitas des *yang lienale*

Krankheitsmechanismus:

Entweder durch konstitutionelle Gegebenheiten, langwierige Krankheit, Diätfehler (kalte, zu süße, zu fette Kost) oder schließlich auch durch intellektuelle Überlastungen kann es zu einer Einschränkung der Assimilationskraft und der Verteilungsfunktionen dieses Orbis kommen.

Symptomatik:

Grundsätzlich *pp. languidi, lenes, minuti*
blasser Zungenkörper, weißlicher Zungenbelag;
ferner:
rasche Erschöpfbarkeit
Verdauungsschwäche, Appetitmangel
allgemeine Abmagerung
Konzentrationsschwäche

bleiches, blutleeres Gesicht
Kältegefühl im Epigastrium
stets kalte Gliedmaßen
Durchfallsymptomatik, weiche Stühle
Aftervorfall, Uterusprolaps
Hämorrhagien, blutige Stühle
Ödeme, sowohl an den Extremitäten wie auch an den Gliedmaßen
Depressionen.

Therapie:

Unter anderem können die folgenden Foramina — in der Regel suppletiv — stimuliert werden:
candor occultus, L1
urbs magna, L2
candidum maius, L3
caput metarsalis halucis, L4
copulatio trium yin, L6
vicus tertius pedis, S36
conquisitorium lienale, H13
inductorium lienale, V20.

Repletio

Krankheitsmechanismus:

Durch Feuchtigkeitsschädigungen wie feuchte Witterung, feuchte Orte, feuchte Kleidung oder rohe, kalte Nahrung, mithin durch *humor algidus*-Heteropathien gerät der *orbis lienalis* in Bedrängnis. Seine Funktionen können sich also nicht ausreichend entfalten, seine Energien werden eingestaut, und es kommt zu einer *repletio*-Symptomatik:
pp. lenes et minuti,
weißer, klebriger Zungenbelag
Völlegefühl
Appetitlosigkeit
Abgeschlagenheit
Benommenheit
süßlicher Mundgeschmack
lockere Stühle.

Therapie:

Unter anderen können folgende Foramina therapeutisch Bedeutung gewinnen, wobei sie in der Regel dispulsiv zu stimulieren sind:
urbs magna, L2
candidum maius, L3
caput metatarsalis halucis, L4
nodus abdominalis, L14.

Calor humidus

Krankheitsmechanismus:

Bei Schädigung durch äußere Heteropathien wie z. B. *calor* oder *humor* oder auch alimentäre Noxen

(Alkohol) kommt es zur Ansammlung von *calor humidus* im Innern. Hieraus folgt schließlich eine Hemmung des Energieflusses und zwar sowohl der aktiven wie auch der struktiven Komponenten. Diese kann soweit führen, daß sich die struktive Energie des *orbis felleus* nicht mehr ausbreitet und es zur Imprägnierung von Haut und des Fleisches kommt (Gelbe, Ikterus). Man beobachtet grundsätzlich:

pp. lenes et celeri

einen gelben und klebrigen Zungenbelag; darüberhinaus:

Anorexie mit Schwellung und Druck im Epigastrium
Übelkeit, Brechreiz, Erbrechen
große Abgeschlagenheit
vermehrten Durst
spärlichen, dunklen Urin
Fieber
Ikterus.

Therapie:

Unter anderem kommen für die Behandlung folgende Foramina in Betracht:
candidum maius, L3
monticulus tali, L5
fons tumuli yin, L9
lacus pedalis, P5
vicus tertius pedis, S36
abundantia, S40
conquisitorium lienale, H13
foramen pyloricum, Rs10
conquisitorium stomachi, Rs12.

Gesamtsymptomatik des *orbis stomachi*

Algor

Krankheitsmechanismus und Symptomatik:

Bedingt durch rohe, kalte Speisen, durch eine *algor*-Noxe oder im Gefolge lang dauernder Krankheiten treten auf:
pp. tardi, weißer und schlüpfriger Zungenbelag; ferner:
Spannungen, Schmerzen im Epigastrium, durch Wärme oder Druck gebessert
Aufstoßen klarer Flüssigkeit
Schluckauf
Völlegefühl.

Therapie:

Unter anderem kommen folgende Foramina zur Behandlung in Betracht, wobei sie in der Regel suppletiv stimuliert oder gemoxt werden sollten:
conquisitorium stomachi, Rs12
monticulus septi, S34

inductorium stomachi, V21
clusa interna, PC6.

Calor

Krankheitsmechanismus und Symptomatik:

Durch eine oft exogene *calor*-Noxe treten Symptome auf wie:
pp. lubrici et celeri
scharlachroter Zungenkörper, gelber Zungenbelag
brennende Schmerzen im Epigastrium
Durst mit Verlangen nach kalten Getränken; ferner:
guter Appetit, jedoch sofortiges Erbrechen der genossenen Speisen
übler Mundgeruch
Zahnfleisch schmerzhaft, geschwollen, geschwürig
Zahnschmerzen [Karies].

Therapie:

Es kommen u. a. folgende folgende Foramina für eine — in der Regel dispulsierende — Stimulation in Betracht:
conquisitorium stomachi, Rs12
vestibulum internum, S44
yang impedimentalis, S42.

Inanitas

Symptomatik:

Die Erschöpfung der Orthopathie dieses Orbis zeitigt Symptome wie:
pp. lenes
einen verminderten Zungenbelag; ferner:
Klumpen- und Völlegefühl im Magen
Aufstoßen, Inappetenz
darniederliegende Verdauung
lockere, durchfällige Stühle
Schwäche der unteren Gliedmaßen.

Therapie:

Zur Behandlung kommt die Stimulation u. a. folgender Foramina in Betracht — die in der Regel suppletiv genadelt oder gemoxt werden sollten:
vicus tertius pedis, S36
conquisitorium stomachi, Rs12
inductorium stomachi, V21.

Repletio

Symptomatik:

Die Ausbildung von Heteropathien verschiedenster Provenienz führt zu Symptomen wie
pp. lubrici und gelbem Zungenbelag; ferner:
Sattheit, Eßunlust, Völlegefühl
Stuhlverstopfung
übler Mundgeruch, fauliges Aufstoßen.

Therapie:

Für diese kommt die — in der Regel dispulsive — Stimulation folgender Foramina in Betracht:
monticulus septi, S34
conquisitorium stomachi, Rs12
clusa interna, PC6.

Orbis pulmonalis (mit *orbis intestini crassi*)

Ikonogramm

Wandlungsphasenqualifikation und Grundfunktionen

Orbis pulmonalis und *orbis intestini crassi* werden durch die Wandlungsphase Metall qualifiziert als potenzierte Struktivität oder potentielle Struktivität, mit anderen Worten als die Bereitschaft zur, die Vorbereitung der Konkretisierung oder Materialisierung, Fixierung, Speicherung, Einkapselung. Damit ist die die Eigenqualität eines Individuums definierende und darstellende Rolle des *orbis pulmonalis* als Instanz der Rhythmisierung definiert. Im klassischen Text wird der *orbis pulmonalis* im Gefüge der Orbes als „Minister" bezeichnet, „von dem die rhythmische Ordnung ausgeht".

Das *qi*, also die alle individualspezifisch aktiven Lebensimpulse tragende, gerichtete Energie, hat ihren Ursprung im *orbis pulmonalis*, wird in diesem synthetisiert. (Selbstverständlich ist — wie bei allen anderen Orbes auch — diese Synthese nicht als ein in einem bestimmten Organ lokalisierbarer chemischer Prozeß zu verstehen, sondern vielmehr als ein die Gesamtpersönlichkeit erfassender, delokalisierter Vorgang unterschiedlichster, aber in ihrem Zusammenklang individual-charakteristisch typischer Rhythmen.)

Der individualtypische Rhythmus eines jeden Wesens ist jene Eigenschaft und Leistung, durch welches es seine einmalige, unverwechselbare Qualität nach innen, vor allem aber nach außen manifestiert und aufrechterhält. Dieser Rhythmus — darum haben wir das Wort „Synthese" gebraucht — ergibt sich aus der Verbindung von angeborener Anlage (*qi genuinum*) und all jenen Reizen und Einflüssen, die aus Kosmos und Gesellschaft fortgesetzt in Gestalt von Nahrung, klimatischen Einflüssen, Stimmungen, Denkanstößen die Reaktionen des Individuums aufrechterhalten, unterhalten, „ernähren".*

---

* Es entspricht einer treffenden, wenn auch beschränkten Beschreibung dieses Zusammenspiels, wenn die chinesischen Texte das im *orbis pulmonalis* entstehende *qi* als eine Synthese aus *qi genuinum* (also angeborenen Potenzen) und *qi frumentarium* (also in Gestalt von Nahrung zugeführten Potenzen) schildern.

Der im *orbis pulmonalis* produzierte oder richtiger, der den *orbis pulmonalis* konstituierende Rhythmus wird allen Orbes, also der gesamten Persönlichkeit, mitgeteilt. Jede Belastung dieser rhythmisierenden Funktion durch plötzliche Veränderungen des Außen- oder des Innenrhythmus bedeutet eine Gefährdung der Abwehr von Fremdreizen (s. unten unter *perfectio*). Aber natürlich kann auch eine konstitutionell bedingte *inanitas* der Orthopathie des *orbis pulmonalis* schon von vornherein solchen Fremdreizen einen verminderten Widerstand entgegensetzen — was zu einer verminderten Belastbarkeit der Person durch äußere und innere Agenzien führt, symptomatisch auch in Erkrankungen der Atemfunktionen in Erscheinung tritt.

In der Wandlungsphasenqualifikation potentieller Struktivität ist auch die funktionelle Leistung der Bremsung, Hemmung, Absenkung von Dynamik und thermischen Vorgängen ausgedrückt. Dies bedeutet, daß nur ein stabiler *orbis pulmonalis* jene Reserven bereithält, die sicherstellen, daß durch die in vielen Orbes auftretende aktive Umsetzung (etwa im *orbis hepaticus* durch Muskelleistungen, in den *oo. stomachi et intestinorum* durch die Verdauungsaktivität) freigesetzte Dynamik und Wärme abzuleiten und zu kompensieren. So kann z. B. ein gestörter Synergismus infolge *inanitas* des *orbis pulmonalis* hier indirekt zu einer Schmälerung der Säfte und damit zu Obstipation führen.

Das Komplement des *orbis pulmonalis*, der *orbis intestini crassi* hat im Gesamtgefüge der Persönlichkeit die Rolle einer Fortleitungsinstanz, die die Verwandlung der Nahrung, die bereits durch die *oo. stomachi et intestini tenuis* eingeleitet worden ist, weiterführt. Auch dem *orbis intestini crassi* ist eine Rhythmik und Rhythmusabhängigkeit eigen.

Perfectio („Vollkommene funktionelle und körperliche Darstellung")

Der *orbis pulmonalis* hat seine funktionelle und körperliche Darstellung in der Haut und deren Poren und Behaarung. Die Haut gilt als vorderste Verteidigungslinie gegenüber Fremdartigem, die Eigenqualität Bedrohendem.

Die Haut ist der Sitz der Wehrenergie, also jener Fähigkeit zu aktiver Abwehr, was nicht nur materiell gesehen, sondern aus chinesischer Sicht in erster Linie in funktioneller Hinsicht verstanden werden muß: Gegenüber äußeren Temperaturveränderungen, aber auch kosmischen Einflüssen im weitesten Sinn antwortet die Haut mit Tonusveränderungen, mit einer Öffnung oder Schließung der Poren, mit einer Aufrichtung oder Entspannung der Haarmuskulatur, mit der Abscheidung von Schweiß und Fett — alles Strukturen, durch die nicht nur die thermische, sondern vor allem auch die geruchsmäßige und rhythmische Qualität des Individuums nach Kräften gegenüber äußeren Einflüssen abgeschirmt und behauptet werden soll.

Äußere Entfaltung (*flos*, „Blüte")

Der *orbis pulmonalis* hat seine äußere Entfaltung im Körperhaar, aus dessen Beschaffenheit diagnostische Rückschlüsse auf die Orthopathie des Orbis möglich sind.

Sinnesorgan, Körperöffnung, Sinnesfunktion

Die Nase und der Geruchsinn.

Emotio

Aus der Wandlungsphasenqualifikation potentieller Struktivität wird auch die (pathologische) *emotio* des *orbis pulmonalis*, nämlich *maeror* und *sollicitudo*, d. h. Trauer und Sorgen, verständlich. Diese Gefühlsregungen entsprechen einer bestimmten resignierenden, sich abschließenden, die aktive Projektion zurücknehmenden Antwort des Individuums auf äußere Ereignisse. Sie entspringen entweder einer ursprünglichen konstitutionellen *inanitas* des *orbis pulmonalis* — wie etwa die Tendenz zu Depressionen oder deren anhaltendes Auftreten — oder dann, wenn äußere Ereignisse den Eigenrhythmus überwältigen, einer von außen induzierten Schmälerung der Orthopathie — also wiederum *inanitas* des *orbis pulmonalis*.

Stimmliche Manifestation

Die typische stimmliche Manifestation des *orbis pulmonalis* ist das Weinen, durch welches diesen Orbis affizierende pathologische Emotionen — wie die soeben erwähnte Trauer oder Sorge, gedrückte Stimmung, nach außen geleitet, projiziert und abgeleitet werden. In Grenzen kompensiert und stabilisiert also Weinen Belastungen des Orbis; im Übermaß hingegen führt es in einem *circulus vitiosus* zu einer weiteren Schmälerung seiner Ressourcen.

Jahreszeit, Tageszeit

Entsprechend der Wandlungsphasenqualifikation hat der *orbis pulmonalis* eine besondere Beziehung zum Herbst und zum frühen Abend (Zeit des Sonnenuntergangs). In diesen Zeiten zeigt der *orbis pulmonalis* eine besondere Labilität, mithin eine erhöhte Empfindlichkeit gegenüber pathogenen wie therapeutischen Einflüssen. Umgekehrt verhält es sich im Frühling und bei Sonnenaufgang, wenn die Beeinflußbarkeit und Lenkbarkeit des *orbis pulmonalis* ihren Tiefpunkt hat.

Klima

Entsprechend der Wandlungsphasenqualifikation ist *ariditas* („Trockenheit") das Agens, das während der angegebenen Tages- und Jahreszeiten in den gemäßigten Zonen dominiert. Gemäßigte und gleichmäßige Trockenheit ist also der Erhaltung der Orthopathie des *orbis pulmonalis* förderlich, plötzlich einsetzende oder extreme Trockenheit hingegen schädigt oder bedroht sie.

Sapor (d. h. Nahrung oder Arznei einer bestimmten Geschmacksrichtung)

Entsprechend der Wandlungsphasenqualifikation bereitet der *orbis pulmonalis* die Sammlung, Fixierung, Materialisierung vor. Diese Sammlung wird durch saure Sapores unterstützt, gesteigert oder übersteigert, hingegen durch scharfe Sapores gebremst, gehemmt oder unterbunden.

Geruch

Der Geruch nach rohem Fleisch oder rohem Fisch.

Farbe

Entsprechend der Wandlungsphasenqualifikation: weiß.

Hauptleitbahnen

Die dem *orbis pulmonalis* zugeordnete Cardinalis ist die *cardinalis yin maioris manus* (= *cardinalis pulmonalis*); die dem *orbis intestini crassi* zugeordnete Cardinalis ist die *cardinalis splendoris yang manus* (= *cardinalis intestini crassi*). Sie bilden zusammen im 1. Zyklus das 1. Gespann.

Die Hauptleitbahn des *orbis pulmonalis*: die *cardinalis pulmonalis*

Verlauf:

Die Leitbahn beginnt im Bereich des mittleren Caloriums, zieht von dort abwärts, wo sie an den *orbis intestini crassi* anknüpft. Anschließend zieht sie nach oben, tritt durch das Zwerchfell und verbindet sich mit dem *orbis pulmonalis*. Von hier aus zieht sie entlang der Trachea weiter nach oben, biegt dann in die Transversale ab und tritt am lateralen Ende der Klavikula schließlich an die Extremität.

An der Innenseite des Oberarms verläuft sie dort vor den *cc. cardialis et pericardialis*, durch die Innenbeuge des Ellbogens bis zum *ostium pollicare* und zieht von diesem über den Daumenballen zur Spitze des Daumens.

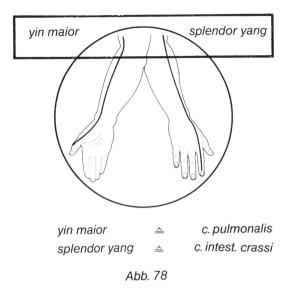

yin maior   ≙   *c. pulmonalis*

splendor yang   ≙   *c. intest. crassi*

Abb. 78

Ein Seitenzweig tritt proximal vom Handgelenk aus der Leitbahn hervor und zieht auf der Innenseite der Hand lateral am Zeigefinger zu dessen Spitze.

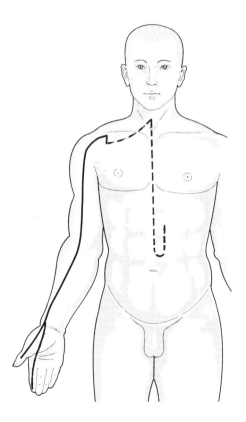

Abb. 79   **cardinalis pulmonalis**

Symptomatik bei Affektionen der *cardinalis pulmonalis*:

Schmerzen, Sensibilitätsstörungen, Störungen der Motorik sowie Hautaffektionen im Verlauf der an der Körperoberfläche verlaufenden Leitbahn (vgl. die S. 75 über die allgemeinen Leitbahnstörungen); ferner:
Völlegefühl, Schwellungsgefühl im Thoraxbereich [bronchitische Affektionen]
Husten, Atemnot
anhelitus [Asthma]
Gefühl, als ob Hitze nach oben steigt
Schmerzen in der *fossa supraclavicularis*
Hitze in der Handfläche
Steifheit und Schmerzen im Unterarmbereich;

bei *repletio* des *orbis pulmonalis*: *ventus*-Heteropathien, dabei Symptome wie:
[Erkältungen, grippale Infekte] mit spontanen Schweißen
Harnträufeln
Pollakisurie
Schmerzen im Schulter- und Schulterblattbereich;

bei *inanitas*:

Atemnot, *anhelitus*
Neigung zu allgemeinem Frösteln
Verfärbung des Urins
Schmerzen im Schulter- und Rückenbereich.

Die Hauptleitbahn des *orbis intestini crassi*: die *cardinalis intestini crassi*

Verlauf:

Die Leitbahn beginnt an der Spitze des Zeigefingers und verläuft auf der radialen Seite des Fingerrückens zwischen den *valles coniunctae* (*ossa metacarpalia I et II*) hindurch an die Außenseite des Unterarms.
Im Ellbogenbereich zieht sie schließlich um das Ellbogengelenk herum an die Außenseite des Oberarms, dann wieder empor bis zur Spalte zwischen Akromion und Humerus. Anschließend verläuft sie durch die Spalte zwischen Akromion und Klavikula an den hinteren Rand des *m. sternocleido-mastoideus*. Die Leitbahn tritt dann in der *fossa supraclavicularis* nach abwärts steigend in den *orbis pulmonalis* ein und erreicht nach Durchtritt durch das Zwerchfell den *orbis intestini crassi*.
Eine Verzweigung verläuft von der *fossa supraclavicularis* am Halse empor, zieht durch den hinteren Teil der Mandibula und deren Zahnbett an die Maxilla, tritt aus dieser hervor an die Oberlippe und kreuzt auf die kontralaterale Seite, um lateral unter dem gegenseitigen Nasenloch zu endigen.

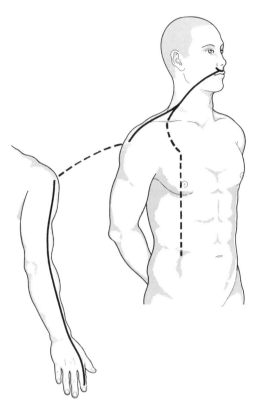

Abb. 80   **cardinalis intestini crassi**

Symptomatik bei Affektionen der *cardinalis intestini crassi*:

Schmerzen, Sensibilitätsstörungen, Störungen der Motorik sowie Hautaffektionen im Verlauf der an der Körperoberfläche liegenden Leitbahn (vgl. die S. 75 über die allgemeinen Leitbahnstörungen); ferner:

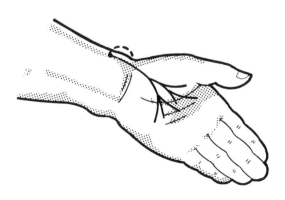

Abb. 81   **reticularis pulmonalis**

Schwellungen des Halses [Angina tonsillaris]
Zahnschmerzen [Karies]
gelbe Skleren
Trockenheit des Mundes
verstopfte Nase, Nasenbluten
Heiserkeit [tuberkulös oder luetisch]
Schmerzen im Bereich der Schulter und des *m. deltoideus*
[Torticollis];

bei *inanitas*:
Frösteln und Unfähigkeit, sich zu erwärmen.

Die Leitbahnzweige (*sinarteriae paracardinales*) der *orbes pulmonalis et intestini crassi*

Verlauf:

Die *paracardinalis pulmonalis* beginnt in der Axilla, tritt in den *orbis pulmonalis* und strahlt bis in den *orbis intestini crassi* aus. Anschließend steigt sie wieder empor, um im Bereich der *fossa supraclavicularis* an die Oberfläche zu treten, zieht in den Kehlkopfbereich und vereinigt sich dort mit der zugehörigen *cardinalis speciei*, der *cardinalis intestini crassi*. Hier liegt die 6. *coniunctio*.

Die *paracardinalis intestini crassi* entspringt im Schultergelenk (Foramen *promontorium humeri*, IC15) aus der Cardinalis. Sie zieht hinüber zur Wirbelsäule in den Bereich des Foramens *omnium defatigationum*, Rg14, zieht von dort abwärts zum *orbis intestini crassi* und steigt dann wieder auf in den Bereich des *orbis pulmonalis*. Entlang der Trachea zieht sie nach oben, tritt in der *fossa supraclavicularis* hervor und vereinigt sich mit der zugehörigen Cardinalis.

Die Netzleitbahnen (*sinarteriae reticulares*) der *orbes pulmonalis et intestini crassi*

Reticularis pulmonalis

Verlauf:

Die Reticularis entspringt im Foramen *lacunae*, P7, begleitet die Cardinalis kurz in distaler Richtung und verzweigt sich dann im Handteller, vor allem im Daumenballen. Sie läuft an die *cardinalis intestini crassi* heran.

Symptomatik:

Bei *inanitas*: Niesreiz gehäuft auftretend, Urininkontinenz. (Therapie: *Dispulsio* des *foramen qi originalis*: *vorago maior*, P9; *suppletio* des korrespondierenden Nexoriums: *pervium obliquum*, IC6);
bei *repletio*: Hitzegefühl im Handteller und Daumenballen; (Therapie: *Dispulsio* des Nexoriums: *lacunae*, P7.)

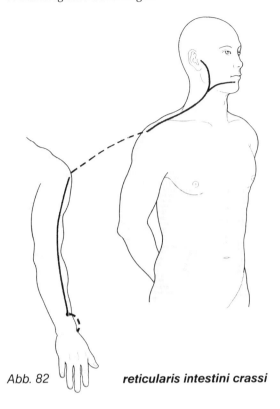

Abb. 82 **reticularis intestini crassi**

Reticularis intestini crassi

Verlauf:

Die Netzbahn beginnt im Foramen *pervium obliquum*, IC6, und mündet in die *cardinalis pulmonalis*. Ein Nebenzweig zieht am Arm empor durch das Foramen *promontorium humeri*, IC15, über die Wange bis an die Zähne. Von hier tritt ein Nebenzweig in das Ohr und vereint sich dort mit den versorgenden Leitbahnen.

Symptomatik:

Bei *inanitas*: Kältegefühl an den Zähnen, Spannungsfühl im Mediastinum. (Therapie: *Dispulsio* des *foramen qi originalis*: *valles coniunctae*, IC4; *suppletio* des korrespondierende Nexoriums: *lacunae*, P7.)

Bei *repletio*: kariöse Zähne, Schwerhörigkeit. (Therapie: *Dispulsio* des Nexoriums: *pervium obliquum*, IC6.)

Die Muskelleitbahnen (*sinarteriae nervocardinales*) der *orbes pulmonalis et intestini crassi*

Nervocardinalis pulmonalis

Verlauf:

Die *nervocardinalis pulmonalis* beginnt am Puteale der *cardinalis pulmonalis*, also am Daumen. Über die Innenseite des Armes zieht sie bis zur Axilla, tritt dort in die Tiefe — und im Bereich der *fossa supraclavicularis* wieder hervor. Anschließend verläuft sie zum Schultergelenk und kehrt von diesem zur *fossa supraclavicularis* zurück, dringt in den Brustraum und durchstößt das Zwerchfell, um in diesem und im Bereich der freien Rippen zu enden.

Symptomatik:

Schmerzen, Spannungsgefühl in den von der Nervocardinalis versorgten Partien.

Schulterschmerzen, organische Veränderungen im Lungenbereich [Pleuritis, Lungenabszeß, Hämoptoe].

Nervocardinalis intestini crassi

Verlauf:

Die *nervocardinalis intestini crassi* beginnt am Puteale der *cardinalis intestini crassi*, d. h. an der Spitze des Zeigefingers. An Außenseite und radialem Rand des Handgelenks sowie des Unter- und Oberarms zieht sie bis zum Schultergelenk. Ein Nebenzweig zieht von dort über das Schulterblatt an die Wirbelsäule.

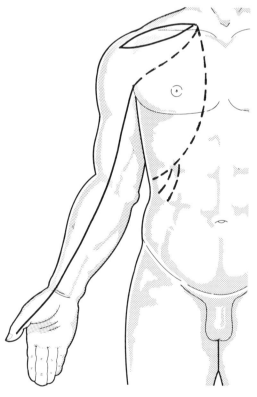

Abb. 83 **nervocardinalis pulmonalis**

Symptomatik:

Grundsätzlich *pp. celeri et minuti*
Zungenkörper tiefrot; Zungenbelag vermindert;
ferner:
trockener, unproduktiver Husten
Husten mit Auswurf, klumpig oder blutig tingiert
trockener Mund und Rachen
Heiserkeit und Stimmverlust
periodisches Fieber
Schweiße im Schlaf.

Therapie:

Unter anderem kommt die in der Regel suppletive
Stimulation folgender Foramina in Betracht:
vorago maior, P9
lacus pedalis, P5.

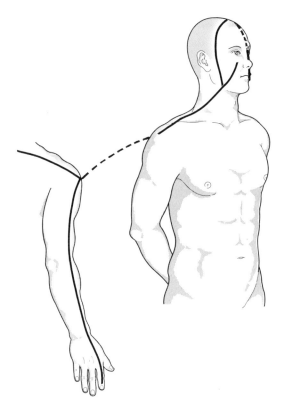

Abb. 84   ***nervocardinalis intestini crassi***

Die Leitbahn selbst erreicht den Hals und gabelt
sich dort. Ein kürzerer Ast endet im Bereich des *os
zygomaticum*, ein längerer zieht frontal der *nervocardinalis intestini tenuis* an den Winkel der Haargrenze, strahlt am Schädeldach aus und zieht auf die
Gegenseite über die Wange hinab bis zur Mandibula.

Symptomatik:

Steifigkeit, ziehende, krampfartige Beschwerden
in der von der Leitbahn versorgten Region;
Unfähigkeit, den Arm zu heben, den Kopf zu wenden.

Gesamtsymptomatik des *orbis pulmonalis*

Inanitas des *yin pulmonale*

Krankheitsmechanismus:

Durch chronische pulmonale Prozesse [z. B. entzündliche Prozesse, Asthma etc.] kommt es zu einer
Schmälerung des *yin pulmonale*, also der struktiven
Ressourcen und zu einer Konsumierung von Säften
und Substanz.

Inanitas des *qi pulmonale*

Krankheitsmechanismus:

Nach Überanstrengung oder langer Krankheit
sind die aktiven Energien des Orbis geschmälert.
Dem Orbis gebricht es an Dynamik, der Orbisbe-
reich wird nicht ausreichend durchwärmt.

Symptomatik:

Grundsätzlich *pp. invalidi et inanes* und ein blasser Zungenkörper,
ein weißlicher, dünner Zungenbelag; ferner:
Husten und Kurzatmigkeit
dünner, klarer Auswurf
leise Stimme, Sprechunlust
spontane Schweiße
allgemeine Frostigkeit
große Müdigkeit
weißes, wächsern wirkendes Gesicht.

Therapie:

Unter anderem kommt die in der Regel suppletive
Nadelung oder Moxibustion folgender Foramina in
Betracht:
stagnum curvum, IC11
porta ventorum, V12
inductorium pulmonale, V13
venae et viscera, V43.

Repletio des *qi pulmonale*

Krankheitsmechanismus:

Durch eine *algor*-Heteropathie entsteht „trüber
Schleim" (*pituita*), der schließlich den *orbis pulmonalis* blockiert.

109

Symptomatik:

Grundsätzlich *pp. lubrici*, ein gelber und vor allem klebriger Zungenbelag; ferner:
erschwerte Atmung
Auswurf dicken, klebrigen Schleims
Husten, Keuchen, Schleimrasseln (*tussis et anhelitus*)
Atemnot im Liegen [Orthopnoe]
Schmerzen in Brust und Flanken
Erleichterung der Symptome bei Weitung des Thorax (Hochziehen der Schultern, betontes Zurücklehnen des Oberkörpers).

Therapie:

Unter anderem kommt die Stimulation folgender Foramina in Betracht, wobei man dispulsieren sollte:
aula media, P1
porta nubium, P2
lacus pedalis, P5.

Repletio-Symptomatik bei *algor venti*

Krankheitsmechanismus:

Eine *algor venti*-Heteropathie hat den *orbis pulmonalis* affiziert und blockiert schließlich seine normalen Funktionen. Auf diese Weise kann sich die Energie im Bereich des *orbis pulmonalis* nicht frei entfalten, worunter vor allem seine rhythmisierende und kühlende Funktion leidet.

Symptomatik:

Sitzt die *algor venti*-Heteropathie in der *species*, so beobachtet man:
stets *pp. superficiales et intenti*
dünnen, weißen Zungenbelag; ferner:
Fieber mit Schüttelfrost, keine Schweiße
Schmerzen in Kopf und Körper
verstopfte Nase und Sekretfluß
Husten mit dünnem, klarem Auswurf.

Hat die *algor venti*-Heteropathie die Tiefe affiziert, so daß sich *pituita* gebildet hat, so treten auf:
pp. superficiales et intenti
weißer und schlüpfriger Zungenbelag
fortgesetzter Hustenreiz
Auswurf mit viel weißem, klebrigem Schleim
Fieber mit Schüttelfrost
Atemnot
Abgeschlagenheit.

Therapie:

Unter anderem kommt die — in der Regel dispulsierende — Nadelung folgender Foramina in Betracht:

valles coniunctae, IC4
lacunae, P7.

Calor repletionis

Krankheitsmechanismus:

Im Gefolge einer *ventus*-Heteropathie, einer *algor*-Schädigung oder durch eine Schleimblockade breitet sich *calor* im Bereich des *orbis pulmonalis* aus.

Symptomatik:

Grundsätzlich beobachtet man:
pp. celeri
einen tiefroten Zungenkörper
einen gelben, eher trockenen Zungenbelag; ferner:
anhelitus (Keuchatmung)
Auswurf von dickem, gelbem Schleim oder Eiter
Schmerzen auf der Brust, welche in den Rücken ausstrahlen
Trockenheit in der Nase oder blutiges bzw. eitriges Nasensekret
Nasenflügelatmung
Haut heiß und fiebrig
starker Durst
Stuhl trocken, hart, übelriechend
Urin spärlich, rötlich.

Therapie:

Unter anderem kommen für die stets dispulsierende Stimulation folgender Foramina in Betracht:
lacus pedalis, P5
extremitas cavi, P6
vorago maior, P9.

Gesamtsymptomatik des *orbis intestini crassi*

Algor

Krankheitsmechanismus:

Inanitas der Mitte, also der *oo. lienalis et stomachi*, begünstigt die Ausbildung einer *algor*-Heteropathie.

Symptomatik:

Grundsätzlich beobachtet man:
pp. languidi
einen weißen, schlüpfrigen, sehr feuchten Zungenbelag; ferner:
Bauchschmerz
Kollern in den Eingeweiden
Diarrhoe
reichlichen, klaren Urin.

Therapie:

Unter anderem kommt die Stimulation — in der Regel Moxibustion oder suppletive Nadelung — folgender Foramina in Betracht:
inductorium intestini crassi, V25
cardo caeli, S25
prima clusarum, Rs4.

Calor

Krankheitsmechanismus:

Im Gefolge einer *humor*- bzw. *aestus*-Affektion, aber auch durch rohe, kalte Sapores kann eine *calor*-Symptomatik induziert werden.

Symptomatik:

Grundsätzlich *pp. celeri*
ein gelber, trockener Zungenbelag; außerdem, je nach Fall:
trockener Mund, rissige Lippen
Obstipation
übelriechende Stühle
spärlicher, rötlicher Urin
Anus brennend, entzündet, schmerzhaft.

Therapie:

Unter anderem zieht man die — in der Regel dispulsierende — Stimulation folgender Foramina in Betracht:
inductorium intestini crassi, V25
cardo caeli, S25
interstitium alterum, IC2
cella superior, V31
mare qi, Rs6.

Calor humidus

Krankheitsmechanismus:

Häufig kommt es im Verlauf einer sich von dem mittleren Calorium nach unten ausbreitenden Dysenterie zu *humor* im *orbis intestini crassi*.

Symptomatik:

Stets *pp. lubrici et celeri*
Zungenbelag gelb und klebrig; ferner
blutige eitrige Stühle mit Schleimauflagerungen
Tendenz zu Diarrhoe, anfangs dünnere, später kompaktere Stühle
Schmerzen im Unterbauch
Abgeschlagenheit
Fieber.

Therapie:

Für die Stimulation bei dieser Störung kommen in Betracht die Foramina:
interstitium tertium, IC3
angustiae superiores aggeri ampli, S37.

Inanitas

Krankheitsmechanismus:

Eine geschwächte Orthopathie der Mitte oder des *o. pulmonalis* begünstigt diese Störung.

Symptomatik:

Stets *pp. minuti aut evanescentes*
Zungenkörper blaß
Zungenbelag dünn; darüber hinaus:

anhaltende Dysenterie
kalte Gliedmaßen
Aftervorfall.

Therapie:

Unter anderem kommen folgende Foramina für eine Stimulation in Betracht — in der Regel für eine suppletive Nadelung oder Moxibustion:
urbs magna, L2
inductorium intestini crassi, V25
cardo caeli, S25
angustiae superiores aggeris ampli, S37.

Repletio

Krankheitsmechanismus:

Inanitas des *o. pulmonalis* oder ein *calor*-Befund des *o. stomachi* führen zu repletiven Befunden im *o. intestini crassi*.

Symptomatik:

Stets *pp. mersi et repleti*
ein roter Zungenkörper; daneben:
Bauchschmerzen, durch Druck verschlechtert
Obstipation
keine Erleichterung der Beschwerden nach dem Stuhlgang
Nausea und Erbrechen
Fieber.

Therapie:

Unter anderem wird man die — stets dispulsive — Stimulation folgender Foramina in Betracht ziehen:
inductorium intestini crasssi, V25
cardo caeli, S25.

Orbis renalis (mit *orbis vesicalis*)

Ikonogramm

Wandlungsphasenqualifikation und Grundfunktionen

Orbis renalis und *orbis vesicalis* sind durch die Wandlungsphase Wasser qualifiziert als aktuelle Struktivität oder als unmittelbare Struktivität, Konkretisierung, als Fixierung, Materialisierung, Körperlichkeit in ihrer äußersten Unmittelbarkeit.

Bereits im klassischen Text wird der *orbis renalis* als „Instanz der Potenzierung von Kraft" bezeichnet. Er entspricht mithin jenem Komplex von Funktionen, in denen einerseits aktuelle Sinneseindrücke, Lebenserfahrungen, alle Arten dynamischer Wirkungen gespeichert, aufbewahrt, fixiert, angehäuft werden; andererseits jenem Aspekt von Funktion, aus welcher eben diese angehäuften, gespeicherten, in Stoff und Körperlichkeit fixierten Wirkungen wiederum aktualisierbar, dynamisierbar, reproduzierbar sind. In der alltäglichen und in der wissenschaftlich-medizinischen Erfahrung deckt der *orbis renalis* mithin zwei Gruppen von Wirkaspekten ab:

1. Die Gesamtheit der anlagemäßigen, ererbten Potenzen — was in den chinesischen Texten folgendermaßen ausgedrückt wird: „Der *orbis renalis* ist der Sitz der angeborenen Konstitution", des *"qi nativum"*. Dieses *qi nativum* entspricht ziemlich genau dem, was wir als Erbgut oder „Erbmasse" definieren — etwas zwar an Körperlichkeit Gebundenes, aber durchaus Delokalisiertes, nicht mit einem einzigen Organ zu Identifizierendes.

Allerdings ist die dichteste und massivste, wenngleich nicht einzige Mobilisierung solcher Potenzen die in der Sexualität, im Zeugungsakt sich vollziehende.

Aber nicht minder bedeutsam, ja im Alltag viel näherliegend sind

2. die rationale, gedankliche Potenzierung von Sinneseindrücken in Gestalt von Erkenntnis, gedanklicher Verarbeitung, die vollzogen wird vermittels all dessen, was die westliche Physiologie sehr viel eingeschränkter als „neurologische Funktionen" beschreiben würde: alle Vorgänge, die nervliche Leistungen voraussetzen oder zum Tragen bringen, sind Teil und Ausdruck des *orbis renalis*.

Der *orbis renalis* entspricht also der Gesamtheit der Körperlichkeit als Voraussetzung für beliebige Lebensleistungen und für jede Entfaltung von Lebenskraft.

Auffälligste Äußerung dieser Lebenskraft und Potenz ist die Kraft des Willens, beiläufig und im einzelnen dann auch jede Art von Beharrungsvermögen, Durchhaltevermögen, Ausdauer — als Ausdruck der Mächtigkeit jener Reserven, die in dem materialisierten Erbgut des Körpers angelegt sind.

Das Komplement des *orbis renalis*, der *orbis vesicalis*, wird im Rahmen des Gefüges einer Persönlichkeit mit einer „Bezirkshauptstadt" verglichen, „in der aktive und struktive Säfte zusammenströmen und gespeichert werden". Auch diese Säfte sind ja Materialisation früherer, zugleich die Reserven künftiger Leistungen. Aufgabe des *orbis vesicalis* ist es ferner, Flüssigkeitsüberschüsse abzuscheiden.

Perfectio („Vollkommene funktionelle und körperliche Darstellung")

Entsprechend der Wandlungsphasenqualifikation von Wasser (= aktuelle Struktivität, gegenwärtige Materialität) darf zwar jede körperliche Substanz, alles Substrat als Ausdruck des *orbis renalis* verstanden werden. Im engeren Sinn sieht man jedoch die *perfectio* des *orbis renalis*, also die auffälligste und dichteste Darstellung dieser Funktionsaspekte, in den härtesten, beständigsten und (phylogenetisch) ältesten Teilen des Körpers, also in jenen Geweben, die ein von Geburt her empfangenes Gepräge am beharrlichsten gegenüber dem Wandel der Zeit und äußeren Einflüssen beibehalten. Solches sind die Knochen und das Mark, die Zähne [und das gesamte Nervengewebe im Sinn der westlichen Histologie]. Die Verfassung dieser Teile, ihre Mächtigkeit, Intaktheit oder, im Gegenteil, ihr Verfall, sind unmittelbarer Ausdruck der Widerstandskraft, Beharrlichkeit, Ausdauer des *orbis renalis* bzw. der in ihm gespeicherten Potenzen.

Äußere Entfaltung (*flos*, „Blüte")

Das Haupthaar entspricht der „äußeren Entfaltung" der Funktionen des *orbis renalis*, spiegelt also wiederum seinen Energiehaushalt und seine Gesamtverfassung.

Körperöffnung

Jene Öffnungen, durch welche die stofflichen Schlacken, also Urin und Kot ausgeschieden werden.

Sinnesorgan

Das Ohr mit seiner Hörfunktion, über welches der Empfang sprachlicher Mitteilungen, also rational verarbeiteter oder verarbeitbarer Inhalte erfolgt.

Emotio

Als pathologische *emotiones* werden — im Einklang mit der Wandlungsphasenqualifikation — dem *orbis renalis timor* (Furcht) und *pavor* (Schreck) zugeordnet. Eine verminderte Orthopathie des *orbis renalis*, also geschmälerte Lebenskraft, sei es nun, daß die körperlichen Reserven tatsächlich von Geburt her oder durch lange Krankheit geschmälert sind, oder auch, daß nur ihre Mobilisation, ihre Umsetzung in intellektueller oder sexueller Aktivität gehemmt ist, führt zu geschwächtem Willen, geschwächter Lebenszuversicht, zu Ängstlichkeit und Schreckhaftigkeit.

Stimmliche Manifestation

Die für den *orbis renalis* typische stimmliche Äußerung ist das Stöhnen, in dem unterhalb rationaler Artikulation in der Körperlichkeit begründete Schmerzempfindungen abgeleitet werden. Mäßiges Stöhnen lockert die Aktualisierung des *orbis renalis*, anhaltendes, unablässiges Stöhnen erschöpft seine Ressourcen der Aktualisierung.

Jahreszeit, Tageszeit

Im Einklang mit der Wandlungsphasenqualifikation zeigt der *orbis renalis* eine besondere Affinität zum Winter und zur Mitternacht. In diesen Zeiten tritt eine auffällige Labilität — und damit eine erhöhte Empfänglichkeit gegenüber pathogenen wie auch therapeutischen Einflüssen auf. Diametral gegensätzliche Verhältnisse herrschen im Sommer und am Mittag, wenn die Beeinflußbarkeit des *orbis renalis* ihren tiefsten Punkt erreicht.

Klima

Eine kühle bis kalte Umgebung ist der Stabilität des *orbis renalis*, der Erhaltung seiner Orthopathie, mit anderen Worten der Konservierung von Körpersubstanz günstig. Mit steigender Temperatur wird diese Konservierung, zunächst die der Säfte, schließlich auch die der festen Gewebes, immer schwieriger und problematischer. Heißes Klima, der anhaltende Aufenthalt in heißer Umgebung, aber auch hohes Fieber, fieberhafte und septische Prozesse führen zu einer Schmälerung der Säfte und zur Einschmelzung und Abtragung von Körpersubstanz, mit anderen Worten, zu einer Schmälerung des *orbis renalis*.

Aber auch anhaltende und/oder extreme Kälte ist der Funktion des *orbis renalis* nicht förderlich. In diesem Fall wird das *yang renale*, also die Re-Aktivierung, Re-Aktualisierung von Potenzen, also

nicht nur der Wille, sondern auch der Umsatz der Säfte, der Fluß der Gedanken gehemmt und gelähmt; auch kommt es zu Übersteuerungen der Yintendenz (Kälte = Yin), zu *occlusiones*, zu ortsfesten, äußerst schmerzhaften Verhärtungen, *concretiones* (rheumatischen Störungen, Arthrosen).

Sapor (d. h. Nahrung oder Arznei einer bestimmten Geschmacksrichtung)

Wie bei anderen Orbes beeinflussen auch den *orbis renalis* zwei polare Sapores in gegenteiligen Richtungen.

Salzige Sapores erweichen Festes, lösen in mäßiger Dosierung also Verhärtungen und erleichtern die Mobilisierung und Re-Aktualisierung von als *orbis renalis*, d. h. im körperlichen Substrat angesammelten Potenzen. In extremer Dosierung hingegen übersteigern sie diese Zersetzung und führen zu einem Zusammenbruch des *yin renale*, also der Körperlichkeit allgemein.

Umgekehrt bei den bitteren Sapores. Wie wir bereits beim *orbis cardialis* sahen (s. S. 85), hemmen sie Aktivität und Dynamik, tragen also allmählich und niedrig dosiert angewandt, zu eben jener Fixierung, Materialisierung, zu einem sich Niederschlagen von Dynamik bei, konservieren in mäßiger Dosierung also das *yin renale*. Anhaltend angewandt oder hoch dosiert hingegen blockieren bittere Sapores nicht nur die Dynamik des *orbis cardialis*, sondern sie unterbinden auch die Re-Aktivierung, Re-Aktualisierung von Potenzen aus dem *orbis renalis*, vernichten oder neutralisieren völlig das *yang renale*.

Geruch

Faulig, jeder Geruch nach Fäulnis, Zersetzung, Eiter etc.

Farbe

Entsprechend der Wandlungsphasenqualifikation: schwarz. Schwarz absorbiert Dynamik im höchsten Maße.

Hauptleitbahnen

Die dem *orbis renalis* zugeordnete Cardinalis ist die *cardinalis yin minoris pedis* (= *cardinalis renalis*); die dem *orbis vesicalis* zugeordnete Cardinalis ist die *cardinalis yang maioris pedis* (= *cardinalis vesicalis*). Gemeinsam bilden sie im 2. Zyklus das 2. Gespann.

O. renalis O. vesicalis

Die Hauptleitbahn des *orbis renalis*: die *cardinalis renalis*

Verlauf:

Die Leitbahn beginnt an der lateralen Seite der kleinen Zehe, zieht schräg in die Mitte der Fußsohle und tritt im Foramen *fons draconis*, R2, an der Unterseite des *os naviculare* hervor. Anschließend zieht sie zum *malleolus medialis* und um diesen herum zu einer Verzweigung in die Ferse.

An der medialen Unterschenkelseite verläuft die Leitbahn weiter nach oben, durch die Kniekehle zur medialen Seite des Oberschenkels, dringt in die Wirbelsäule ein und verbindet sich schließlich mit den *oo. renalis et vesicalis*.

Vom *orbis renalis* verläuft die Leitbahn weiter aufwärts, tritt mit dem *orbis hepaticus* in Beziehung und durchquert das Zwerchfell, um schließlich den *orbis pulmonalis* zu erreichen. Von diesem zieht sie entlang der Trachea zum Kehlkopf und zur Zungenwurzel.

Eine Abzweigung geht im Bereich des *orbis pulmonalis* aus der Leitbahn hervor, trifft den *orbis cardialis* und mündet in den Brustraum.

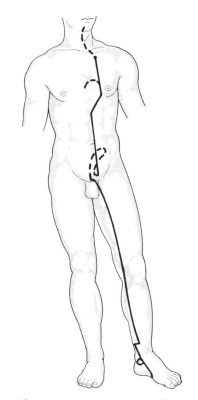

Abb. 86   **cardinalis renalis**

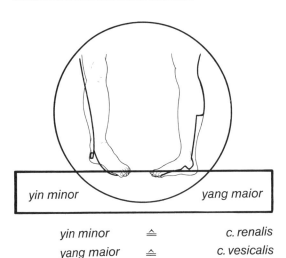

yin minor		yang maior
yin minor	≙	c. renalis
yang maior	≙	c. vesicalis

Abb. 85

Symptomatik bei Affektionen der *cardinalis renalis*:

Schmerzen, Sensibilitätsstörungen, Störungen der Motorik sowie Hautaffektionen im Verlauf der an der Körperoberfläche liegenden Leitbahn (vgl. die S. 75 über die allgemeinen Leitbahnstörungen); darüber hinaus:
dunkler, schwarzglänzender Teint
hechelnder Atem
Husten mit blutig tingiertem Auswurf
Appetitlosigkeit trotz Hunger oder auch nagendes Hungergefühl

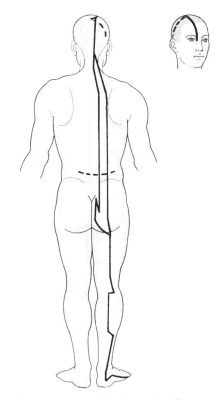

Abb. 87   **cardinalis vesicalis**

Kollapsneigung
mouches volantes
Flimmern und Schwarzwerden vor den Augen besonders beim Aufstehen;

bei Erschöpfung der Energie:
pp. haesitantes
Schreckhaftigkeit, Ängstlichkeit
Kältegefühl in den Gliedmaßen bis zur Schmerzhaftigkeit oder gar Paresen (Flexus-Symptomatik)
heiße, fiebrige, trockene Zunge
Schwellungen, Einengungen, Schmerzhaftigkeit des Rachens
[Herzbeklemmung und Stiche im Herzen]
Ikterus
Diarrhoe
Lumbalgien
die Fußsohlen brennen heiß oder sind schmerzhaft
extremes Ruhebedürfnis.

Die Hauptleitbahn des *orbis vesicalis*: die *cardinalis vesicalis*

Verlauf:

Die Leitbahn beginnt im *canthus medialis* und zieht über die Stirn auf das Schädeldach zum Foramen *conventus omnium*, Rg20.

Ein Seitenzweig zieht von hier an die obere Spitze des Ohres.

Die unmittelbare Fortsetzung der Leitbahn strahlt in das Gehirn, tritt aus diesem wieder hervor und zieht über das Hinterhaupt und den Nacken auf das Schulterblatt. Von dort verläuft sie parallel zur Wirbelsäule nach unten, um an die *oo. renalis et vesicalis* anzuknüpfen.

Ein Seitenzweig zieht am Schulterblatt weiter nach lateral und verläuft ebenfalls senkrecht nach unten in einer annähernden Parallele zur Wirbelsäule. Anschließend zieht die Leitbahn weiter über die Hüfte und den *glutaeus maximus* auf die Hinterseite des Oberschenkels und erreicht die Kniekehle. Von dort verläuft die Cardinalis an der Rückseite bis zur Mitte der Wade, zieht auf der lateralen Seite des Unterschenkels abwärts am *malleolus lateralis* vorbei zur Ferse — und von hier schließlich zur Spitze der kleinen Zehe.

Symptomatik bei Affektionen der *cardinalis vesicalis*:

Schmerzen, Sensibilitätsstörungen, Störungen der Motorik sowie Hautaffektionen im Verlauf der an der Körperoberfläche liegenden Leitbahn (vgl. die S. 75 über die allgemeinen Leitbahnstörungen); darüber hinaus:
heftiger Kopfschmerz

Gefühl, als ob die Augen aus der Orbita gedrückt würden
lanzinierende Schmerzen im Bereich der Leitbahn, vom Hinterkopf bis zur Ferse reichend
Schmerzen in der Wirbelsäule
Steifigkeit, Schmerzhaftigkeit der Knöchelregion
allgemeine Dysfunktionen des Bewegungsapparates
Bewegungsunfähigkeit der kleinen Zehe
epileptiforme Krampfbereitschaft bis zur Chorea
Sehstörungen, Trübsichtigkeit
vermehrter Tränenfluß
Fließschnupfen oder verstopfte Nase
Nasenbluten.

Die Leitbahnzweige (*sinarteriae paracardinales*) der *orbes renalis et vesicalis*

Verlauf:

Die *paracardinalis renalis* beginnt in der Kniekehle, verläuft gemeinsam mit der *paracardinalis yang maioris pedis = pc. vesicalis* nach oben und mündet in den *orbis renalis*. Anschließend verbindet sie sich in Höhe des 2. LWK mit der *sinarteria zonalis*. Hierauf zieht sie an der Vorderseite des Körpers nach oben, berührt die Zungenwurzel und erreicht schließlich das Foramen *canthus nasalis*, V1, wo sie sich mit der *cardinalis speciei* (*cardinalis vesicalis*) vereint. Hier liegt die 1. *coniunctio*.

Die *paracardinalis vesicalis* geht im Foramen *medium lacunae*, V40, aus der Cardinalis hervor. Von hier zieht sie durch die Rückenmuskulatur bis zum Nacken und mündet nach Überqueren des Schädels im Foramen *canthus nasalis*, V1.

Eine Verzweigung zieht in den Anus, verbindet sich mit dem *orbis vesicalis* und mündet in den *orbis renalis*. Von dort zieht sie auf beiden Seiten der Wirbelsäule nach oben durch die Rückenmuskulatur und verästelt sich im Bereich des *orbis cardialis*.

Die Netzleitbahnen (*sinarteriae reticulares*) der *orbes renalis et vesicalis*

Reticularis renalis

Verlauf:

Die Leitbahn entspringt im Foramen *campana magna*, R4, und zieht um die Achillessehne herum in die *cardinalis vesicalis*. Ein Seitenzweig zieht mit der *cardinalis renalis* nach oben bis unterhalb des *orbis pericardialis* und durchsetzt die Lendenregion.

Symptomatik:

Bei *inanitas*: Lendenschmerz; (Therapie: *Dispulsio* des *foramen qi originalis*: *rivulus maior*, R3; *suppletio* des korrepondierenden Nexoriums: *yang flectens*, V58.)

Bei *repletio*: Urinverhaltung; (Therapie: *Dispulsio* des Nexoriums: *campana magna*, R4.)

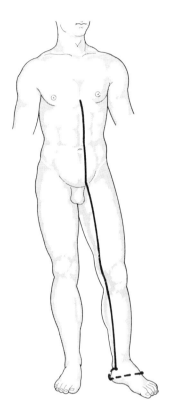

Abb. 88   **reticularis renalis**

Reticularis vesicalis

Verlauf:

Die Leitbahn entspringt im Foramen *yang flectens*, V58, und dringt sofort in die *cardinalis renalis* ein.

Symptomatik:

Bei *inanitas*: Schnupfen, Nasenbluten; (Therapie: *Dispulsio* des *originalis*: *os pyramidale*, V64, und *suppletio* des Nexoriums: *campana magna*, R4.)

Bei *repletio*: Verstopfung der Nase oder dünner Fließschnupfen, Schmerzen in Kopf und Rücken; (Therapie: *Dispulsio* des Nexoriums: *yang flectens*, V58.)

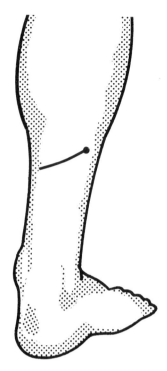

Abb. 89   **reticularis vesicalis**

Die Muskelleitbahnen (*sinarteriae nervocardinales*) der *orbes renalis et vesicalis*

Nervocardinalis renalis

Verlauf:

Die *nervocardinalis renalis* beginnt an der Unterseite der kleinen Zehe vorn, verläuft durch das Foramen *fons scatens*, R1 (= *puteale renale*), erreicht die Ferse unterhalb des *malleolus medialis*. Gemeinsam mit der *nervocardinalis vesicalis* steigt sie von dort empor zur Kniekehle, von wo aus sie gemeinsam mit der *nervocardinalis lienalis* über die Innenseite des Oberschenkels ins Genitale gelangt. An der Innenseite der Wirbelsäule zieht sie sodann innerhalb der Muskulatur bis an das *os occipitale* und vereinigt sich dort mit der *nervocardinalis vesicalis*.

Symptomatik:

Krämpfe und spastische Zuckungen in den Bereichen, die von der Nervocardinalis versorgt werden; spastische Lähmungen, Verkrümmungen, Atrophien, so daß der Körper nicht nach der Gegenseite flektiert werden kann.

Falls Störungen im Bauchraum auftreten, kann sich der Patient nicht nach hinten beugen, bei Störungen im Rücken kann er sich nicht nach vorne beugen.

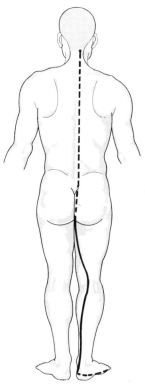

Abb. 90   **nervocardinalis renalis**

Die Nervocardinalis setzt sich von der Kniekehle über den dorsalen Oberschenkel und den *glutaeus maximus* fort, gelangt entlang der Wirbelsäule weiter nach oben bis an das *os occipitale*. Anschließend zieht sie über das Schädeldach auf das Gesicht und endet in der Nasenwurzel.

Ein Nebenzweig zieht vom Nacken in die Zungenwurzel.

Eine weitere Abzweigung bildet von der Nasenwurzel ausgehend das obere Augengeflecht und mündet schließlich im *os zygomaticum*.

Ein weiterer Nebenzweig geht im Schulterbereich aus der Nervocardinalis hervor, verläuft unter der Schulter vorbei nach oben in die *fossa supraclavicularis* und von dort weiter zum *processus mastoideus*.

Ein anderer Nebenzweig geht vom letztgenannten ab und strahlt von der Axilla empor ins Schultergelenk.

Endlich zieht ein Nebenzweig aus der *fossa supraclavicularis* über Mandibula und Wange zum *os zygomaticum*.

Symptomatik:

Lanzinierende Schmerzen, Schwellungstendenz von der kleinen Zehe bis zur Ferse
Krampf im Bereich der Kniekehle
Krämpfe und Verspannungen in Rücken- und Halsmuskulatur

O. renalis
O. vesicalis

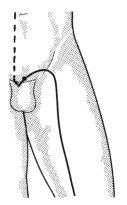

Abb. 91

Nervocardinalis vesicalis

Verlauf:

Die *nervocardinalis vesicalis* beginnt am *puteale vesicale*, d. h. an der kleinen Zehe. Anschließend zieht sie zum *malleolus lateralis* und von dort zum äußeren, hinteren Kniebereich.

Im Bereich des *malleolus lateralis* spaltet sich ein Seitenzweig ab, der zur Ferse zieht, um anschließend gleichfalls die Kniekehle zu erreichen.

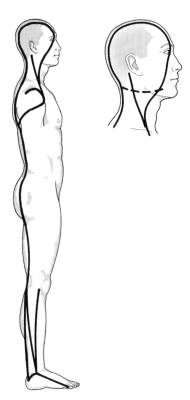

Abb. 92   **nervocardinalis vesicalis**

117

Gesamtsymptomatik des *orbis renalis*

Inanitas des *qi renale*

Krankheitsmechanismus:

Häufig zeigt sich nach langer Krankheit oder auf Grund einer schwächlichen Konstitution, also bei kongenitaler Schwäche des *yang renale* gerade auch ein geschmälertes *qi renale* (= *qi primum*).

Symptomatik:

Auf jeden Fall beobachtet man:
pp. minuti aut invalidi
einen blassen Zungenkörper
einen dünnen, weißlichen Zungenbelag; ferner:
ein fahles, bleiches, blutleeres Gesicht
Kraftlosigkeit und Schmerzen der Lenden
Hypakusis
Pollakisurie, dabei klarer Urin, auch nachts
Polyurie
Harnträufeln
Urininkontinenz
Samenverluste im Schlaf oder *ejaculatio praecox*
Kurzatmigkeit und Atemnot schon bei geringer Belastung
reflektorischer Husten verbunden mit Schweißausbrüchen.

Therapie:

Man kann wahlweise — in der Regel suppletiv nadelnd oder durch Moxibustion — auf folgende Foramina einwirken:
prima clusarum, Rs4
inductorium renale, V23
venae et viscera, V43
fons scatens, R1
fons draconis, R2
rivulus maior, R3
via vis structivi, C4.

Ungenügende Entfaltung des *yang renale*

Krankheitsmechanismus:

Nach langer Krankheit oder bei konstitutioneller Schwäche wie auch nach sexuellen Exzessen kann eine Schädigung des *orbis renalis* auftreten, so daß sich dessen Yang ungenügend entfaltet.

Symptomatik:

Stets *pp. mersi et invalidi*
ein blasser Zungenkörper; ferner:
Schmerzen und Kältegefühl im Lendenbereich, in die Beine ausstrahlend
allgemeines Kältegefühl

Oligurie
bleiches Gesicht
Benommenheit
Impotenz
Ohrensausen.

Therapie:

Unter anderem kommen für die stets suppletive Nadelung oder Moxibustion folgende Foramina in Betracht:
mare qi, Rs6
prima clusarum, Rs4
inductorium renale, V23
impedimentale qi, S30.

Inanitas des *yin renale*

Krankheitsmechanismus:

Im Gefolge einer anhaltenden Dezimierung des *yang renale* wird auch das Yin beeinträchtigt: Die Säfte, die körperliche Substanz werden geschmälert.

Symptomatik:

Grundsätzlich *pp. minuti*
ein tiefroter Zungenkörper
verminderter Zungenbelag; ferner können auftreten:
allgemeine Schwäche des Körpers
Ohrensausen
Schwindelanfälle
Schlafstörungen
Vergeßlichkeit
Samenverlust
schmerzhafte Lenden, Schwäche der Beine
Hitzesensationen an den Handtellern und Fußsohlen
Schweiße im Schlaf
trockener Mund.

Therapie:

Unter anderem kann durch suppletive Nadelung oder Moxibustion auf folgende Foramina eingewirkt werden:
rivulus maior, R3
yin conventi, Rs1
os curvum, Rs2
conquisitorium vesicale, Rs3
mare qi, Rs6
impedimentale qi, S30
copulatio trium yin, L6
incrementum et vigor, Rg1
inductorium cardiale, V15
inductorium renale V23.

Die *cardinales impares*, die „Acht unpaarigen Leitbahnen"

Obwohl, wie bereits oben (s. S. 74) erwähnt, der Begriff der „unpaarigen" Leitbahnen seine Begründung im mangelnden Anschluß an einen Orbis, also in der fehlenden Qualifikation nach Yin und Yang hat, hat sich bei den acht unpaarigen Leitbahnen aus pragmatischen Gründen teilweise wiederum eine paarige Polarisation ergeben. Auf Grund therapeutischer Erfordernisse und Gemeinsamkeiten der Symptomatik kommt es zu folgenden Paarbildungen:

1a. *sinarteria impedimentalis*
 b. *sinarteria retinens yin*
2a. *sinarteria regens*
 b. *sinarteria ascendens yang*
3a. *sinarteria zonalis*
 b. *sinarteria retinens yang*
4a. *sinarteria respondens*
 b. *sinarteria ascendens yin.*

Die *sinarteria impedimentalis* (*chongmo*, die „Breite Troßstraße")

Verlauf:

Die *sinarteria impedimentalis* beginnt im Becken, wobei sich ein linker und rechter Schenkel im Foramen *yin conventi*, Rs1, vereinen.

Ein Ast zieht an der ventralen Seite der Wirbelsäule nach oben und bildet dabei das *mare sinarteriarum*.

Ein vorderer Ast zieht zum Foramen *prima clusarum*, Rs4, und verläuft paarig zur *cardinalis renalis*, diese dabei im Foramen *os transversum*, R11, treffend. Von hier zieht die *sinarteria impedimentalis* auf der Bauchseite nach oben bis zum Foramen *porta pylorica*, R21.

Unter Abgabe mehrer Seitenzweige, vorher wie nachher, strahlt die *sinarteria* im Thorax nach oben aus, zieht über den Kehlkopf hinweg und umgibt den Mund netzförmig.

Ein Nebenast zieht vom Foramen *os transversum*, R11, an der Innenseite des Oberschenkels abwärts.

Ein Zweig verläuft zur Wade und zum *malleolus medialis*, ein anderer vom Foramen *os transversum*, R11, zum Foramen *impedimentale qi*, S30, von dort weiter zu Wade und *malleolus medialis*.

Funktion:

Durch ihre Verästelung hat die *sinarteria impedimentalis* oben Anastomosen mit allen *cardinales yang*, unten hingegen mit allen *cardinales yin*. Außerdem knüpft sie an die *sinarteriae regens, respondens et zonalis* an. Deshalb kann sie als Aus-

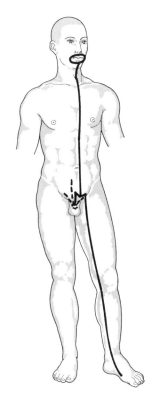

Abb. 93   ***sinarteria impedimentalis***

gleichsreservoir aller Leitbahnen und des *xue* gelten.

Sie erscheint als besonders wirksame Vermittlerin sowohl der angeborenen Reserven (*qi nativum*) als auch der erworbenen Konstitution (*qi ascitum*).

All dies macht deutlich, daß ihr Name „breite Troßstraße" wohl begründet ist.

Gemeinsame Foramina hat die *sinarteria impedimentalis* jedoch lediglich mit den *cc. renalis et stomachi* — stellvertretend für die Sitze von *qi nativum* und *qi ascitum*.

Die *sinarteria impedimentalis* verläuft, wie schon angedeutet, von innen nach außen. In der Ebene des *splendor yang* (entsprechend der *cardinalis stomachi*) strömt die Energie in die *cardinalis lienalis* — und damit in das Yin der Mitte ab. Bei gestörter Funktion ist es möglich, durch Stimulation des *nexorium lienale*, nämlich *caput metatarsalis halucis*, L4, die Energie über die *reticularis lienalis* wiederum in die *cardinalis stomachi* und in deren Orbis zurückzuleiten. Deshalb wirkt man bei Störungen der *sinarteria impedimentalis* zuerst auf dieses Foramen ein.

Die Foramina der *sinarteria impedimentalis*, durchwegs *foramina copulo-conventoria*, sind:

yin conventi, Rs1
impedimentale qi, S30

ss. card. impares

os transversum, R11
clusa yin, R12
foramen qi, R13
plenum quartum, R14
infusio media, R15
inductorium viscerum, R16
curvatura alta, R17
clusa lapidea, R18
urbs yin, R19
vallis communicans renalis, R20
porta pylorica, R21.

Symptomatik:

Schmerzen in Abdomen, Hypogastrium oder Nierengegend
Schweregefühl
Kontravektionen, d. h. bei Hitzegefühl im Körper und Kopf, gleichzeitig eiskalte Gliedmaßen
Fieber, intermittierend, undulierend
Anorexie, Nausea;

bei Frauen:
Vaginalschmerzen, [Vaginitis]
pruritus vulvae
Regelstörungen
fluor albus
Dysmenorrhoe
Uterusverlagerung;

bei Männern:
[Entzündung] und Schmerzen am Glied
[Entzündung des Skrotums]
[Orchitis, Urethritis, Prostatitis]
Impotenz;

bei Störungen des Astes zu Thorax und Gesicht:
Präkordialschmerz, Dyspnoe
[Halsentzündung]
Stimmverlust
Trockenheit von Mund und Nase;

bei Störungen des Astes, der am Bein abwärts zieht:
Schmerzen in der Leistenregion, an der Innenseite des Oberschenkels und in der Wade
Schmerzen an der Innenseite des Fußes sowie in der großen Zehe, dabei das Gefühl von Eiseskälte von den Füßen bis zum Knie.

Therapie:

Bei jeder Art von Störung in der *sinarteria impedimentalis* ist einzuwirken auf das:
caput metatarsalis hallucis, L4 (= *nexorium lienale*);
überdies kommen je nach Befund in Betracht
bei Schmerzen in Brust und Leibesmitte:
tumulus magnus, PC7 (= *originalis* der *c. pericardialis*)
conquisitorium stomachi, Rs12
medium palmae, PC8;

bei *pituita* der Mitte:
atrium pectoris, Rs17 (= *conquisitorium pericardiale*)
interstitium ambulatorium, H2 (= *effusorium*);

bei *repletio qi* und Kontravektionen:
vicus tertius pedis, S36
candidum maius, L3 (= *originalis* und *inductorium*);

bei Unterleibsplethora:
cardo caeli, S25 (= *conquisitorium intestini crassi*)
aquae divisae, Rs9
vestibulum internum, S44;

bei Schmerzen an den kleinen Rippen:
fons tumuli yang, F34 (= *coniunctorium*)
tigris volans, T6 (= *transitorium*);

bei Regelstörungen:
prima clusarum, Rs4 (= *conquisitorium intestini tenuis*)
mare qi, Rs6
cardo caeli, S25 (= *conquisitorium intestini crassi*)
copulatio trium yin, L6;

bei *occlusio venti* und Schmerzen in den Gliedmaßen:
stagnum curvum, IC11
forum ventorum, F31
clusa externa, T5 (Nexorium)
fons tumuli yang, F34
copulatio trium yin, L6
vicus tertius manus, IC10
vicus tertius pedis, S36.

Die *sinarteria retinens yin* (*yin weimo*, „Haltenetz des Yin")

Verlauf:

Die Leitbahn beginnt in der *copulatio yin*, zieht an der Innenseite des Beines durch das Foramen *ripa spissa*, R9, nach oben bis in die Leistenbeuge, tritt in das Hypogastrium und verläuft entlang der Rippen bis an die Seite des Kehlkopfes.

Funktion:

Die *sinarteria retinens yin* steht mit den *cardinales yin* in Verbindung, und zwar über folgende *foramina copulo-conventoria*:
ripa spissa, R9
porta impedimentalis, L12
domus aulicus, L13
transversum magnum, L15
aegritudo abdominis, L16
conquisitorium hepaticum, H14
ruina caelestis, Rs22
fons in angustiis, Rs23.

Über die beiden letztgenannten Foramina erfolgt die Verknüpfung mit der *sinarteria respondens*. So kann die Leitbahn als „Haltenetz" aller Yin-Leitbahnen verstanden werden. Die Leitbahn hat eine besondere Beziehung zur Bauenergie (*ying*), also zu einem stofflichen Anteil der Vitalreserven.

Es wird postuliert, daß die Energie in der *sinarteria retinens yin* von unten nach oben fließt, dabei von der Ebene des *yin maior* — entsprechend der *cardinalis lienalis* — zur Ebene des *yin minor* — entsprechend der *cardinalis renalis* wandert und in die Zwischenebene des *yin flectens* — entsprechend den *cc. hepatica et pericardialis* einmündet.

Vom Brustbereich folgt die Energie der Leitbahn den Bahnen der *cardinalis pericardialis* (= *yin flectens*) in die Peripherie zum Nexorium: *clusa interna,* PC6, um von dort über die *reticularis pericardialis* in den Orbis zurückzufließen. Deshalb ist der Energiefluß in der *sinarteria retinens yin* gerade über das Foramen *clusa interna,* PC6, zu beeinflussen.

Symptomatik:

Schmerzen in der Herzgegend (charakteristisches Zeichen); ferner:
chronische Halsbeschwerden
Schmerzen im Epigastrium und in den Lenden
Schmerzen im Genitale
migräneartiger Kopfschmerz mit Gedächtnisstörungen
Gleichgewichtsstörungen.

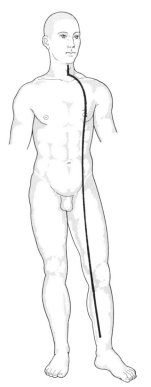

Abb. 94   **sinarteria retinens yin**

Therapie:

Stets zu stimulieren:
clusa interna, PC6 (= Nexorium der *cardinalis pericardialis*);

überdies bei Druck auf der Brust:
conquisitorium stomachi, Rs12
vicus tertius pedis, S36;

bei Stichen in der Herzgegend:
interstitium ambulatorium, H2
fons tumuli yang, F34;

bei Aftervorfall:
omnium defatigationum, Rg14
mare illuminationis, R6;

bei Betäubung und Weggetretensein:
vicus communicans, C5
rivulus posterior, IT3
impedimentale laetitiae, C7;

bei inanitas der Mitte und beständiger Übelkeit:
vestibulum internum, S44
conquisitorium stomachi, Rs12
mare qi, Rs6
medium palmae, PC8;

bei Klumpengefühl in der Leibesmitte:
tumulus magnus, PC7
copulatio trium yin, L6;

bei Vergeßlichkeit:
inductorium cardiale, V15
vallis communicans vesicalis, V66
impedimentale minus, C9;

bei Obstipation mit Aftervorfall:
mare illuminationis, R6
tigris volans, T6
conventus omnium, Rg20;

bei Hämorrhoiden:
yang conventa, V35
incrementum et vigor, Rg1
columna carnis, V57.

ss. card. impares

Die *sinarteria regens* (*dumo,* „Leitbahn der Steuerung")

Verlauf:

Die Leitbahn beginnt am Perineum, zieht in der Medianen entlang der Wirbelsäule aufwärts und zwischen *os occipitale* und Atlas am Foramen *aula venti,* Rg16, in das Gehirn. Anschließend erreicht sie das Schädeldach und gelangt über die Stirn zur Nasenbasis (Philtrum). Hier trifft sie sich mit der *sinarteria respondens* und mit der *cardinalis stomachi.*

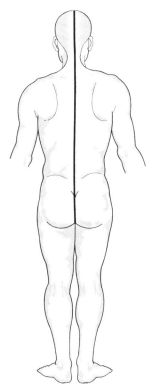

Abb. 95   ***sinarteria regens***

Funktion:

Die *sinarteria regens* bildet die Verbindung zwischen dem Genitale, sämtlichen Yang-Leitbahnen und dem Kopf, der, wie erwähnt als *conventus omnium yang*, d. h. als Sammelpunkt aller Yang-Leitbahnen begriffen werden muß.

Die *sinarteria regens* steht aber auch durch Netzbahnen (*reticulares*) mit dem *orbis renalis* in Verbindung und hat so entscheidende Bedeutung für die Koordination und Verteilung des *qi primum*, d. h. angeborenen Vitalpotentials.

Die *sinarteria regens* führt das *qi primum* aus dem *orbis renalis* in die *species*, damit nach außen und in die Peripherie.

Dieser Energiefluß ist von unten nach oben gerichtet. Umgekehrt gelangt die in der Oberfläche sich sammelnde Energie durch die „außen liegende", als *yang maior* qualifizierte Leitbahn, also durch die *cardinalis intestini tenuis* von den oberen Gliedmaßen zurück in die Tiefe; dieser Energiestrom kann vor allem über das *inductorium quinque inductoriorum* der *cardinalis intestini tenuis*, also das Foramen *rivulus posterior*, IT3, beeinflußt werden.

Symptomatik:

Bei Redundanz der Energie:
Steifheit der Wirbelsäule, auch Opisthotonus;

bei Defizienz der Energie:
Gefühl eines schweren Kopfes
Benommenheit
Schwindel, Leeregefühl im Kopf;

darüber hinaus sonstige Symptome wie epileptiforme Erscheinungen [auch bei Meningitis, Enzephalitis]
Urininkontinenz
Sterilität der Frau.

Leitbahnsymptomatik:

Fieber
Kontrakturen der Gliedmaßen
Koliken, Obstipation, Hämorrhoiden.

Therapie:

Stets erforderlich die Einwirkung auf das Foramen *rivulus posterior*, IT3 (= *inductorium quinque inductoriorum* der *cardinalis intestini tenuis*);

darüber hinaus sind zu stimulieren

bei spastischen Lähmungen der Extremitäten:
vicus tertius pedis, S36
stagnum curvum, IC11
interstitium ambulatorium, H2
fons tumuli yang, F34;

bei Tremor der Extremitäten:
rivulus yang, IC5
stagnum curvum, IC11
foramen carpicum, IT4
impedimentale maius, H3
fons tumuli yang, F34
campana suspensa, F39;

bei Verspannung des Halses:
recipiens liquoris, Rs24
conventus omnium, Rg20;

bei *ventus capitis*:
lacunae, P7;

bei Schmerzen in Schultern und Rücken:
recipiens liquoris, Rs24
conventus omnium, Rg20
puteus alae, F21
insula media, T3;

bei Zahnschmerzen:
metallum structivum, P11
vallis communicans vesicalis, V66
impedimentale clusae, T1;

bei Tetanus:
recipiens liquoris, Rs24
valles coniunctae, IC4
interstitium ambulatorium, H2, sowie
die blutige Nadelung der zehn Fingerspitzen.

Die *sinarteria ascendens yang* (*yang qiaomo*, „Emporziehende Yang-Leitbahn")

Verlauf:

Die Leitbahn beginnt in der Ferse, zieht vom Foramen *origo ascendentis yang*, V62, an der Außenseite des Beines über die Schulter und die Wange bis zum Foramen *stagnum venti*, F20.

Funktion:

Die *sinarteria ascendens yang* ist eine akzessorische Leitbahn für die Verteilung und Koordination des Yang-Aspektes der struktiven Energie. Diese struktive Energie ist zur unmittelbaren Umsetzung in Aktivität bestimmt. Sie fließt im Foramen *canthus nasalis*, V1, nach innen, steigt im Verlauf der *sinarteria ascendens yin* ab, um über die *reticularis renalis* in die *cardinalis vesicalis* zu gelangen und am Foramen *origo ascendentis yang*, V62, wieder an die Oberfläche zu treten.

Durch die Leitbahn fließt die Energie auf dem beschriebenen Weg nach oben. Beeinflußbar ist die *sinarteria ascendens yang* deshalb über das genannte Foramen *origo ascendentis yang*, V62. Darüber hinaus trifft sich die *sinarteria ascendens yang* mit der gepaarten *sinarteria regens* im Foramen *canthus nasalis*, V1.

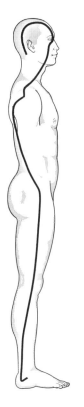

Abb. 96   **sinarteria ascendens yang**

Die Foramina *copulo-conventoria* der *sinarteria ascendens yang* sind:
origo ascendentis yang, V62
servi salutatio, V61
yang tarsi, V59
cella habitationis, F29
inductorium lacerti, IT10
os amplum, IC16
promontorium humeri, IC15
granarium terrestre, S4
cella ampla, S3
recipiens lacrimarum, S1
canthus nasalis, V1
stagnum venti, F20.

Symptomatik:

Die Symptomatik der *sinarteria ascendens yang* ist komplementär zu jener der *sinarteria ascendens yin*. Man beobachtet also insbesondere:

Kraftlosigkeit bei spastischer Gespanntheit des Yang
allgemeine Muskelschmerzen, besonders in Rücken und Lenden
Steifigkeit
Hemiplegie, Paresen, Aphasie
Spasmen, Krämpfe, Epilepsie
schmerzhafte und gerötete Augen
tränende Augen oder ausbleibender Tränenfluß.

Therapie:

Stets zu nadeln:
origo ascendentis yang, V62,

ferner, je nach Befund zusätzlich

bei steifem Rücken bzw. steifer Hüfte:
blutige Nadelung von
medium lacunae, V40;

bei *vento percussio* mit Ohnmachten:
impedimentale medium, PC9
conventus omnium, Rg20
lanx magna, H1
valles coniunctae, IC4;

bei *vento percussio* mit Hemiplegie:
vicus tertius manus, IC10
foramen carpicum, IT4
valles coniunctae, IC4
yin penetrans capitis, F11
interstitium ambulatorium, H2
forum ventorum, F31
copulatio trium yin, L6;

bei Fazialisparesen:
canalis aquae, Rg26
valles coniunctae, IC4
maxilla, S6
granarium terrestre, S4
sowie die blutige Nadelung der zehn Fingerspitzen.

Die *sinarteria zonalis* (*daimo*, „Gürtelleitbahn")

Verlauf:

Die Leitbahn entspringt an den kleinen Rippen am Foramen *sinarteriae zonalis*, F26, und zieht gürtelförmig um den Körper herum.

Funktion:

Die *sinarteria zonalis* umfaßt den Körper gürtelförmig oberhalb der Taille. Dadurch berührt sie alle vertikal auf Rücken, Bauch und Flanken verlaufenden Leitbahnen, sowohl die Cardinales wie auch die Reticulares. Somit dient die *sinarteria zonalis* dem allgemeinen Energieausgleich in der Körpermitte.

Durch ihren besonderen Bezug zur Hauptleitbahn des *orbis felleus* (Beginn der Leitbahn im *foramen sinarteriae zonalis*, F26) ist es möglich, über die *cardinalis fellea* durch das Foramen *lacrimarum instantium*, F41, auf die *sinarteria zonalis* einzuwirken. Das letztgenannte Foramen entspricht dem *inductorium quinque inductoriorum* — qualifiziert durch die Wandlungsphase Holz.

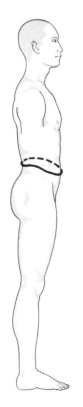

Abb. 97   **sinarteria zonalis**

Die Foramina *copulo-conventoria* der *sinarteria zonalis* sind:
conquisitorium lienale, H13
foramen sinarteriae zonalis, F26
cardo quintus, F27
via retinentis, F28.

Symptomatik:

Plethora abdominalis, Gefühl als säße man im Wasser
Regelstörungen
Leukorrhoe
Schmerzen im Hypogastrium sowie im Lendenbereich
Schwäche oder sogar Atrophie der unteren Extremitäten.

Therapie:

Stets einzuwirken auf:

lacrimarum instantium pedis, F41 (= *inductorium quinque inductoriorum* der *cardinalis fellea*)
und dazu, je nach Befund

bei Paresen der Gliedmaßen:
impedimentale maius, H3
stagnum curvum, IC11
tumulus magnus, PC7
valles coniunctae, IC4
vicus tertius pedis, S36
insula media, T3;

bei Tremor der unteren Extremitäten:
impedimentale maius, H3
Olympus, V60
fons tumuli yang, F34;

bei Tremor der oberen Extremitäten:
lacus curvus, PC3
foramen carpicum, IT4
valles coniunctae, IC4
insula media, T3;

bei Hitze der Fußsohlen:
fons scatens, R1
valles coniunctae, IC4
os pyramidale, V64;

bei Jucken am ganzen Körper:
conventus omnium, Rg20
porta fortunae, Rg4
forum ventorum, F31
yin penetrans capitis, F11
mare qi, Rs6
mare xue, L10
medium lacunae, V40
stagnum curvum, IC11;

bei *inanitas* des *orbis renalis* und Lendenschmerzen:
inductorium renale, V23
medium lacunae, V40;

bei diffuser Schmerzhaftigkeit aller Gelenke:
yin penetrans capitis, F11
porta fortunae, Rg4
clusa externa, T5.

Die *sinarteria retinens yang* (*yang weimo*, „Haltenetz des Yang")

Verlauf:

Die Leitbahn beginnt am Foramen *porta metalli*, V63, verläuft über die Außenseite des Beines lateral am Hypogastrium entlang, zieht von den Rippen auf die Schulter, wendet auf dieser und zieht über den Hals zur Hinterseite des Kopfes. Von hier gelangt sie über die lateralen Teile von *os parietale et temporale* seitlich auf das *os frontale*.

Funktion:

Die *sinarteria retinens yang* steht mit allen Yang-Leitbahnen in Verbindung. Als vereinendes Band beeinflußt sie die Regulation und den Umsatz der aktiven Energie; überdies wirkt man über sie auf die Wehrenergie.
Um alle Yang-Ebenen zu erreichen muß die Leitbahn ihren Verlauf über die „Zwischenleitbahn" (*yang minoris* entsprechend der *cardinalis tricalorii*) nehmen und von dieser über das *foramen nexorium*

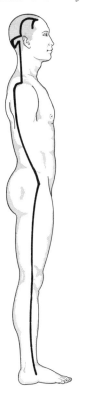

Abb. 98   **sinarteria retinens yang**

in die *reticularis tricalorii* — damit in die Tiefe zurückkehren. Deshalb kann man die *sinarteria retinens yang* über das Nexorium der *cardinalis tricalorii*, also über *clusa externa*, T5, beeinflussen.

Die Foramina *copulo-conventoria* der *sinarteria retinens yang* sind:
porta metalli, V63
copulatio yang, F35
conventus lacerti, T13
cella caelestis, T15
latus lacerti, IC14
puteus alae, F21
inductorium lacerti, IT10
stagnum venti, F20
porta infantiae, Rg15
aula venti, Rg16
hiatus cerebri, F19
recipiens vim structivam, F18
castra praetoriana, F17
fenestra oculi, F16
lacrimarum instantium capitis, F15
candor yang, F14
shen stirpis, F13
retinens capitis, S8.

Symptomatik:

Häufiger Wechsel von Hitzegefühl und Frösteln
Schüttelfrost und Frostschauder
Fieber, Schwindel
allgemeine Muskelschwäche, Steifigkeit und Schmerzhaftigkeit
Schmerzen und Spannungsgefühl besonders im Lendenbereich.

Therapie:

Stets zu nadeln:
clusa externa, T5

Bei fortgesetztem Blutspucken:
inductorium hepaticum, V18
inductorium diaphragmatis, V17
vicus communicans, C5
lanx magna, H1;

bei steifer Zunge und Sprechstörungen:
impedimentale medium, PC9
recipiens liquoris, Rs24;

bei *pituita*-Blockaden des *orbis cardialis* und Ohnmachten:
lanx magna, H1
inductorium hepaticum, V18
conventus omnium, Rg20;

bei *vento percussio* und Spasmen:
insula media, T3
stagnum yang, T4
stagnum curvum, IC11.

ss. card. impares

125

Die *sinarteria respondens* (*renmo*, „Aufnehmende Leitbahn")

Verlauf:

Die Leitbahn beginnt am Perineum und steigt durch das Genitale über die Schamhaargrenze nach oben. Sie durchquert das Hypogastrium, tritt unterhalb des Nabels im Foramen *prima clusarum*, Rs4, wieder hervor. Anschließend zieht sie in gerader Linie zum Kehlkopf und zum Kinn und erreicht über das Gesicht die Augen.

Funktion:

Die *sinarteria respondens* verläuft über die Bauchseite (Yin) und steht mit allen Yin-Leitbahnen sowie mit der *sinarteria retinens yin* und der *sinarteria impedimentalis* in Verbindung. Deshalb kann sie aus „Ausgleichsreservoir" (*mare*) der gesamten struktiven Energien fungieren.

Wegen ihres Ursprungs im Genitalbereich hat die *sinarteria respondens* eine besondere Beziehung zu allen Reproduktivorganen vor allem der Frau. Die in den Texten häufig erwähnte Beziehung der *sinarteria respondens* zum Uterus (genauer, zum *paraorbis uteri*) und ihre Qualifikation als *cardinalis yin* unterstreicht dies.

Das „Meer der Yin-Leitbahnen" erstreckt sich vom Körperinnern an die Oberfläche. Dort tritt die Leitbahn auf das *yin maior* (vertreten durch die *cardinalis pulmonalis*) und auf das diesem zugeordnete *splendor yang* (vertreten durch die *cardinalis intestini crassi*). Gelangen die Energien aus der *sinarteria respondens* nicht bis in die *cardinalis intestini crassi*, so kann man auf eine Störung im Bereich der *reticularis pulmonalis* schließen. Indem man dann auf das Nexorium der *cardinalis pulmonalis* einwirkt, also auf das *foramen lacunae*, P7, macht man den Weg frei für den Weiterfluß der Energie in die *cardinalis intestini crassi*.

Symptomatik:

Beim Mann:
Erkrankungen des Genitale, insbesondere solche, die mit Schmerzen und Schwellungen verbunden sind; andererseits auch Atrophie des Gliedes, *ejaculatio praecox*;

bei der Frau:
Regelstörungen sowie schmerzhafte Erkrankungen im Unterleib
klimakterische Beschwerden, fliegende Hitzen
Sterilität
epileptiforme Symptomenbilder.

Therapie:

Stets zu nadeln:
lacunae, P7

bei *algor*-Diarrhoe mit Schmerzen und Borborygmen:
cardo caeli, S25
conquisitorium stomachi, Rs12
prima clusarum, Rs4
copulatio trium yin, L6;

bei *anhelitus* [Asthma]:
abundantia, S40
atrium pectoris, Rs17
vicus tertius pedis, S36;

bei üblem Mundgeruch:
impedimentale minus, C9
vicus communicans, C5
canalis aquae, Rg26, sowie
die blutige Nadelung der 10 Fingerspitzen;

bei Ozaena:
cella superior, Rg23
conventus omnium, Rg20
porta ventorum, V12
accipiens odores, IC20;

bei Polypen in der Nase:
atrium impressionis (= Punkt zwischen den Augenbrauen)
accipiens odores, IC20;

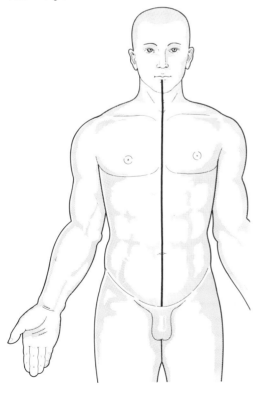

Abb. 99   **sinarteria respondens**

bei *pavor*-Symptomatik, akut, im Kindesalter:
atrium impressionis (= Punkt zwischen den Augenbrauen)
conventus omnium, Rg20
canalis aquae, Rg26
impedimentale medium, PC9
lanx magna, H1;

bei *pavor*-Symptomatik, chronisch:
lanx magna, H1
inductorium lienale, V20
conventus omnium, Rg20
stella superior, Rg23
canalis aquae, Rg26.

Die *sinarteria ascendens yin* (*yin qiaomo*, „Emporsteigende Yin-Leitbahn")

Verlauf:

Die Leitbahn bildet einen Seitenzweig der *cardinalis renalis* (s. o. S. 114). Sie entspringt am Foramen *fons draconis*, R2, und zieht oberhalb des *malleolus internus* an der Innenseite des Beines zum Genitale. Von dort verläuft sie innerhalb des Rumpfes und tritt erst in der *fossa supraclavicularis* wieder an die Oberfläche. Über Hals, Kinn und medialen Teil des *os zygomaticum* gelangt sie zum Foramen *canthus nasalis*, V1.

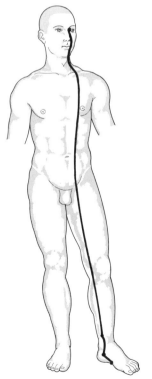

Abb. 100 **sinarteria ascendens yin**

Funktion:

Ähnlich jenen der *sinarteria ascendens yang* (s. o. S. 123); die *sinarteria ascendens yin* ist eine akzessorische Leitbahn, die für die Verteilung des zur Verfügung stehenden freien Struktivpotentials, also eines materiellen Potentials, aus dem *orbis renalis* zuständig ist. Es wird postuliert, daß die Energie vom Foramen *fons draconis*, R2, zum Foramen *mare illuminationis*, R6, fließt und von dort zum distalen Foramen *cursores copulati*, R8, gelangt; der Endpunkt ihres Flusses wird durch das Foramen *canthus nasalis*, V1, markiert. Ihr Rückfluß vollzieht sich über die an das letztgenannte Foramen anknüpfende *sinarteria ascendens yang*. Auf diesem Weg strömt die Energie wiederum in die *cardinalis vesicalis* und gelangt schließlich über die *reticularis vesicalis* und das Foramen *yang flectens*, V58, das *nexorium vesicale*, in die *cardinalis renalis*. Dieser Kreislauf ist insbesondere über das nächstgelegene Foramen, nämlich über das *mare illuminationis*, R6, zu beeinflussen.

Die Foramina *copulo-conventoria* der *sinarteria ascendens yin* sind:
mare illuminationis, R6
cursores copulati, R8
canthus nasalis, V1.

Symptomatik:

Kraftlosigkeit des Yang, also Schwäche der aktiven Leistungen
allgemeine Abgespanntheit
spastische Verspannungen im Yin
Spasmen, Krämpfe, epileptiforme Symptome
Lähmungserscheinungen, Paresen
Erkrankungen der Geschlechtsorgane
großes Schlafbedürfnis
Anurie.

Therapie:

Stets zu nadeln:
mare illuminationis, R6 — entsprechend dem Haupteinflußpunkt auf der *sinarteria ascendens yin* und dazu, je nach Befund

bei Miktionsstörungen:
fons tumuli yin, L9
copulatio trium yin, L6
impedimentale clusae, T1
valles coniunctae, IC4;

bei Harnträufeln:
mare qi, Rs6
prima clusarum, Rs4
inductorium renale, V23
copulatio trium yin, L6;

bei Störungen der Schwangerschaft (wie unruhiger Fötus, verzögerte oder erschwerte Geburt, haftende Plazenta):
valles coniunctae, IC4
copulatio trium yin, L6
yin supremum, V67, zu moxen;

bei Ausflüssen der Frau, blutig oder eitrig:
inductorium renale, V23
prima clusarum, Rs4
copulatio trium yin, L6;

bei Spasmen und Paresen der Hände und Füße im Senium:
columna carnis, V57
fons tumuli yang, F34
impedimentale maius, H3
lacus pedalis, P5;

bei Aszites:
mare qi, Rs6
vicus tertius pedis, S36
stagnum curvum, IC11
valles coniunctae, IC4
vestibulum internum, S44
interstitium ambulatorium, H2
copulatio trium yin, L6.

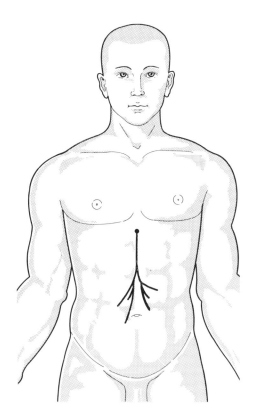

Abb. 101   *reticularis sinarteriae respondentis*

Anmerkung zu den Reticulares („Netzleitbahnen")

Wie schon oben (S. 67) erwähnt, gibt es 15 Reticulares (Netzleitbahnen). Bei der Besprechung der Orbes hatten wir jedem Orbis (sowohl jedem Außen- wie auch Innenorbis) einen solche Reticularis zugeordnet und deren Pathologie erörtert. So wurden bereits 12 Reticulares abgehandelt. Zu sprechen bleibt von den Reticulares der Unpaarigen Leitbahnen.

Reticularis zur *sinarteria respondens*

Verlauf:

Sie entspringt im Foramen *cauda columbina* Rs15, zieht von dort abwärts und strahlt in den Bauchraum aus.

Symptomatik:

Bei *repletio*: Schmerzen in der Bauchdecke. (Therapie: *Dispulsio* des Foramen *cauda columbina*, Rs15.)
Bei *inanitas*: Jucken und Ameisenlaufen. (Therapie: *Suppletio* des gleichen Foramens.)

Reticularis zur *sinarteria regens*

Verlauf:

Sie entspringt im Foramen *incrementum et vigor*, Rg1. Anschließend zieht sie innerhalb des Muskelfleisches beiderseits der Wirbelsäule nach oben bis in den Nacken, strahlt von dort auf den Kopf aus, zieht dann herab auf das Schulterblatt und tritt in die *cardinalis vesicalis* und die tiefe Rückenmuskulatur ein.

Symptomatik:

Bei *repletio*: Verspannungen und Steifigkeit des Rückens. (Therapie: *Dispulsio* des Foramen *incrementum et vigor*, Rg1.)
Bei *inanitas*: Benommenheit, Schwere des Kopfes, Wackeln mit dem Kopf. (Therapie: *Suppletio* des genannten Foramens.)

Reticularis magna lienalis

Verlauf:

Diese Reticularis entspringt im *nexorium lienale*, L21, und strahlt auf Brust und Rippen aus.

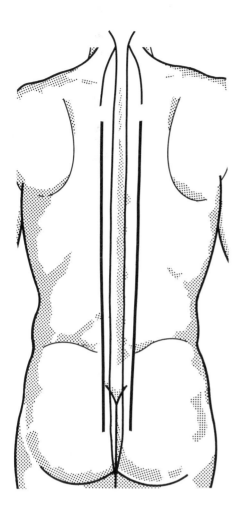

Symptomatik:

Diffuse Schmerzen am ganzen Körper. (Therapie: *Dispulsio* des Foramen *nexorium lienale*, L21.)

Bei *inanitas*: Kraftlosigkeit in allen Gelenken, Schwächegefühl — durch suppletive Einwirkung auf das genannte Foramen zu kompensieren.

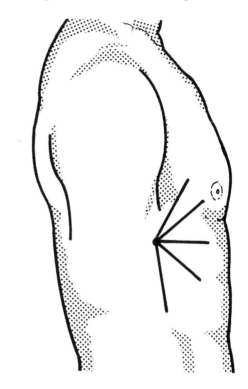

Abb. 102   **reticularis sinarteriae regentis**   Abb. 103   **reticularis magna lienalis**

6. Kapitel: Foraminologie II

Einführung

Allgemeines

Wie schon wiederholt angedeutet, bildet die Foraminologie, d. h. die Lehre von der Lage der einzelnen Punkte („Foramina") und der durch therapeutische Einwirkung auf diese Punkte zu erzielenden Wirkungen, den Kern und die letzte und eigentliche Grundlage der Aku-Moxi-Therapie.

Eine topologische Gliederung der Oberfläche des menschlichen Körpers steht außer Frage. Deshalb können auf dieser Oberfläche auch bestimmte Stellen markiert und ausgezeichnet werden. Auch der Zusammenhang zwischen bestimmten punktuell lokalisierbaren Veränderungen einerseits und bestimmten in ähnlicher Weise immer wieder zu beobachtenden Veränderungen im Gesamtbefinden eines Individuums ist in ähnlicher Weise über die Jahrtausende an beliebig vielen Menschen festgestellt worden. Er kann auch heute jederzeit positiv nachvollzogen werden. Daraus leitet sich unmittelbar die Begründung für die Einwirkung auf bestimmte Punkte in gezielter therapeutischer Absicht ab.

Insofern gilt aber auch, daß die nachfolgend beschriebenen Foramina nicht nur die unmittelbaren Erfolgsorte oder Angriffsstellen der Aku-Moxi-Therapie und teilweise auch einer auf sie bezogenen Diagnostik darstellen, sondern auch, daß die möglichst präzise und eingehende Kenntnis der individuellen Eigenschaften und Besonderheiten eines jeden Punktes Voraussetzung ist für die Wirksamkeit oder den optimalen Erfolg der therapeutischen Maßnahmen.

Die gewöhnliche Akupunktur Ostasiens beschränkt sich heute, wie seit zwei Jahrtausenden, allein auf dieses Wissen von der Foraminologie. Ohne solches Wissen ist nicht einmal eine symptomatische Anwendung der Akupunktur möglich. Umgekehrt bilden die Grundkenntnisse der Foraminologie die unabdingbare Voraussetzung für jede weitergehende, systematischere Therapie mit Hilfe von Nadeln und Moxen unter Einbeziehung einer detaillierten Diagnostik und unter Berücksichtigung übergeordneter Wirkzusammenhänge.

Dieses Grundwissen über die Foramina verdichtet sich für jeden Punkt vor allem in drei Aussagen:
1. im **Namen** des Punktes,
2. in der präzisen Bestimmung seiner **Lage**,
3. in der Beschreibung der **Wirkung**, die von Stimulationen des Foramens ausgeht; erst beiläufig kommt
4. eine durch häufige Erfahrungen bestätigte **Symptomatik** in Betracht, die von Fall zu Fall, je nach ermitteltem Befund auftreten kann, aber nicht auftreten muß.

Entsprechend hat sich also der Studierende mit Sorgfalt vor allem die ersten drei Grunddaten einzuprägen, aus denen alle übrigen für die Therapie wichtigen Hinweise, wenn nicht immer direkt abzuleiten, so zumindest assoziativ ins Gedächtnis zu rufen sind.

Paradigma der Eintragungen und seine Erläuterung

Im Nachfolgenden geben wir, zu Einzeleintragungen zusammengefaßt, die Hauptdaten der Foraminologie für alle *foramina cardinalia* sowie für die Foramina der beiden auf der Symmetrieachse verlaufenden *sinarteriae regens et respondens*.

Die die Eigenart eines jeden Foramens definierenden Angaben werden nach folgendem Paradigma gegliedert:

1. Namen
1.1 Normativer lateinischer Name
1.2 Üblicher chinesischer Name in *pinyin*-Transkription
1.3 Üblicher chinesischer Name in Wade-Giles-Transkription
1.4 Übliche Kürzel des Namens unter Bezug auf die Leitbahn-Systematik
1.5 Erläuterung des Namens
2. Lage
3. Spezielle Qualifikation
4. Wirkung
5. Befunde und Indikationen
6. Kombinationen
7. Punktsuche und Behandlung

ad 1 — Namen

Für die Lehre, aber auch die Praxis der Akupunktur ist zweifellos der Name eines Foramens sein wichtigstes und meistgebrauchtes Unterscheidungsmerkmal. Die gewöhnliche Akupunktur Ostasiens, die darüber hinausgehende theoretische Gesichtspunkte — und damit Unterscheidungsmerkmale und systematisierende Kennzeichen, wie etwa den Leitbahnbezug oder die speziellen Qualifikationen einzelner Punkte (s. o.) — nicht kennt, bezieht sich allein auf diesen Namen zur Kennzeichnung und Auswahl der Foramina. Denn dieser Name ist ja, von außerordentlich seltenen (nämlich nicht einmal ein Prozent der hier besprochenen Foramina betreffenden) Ausnahmen abgesehen, eine höchst aussagekräftige Bezeichnung von **Funktion und/oder Lage des Foramens**, damit eine wertvolle Gedächtnisstütze, wenn es darum geht, sich die einmalige Individualität des Foramens einzuprägen, um für die Praxis eine nicht zu überspielende Kontrolle für die richtige Punktauswahl zu gewinnen.

Uns begegnen in Wissenschaft und Technik vor allem zwei Arten von Namensgebung, nämlich
1. symbolisch konventionelle Namen,
2. sachbezogen bedeutsame Namen.

Symbolisch konventionelle Namen sind beispielsweise die Namen für technische Maßkonventionen wie Watt, Joule, Volt, aber — zumindest für den Benutzer — auch viele konventionell streng festgelegte Namensgebungen in Chemie, Biologie und Physik, insoweit als ihr ursprünglicher Sinn auch für den Fachmann nicht mehr anschaulich rekonstruiert werden kann.

Sachbezogen bedeutsame Namen hingegen haben durch lebendige Assoziationen mit Bekanntem, unmittelbar sinnlich oder oder gedanklich zu rekonstruierende und verständliche Bedeutungen. Worte wie „Essigsäure", „Milchsäure", „Pflanzeneiweiß" oder, auf einem anderen Gebiet, „Drehstrom", „Wechselstrom", „Gleichstrom" oder, noch auf einem weiteren, „Brustmuskel", „Rückenmuskel", „Kaumuskel", „Hauptschlagader" etc. haben einen sachbezogenen Sinngehalt, der nicht nur von philologischen Spezialisten dechiffriert werden kann, sondern der auch jedem Anwender der Begriffe und Techniker unmittelbar bedeutsam, ja sogar sinnlich anschaulich erscheint.

Die chinesischen Punktbezeichnungen, die z. T. seit nahezu 2000 Jahren trotz aller Umbrüche bis zur Gegenwart ohne Einschränkung in Ostasien gebraucht werden, fallen ganz überwiegend in die 2. Kategorie: Es sind sachbezogen bedeutsame Namensgebungen.

Daß dieser Umstand trotz der im Westen mittlerweile mehrere Jahrzehnte währenden Beschäftigung mit der Akupunktur bis heute hier ignoriert oder verdrängt worden ist, hat verschiedene Gründe, von denen zumindest einige ausdrücklich angesprochen werden müssen.

Der Hauptgrund ist zweifellos, daß alle jene, die bisher ostasiatische Wissenschaft an die Anwender zu vermitteln suchten, philologische Dilettanten, um nicht zu sagen Laien waren, weit davon entfernt, gleichzeitig

1. sowohl den klassischen,
2. den umgangssprachlich alltäglichen und nicht zuletzt
3. den medizinisch-technischen Bedeutungsumfang und Assoziationsreichtum der chinesischen Foraminanamen zu erfassen — um anschließend

4. sodann diese Erkenntnis wiederum gültig und normativ in dem für die Kommunikation in der internationalen Wissenschaft unerläßlichem Sprachmedium des Lateins zu rekonstruieren.

Das Gesagte gilt ganz besonders für die jüngste Gegenwart und auch gerade für China, wo die klassische Philologie seit nunmehr zwei Jahrzehnten völlig ausgetrocknet erscheint und wo heute an Lehr- und Forschungsstätten medizinisch tätige Fachleute nicht mehr zu einer durchgängigen und konsequenten, sondern höchstens zu einer sich auf einzelne Punkte zufällig beschränkenden Interpretation in der Lage sind.

Doch auch abgesehen von dieser momentanen historischen Situation ist es eine völlig utopische Erwartung, daß eine den Erfordernissen westlicher Wissenschaft und Sprache entsprechende und angemessene lateinische Nomenklatur von Ostasiaten bereitgestellt werden würde. Im 19. Jahrhundert konnten westliche Wissenschaft und Technik erst und allein dadurch in Japan und China Eingang finden, daß japanische und chinesische Gelehrte — und nur diese! — in Jahrzehnte währender Detailarbeit seit dem Anfang des 19. Jahrhunderts, z. T. schon im 18. Jahrhundert beginnend, ein vollständiges japanisches und chinesisches Vokabular der westlichen Wissenschaft und Technik entwickelt hatten — dies alles zu einer Zeit, als in westlichen Ländern oft noch nicht einmal der Name, geschweige denn die Institution einer Sinologie und Japanologie vorhanden waren. Kurzum das Interesse an, die Zuständigkeit für eine adäquate westliche Terminologie der chinesischen Medizin liegt allein bei der westlichen Wissenschaft.

In der westlichen Akupunkturliteratur (in diese inbegriffen auch die wenigen Publikationen in westlichen Sprachen aus chinesischer Feder) hat man bisher jener in Ostasien selbstverständlichen Nomenklatur keine Wichtigkeit und Bedeutung beigemessen, einmal — dies gilt für die Mehrzahl der Praktiker und Benutzer der vorhandenen Literatur — weil das, was man nie kannte, auch nicht vermißt wird; zum anderen, weil eine Minderheit halbgebildeter Autoren aus ihrer eigenen Unfähigkeit eine westliche Terminologie zu erstellen, das Postulat abgeleitet haben, daß eine solche Terminologie völlig überflüssig sei.

Bei der unter 1.1 gegebenen lateinischen Bezeichnung handelt es sich um eine normative Bezeichnung. „Normativ", das bedeutet hier zweierlei,
1. daß die Übersetzung sich streng nicht nur an die Bedeutung, sondern auch an die Wortwahl des chinesischen Originals hält. Gleiche chinesische Worte werden mit gleichen lateinischen Äquivalenten wiedergegeben.
2. Daß diese Strenge der Wortwahl auch im Hinblick auf die Gesamtaussage der chinesischen Medizintheorie getroffen worden ist und — soweit dies überhaupt aus einem Einzelnamen möglich ist — jeweils auch eine schlüssige Rekonstruktion nicht nur der originalen Wortwahl, sondern auch der wichtigsten Assoziationen des chinesischen Originals möglich macht.

Das Einprägen dieser lateinischen Namen wird nicht nur Ärzten leicht fallen, die im Verlauf ihrer Ausbildung ein Vielfaches der hier notwendigen Gedächtnisarbeit bewältigt haben, sondern selbst den Angehörigen jener Berufe, auf deren Ausbildungsweg selbst rudimentäres Latein nicht vorkam. Denn im Abschnitt „Erläuterung des Namens" haben wir jeweils die deutsche Bedeutung und vor allem auch die Bilder und gedanklichen Bezüge, auf die es ankommt, immer wieder dargestellt. Für alle Benutzer aber gilt, daß ja mit dem Erlernen der Namen auch bereits ein Teil jener Gedächtnisarbeit abgeleistet und konsolidiert worden ist, die erforderlich ist, um sich die Individualität, d. h. die speziellen und für jedes einzelne Foramen einmaligen Bezüge zu vergegenwärtigen und einzuprägen.

ad 2 — Lage

Die Lage des Punkts wird in der Regel unter Verwendung und Bezug auf die unten auf den S. 360ff. angegebenen und praxisbewährten chinesischen Techniken der Punktsuche bestimmt. Wo indes der Hinweis auf bekannte anatomische Orientierungspunkte größere und sicherere Klarheit bringt — etwa auf die Interkostalräume oder die Dornfortsätze der Rückenwirbel, den Markierungspunkt der Kniegelenksfalte (*fossa poplitea*) u. a. — so wird auch oder ausschließlich auf solche Bezug genommen.

ad 3 — Spezielle Qualifikation

Dieser Teil des Paradigmas macht deutlich, wenn ein bestimmtes Foramen durch übergeordnete oder überlagernde Bezugskriterien und Qualifikationen akzentuiert, also im Hinblick auf die therapeutische Einwirkung hervorgehoben erscheint. Man vergleiche auch die S. 50ff. des Kapitels 3: Foraminologie I.

ad 4 — Wirkung

Der Abschnitt „Wirkung" darf als die zentrale, mithin wichtigste Aussage des gesamten Paradigmas gelten, wird in ihm doch ausgedrückt, was durch eine Einwirkung auf das Foramen bewirkt, therapeutisch erzielt werden kann.

Die Wortwahl in diesem Abschnitt orientiert sich an der chinesischen Medizintheorie und stellt damit einen eindeutigen Bezug nicht nur zur Diagnostik, sondern auch zu parallelen Heilmaßnahmen, zuvorderst zur chinesischen Arzneimitteltherapie her, mit der die Akupunktur ja je nach Befund nicht selten kombiniert werden kann oder muß.

Eine rationale Indikationsstellung, mithin der Entschluß auf bestimmte Foramina einzuwirken, muß sich in erster und letzter Instanz an der in diesem Abschnitt „Wirkung" zu findenden Aussage orientieren.

ad 5 — Befunde und Indikationen

In dieser Eintragung werden Befunde, häufiger aber auch nur einzelne Symptome genannt, deren Auftreten bei einer „Bewegung" (*dong*) des entsprechenden Foramens möglich, aber nicht notwendig ist. Umgekehrt formuliert, eine an Sicherheit grenzende oder zumindest eine sehr hohe Wahrscheinlichkeit, daß die hier aufgeführten Störungen bei manipulativ korrekter Einwirkung auf das Foramen gelindert oder völlig geheilt werden können, besteht nur unter der Voraussetzung, daß ein mit Sorgfalt nach den Regeln der chinesischen Diagnostik erhobener Befund mit der tatsächlichen Wirkqualität (s. vorangehende Eintragung!) übereinstimmt. Besteht eine solche Übereinstimmung nicht, was bei unterlassener oder unsachgemäßer Diagnose durchaus möglich ist, widerspricht die tatsächlich bestehende Störung der Wirkrichtung des Foramens, so ist entweder mit einer Nichtigkeit der Therapie, in Ausnahmefällen sogar mit einer Verschlimmerung der Störung durch verfehlte Maßnahmen zu rechnen.

Die unter „Befunde und Indikationen" gegebenen Hinweise sind also nur als flankierende Daten zu betrachten, deren Kenntnis weder eine sachgemäße, d. h. chinesische funktionsbezogene Diagnose, noch die Kenntnis der funktiotropen Qualität des Foramens ersetzen kann.

[Im Abschnitt „Befunde und Indikationen", aber auch im folgenden Abschnitt „Kombinationen" geben wir unter einem sogleich zu erläuternden Vorbehalt bei therapeutisch besonders hervorgehobenen Punkten auch Befunde und Indikationen, die, wie man es in China nannte, von der eklektischen Medizin erhoben werden können. Damit sind genau genommen Befunde gemeint, die ausnahmsweise nach den Kriterien der westlichen wissenschaftlichen Medizin, in aller Regel aber nur unter Verwendung von deren Terminologie definiert werden, und von denen man annimmt, daß sie durch Einwirkung auf das genannte Foramen günstig beeinflußt werden können. Man muß sich allerdings stets gegenwärtig halten, daß solche Hinweise nur dann in der Praxis von Nutzen sind, wenn man sich der Mühe unterzieht, zumindest in allgemeinsten Umrissen eine — wie oben angedeutet — chinesische Diagnose zu erheben. Wer solches unterläßt, treibt im günstigsten Fall reine Rezeptstecherei, die mit Sinn und Absichten der chinesischen Akupunktur nichts zu tun hat, und über deren Wirksamkeit keinerlei Vorhersagen gemacht werden können.]

ad 6 — Kombinationen

In diesem Abschnitt werden Hinweise gegeben, an welche oder welchen anderen Punkt(e) bei der Behandlung bestimmter typischer Störungen aus langer klinischer Erfahrung zu denken ist. Auch hierbei gilt uneingeschränkt das zur vorangehenden Eintragung Gesagte: Nur eine Diagnose und die Kenntnis der Wirkqualität des einzelnen Punktes begründen seine Wahl in der Therapie und den zuverlässigen Heilerfolg.

ad 7 — Punktsuche und Behandlung

In diesem Abschnitt geben wir, soweit erforderlich, ergänzende Hinweise für die praktische Ortung des betreffenden Foramens, vor allem aber jene in China in langer klinischer Erfahrung gereiften, für dieses Foramen gültigen Behandlungshinweise betreffend die Stichtiefe, Stichrichtung, die Art und Intensität der Moxibustion.

Grundsätzlich und an erster Stelle zitieren wir hier die klassischen Behandlungsrichtlinien, d. h. jene technischen Regeln und Empfehlungen, die in China zwischen dem „Systematischen Klassiker der Aku-Moxi-Therapie" (*Zhenjiu jiayijing*) im 3. Jahrhundert und der „Großen Summa der Aku-Moxi-Therapie" zu Beginn des 17. Jahrhunderts formuliert worden sind. Bei besonders wichtigen und häufig stimulierten Foramina geben wir in [ ] auch die in der jüngeren und jüngsten Vergangenheit entwickelten, in der Regel sehr viel drastischeren, zugleich weiter streuenden und damit problematischen Behandlungsanweisungen. Jeder unbefangene Leser wird sich leicht überzeugen können, daß unter Berücksichtigung der klassischen Behandlungsempfehlungen niemals eine Verletzung oder Gefährdung des Patienten möglich ist, bei Anwendung der allerjüngsten Behandlungsempfehlungen aber nur dann nicht, wenn mit zusätzlichen Kautelen gearbeitet wird — wozu auch eine an einigen Stellen an das Fachwissen der Chirurgen und Anatomen grenzende Kenntnis der Lokalanatomie gehört. (Auf jeden Fall dokumentieren Kritiker der Akupunktur auch ihre technische Ahnungslosigkeit, wenn sie unterstellen, daß Akupunktur trotz sachgemäßer Anwendung mit erheblichen Gefahren für den Patienten verbunden sei.)

In den Abschnitten „Punktsuche und Behandlung" verwenden wir einige Abkürzungen, nämlich:
iF = indirekt *forte* (*jian, chuang*), was bedeutet, daß **große** Moxakegel über einer Unterlage — in der Regel eine Scheibe frischen Ingwers, s. unten S. 373 — abgebrannt werden;
iM = indirekt *medium*, was bedeutet, daß Moxakegel **mittlerer** Größe über einer Unterlage abgebrannt werden; endlich
T = *tempus* gibt jene Zeitdauer an, während der gewöhnlich mit Moxazigarren wärmend auf ein Foramen eingewirkt wird (vgl. die S. 375).

---

* Vgl. Porkert, Vortrag: *Grundsätzliches zur Akupunktur außerhalb Ostasiens*, ACTA MEDICINAE SINENSIS, 1985/2.

cardinalis pulmonalis

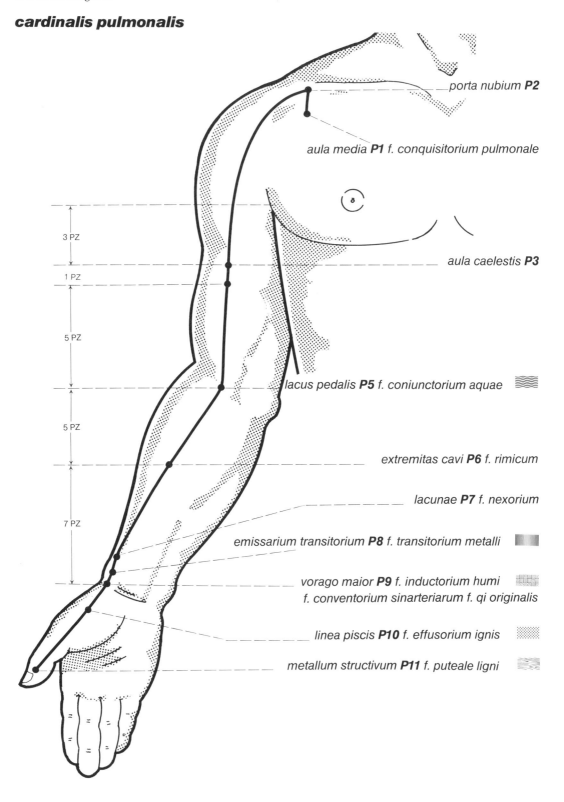

porta nubium **P2**

aula media **P1** f. conquisitorium pulmonale

aula caelestis **P3**

3 PZ

1 PZ

5 PZ

lacus pedalis **P5** f. coniunctorium aquae

5 PZ

extremitas cavi **P6** f. rimicum

lacunae **P7** f. nexorium

emissarium transitorium **P8** f. transitorium metalli

7 PZ

vorago maior **P9** f. inductorium humi
f. conventorium sinarteriarum f. qi originalis

linea piscis **P10** f. effusorium ignis

metallum structivum **P11** f. puteale ligni

Abb. 104

Foramina der *Cardinalis pulmonalis yin maioris manus*

Aula media

Zhongfu, Chung-fu, **P1**

Erläuterung des Namens:

„Versammlungshalle der Mitte" — *Aula, fu*, bezeichnet eine „Versammlungshalle", in der öffentliche Angelegenheiten vollzogen werden, und in der stets eine größere Anzahl von Menschen anwesend ist. Der Begriff ist ein Hinweis auf die energetische Akzentuierung des Foramens.

„Mitte" deutet auf die zentrale Wandlungsphase Erde und weist auf den durch sie qualifizierten *orbis lienalis*. (S. a. unter Spezielle Qualifikation unten.)

Lage:

Das Foramen liegt im 1. Interkostalraum unterhalb des lateralen Endes der Klavikula, 6 PZ (Proportionalzoll) lateral der Körpermittellinie — auf der die *sinarteria respondens* verläuft.

Spezielle Qualifikation:

1. *Conquisitorioum pulmonale*;
2. *Foramen copulo-conventorium*, durch welches die Verbindung der *cardinalis pulmonalis* mit der *cardinalis lienalis* hergestellt wird.

Wirkung:

Das *qi lienale et pulmonale* stützend und regulierend, so *pituita* („Schleim") umwandelnd, *humor* kanalisierend, *calor* kühlend und die *species* offenhaltend.

Befunde und Indikationen:

Calor humidus der Mitte: Gedunsenheit des Bauchs und der Gliedmaßen, Widerwillen gegen Speisen und Speisengeruch, Schmerzen in der Schultergegend, in den Rücken ausstrahlend; Übelkeit, Brechreiz, Schluckauf; auch *anhelitus* (Keuchatmung), [Asthma]; Wechsel von Hitze und Kälte, Schwitzen und Frieren; ferner Kurzatmigkeit, Unerträglichkeit horizontaler Lage; verstopfte Nase; große Ängstlichkeit und Schreckhaftigkeit; *pp. minuti* oder *pp. lubrici*, oft *celeri* vor allem am *pollex*.
[Bronchitis, Bronchopneumonie, Phthisis.]

Kombinationen:

Im Verein mit *impedimentale minus*, C9, oder *domus phantasiae*, V49, bei Völlegefühl in der Brust;

im Verein mit *impedimentale minus*, C9, bei Schmerzen im Thorax oder *occlusio* (*ventus humidus*-Schmerzen) des Halses.

[Die eklektische Medizin der Neuzeit hat diesen Punkt im Verein mit *inductorium pulmonale*, V13, und *extremitas cavi*, P6, bei chronischer Bronchitis eingesetzt, im Verein mit *clusa interna*, PC6, und *atrium pectoris*, Rs17, bei bronchiolärem Asthma, im Verein mit *inductorium pulmonale*, V13, bei Phthise, im Verein mit *omnium defatigationum*, Rg14, bei akuter Pneumonie].

Punktsuche und Behandlung:

Der Patient liegt auf dem Rücken. Man findet den Punkt, indem man vom Foramen *tegmen floreum*, Rs20, genau 6 PZ lateral nach außen geht; man sticht ein, wo an dieser Stelle ein Puls fühlbar ist.

Nadelung:

Punctura obliqua, wobei die Nadelspitze nach außen und oben gerichtet ist; Stichtiefe 0,3 - 1 Zoll.

Moxibustion:

3 - 5 iF bzw. T: 15 Minuten.

Porta nubium

Yunmen, Yün-men, **P2**

Erläuterung des Namens:

„Tor der Wolken" — Wolken weisen als kosmische Erscheinung auf *humor*, „Feuchtigkeit", mithin auf den *orbis lienalis*, zugleich auf die Einwirkung von Wärme und Luft, mithin auf die *oo. cardialis et pulmonalis*.

„Tor", „Pforte", *porta, men*, ist ein breiter Zugang zu den angesprochenen Erscheinungen.

Lage:

Das Foramen liegt unterhalb des lateralen Endes der Klavikula in einer Vertiefung, wiederum 6 PZ seitlich der Brustmittellinie.

Wirkung:

Das *qi lienale et pulmonale* stützend, so *pituita* („Schleim") umwandelnd, *calor* kühlend.

Befunde und Indikationen:

Humor-Symptomatik: Druckgefühl, Beklemmungsgefühl auf der Brust, Spannungsgefühl in der Leibesmitte, Kontravektionen, Kurzatmigkeit;

135

auch *anhelitus* (Keuchatmung und [Asthma]); Husten, währenddessen die horizontale Lage unerträglich ist, aber auch eine sitzende Haltung keine Linderung der Atemnot bringt; *occlusio* des Halses (so starke Schmerzen, durch *calor humidus* ausgelöst), ferner Schmerzen in Schulter und Oberarm, so daß der Arm nicht gehoben werden kann.

Kombinationen:

Im Verein mit dem Foramen *aula inductoria*, R27, bei Husten, vor allem asthmaartigem.

Punktsuche und Behandlung:

Der Patient kann liegen oder sitzen, wobei man das Foramen wiederum 6 PZ von der Brustmittellinie und 1 PZ oberhalb der *aula media*, P1, in einer Vertiefung findet.

Nadelung:

Punctura directa 0,3 - 0,5 Zoll.

Moxibustion:

3 - 5 iF bzw. T: 15 Minuten.

Aula caelestis

Tianfu, T'ien-fu, **P3**

Erläuterung des Namens:

„Versammlungshalle des Himmels" — „Himmel", *tian*, deutet auf die Gesamtheit der aktiven, dynamisierenden, kosmischen Einflüsse; *aula*, *fu*, bezeichnet eine „Versammlungshalle", in der öffentliche Angelegenheiten vollzogen werden und in der stets eine größere Anzahl von Menschen anwesend ist. Der Begriff ist ein Hinweis auf die energetische Akzentuierung des Foramens.

Lage:

3 PZ unterhalb des Vorderrands der Achselfalte, an der radialen Seite des *m. biceps brachii*, 6 PZ oberhalb des Foramens *lacus pedalis*, P5, wo ein fühlbarer Puls den Punkt anzeigt.

Wirkung:

Den *qi*-Mechanismus stützend, das *xue* bewegend, so das Yang der *oo. cardialis et hepaticus* bändigend und absenkend, das *xue* kühlend, *ventus* zerstreuend, *pituita* bzw. *humor* umwandelnd und kanalisierend.

Befunde und Indikationen:

1. *Calor humidus* der Mitte: Atembeklemmung, oft plötzlich auftretend, Husten mit blutigem Auswurf und Nasenbluten; Spannungsgefühl in der

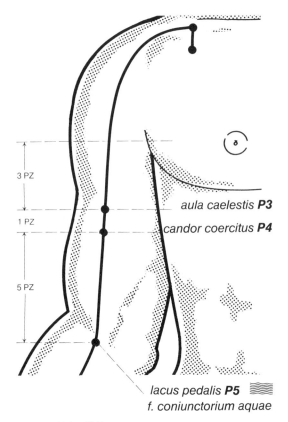

aula caelestis **P3**

candor coercitus **P4**

lacus pedalis **P5**
f. coniunctorium aquae

Abb. 105

Leibesmitte, Auftreibung des Leibes, Tympanie, Unerträglichkeit einer horizontalen Lage.

2. *Pituita*-Befunde, die von der Mitte auf die *oo. cardialis et pulmonalis* übergehen: große Müdigkeit, Schlafsucht, Vergeßlichkeit; traurige Stimmung, Depressionen, Weinanfälle.

3. Ferner *ventus humidus* und *vento percussio*: Wechselfieber, große Unruhe, Schwindelanfälle, Schwellung des äußeren Halses.

Kombination:

Im Verein mit *valles coniunctae*, IC4, bei Nasenbluten.

Punktsuche und Behandlung:

Der Patient kann aufrecht sitzen oder auf dem Rücken liegen; er hebt den Arm leicht an, so daß der Handteller nach oben weist; sodann trifft man den Punkt an der angegebenen Stelle am Oberarm.

Nadelung:

Punctura directa 0,4 Zoll.

Moxibustion:

Kontraindiziert!

Candor coercitus

Jiabai, Chia-pai, **P4**

Erläuterung des Namens:

„Eingezwängte Weiße" — *Candor, candidus, bai*, „Weiße", „weiß", ist häufiger Bestandteil von Foramina-Namen und hat in der Regel topologische Bedeutung: eine weiß schimmernde Stelle der Haut, gewöhnlich durch eine darunter liegende Faszie bedingt.

„Eingezwängt" weist auf die Schmalheit des beschriebenen Situs.

Lage:

1 PZ unterhalb des Foramens *aula caelestis*, P3, an der radialen Seite des *m. biceps*.

Wirkung:

Humor aus dem mittleren Calorium ausleitend, *pituita* umwandelnd.

Befunde und Indikationen:

Kurzatmigkeit, Kontravektionen, Aufstoßen und Schluckauf, Völlegefühl, Spannungsgefühl in der Leibesmitte; auch Schmerzen in der Brust, an die Innenseite des Oberarms ausstrahlend.

Punktsuche und Behandlung:

Der Patient sitzt aufrecht mit leicht abduziertem Arm. Bei mageren männlichen Patienten ist der Punkt leicht dadurch zu markieren, daß man die Brustwarze mit Tusche betupft, dann die Arme kurz über der Brust falten läßt: Das Foramen wird durch den Tuscheabdruck markiert. In allen anderen Fällen und bei weiblichen Patienten ist das Foramen durch Abtragen von 5 PZ vom Foramen *lacus pedalis*, P5, aufwärts oder von 1 PZ vom Foramen *aula caelestis*, P3, abwärts zu bestimmen.

Nadelung:

Senkrecht 0,3 Zoll.

Moxibustion:

5 iF.

Lacus pedalis (Lacus ulnaris)

Chize, Ch'ih-tse, **P5**

Erläuterung des Namens:

„Moorsee am Fußpunkt" — *Ze, lacus*, weist auf ein Gewässer, einen „Moorsee", der sich in Vertiefungen und Senken hält und Feuchtigkeit für eine größere Umgebung konserviert und spendet.

Man unterscheide den „Moorsee", *lacus, ze*, als einen Spender von Feuchtigkeit für die Umgebung vom *stagnum, chi*, „Teich", in dem sich einfach die Strömung eines fließenden Wassers verbreitet und vertieft. Ein *lacus* hat stets eine klimaregulierende und — in medizinischem Kontext — die Feuchtigkeit regulierende, den Säfteaustausch beeinflussende Wirkung.

„Fuß", *chi*, deutet hier auf den Abstand eines Proportionalfußes, gemessen ab dem proximalen Rand des Daumenballens.

Lage:

In der Mitte der Innenseite der Ellbogenbeuge, am Innenrand des *M. brachioradialis*, so etwas näher am Radius, in 2 Querfingern Abstand vom Foramen *stagnum curvum*, IC11; ein Puls markiert den Punkt.

Spezielle Qualifikation:

Auf dieser Cardinalis das *foramen coniunctorium quinque inductoriorum* — qualifiziert durch die Wandlungsphase Wasser 〰 .

Wirkung:

Das *qi lienale* stabilisierend, das *qi pulmonale* kräftigend, die Hemmung des *orbis hepaticus* durch den *orbis pulmonalis* wiederherstellend — so *humor* umwandelnd oder ausleitend, Kontravektionen absenkend, *calor* kühlend.

Befunde und Indikationen:

1. *Calor humidus (o. lienalis)*: Gedunsenheit der Gliedmaßen, Tympanie, Völlegefühl von Bauch und Leibesmitte, Druck und Beklemmungsgefühl auf der Brust, *anhelitus* (Keuchatmung);

2. *occlusio venti*: ziehende, wandernde Schmerzen in Brust und Oberarm, häufiges Niesen, Unruhe, *pavor*-Symptomatik im Kindesalter;

3. *calor inanitatis o. pulmonalis*: periodische Fieber, Kontravektionen, Husten, häufiges Niesen, Schnupfen und dünnflüssiger oder spärlicher gelblicher Auswurf, flacher Atem, Kurzatmigkeit, Atemnot, gedrückte Stimmung; Weinerlichkeit;

4. *calor venti* im Verein mit *calor humidus*: Krämpfe der Armmuskulatur aber auch an den übrigen Gliedmaßen, *pavor*-Symptomatik, Zuckungen; Hämoptoe, Fieber.

[Die moderne eklektische Medizin Chinas wirkt auf das Foramen symptomatisch bei Befunden wie Husten, Asthma, Lungenentzündung, Bronchitis, Pleuritis, Hämoptoe, Schmerzhaftigkeit und Schwellung des Halses, Schmerzhaftigkeit und Schwellung des Ellbogengelenks ein.]

Kombinationen:

Im Verein mit *vorago maior*, P9, gegen Schmerzen in Ellbogen und Oberarm;

im Verein mit *stagnum curvum*, IC11, gegen Spasmen vor allem in Ellbogen und Unterarm;

im Verein mit *medium lacunae*, V40, gegen *pavor venti* der Kinder, sowie allgemein gegen Spasmen und ziehende Schmerzen in Händen und Füßen.

[In der eklektischen Medizin wurde das Foramen in Verbindung mit *omnium defatigationum*, Rg14, und *tegmen floreum*, Rs20, bei Lungentuberkulose schräg zur *dioptra mobilis*, Rs21, durchgestochen;

ferner wurde es im Verein mit einer blutigen Nadelung von *medium lacunae*, V40, bei Erysipel stimuliert].

Punktsuche und Behandlung:

Der aufrecht sitzende Patient streckt den Arm mit der Handfläche nach oben aus, wobei der Ellbogen leicht geknickt wird.

Nadelung:

Senkrecht 0,3 - 1 Zoll.

Moxibustion:

5 iF oder T: 5 - 10 Minuten.

Extremitas cavi

Kongzui, K'ung-tsui, **P6**

Erläuterung des Namens:

„Die Tiefe des Lochs" — Hinweis auf die Eigenschaften des Situs bzw. das Gefühl bei der Punktsuche: Es handelt sich hier um ein „Rimicum", einen durch eine deutlich fühlbare Vertiefung ausgezeichneten Situs.

Lage:

Das Foramen liegt an der radialen Innenseite des Unterarms, 7 PZ proximal der Handgelenk-falte und ist unter festem Druck des Daumens als deutliche Vertiefung (Foramen = Höhlung, Loch!) zu spüren.

Spezielle Qualifikation:

Foramen rimicum der *cardinalis pulmonalis*.

Wirkung:

Das *qi pulmonale* harmonisierend und absenkend, die *species* öffnend, *calor* kühlend, das *xue* haltend.

Befunde und Indikationen:

1. *Calor o. pulmonalis* bzw. *calor humidus o. lienalis*: Fieber, Schweißlosigkeit, Husten und Kon-

travektionen, Hämoptoe, Stimmverlust, Schwellung des Halses, Kopfschmerzen.

2. Auch *ventus caloris* bzw. *ventus humidus*: Hämorrhoiden; das Ellbogengelenk schmerzt und kann weder gebeugt noch gestreckt werden, die Finger lassen sich nicht zur Faust ballen, die Hand sich nicht zum Kopf führen.

Kombinationen:

[Im Verein mit *porta fortunae*, Rg4, gegen Hämaturie;

im Verein mit *omnium defatigationum*, Rg14, und *inductorium pulmonale*, V13, gegen Pneumonie.]

Im Verein mit *lacus curvus*, PC3, *inductorium pulmonale*, V13, gegen Hämoptoe.

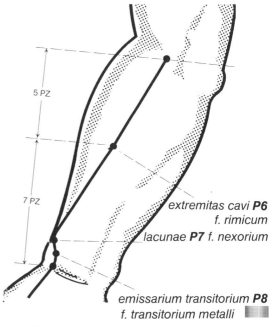

5 PZ

7 PZ

extremitas cavi **P6**
f. rimicum

lacunae **P7** *f. nexorium*

emissarium transitorium **P8**
f. transitorium metalli

Abb. 106

Punktsuche und Behandlung:

Auf dem ausgestreckten, pronierten Arm findet man das Foramen 5 PZ unterhalb des *lacus pedalis*, P5, bzw. 7 PZ oberhalb der Handgelenkfalte auf der Verbindungslinie von *lacus pedalis*, P5, und *vorago maior*, P9.

Nadelung:

Senkrecht 0,3 - 1,5 Zoll.

Moxibustion:

3 - 7 iF bzw. T: 5 - 15 Minuten.

Lacunae

Lieque, Lieh-ch'üeh, **P7**

Erläuterung des Namens:

„Lücken" — Beschreibender Eindruck von der Unregelmäßigkeit des Situs.

Lage:

Am Processus styloides radii, 1,5 PZ proximal der Handgelenksfalte.

Spezielle Qualifikation:

1. *Foramen nexorium* der *cardinalis pulmonalis*, über welches die Verbindung zur *cardinalis intestini crassi* hergestellt wird;
2. *foramen copulo-conventorium* der *cardinalis pulmonalis* mit der *sinarteria respondens*.

Wirkung:

Die Energien des *orbis pulmonalis* lösend, *ventus*-Heteropathien zerstreuend; den Energiefluß in der *sinarteria respondens* wiederherstellend und harmonisierend.

Befunde und Indikationen:

1. *Vento percussio* bzw. *calor venti*: Hemiplegie, Fazialisparese, Kraftlosigkeit der Hand; heiße Handteller, Kiefersperre; Fieber mit kalten Gliedmaßen, Speichelfluß; epileptiforme Symptomatik, plötzliche Ohnmacht;
2. *humor* bzw. *humor venti*: Frösteln, Kurzatmigkeit, *anhelitus*, Schüttelfrost, Fieber; diese Zustände werden durch Essen gebessert; Hämaturie; Schmerzen im Glied und Samenfluß; Gedunsenheit des Gesichts und der Gliedmaßen, plötzlich oder allmählich auftretend, dabei extreme Kurzatmigkeit;
3. *calor*, u. U. *inanitas* des *orbis cardialis*: Lachkrämpfe, große Vergeßlichkeit, profuse Schweiße, Fieber.

Kombination:

Im Verein mit *emissarium transitorium*, P8, und *vorago maior*, P9, bei Hitze der Handteller.

Punktsuche und Behandlung:

Läßt man den Patienten beide Hände so verschränken, daß die Gabelungen seiner Daumen und Zeigefinger ineinandergreifen, so trifft die Spitze des Zeigefingers auf das Foramen an der Gegenhand.

Nadelung:

Schräge Nadelung: Die Nadel wird in Richtung auf das Ellbogengelenk eingestochen, 0,2 - 1 Zoll tief.

Moxibustion:

3 - 5 iF oder T: 5 - 15 Minuten.

*lacunae **P7** f. nexorium*

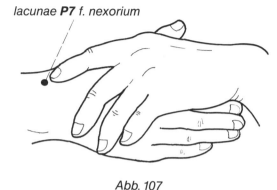

Abb. 107

Emissarium transitorium

Jingqu, Ching-ch'ü **P8**

Erläuterung des Namens:

„Entwässerungsgraben des Durchgangs" — Bildlicher Hinweis auf Topologie und Funktion: Vgl. Spezielle Qualifikation und Wirkung.

Lage:

1 PZ oberhalb der Handgelenksfalte an der Innenseite des *processus styloides radii*.

Spezielle Qualifikation:

Auf der *cardinalis pulmonalis* das *foramen transitorium quinque inductoriorum* — entsprechend der Wandlungsphase Metall ▮▮▮▮ .

Wirkung:

Den *orbis pulmonalis* von der Mitte, d. h. vom *orbis lienalis* her stützend, Kontravektionen absenkend, die *species* öffnend.

Befunde und Indikationen:

1. *Calor humidus*: Wechselfieber, malariaähnliche Zustände, *anhelitus* (Keuchatmung) infolge plötzlicher *occlusio* (letztere u. U. auch ein *ventus*-Befund), Übelkeit und Schmerzen in der Leibesmitte; oder
2. *ventus* bzw. *calor venti*: Spannungsgefühl, Druckgefühl auf der Brust, ziehende, krampfartige Schmerzen in Brust und Rücken, Fieber ohne Schweiß; auch Zahnschmerzen.

Typisch für alle Störungen sind heiße Handteller.

Punktsuche und Behandlung:

Bei pronierter, vorgestreckter Hand liegt das Foramen einen Querfinger proximal und etwas außerhalb des Pulssitus.

Nadelung:

Schräge Nadelung gegen die Verlaufsrichtung der Leitbahn und etwas einwärts: 0,2 - 0,4 Zoll.

Moxibustion:

Kontraindiziert.

Vorago maior

Taiyuan, T'ai-yüan, **P9**

Erläuterung des Namens:

„Großer Wasserschlund" — Das hier gebrauchte chinesische Wort *yuan* ist ein anderes als an allen übrigen Stellen in diesen Texten übliche: Es bedeutet — wie das lateinische Wort *vorago* — einen Abgrund, eine große Wassertiefe, ein mächtiges Wasser großer Tiefe — und ist damit ein Hinweis auf die große Energiebeträge freisetzende Wirkung der Beeinflussung dieses Foramens.

Lage:

In der am radialen Ende der Handgelenkfurche liegenden Vertiefung.

Spezielle Qualifikation:

1. Auf der *cardinalis pulmonalis* das *foramen inductorium quinque inductoriorum* — entsprechend der Wandlungsphase Erde ▦ ;
2. damit zugleich das *foramen qi originalis* dieser Leitbahn;
3. *Conventus sinarteriarum*.

Wirkung:

Über die Mitte den *orbis pulmonalis* stützend, den Flüssigkeitshaushalt regulierend — so *ariditas* befeuchtend, *pituita* umwandelnd, Husten stillend.

Befunde und Indikationen:

1. *Ventus, calor venti* aber auch *calor o. cardialis*: Beklemmungsgefühl auf der Brust, große Nervosität und Unruhe, Spannungsgefühl und Schmerzen in den Flanken; Schleier vor den Augen, Starbildung, Rötung der Augen;
2. *calor humidus* bzw. *humor*-Befunde: gluckerndes Gefühl in den Eingeweiden, Spannung und Tympanie des Leibes, Aufstoßen, Wechsel von Hitze und Kälte; Miktionsstörungen, spärlicher, dunkler Urin;

3. Mischbefunde wie Schluckauf, Niesen, Schüttelfrost, Schmerzen in der Supraklavikulargrube; Schlaflosigkeit; Kurzatmigkeit; wirre Reden; trockener Hals, Auswurf von blutigem Sputum; *pp. asperi*; Kopfschmerzen, Schmerzen und Stiche in der Brust; Kraftlosigkeit des Handgelenks.

Kombinationen:

Bei lokalen Schmerzen aus den verschiedensten Bedingungen im Verein mit *lacus pedalis*, P5;

bei Keuchhusten im Verein mit *clusa interna*, PC6.

Punktsuche und Behandlung:

Bei mit dem Handteller nach oben dargebotener Hand in der genannten Vertiefung innerhalb der Pulsstelle.

Nadelung:

Senkrechtes Stechen 0,2 - 0,5 Zoll.

Moxibustion:

1 - 3 iF bzw. T: 3 - 4 Minuten.

Linea piscis

Yuji, Yü-chi, **P10**

Erläuterung des Namens:

„Fisch(bauch)-Grenze" — dies die Umschreibung der chinesischen Bezeichnung des Thenars (Daumenballens), auf dem das Foramen liegt.

Lage:

Auf dem Daumenballen, radial entsprechend der Mitte des 1. Metakarpale und, wie es heißt, „an der Grenze zwischen weißem und rotem Fleisch".

Spezielle Qualifikation:

Auf der *cardinalis pulmonalis* das *foramen effusorium quinque inductoriorum* — entsprechend der Wandlungsphase Feuer ▦ .

Wirkung:

Calor orbis pulmonalis kühlend, die Kehle freimachend.

Befunde und Indikationen:

1. *Calor venti*: Fieber, Schweißlosigkeit, Spannungsgefühl, Druckgefühl in der Brust, große Nervosität, Schwindelgefühl, Schlaflosigkeit, Appetitverlust, trockener Hals, trockener Schlund, Schüttelfrost, Zähneklappern; oder
2. *calor humidus*: Schmerzen in der Leibesmitte, Aufstoßen, Schleimauswurf, Auswurf von blutigem

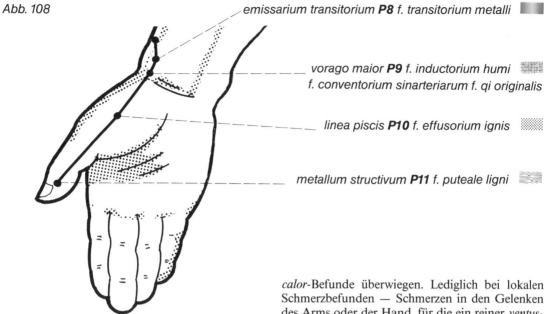

Abb. 108

emissarium transitorium **P8** f. transitorium metalli ▊▊▊

vorago maior **P9** f. inductorium humi ▨▨
f. conventorium sinarteriarum f. qi originalis

linea piscis **P10** f. effusorium ignis ▦

metallum structivum **P11** f. puteale ligni ≋

Sputum; Husten bedingt Schmerzen, die bis ins Steißbein ziehen; [Mastitis]; Stimmverlust; Wechselfieber; [Asthma, Entzündung der Schilddrüse], Verdauungsstörungen mit Fieber der Kleinkinder; Schmerzen im Unterleib, Schmerzen in der Brust, die in den Rücken ausstrahlen.

Kombinationen:

Im Verein mit *porta suci*, T2, gegen Halsschmerzen;

im Verein mit *impedimentale laetitiae*, C7, und *fons curvus*, H8, aber auch *os amplum*, IC16, und *lacus pedalis*, P5, bei Hämoptoe;

im Verein mit dem *inductorium pulmonale*, V13, bei Husten der Kleinkinder;

im Verein mit *columna carnis*, V57, und *Olympus*, V60, gegen hochakute *ventus*-Befunde mit Spasmen und Drehschwindel.

Punktsuche und Behandlung:

Am äußeren Rand des Thenars sucht man mit dem Daumen die in der Mitte des Metakarpale gelegene Stelle auf.

Nadelung:

Schräge Nadelung: die Nadelspitze weist leicht gegen die Mitte des Handtellers; 0,2 - 1 Zoll.

Moxibustion:

In den klassischen Texten bis ins 19. Jahrhundert wird hier die Moxibustion kontraindiziert. Dies ist verständlich, da im genannten Symptomenkreis die

calor-Befunde überwiegen. Lediglich bei lokalen Schmerzbefunden — Schmerzen in den Gelenken des Arms oder der Hand, für die ein reiner *ventus*-Befund oder auch *algor venti* bedingend sein können — ist eine Moxibustion erlaubt, wie sie in neueren chinesischen Texten angegeben wird: 3 - 5 iF bzw. T: 1 - 3 Minuten.

Metallum structivum

Shaoshang, Shao-shang, **P11**

Erläuterung des Namens:

„Junges Shang" — *Shang* ist ein Tonemblem, das auf den struktiven Aspekt der Wandlungsphase Metall hinweist.* Damit ist angedeutet, daß über dieses Foramen auf das *yin pulmonale* eingewirkt werden kann.

Lage:

An der radialen Oberseite des Daumens, ca. 1/10 Zoll vom Daumennagel entfernt.

Spezielle Qualifikation:

Auf der *cardinalis pulmonalis* das *foramen puteale* — entsprechend der Wandlungsphase Holz ≋ .

Wirkung:

Calor bzw. *calor inanitatis* des *orbis lienalis*, der sich auf die *oo. pulmonalis et renalis* überträgt, kühlend und ausleitend;

calor o. pulmonalis kühlend, die Kehle freimachend; Flexus aufhaltend, Kontravektionen absenkend.

---

* Porkert, *Theoretische Grundlagen* . . ., S. 60.

141

Befunde und Indikationen:

1. *Humor* bzw. *calor humidus*: Schwellung der Wangengegend, Zusammenschnürung der Kehle, Übelkeit und Aufstoßen, Völlegefühl, Unfähigkeit, auch nur einen Bissen zu schlucken; Auftreibung des Leibes, Tympanie, Auswurf von wenig klebrigem Schleim; auch heiße Handflächen bei Fieber;

2. *calor venti* bzw. *calor inanitatis*: Fieber, Husten, trockene Lippen, starker Durst, fehlender Appetit, Schüttelfrost bei oder nach Schweißausbrüchen, große Unruhe, Schwindel und drohende Ohnmacht, hohes Fieber, *vento percussio*.

[3. Summarische Befunde der eklektischen Medizin: Entzündung der Schilddrüse, oder der Parotis, grippale Infekte, Husten, Pneumonie, Apoplexie; Schizophrenie.]

Kombinationen:

Im Verein mit *yang extremum*, IC1, gegen Keuchhusten;

im Verein mit *candor occultus*, L1, *laetitia repressa*, S45, und *lanx magna*, H1, gegen Schmerzen im Unterleib;

im Verein mit *canalis aquae*, Rg26, und *fons scatens*, R1, gegen *pavor*-Symptomatik im Kindesalter;

im Verein mit *impedimentale minus, C9, impedimentale medium*, PC9, bei hohem Fieber und starker Unruhe;

im Verein mit *lacus curvus*, PC3, bei Durst auf Grund von *inanitas xue*;

im Verein mit *ruina caelestis*, Rs22, und *valles coniunctae*, IC4, gegen Schmerzhaftigkeit und Schwellung des Halses.

Punktsuche und Behandlung:

Die Hand wird so dargeboten, daß der Daumennagel waagerecht oben liegt.

Nadelung:

Das Foramen wird in der Regel nur zur blutigen Entlastung mit der Dreikantnadel ganz seicht — 0,1 Zoll tief — gestochen, bis Blut austritt.

Moxibustion:

Bei allen *calor*-Befunden ist die Moxibustion ausdrücklich kontraindiziert; sie kann jedoch bei chronischen Gemütsleiden wie etwa Schizophrenie dann angewandt werden, wenn *calor*-Befunde diagnostisch ausdrücklich ausgeschlossen oder durch andere Maßnahmen (z. B. eine Arzneimittelanwendung) kompensiert werden. In diesem Fall sind 3 - 7 iF bzw. T: 1 - 3 Minuten anwendbar.

Foramina der *Cardinalis intestini crassi splendoris yang manus*

Yang extremum

Shangyang, Shang-yang, **IC1**

Erläuterung des Namens:

„Äußerstes Yang" — So die wörtliche Übersetzung einer chinesischen Variante der Punktbezeichnung, die auf den an der Spitze des Zeigefingers liegenden Situs anspielt. *Shangyang* ist wörtlich zu übersetzen mit „Yang des Tonemblems Shang", womit also das aktive Gegenstück eines Orbis oder einer Leitbahn bezeichnet wird, die durch die Wandlungsphase Metall qualifiziert sind — der *orbis intestini crassi.*

Lage:

An der Spitze des Zeigefingers radial im Abstand von ca. 1/10 PZ vom Nagelwinkel.

Spezielle Qualifikation:

Auf der *cardinalis intestini crassi* das *foramen puteale* — entsprechend der Wandlungsphase Metall ▦ .

Wirkung:

Die *species* öffnend, das *yin pulmonale* stützend; die Sinnesöffnungen freimachend.

Befunde und Indikationen:

Repletio caloris: Atembeklemmung, Spannungsgefühl, Druck in der Brust, Keuchatmung; Fieber ohne Schweiß; Gehörverlust und Tinnitus; Wechselfieber; trockener Mund; Schwellung der Wangen und der Seiten des Halses; Zahnschmerzen und Schüttelfrost; Schmerzen und Spannungsgefühl in Schultern und Rücken, von der *fossa supraclavicularis* ausgehend; Nachtblindheit; auch Ohnmacht bei hohem Fieber, *vento percussio.*

Punktsuche und Behandlung:

Der genannte Punkt wird an der Grenze zwischen weißem und rotem Fleisch an der Radiusseite des Zeigefinger gefunden.

Nadelung:

Schräge Nadelung: 0,1 - 0,2 Zoll.

Moxibustion:

3 iF.

Interstitium alterum

Erjian, Erh-chien, **IC2**

Erläuterung des Namens:

„Zweites Interstitium" — Topologische Benennung im Hinblick auf den Leitbahnverlauf.

Lage:

In der am Zeigefinger distal vom 2. Metakarpal-Phalangealgelenk liegenden Vertiefung.

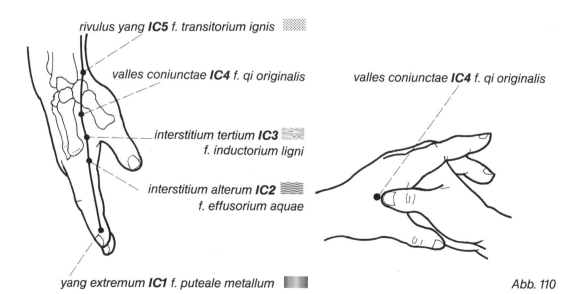

rivulus yang **IC5** *f. transitorium ignis* ▦

valles coniunctae **IC4** *f. qi originalis*

valles coniunctae **IC4** *f. qi originalis*

interstitium tertium **IC3** ▦
f. inductorium ligni

interstitium alterum **IC2** ▦
f. effusorium aquae

yang extremum **IC1** *f. puteale metallum* ▦   Abb. 110

cardinalis intestini crassi

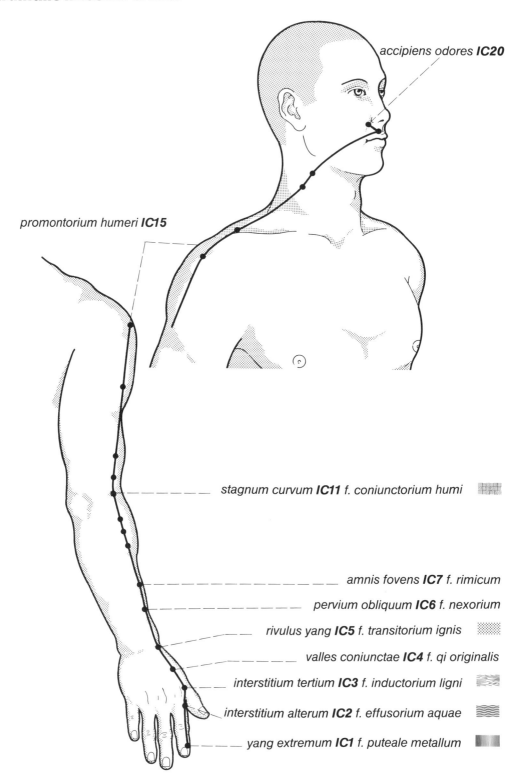

accipiens odores **IC20**

promontorium humeri **IC15**

stagnum curvum **IC11** f. coniunctorium humi

amnis fovens **IC7** f. rimicum

pervium obliquum **IC6** f. nexorium

rivulus yang **IC5** f. transitorium ignis

valles coniunctae **IC4** f. qi originalis

interstitium tertium **IC3** f. inductorium ligni

interstitium alterum **IC2** f. effusorium aquae

yang extremum **IC1** f. puteale metallum

Abb. 109

Spezielle Qualifikation:

Auf der *cardinalis intestini crassi* das *foramen effusorium quinque inductoriorum* — entsprechend der Wandlungsphase Wasser 〰 .

Wirkung:

Humor der Mitte ausleitend, *calor venti* kühlend, *occlusio humoris* aufhebend.

Befunde und Indikationen:

Occlusio tracheae (ein *humor venti*-Befund akuter Art mit Zusammenschnürungsgefühl und Unterbrechung des Energieflusses), Schwellung der Seiten des Halses (Parotitis), Schmerzen, die von den Schultern in den Rücken ausstrahlen; Schüttelfrost, Nasenbluten und blutiges Sputum; Schreckhaftigkeit; *pavor*-Symptomatik; Zahnschmerzen und gelbe Skleren (*humor*-Befunde); trockener Mund, schräggezogener Mund (Fazialisparese); auch Verdauungsblockaden und Kopfschmerzen.

Punktsuche und Behandlung:

Der Patient bildet eine Faust, wobei distal vom genannten Gelenk an der Grenze zwischen weißem und rotem Fleisch das Foramen als Vertiefung tastbar und sichtbar wird.

Nadelung:

Schräge Nadelung in der Verlaufsrichtung der Leitbahn: 0,1 - 0,3 Zoll.

Moxibustion:

3 - 5 iF.

Interstitium tertium

Sanjian, San-chien, **IC3**

Erläuterung des Namens:

„Drittes Interstitium" — Benennung der topologischen Position entsprechend dem Leitbahnverlauf.

Lage:

An der radiusnahen Seite des Zeigefingers in einer Vertiefung proximal vom Kopf des 2. Metakarpale.

Spezielle Qualifikation:

Auf der *cardinalis intestini crassi* das *foramen inductorium quinque inductoriorum* — entsprechend der Wandlungsphase Holz 〰 .

Wirkung:

Humor umwandelnd, *calor repletionis* im mittleren und unteren Calorium ableitend.

Befunde und Indikationen:

Humor, *calor* und *calor humidus*-Befunde: *Occlusio* des Halses mit Pflockgefühl in der Kehle; Zahnschmerzen, vor allem im Unterkiefer, die durch Berührung mit kalter Flüssigkeit verschlimmert werden; Schläfrigkeit, Beklemmungsgefühl, Druckgefühl auf der Brust, Rumpeln in den Eingeweiden, Diarrhoe; Wechselfieber; die Lippen sind gesprungen, der Mund ist trocken; Keuchatmung;

auch stechende Schmerzen in den Augenwinkeln; Schmerzen in Schulter und Rücken; Schreckhaftigkeit, Speichelfluß.

Punktsuche und Behandlung:

Die zu behandelnde Hand wird zur Faust geballt; der Punkt findet sich in der Vertiefung an der Grenze zwischen weißem und rotem Fleisch.

Nadelung:

Schräge Nadelung in Richtung der Leitbahn: 0,1 - 0,2 Zoll.

Moxibustion:

3 - 5 iF.

Valles coniunctae

Hegu, Ho-ku, **IC4**

Erläuterung des Namens:

„Vereinte Täler" — Eine Beschreibung des Situs bei abduziertem Daumen.

Lage:

Nahe der radialen Seite, ungefähr in der Mitte des 2. Mittelhandknochens (Metakarpale) in einer Vertiefung gelegen.

Spezielle Qualifikation:

Foramen originalis der *cardinalis intestini crassi*.

Wirkung:

Ventus-Heteropathien zerstreuend, die *species* lösend, Schmerz niederdrückend, die Netzbahnen (*reticulares*) durchgängig machend.

Befunde und Indikationen:

1. *Ventus externus* entsprechend dem 1. Stadium einer *algor laedens*-Erkrankung: Fieber, Schüttelfrost, Kopfschmerz, Steifheit des Nackens, Schweißlosigkeit, *pp. superficiales*, Nasenfluß;

2. *ventus internus, vento percussio* und Mischbefunde: hohes Fieber, Kopfschmerzen, Trübsichtigkeit, Gehörverlust, Zusammenschnürungsgefühl in der Kehle, Gedunsenheit des Gesichts, offenstehender Mund oder Kiefersperre; Zahnschmerzen; Hemiplegie, Fazialisparese; Exanthemkrankheiten, Windpocken; Schmerzen im Augapfel, Schmerzen in Schultergürtel und Rücken; Wechselfieber, Malaria; Totgeburten und Abortus;

[Erkältungskrankheiten mit Fieber, grippöse Befunde.]

Kombinationen:

Im Verein mit *stagnum venti*, F20, gegen Kopfschmerzen;

im Verein mit *lacunae*, P7, *clusa externa*, T5, gegen Kopfschmerzen bei grippösen Befunden;

im Verein mit *fides et fistulae*, T23, und *canthus nasalis*, V1, gegen Rötung der Augen und stechende Schmerzen in diesen;

im Verein mit *accipiens odores*, IC20, gegen Ozaena.

[Im Verein mit *granarium terrestre*, S4, *maxilla*, S6 und *lacunae*, P7, gegen Fazialisparese und Kiefersperre].

Im Verein mit *impedimentale maius*, H3, bei Kopfschmerzen infolge eines nach oben schlagenden *yang hepaticum* sowie bei Schwindelanfällen, Schlaflosigkeit, Konzentrationsschwäche, [auch Hypertonie];

im Verein mit *amnis recurrens*, R7, zur Öffnung der *species* bei ausbleibendem Schweiß;

im Verein mit *vicus tertius pedis*, S36, suppletiv stimuliert zur Stützung des *qi medium*, dispulsiv stimuliert zur Behebung einer *repletio* der Mitte und zur Absenkung von Kontravektionen;

im Verein mit *stagnum curvum*, IC11, zur *refrigeratio caloris* im oberen Calorium.

Punktsuche und Behandlung:

Das Foramen wird bei adduziertem Daumen an der höchsten Stelle des sich bildenden Muskelhökkers gefunden. Es liegt an der Mitte des 2. Metakarpale an.

Nadelung:

Senkrecht 0,3 - 1 Zoll.

Moxibustion:

3 - 5 iF.

Rivulus yang

Yangxi, Yang-hsi, IC5

Erläuterung des Namens:

„Yang-Bach" — Auch hier weist wiederum das Bild eines Wasserlaufs auf die Durchgangsfunktion des *foramen transitorium*.

Lage:

Auf dem Handrücken distal der Handgelenksfurche in einer Vertiefung, die von den beiden Daumenspannern gebildet wird: „*tabatiere anatomique*".

Spezielle Qualifikation:

Auf der *cardinalis intestini crassi* das *foramen transitorium quinque inductoriorum* — entsprechend der Wandlungsphase Feuer ▒ .

Wirkung:

Ventus orbis hepatici, calor repletionis orbis cardialis, die sich auf die Sinnesorgane schlagen, absenkend und sedierend.

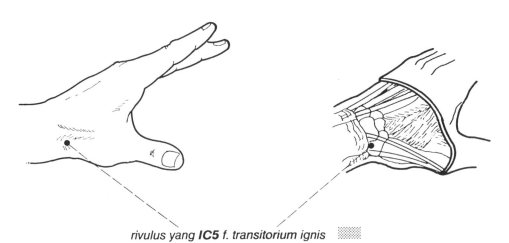

rivulus yang **IC5** *f. transitorium ignis* ▒   *Abb. 111*

Befunde und Indikationen:

Fieber mit großer Unruhe, wirren Reden, unbeherrschbaren Lachanfällen und Ausgelassenheit, Halluzinationen;

Beklemmungsgefühl in der Brust, Atemnot; Wechselfieber, gerötete Augenregion, entzündete Augen und Schleierbildung;

occlusio des Halses; Ohrensausen, Gehörsturz; Spasmen; Spasmen und Schmerzen im Arm und Handgelenk; Zahnschmerzen; Verdauungsstörungen im Kindesalter;

Husten mit Auswurf dünnflüssigen Schleims; stechende Schmerzen im Unterleib, die den Patienten nicht zur Ruhe kommen lassen.

Kombination:

Im Verein mit *vallis yang*, IT5, bei Rötung und Schmerzhaftigkeit der Augen.

Punktsuche und Behandlung:

Bei pronierter Hand sucht man das genannte Foramen proximal vom Foramen *valles coniunctae*, IC4, in der *tabatiere anatomique* und sticht neben der getasteten kleinen Arterie ein.

Nadelung:

Senkrechte Nadelung 0,3 - 1 Zoll.

Moxibustion:

3 iF bzw. T: 10 - 15 Minuten.

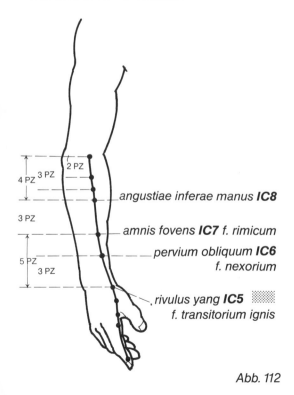

4 PZ — 3 PZ — 2 PZ

angustiae inferae manus **IC8**

3 PZ

amnis fovens **IC7** f. rimicum

5 PZ — 3 PZ

pervium obliquum **IC6**
f. nexorium

rivulus yang **IC5**
f. transitorium ignis

Abb. 112

Pervium obliquum

Pianli, P'ien-li, **IC6**

Erläuterung des Namens:

„Schräger Durchgang" — Ein Hinweis auf die Topologie des Situs.

Lage:

Proximal 3 PZ vom Foramen *rivulus yang*, IC5.

Spezielle Qualifikation:

Nexorium der *cardinalis intestini crassi*, über welches die Verbindung zur komplementären *cardinalis pulmonalis* hergestellt wird.

Wirkung:

Das Sensorium freimachend, das *qi pulmonale* nach unten führend, das *xue* haltend.

Befunde und Indikationen:

Ziehende, heftige Schmerzen, die von der Schulter bis ins Handgelenk reichen können; unscharfe Sicht; Zahnschmerzen; *occlusio* des Halses (Zusammenschnürungsgefühl der Kehle);

heftiges Wechselfieber; epileptiforme Anfälle und große Erregbarkeit; trockener Hals;

Ohrensausen und Schwerhörigkeit; spärlicher Urin.

Punktsuche und Behandlung:

Wenn man den Patienten die Hände verschränken läßt, markiert das Ende seines Mittelfingers den Punkt; er liegt in einer fühlbaren Vertiefung, wenn man 3 PZ proximal von *rivulus yang*, IC5, in Richtung auf *stagnum curvum*, IC11, abträgt.

Nadelung:

Schräge Nadelung in Richtung des Leitbahnverlaufs: 0,3 - 0,5 Zoll.

Moxibustion:

3 - 5 iF.

Amnis fovens

Wenliu, Wen-liu, **IC7**

Erläuterung des Namens:

„Wärmende Strömung" — Der chinesische Begriff *liu* deutet ähnlich dem lateinischen *amnis* auf einen Wildbach, ein rasch fließendes Wasser und auf die große in diesem Rimicum freisetzbare Energie. Der Zusatz „wärmend" zeigt die mächtige *tepefactio* an, die in der Regel durch die Einwirkung auf dieses Foramen ausgelöst wird.

Lage:

5 PZ proximal des Foramens *rivulus yang*, IC5.

Spezielle Qualifikation:

Foramen rimicum der *cardinalis intestini crassi*.

Wirkung:

Pituita algida-Blockaden im oberen und mittleren Calorium lösend.

Befunde und Indikationen:

1. Allgemein: Geräusche in den Eingeweiden und Bauchschmerzen, Aufstoßen und Schluckauf, schmerzhafte Verspannung der Leibesmitte und Beklemmungsgefühl; Wechselfieber, Malaria mit hochrotem Gesicht, Anfälle unbeherrschbarer Heiterkeit, Halluzinationen, wirre Reden, Speichelfluß, Gedunsenheit des Gesichts, Raserei, lallende Sprache; auch mit *occlusio tracheae*, Zahnschmerzen oder Schmerzen, die in die Wangen und die Zunge ausstrahlen.

2. Örtlich: Schmerzen, die den ganzen Arm erfassen und den Patienten hindern, diesen zu heben; Geschwüre als Ausdruck eines in *calor* übergehenden *humor*-Befunds.

Punktsuche und Behandlung:

Das Foramen liegt auf der geraden Verbindungslinie zwischen *rivulus yang*, IC5, und *stagnum curvum*, IC11, 5 PZ proximal des erstgenannten. An einem nicht zu adipösen Patienten ist es dann leicht zu bestimmen, wenn dieser eine Faust ballt, wobei sich der Muskel an dieser Stelle in Gestalt eines Schlangenkopfs aufwirft. Das Foramen liegt an der Spitze dieses Schlangenkopfs.

Nadelung:

Schräges Stechen in Richtung des Leitbahnverlaufs: 0,3 - 0,5 Zoll.

Moxibustion:

3 - 5 iF.

Angustiae inferae manus

Xialian, Hsia-lien, IC8

Erläuterung des Namens:

„Unterer Engpaß der Hand" — Eine Namensgebung, die Lage und Umgebung des Punktes charakterisiert.

Lage:

4 PZ distal des Foramens *stagnum curvum*, IC11.

Wirkung:

Ventus-Heteropathien zerstreuend, *humor venti* ausleitend, so *pituita*-Blockaden zerschlagend, *occlusiones* aufbrechend, Schmerz stillend.

Befunde und Indikationen:

1. *Humor venti*: *occlusio humor venti* mit rheumatoiden Schmerzen, Verdauungsstörungen, heftigen, schneidenden oder stechenden, unerträglichen Bauch- und Leibschmerzen, Spannungsgefühl in Bauch und Rippengegend;

Raserei; Schmerzen, die sich um den Nabel zusammenziehen; stockende Verdauung, auch keuchende Atmung und rasche Erschöpfbarkeit;

trockene Lippen, gelber Urin, Speichelfluß;

vento percussio, Hemiplegie, wirre Reden, erhöhte Temperatur, Schwindelgefühl, Kopfschmerzen, Schmerzen in Ellbogen und Arm;

2. *ventus inanitatis*: blutiger Urin, Mastitis, Phthisis.

Punktsuche und Behandlung:

Man läßt den Patienten den Arm leicht beugen und findet das Foramen 4 PZ distal des Foramens *stagnum curvum*, IC11.

Nadelung:

Schräge Nadelung von außen nach innen oder in der Verlaufsrichtung der Leitbahn: 0,5 - 1,3 Zoll.

Moxibustion:

3 iF.

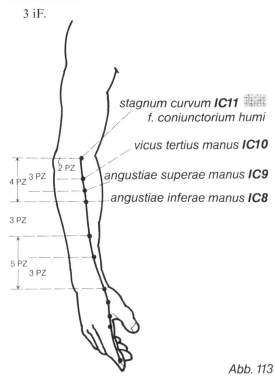

stagnum curvum **IC11**
f. coniunctorium humi

vicus tertius manus **IC10**

angustiae superae manus **IC9**

angustiae inferae manus **IC8**

2 PZ
4 PZ 3 PZ

3 PZ

5 PZ
3 PZ

Abb. 113

Angustiae superae manus

Shanglian, Shang-lien, **IC9**

Erläuterung des Namens:

„Oberer Engpaß der Hand" — Wie oben.

Lage:

Am Unterarm, 3 PZ distal des Foramens *stagnum curvum*, IC11.

Wirkung:

Humor venti austreibend und *calor* kühlend.

Befunde und Indikationen:

Hemiplegie und allgemeiner Leistungsverfall, Paresen der Gliedmaßen, *anhelitus*, erschwerte Ausscheidung von dunklem oder rötlichem Urin, Kollern in den Eingeweiden, Schmerzen in der Brust; Kopfschmerzen.

Punktsuche und Behandlung:

Wie beim vorangehenden Foramen.

Nadelung:

0,5 - 1 Zoll.

Moxibustion:

5 iF.

Vicus tertius manus

Shousanli, Shou san-li, **IC10**

Erläuterung des Namens:

„Dritter Weiler der Hand" — Ein „Weiler" ist eine kleine Siedlung, in der der erschöpfte Reisende verschnaufen kann. „Weiler" bedeutet deshalb dringend benötigte, wenn auch bescheidene Reserven an kritischer Stelle.

„Dritter", 3, weist als erste ungerade Zahl nach der 1 auf das Yang, auf die freizügige Aktivierung aller Potenzen (von Himmel, Erde und Mensch) oder, allgemeiner, auf die Entfaltung der aktiven Energie, also des *qi*.

Lage:

2 PZ distal des Foramens *stagnum curvum*, IC11, auf der Leitbahn am Rand des Radius.

Wirkung:

Ventus austreibend, *humor* kanalisierend.

Befunde und Indikationen:

1. Allgemeine: Choleraartige Stühle, Stimmverlust, Zahnschmerzen; Schwellung der Wangen und der Parotisgegend [Parotitis, Mumps]; Schwellungen und Geschwüre flüchtiger Art (*congelationes*, durch *ventus* bedingt); auch *vento percussio* mit Hemiplegie oder Fazialislähmung;

2. lokale Befunde: Schmerzhaftigkeit und Lähmungsneigung oder Lähmung von Hand und Arm, Unfähigkeit zur Streckung des Ellbogens.

Kombinationen:

Im Verein mit *mare minus*, C3, bei Paresen des Arms und der Hand;

im Verein mit *conquisitorium stomachi*, Rs12, und *vicus tertius pedis*, S36, bei *humor venti* oder *calor humidus*-Geschwüren (perforierenden inneren);

im Verein allein mit *vicus tertius pedis*, S36, gegen Klumpengefühl und Verdauungsblockaden.

Punktsuche und Behandlung:

Auf der gedachten Linie, die *stagnum curvum*, IC11, mit *rivulus yang*, IC5, verbindet, liegt das Foramen 2 PZ distal von *stagnum curvum*, IC11, in einer leichten Ausbuchtung der Muskulatur.

Nadelung:

Senkrecht 0,2 - 2 Zoll.

Moxibustion:

3 - 7 iF oder T: 5 - 20 Minuten.

Stagnum curvum

Quchi, Ch'ü-ch'ih, **IC11**

Erläuterung des Namens:

„Gekrümmter Teich" — *Stagnum*, chi, „Teich", ist eine Ansammlung, Stauung, Massierung von Wasser, das sich wenig bewegt, mithin eine Stelle, ein Foramen, in dem sich leicht auch Heteropathien ansammeln können — hier *ventus*. Auch kann der Begriff ganz allgemein auf das Yin oder auch die Wandlungsphase Wasser hinweisen.

„Gekrümmt", „Krümmung" beschreibt das Aussehen des anatomischen Situs, der einer „gekrümmten Senke" ähnlich ist.

Lage:

In der Falte, die auf der Radialseite über dem Ellbogengelenk liegt.

Spezielle Qualifikation:

Auf der *cardinalis intestini crassi* das foramen *coniunctorium quinque inductoriorum* — entsprechend der Wandlungsphase Erde ▓▓▓ .

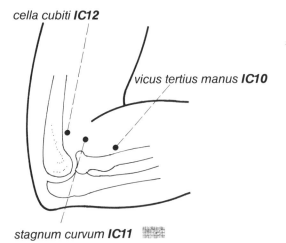

cella cubiti **IC12**

vicus tertius manus **IC10**

stagnum curvum **IC11**
f. coniunctorium humi

Abb. 114

Wirkung:

Ventus austreibend, die *species* öffnend, *calor* kühlend, *humor* ausleitend, Bauenergie und *xue* harmonisierend.

Befunde und Indikationen:

1. Allgemein: Fieber im Spätstadium einer *algor laedens*-Erkrankung, Masern bei sich zeigendem Exanthem; trockene Haut; Exanthem- und Geschwürbildungen, Jucken am ganzen Körper;

occlusio des Halses und Stimmverlust; epileptiforme Anfälle;

Regelstörungen der Frau; Krämpfe und spastische Verspannungen der Gliedmaßen; *vento percussio* und Hemiplegie; weinerliche Stimmung und Vergeßlichkeit.

2. Lokal: Schmerzen in Arm und Unterarm, Steifigkeit des Ellbogens, Kraftlosigkeit, Rötung und Gedunsenheit der Arme.

Ferner Zahnschmerzen, gerötete Augen, geschwollener äußerer Hals [Parotitis], Überempfindlichkeit und Übererregbarkeit.

[Gelenkentzündung in Schulter oder Ellbogen, hoher Blutdruck, Blutarmut, Vergrößerung der Schilddrüse, Dermopathien aller Art].

Kombinationen:

Blutige Nadelung dieses und des Foramens *impedimentale minus*, C9, gegen hohes Fieber im Gefolge einer *permotio* [grippösen Erkrankung].

Die übliche Nadelung im Verein mit dem Foramen *lacus pedalis*, P5, bei spastischer Verspannung des Ellbogens;

im Verein mit *campana suspensa*, F39, *fons tumuli yang*, F34, und *promontorium humeri*, IC15, bei *hu-*

mor venti-Schmerzen von der Schulter bis zum Handgelenk.

Die übliche Nadelung dieses Foramens im Verein mit *omnium defatigationum*, Rg14, und der blutigen Nadelung der 10 Fingerspitzen ist zur Senkung hohen Fiebers bewährt.

[Im Verein mit *vicus tertius pedis*, S36, und *copulatio trium yin*, L6, gegen Hypertonie;

im Verein allein mit *vicus tertiüs pedis*, S36, zur Anregung der Verdauung und des gesamten Metabolismus;

im Verein mit *puteus alae*, F21, *vicus tertius pedis*, S36, und *copulatio trium yin*, L6, gegen Neurasthenie.

Moxibustion dieses Foramens und der Foramina *vicus tertius manus*, IC10, sowie *lacunae*, P7, bei Hirnblutungen, Apoplexie; nach dieser ersten Behandlung können einige Zeit später der *conventus omnium*, Rg20, die *columna personae*, Rg12, sowie *porta ventorum*, V12, und *vicus tertius pedis*, S36, gemoxt werden.

Als weitere Kombination gegen Hypertonie wird neuerdings auch die Verbindung dieses Foramens mit *vicus tertius pedis*, S36, und *accipiens hominum*, S9, genannt.]

Punktsuche und Behandlung:

Man findet das Foramen am radialen Ende der sich bildenden Beugefalte, wenn der Patient am Ellbogen einen 90°-Winkel bildet.

Nadelung:

Die klassische Tradition empfiehlt Stichtiefen von 0,7 Zoll; in modernen Werken werden solche bis zu 2,5 Zoll bei senkrechtem Stechen genannt, wobei auf der Gegenseite das Foramen *mare minus*, H3, erreicht werden soll.

Moxibustion:

3 - 7 iF oder T: 5 - 20 Minuten.

Cella cubiti

Zhoujiao, Chou-chiao, **IC12**

Erläuterung des Namens:

„Kellerloch des Ellbogens" — Der chinesische Begriff *jiao*, lateinisch *cella*, bedeutet ein ausgemauertes oder zumindest abgeteuftes Erdloch zur Lagerung von Nahrungsreserven, selten als Notunterkunft benützt. *Jiao, cella*, wird in klassischen Texten nur ausnahmsweise, in neueren Texten hingegen durchgängig durch den Begriff *liao* ersetzt, der eine Gelenkspalte bezeichnet. Obwohl solches auf den ersten Blick die in medizinischem Zusammenhang vorzuziehende Schreibung zu sein scheint, zeigt die genaue Prüfung der entsprechenden Foramina-Namen, daß praktisch kein einziger solcher Punkt exakt auf oder über einer Gelenkspalte liegt. Deshalb ist weiterhin der klassischen Schreibung und Aussprache *jiao* — eben „Kellerloch" — der Vorzug zu geben. — Mit einem „Kellerloch" (*cella*) ist mithin eine zwar tast- und stechbare Öffnung zu verstehen, deren Inhalt und Reserven jedoch nur lokale Bedeutung besitzen. (Vgl. auch Porkert, *Theoretische Grundlagen* . . ., S. 168f.)

Lage:

Oberhalb des lateralen *epicondylus humeri*, an dessen distalem Ende, damit 1 PZ oberhalb und seitlich des Foramens *stagnum curvum*, IC11, am Humerusrand.

Wirkung:

Humor venti austreibend.

Befunde und Indikationen:

Kräfteverfall, allgemeine Müdigkeit, *occlusiones venti* im Ellbogengelenk, das äußerst schmerzhaft ist und nicht gebeugt werden kann; auch Spasmen und Paresen von Arm und Ellbogen.

Punktsuche und Behandlung:

Wird an der angegebenen Stelle auf der Verbindungslinie zwischen *vicus quintus manus*, IC13, und *stagnum curvum*, IC11, fest gegen den Knochen gedrückt, so empfindet der Patient ein Taubheitsgefühl.

Nadelung:

Schräg in Richtung des Leitbahnverlaufs: 0,3 bis 0,5 Zoll.

Moxibustion:

3 - 5 iF.

Vicus quintus manus

Wuli, Wu-li, **IC13**

Erläuterung des Namens:

„Fünfter Weiler der Hand" — Ein „Weiler" ist eine kleine Siedlung, in der der erschöpfte Reisende verschnaufen kann. „Weiler" bedeutet deshalb dringend benötigte, wenn auch bescheidene Reserven an kritischer Stelle.

Die Zahl 5 weist auf Grund ihrer Zuordnung zur Wandlungsphase Erde auf das mittlere Calorium, auf die *oo. lienalis et stomachi*.

Lage:

An der Außenseite des Oberarms, 3 PZ proximal auf der Linie vom Foramen *stagnum curvum*, IC11, zum Foramen *promontorium humeri*, IC15.

Wirkung:

Humor umwandelnd, die Mitte harmonisierend; das *xue* haltend, das *yang hepaticum* bändigend.

Befunde und Indikationen:

1. Allgemein: *Ventus*-Streß mit Schreckhaftigkeit und Ängstlichkeit; *humor venti* mit großer Schläfrigkeit, Paresen der Gliedmaßen, Spannungsgefühl und Klumpengefühl in der Leibesmitte, Kontravektionen, Ikterus; subfebrile Temperaturen;
   auch Trübsichtigkeit und Sehstörungen verschiedener Art; Wechselfieber; [Parotitis].
2. Lokal: Schmerzhaftigkeit und Bewegungsunfähigkeit von Ellbogen und Arm.

Punktsuche und Behandlung:

Bei Seitenlage des Arms ist das Foramen an der angegebenen Stelle zwischen Muskel und Knochen zu bestimmen.

Nadelung:

In klassischen Texten aus anatomischen Rücksichten bis in die Gegenwart kontraindiziert.

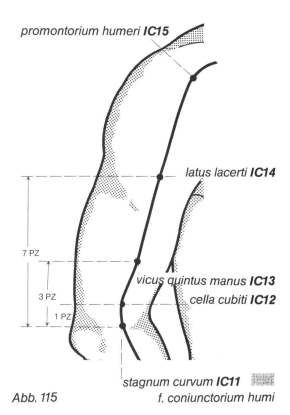

promontorium humeri **IC15**

latus lacerti **IC14**

7 PZ

vicus quintus manus **IC13**

3 PZ

cella cubiti **IC12**

1 PZ

stagnum curvum **IC11**

Abb. 115

f. coniunctorium humi

Moxibustion:

3 - 15 iF.

Latus lacerti

Binao, Pi-nao, IC14

Erläuterung des Namens:

Anatomisch-topographische Bezeichnung.

Lage:

Nahe der distalen Spitze des *musculus deltoideus* bzw. 7 PZ proximal des Foramens *stagnum curvum*, IC11.

Spezielle Qualifikation:

Foramen copulo-conventorium, durch welches die *cardinalis intestini crassi* mit der *sinarteria retinens yang* in Verbindung steht.

Wirkung:

Die Netzbahnen (*reticulares*) durchgängig machend, die Sicht klärend.

Befunde und Indikationen:

Lokale Schmerzen im Oberarm, die dessen Anheben und Abduktion behindern;

ziehende Schmerzen und Verkrampfung des Nackens;

Wechselfieber; Schwellungen des äußeren Halses [Parotitis u. ä.];

Kurzsichtigkeit bzw. Flammensehen.

Punktsuche und Behandlung:

Der Patient läßt den Arm frei herabhängen und beugt den Ellbogen zu einem Winkel von 90°. Dabei tritt die Spitze des Deltoideus deutlich hervor.

Nadelung:

Senkrecht 0,3 - 1 Zoll.

Moxibustion:

3 - 5 iF.

Promontorium humeri

Jianyu, Chien-yü, IC15

Erläuterung des Namens:

Anatomische Bezeichnung.

Lage:

Foramen unterhalb des genannten Promontoriums am lateralen Ende der Klavikula, zugleich vor und lateral vom Akromio-Klavikular-Gelenk.

Spezielle Qualifikation:

Foramen copulo-conventorium, über das die *cardinalis intestini crassi* mit der *sinarteria ascendens yang* in Verbindung steht.

Wirkung:

Ventus-Heteropathien jeder Art austreibend.

Befunde und Indikationen:

1. *Vento percussio*, die zu Paresen verschiedener Gliedmaßen, auch der Beine und Füße, führt; Hemiplegie, Lähmungen, Atrophien; [auch Gelenkentzündungen, vor allem des Schultergelenks]; Spasmen und Paresen; oder Steifigkeit des Nackens, so daß der Kopf nicht gewendet werden kann.

2. *Inanitas*-Befunde, vor allem konstitutionelle und chronische: Der Patient zeigt ein eingefallenes, erschöpftes Aussehen sowie Frostigkeit, verringerten Metabolismus, verminderte Ausscheidungen, einen blassen Zungenkörper, *pp. inanes* etc.; auch Struma und strumaähnliche Schwellungen des Halses.

Punktsuche und Behandlung:

Von den zwei lateral an der Klavikula brustseitig sich zeigenden Vertiefungen entspricht die vordere, kleinere dem gesuchten Foramen. Um es sachgemäß zu stechen, sollte der Patient die Hände entspannt verschränken und so bis zum oberen Rand des Brustbeins heben, daß die entsprechende Vertiefung deutlich sichtbar und der Spalt geöffnet wird.

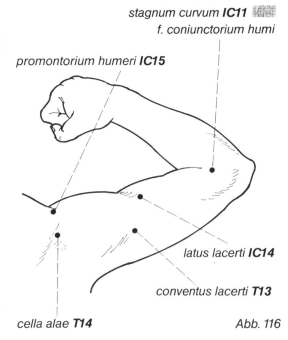

stagnum curvum **IC11**
f. coniunctorium humi
promontorium humeri **IC15**
latus lacerti **IC14**
conventus lacerti **T13**
cella alae **T14**

Abb. 116

Nadelung:

Schräg in Richtung auf die Körpermitte: 0,5 - 1 Zoll.

Moxibustion:

7 - 25 iF.

Os amplum

Jugu, Chü-ku, IC16

Erläuterung des Namens:

„Großer Knochen" — Ein Hinweis auf die anatomischen Verhältnisse am Situs.

Lage:

Das Foramen liegt in der Vertiefung, die sich im Winkel zwischen lateralen Ende von Klavikula, Skapula und Akromion befindet.

Spezielle Qualifikation:

Foramen copulo-conventorium, über welches die *cardinalis splendoris yang manus intestini crassi* mit der *sinarteria ascendens yang* in Verbindung steht.

Wirkung:

Stasen zerstreuend, die Netzbahnen durchgängig machend; den *orbis hepaticus* erweichend (d. h. sein emporschlagendes Yang bändigend).

Befunde und Indikationen:

Epilepsie und epileptische Anfälle, Hämoptoe, Stasen des *xue* und Blockaden im Brustraum; Schmerzen des Arms und Bewegungsunfähigkeit desselben.

Kombinationen:

Im Verein mit *extremitas cavi*, P6, *lacus pedalis*, P5, und *linea piscis*, P10, bei Hämoptoe;
im Verein mit dem Foramen *cella alae*, T14, von dem bis zum Foramen *fons culminis*, C1, durchgestochen wird, und dem Foramen *fons tumuli yang*, F34, bei entzündlichen Prozessen im Schultergelenk und seiner Umgebung.

Punktsuche und Behandlung:

Das Foramen wird am aufrecht sitzenden Patienten schräg genadelt, wobei die Nadelspitze nach oben und hinten weist.

Nadelung:

0,8 - 1,5 Zoll.

Moxibustion:

5 iF.

Tripus caelestis

Tianding, T'ien-ting, IC17

Erläuterung des Namens:

„Dreifuß des Himmels" — Der Dreifuß ist ein Emblem der Speisenzubereitung, im mythischen wie im politischen Zusammenhang zugleich ein Palladium der Selbsterhaltung; der Himmel deutet auf die aktiven kosmischen Wirkungen.

Lage:

Ca. 1 PZ schräg unterhalb des *foramen aquaticum*, IC18, am hinteren Rand des *m. sternocleidomastoideus*.

Wirkung:

Schlund und Kehle freimachend.

Befunde und Indikationen:

Plötzlicher Stimmverlust, Behinderung der Atmung durch *occlusio* (Zusammenschnürungsgefühl) des Halses, Schwellung des inneren und/oder äußeren Halses, Erstickungsangst, Unfähigkeit, Speisen zu schlucken; rasselndes Geräusch in den Atemwegen.

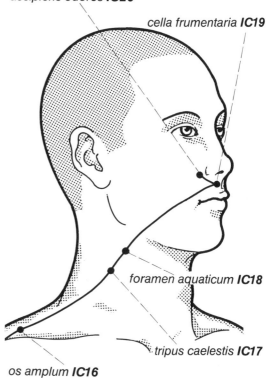

accipiens odores *IC20*

cella frumentaria *IC19*

foramen aquaticum *IC18*

tripus caelestis *IC17*

os amplum *IC16*

Abb. 117

153

Kombination:

[Im Frühstadium einer Stimmbandlähmung wird dieses Foramen im Verein mit *valles coniunctae*, IC4, *rivulus maior*, R3, und *recipiens liquoris*, Rs24, stimuliert.]

Punktsuche und Behandlung:

Der Patient sitzt aufrecht und neigt den Kopf etwas zur Gegenseite; wenn er dabei die Hand so an den Hals legt, daß der kleine Finger an die mediale Kommissur der Klavikula mit dem Sternum zu liegen kommt, dann erreicht die Spitze des Mittelfingers das Foramen. (Wird auf dieses starker Druck ausgeübt, so empfindet der Patient eine Betäubung seines Gehörs.)

Nadelung:

Schräge Nadelung 0,3 Zoll.

Moxibustion:

3 - 5 iF.

Foramen aquaticum

Futu, Fu-t'u, **IC18**

Erläuterung des Namens:

„Wasser-Foramen" — Diese Übersetzung einer Variante des chinesischen Namens weist auf den *orbis renalis* hin — denn jener Orbis ist durch die Wandlungsphase Wasser qualifiziert. (Die ebenso häufige Übersetzung von *futu*, lateinisch *ruina adminiculata*, „abgedämmte Bresche", ist eine Beschreibung der Verhältnisse am Situs.)

Lage:

1 PZ senkrecht unterhalb des Winkels der Mandibula und 3 PZ seitlich des Kehlkopfknorpels.

Wirkung:

Das *qi* der *oo. pulmonalis et renalis* stützend und zum Strömen bringend.

Befunde und Indikationen:

Husten mit viel Auswurf, Kontravektionen, Aufstoßen; erschwerte Atmung und *anhelitus*; auch schnatterndes Geräusch in der Kehle; plötzlicher Stimmverlust, Atemnot.

Punktsuche und Behandlung:

Der Patient sitzt aufrecht; man orientiert sich von dem dem Schlüsselbein zugewandten Kopf des *m. sternocleido-mastoideus* auf den Punkt zu.

Nadelung:

Senkrechtes Stechen 0,3 - 1 Zoll.

Moxibustion:

3 - 5 iF.

Cella frumentaria

Hejiao, Ho-chiao, **IC19**

Erläuterung des Namens:

„Kellerloch des Getreides" — Der chinesische Begriff *jiao*, lateinisch *cella*, bedeutet ein ausgemauertes oder zumindest abgeteuftes Erdloch zur Lagerung von Nahrungsreserven, selten als Notunterkunft benützt. *Jiao, cella*, wird in klassischen Texten nur ausnahmsweise, in neueren Texten hingegen durchgängig durch den Begriff *liao* ersetzt, der eine Gelenkspalte bezeichnet. Obwohl solches auf den ersten Blick die in medizinischem Zusammenhang vorzuziehende Schreibung zu sein scheint, zeigt die genaue Prüfung der entsprechenden Foramina-Namen, daß praktisch kein einziger solcher Punkt exakt auf oder über einer Gelenkspalte liegt. Deshalb ist weiterhin der klassischen Schreibung und Aussprache *jiao* — eben „Kellerloch" — der Vorzug zu geben. — Mit einem „Kellerloch" (*cella*) ist mithin eine zwar tast- und stechbare Öffnung zu verstehen, deren Inhalt und Reserven jedoch nur lokale Bedeutung besitzen. (Vgl. auch Porkert, *Theoretische Grundlagen . . .*, S. 168 f.)

„Getreide" ist ein Homonym zu *he, harmonia*; es ist denkbar, daß hier auf Grund einer volkstümlichen Etymologie eine Unterscheidung zwischen Harmonie und Getreide vollzogen worden ist, denn ein ausgesprochener Bezug etwa zu den Assimilationsfunktionen der Mitte ist nicht feststellbar.

Lage:

Das Foramen liegt unterhalb des Nasenlochs, 0,5 PZ vom Foramen *canalis aquae*, Rg26, entfernt.

Wirkung:

Die Netzbahnen durchgängig machend, *ventus*-Heteropathien austreibend.

Kombination:

Im Verein mit den Foramina *promontorium laetitiae*, Rg27, und *medium palmae*, PC8, bei unstillbarem Nasenbluten.

Punktsuche und Behandlung:

Der Patient liegt oder lehnt seinen Kopf zurück. Man orientiert sich am äußeren Rand der Nasenöffnung und findet das Foramen 0,3 PZ oberhalb des Lippenrands.

Nadelung:

Schräges Stechen in Richtung auf die Leibesmitte: 0,3 - 0,5 Zoll.

Moxibustion:

Kontraindiziert!

Accipiens odores

Yingxiang, Ying-hsiang, **IC20**

Erläuterung des Namens:

„(Foramen, das) die Wohlgerüche empfangen läßt" — Ein Hinweis auf seine therapeutische Funktion, das Geruchsvermögen wieder herzustellen.

Lage:

Am unteren Rand des Nasenflügels in der Vertiefung des Knochens (kontralateral!).

Spezielle Qualifikation:

Foramen copulo-conventorium der *cardinalis intestini crassi* mit der *cardinalis stomachi*.

Wirkung:

Calor venti zerstreuend, die Nase durchgängig machend.

Befunde und Indikationen:

Einseitige Paresen der Gesichtsmuskulatur, Gedunsenheit und Schmerzhaftigkeit der Lippenregion;

erschwerte Atmung, einseitiger Nasenfluß, auch Nasenbluten, verstopfte Nase und Geruchsverlust, Wucherungen in der Nase.

Kombinationen:

Im Verein mit *stella superior*, Rg23, bei allgemeinen Erkrankungen der Nase;

im Verein mit *vicus tertius pedis*, S36, bei verstopfter Nase.

Nadelung:

Senkrecht oder leicht schräg 0,3 Zoll.

Moxibustion:

Kontraindiziert!

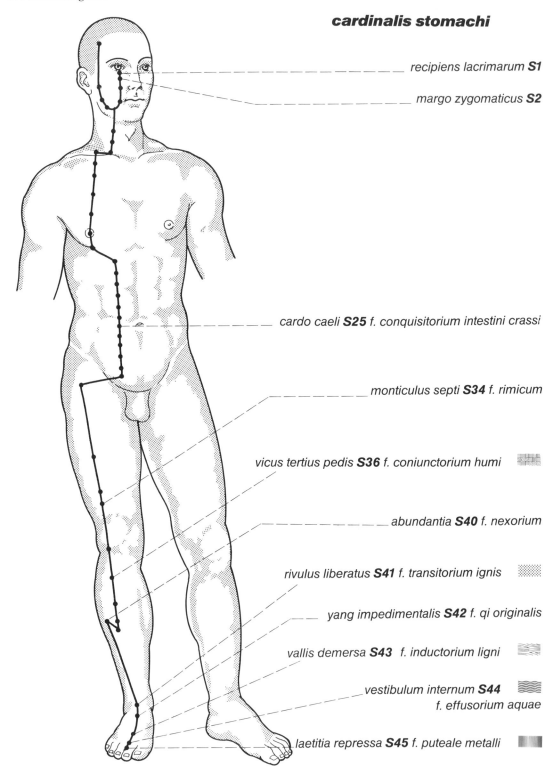

cardinalis stomachi

recipiens lacrimarum **S1**

margo zygomaticus **S2**

cardo caeli **S25** f. conquisitorium intestini crassi

monticulus septi **S34** f. rimicum

vicus tertius pedis **S36** f. coniunctorium humi

abundantia **S40** f. nexorium

rivulus liberatus **S41** f. transitorium ignis

yang impedimentalis **S42** f. qi originalis

vallis demersa **S43** f. inductorium ligni

vestibulum internum **S44**
f. effusorium aquae

laetitia repressa **S45** f. puteale metalli

Abb. 118

Foramina der *Cardinalis stomachi splendoris yang pedis*

Recipiens lacrimarum

Chengqi, Ch'eng-ch'i, S1

Erläuterung des Namens:

„Foramen, das die Tränen aufnimmt" — Hinweis auf die anatomische Lage und physiologische Funktion des Situs.

Lage:

Ca. 0,7 PZ senkrecht unterhalb der Pupille.

Spezielle Qualifikation:

Foramen copulo-conventorium der *cardinalis stomachi* mit den *sinarteriae ascendens yang* und *respondens*.

Wirkung:

Ventus zerstreuend, *calor venti* austreibend, die Sicht klärend.

Befunde und Indikationen:

Tränenfluß aus dem Auge und alle Arten von Sehstörungen und Erkrankungen am Auge [einschließlich westlicher Befunde wie Bindehautentzündung, Kurz- und Weitsichtigkeit, Fokusdifferenz der Augen, Nacht- und Farbenblindheit, Entzündung und Kontraktion des Sehnervs, Entzündung der Hornhaut, grauer Star und Veränderungen der Netzhaut].

Ferner einseitige Paresen der Gesichtsmuskulatur, Zucken einzelner Gesichtsmuskeln, Tinnitus und Schwerhörigkeit, Stimmverlust.

Kombinationen:

Mit *canthus nasalis*, V1, bei akuten Augenschmerzen;

mit *inductorium hepaticum*, V18, und *cella pupillae*, F1, bei Trübsichtigkeit.

[Im Verein mit *canthus nasalis*, V1, *stagnum venti*, F20, *valles coniunctae*, IC4, *vicus tertius pedis*, S36, *inductorium hepaticum*, V18, und *inductorium renale*, V23, bei Kontraktion des Sehnervs;

eine schräge Punktur dieses Foramens zusammen mit dem Foramen *canthus nasalis*, V1, (*punctura transversa*) gegen Kurzsichtigkeit;

im Verein mit *canthus nasalis*, V1, *stagnum venti*, F20, *stagnum curvum*, IC11, und *impedimentale maius*, H3, bei Nachtblindheit;

im Verein mit den Neupunkten *roborans lucem*, *roborans lucem V* sowie *stagnum venti*, F20, *inductorium lienale*, V20, *inductorium renale*, V23, und *inductorium hepaticum*, V18, bei Veränderungen des Netzhautpigments.]

Punktsuche und Behandlung:

Der Patient liegt oder lehnt in einem entsprechenden Behandlungsstuhl den Kopf zurück, hat den Blick zunächst geradeaus gerichtet, so daß man das Foramen senkrecht unterhalb der Pupille finden und knapp oberhalb des Rands des *os zygomaticum* bestimmen kann.

Nadelung:

Eine Nadelung ist in den klassischen Werken, wie überhaupt in der Literatur bis in das 20. Jahrhundert herein, ausdrücklich kontraindiziert. In den neuesten Werken der chinesischen Akupunktur wird eine Nadelung allerdings unter der Bedingung, daß extra dünne Spezialnadeln höchster Qualität zur Verfügung stehen, empfohlen, und zwar bis in Stichtiefen von 1 - 1,5 Zoll bei senkrechtem Stechen. Hierbei muß der Patient den Blick nach oben wenden und den Augapfel ruhig halten.

Moxibustion:

Klassisch ist eine indirekte Moxibustion in üblicher Weise unter Verwendung von bis zu 3 iF.

Margo zygomaticus

Sibai, Szu-pai, S2

Erläuterung des Namens:

„Rand des Wangenbeins" — Anatomische Namensgebung, die auch dem gängigen chinesischen Name *sibai = candor quartus* (vierte Weiße) zugrundezuliegen scheint.

Lage:

1 PZ senkrecht unterhalb der Pupille des geradeaus blickenden Auges, also unmittelbar auf dem Rand des *os zygomaticum*.

Wirkung:

Ventus-Heteropathien austreibend, die Sicht klärend; den Energiefluß im *orbis hepaticus* anregend und regulierend.

Befunde und Indikationen:

Kopfschmerzen, Drehschwindel, Schmerzhaftigkeit und Rötung der Augen, Tränenfluß mit Sehstörungen, juckende, stechende Gefühle im Auge und Schleierbildung;

verzerrter Mund, verzerrte Gesichtsmuskulatur infolge Paresen derselben; Aphasie.

Kombinationen:

Im Verein mit *candor yang*, F14, *granarium terrestre*, S4, *stagnum venti*, F20, und *valles coniunctae*, IC4, bei Lähmungen der Gesichtsmuskulatur.

Punktsuche und Behandlung:

Der Patient liegt oder lehnt in einem entsprechenden Behandlungsstuhl den Kopf zurück. Das Foramen findet man im rechtwinkeligen Schnittpunkt der Horizontalen zur unteren Orbitagrenze und der Senkrechten von der Mitte der Pupille her.

Nadelung:

Klassisch ist die senkrechte Nadelung in Tiefen bis zu 0,3 Zoll. Neuerdings wird senkrecht bis in Tiefen von 0,8 Zoll und bei Quernadelung (*punctura transversa*, nicht *obliqua*!) bis in Tiefen von 1 Zoll vorgedrungen. Es ist zu beachten, daß bei senkrechtem Stechen der durch das *foramen infraorbitale* austretende Nerv getroffen werden kann, was nicht im Sinn der Behandlung liegt und zu vermeiden ist.

Moxibustion:

Klassisch sind 3 - 7 iF.

Cella ampla

Jujiao, Chü-chiao, S3

Erläuterung des Namens:

„Weites Kellerloch" — Der chinesische Begriff *jiao*, lateinisch *cella*, bedeutet ein ausgemauertes oder zumindest abgeteuftes Erdloch zur Lagerung von Nahrungsreserven, selten als Notunterkunft benützt. *Jiao, cella*, wird in klassischen Texten nur ausnahmsweise, in neueren Texten hingegen durchgängig durch den Begriff *liao* ersetzt, der eine Gelenkspalte bezeichnet. Obwohl solches auf den ersten Blick die in medizinischem Zusammenhang vorzuziehende Schreibung zu sein scheint, zeigt die genaue Prüfung der entsprechenden Foramina-Namen, daß praktisch kein einziger solcher Punkt exakt auf oder über einer Gelenkspalte liegt. Deshalb ist weiterhin der klassischen Schreibung und Aussprache *jiao* — eben „Kellerloch" — der Vorzug zu geben. — Mit einem „Kellerloch" (*cella*) ist mithin eine zwar tast- und stechbare Öffnung zu verstehen, deren Inhalt und Reserven jedoch nur lokale Bedeutung besitzen (vgl. auch Porkert, *Theoretische Grundlagen . . .*, S. 168 f).

Hier handelt es sich ausdrücklich um eine „weites" Kellerloch, was durch das Zusammentreffen mit der *sinarteria ascendens* teilweise begründet ist.

Lage:

Ca. 0,7 PZ lateral der Nasenöffnung senkrecht unterhalb der Pupille.

Spezielle Qualifikation:

Foramen copulo-conventorium der *cardinalis stomachi* mit der *sinarteria ascendens yang*.

Wirkung:

Ventus-Heteropathien zerstreuend, das *qi hepaticum* stützend, das *xue* bewegend, *calor venti* und *calor repletionis* absenkend.

Befunde und Indikationen:

1. *Ventus*-Heteropathien: Spasmen und Paresen an verschiedenen Stellen des Körpers, Paresen der Gesichtsmuskulatur, Schwellung des Gesichts; auch Lähmung der Gesichtsmuskulatur.

2. Mischbefunde: Sehstörungen aller Art, Nachtblindheit, Kurzsichtigkeit, Schleier und grüner Star, Lidkrämpfe;

Nasenbluten, Zahnschmerzen, Schwellungen des äußeren Halses, Schwellungen der Lippenpartie.

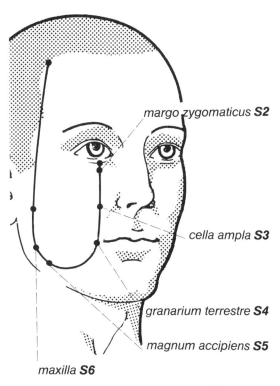

margo zygomaticus **S2**

cella ampla **S3**

granarium terrestre **S4**

magnum accipiens **S5**

maxilla **S6**

Abb. 119

Punktsuche und Behandlung:

Der Patient liegt oder lehnt den Kopf zurück.

Nadelung:

Senkrecht 0,3 - 0,4 Zoll.

Moxibustion:

5 - 7 iF.

Granarium terrestre

Dicang, Ti-ts'ang, S4

Erläuterung des Namens:

„Zwischenspeicher in der Erde" — Das hier gebrauchte chinesische Wort *cang* ist ein Homonym eines anderen Wortes *cang* und weist im engeren Sinn auf einen „Zwischenspeicher", in dem Ernten höchstens während eines Monats oder einer Jahreszeit gelagert werden.

Hingegen deutet das Wort „Erde" auf die Tiefe und auf das chronisch konstitutionell Angehäufte. Im Begriff liegt also jener Widerspruch, der darin besteht, daß an dieser Stelle Wirkungen sich struktiv festsetzen, die eigentlich in bewegtem Umlauf sein sollten.

Lage:

Exakt im entspannten Mundwinkel.

Spezielle Qualifikation:

Foramen copulo-conventorium, durch welches die *cardinalis stomachi* einerseits mit der *cardinalis intestini crassi*, andererseits mit den *sinarteriae respondens et ascendens yang* in Verbindung tritt.

Wirkung:

Ventus internus besänftigend, Paresen und Paralysen aufhebend.

Befunde und Indikationen:

Halbseitige Paresen oder Paralysen der Gesichtsmuskulatur oder des Augenlids, das nicht geschlossen werden kann; fortgesetzte unwillkürliche und krampfartige Bewegungen des Augapfels, Schmerzen in demselben, Kurzsichtigkeit, Nachtblindheit; Stimmverlust [Epiglottislähmung], Schluckunfähigkeit.

Punktsuche und Behandlung:

Der Patient lehnt den Kopf gegen eine Stütze zurück und öffnet leicht den Mund.

Nadelung:

Gestochen wird grundsätzlich nur das Foramen der nicht affizierten Seite, und zwar quer (*punctura transversa*) in Richtung auf das Foramen *maxilla*, S6, bei einer Stichtiefe von 1,5 - 2,5 Zoll. Eine quere Nadelung ist auch möglich in Richtung auf das Foramen *accipiens odores*, IC20 — bei einer Stichtiefe von 1 - 2 Zoll.

Moxibustion:

Eine Moxibustion ist zwar technisch möglich, aber nicht sinnvoll.

Magnum accipiens

Daying, Ta-ying, S5

Erläuterung des Namens:

„(Das Foramen, das) Großes empfängt" — Hinweis auf die energische Therapiemöglichkeit und weite Wirkung.

Lage:

Vor dem Winkel der Mandibula, am Unterrand des *m. masseter*, wo in einer Vertiefung der Mandibula ein Puls wahrgenommen werden kann.

Wirkung:

Ventus-Heteropathien zerstreuend, die Netzbahnen durchgängig machend, die Wehrenergie emporhebend.

Befunde und Indikationen:

1. Unerwünschte Folgesymptome einer *vento percussio*: Fortgesetztes Zucken der Gesichtsmuskulatur oder infolge teilweiser Muskellähmung, stets offenstehender Mund, verzerrte Gesichtsmuskulatur, schwerfälliges, unbeholfenes Sprechen, Lidlähmung; dabei Spannungsgefühl und Schmerzen im Auge; Gedunsenheit des Gesichts;

2. *Ventus externus*: Wechsel von Frieren und Schwitzen, Schüttelfrost, häufiges Niesen; Schmerzen in Zähnen und Zahnfleisch, Schwellung des äußeren Halses.

Punktsuche und Behandlung:

Der Patient lehnt den unterstützten Kopf zur Seite; das Foramen liegt an dem tastbaren Mandibularpuls.

Nadelung:

Schräger Einstich (*punctura obliqua*): 0,3 - maximal 0,5 Zoll.

Moxibustion:

3 - 5 iF oder T: 5 Minuten.

Maxilla

Yache, Ya-ch'eh, S6

Erläuterung des Namens:

Anatomische Bezeichnung.

Lage:

Wenig vor und oberhalb des Winkels der Mandibula.

Wirkung:

Ventus-Heteropathien lösend, die Netzbahnen durchgängig machend, Kiefersperre behebend.

Befunde und Indikationen:

1. *Vento percussio*: Kiefersperre, Stimmverlust, Sprachverlust;
2. allgemeine Störungen auf Grund von *ventus*: Schmerzen in beiden Kiefern und Schwellung der Wangen und des Halses; heftige Zahnschmerzen, Steifheit des Halses und Unfähigkeit, den Kopf zu wenden. Einseitige Lähmung der Gesichtsmuskulatur und daraus folgende Verzerrung des Gesichts.

Kombinationen:

Im Verein mit den Foramina *recipiens liquoris*, Rs24, und *valles coniunctae*, IC4, bei Kiefersperre.
[Im Verein mit *pluteus venti*, T17, und *valles coniunctae*, IC4, bei akuter Parotitis;
im Verein mit *clusa inferior*, S7, *valles coniunctae*, IC4, und *vestibulum internum*, S44, bei Zahnschmerzen.]

Punktsuche und Behandlung:

Bei auf die Seite gelegtem und unterstütztem Kopf liegt das Foramen bei festem Schließen des Mundes auf dem Wulst des Masseter; zur Behandlung ist allerdings der Mund leicht zu öffnen, dieser Muskel also zu entspannen.

Nadelung:

Schräge Nadelung (*punctura obliqua*) in Richtung auf das Foramen *granarium terrestre*, S4, 0,3 - 0,5 Zoll; quere Nadelung (*punctura transversa*) in Richtung auf das Foramen *maxilla*, S6, 1,5 - 2,5 Zoll;
[ferner bei Schmerzen des Trigeminus quere Nadelung in Richtung auf das Foramen *accipiens odores*, IC20, bei Stichtiefen von 1 - 2 Zoll.]

Moxibustion:

Klassisch war eine Moxibustion nicht üblich, während neuerdings eine Wärmung mit T bis 5 Minuten empfohlen wird.

Clusa inferior

Xiaguan, Hsia-kuan, S7

Erläuterung des Namens:

„Unteres Paßtor" — Der in Foraminanamen sehr häufig vorkommende Begriff *guan*, *clusa*, bezeichnet die künstlich errichtete Sperre in einer natürlichen Enge, in einem Paß, also eine „Paßsperre", ein „Paßtor". Im Hinblick auf medizinische Zusammenhänge wird damit ausgedrückt, daß ein entsprechendes Foramen im gesamten Energiegefüge der Person strategische Bedeutung hat, seine Sperre oder Offenhaltung mit weitreichenden, über das lokale Geschehen hinausgehenden Folgen verbunden ist.

Lage:

In einer Vertiefung am unteren Rand des *os zygomaticum* vor dem *processus condyloideus mandibulae*.

Spezielle Qualifikation:

Foramen copulo-conventorium, über welches die *cardinalis stomachi* mit der *cardinalis fellea* verbunden ist.

Wirkung:

Die *oo. lienalis, pulmonalis et renalis* stützend und kräftigend, so *calor humidus* ableitend und die Netzbahnen freimachend.

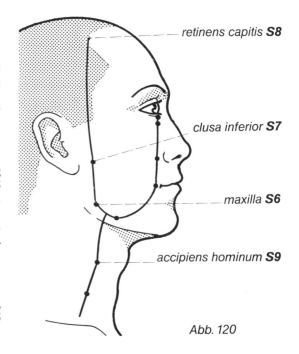

retinens capitis **S8**

clusa inferior **S7**

maxilla **S6**

accipiens hominum **S9**

Abb. 120

Befunde und Indikationen:

Luxation des Kiefergelenks, Eiterfluß aus dem Ohr, Schwellung des Zahnfleisches in der Gegend der Molaren, Zahnschmerzen, Ohrenschmerzen, Schwerhörigkeit, Tinnitus;

auch Paresen oder Paralysen der seitlichen Gesichtsmuskulatur; Krämpfe des *m. masseter*; [Mittelohrentzündung, Fazialislähmung.]

Kombinationen:

[Im Verein mit *valles coniunctae*, IC4, bei Entzündung des Kiefergelenks;

im Verein mit *maxilla*, S6, *pluteus venti*, T17, bei krampfhafter Verspannung des *m. masseter*].

Mit *porta auris*, T21, *pluteus venti*, T17, und *insula media*, T3, bei Taubstummheit.

Punktsuche und Behandlung:

Der Patient legt den unterstüzten Kopf auf die Seite. Ist er zur Spannung der Kaumuskulatur fähig, so kann das Foramen deutlich als Vertiefung lokalisiert werden. Für die Nadelung ist jedoch die Muskulatur zu entspannen, der Mund leicht zu öffnen.

Nadelung:

Klassisch ist eine schräge Nadelung in Richtung auf das Foramen *granarium terrestre*, S4, bis zu Stichtiefen von 0,4 Zoll.

[Neuerdings werden folgende Nadelungen differenziert:

1. senkrechte Nadelung bis zu Stichtiefen von 1,5 Zoll gegen Trigeminusschmerzen;

2. schräge Nadelung wie zuvor, bei Stichtiefen von 0,8 - 1 Zoll, bei Entzündung des Kiefergelenks;

3. quere Nadelung (*punctura transversa*) bei Stichtiefen von 1,5 - 2 Zoll in Richtung auf *maxilla*, S6, oder auf den Mundwinkel, bei Zahnschmerzen;

4. schräge Nadelung bei Stichtiefen bis 1,5 Zoll bei Erkrankungen des inneren Ohres; endlich

5. schräge Nadelung bei Stichtiefen von 1,5 - 2 Zoll in Richtung auf den Kieferwinkel bei Krämpfen des *m. masseter*.]

Retinens capitis

Touwei, T'ou-wei, **S8**

Erläuterung des Namens:

„(Foramen der) Retinens (= „Halteleitbahn") am Kopf" — Zur Bedeutung und Wirkung der *sinarteriae retinentes* vgl. oben die S. 120ff. und 125ff. Über dieses Foramen ist ihre Beeinflussung vom Kopf her möglich.

Lage:

Im Schläfenwinkel an der Haargrenze, 1,5 PZ lateral des Foramens *shen stirpis*.

Spezielle Qualifikation:

Foramen copulo-conventorium, durch welches die *cardinalis fellea* mit der *cardinalis stomachi*, vor allem aber mit der *sinarteria retinens yang* verbunden ist.

Wirkung:

Ventus-Heteropathien zerstreuend, die *oo. hepaticus et felleus* stützend und harmonisierend.

Befunde und Indikationen:

Heftige Kopfschmerzen, als ob der Kopf zertrümmert würde; heftige Schmerzen in den Augen, als ob die Augen aus den Höhlungen treten sollten; bohrender Schmerz in den Augen, fortwährende, unwillkürliche Zuckungen und Bewegungen des Augapfels;

Tränenfluß, auch Speichelfluß, Aufstoßen, Spannungsgefühl in der Leibesmitte, *anhelitus*; halbseitige Paresen oder Paralysen vor allem der Gesichtsmuskulatur.

[Schizophrenie.]

Kombinationen:

[In der eklektischen Medizin bei Durchstich vom Foramen *valles coniunctae*, IC4, zum Foramen *rivulus posterior*, IT3, und einem Durchstich vom Foramen *impedimentale maius*, H3, zum Foramen *fons scatens*, R1, bei Schizophrenie;

im Verein mit dem Foramen *lacunae*, P7, bei einseitigen, heftigen Kopfschmerzen;

im Verein mit *candor yang*, F14, *pluteus venti*, T17, *granarium terrestre*, S4, und *accipiens odores*, IC20, bei Fazialislähmung].

Punktsuche und Behandlung:

Der Patient lehnt den Kopf unterstützt auf die Seite, wobei der Punkt an der angegebenen Stelle leicht zu finden ist.

Nadelung:

Quere Nadelung (*punctura transversa*) in Tiefen von 0,8 - 1,5 Zoll, mit Stichrichtung von vorn nach hinten.

Moxibustion:

Kontraindiziert!

c. stomachi
c. lienalis

Accipiens hominum

Renying, Jen-ying, S9

Erläuterung des Namens:

„(Foramen, durch das man) die Menschen auf-nimmt" — Die Assimilations- und Integrations-funktion der Mitte, also der *oo. lienalis et stomachi* beschränkt sich niemals nur auf die Verdauung von Speisen; bedeutender und wichtiger ist die Integra-tion und Aufnahme aller Umweltreize, vor allem der aus den sozialen Kontakten sich ergebenden. Aus diesen Zusammenhängen ist die auf die Mitte bezogene Wirkung des Foramens verständlich.

Lage:

Seitlich am Hals, neben dem Kehlkopfknorpel und hinter dem gemeinsamen Zweig der Karotis am Vorderrand des *m. sternocleido-mastoideus*.

Spezielle Qualifikation:

Foramen copulo-conventorium, durch welches die *cardinalis stomachi* mit der *cardinalis fellea* in Ver-bindung steht.

Wirkung:

Qi und *xue* harmonisierend, Hals und Kehle frei-machend.

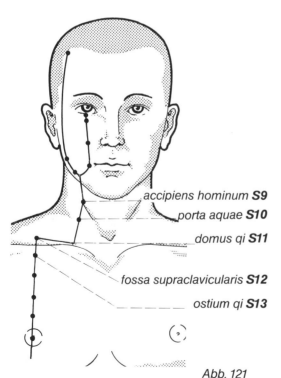

accipiens hominum **S9**
porta aquae **S10**
domus qi **S11**
fossa supraclavicularis **S12**
ostium qi **S13**

Abb. 121

Befunde und Indikationen:

1. *Calor*-Befunde, oft lokalisierte: Kontravektio-nen, Brechreiz, Völlegefühl, Beklemmungsgefühl in der Brust, *anhelitus*, Halluzinationen, wirre Reden, große Erregbarkeit, Schreianfälle; Schwellung des Halses [Struma, Vergrößerung der Schilddrüse].

2. Allgemeine, durch *inanitas* oder *repletio* (was diagnostisch zu klären ist!) der Mitte bedingte Stö-rungen: Aphasie, *anhelitus* [Asthma; von der eklek-tischen Medizin heute als wichtigste Indikation ge-nannt: Anomalien des Blutdrucks, also sowohl Hypertonie als auch Hypotonie].

Kombinationen:

[Mit Durchstich zum Foramen *ruina caelestis*, Rs22, und im Verein mit *valles coniunctae*, IC4, *vicus tertius pedis*, S36, *lacus anterior*, *rivulus maior*, R3, *clusa interna*, PC6, und *copulatio trium yin*, L6, bei Schwellung der Schilddrüse;

im Verein mit *stagnum curvum*, IC11, und *vicus tertius pedis*, S36, bei Hypertonie;

im Verein mit wahlweise (!) *canalis aquae*, Rg26, *impedimentale maius*, H3, *clusa interna*, PC6, oder *rex faciei*, Rg25, bei Hypotonie.]

Punktsuche und Behandlung:

Der Punkt ist bei zurückgelegtem und unterstütz-tem Kopf des Patienten aufzusuchen. Unbedingt ist einer Verletzung der Karotis vorzubeugen. (Die mit einer solchen Verletzung gegebene Lebensgefahr für den Patienten wird bereits in den ältesten klassi-schen Texten ausdrücklich erwähnt.)

Nadelung:

Senkrechte oder schräge Nadelung von 0,4 - 1 Zoll.

Moxibustion:

Klassische und moderne Texte stimmen darin überein, daß auf diesem Foramen die Moxibustion ausdrücklich kontraindiziert ist.

Porta aquae

Shuitu, Shui-t'u, S10

Erläuterung des Namens:

„Tor des Wassers" — Dieser Name, wie auch die Variante der Bezeichnung, nämlich „Bresche des Wassers" (*ruina aquae*) weisen darauf hin, daß über dieses Foramen auf den Flüssigkeits-, den Wasser-haushalt eingewirkt wird.

Lage:

In der Mitte der Verbindungslinie zwischen *accipiens hominum*, S9, und *domus qi*, S11; anatomisch am unteren, lateralen Rand des Kehlkopfknorpels, zugleich am medialen Ursprung des *musculus sternocleido-mastoideus*.

Wirkung:

Humor kanalisierend, *pituita* ausleitend.

Befunde und Indikationen:

Husten und Kontravektionen, Kurzatmigkeit, Keuchatmung, Unerträglichkeit einer horizontalen Lage; ferner innere und äußere Schwellungen des Halses.

Punktsuche und Behandlung:

Indem der Patient seinen unterstützten Kopf seitlich und rückwärts neigt, an der bezeichneten Stelle, an der ein Puls fühlbar ist.

Nadelung:

0,3 Zoll.

Moxibustion:

3 iF.

Domus qi

Qishe, Ch'i-she, **S11**

Erläuterung des Namens:

„Haus des Qi" — Also der individualspezifisch aktiven Energie.

Lage:

Senkrecht unter dem Foramen *accipiens hominum*, S9, am oberen Rand der Klavikula.

Wirkung:

Das *qi* entfaltend, so *ventus* zerstreuend und *algor* austreibend.

Befunde und Indikationen:

Husten mit Kontravektionen und Atembeschwerden;
Verspannung und Schmerzhaftigkeit der Nackenmuskulatur, die das Wenden des Kopfes verhindert;
Schwellungen des inneren Halses bis zur *occlusio* (Zuschnürungsgefühl); Schmerzen im Hals; Kropf.

Punktsuche und Behandlung:

Der Patient lehnt sich zurück oder liegt auf dem Rücken. Man findet das Foramen, indem man von der oberen Vertiefung am Brustbein ausgehend (Foramen *ruina caelestis*, Rs22) horizontal 1,5 PZ lateral geht und den Punkt in einer Vertiefung zwischen zwei Muskeln tastet.

Nadelung:

0,3 - 0,5 Zoll senkrecht.

Moxibustion:

3 iF.

Fossa supraclavicularis

Quepen, Ch'üeh-pen, **S12**

Erläuterung des Namens:

Der in der traditionellen chinesischen Medizin und Akupunktur seit altersher für diesen Situs übliche Name *quepen*, wörtlich „Bettlerschale" (*scutella egentis*), dient in China seit dem 19. Jahrhundert in der Medizin westlicher Orientierung auch als Normübersetzung des westlichen *nomen anatomicum* (*fossa supraclavicularis*).

Lage:

In der Vertiefung des bezeichneten Situs, etwa auf der Mitte der Klavikula, mithin senkrecht oberhalb der Brustwarze bzw. 4 PZ lateral vom Foramen *ruina caelestis*, Rs22.

Wirkung:

Humor venti oder *calor venti* aus dem oberen und mittleren Calorium zerstreuend bzw. ausleitend.

Befunde und Indikationen:

1. *Humor* bzw. *calor humidus*-Befunde: Atembeklemmung, Druckgefühl und Beklemmungsgefühl, Hitzegefühl in der Brust mit Keuchatmung (*anhelitus*) und Atemnot, bis hin zur *occlusio tracheae*, also dem Zusammenschnürungsgefühl der Kehle;
erhöhte Temperatur mit Schweißlosigkeit oder Wechsel von Hitze und Frostigkeit mit Schweiß; Gedunsenheit vor allem des Gesichts, Schwellung des äußeren Halses; Schmerzen in der *fossa supraclavicularis*, Struma.
2. *Ventus* und *calor venti*: Spasmen und Paresen der Arme, Steifheit des Nackens; auch Husten mit Auswurf von blutigem Sputum; Schmerzen in den Lenden, die den Patienten hindern, sich zu bücken.

Punktsuche und Behandlung:

Der Patient sitzt aufrecht, wobei das Foramen an der angegebenen Stelle leicht zu finden ist.

Nadelung:

Schräg stechend 0,3 - 0,5 Zoll.

Moxibustion:

3 iF.

Ostium qi

Qihu, Ch'i-hu, **S13**

Erläuterung des Namens:

„Tür des Qi" — Also eine Durchtrittsöffnung für die Beeinflussung der individualspezifisch aktiven Energie.

Lage:

Am Unterrand der Klavikula, senkrecht unter dem Foramen *fossa supraclavicularis*, S12, mithin senkrecht auch über der Brustwarze.

Wirkung:

Humor venti bzw. *algor venti* zerstreuend, Kontravektionen absenkend.

Befunde und Indikationen:

Heftiger, quälender Husten, krampfartig und trocken, dabei Schmerzen in Brust und Rücken und Geschmacksverlust; Spannungsgefühl in Brust und in den Flanken, mitunter *anhelitus* (Keuchatmung).

Punktsuche und Behandlung:

Der Patient liegt am Rücken, wobei das genannte Foramen an der angegebenen Stelle leicht zu finden und zu behandeln ist.

Nadelung:

Senkrecht 0,3 - 0,5 Zoll.

Moxibustion:

5 iF.

Aerarium

Kufang, K u-fang, **S14**

Erläuterung des Namens:

„Schatzkammer" — Phantasiebezeichnung des Situs.

Lage:

Auf der Senkrechten, die das Foramen *fossa supraclavicularis*, S12, mit der Mamilla verbindet, im 1. Interkostalraum auf einer fühlbaren Spalte.

Wirkung:

Humor bzw. *calor humidus* aus dem mittleren Calorium austreibend.

Befunde und Indikationen:

Völlegefühl in der Brust, Spannungsgefühl in dieser und an den Flanken; Husten und Kontra-

vektionen, hechelnde, beklemmte Atmung; eitriger, blutiger oder trüb-undurchsichtiger Auswurf.

Punktsuche und Behandlung:

Der Patient liegt am Rücken, wobei das Foramen leicht zu ertasten ist.

Nadelung:

Senkrecht 0,3 - 0,5 Zoll.

Moxibustion:

5 iF.

Tecti pluteus

Wuyi, Wu-i, **S15**

Erläuterung des Namens:

„Das Schutzdach des Hauses" — Auch hier handelt es sich um eine poetisch phantasievolle Bezeichnung für ein auf der oberen Brustwölbung liegendes Foramen. Der chinesische Teilbegriff *yi* bedeutet ursprünglich den aus Federn gefertigten Schirm des rituellen Tänzers und, in abgeleiteter Bedeutung, „verdecken", „verbergen".

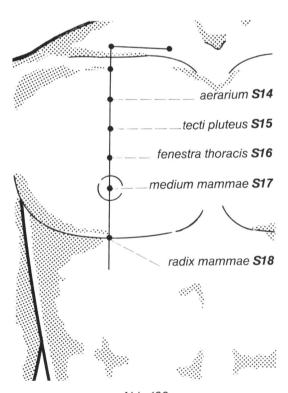

aerarium **S14**

tecti pluteus **S15**

fenestra thoracis **S16**

medium mammae **S17**

radix mammae **S18**

Abb. 122

Lage:

Auf der Verbindungslinie zwischen den Foramina *fossa supraclavicularis*, S12, und *medium mammae*, S17, in der Spalte des 2. Interkostalraums.

Wirkung:

Repletio humoris und *calor humoris* aus der Mitte ableitend; das *yang hepaticum* bändigend.

Befunde und Indikationen:

1. *Humor*-Heteropathien: Müdigkeit, große Abgeschlagenheit, Gliederschwere, Schmerzhaftigkeit der Haut, auf der bereits die Berührung mit der Kleidung als unangenehm empfunden wird; Husten mit Kontravektionen, dabei Auswurf von Schleim, der zumeist reichlich ist, eitrig, mitunter mit Blut vermischt; Schmerzen in der Brustdrüse.
2. *Ventus*-Heteropathien: Spasmen und Paresen verschiedener Körperteile.

Punktsuche und Behandlung:

Am liegenden Patienten ist das Foramen an der angegebenen Stelle leicht aufzufinden.

Nadelung:

Schräg 0,3 - 0,5 Zoll.

Moxibustion:

5 iF.

Fenestra thoracis

Yingchuang, Ying-ch'uang, **S16**

Erläuterung des Namens:

„Fenster der Brust" — Wiederum eine metaphorische Benennung.

Lage:

Auf der lotrechten Verbindungslinie zwischen *fossa supraclavicularis*, S12, und *medium mammae*, S17, im 3. Interkostalraum.

Wirkung:

Calor humidus oder *humor* aus der Leibesmitte ausleitend.

Befunde und Indikationen:

Beklemmungsgefühl und Völlegefühl in der Brust; Schwellung der Lippen; glucksendes Geräusch in den Eingeweiden und Diarrhoe; Keuchatmung, *anhelitus*, Husten und Kontravektionen, Kurzatmigkeit; Schmerzen in den Flanken;

Unruhe während der Nacht; Schmerzen im Bauch, Chordapsus; Geschwüre der Brustdrüse, dabei Hitzewallungen, die mit Frostigkeit wechseln.

Punktsuche und Behandlung:

An dem auf dem Rücken liegenden Patienten ist das Foramen leicht zu ertasten.

Nadelung:

0,4 Zoll schräg.

Moxibustion:

5 iF.

Medium mammae

Ruzhong, Ju-chung, **S17**

Erläuterung des Namens:

„Mitte der Brust" — Eine topologische Bezeichnung.

Lage:

Brustwarze.

Wirkung:

Humor venti und *humor aestus* ableitend.

Befunde und Indikationen:

Plötzliche, epileptiforme Anfälle; *percussio aestus* (Sonnenstich, Hitzschlag), dabei große Benommenheit, Kopfschmerzen.
[Karzinom der Brust.]

Punktsuche und Behandlung:

In der klassischen wie neuen Akupunkturliteratur Chinas, aber selbst auch noch in den eklektischen Traktaten, die bis zum Ende der 60er Jahre unseres Jahrhunderts erschienen waren, wird für dieses Foramen jede Nadelung oder Moxibustion emphatisch kontraindiziert. Hingegen finden sich in den schlechthin klassischen Medizin- aber auch Akupunkturkompendien des 8. Jahrhunderts verschiedene und wiederholte Hinweise auf die Moxibustion der Brustwarze mit bis zu 7 iF. Und in den allerneuesten chinesischen Handbüchern zur Akupunktur wird schließlich die Nadelung der Brustwarze bei einer Stichtiefe von 0,3 Zoll bei Brustkrebs empfohlen.

Radix mammae

Rugen, Ju-ken, **S18**

Erläuterung des Namens:

„Wurzel der Brust" — Eine topologische Bezeichnung.

Lage:

Senkrecht unterhalb der Brustwarze in der Falte, die das Brustorgan mit der Brustwand bildet, ein Punkt, der mithin auf den 5. Interkostalraum zu liegen kommt.

Wirkung:

Humor der Mitte ausleitend.

Befunde und Indikationen:

Schmerzen, Beklemmungsgefühl, Völlegefühl, Druckgefühl auf der Brust; Gefühl der Verspannung in der Leibesmitte, Würgegefühl bei der Nahrungsaufnahme (die Speisen können nur unter großer Anstrengung geschluckt werden); Schwellung und Schmerzhaftigkeit der Arme;

Schmerzhaftigkeit der Brustdrüse und Geschwüre in dieser;

kolikartige Schmerzen im Unterleib, der extrem druckempfindlich ist, Cholera mit Kontravektionen und Krämpfen, Flexuskälte der Gliedmaßen.

Punktsuche und Behandlung:

An der liegenden Patientin an der angegebenen Stelle.

Nadelung:

Senkrecht 0,3 - 0,5 Zoll.

Moxibustion:

5 iF.

Non licet!

Burong, Pu-jung, S19

Erläuterung des Namens:

„Er duldet's nicht!" — Dieser Ausruf bezieht sich, soweit erkennbar, nicht auf eine vermutete oder tatsächliche Kontraindikation zur therapeutischen Einwirkung auf diesen Punkt mit Akupunktur und Moxibustion, sondern auf jene vorherrschenden repletiven Befunde (*calor repletionis*) des Unterleibs, die durch extreme Berührungsempfindlichkeit und Druckempfindlichkeit auffallen, wobei die Einwirkung auf dieses Foramen die *repletio* auflösen soll.

Lage:

6 PZ oberhalb des Nabels und 2 PZ seitlich des Foramens *conquisitorium cardiale*, Rs14, auf der *sinarteria respondens*.

Wirkung:

Calor, der sich auf Bauenergie und *xue* schlägt, kühlend, *humor*-Blockaden der Mitte zerschlagend.

Befunde und Indikationen:

Völlegefühl, Spasmen und Koliken im Unterleib, Schmerzen in Schultern und Flanken, die auf den Rücken ausstrahlen; trockener Mund, Keuchatmung und Husten; Appetitlosigkeit, Kollern im Unterleib, Übelkeit, Brechreiz und Erbrechen, Auswurf von Blut, Chordapsus.

Punktsuche und Behandlung:

Am aufrecht stehenden oder auf dem Rücken liegenden Patienten findet man das Foramen leicht an der angegebenen Stelle, indem man sich am unteren Rippenrand entlangtastet.

Nadelung:

0,5 - 0,8 Zoll.

Moxibustion:

5 iF.

Recipiens plenitudinis

Chengman, Ch'eng-man, S20

Erläuterung des Namens:

„(Foramen, das die) Vollheit aufnimmt" — „Vollheit" und die Möglichkeit oder Bereitschaft

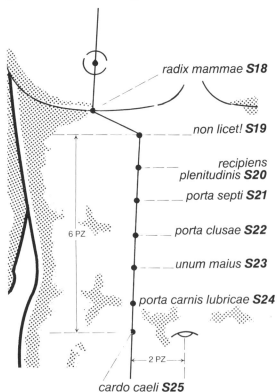

Abb. 123

cardo caeli **S25**
f. conquisitorium intestini crassi

radix mammae **S18**
non licet! **S19**
recipiens plenitudinis **S20**
porta septi **S21**
porta clusae **S22**
unum maius **S23**
porta carnis lubricae **S24**

6 PZ

2 PZ

der Vollheit deutet auf den normalen Wechsel von Nahrungsaufnahme und Nahrungsumsetzung. Die Bereitschaft zur Vollheit ist einerseits eine Fähigkeit der *oo. aulici*, die nach klassischer Definition die Nahrungsfülle weiterleiten — allen voran der *orbis stomachi*, im weiteren aber auch eine Fähigkeit des mittleren Caloriums. (Vgl. Porkert, *Theoretische Grundlagen* ..., S. 91, 110 ff.)

Lage:

1 PZ senkrecht unter dem Foramen *non licet!*, S19, damit 5 PZ oberhalb, 2 PZ seitlich des Nabels.

Wirkung:

Calor humidus im mittleren Calorium kühlend und ausleitend, die *oo. hepaticus et lienalis* harmonisierend.

Befunde und Indikationen:

Auftreibung des Unterleibs, Schmerzen, kollerndes Geräusch im Unterleib, Chordapsus, Trommelbauch, Schmerzen in der Magengrube; Kontravektionen;
Appetitlosigkeit, Diarrhoe;
Ikterus; Härte und Schmerzhaftigkeit der Flankengegend; Hämoptoe;
Keuchatmung oder Bewegung der Schultern beim Atmen.

Punktsuche und Behandlung:

Am liegenden Patienten ist das Foramen leicht zu finden, indem man sich am Unterrand der Rippe orientiert.

Nadelung:

Senkrecht 0,3 - 0,5 Zoll.

Moxibustion:

5 iF.

Porta septi

Liangmen, Liang-men, S21

Erläuterung des Namens:

„Tor der Scheidewand" — „Scheidewand" ist mit einiger Wahrscheinlichkeit ein Hinweis auf das Zwerchfell, dessen Existenz und Funktion den Chinesen seit ältesten Zeiten zwar bekannt waren, nicht aber seine präzise anatomische Lage: Es liegt ja deutlich höher als das Foramen. Als Funktion des Zwerchfells betrachtete man die Abgrenzung, Unterscheidung von Oben und Unten und damit natürlich auch die Vermittlung zwischen Oben und Unten, gleichbedeutend mit der Vermittlung zwi-

schen Yin und Yang, Aktivität und Struktivität. Diese Vermittlerrolle haben im Konzert der Orbes in erster Linie die *oo. lienalis et stomachi*, qualifiziert durch die mittlere Wandlungsphase Erde, inne.

Lage:

Am Oberbauch, 1 PZ senkrecht unterhalb des Foramens *recipiens plenitudinis*, S20, so zugleich 4 PZ oberhalb des Nabels und 2 PZ lateral der Leibesmittellinie.

Wirkung:

Calor humidus der Mitte zerstreuend.

Befunde und Indikationen:

Spannungsgefühl und Druckgefühl unter den kleinen Rippen, in der Flankengegend; Abneigung gegen Speise und Trank; Diarrhoe, dabei Ausscheidung unverdauter Nahrung; ferner Chordapsus, d. h. stechende, schneidende Schmerzen im Bauch, *prolapsus ani*.

Punktsuche und Behandlung:

Man findet das Foramen am liegenden Patienten, indem man 4 PZ vom Nabel aufwärts und dann 2 PZ von der Leibsmittellinie lateral sich bewegt.

Nadelung:

Senkrecht 0,3 - 1 Zoll.

Moxibustion:

5 iF. Die Moxibustion ist an Schwangeren kontraindiziert!

Porta clusae

Guanmen, Kuan-men, S22

Erläuterung des Namens:

„Tor der Paßsperre" — Der in Foraminanamen sehr häufig vorkommende Begriff *guan*, *clusa*, bezeichnet die künstlich errichtete Sperre in einer natürlichen Enge, in einem Paß, also eine „Paßsperre", ein „Paßtor". Im Hinblick auf medizinische Zusammenhänge wird damit ausgedrückt, daß ein entsprechendes Foramen im gesamten Energiegefüge der Person strategische Bedeutung hat, seine Sperre oder Offenhaltung mit weitreichenden, über das lokale Geschehen hinausgehenden Folgen verbunden ist.

Lage:

1 PZ senkrecht unter dem Foramen *porta septi*, S21, also 3 PZ oberhalb, 2 PZ lateral des Nabels.

Wirkung:

Humor ausleitend, das *qi* der Mitte fließen lassend.

Befunde und Indikationen:

Völlegefühl und Klumpengefühl in der Leibesmitte, Rumpeln in den Eingeweiden und plötzlich auftretende Schmerzen und Koliken, Durchfall und Appetitverlust, Flatulenz; Gedunsenheit; *pituita*-Befunde, Wechselfieber mit Schüttelfrost und Enuresis, ansonsten im Gegenteil häufig erschwerte Urinausscheidung oder -verhaltung.

Punktsuche und Behandlung:

Am liegenden Patienten bestimmt man das Foramen, indem man sich von dem 3 PZ oberhalb des Nabels gelegenen Foramen *vicus constitutus*, Rs11, 2 PZ lateral orientiert.

Nadelung:

Senkrecht 0,8 - 1 Zoll.

Moxibustion:

5 iF.

Unum maius

Taiyi, T'ai-i, **S23**

Erläuterung des Namens:

„Das mächtige Eine" — Eine in Sternenkunde, Poesie und Mythologie gleichermaßen gültige Bezeichnung des Polarsterns, an dem sich alle Himmelsbewegungen orientieren. Hier, im Zusammenhang der Orbisikonographie der chinesischen Medizin, ist der Begriff ein Hinweis auf den *orbis cardialis*, von dem aller koordinierende Einfluß auf die Persönlichkeit ausgeht.

Lage:

2 PZ oberhalb und 2 PZ lateral des Nabels.

Wirkung:

Sedierend, das Yang absenkend.

Befunde und Indikationen:

Große Unruhe, Raserei, Tobsucht, heraushängende Zunge.

Punktsuche und Behandlung:

Am liegenden Patienten an der angegebenen Stelle.

Nadelung:

0,8 - 1 Zoll.

Moxibustion:

5 iF.

Porta carnis lubricae

Huaroumen, Hua-jou men, **S24**

Erläuterung des Namens:

„Die Pforte des schlüpfrigen Fleisches" — Hinweis auf die anatomisch-therapeutische Situation: Beim Einstechen einer Nadel findet diese hier, vor allem dann, wenn *inanitas* vorliegt, keinen Widerstand.

Lage:

1 PZ senkrecht unterhalb des Foramen *unum maius*, S23, damit 1 PZ oberhalb und 2 PZ lateral des Nabels.

Wirkung:

Das Yang absenkend, sedierend.

Befunde und Indikationen:

1. *Ventus hepaticus*: Raserei, Tobsucht, Epilepsie und epileptiforme Symptome; Übelkeit und Kontravektionen, aus dem Mund herausreichende Zunge, steife Zunge, lallendes Reden.

2. *Calor humidus* affiziert den *o. cardialis*: Auswurf von Blut, *prolapsus ani*. Ferner schneidende Schmerzen in den Eingeweiden (Chordapsus).

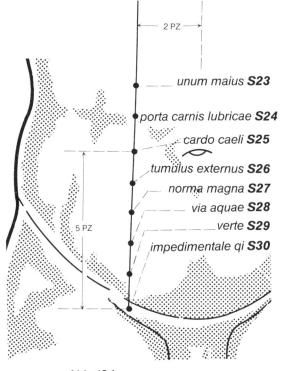

Abb. 124

3. *Humor*-Heteropathien aller Art: Gedunsenheit des Gesichts und der Gliedmaßen, aber auch des Bauches, Beklemmungsgefühl auf der Brust, Appetitverlust; Schmerzen im Unterleib vor und während der Regel, die gestört ist; Klumpenbildung im Unterleib (Neoplasien vor allem bei der Frau);

Diarrhoe, die aber keine Erleichterung bringt und auch keinen Hunger auslöst.

Punktsuche und Behandlung:

Am liegenden Patienten, wie angegeben oder 2 PZ seitlich des Foramens *aquae divisae*, Rs9, aufzufinden.

Nadelung:

Senkrecht 0,8 - 1 Zoll.

Moxibustion:

5 iF.

Cardo caeli

Tianshu, T'ien-shu, **S25**

Erläuterung des Namens:

„Angel des Himmels" — *Cardo, shu*, d. h. „Angelpunkt", bedeutet Drehpunkt, Punkt der Wendung in verschiedene Richtungen, der Regulierung, Vermittlung. Diese in Punktnamen häufig vorkommende Komponente deutet darauf hin, daß das Foramen eine regulierende, harmonisierende, einen Ausgleich herstellende Wirkung hat.

„Himmel" ist die Bezeichnung für die Gesamtheit aller aktiven, dynamisierenden kosmischen Einflüsse, ein Synonym der Natur.

Lage:

Auf der genauen Höhe des Nabels, 2 PZ lateral von diesem.

Spezielle Qualifikation:

Foramen conquisitorium des *orbis intestini crassi*.

Wirkung:

Den Energiefluß in den *orbes intestinorum* wiederherstellend und harmonisierend; das *qi* regulierend; Blockaden auflösend.

Befunde und Indikationen:

1. *Humor*-Befunde im weitesten Sinn: Völlegefühl, Brechreiz und Erbrechen, Brechdurchfälle; auch Durchfälle auf Grund von *algor*-Heteropathien;

Wechselfieber begleitet von wirren Reden und Raserei; *algor laedens* im unteren Calorium mit

Störung des gesamten Wasserhaushalts: übermäßige Aufnahme von Getränken, Gedunsenheit, Keuchatmung; übermäßige Ausscheidung, Polyurie oder, im Gegenteil, Urinverhaltung; Kollern und Glucksen in den Eingeweiden.

2. *Humor*-Befunde in der Gynäkologie: gestörte Regel, blutiger Ausfluß, Weißfluß, Schmerzen und Zusammenballungen im Unterleib; Unfruchtbarkeit.

[Nach Auffassung der modernen eklektischen Medizin Chinas entsprechen diesen Befunden — und daher der Wirksamkeit einer Stimulation des Foramens — u. a. akute oder chronische Gastritis, akute oder chronische Enteritis, bakterielle Ruhr, Darmgrippe, Metritis, Askaridenbefall, Peritonitis.]

Kombinationen:

Im Verein mit *copulatio trium yin*, L6, dann, wenn heftige Diarrhoe mit Regelstörungen einhergeht;

auch ist das hier genannte Foramen und das Foramen *prima clusarum*, Rs4, zu moxen bei Weißfluß;

bei Unterleibsschmerzen im allgemeinen in Gemeinschaft mit *vicus tertius pedis*, S36, und *conquisitorium stomachi*, Rs12;

im Verein mit *copulatio trium yin*, L6, und *prima clusarum*, Rs4, bei schmerzhafter Regel;

[Im Verein mit *mare qi*, Rs6, *inductorium intestini crassi*, V25, und *cella superior*, V31, bei Atonie des Darms;

im Verein mit *angustiae superiores aggeris ampli*, S39, bei akuter Dysenterie.]

Punktsuche und Behandlung:

Der Punkt ist bei einem auf dem Rücken liegenden Patienten leicht, wie angegeben, aufzufinden.

Nadelung:

Senkrecht 1,5 - 2,5 Zoll.

Moxibustion:

5 - 15 iF oder T: 10 - 20 Minuten.

Tumulus externus

Wailing, Wai-ling, **S26**

Erläuterung des Namens:

„Äußerer Grabhügel" — Ein „Grabhügel" ist eine künstliche Erhebung — und von allen in der Landschaft zu beobachtenden die kleinste und bescheidenste. Der Name des Foramens bezieht sich auf die Topologie, wo der *m. rectus stomachi* eine kleine Erhebung andeutet.

Lage:

2 PZ seitlich der Leibesmittellinie, 1 PZ senkrecht unterhalb des Foramens *cardo caeli*, S25, gleichfalls 1 PZ unterhalb des Nabels.

Wirkung:

Algor-Heteropathien des unteren Caloriums aufhebend, Schmerz stillend.

Befunde und Indikationen:

Schmerzen im Unterleib, die vor allem im und um den Nabel schneidend empfunden werden; unbestimmte Übelkeit von der Leibesmitte her; Chordapsus;
Schmerzen während der Regel.

Punktsuche und Behandlung:

Am liegenden Patienten ist der Punkt leicht an der angegebenen Stelle zu ermitteln.

Nadelung:

Senkrecht 0,5 - 1 Zoll.

Moxibustion:

5 - 15 iF.

Norma magna

Daju, Ta-chü, S27

Erläuterung des Namens:

„Das große Winkelmaß" — Offensichtlich ein Hinweis auf die Lage des Punktes im Hinblick auf den Nabel: Er wird erreicht, indem man ein gleichschenkeliges, rechtwinkeliges Dreieck vom Nabel aus an die Leibesmittellinie anlegt.

Lage:

2 PZ unterhalb, 2 PZ lateral des Nabels.

Wirkung:

Das *qi* im unteren Calorium kräftigend und regulierend, den *orbis renalis* stützend.

Befunde und Indikationen:

Hemiplegie und Atrophie gelähmter Glieder; *ejaculatio praecox* und Samenverlust des Mannes; rasche Erschöpfbarkeit und allgemeine Müdigkeit und Abgeschlagenheit, zugleich aber Schlafstörungen und Schlaflosigkeit;
Miktionsstörungen oder völlige Harnverhaltung; quälender Durst; Schmerzen stechender Art oder

Spannungsgefühl und Völlegefühl im Unterleib; Schreckhaftigkeit, schreckhaftes Träumen, Alpträume.

Punktsuche und Behandlung:

Am liegenden Patienten ist das Foramen leicht in der angegebenen Weise zu ermitteln.

Nadelung:

Senkrecht 0,5 - 1 Zoll.

Moxibustion:

7 - 15 iF.

Via aquae

Shuidao, Shui-tao, S28

Erläuterung des Namens:

„Weg des Wassers" — Wasser, mithin die Wandlungsphase „Wasser", weist auf den *orbis renalis* und damit die Sexualfunktionen im weitesten Sinn.

Lage:

3 PZ unterhalb und 2 PZ lateral des Nabels.

Wirkung:

Calor humidus, der das Tricalorium affiziert, kühlend, so Miktionsstörungen und ihre unerwünschten Folgesymptome heilend.

Befunde und Indikationen:

Spannung, Schmerzen und Steifigkeit der Lenden und des Rückens; Gefühl, daß der Blaseninhalt kalt ist.
In der Gynäkologie Spannungsgefühl und Schmerzhaftigkeit des Unterleibs. Diese Schmerzen strahlen ins Genitale aus; Zusammenballungen im Uterus, Kältegefühl in Scheide und äußerem Genitale; Obstipation und Urinverhaltung; Regelstörungen aller Art.

Punktsuche und Behandlung:

An der liegenden Patientin ist die angegebene Stelle leicht zu bestimmen.

Nadelung:

Senkrecht 0,5 - 1 Zoll.

Moxibustion:

3 - 15 iF.

Verte!

Guilai, Kuei-lai, S29

Erläuterung des Namens:

„Komm' zurück!" — Offensichtlich eine Beschwörung des Therapeuten, der über die Einwirkung auf das Foramen bemüht ist, die Potenz zurückkehren zu lassen.

Lage:

1 PZ senkrecht unter dem Foramen *via aquae*, S26, so 4 PZ unterhalb und 2 PZ lateral des Nabels.

Wirkung:

Chordapsus (verschiedenartigste Störungen, die von schneidenden oder ziehenden Schmerzen im Unterleib begleitet sind) stillend, das *yin renale* stützend, Potenzstörungen heilend.

Befunde und Indikationen:

Chordapsus, Schrumpfung des Skrotums und Aufsteigen der Testes in die Bauchhöhle, kaltes Glied, schmerzhaftes Glied, bald zu reichlicher, bald zu spärlicher Urin; Atrophie des Gliedes und Impotenz; ausbleibende Regel oder *fluor albus*.

[Die eklektische Medizin sucht durch Einwirkung auf das Foramen Entzündungen im Skrotum bzw. im Uterus sowie eine Rückbildung des Genitale zu hemmen oder zu heilen.]

Punktsuche und Behandlung:

Am liegenden Patienten an der angegebenen Stelle aufzufinden.

Nadelung:

Senkrecht 0,5 - 1 Zoll.

Moxibustion:

5 - 15 iF.

Impedimentale qi

Qichong, Ch'i-ch'ung, S30

Erläuterung des Namens:

„Impedimentale des *qi*", zu umschreiben etwa mit „Breite Troßstraße des *qi*", der aktiven, individualspezifischen Energie. — Der chinesische *terminus technicus chong*, lateinisch *impedimentale*, bezeichnet wörtlich eine breite Troßstraße, auf der schwerer und dichter Verkehr fließt. Im Zusammenhang der chinesischen Medizin wird der Terminus nicht nur zur Qualifikation einer besonderen Leitbahn, eben der „Impedimentalis" (s. oben S. 119f.) benutzt, sondern er ist auch in den Namen zahlreicher Foramina anzutreffen. „Impedimentalis" bedeutet also, daß durch das so bezeichnete Foramen entweder große Mengen von *qi*, von aktiver Energie fließen und ausgetauscht werden, oder daß sie durch Einwirkung auf das Foramen mobilisiert werden können.

Lage:

1 PZ senkrecht unterhalb des Foramens *verte!*, S29, an der Oberseite des Schambeins, so 5 PZ unterhalb und 2 PZ seitlich des Nabels.

Spezielle Qualifikation:

Foramen copulo-conventorium, über welches die *cardinalis stomachi* mit der *sinarteria impedimentalis* in Verbindung steht.

Wirkung:

Inanitas des Yin im unteren Calorium kompensierend, damit *calor*-Heteropathien kühlend; das Yang absenkend, das Yin kräftigend.

Befunde und Indikationen:

1. *Inanitas* des Yin: *porcellus currens*-Syndrom des Unterbauchs (Stiche, Schmerzen, Krämpfe im Unterbauch, bedingt durch *algor*-Symptomatik,

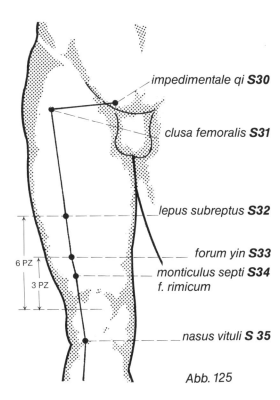

impedimentale qi **S30**

clusa femoralis **S31**

lepus subreptus **S32**

forum yin **S33**

monticulus septi **S34**
f. rimicum

nasus vituli **S 35**

6 PZ

3 PZ

Abb. 125

gleichzeitig ein wurzellos nach oben schlagendes Yang, mit Palpitationen, Schwindel, Unruhe, Schlaflosigkeit und ähnlichen Symptomen eines unechten Yang);

calor-Symptomatik im *orbis intestini crassi*, mit Obstipation und Schmerzen, Völlegefühl; dies zurückwirkend auf den *orbis pulmonalis*: Unerträglichkeit einer horizontalen Lage.

2. Defizienz des Yang: Kontravektionen, Impotenz, Atrophie des Genitale, Schmerzen im Genitale, Zurückschlüpfen der Hoden in die Bauchhöhle, Schmerzen in der Lendengegend; Unfruchtbarkeit oder Schwangerschaft von vielen Störungen begleitet, schwere Geburt, haftende Plazenta;

indirekt Mischsymptome wie *calor* oder *calor humidus*: schlechte Verdauung, Auswurf von Blut.

Punktsuche und Behandlung:

Am liegenden Patienten an der angegebenen Stelle 2 PZ lateral der Leibesmittellinie am Schambein wird das Foramen durch einen fühlbaren Puls markiert.

Nadelung:

Senkrecht oder schräg 0,3 - 0,5 Zoll.

Moxibustion:

3 - 7 iF.

Clusa femoralis

Biguan, Pi-kuan, S31

Erläuterung des Namens:

„Paßtor des Femurs" — Der in Foraminanamen sehr häufig vorkommende Begriff *guan*, *clusa*, bezeichnet die künstlich errichtete Sperre in einer natürlichen Enge, in einem Paß, also eine „Paßsperre", ein „Paßtor". Im Hinblick auf medizinische Zusammenhänge wird damit ausgedrückt, daß ein entsprechendes Foramen im gesamten Energiegefüge der Person strategische Bedeutung hat, seine Sperre oder Offenhaltung mit weitreichenden, über das lokale Geschehen hinausgehenden Folgen verbunden ist.

Lage:

Senkrecht unterhalb der oberen, vorderen *spina iliaca*, auf gleicher Höhe mit der Schambeinsymphyse.

Wirkung:

Inanitas orbis renalis, auch *algor inanitatis o. renalis* kompensierend.

Befunde und Indikationen:

Schmerzen im Hüftgelenk, Kälte und Schwäche des Kniegelenks, Taubheitsgefühl in den Füßen, Spannungsgefühl im Oberschenkel und in der Gesäßmuskulatur, Schwierigkeiten das Bein zu beugen oder sich zu bücken; Schmerzen, die vom Bauch in die Oberschenkel ausstrahlen.

Punktsuche und Behandlung:

Man mißt vom Foramen *lepus subreptus*, S32, 6 PZ nach oben, d. h. in proximaler Richtung und findet dort den Punkt.

Nadelung:

Senkrecht 0,6 - 1 Zoll.

Moxibustion:

Maximal 3 iF.

Lepus subreptus

Futu, Fu-t'u, S32

Erläuterung des Namens:

„Der sich an den Boden drückende Hase" — Eine poetische Beschreibung der topologischen Verhältnisse: das Aussehen des Muskels, an dessen Ende das Foramen liegt.

Lage:

An der lateralen, vorderen Seite des Oberschenkels, 6 PZ oberhalb der Patella.

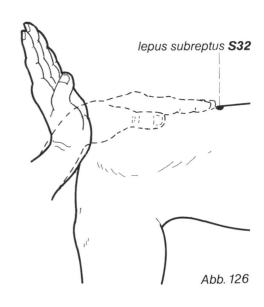

lepus subreptus **S32**

Abb. 126

Wirkung:

Algor venti, vor allem aus dem *orbis hepaticus*, zerstreuend, das *qi hepaticum* anfachend, kräftigend.

Befunde und Indikationen:

1. Allgemein: Ameisenlaufen am ganzen Körper, *occlusiones et contravectiones*, große Erregtheit oder gar Raserei; Krämpfe und Verspannungen der Handmuskulatur, Schwere des Kopfes, gynäkologische Störungen aller Art; Schmerzhaftigkeit und Schwäche der Hüften, Lähmung der unteren Extremitäten, Hemiplegie.
2. Lokal: beharrliche Kälte des Knies.

Punktsuche und Behandlung:

Man trägt vom oberen Rand der Patella 6 PZ in proximaler Richtung ab und findet, wenn man dies mit der Hand tut, am Ende des Zeigefingers das gesuchte Foramen.

Nadelung:

Senkrecht 0,5 - 2,5 Zoll.

Moxibustion:

In den klassischen Texten, aber auch in der späteren Literatur bis in die 60er Jahre des 20. Jahrhunderts, wird die Anwendung von Moxen einhellig kontraindiziert. Nur in den allerjüngsten Texten seit Beginn der 70er Jahre wird auch eine Moxibustion vorgeschlagen, und zwar 3 - 5 iF oder ersatzweise T: 5 - 15 Minuten.

Forum yin

Yinshi, Yin-shih, **S33**

Erläuterung des Namens:

„Marktplatz des Yin" — Anders als die „Aula", die Versammlungshalle (*fu*), in der sich die aktiven, dem öffentlichen Leben richtungsweisende Impulse gebenden und namhaften Persönlichkeiten versammeln, ist der „Marktplatz" ein Versammlungsort des anonymen, die struktiven Grundlagen jeder Gesellschaft bildenden Volks. Auf den medizinischen Zusammenhang übertragen ist ein „Forum" ein Punkt, an dem struktive Kräfte, struktive Energien, also materialisiertes Potential zusammengezogen wird. Solches ist hier durch die pleonastische Verwendung des Qualifikativs Yin noch unterstrichen.

Lage:

In einer Vertiefung, 3 PZ proximal des seitlichen Oberrands der Patella.

Wirkung:

Algor-Heteropathien im unteren Calorium zerstreuend, *algor inanitatis* kompensierend.

Befunde und Indikationen:

Algor-Chordapsus (also Schmerzen im Unterleib, die durch *algor* bedingt sind), Kraftlosigkeit der unteren Gliedmaßen einschließlich der Füße, Gefühl als ob Hüften und Beine eiskalt seien; rasche Erschöpfbarkeit, Gedunsenheit, Schwellung, Auftreibung des Bauches;
sitis diffundens [Diabetes oder mit diesem verwandte Symptomatik].

Punktsuche und Behandlung:

Der sitzende Patient beugt das Knie so, daß die genannte Vertiefung in Erscheinung tritt.

Nadelung:

Senkrecht 0,3 - 0,5 Zoll.

Moxibustion:

In den klassischen Texten kontraindiziert, in neuerer Zeit empfohlen: 3 - 5 iF.

Monticulus septi

Liangqiu, Liang-ch'iu, **S34**

Erläuterung des Namens:

„Hügel mit der Scheidewand" — Eine den Situs im Hinblick auf die palpatorische Bestimmung beschreibende Namensgebung.

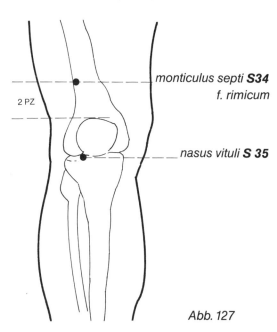

monticulus septi **S34**
f. rimicum

2 PZ

nasus vituli **S 35**

Abb. 127

Lage:

2 PZ oberhalb des Außenrandes der Kniescheibe.

Spezielle Qualifikation:

Foramen rimicum der *cardinalis stomachi*.

Wirkung:

Humor algidus der das *yang stomachi* einschließt, zerstreuend; *repletio orbis stomachi* zerstreuend, *algor*-Heteropathien neutralisierend.

Befunde und Indikationen:

1. Allgemein: Schmerzen im Bauch, Kälte der Füße, Schwellung und Schmerzhaftigkeit der Brustdrüse; Krämpfe des Magens, Sodbrennen; Diarrhoe; *occlusio algoris* mit Lähmungsgefühl oder Lähmung von Gliedmaßen.
2. Lokal: Schmerzen im Knie, im Bein, in den Lenden; Unfähigkeit das Knie zu beugen oder zu strecken; Kälte der Füße.
[Nach Auffassung der neueren eklektischen Medizin werden durch Einwirkung auf dieses Foramen westliche Befunde wie Gastritis, Mastitis und Entzündungen des Kniegelenks gebessert oder geheilt.]

Kombination:

[Im Verein mit *conquisitorium stomachi*, Rs12, und *clusa interna*, PC6, bei Gastritis.]

Punktsuche und Behandlung:

Der sitzende Patient beugt das Knie. In dieser Haltung können zunächst von der Mitte des oberen Rands der Patella 2 PZ abgetragen und dann wiederum lateral 1 PZ abgetragen werden. An dieser Stelle tastet man eine Vertiefung.

Nadelung:

0,3 - 1,5 Zoll, senkrecht.

Moxibustion:

3 - 5 iF oder T: 5 - 15 Minuten.

Nasus vituli

Dubi, Tu-pi, S35

Erläuterung des Namens:

„Kalbsnase" — Eine Beschreibung des Situs, in dem das Foramen zu finden ist.

Lage:

Bei sitzend gebeugtem Knie in der Vertiefung unmittelbar unterhalb der Patella, seitlich der Patellarsehne.

Wirkung:

Algor inanitatis, auch *ventus humidus* im unteren Calorium zerstreuend.

Befunde und Indikationen:

Paresen der unteren Gliedmaßen, geschwürige Prozesse an Beinen und Füßen, Schmerzhaftigkeit, Schwellung des Knies, Unfähigkeit dieses zu beugen oder zu strecken; [Kniegelenksarthrose.]

Kombination:

[Im Verein mit *monticulus septi*, S34, und *fons tumuli yang*, F34, bei Entzündung des Kniegelenks.]

Punktsuche und Behandlung:

Der Patient sitzt, wobei das gesuchte Foramen an der Seite des Tibiakopfes in einer Vertiefung fühlbar wird.

Nadelung:

Senkrecht 1,5 - 2 Zoll oder schräg 2 - 2,5 Zoll.

Moxibustion:

Selten angewandt, 3 iF.

Vicus tertius pedis

Zusanli, Tsu-san-li, S36

Erläuterung des Namens:

„Dritter Weiler am Fuß" — Ein „Weiler" ist eine kleine Siedlung, in der der erschöpfte Reisende verschnaufen kann. „Weiler" bedeutet deshalb dringend benötigte, wenn auch bescheidene Reserven an kritischer Stelle.

„Dritter", „3" weist als erste ungerade Zahl nach der 1 auf das Yang, auf die freizügige Aktivierung aller Potenzen (von Himmel, Erde und Mensch) oder, allgemeiner, auf die Entfaltung der aktiven Energie, also des *qi*.

Lage:

3 PZ unterhalb des Foramens *nasus vituli*, S35, 1 Fingerbreit von der Vorderkante der Tibia entfernt, in der Nähe der *tuberositas tibiae*.

Spezielle Qualifikation:

Auf der *cardinalis stomachi* das *foramen coniunctorium quinque inductoriorum*, hier entsprechend dem *foramen humi*, also der Wandlungsphase Erde 胃土 .

Wirkung:

Die *oo. lienalis et stomachi* regulierend und stützend, *qi* und *xue* harmonisierend.

Befunde und Indikationen:

1. Alle Arten von *humor* oder *inanitas*-Befunden der Mitte: Spannungsgefühl, Völlegefühl in Leibesmitte und Bauch, Kollern in den Eingeweiden, Schmerzen im Bauch, plötzliche Schmerzen in der Leibesmitte, stockende Verdauung, Obstipation, Druckgefühl in der Leibesmitte; Schmerzen in den Lenden, so daß der Patient nicht aufrecht gehen kann; Koliken; Obstipation oder auch Diarrhoe.

2. *Humor venti*-Befunde: Gedunsenheit verschiedener Körperteile, vor allem aber der Gliedmaßen; Sehstörungen; Paresen und Lähmungserscheinungen, epileptische Anfälle, Geschwüre der Brustdrüse; Urinverhaltung oder Enuresis.

3. Sonstige und lokale Befunde: Schmerzhaftigkeit und Steifheit des Kniegelenks, Schmerzen in der Kniekehle; Kopfschmerzen, Brechdurchfälle; Schwindel, Schwächegefühl, Ohnmacht nach starken Säfteverlusten oder einer Geburt.

Das Foramen gilt im übrigen seit dem 8. Jahrhundert (*Waitai biyao*) als ein für die allgemeine Hygiene und prophylaktische Gesundheitspflege unerläßlicher Punkt: die regelmäßige Moxibustion des Foramens sei für Menschen über 30 Jahren zu empfehlen, um dem Abbau der Gestalt, dem Verfall der Kräfte und Sehstörungen vorzubeugen.

4. [Die eklektische Medizin der Neuzeit hat die Einwirkung auf diesen Punkt nahezu als Universalmaßnahme bei vielen akuten und chronischen Störungen erfunden, unter denen gerade jene Menschen leiden, deren Assimilationsvermögen durch zivilisatorische Einflüsse überfordert ist: akute und chronische Gastritis, Magengeschwüre, akute und chronische Enteritis, akute Pankreatitis, Verdauungsstörungen in der Pädiatrie; ferner Hemiplegie, Schock; Leistungsabfall, Blutarmut, Hypertonie, Allergien, Ikterus, Epilepsie, Asthma, Potenzstörungen und neurologische Befunde.]

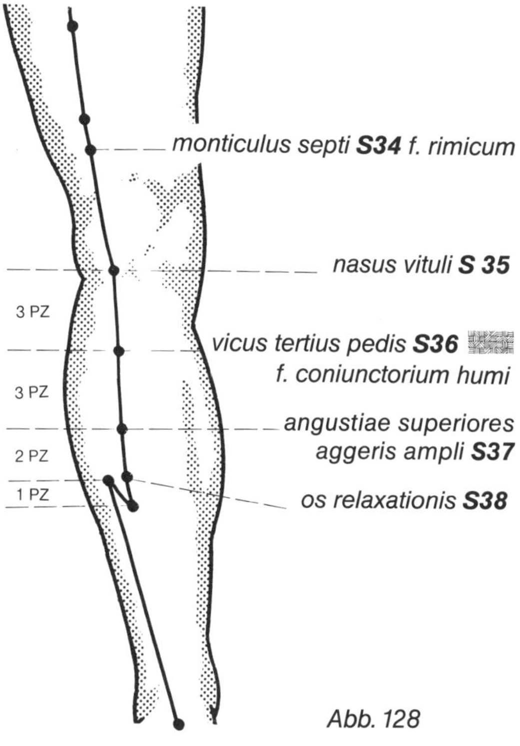

Kombinationen:

Im Verein mit *aquae divisae*, Rs9, *copulatio trium yin*, L6, bei Gedunsenheit;

im Verein mit *conquisitorium stomachi*, Rs12, bei Verdauungsblockaden;

im Verein mit *tigris volans*, T6, bei Obstipation;

im Verein mit *vestibulum internum*, S44, bei Brechdurchfällen;

im Verein mit *tigris volans*, T6, *stagnum curvum*, IC11, *copulatio trium yin*, L6, bei ausbleibender Regel.

Je nach Einzelbefund bei Verdauungsstörungen sind neben diesem Foramen zusätzlich *valles coniunctae*, IC4, *cardo caeli*, S25, und *prima clusarum*, Rs4, in Betracht zu ziehen.

[Die eklektische Medizin verbindet die Behandlung dieses Foramens mit der von *interstitium ambulatorium*, H2, *valles coniunctae*, IC4, und *stagnum curvum*, IC11, zur Senkung des Blutdrucks;

mit *lacunae*, P7, zur Behandlung von Asthma;

mit *fons tumuli yin*, L9, und *cardo femoralis*, F30, zur Behandlung von Schmerzen der Gesäßnerven;

mit *angustiae inferiores aggeris ampli*, S39, *fons tumuli yang*, F34, und *clusa interna*, PC6, gegen Pankreatitis.]

Geradezu als Volksrezept ist die Moxibustion des Foramens gemeinsam mit dem *medium umbilici*, Rs8, bei Bauchschmerzen mit Durchfall zu bezeichnen.

monticulus septi **S34** f. rimicum

nasus vituli **S 35**

3 PZ

vicus tertius pedis **S36** f. coniunctorium humi

3 PZ

angustiae superiores aggeris ampli **S37**

2 PZ

1 PZ

os relaxationis **S38**

Abb. 128

Punktsuche und Behandlung:

Wenn der Patient aufrecht auf einem Stuhl sitzend seine Hand auf das Knie legt und dabei den Daumen gegen die mediale Seite der Tibia drückt, so erreicht die Spitze seines Mittelfingers das Foramen. Dieses ist bei bestimmtem Behandlungsbedürfnis in der Regel erhöht druckempfindlich. Im weiteren vgl. die Lageangabe oben.

Nadelung:

Senkrecht 0,5 - 2 Zoll, schräg 2 - 3 Zoll.

Moxibustion:

5 - 15 iF oder ersatzweise T: 10 - 30 Minuten.

Angustiae superiores aggeris ampli

Juxu shanglian, Chü-hsü shang-lien, **S37**

Erläuterung des Namens:

„Obere Enge des weiten Feldes" — Poetische Beschreibung des Situs, der dadurch gekennzeichnet ist, daß er einer tastbaren Spalte in einem optisch ebenen Areal entspricht.

Lage:

An der lateralen Seite der Tibia, 3 PZ unterhalb des Foramens *vicus tertius pedis*, S36, 6 PZ unterhalb des Foramens *nasus vituli*, S35.

Spezielle Qualifikation:

Foramen coniunctorium der unteren Extremität für den *orbis intestini crassi*.

Wirkung:

Die *oo. stomachi et intestinorum* regulierend, *calor humidus* klärend und kühlend, Blockaden und *concretiones* zerbrechend.

Befunde und Indikationen:

1. *Inanitas* der Mitte: Verdauungsschwäche, Verdauungsblockaden, Schmerzen in Leibesmitte und Bauch mit Durchfall oder Verstopfung, Kollern in den Eingeweiden; auch Keuchatmung, Atembeklemmung und Kurzatmigkeit.
2. *Ventus humidus* mit Schmerzen, Paresen, Taubheitsgefühl, Lähmungen, Steifheit der Glieder und Gelenke; der geschwächte Patient verträgt Stehen nicht; Gedunsenheit, Schmerzen in den Gelenken bei der geringsten Abkühlung.

[In der Neuzeit hat die eklektische Medizin in China die Wahl dieses Foramens empfohlen bei Appendizitis, Enteritis, bakterieller Ruhr, Gastritis, Hemiplegie.]

Punktsuche und Behandlung:

Das Foramen findet sich 3 PZ senkrecht unterhalb des *vicus tertius pedis*, S36, in einer Vertiefung.

Nadelung:

Senkrecht 0,3 - 2 Zoll; schräg 2 - 3 Zoll.

Moxibustion:

3 - 7 iF oder T: 5 - 10 Minuten.

Os relaxationis

Tiaokou, T'iao-k'ou, **S38**

Erläuterung des Namens:

„Öffnung der Erschlaffung" — Ein Hinweis auf die paretischen Befunde, die durch Einwirkung auf dieses Foramen behandelt werden.

Lage:

In der Mitte der Außenseite des Unterschenkels, auf der geraden Verbindungslinie zwischen den Foramina *nasus vituli*, S35, und *rivulus liberans*, S41, im Fleisch zwischen Tibia und Fibula.

Wirkung:

Ventus humidus zerstreuend, Paresen behebend.

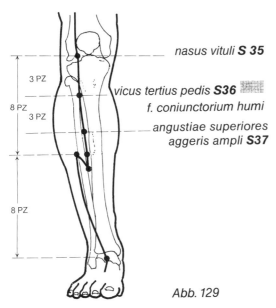

nasus vituli **S 35**

vicus tertius pedis **S36**
f. coniunctorium humi

angustiae superiores aggeris ampli **S37**

3 PZ

8 PZ
3 PZ

8 PZ

Abb. 129

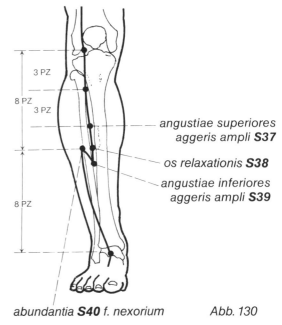

3 PZ

8 PZ
3 PZ

8 PZ

angustiae superiores aggeris ampli **S37**

os relaxationis **S38**

angustiae inferiores aggeris ampli **S39**

abundantia **S40** *f. nexorium*

Abb. 130

Befunde und Indikationen:

Taubheitsgefühl in den Füßen, Bewegungsunfähigkeit der Füße, Hitze der Fußsohlen, Schwäche der Füße; Schmerzhaftigkeit und Anschwellung des Kniegelenks.

Punktsuche und Behandlung:

Man findet das Foramen, indem man von *angustiae superiores*, S37, 2 PZ senkrecht nach unten (distal) abträgt.

Nadelung:

0,5 - 1 Zoll.

Moxibustion:

3 iF.

Angustiae inferiores aggeris ampli

Juxu xialian, Chü-hsü hsia-lien, **S39**

Erläuterung des Namens:

„Untere Engen am weiten Feld" — Erläuterung wie zu S37.

Lage:

An der lateralen Seite des Unterschenkels, zwischen Tibia und Fibula ½ PZ nach hinten und 1 PZ unterhalb von *os relaxationis*, S38.

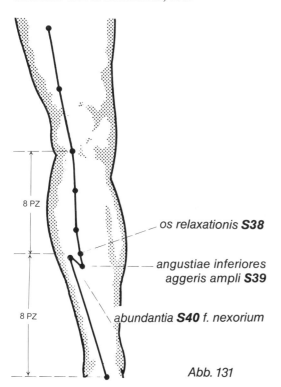

8 PZ

os relaxationis **S38**

angustiae inferiores aggeris ampli **S39**

abundantia **S40** f. *nexorium*

8 PZ

Abb. 131

Spezielle Qualifikation:

Foramen coniunctorium der unteren Extremität zum *orbis intestini tenuis*.

Wirkung:

Calor venti, calor humidus und *humor venti* im unteren Calorium durch Kräftigung von Wehrenergie und *qi renale* behebend.

Befunde und Indikationen:

1. Defizienz des *qi renale*: Entfärbung der Haare, gelbliche Färbung der Haare, spontane Schweiße, heftige Schmerzen im kleinen Becken, die ins Genitale ausstrahlen, Diarrhoe, Lähmungsgefühl der Beine und Füße;

fortgesetztes Frieren, mitunter aber Hitzegefühl in der Leibesmitte und Hitzegefühl auf der Wange vor dem Ohr, fahles, eingefallenes Aussehen.

2. *calor humidus* und *humor venti*-Befunde: *occlusio* des Halses, große Müdigkeit;

pavor-Symptomatik mit Raserei oder außerordentlicher Geschwätzigkeit;

[Mastitis.]

Schmerzen im Fuß, besonders in der Ferse;

unwillkürlicher Speichelfluß aus dem Mund, auch trockener Mund, Eßunlust; Diarrhoe mit Eiter oder mit Blut vermischt, dabei heftige Bauchschmerzen.

Punktsuche und Behandlung:

Man findet das Foramen bei aufrecht sitzendem Patienten am einfachsten, indem man senkrecht vom *vicus tertius pedis*, S36, 6 PZ nach unten auf die Außenseite der Tibia abträgt.

Nadelung:

0,3 - 0,7 Zoll.

Moxibustion:

7 - 15 iF.

Abundantia

Fenglong, Feng-lung, **S40**

Erläuterung des Namens:

„Üppige Fülle" — Ein Hinweis darauf, daß die über dieses Foramen beeinflußten Funktionen der *oo. lienalis et stomachi* die Grundlage der äußerlich sichtbaren Entfaltung von Gesundheit und Körperfülle bilden. (Der *orbis lienalis* hat seine *perfectio* im „Fleisch" — vgl. Porkert, *Theoretische Grundlagen* ..., S. 109 sowie oben S. 96.)

Lage:

Sowohl vom *malleolus externus* als auch vom Kniegelenk jeweils 8 PZ entfernt, eine Fingerbreite seitlich von *os relaxationis*, S38.

Spezielle Qualifikation:

Foramen nexorium, das die *cardinalis stomachi* mit der *cardinalis lienalis* verbindet.

Wirkung:

Humor umwandelnd, *pituita* austreibend; sedierend; das Yang absenkend.

Befunde und Indikationen:

1. *Humor venti*: Flexus-Kontravektionen (mit kalten Händen und Füßen, Aufstoßen), spärlicher Urin, Gedunsenheit der Gliedmaßen, kalter Schweiß an Stamm und Gliedern, Schmerzhaftigkeit des Hüft-, vor allem aber des Kniegelenks, stechende Schmerzen in der Brust und im Bauch; plötzliche, anhaltende Kopfschmerzen; *occlusio* des Halses mit plötzlichem, totalem Stimmverlust.

2. *Calor venti* mit nach oben schlagendem Yang: große Unruhe, übersteigerter Bewegungsdrang: der Patient schreit, tobt oder singt, wirft seine Kleider von sich, hat Halluzinationen und unbeherrschbare Lachanfälle.

3. *inanitas*, *algor*, *pituita*: Parese und Atrophie des Unterschenkels, blau verfärbte Füße.

[Die eklektische Medizin der Neuzeit hat auf das Foramen auch bei Husten auf Grund der gegebenen Befunde, profusem Auswurf, Schwindel und Drehschwindel, ausbleibender Regel oder anhaltenden gynäkologischen Blutungen eingewirkt und es ergänzend zu anderen Punkten bei Schlafstörungen und Schlaflosigkeit stimuliert.]

Kombinationen:

Im Verein mit *agger monticuli*, F40, bei stechenden Schmerzen in der Brust;

im Verein mit *inductorium pulmonale*, V13, bei Husten mit profusem Schleim;

im Verein mit *fons tumuli yang*, F34, bei Obstipation;

im Verein mit *processus caelestis*, Rs22, bei Keuchatmung und Asthma;

im Verein mit *stella superior*, Rg23, und *vestibulum internum*, S44, bei Kopfschmerzen.

[Im Verein mit *conventus omnium*, Rg20, zur Behandlung von Hypertonie.]

Punktsuche und Behandlung:

Am aufrecht sitzenden Patienten geht man vom *malleolus externus* 8 PZ nach oben und findet das Foramen 3 Querfinger hinter dem lateralen Rand der Tibia.

Nadelung:

Senkrecht 0,3 Zoll; in neuesten Texten 1,5 - 3 Zoll.

Moxibustion:

3 - 7 iF bzw. T: 5 - 10 Minuten.

Rivulus liberatus

Jiexi, Chieh-hsi, **S41**

Erläuterung des Namens:

„Befreiter Wasserlauf" — Ein Hinweis auf die Topologie, wo sich nun die Energie der Leitbahn nach Durchqueren vieler Engstellen (*angustiae*) über den Abhang des Fußrückens frei ergießen kann.

Lage:

Am Fußrücken auf der Mitte der Mittelfußfalte.

Spezielle Qualifikation:

Auf der *cardinalis stomachi* das *foramen transitorium quinque inductoriorum*, qualifiziert durch die Wandlungsphase Feuer ▦ .

Wirkung:

Humor venti, auch *calor venti* zerstreuend, Krämpfe lösend, Schmerz stillend.

Befunde und Indikationen:

Ventus-Befunde mit Flexus (heißer Kopf, kalte Füße), heftige, unerträgliche Kopfschmerzen mit

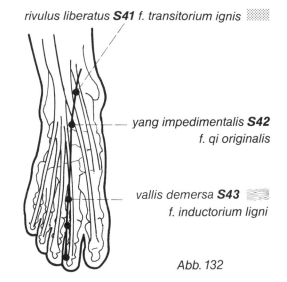

rivulus liberatus **S41** *f. transitorium ignis* ▦

yang impedimentalis **S42**
f. qi originalis

vallis demersa **S43** ▧
f. inductorium ligni

Abb. 132

gerötetem Gesicht und geröteten Augen, die sich besonders auf die Gegend der Augenbrauen konzentrieren;

Völlegefühl, Spannungsgefühl des Bauchs, Obstipation mit vergeblichem Stuhldrang, Muskelspasmen, Gedunsenheit des Gesichts und dunkler Teint, Schwindel und Kopfschmerzen, große Unruhe oder Bedrücktheit und weinerliche Stimmung; Schwellung und Steifigkeit des Kniegelenks.

Kombinationen:

Im Verein mit *copulatio yang*, F35, bei Schreckhaftigkeit und Furchtsamkeit;

im Verein mit *monticulus tali*, L5, und *agger monticuli*, F40, bei Anschwellung der Füße;

im Verein mit *vestibulum internum*, S44, bei Gedunsenheit des Gesichts.

[Im Verein mit *inductorium renale*, V23, *amnis recurrens*, R7, und *fons tumuli yin*, L9, bei Nephritis.]

Punktsuche und Behandlung:

Das Foramen findet sich auf dem Fußrücken über dem Mittelfußknochen in einer Vertiefung und wird durch einen Puls der *arteria tibialis anterior* markiert.

Nadelung:

Senkrecht 0,3 - 0,5 Zoll, schräg 1 - 1,5 Zoll.

Moxibustion:

1 - 3 iF; T: 5 - 10 Minuten.

Yang impedimentalis

Chongyang, Ch'ung-yang, **S42**

Erläuterung des Namens:

„Yang der großen Troßstraße" — Der chinesische Begriff *chong*, lateinisch *impedimentale*, bezeichnet wörtlich eine breite Troßstraße, auf der schwerer und dichter Verkehr fließt. Im Zusammenhang der chinesischen Medizin wird der Terminus nicht nur zur Qualifikation einer besonderen Leitbahn, eben der Impedimentalis benutzt, sondern er ist auch in den Namen zahlreicher Foramina anzutreffen. *Impedimentale qi* z. B. bedeutet also, daß durch das so bezeichnete Foramen entweder große Mengen von *qi*, von aktiver Energie fließen und ausgetauscht werden, oder daß sie durch Einwirkung auf das Foramen mobilisiert werden können.

Mit dem Qualifikativ „yang" wird hier auf den aktiven Aspekt der in Fülle mobilisierten Energie hingewiesen.

Lage:

Am höchsten Punkt des Fußrückens, dort wo zwischen 2. und 3. Metatarsale in einer Vertiefung der Puls der *arteria tibialis anterior* fühlbar ist: pulsierendes Foramen.

Spezielle Qualifikation:

Foramen qi originalis der *cardinalis stomachi*.

Wirkung:

Calor humidus und *ardor* des mittleren Caloriums kühlend, ausleitend; das Yang bändigend und absenkend.

Befunde und Indikationen:

Ventus laedens, d. h. eine äußerliche, plötzlich wirksame *ventus*-Noxe mit Krämpfen, Paresen, heftigen Schmerzen; Wechsel von Hitze und Kälte, Gedunsenheit; hartgespannter Unterleib und Appetitverlust, Niesen;

extreme Erregung und Raserei;

Schwäche, Nachgeben der Füße;

Zahnschmerzen im Oberkiefer.

Kombinationen:

Im Verein mit *vallis demersum*, S43, und *fons draconis*, R2, bei starkem Blutandrang in Füßen und Zehen;

im Verein mit *os relaxationis*, S38, und *campana suspensa*, F39, bei Schwäche der Fußgelenke und Gehbehinderung.

Punktsuche und Behandlung:

Man findet das Foramen an der angegebenen Stelle, muß jedoch beim Einstich der Arterie ausweichen.

Nadelung:

Senkrecht 0,5 Zoll.

Moxibustion:

3 iF.

Vallis demersa

Xiangu, Hsien-ku, **S43**

Erläuterung des Namens:

„Das eingebrochene (=abgesunkene) Tal" — Ein Hinweis auf die Topologie, auf die Senke am Fußrücken, in der sich der Punkt befindet.

Lage:

In einer Vertiefung am Fußrücken in der Mitte zwischen 2. und 3. Metatarsale.

Spezielle Qualifikation:

Auf der *cardinalis stomachi* das *foramen inductorium quinque inductoriorum* — entsprechend der Wandlungsphase Holz ▨ .

Wirkung:

Humor aus den mittleren Orbes ausleitend.

Befunde und Indikationen:

Gedunsenheit des Gesichts und der Augenregion, Wasseransammlungen an verschiedenen Stellen des Körpers, sowohl im Bauch als auch in den Gliedmaßen; häufiger Singultus, Kollern in den Eingeweiden, Schmerzen im Bauch;

hartnäckige Fieberkrankheiten mit spärlichem oder fehlendem Schweiß;

Wechselfieber mit heftigem Schüttelfrost; auch Schweiße während des Schlafs.

Kombination:

Im Verein mit dem *foramen pyloricum*, Rs10, bei Kollern in den Eingeweiden.

Punktsuche und Behandlung:

Der Fuß wird eben aufgestellt, so daß die Zehen gestreckt sind; dabei ist die Vertiefung zwischen den Knochen gut zu tasten.

Nadelung:

0,3 - 0,5 Zoll.

Moxibustion:

3 - 7 iF.

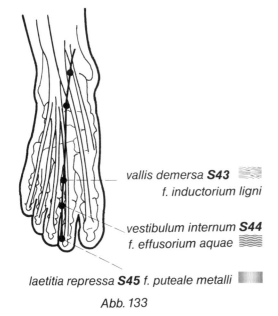

vallis demersa **S43** ▨
f. inductorium ligni

vestibulum internum **S44**
f. effusorium aquae ▨

laetitia repressa **S45** f. puteale metalli ▥

Abb. 133

Vestibulum internum

Neiting, Nei-t'ing, S44

Erläuterung des Namens:

„Innere Vorhalle" — Eine „Vorhalle", *vestibulum*, chinesisch *ting*, dient dem Verkehr innerhalb eines Hauses, also einerseits der Verbindung zwischen verschiedenen, Sonderzwecken gewidmeten Gemächern, andererseits dem vorübergehenden Aufenthalt von Besuchern oder zum vorübergehenden Abstellen von Gegenständen. Auf den Zusammenhang der Medizin und Akupunktur übertragen, wo der Begriff in Foraminabezeichnungen häufig ist, bedeutet *vestibulum*, „Vorhalle" eine Stelle des Durchgangs, eine untergeordnete Schaltstelle.

„Innere Vorhalle", „innere" deshalb, weil der Situs gegenüber den exponierten Endpunkten anderer Leitbahnen, so auch der *cardinalis stomachi*, zurückgesetzt erscheint.

Lage:

In einer Vertiefung an der Aponeurose zwischen 2. und 3. Zehe, somit distal des Metatarso-Phalangeal-Gelenks.

Spezielle Qualifikation:

Auf der *cardinalis stomachi* das *foramen effusorium quinque inductoriorum* entsprechend der Wandlungsphase Wasser ▨ .

Wirkung:

Calor humidus bzw. *ardor* des *orbis stomachi* kühlend und kanalisierend; das *qi* regulierend, Schmerz stillend.

Befunde und Indikationen:

Flexus-Kälte der Gliedmaßen, Völlegefühl und Auftreibung des Bauches, häufiges Niesen; große Schreckhaftigkeit und Nervosität, Empfindlichkeit gegenüber Geräuschen und Stimmen; Schüttelfrost, ziehender Schmerz im Hals;

Fazialisparese und verzerrter Mund; Kiefersperre, Zahnschmerzen, vor allem im Oberkiefer; Nasenbluten;

Diarrhoe mit eitrigen oder blutigen Beimengungen;

Schmerzen in der Kopfhaut; geschlossene *species* mit fehlendem Schweiß; Gedunsenheit des Gesichts.

[Die eklektische Medizin der Neuzeit wirkt auf das Foramen bei folgenden Befunden ein: Schmerzen im Trigeminus, Entzündung der Schilddrüse, akute und chronische Enteritis.]

Kombinationen:

Im Verein mit *vicus tertius pedis*, S36, bei Schwellung des Bauches;

im Verein mit *fons tumuli yang*, F34, bei kalten Füßen;

im Verein mit *stagnum curvum*, IC11, bei kalten Händen;

im Verein mit *copulatio trium yin*, L6, bei Schmerz im Unterleib während der Regel;

im Verein mit *valles coniunctae*, IC4, bei Wechselfieber, Gedunsenheit des Gesichts und Kollern in den Eingeweiden.

[Im Verein mit *valles coniunctae*, IC4, bei Zahnschmerzen und Entzündung der Schilddrüse.]

Punktsuche und Behandlung:

Man findet den Punkt am Rand der Aponeurose zwischen 2. und 3. Zehe in einer Vertiefung.

Nadelung:

Schräge Nadelung 0,3 - 0,8 Zoll.

Moxibustion:

3 - 5 iF oder T: 5 - 10 Minuten.

Laetitia repressa

Lidui, Li-tui, **S45**

Erläuterung des Namens:

„Die unterdrückte Heiterkeit" — Ein Hinweis auf die Stimmung des Patienten, die durch Einwirkung auf das Foramen zu korrigieren ist.

Lage:

An der lateralen Seite der 2. Zehe, etwa 1/10 Zoll neben dem Nagelbett.

Spezielle Qualifikation:

Auf der *cardinalis stomachi* das *foramen puteale* — qualifiziert durch die Wandlungsphase Metall ▓▓▓ .

Wirkung:

Massive *pituita*-Blockaden, die im Gefolge von *calor humidus* und *ardor* aufgetreten sind, zerschlagend, *ardor* kühlend; das *qi* mobilisierend, Kontravektionen und Flexus absenkend.

Befunde und Indikationen:

1. *Humor*-Mischbefunde: Gedunsenheit des Gesichts, verzerrter Mund, Kiefersperre, Ohnmacht, *occlusio* des Halses mit Zusammenschnürungsgefühl und Erstickungsangst; Frostschauder, große Müdigkeit, verstopfte Nase, Nasenbluten, große Schreckhaftigkeit; Schwellung des äußeren Halses.

2. *Humor*-Befunde: Gedunsenheit des Leibes, Schmerzen in Bauch und Leibesmitte, Appetitlosigkeit; bei bestehendem Fieber geringer oder fehlender Schweiß, spärlicher oder dunkel gefärbter Urin; auch Ikterus.

3. *Ventus*-Befunde: Spasmen in den Gliedmaßen, Zuckungen, große Erregtheit, Schreien und Raserei; ziehende Schmerzen in Bein und Kniegelenk, Unterschenkel und Fußteile, die auch geschwollen sein können.

Unruhiger Schlaf und viele Träume.

Kombination:

Im Verein mit *candor occultus*, L1, bei Alpträumen.

Punktsuche und Behandlung:

Das Foramen findet man 0,1 Zoll seitlich des Nagelbetts an der angegebenen Stelle.

Nadelung:

0,1 Zoll.

Moxibustion:

1 iF.

c. stomachi
c. lienalis

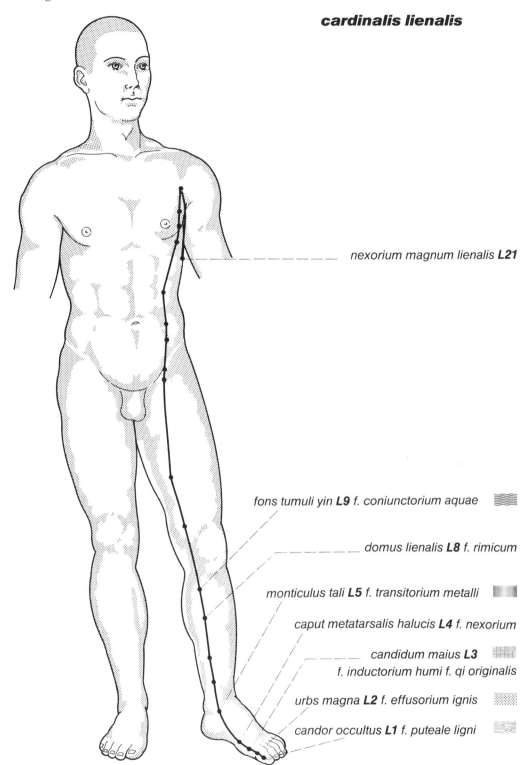

cardinalis lienalis

nexorium magnum lienalis **L21**

fons tumuli yin **L9** f. coniunctorium aquae

domus lienalis **L8** f. rimicum

monticulus tali **L5** f. transitorium metalli

caput metatarsalis halucis **L4** f. nexorium

candidum maius **L3**
f. inductorium humi f. qi originalis

urbs magna **L2** f. effusorium ignis

candor occultus **L1** f. puteale ligni

Abb. 134

Foramina der *Cardinalis lienalis yin maioris pedis*

Candor occultus

Yinbai, Yin-pai, **L1**

Erläuterung des Namens:

„Verborgene Weiße" — Hinweis auf das Aussehen des Situs an der Grenze zwischen weißem und rotem Fleisch.

Lage:

An der medialen Seite des Halux, 0,1 Zoll seitlich des Nagelbetts.

Spezielle Qualifikation:

Auf der *cardinalis lienalis* das *foramen puteale quinque inductoriorum* — qualifiziert durch die Wandlungsphase Holz ▨▨▨ .

Wirkung:

Den *orbis lienalis* kräftigend, so *humor* austreibend; das *xue* regulierend.

Befunde und Indikationen:

Humor und *calor humidus*-Befunde: Bauch geschwollen und gespannt; Keuchatmung bei Unverträglichkeit langen Liegens oder jeder horizontalen Lage; Brechreiz und Erbrechen, Abneigung gegen Speisen; Hitzegefühl in der Brust; plötzliche Durchfälle und Ohnmachten; große Frostigkeit, der Patient kann sich trotz massiver Wärmezufuhr nicht erwärmen, besonders die Füße bleiben kalt.

Regelstörungen aller Art: überstarke Lochien, ununterbrochene Blutungen, plötzlich auftretende Blutungen, aber auch Blut im Harn, Nasenbluten.

In der Pädiatrie: *ventus pavoris* mit Krämpfen; unterbliebener Deszensus der Hoden.

[Eklektische Medizin: Blutungen an verschiedenen Stellen des Verdauungstrakts, Neurosen und neurologische Befunde aller Art.]

Kombinationen:

Im Verein mit wahlweise *mare qi*, Rs6, *mare xue*, L10, *copulatio trium yin*, L6, und *lanx magna*, H1, bei überstarken Lochien;

im Verein mit *canalis aquae*, Rg26, *metallum structivum*, P11, und *tumulus magnus*, PC7, bei Epilepsie und epileptiformer Symptomatik;

im Verein mit *vicus tertius pedis*, S36, bei Blut in den Fäzes;

im Verein mit *medium lacunae*, V40, bei unstillbarem Nasenbluten.

Punktsuche und Behandlung:

Das Foramen kann am sitzenden oder liegenden Patienten an der genannten Stelle gefunden und behandelt werden.

Nadelung:

0,1 - 0,2 Zoll.

Moxibustion:

3 - 7 iF oder T: 5 - 10 Minuten.

Urbs magna

Dadu, Ta-tu, **L2**

Erläuterung des Namens:

„Die große Stadt" — Der chinesische Begriff *du, urbs*, bezeichnet eine mittlere bis große Stadt in ihrer Eigenschaft als Verwaltungszentrum und dem sich daraus ergebenden Reichtum nicht nur administrativer, sondern vor allem sozialer, aber auch wirtschaftlicher Beziehungen. Im Zusammenhang der Akupunkturnomenklatur weist *du* mithin auf ein Foramen, über welches vielfältige Einflüsse ausgeübt werden können.

Lage:

Am distalen, medialen Rand des 1. Metatarsale halucis, distal vom Metatarso-Phalangeal-Gelenk.

Spezielle Qualifikation:

Auf der *cardinalis lienalis* das *foramen effusorium* — entsprechend der Wandlungsphase Feuer ▨▨ .

Wirkung:

Das *qi lienale* kräftigend, so *calor humidus* kühlend, *humor* umwandelnd, Schleimblockaden brechend.

Befunde und Indikationen:

Fiebrige Erkrankungen mit fehlendem Schweiß, großer Unruhe des Patienten, doch Abgeschlagenheit und Gliederschwere, kalten Händen und Füßen (Flexuskälte), gespanntem Abdomen und häufigem Aufstoßen, Brechreiz; auch Schwindelgefühle; Schmerzhaftigkeit und Steifheit von Rücken und Lenden, so daß der Patient sich weder vor- noch zurückbeugen kann; heftige Schmerzen und Steifheit des Knöchelgelenks; Schmerzen in der Leibesmitte und Magengegend, Völlegefühl und Auftreibung dieser Gegend; *pavor*-Symptomatik der Kinder.

Bei den genannten Störungen sind gewisse Symptomverbindungen bedeutsam, etwa Hungergefühl in Verbindung mit großer Nervosität, Schwindelanfälle nach der Sättigung.

Punktsuche und Behandlung:

Der Patient kann sitzen oder liegen; man findet den Punkt an der Grenze zwischen rotem und weißem Fleisch.

Nadelung:

0,3 Zoll.

Moxibustion:

1 - 3 iF.

Candidum maius

Taibai, T'ai-pai, L3

Erläuterung des Namens:

„Das größte Weiße (Foramen)" — Beschreibende Charakterisierung des Situs.

Lage:

In 1 PZ Entfernung vom unteren Rand des kleinen Kopfs des 1. Metatarsale halucis, proximal des Metatarso-Phalangeal-Gelenks.

Spezielle Qualifikation:

1. Auf der *cardinalis lienalis* das *foramen inductorium quinque inductoriorum* — qualifiziert durch die Wandlungsphase Erde 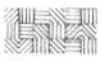 .
2. *Foramen qi originalis* der *cardinalis lienalis*.

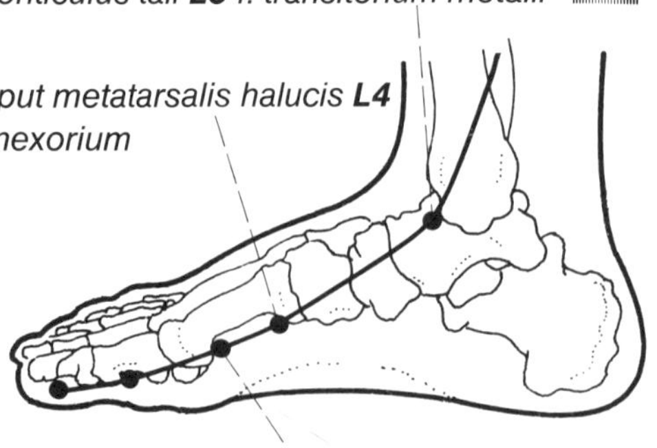
monticulus tali L5 f. transitorium metalli
caput metatarsalis halucis L4
f. nexorium
candidum maius L3 f. inductorium humi
f. qi originalis

Abb. 135

Wirkung:

Calor humidus der *oo. stomachi et lienalis* kühlend und ausleitend, *pituita* lösend; das *qi* absenkend, die Säfte erhaltend.

Befunde und Indikationen:

Calor humidus oder *humor venti*-Heteropathien: Fieber mit großer Unruhe, Tympanie und darniederliegender Verdauung, Übelkeit, Brechreiz; Brechdurchfälle mit heftigen Schmerzen;

oder im Gegenteil, Obstipation mit hartem, gespanntem Leib und Völlegefühl, großer Müdigkeit, diffusen Schmerzen in allen Gelenken, verspannter Muskulatur, vor allem in den Beinen, in Knien und Knöcheln; Schmerzen in der Leibesmitte mit *pp. languidi*.

Punktsuche und Behandlung:

Man findet den Punkt an der angegebenen Stelle am liegenden oder sitzenden Patienten.

Nadelung:

Senkrecht 0,3.

Moxibustion:

3 iF.

Caput metatarsalis halucis

Gongsun, Kung-sun, L4

Erläuterung des Namens:

Anatomische Bezeichnung statt der aus poetischer Tradition rührenden chinesischen Namensgebung: *gongsun*, „Sohn des Herzogs", eine Wortverbindung, die schon früh als Familienname Verwendung fand.

Lage:

An der durch den Namen bezeichneten Stelle.

Spezielle Qualifikation:

1. *Foramen nexorium*, durch welches die *cardinalis lienalis* zur *cardinalis stomachi* in Verbindung tritt.
2. *Foramen copulo-conventorium*, über welches die *cardinalis lienalis* mit der *sinarteria impedimentalis* in Verbindung steht.

Wirkung:

Die *oo. lienalis et stomachi* kräftigend, so *repletio humoris* korrigierend; die *sinarteria impedimentalis* regulierend.

Befunde und Indikationen:

1. *Calor inanitatis* der Mitte: infektiöse Wechselfieber mit Schüttelfrost, Appetitverlust, erschwerter Atmung, heftigen Schweißausbrüchen, Erbrechen auf der Höhe der Krise; nach dieser große Erschlaffung; ferner Gedunsenheit des Gesichts, große Unruhe, bitterer Geschmack im Mund, Tympanie des Unterleibs.

2. Mischbefunde, bei denen vor allem *humor* eine große Rolle spielt: Verdauungsstörungen aller Art, wenn andere Orbes durch die *inanitas* der Mitte mit affiziert sind, wenn Ikterus auftritt, ein gelbliches oder grünliches Gesicht, große Ängstlichkeit, Schreckhaftigkeit, Hungergefühl trotz Abneigung gegen Speisen, massive Schweißausbrüche.

Wichtig ist bei allen Symptomen der Grundbefund, zu dem *inanitas*-Pulse an der *clusa* gehören.

[Die eklektische Medizin hat auf das Foramen auch bei gynäkologischen Befunden wie Endometritis oder Regelstörungen aller Art eingewirkt, ferner bei Schmerzen im Malleolus.]

Kombinationen:

Zur Linderung heftiger Bauchschmerzen im Verein mit *clusa interna*, PC6;

zur Linderung von Schmerzen in der Leibesmitte neben *clusa interna*, PC6, wahlweise auch *impedimentale maius*, H3, und *foramen intermedium*, PC5.

[Bei Blutungen in verschiedenen Teilen des Verdauungstrakts kommen wahlweise neben *clusa interna*, PC6, auch *vestibulum internum*, S44, und *vicus tertius pedis*, S36, in Betracht.

Bei oberflächlichen Paresen sind wahlweise hilfreich: *fons scatens*, R1, *fons draconis*, R2, *vicus tertius pedis*, S36, oder *monticulus septi*, S34.]

Punktsuche und Behandlung:

Am sitzenden oder liegenden Patienten wird das Foramen in einer Vertiefung aufgesucht.

Nadelung:

Senkrecht Nadelung 0,4 - 2 Zoll.

Moxibustion:

3 - 5 iF oder T: 5 - 15 Minuten.

Monticulus tali

Shangqiu, Shang-ch'iu, **L5**

Erläuterung des Namens:

„Kleiner Fersenberg" — Beschreibende Bezeichnung des Foramens.

Lage:

Unterhalb des *malleolus internus*, geringfügig vor der Mitte in einer Vertiefung, so 0,5 PZ vor und distal des *malleolus medialis*.

Spezielle Qualifikation:

Auf der *cardinalis lienalis* das *foramen transitorium quinque inductoriorum* — qualifiziert durch die Wandlungsphase Metall ▦ .

Wirkung:

Die *oo. lienalis et stomachi* kräftigend, so *humor* ausleitend, *pituita*-Blockaden aufbrechend.

Befunde und Indikationen:

1. Symptome, bei denen *humor*, der von der Mitte ausgreifend auch andere Orbes affiziert, überwiegt: Tympanie, Kollern in den Eingeweiden, Diarrhoe oder Obstipation, Übelkeit und Erbrechen, darniederliegende oder stillstehende Verdauung, gedrückte Stimmung, beklemmte Atmung, Kontravektionen; Alpträume;

heftige Schmerzen im Genitale, die in den Bauch ausstrahlen und den Patienten sich zusammenkrümmen lassen; Klumpengefühl im Bauch; große Müdigkeit und Schlafsucht; Gliederschwere; heftige Schmerzen an der Zungenwurzel; auch Ikterus; Verlangen nach Speisen, die aber nicht genossen werden können, Hämorrhoiden.

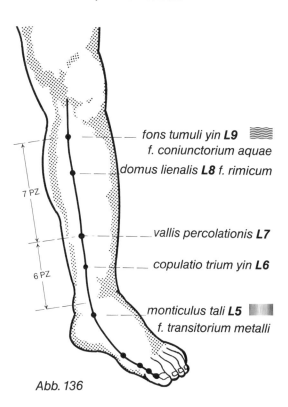

fons tumuli yin **L9** 〰
f. coniunctorium aquae
domus lienalis **L8** *f. rimicum*

vallis percolationis **L7**

copulatio trium yin **L6**

monticulus tali **L5** ▦
f. transitorium metalli

7 PZ

6 PZ

Abb. 136

185

2. Störungen, bei denen *ventus* vorherrscht: Lokale Schmerzen am Malleolus, *pavor*-Symptomatik der Kleinkinder mit Krämpfen, epileptiforme und epileptische Anfälle der Erwachsenen, Wechsel zwischen Frieren und Schwitzen.

3. Sonstige Befunde: Gedunsenheit und Geschwüre des Fußes, lallende Sprache infolge einer steifen Zunge, Schmerzen in der Brustdrüse.

Kombination:

[In der eklektischen Medizin im Verein mit *cardo caeli*, S25, und *fons tumuli yin*, L9, bei chronischer Enteritis.]

Punktsuche und Behandlung:

Der Patient sitzt aufrecht oder liegt auf dem Rücken, wobei das Foramen in der Mitte zwischen *malleolus internus* und *os naviculare* bestimmt werden kann.

Nadelung:

Senkrecht 0,3 - 0,5 Zoll; es ist auch eine quere (= *punctura transversa*) Nadelung möglich, bei Stichtiefen von 1 - 1,5 Zoll.

Moxibustion:

1 - 3 iF oder T: 5 - 15 Minuten.

Copulatio trium yin

Sanyinjiao, San-yin-chiao, L6

Erläuterung des Namens:

„Die Verbindung der drei Yin (Leitbahnen)" — Funktionsbeschreibung des Punkts (s. sogleich unter „Spezielle Qualifikation").

Lage:

3 PZ senkrecht über dem *malleolus internus* am Hinterrand der Tibia.

Spezielle Qualifikation:

1. *Foramen copulo-conventorium*, in welchem die *cardinalis lienalis* mit den *cc. hepatica et renalis* in Verbindung tritt, in dem mithin sämtliche Yin-Leitbahnen des Fußes zusammentreffen.
2. *Nexorium* der drei Yin-Leitbahnen des Fußes.

Wirkung:

Den *orbis lienalis* kräftigend, *humor* umwandelnd; den *orbis hepaticus* lösend, den *orbis renalis* stützend — so eine Steigerung und Dynamisierung des Säfteumlaufs bewirkend.

Befunde und Indikationen:

1. Vorwiegende *inanitas* der Mitte, die häufig zu *humor*-Heteropathien führt: Spannungsgefühl und Kollern im Unterleib, Müdigkeit, Gliederschwere, Diarrhoe, Verdauungsstörungen, Verdauungsstillstand, Übelkeit, kolikartige Schmerzen im Unterleib; Brechdurchfälle mit Kälte der Hände und Füße, schneidende Schmerzen im Unterleib, besonders in der Nabelgegend, die unerträglich sind und den Patienten sich winden lassen; Erbrechen von Wasser nach dem Essen.

2. Vorwiegende *inanitas* des *orbis renalis*: Schwäche der unteren Extremitäten, Miktionsstörungen, Regelstörungen, fahles, blasses Aussehen, Unfruchtbarkeit beider Geschlechter, erschwerte Geburt, Abortus, Totgeburt, haftende Plazenta, Blutungen außerhalb der Regel, Ohnmacht infolge solcher Blutungen; Schmerzen im Genitale, vor allem im Glied, eitriger Ausfluß bei beiden Geschlechtern, Samenverlust im Schlaf.

3. *Calor* des *xue* zusammen mit dem vorangehenden Befund: gynäkologische Blutungen außerhalb der Regel, ausbleibende Regel, Geschwürbildungen und Klumpenbildung im Unterleib.

4. Ferner sind zu erwähnen flankierende *ventus*-Befunde mit häufigem Niesen und Verspannung der Kiefermuskulatur, auch Kiefersperre; der Patient atmet durch den geöffneten Mund, hat dabei kalte Füße.

Kombinationen:

Moxibustion des genannten sowie der Foramina *conquisitorium vesicale*, Rs3, und *mare xue*, L10, bei stockender oder ausbleibender Regel;

Nadelung von *mare qi*, Rs6, bei Samenverlust und eitrigen Ausflüssen;

im Verein mit *valles coniunctae*, IC4, und *impedimentale maius*, H3, bei schweren Geburten.

Punktsuche und Behandlung:

Man orientiert sich bei dem sitzenden oder liegenden Patienten am Hinterrand der Tibia, an der man 3 PZ vom *malleolus internus* emporgeht.

Nadelung:

Normale, senkrechte Punktur 0,3 - 0,5 Zoll;

tiefe Punktur bei Durchstich zum Foramen *campana suspensa*, F39: 1,5 - 2 Zoll;

schräge Nadelung in der Verlaufsrichtung der Leitbahn: 1,5 - 2 Zoll.

Moxibustion:

3 - 7 iF oder T: 10 - 20 Minuten.

Vallis percolationis

Lougu, Lou-ku, L7

Erläuterung des Namens:

„Tal des Sickerflusses" — Vermutlich Hinweis auf die Funktion eines Situs, an dem der Energiefluß aus topologischen Gründen verlangsamt wird.

Lage:

In der Mitte der Innenseite des Unterschenkels, 6 PZ oberhalb des Rands des *malleolus internus*.

Wirkung:

Pituita-Blockaden der Mitte, die auf den *orbis pulmonalis* übergreifen, zerstreuend; das *qi* der oo. *lienalis et pulmonalis* stützend.

Befunde und Indikationen:

Humor-Befunde aller Art: Kollern in den Eingeweiden und heftiger Niesreiz, Tympanie des Bauches, Koliken;

Kontravektionen und gedrückte, traurige Stimmung, Abmagerung trotz reichlicher Ernährung, dabei verminderte Urinausscheidung;

erschwerter, unsicherer Gang infolge *occlusio* am Kniegelenk, Paresen und Lähmungen der unteren Extremität; Schwellung und Schmerzhaftigkeit des Fußgelenks.

Punktsuche und Behandlung:

Am sitzenden oder liegenden Patienten findet man das Foramen, indem man sich von der *copulatio trium yin*, L6, oder vom *malleolus* her orientiert.

Nadelung:

0,3 Zoll senkrecht.

Moxibustion:

Die Moxibustion wird von manchen halbklassischen Autoren des 17. und 18. Jahrhunderts widerraten, in neueren Texten mit Vorsicht toleriert: 3 iF.

Domus lienalis

Diji, Ti-chi, L8

Erläuterung des Namens:

„Domizil (wörtlich „Haus") des *orbis lienalis*" — Eine Bezeichnung, die darauf hinweist, daß man über dieses Foramen die Funktionen des genannten Orbis sehr direkt „antrifft". Vgl. auch die „Spezielle Qualifikation".

Lage:

An der Innenseite der Tibia, 3 PZ senkrecht unterhalb des Foramens *fons tumuli yin*, L9, 4 PZ oberhalb des Foramens *vallis percolationis*, L7.

Spezielle Qualifikation:

Foramen rimicum des *orbis lienalis*.

Wirkung:

Bauenergie und *xue* harmonisierend, den *para-orbis uteri* einstimmend.

Befunde und Indikationen:

Schmerzen in der Lendengegend, die jede Beugung unmöglich machen; Gedunsenheit des Bauches bei Diarrhoe; Härte der Bauchdecke; Eßunlust, verminderte Urinausscheidung und Potenzstörungen; auch *concretiones* und *congelationes* im weiblichen Unterleib.

Punktsuche und Behandlung:

Bei ausgestrecktem Bein oder am auf dem Rücken liegenden Patienten orientiert man sich 3 Zoll abwärts vom Foramen *fons tumuli yin*, L9.

Nadelung:

Senkrecht 0,3 Zoll; in neuen Traktaten 1,5 - 2,5 Zoll.

Moxibustion:

3 iF oder T: 5 - 15 Minuten.

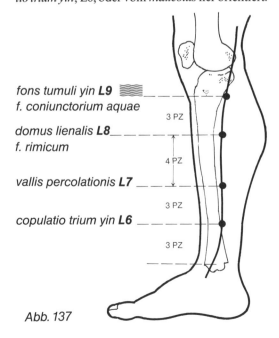

fons tumuli yin **L9**
f. coniunctorium aquae

3 PZ

domus lienalis **L8**
f. rimicum

4 PZ

vallis percolationis **L7**

3 PZ

copulatio trium yin **L6**

3 PZ

Abb. 137

Fons tumuli yin

Yinlingquan, Yin-ling-ch'üan, L9

Erläuterung des Namens:

„Die Quelle am Yin-Grabhügel" — *Tumulus*, ein „Grabhügel", ist eine künstliche Erhebung — und von allen in der Landschaft zu beobachtenden die kleinste und bescheidenste.

Yin ist ein Hinweis auf die Innenseite der Extremität bzw. die an der Innenseite verlaufende Yin-Leitbahn.

Lage:

Das Foramen liegt in einer Vertiefung am Unterrand der medialen Seite des Tibiakopfes.

Spezielle Qualifikation:

Auf der *cardinalis lienalis* das *foramen coniunctorium quinque inductoriorum* — entsprechend der Wandlungsphase Wasser ≋ .

Wirkung:

Humor algidus, der in *calor* oder *ardor* übergeht, regulierend. Das *qi* in das untere Calorium führend.

Befunde und Indikationen:

Gefühl der Kälte im Bauch, Gefühl der Spannung unter den Rippenbögen; Eßunlust; auch Schwellung des Bauches mit gespannter Bauchdecke; Schmerzen in den Lenden, die jede Beugung zur Qual machen; stechende, schneidende Schmerzen im Unterleib, Brechdurchfälle; Kontravektionen und Keuchatmung, sowie Unerträglichkeit einer horizontalen Lage; unwillkürlicher Harnabgang, aber auch spärliche Harnausscheidung oder Urinverhaltung; Wechsel von Frieren und Schwitzen; Hitzegefühl in der Brust.

Aestus-Diarrhoe („Sommerdurchfälle"); Schmerzen im Genitale; Schmerzen in Beinen, Kniegelenk und Knöchelgelenk, Schwellung des letzeren.

[Die eklektische Medizin hat die Behandlung des Foramens bei Nephritis und Enteritis empfohlen.]

Kombinationen:

Im Verein mit *fons tumuli yang*, F34, und *lanx magna*, H1, bei unwillkürlichem Harnabgang;

im Verein mit wahlweise *vicus tertius pedis*, S36, *mare qi*, Rs6, und *cardo caeli*, S25, bei Urinverhaltung.

Punktsuche und Behandlung:

Am aufrecht sitzenden oder liegenden Patienten findet man das Foramen an der Innenseite des Tibiakopfes in einer Vertiefung.

Nadelung:

Senkrecht 0,5 Zoll.

Moxibustion:

Die Moxibustion wird in manchen älteren Werken kontraindiziert, in klassischen und neueren hingegen mit 3 iF zugelassen.

Mare xue

Xuehai, Hsüeh-hai, L10

Erläuterung des Namens:

„Meer (= Ausgleichsreservoir) des *xue*" — Über dieses Foramen wird das *xue*, also die individualspezifisch struktive Energie gewissermaßen angezapft und wirksam reguliert.

Lage:

2 PZ senkrecht über dem Oberrand der Patella; übt man starken Druck auf die Stelle aus, hat der Patient ein Gefühl lokaler Betäubung.

Wirkung:

Das *xue* regulierend, Regelstörungen behebend.

Befunde und Indikationen:

Kontravektionen des *qi* und Auftreibung des Unterleibs;

gynäkologische Blutungen außerhalb der Regel, aber auch andere Regelstörungen wie zu starke, stockende oder verzögerte Regel;

Juckreiz an verschiedenen Stellen des Körpers.

Kombinationen:

Im Verein mit *copulatio trium yin*, L6, bei Regelstörungen;

im Verein mit *stagnum curvum*, IC11, bei Juckreiz und Hautkrankheiten.

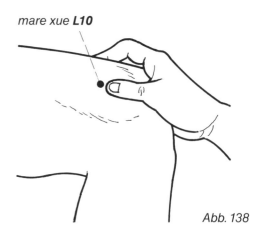

mare xue **L10**

Abb. 138

Punktsuche und Behandlung:

Während der Patient aufrecht sitzt, legt der Behandelnde die rechte Hand so auf dessen linke Kniescheibe, daß Zeige-, Mittel- und die übrigen 2 Finger diese bedecken, der Daumen hingegen an die Innenseite des Knies zu liegen kommt. Die Daumenspitze markiert dann das Foramen.

Nadelung:

0,5 Zoll.

Moxibustion:

3 - 5 iF.

Porta Sagittarii

Jimen, Chi-men, **L11**

Erläuterung des Namens:

„Tor des Schützen" — Das Sternbild des Schützen ist die teilweise westliche Entsprechung des chinesischen Sternbilds *ji*, das auf die Zeit der Sonne in ihrem tiefsten Stand, im Zusammenhang der Medizintheorie aber auch auf den *orbis renalis* und die Wandlungsphase Wasser hinweist — damit auf die Funktionen der Wasserausscheidung ganz allgemein.

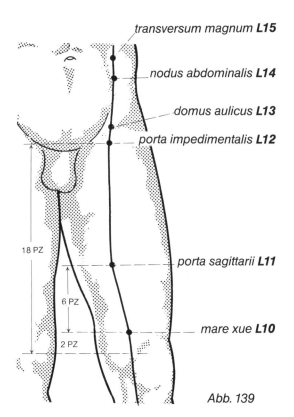

transversum magnum **L15**

nodus abdominalis **L14**

domus aulicus **L13**

porta impedimentalis **L12**

18 PZ

porta sagittarii **L11**

6 PZ

mare xue **L10**

2 PZ

Abb. 139

Lage:

An der Innenseite des Oberschenkels, 6 PZ senkrecht oberhalb des Foramens *mare xue*, L10.

Wirkung:

Den *orbis vesicalis* kräftigend, die Miktion normalisierend.

Befunde und Indikationen:

Harnverhaltung und Enuresis.

Punktsuche und Behandlung:

Das beschriebene Foramen wird durch einen Puls markiert. Nachdem es sich bei den geschilderten Befunden grundsätzlich um *inanitas*-Befunde handelt, ist eine Nadelung wenig sinnvoll.

Moxibustion:

3 iF.

Porta impedimentalis

Chongmen, Ch'ung-men, **L12**

Erläuterung des Namens:

„Die Pforte des großen Troßgefolges" — Der chinesische Begriff *chong*, lateinisch *impedimentale*, bezeichnet wörtlich eine breite Troßstraße, auf der schwerer und dichter Verkehr fließt. Im Zusammenhang der chinesischen Medizin wird der Terminus nicht nur zur Qualifikation einer besonderen Leitbahn, eben der Impedimentalis benutzt, sondern er ist auch in den Namen zahlreicher Foramina anzutreffen. *Impedimentale qi* z. B. bedeutet also, daß durch das so bezeichnete Foramen entweder große Mengen von *qi*, von aktiver Energie fließen und ausgetauscht werden, oder daß sie durch Einwirkung auf das Foramen mobilisiert werden können.

Lage:

Am Unterbauch auf der Höhe des Oberrands der Schambeinsymphyse, 4 PZ lateral der Leibesmittellinie.

Spezielle Qualifikation:

Foramen copulo-conventorium, über welches die *cardinalis lienalis* einerseits mit der *cardinalis hepatica*, andererseits mit der *sinarteria retinens yin* in Verbindung steht.

Wirkung:

Das *qi* der *oo. vesicalis et renalis* kräftigend, so *inanitas* bzw. *algor inanitatis* im unteren Calorium ausgleichend.

Befunde und Indikationen:

Kältegefühl im Bauch, *congelationes et concretiones* (Klumpen- und Knotenbildung ebenda), Schmerzen im Genitale; Urinverhaltung;

auch spärlich fließende Milch; während der Schwangerschaft unruhige Frucht.

Punktsuche und Behandlung:

Das Foramen wird entsprechend seiner Lage aufgesucht.

Nadelung:

Senkrecht 0,5 - 0,7 Zoll.

Moxibustion:

5 iF.

Domus aulicus

Fushe, Fu-she, **L13**

Erläuterung des Namens:

„Ein Haus wie eine Versammlungshalle" — *Aula, fu,* bezeichnet eine „Versammlungshalle", in der öffentliche Angelegenheiten vollzogen werden, und in der stets eine größere Anzahl von Menschen anwesend ist. Der Begriff ist ein Hinweis auf die energetische Akzentuierung des Foramens.

Lage:

Seitlich am Bauch, 0,7 PZ senkrecht über dem Foramen *porta impedimentalis,* L12, 3 PZ unterhalb des Foramen *nodus abdominalis,* L14.

Spezielle Qualifikation:

Foramen copulo-conventorium der *cardinalis lienalis,* über welches diese mit der *cardinalis hepatica* und der *sinarteria retinens yin* in Verbindung steht.

Wirkung:

Den Flüssigkeitshaushalt regulierend, die *oo. lienalis et vesicalis* stützend.

Befunde und Indikationen:

Concretiones et congelationes im Unterleib, dabei Schmerzen, Spannungsgefühl, u. U. Brechdurchfälle, Übelkeit, Kopfschmerzen, *aestus*-Symptomatik.

Punktsuche und Behandlung:

Man sucht das Foramen am liegenden Patienten auf, indem man zunächst das Foramen *transversum magnum,* L15, bestimmt und von diesem ca. 4,3 PZ nach unten zieht.

Nadelung:

Senkrecht 0,7 Zoll.

Moxibustion:

5 iF.

Nodus abdominalis

Fujie, Fu-chieh, **L14**

Erläuterung des Namens:

„Knoten im Abdomen" — Ein Hinweis auf die Empfindungen im Gefolge der zu behandelnden Befunde.

Lage:

Genau senkrecht unterhalb der Brustwarze, 1,3 PZ unterhalb des Foramen *transversum magnum,* L15.

Wirkung:

Algor humidus-Heteropathien ableitend.

Befunde und Indikationen:

Heftige Schmerzen in der Nabelgegend, Stiche in Leibesmitte und Brust, Kontravektionen und Husten; auch Kältegefühl im Bauch und Diarrhoe.

Punktsuche und Behandlung:

Man orientiert sich wie angegeben, an Brustwarze und Foramen *transversum magnum,* L15.

Nadelung:

0,7 Zoll senkrecht.

Moxibustion:

5 iF.

Transversum magnum

Daheng, Ta-heng, **L15**

Erläuterung des Namens:

„(Foramen der) großen Quer(falte)" — Ein Hinweis auf die Lage des Punktes.

Lage:

Das Foramen liegt in der Bauchquerfalte, und zwar im Schnittpunkt der Linien, die man vertikal durch die Brustwarze und horizontal durch den Nabel legt.

Spezielle Qualifikation:

Foramen copulo-conventorium, über welches die *cardinalis lienalis* mit der *sinarteria retinens yin* in Verbindung steht.

Wirkung:

Algor-Heteropathien, sowie *algor venti* aus den *oo. lienalis et pulmonalis* austreibend.

Befunde und Indikationen:

Kontravektionen auf Grund von *ventus*-Heteropathien mit Frösteln und Frostigkeit; auch Gliederschwere, häufige Schweiße; Diarrhoe oder auch Obstipation;

traurige, trübsinnige Stimmung, Depressionen oder schreckhaftes, ängstliches Gemüt.

Punktsuche und Behandlung:

Am liegenden Patienten ist das Foramen an der angegebenen Stelle leicht 4 PZ seitlich des Nabels zu bestimmen.

Nadelung:

Senkrecht 0,7 Zoll.

Moxibustion:

5 iF.

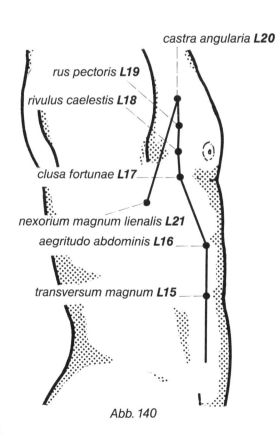

castra angularia **L20**

rus pectoris **L19**

rivulus caelestis **L18**

clusa fortunae **L17**

nexorium magnum lienalis **L21**

aegritudo abdominis **L16**

transversum magnum **L15**

Abb. 140

Aegritudo abdominis

Fuai, Fu-ai, L16

Erläuterung des Namens:

„Jammervolles Gefühl im Bauch" — Ein Hinweis auf ein typisches Symptom, dessen Behandlung durch Einwirkung auf das Foramen erfolgt.

Lage:

3 PZ senkrecht oberhalb des Foramens *transversum magnum*, L15, etwa 1,5 PZ unterhalb des Knorpels der 9. Rippe.

Spezielle Qualifikation:

Foramen copulo-conventorium, über welches die *cardinalis lienalis* mit der *sinarteria retinens yin* in Verbindung steht.

Wirkung:

Algor inanitatis (seltener: *calor inanitatis*) der Mitte behebend.

Befunde und Indikationen:

Algore percussio mit heftigen Schmerzen im Bauch, die sich oft um den Nabel konzentrieren, auch Kältegefühl im Bauch; Verdauungsstillstand, Obstipation oder auch Durchfall mit eitrigen oder blutigen Einschlüssen.

Punktsuche und Behandlung:

Am liegenden Patienten findet man das Foramen, indem man auf der Verbindungslinie zwischen Brustwarze und Foramen *transversum magnum*, L15, nach oben 3 PZ abträgt.

Nadelung:

0,3 - 1 Zoll.

Moxibustion:

5 iF.

Clusa fortunae

Mingguan, Ming-kuan (Shidu, Shih-tu), L17

Erläuterung des Namens:

„Paßsperre des Lebensloses" — Der in Foraminanamen sehr häufig vorkommende Begriff *guan*, *clusa*, bezeichnet die künstlich errichtete Sperre in einer natürlichen Enge, in einem Paß, also eine „Paßsperre", ein „Paßtor". Im Hinblick auf medizinische Zusammenhänge wird damit ausgedrückt, daß ein entsprechendes Foramen im gesamten Energiegefüge der Person strategische Bedeutung hat, seine Sperre oder Offenhaltung mit weitreichenden, über das lokale Geschehen hinausgehenden Folgen verbunden ist.

Der Gebrauch des Wortes *ming* ist ein indirekter Hinweis auf den *orbis renalis*, den Sitz der angeborenen Konstitution, des „Lebensloses".

Lage:

Das Foramen liegt im 5. Interkostalraum, 6 PZ seitlich der Leibesmittellinie.

Wirkung:

Massive *humor*-Heteropathien ausleitend.

Befunde und Indikationen:

1. *Humor*-Heteropathien: Völlegefühl, Beklemmungsgefühl, Spannungsgefühl in Brust und Flanken, laut vernehmbare Geräusche, auch glucksendes Geräusch und Schmerzen in der Leibesmitte.
2. Schwere *inanitas*-Befunde nach langer Krankheit — mit kalten Gliedmaßen, Speichelfluß, anhaltendem Fieber, *pp. chordales et intenti*, Gedunsenheit und Aszites bei *inanitas* der *oo. renalis et lienalis*.
[Neurasthenie.]

Punktsuche und Behandlung:

Man trägt die 6 PZ zu dem im 5. Interkostalraum liegenden Foramen vom Foramen *vestibulum medium*, Rs16, aus durch Auflegen der Hand ab.

Nadelung:

Senkrecht 0,4 Zoll.

Moxibustion:

6 - 10 iF.

Rivulus caelestis

Tianxi, T'ien-hsi, **L18**

Erläuterung des Namens:

„Himmlischer Wasserlauf" — „Himmel" ist die Bezeichnung für die Gesamtheit aller aktiven, dynamisierenden kosmischen Einflüsse, ein Synonym der Natur.

Lage:

1,6 PZ senkrecht unter dem Foramen *rus pectoris*, L19.

Wirkung:

Das *qi* der Mitte energisch kräftigend.

Befunde und Indikationen:

Schmerzen, Spannungsgefühl, Beklemmungsgefühl in der Brust, rasselndes Geräusch der Atmung, Kontravektionen, Husten und Atembeklemmung; Schwellungen und Geschwüre der Brustdrüse und des Unterleibs.

Punktsuche und Behandlung:

Das Foramen liegt auf der Höhe der Brustwarze, von der aus man sich 2 PZ seitlich bewegt.

Nadelung:

0,4 Zoll.

Moxibustion:

5 iF.

Rus pectoris

Xiongxiang, Hsiung-hsiang, **L19**

Erläuterung des Namens:

„Auf dem Land der Brust" — „Land", *rus, xiang*, hier im Gegensatz zur Stadt, *urbs, du*, gebraucht, weist auf ein Foramen, in dem man nicht stirpetale, also die Wurzel treffende Ereignisse behandeln will, sondern an der Oberfläche, im akuten Symptom sich manifestierende.

Lage:

Im 3. Interkostalraum in 6 PZ Abstand von der Leibesmittellinie.

Wirkung:

Spannungen und Schmerzen aus der Brust weichen lassend.

Befunde und Indikationen:

Spannungsgefühl in Brust und Flanken, Schmerzen in der Brust, die in den Rücken ausstrahlen, als deren Folge der Patient sich im Liegen unwohl fühlt und nur mühsam auf dem Lager wenden kann.

Punktsuche und Behandlung:

Man sucht das Foramen entsprechend seiner angegebenen Lage auf.

Nadelung:

0,4 Zoll.

Moxibustion:

5 iF.

<table>
<tr><td>

Castra angularia

Zhouying, Chou-ying, **L20**

Erläuterung des Namens:

„Das eingefriedete (Heer)lager" — Eine auf die Topologie abhebende poetische Bezeichnung.

Lage:

Im 2. Interkostalraum senkrecht unter dem Foramen *aula media*, P1, mithin wiederum 6 PZ lateral der Leibesmittellinie.

Wirkung:

Calor humidus aus dem *orbis pulmonalis* zerstreuend, kühlend.

Befunde und Indikationen:

Völlegefühl in Brust und Flanken, das jede Bewegung zur Qual macht; Unfähigkeit Speisen zu schlucken; starker Durst, Husten mit Auswurf von großen Mengen trüben oder eitrigen Schleims.

Punktsuche und Behandlung:

Man sucht das Foramen am liegenden Patienten entsprechend den gegebenen Daten auf.

Nadelung:

Schräg 0,4 - 0,8 Zoll.

Moxibustion:

5 iF.

</td><td>

Nexorium magnum lienale

Dabao, Ta-pao, **L21**

Erläuterung des Namens:

„Das große Nexorium des *orbis lienalis*" — Nachfolgend erläuterte Funktionsbezeichnung.

Lage:

Im 6. Interkostalraum auf einer durch die Mitte der Achselhöhle gezogenen Senkrechten.

Spezielle Qualifikation:

Nexorium magnum lienale — durch welches in einer Sonderbeziehung der Kontakt zwischen der *cardinalis lienalis* und ihren Netzbahnen (= *reticulares*) verstärkt wird.

Wirkung:

Das *qi* der Mitte stützend und regulierend.

Befunde und Indikationen:

Schmerzen in Brust und Flanken, *anhelitus*;
bei *repletio* Schmerzen im ganzen Körper;
bei *inanitas* Kraftlosigkeit, Spannungslosigkeit aller Gelenke.

Punktsuche und Behandlung:

Nachdem der Patient den Arm gehoben hat, trägt man senkrecht von der Tiefe der Achselhöhle nach unten 6 PZ ab.

Nadelung:

0,3 Zoll.

Moxibustion:

3 iF.

</td></tr>
</table>

**c. stomachi
c. lienalis**

cardinalis cardialis

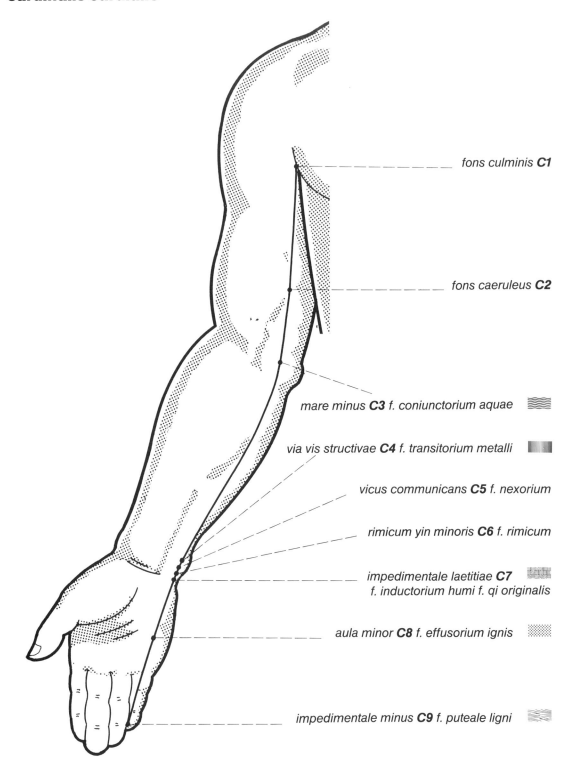

fons culminis **C1**

fons caeruleus **C2**

mare minus **C3** f. coniunctorium aquae

via vis structivae **C4** f. transitorium metalli

vicus communicans **C5** f. nexorium

rimicum yin minoris **C6** f. rimicum

impedimentale laetitiae **C7**
f. inductorium humi f. qi originalis

aula minor **C8** f. effusorium ignis

impedimentale minus **C9** f. puteale ligni

Abb. 141

Foramina der *Cardinalis cardialis yin minoris manus*

Fons culminis

Jiquan, Chi-ch'üan, **C1**

Erläuterung des Namens:

„Quelle am äußersten Ende" — Hinweis auf die Topologie in der Tiefe der Achselhöhle.

Lage:

In der Tiefe der Achselhöhle neben der dort tastbaren Pulsstelle.

Wirkung:

Calor repletionis in den *oo. hepaticus, pulmonalis et lienalis* zerstreuend; Traurigkeit behebend.

Befunde und Indikationen:

Flexus-Kälte, die über den Ellbogen bis in den Oberarm reicht; diffuse Schmerzen vor allem in den oberen, aber auch in den unteren Gliedmaßen, durch Bewegung verschlimmert; Schmerzen und Spannungsgefühl in den Flanken;
Brechreiz, Aufstoßen, quälender Durst;
gelbe Skleren; Trübsinnigkeit und gedrückte Stimmung.

Punktsuche und Behandlung:

An der angegebenen Stelle bei abduziertem Arm.

Nadelung:

Senkrecht 0,3 - 1,5 Zoll.

Moxibustion:

1 - 7 iF bzw. T: 5 - 12 Minuten.

Fons caeruleus

Qinglingquan, Ch'ing-ling-ch'üan, **C2**

Erläuterung des Namens:

„Blaugrüne Quelle (der Struktivkraft)" — Das blaugrüne Farbemblem weist auf die Wandlungsphase Holz und den *orbis hepaticus.*

Das in der vollen chinesischen Bezeichnung vorkommende Wort *ling*, „Struktivkraft", entspricht einem Yinaspekt. Das hier betrachtete Foramen ist also seinem Namen nach auf das *yin hepaticum* bezogen. Andererseits besitzt der Begriff *ling*, „Struktivkraft", auch in paramedizinischen Texten traditionelle Assoziationen mit dem *orbis cardialis* als Sitz und Regulator des Bewußtseins. (Vgl. unten, S. 327 die Erläuterung zu *lingtai, turris vis structivi*, Rg10).

Lage:

An der Innenseite des Oberarms, 3 PZ oberhalb des Ellbogens, in einer Rinne an der Innenseite des Bizeps.

Wirkung:

Das *yin hepaticum* stützend, das *yang hepaticum* dynamisierend.

Befunde und Indikationen:

Kopfschmerzen, Schüttelfrost, Schmerzen in den Flanken, in den Schultern und den Armen, die den Patienten daran hindern, die Arme zu heben;
Gelbfärbung der Skleren (Ikterus); auch Lähmigkeit der Gliedmaßen.

Punktsuche und Behandlung:

Bei abduziertem Arm lokalisiert man den Punkt auf der Verbindungslinie zwischen *fons culminis*, C1, und *mare minus*, C3, 3 PZ oberhalb des letztgenannten Foramens.

Nadelung:

Senkrecht 0,3 - 1 Zoll.

Moxibustion:

3 - 7 iF.

Mare minus

Shaohai, Shao-hai, **C3**

Erläuterung des Namens:

„Das kleinere Meer (= Ausgleichsreservoir)" — Zu unterscheiden vom „Kleinen Meer" (S. 205) und den übrigen Meeren (d. h. Ausgleichsreservoiren).

Lage:

Medial in der Ellbogenfalte gelegen, am medialen *epicondylus humeri.*

Spezielle Qualifikation:

Auf der *cardinalis cardialis* das *foramen coniunctorium quinque inductoriorum* — entsprechend der Wandlungsphase Wasser 〰 .

Wirkung:

Ventus-Heteropathien und *ventus humidus* zerstreuend; sedierend; die Netzbahnen durchgängig machend.

Befunde und Indikationen:

1. *Ventus*-Befunde: Kopfschmerzen, Schwindel, Paresen oder Steifheit der Arme, Nackensteife, zitternde Hände, verspanntes Ellbogengelenk; Zahnschmerzen und Kältegefühl in den Zähnen; Raserei.

2. *Ventus humidus* bzw. *humor*-Heteropathien: Übelkeit mit Speichelfluß aus dem Mund, Kontravektionen und Schluckauf, Druck in der Leibesmitte, Schwellung des Halses, Struma.

[Befunde, bei denen die eklektische Medizin auf das Foramen einwirkt: Neurasthenie, Schizophrenie, Neuralgien aller Art, vor allem aber Interkostalneuralgien, Entzündungen der Lymphknoten, Paresen und Lähmungen des Unterarms.]

3. Spezielle Symptome: Schreibkrämpfe und Struma; Vergeßlichkeit.

Kombination:

[Bei Neurasthenie im Verein mit dem Foramen *copulatio trium yin*, L6.]

Punktsuche und Behandlung:

Bildet der Patient mit dem Ellbogengelenk einen rechten Winkel, so findet man das Foramen leicht an der medialen Seite der Ellbogenfalte.

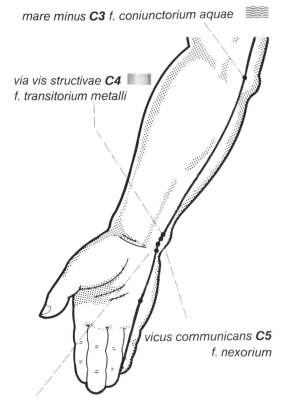

mare minus **C3** f. coniunctorium aquae

via vis structivae **C4** f. transitorium metalli

vicus communicans **C5** f. nexorium

rimicum yin minoris **C6** f. rimicum   Abb. 142

Nadelung:

Senkrecht 0,3 - 1,5 Zoll.

Moxibustion:

3 - 5 iF oder T: 5 - 10 Minuten.

Via vis structivae

Lingdao, Ling-tao, **C4**

Erläuterung des Namens:

„Weg der Struktivkraft" — Die Struktivkraft entspricht dem Yin (= struktiven Komplement) der aktiven konstellierenden Kraft (*shen*). Sie ist jener Aspekt alles Stofflichen, Materiellen, der dieses befähigt, aktive Einwirkungen tatsächlich zu struieren, d. h. konkret zu fixieren, im Stoff festzuhalten.

Lage:

An der Innenseite des Unterarms an der Kleinfingerseite, 1,5 PZ proximal der Handgelenksfalte gelegen.

Spezielle Qualifikation:

Auf der *cardinalis cardialis* das *foramen transitorium quinque inductoriorum* — entsprechend der Wandlungsphase Metall ▌▌▌ .

Wirkung:

Eine *inanitas* des *orbis renalis* kompensierend, damit *ventus* und *humor*-Heteropathien zerstreuend.

Befunde und Indikationen:

Stechende Schmerzen in der Brust und Leibesmitte, Brechreiz ohne Erbrechen; Spasmen und Verspannungen vor allem des Ellbogengelenks; plötzlicher Stimmverlust;
Depressionen und Phobien.

Kombination:

Im Verein mit dem Foramen *ruina caelestis*, Rs22, bei plötzlichem Stimmverlust und Kiefersperre.

Punktsuche und Behandlung:

Man findet das Foramen indem der Patient den Unterarm supinierend auf einer Unterlage abstützt; bei heftigem Druck auf die Stelle empfindet er ein Lähmungsgefühl im kleinen Finger.

Nadelung:

Senkrecht 0,3 Zoll.

Moxibustion:

3 iF.

Vicus communicans

Tongli, T'ung-li, **C5**

Erläuterung des Namens:

„Der verbindende Weiler" — Ein „Weiler" ist eine kleine Siedlung, in der der erschöpfte Reisende verschnaufen kann. „Weiler" bedeutet deshalb dringend benötigte, wenn auch bescheidene Reserven an kritischer Stelle.

Das Beiwort „verbindend" erklärt sich aus der Funktion des Foramens, das in seiner Eigenschaft als Nexorium die Verbindung innerhalb eines Gespannes komplementärer Leitbahnen und Orbes herstellt.

Lage:

Bei supinierter Hand 1 PZ proximal des Foramens *impedimentale laetitiae*, C7.

Spezielle Qualifikation:

Foramen nexorium, über welches die Verbindung zwischen *cardinalis cardialis* und der *cardinalis intestini tenuis* hergestellt wird.

Wirkung:

Ventus-Noxen austreibend, die in den *oo. pulmonalis et hepaticus*, indirekt aber auch in den *oo. cardialis et renalis* Heteropathien induziert haben.

Befunde und Indikationen:

1. *Ventus*-Befunde: Kopfschmerzen und Drehschwindel, Fieber und große Reizbarkeit, die tagelang anhalten kann;
occlusio der Kehle und Steifheit der Zunge; häufiges Niesen; gerötetes Gesicht, plötzlicher Stimmverlust, Atembeklemmung, bitterer Geschmack im Mund;
Schmerzen in den Augen, Palpitationen, Schreckhaftigkeit.
2. *Calor*- und andere Mischbefunde: Atembeklemmung, Kurzatmigkeit, Enuresis; überstarke Lochien, Spannungsgefühl und Tympanie der Leibesmitte; heftige Schmerzen in Hand, Handgelenk, Ellbogen und Oberarm.
[In der eklektischen Medizin werden zur Behandlung über dieses Foramen genannt: Bradykardie, Neurasthenie, Schizophrenie, Husten verschiedener Ätiologie, Asthma.]

Kombinationen:

Im Verein mit *campana magna*, R4, bei Redeunlust und Schlafsucht;
im Verein mit *interstitium ambulatorium*, H2, und *copulatio trium yin*, L6, bei überstarken Lochien;
im Verein mit *inductorium cardiale*, V15, bei Rhythmusstörungen des Pulses.
[Im Verein mit *rex faciei*, Rg25, bei Bradykardie.]

Punktsuche und Behandlung:

Man lokalisiert das Foramen bei supinierter Hand.

Nadelung:

Senkrecht 0,5 - 1 Zoll.

Moxibustion:

1 - 3 iF bzw. T: 10 - 20 Minuten.

Rimicum yin minoris

Yinxi, Yin-hsi, **C6**

Erläuterung des Namens:

Funktionsbezeichnung des Foramens.

Lage:

Das Foramen befindet sich zwischen Handgelenksfalte und Foramen *vicus communicans*, C5, in einem Abstand von 0,5 PZ von der erstgenannten.

Spezielle Qualifikation:

Rimicum der *cardinalis cardialis yin minoris manus*.

Wirkung:

Das *yin cardiale* stützend, das *xue* haltend.

Befunde und Indikationen:

Spannungsgefühl in der Brust, Brechdurchfälle, stechende, unerträgliche Schmerzen in der Brust;
Flexus und Kontravektionen, dabei Schreckhaftigkeit, Angstzustände; Schweiße im Schlaf;
Nasenbluten und Auswurf von Blut; große Frostigkeit; *occlusio* des Halses mit Zusammenschnürungsgefühl, Kopfschmerzen und Schwindel.

Kombination:

Im Verein mit *rivulus posterior*, IT3, bei Schweißen im Schlaf.

Punktsuche und Behandlung:

Bei supinierter Hand 0,5 Zoll proximal des Foramens *impedimentale laetitiae*, C7, gelegen.

Nadelung:

Senkrecht 0,3 Zoll.

Moxibustion:

3 - 7 iF.

Impedimentale laetitiae

Duichong, Tui-ch'ung, **C7**
(Variante: Porta shen, Shenmen, Shen-men)

Erläuterung des Namens:

„Das Foramen impedimentale (= der breiten Troßstraße) zur Heiterkeit" — Der chinesische Begriff *chong*, lateinisch *impedimentale*, bezeichnet wörtlich eine breite Troßstraße, auf der schwerer und dichter Verkehr fließt. Im Zusammenhang der chinesischen Medizin wird der Terminus nicht nur zur Qualifikation einer besonderen Leitbahn, eben der Impedimentalis benutzt, sondern er ist auch in den Namen zahlreicher Foramina anzutreffen. *Impedimentale qi* z.B. bedeutet also, daß durch das so bezeichnete Foramen entweder große Mengen von *qi*, von aktiver Energie fließen und ausgetauscht werden, oder daß sie durch Einwirkung auf das Foramen mobilisiert werden können.

Heiterkeit ist eine philosophische Assoziation, die einerseits zum *orbis cardialis*, andererseits über den Herbst und die Wandlungsphase Metall zum *orbis pulmonalis* Beziehungen herstellt.

Lage:

Ganz außen an der ulnaren Seite der Handgelenksfalte.

Spezielle Qualifikation:

1. Auf der *cardinalis cardialis* das *foramen inductorium quinque inductoriorum* -- entsprechend der Wandlungsphase Erde

2. *Foramen qi originalis* der *cardinalis cardialis*.

Wirkung:

Das *qi cardiale* stützend, so sedierend; *calor* kühlend, das Yang absenkend; die Netzbahnen durchgängig machend.

Befunde und Indikationen:

1. *Calor* bzw. *calor inanitatis orbis cardialis*: Infektiöse Wechselfieber aller Art mit großer Unruhe und Reizbarkeit, trotz Fieber Unverträglichkeit kalter Getränke.

In Phasen des Schüttelfrosts großes Verlangen nach Wärme; trockener Hals und Eßunlust; Schmerzen in Brust und Leibesmitte und Singultus; große Ängstlichkeit und Schreckhaftigkeit; Kurzatmigkeit; Kälte der Arme und Hände; gerötetes Gesicht und große Neigung zu Lachanfällen; heiße Handteller, Teilnahmslosigkeit, Absenzen, Schlaflosigkeit.

2. Vorherrschende *ventus*-Heteropathien oder *ventus humidus*: gelbe Skleren, Schmerzen in den Flanken, Fieber und *anhelitus*; plötzliche, unmotivierte Stimmungsumschwünge: „himmelhoch jauchzend, zu Tode betrübt"; blutiges Sputum, blutiger Vomitus; Patient zittert vor Kälte; Stimmverlust; Enuresis; verstopfte Nase; Epilepsie, Irrsinn.

[Die neuere eklektische Medizin zählt außerdem auf: Neurasthenie, Herzneurosen, neurologische Störungen, Irrsinn, Lähmung der Zunge und/oder des Kehlkopfs.]

Kombinationen:

[Im Verein mit *inductorium cardiale*, V15, *clusa interna*, PC6, und *fons tumuli yang*, F34 — welch letzteres Foramen zum *fons tumuli yin*, L9, durchgestochen wird — bei Herzrhythmusstörungen.]

Im Verein mit *foramen cardiacum*, Rs13, bei Tobsucht und Raserei.

Punktsuche und Behandlung:

Bei supiniertem Unterarm.

Nadelung:

Senkrecht bzw. geringfügig in Richtung auf die Ulna geneigt: 0,3 - 0,5 Zoll.

Moxibustion:

1 - 3 iF oder T: 5 - 15 Minuten.

impedimentale minus **C9** *f. puteale ligni*

impedimentale laetitiae **C7**

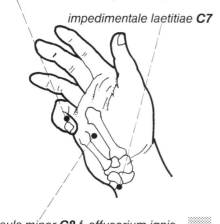

aula minor **C8** *f. effusorium ignis*

Abb. 143

**C. cardialis
C. intestini tenuis**

Aula minor	**Impedimentale minus**

Shaofu, Shao-fu, C8

Erläuterung des Namens:

„Die kleinere Versammlungshalle" — *Aula, fu,* bezeichnet eine „Versammlungshalle", in der öffentliche Angelegenheiten vollzogen werden und in der stets eine größere Anzahl von Menschen anwesend ist. Der Begriff ist ein Hinweis auf die energetische Akzentuierung des Foramens.

Lage:

Zwischen 4. und 5. Metakarpale an der Stelle, die, wenn man die Hand zur Faust ballt, von der Spitze des kleinen Fingers getroffen wird.

Spezielle Qualifikation:

Auf der *cardinalis cardialis* das *foramen effusorium quinque inductoriorum* — entsprechend der Wandlungsphase Feuer ▨ .

Wirkung:

Das *qi* in Mitte und *orbis renalis* stützend und regulierend, *calor* kühlend, das Yang bändigend und absenkend.

Befunde und Indikationen:

Atembeklemmung, große Furchtsamkeit, gedrückte Stimmung; heiße Handteller;

dumpfer, quälender Schmerz, Völlegefühl und Spannungsgefühl in der Brust; ziehender Schmerz im Oberarm, Spannungsgefühl vom Ellbogen in die Achselhöhle, Schmerzen im Thorax; der krampfhaft gekrümmte kleine Finger kann nicht gestreckt werden;

plötzlicher Chordapsus (Schmerzen im Unterleib usw.); Harnverhaltung oder Enuresis;

anhaltende Wechselfieber, wobei die Phasen mit Schüttelfrost bei beiden Geschlechtern von Juckreiz und Schmerzen im Genitale sowie Erektionen begleitet sind.

Punktsuche und Behandlung:

Das Foramen ist, wie angegeben, zu lokalisieren.

Nadelung:

Senkrechte Nadelung 0,2 - 0,5 Zoll.

Moxibustion:

3 - 5 iF.

Shaochong, Shao-ch'ung, C9

Erläuterung des Namens:

„Das kleinere Foramen impedimentale" — Funktionsbezeichnung: Der chinesische Begriff *chong,* lateinisch *impedimentale,* bezeichnet wörtlich eine breite Troßstraße, auf der schwerer und dichter Verkehr fließt. Im Zusammenhang der chinesischen Medizin wird der Terminus nicht nur zur Qualifikation einer besonderen Leitbahn, eben der Impedimentalis benutzt, sondern er ist auch in den Namen zahlreicher Foramina anzutreffen. *Impedimentale qi* z. B. bedeutet also, daß durch das so bezeichnete Foramen entweder große Mengen von *qi,* von aktiver Energie fließen und ausgetauscht werden, oder daß sie durch Einwirkung auf das Foramen mobilisiert werden können.

Lage:

An der medialen Außenseite des kleinen Fingers, 0,1 Zoll neben dem Nagelfeld.

Spezielle Qualifikation:

Auf der *cardinalis cardialis* das *foramen puteale quinque inductoriorum* — entsprechend der Wandlungsphase Holz ▤ .

Wirkung:

Das *qi* der Mitte stützend, *calor* kühlend, das Yang bändigend.

Befunde und Indikationen:

Fieber mit Unruhe und Spannungsgefühl im Körper, Kontravektionen, vergeblicher Brechreiz, Durst, gelbe Skleren, Schmerzen in Brust und Leibesmitte;

pituita im oberen Calorium mit gedrückter Stimmung und/oder Schreckhaftigkeit, Flexus-Ohnmacht;

occlusio des Halses mit Würgegefühl; sprunghafter Stimmungswechsel zwischen tiefer Depression und großer Heiterkeit.

Erste-Hilfe-Behandlung bei *vento percussio* [apoplektischen Anfällen].

Punktsuche und Behandlung:

An der supinierten Hand an der angegebenen Stelle.

Nadelung:

0,1 Zoll.

Moxibustion:

3 iF.

cardinalis intestini tenuis

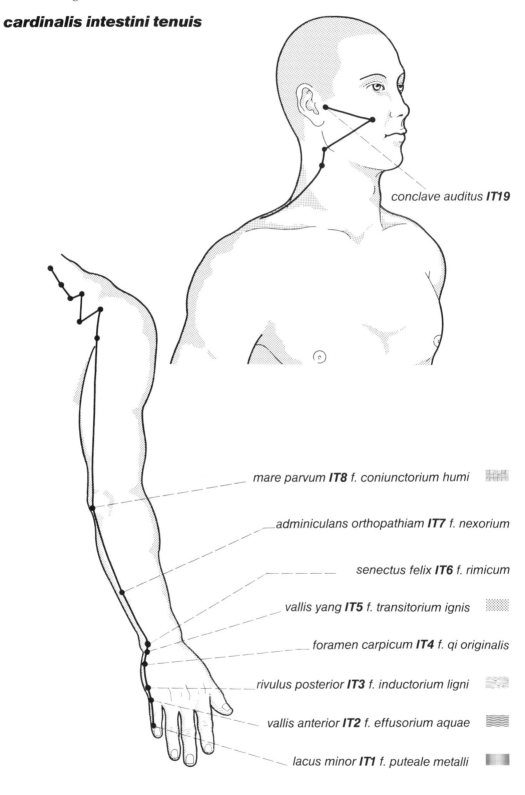

conclave auditus **IT19**

mare parvum **IT8** f. coniunctorium humi

adminiculans orthopathiam **IT7** f. nexorium

senectus felix **IT6** f. rimicum

vallis yang **IT5** f. transitorium ignis

foramen carpicum **IT4** f. qi originalis

rivulus posterior **IT3** f. inductorium ligni

vallis anterior **IT2** f. effusorium aquae

lacus minor **IT1** f. puteale metalli

Abb. 144

Foramina der *Cardinalis intestini tenuis yang maioris manus*

Lacus minor

Shaoze, Shao-tse, **IT1**

Erläuterung des Namens:

„Der kleinere Moorsee", das „Kleinere Wasser" — Man unterscheide den „Moorsee", *lacus, ze*, als einen Spender von Feuchtigkeit für die Umgebung vom *stagnum, chi*, „Teich", in dem sich einfach die Strömung eines fließenden Wassers verbreitet und vertieft. Ein *lacus* hat stets eine klimaregulierende und — in medizinischem Kontext — die Feuchtigkeit regulierende, den Säfteaustausch beeinflussende Wirkung.

Auch ist ausgedrückt, daß über dieses Foramen Reserven des Yin erschlossen werden können.

Lage:

An der Außenseite des kleinen Fingers, 0,1 PZ neben dem Nagelfeld.

Spezielle Qualifikation:

Auf der *cardinalis intestini tenuis* das *foramen puteale quinque inductoriorum* — qualifiziert durch die Wandlungsphasen Metall ▥ .

Wirkung:

Calor venti-Heteropathien zerstreuend; die Milch zum Fließen bringend.

Befunde und Indikationen:

Wechselfieber, geschlossene *species* und Schweißlosigkeit, *occlusio* des Halses mit Zusammenschnürungsgefühl und Atemnot, steifer Zunge, lallender Stimme, trockenem Mund, großer Unruhe;

Schwerhörigkeit, Nasenbluten; Husten, Nakkensteife, Kopfschmerzen, Schleier, der sich außen über die Hornhaut schiebt, Pterygium;

Speichelfluß aus dem Mund; spastische Verspannung des Arms, u. U. in die Flanken ausstrahlend, Steifheit des kleinen Fingers; *vento percussio* mit Ohnmacht; epileptische Anfälle;

Schwellung der Brust, ausbleibende oder zu geringe Milchsekretion.

Kombinationen:

Im Verein mit *inductorium hepaticum*, V18, *canthus nasalis*, V1, *cella pupillae*, F1, und *valles coniunctae*, IC4 — diese Foramina wahlweise und nach Befund — zur Behandlung des Pterygiums;

im Verein mit *cella pupillae*, F1, bei Schwellungen der Brustdrüse;

im Verein mit *valles coniunctae*, IC4, und *atrium pectoris*, Rs17, bei Ausbleiben der Milch nach der Geburt.

Punktsuche und Behandlung:

Auf der pronierten Hand an der angegebenen Stelle.

Nadelung:

0,1 Zoll.

Moxibustion:

1 - 3 iF oder T: 5 - 15 Minuten.

Vallis anterior

Qiangu, Ch'ien-ku, **IT2**

Erläuterung des Namens:

„Das vordere Tal" — Ein beschreibender Name des Situs.

Lage:

In der Vertiefung an der Grenze zwischen weißem und rotem Fleisch an der Mittelhandfalte, distal vom Metakarpo-Phalangeal-Gelenk.

Spezielle Qualifikation:

Auf der *cardinalis intestini tenuis* das *foramen effusorium quinque inductoriorum* — entsprechend der Wandlungsphase Wasser ≋ .

Wirkung:

Ventus bzw. *calor venti* zerstreuend; die Milch fließen lassend.

Befunde und Indikationen:

Schmerzen in Kopf und Nacken, Schwellung des Nackens, reißende Schmerzen in den Augen, Schleierbildungen im oder am Auge; Tinnitus; Nasenbluten, verstopfte Nase mit intensiv gelb gefärbtem Sekret; *occlusio* des Halses mit Zusammenschnürungsgefühl, Schwellung des äußeren Halses;

Schmerzen im Arm, die den Patienten hindern, diesen zu heben; Kribbeln oder Schmerzen in den Händen und Fingern; geschlossene *species* und Schweißlosigkeit bei bestehendem Fieber; Husten;

epileptische Anfälle;

Geschwülste der Brust, Ausbleiben der Milch nach der Geburt.

Punktsuche und Behandlung:

Der Patient ballt die Hand zur Faust, wobei das Foramen an der ulnaren Seite des kleinen Fingers vor der Querfalte des Grundgelenks gestochen werden kann.

Nadelung:

0,1 - 0,2 Zoll.

Moxibustion:

1 - 3 iF.

Rivulus posterior

Houxi, Hou-hsi, IT3

Erläuterung des Namens:

„Der hintere Wasserlauf" — Topologische Benennung des Foramens.

Lage:

Am Rand der Handquerfalte, proximal vom 5. Metakarpo-Phalangeal-Gelenk, bei halb geballter Faust an der Grenze von weißem und rotem Fleisch.

Spezielle Qualifikation:

1. Auf der *cardinalis intestini tenuis* das *foramen inductorium quinque inductoriorum* — entsprechend der Wandlungsphase Holz ▨ .

2. *Foramen copulo-conventorium*, über welches die *cardinalis intestini tenuis* mit der *sinarteria regens* in Verbindung steht.

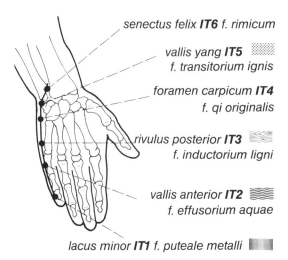

senectus felix **IT6** f. rimicum

vallis yang **IT5**
f. transitorium ignis

foramen carpicum **IT4**
f. qi originalis

rivulus posterior **IT3**
f. inductorium ligni

vallis anterior **IT2**
f. effusorium aquae

lacus minor **IT1** f. puteale metalli

Abb. 145

Wirkung:

Calor venti-Heteropathien zerstreuend, so die *nervus* (= Funktionen der Muskeln und Sehnen) entkrampfend, die Leitbahnen freimachend, die *sinarteria regens* durchgängig machend, das Bewußtsein klärend.

Befunde und Indikationen:

Wechselfieber mit Husten, Spannungsgefühl und Schmerzen in der Brust;
gerötete Augen, Schleierbildung über den Augen; Nasenbluten, verstopfte Nase; Schweiße im Schlaf;
Tinnitus, Taubstummheit oder Schwerhörigkeit;
Nackensteife und Kopfschmerzen; Spannungsgefühl und Druck in der Brust;
Schmerzen, Spannungsgefühle im Ellbogen, aber auch in den Fingern;
Übelkeit und Brechreiz; epileptische Anfälle; Ikterus und Ausschläge.

Kombinationen:

Im Verein mit *origo ascendentis yang*, V62, bei Nackensteife und ziehenden Schmerzen in Rücken und Schultern;
im Verein mit *aula venti*, Rg16, bei Kopfschmerzen;
im Verein mit *lacunae*, P7, bei Schmerzen, die von der Brust auf den Nacken übergehen;
im Verein mit *omnium defatigationum*, Rg14, und *foramen intermedium*, PC5, bei Wechselfieber;
im Verein mit *porta femoris*, V37, und entsprechenden *foramina ad hoc* bei akuten Verrenkungen oder chronischen Muskelschäden;
im Verein mit *medium palmae*, PC8, bei Ikterus [neuerlich auch bei Diabetes];
im Verein mit *omnium defatigationum*, Rg14, und *stagnum curvum*, IC11, bei Wechselfieber, in dessen Verlauf die Phasen mit Schüttelfrost gegenüber jenen mit Fieber überwiegen.

Punktsuche und Behandlung:

Die angegebene Stelle an der Seite des kleinen Fingers wird lokalisiert; Druck auf die Vertiefung bewirkt ein elektrisierendes oder analgesierendes Gefühl im Finger.

Nadelung:

0,2 - 1 Zoll;
bei der Behandlung lokaler Befunde (Krämpfe und Verspannungen der Finger) wird neuerdings noch tiefer auf 1,5 - 2 Zoll gestochen.

Moxibustion:

1 - 3 iF oder T: 5 - 15 Minuten.

Foramen carpicum

Wangu, Wan-ku, **IT4**

Erläuterung des Namens:

Bezeichnung des Situs.

Lage:

Am ulnaren Rand des Handtellers in einer Vertiefung zwischen 5. Metakarpale und dem *os triquetum*.

Spezielle Qualifikation:

Foramen originalis der *cardinalis intestini tenuis*.

Wirkung:

Bei *calor intimae* die geschlossene *species* öffnend, so *calor* oder *ardor* kühlend, *pituita* ableitend.

Befunde und Indikationen:

1. Vorwiegende *ventus*-Symptomatik: Fieber mit Schweißlosigkeit, Schmerzen in den Flanken, Beklemmungsgefühl und Unerträglichkeit einer horizontalen Lage; Wechselfieber mit Kopfschmerzen, großer Unruhe; Schwellung des Nackens und Halses; Tinnitus; Tränenfluß und Schleierbildung im Auge;
vento percussio [Apoplexie] mit Hemiplegie; Paresen und Lähmungen, spastische Verspannungen der Gliedmaßen;
pavor-Symptomatik im Kindesalter;
Schmerzen und Kraftlosigkeit des Handgelenks.
2. Vorwiegende *humor*- bzw. *humor venti*-Symptomatik: Ikterus, *sitis diffundens*.
[3. Die eklektische Medizin der Neuzeit nennt noch folgende Befunde: Diabetes, Gastritis, Cholezystitis, Entzündungen in Fingergelenken, Hand- und Ellbogengelenk.]

Kombinationen:

Im Verein mit *origo ascendentis yang*, V62, *clusa externa*, T5, und *fons scatens*, R1, bei Gelbe im Gefolge einer *algor laedens*-Erkrankung.
[Die eklektische Medizin nennt die Kombination mit *inductorium lienale*, V20, und *vicus tertius pedis*, S36, bei Diabetes.]

Punktsuche und Behandlung:

Man findet das Foramen, indem man sich am äußeren Rand des 5. Mittelhandknochens vom Foramen *rivulus posterior*, IT3, proximal bis zum *os triquetum* vortastet, vor dem das Foramen liegt.

Nadelung:

Senkrecht 0,2 - 0,3, neuerdings bis 1 Zoll.

Moxibustion:

3 iF oder T: 5 - 20 Minuten.

Vallis yang

Yanggu, Yang-ku, **IT5**

Erläuterung des Namens:

„Tal des Yang" — Ein Name, der auf Topologie und Funktion abhebt.

Lage:

In der Vertiefung zwischen dem *processus styloideus ulnae* und dem *os triquetum*.

Spezielle Qualifikation:

Auf der *cardinalis intestini tenuis* das *foramen transitorium quinque inductoriorum* — entsprechend der Wandlungsphase Feuer ▓ .

Wirkung:

Calor venti-Heteropathien zerstreuend.

Befunde und Indikationen:

Fieber ohne Schweiß, Schmerzen in den Flanken, Schwellung von Nacken und Hals; Schwerhörigkeit und Tinnitus; Zahnschmerzen;
occlusio des Halses mit Stimmverlust und Schlundkrämpfen;
Epilepsie, Tobsucht, aus dem geöffneten Mund hervorragende Zunge; sinnlose Reden, ziellos schweifender Blick;
beim Kleinkind Spasmen und Krämpfe, dabei Parese der Zunge und Unfähigkeit zu saugen.

Punktsuche und Behandlung:

Das Foramen wird an der bezeichneten Stelle am *processus styloideus ulnae* aufgesucht.

Nadelung:

0,2 - 0,3 Zoll.

Moxibustion:

3 iF.

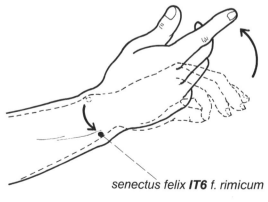

*senectus felix **IT6** f. rimicum*

Abb. 146

**c. cardialis
c. intestini tenuis**

Senectus felix

Yanglao, Yang-lao, IT6

Erläuterung des Namens:

„Glückliches Alter" — Bezeichnung des therapeutischen Ziels, das durch Einwirkung auf das Foramen anvisiert wird.

Lage:

An der radialen Seite des *processus styloideus ulnae*, 1 PZ proximal des Foramens *vallis yang*, IT5, in einer Vertiefung.

Spezielle Qualifikation:

Rimicum der *cardinalis intestini tenuis*.

Wirkung:

Den *orbis hepaticus* harmonisierend, so *ventus* zerstreuend, die *nervus* entkrampfend, die Netzbahnen durchgängig machend, die Sicht klärend.

Befunde und Indikationen:

Diffuse oder stechende, unerträgliche Schmerzen in Arm und Schulter, die kaum bewegt werden können; Nackensteife und Verspannung des Halses nach „Verliegen", d. h. schlechter Lage des Kopfs während des Schlafs;

unscharfe, schwache Sicht, Sehstörungen aller Art;

Rötung und Schwellung des Ellbogengelenks; Schmerzen in der Lendengegend; *occlusio* mit Ver-

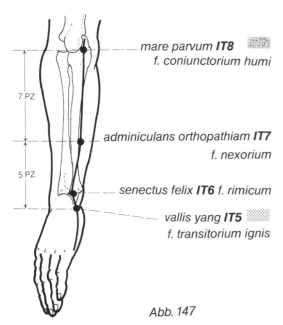

7 PZ

mare parvum **IT8**
f. coniunctorium humi

adminiculans orthopathiam **IT7**
f. nexorium

5 PZ

senectus felix **IT6** *f. rimicum*

vallis yang **IT5**
f. transitorium ignis

Abb. 147

spannung und Schmerzhaftigkeit der Füße bzw. unteren Gliedmaßen.

Punktsuche und Behandlung:

Wird der Arm leicht angewinkelt und die Handfläche der Brust zugekehrt, dann erscheint an der bezeichneten Stelle eine rinnenartige Vertiefung, an deren oberen Ende das Foramen gefunden werden kann.

Nadelung:

0,3 Zoll, in neuesten Werken 1 - 1,5 Zoll.

Moxibustion:

3 iF bzw. T: 5 - 10 Minuten.

Adminiculans orthopathiam

Zhizheng, Chih-cheng, IT7

Erläuterung des Namens:

„Foramen, das die Orthopathie stützt" — Ein allgemeiner Hinweis auf die Funktion des Punktes.

Lage:

Auf der Verbindungslinie zwischen den Foramina *vallis yang*, IT5, und *mare parvum*, IT8, 5 PZ proximal des erstgenannten Punktes, nahe dem Außenrand der Ulna.

Spezielle Qualifikation:

Foramen nexorium, durch welches die *cardinalis intestini tenuis* mit der *cardinalis cardialis* in Verbindung tritt.

Wirkung:

Das *qi hepaticum* mächtig stützend, so *ventus* und *calor venti*-Heteropathien austreibend.

Befunde und Indikationen:

Ventus bzw. *inanitas*-Befunde führen zu Gemütsstörungen aller Art, großer Furchtsamkeit, anhaltender Trübsinnigkeit, aber auch zu Raserei, Tobsucht und zu epileptischen Anfällen;

Fieber mit Schweißlosigkeit, Kopfschmerzen;

Folgen extremer Strapazen: Schwäche und Kraftlosigkeit der Gliedmaßen; quälende, oft unerträgliche Schmerzen in Ellbogen oder Arm, die dessen Bewegung verhindern; ähnliche Schmerzen in Hand und Fingern; bei Fieber auch Schmerzhaftigkeit des Rückens von den Lenden aufwärts bis zum Nacken, großer Durst;

Schwindelanfälle, Schwellung des äußeren Halses.

Punktsuche und Behandlung:

Bei angewinkeltem Ellbogen und pronierter Hand findet man das Foramen 5 PZ hinter dem Handgelenk am unteren Rand der Elle.

Nadelung:

0,3 Zoll.

Moxibustion:

3 - 5 iF.

Mare parvum

Xiaohai, Hsiao-hai, **IT8**

Erläuterung des Namens:

„Kleines Meer (= Ausgleichsreservoir)" — Funktionsbezeichnung des Punktes als Zugang zum Ausgleichsreservoir des *orbis hepaticus*.

Lage:

An der dorsalen Seite des Ellbogens in einer Vertiefung zwischen Olekranon der Ulna und der Spitze des mittleren *epicondylus humeri*.

Spezielle Qualifikation:

Auf der *cardinalis intestini tenuis* das *foramen coniunctorium quinque inductoriorum* — entsprechend der Wandlungsphase Erde 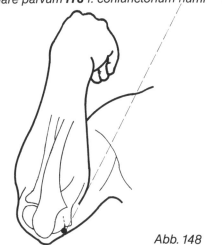 .

Wirkung:

Die *oo. hepaticus et cardialis* harmonisierend, so das Yang absenkend, *ventus* zerstreuend und *calor* kühlend, die Netzbahnen freimachend, Spasmen lösend.

Befunde und Indikationen:

1. Vorwiegende *ventus*-Befunde: Schmerzen, die sich auf den Nacken, den seitlichen Hals, die Schultern, den Oberarm und das Ellbogengelenk erstrekken, Schmerzen, die an der Rückseite des Arms emporziehen; Schwellungen des Zahnfleisches; Schwindel im Verein mit Schmerzen im Nacken;

2. *humor* bzw. *humor venti*-Symptomatik: Wechselfieber; offene und geschlossene Geschwüre und Schwellungen mit Schüttelfrost; Schwellungen des Ellbogengelenks und Schmerzen, die in die Axilla ausstrahlen; Bauchschmerzen;

epileptische Anfälle, während der der Patient blökende Laute ausstößt, Nackensteife, Krämpfe, Raserei; bei Schulterschmerzen Luxationsgefühl; Steifigkeit und Schmerzhaftigkeit des Nackens, die jede Kopfbewegung verhindern; Schmerzen im Oberarm, der sich wie gebrochen anfühlt;

Schwellung und Gedunsenheit des Gesichts; gelbe Skleren, Schwerhörigkeit; Schwindelanfälle.

Punktsuche und Behandlung:

Bei angewinkeltem Unterarm an der Innenseite in der Vertiefung zwischen den genannten Knochen.

Nadelung:

0,2 - 0,3 Zoll.

Moxibustion:

3 - 7 iF.

Rectum alae

Jianzhen, Chien-chen, **IT9**

Erläuterung des Namens:

„Geradheit der Schulter" — Ein Hinweis auf die therapeutische Absicht, nämlich die vollkommene Beweglichkeit und Funktionstüchtigkeit der Schulterpartie zu gewährleisten.

Lage:

Am Hinterrand des *promontorium humeri* und des *m. trapezius*, 1 PZ oberhalb der Achselfalte bei abduziertem Arm.

Wirkung:

Die Netzbahnen öffnend, *ventus* und *ventus humidus* zerstreuend.

Befunde und Indikationen:

Wechselfieber, Tinnitus und Schwerhörigkeit, Hitzegefühl und Schmerzen in der *fossa supraclavi-*

mare parvum **IT8** *f. coniunctorium humi*

Abb. 148

205

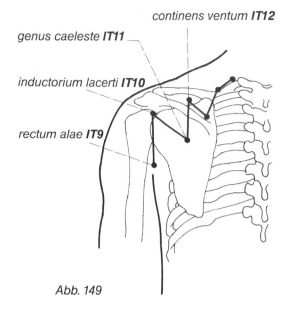

genus caeleste IT11

continens ventum IT12

inductorium lacerti IT10

rectum alae IT9

Abb. 149

cularis, Schmerzen und Paresen in den Gliedmaßen, auch in den Beinen und Füßen; Schmerzen in der Skapula und im Schultergelenk; Schwellung der Wange; Zahnschmerzen.

Punktsuche und Behandlung:

Das Foramen wird an der angegebenen Stelle am aufrecht sitzenden, den Arm an die Brust drückenden oder legenden Patienten gestochen:

Nadelung:

0,5 - 0,8 Zoll.

Moxibustion:

3 iF.

Inductorium lacerti

Naoshu, Nao-shu, IT10

Erläuterung des Namens:

„Induktorium des Armmuskels" — Bezeichnung von Lage und Funktion des Foramens.

Lage:

Am Unterrand der *spina scapuli*, senkrecht über der Achselfalte.

Spezielle Qualifikation:

Foramen copulo-conventorium, über welches die *cardinalis intestini tenuis* mit der *sinarteria ascendens* und der *sinarteria retinens yang* in Verbindung steht.

Wirkung:

Ventus-Heteropathien aller Art zerstreuend, *humor* ausleitend.

Befunde und Indikationen:

Heftige Schmerzen im Schultergelenk, die es dem Patienten unmöglich machen, den Arm zu heben oder zu abduzieren; aber auch Kraftlosigkeit des Gelenks;

Wechselfieber; Gedunsenheit und Schwellung verschiedener Körperteile.

[Die eklektische Medizin empfiehlt die Stimulation des Foramens auch bei Hypertonie.]

Kombination:

Im Verein mit wahlweise *promontorium humeri*, IC15, *stagnum curvum*, IC11, und *clusa externa*, T5, bei Gebrechlichkeit und Schwäche des Arms und der Hände im Senium.

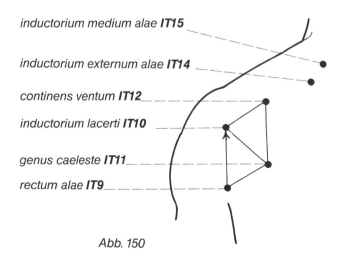

inductorium medium alae IT15

inductorium externum alae IT14

continens ventum IT12

inductorium lacerti IT10

genus caeleste IT11

rectum alae IT9

Abb. 150

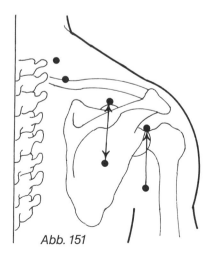

Abb. 151

Punktsuche und Behandlung:

Bei abduziertem Arm findet man das Foramen direkt über dem Foramen *rectum alae*, IT9, in der Vertiefung unterhalb und lateral der *spina scapulae*.

Nadelung:

0,8 Zoll.

Moxibustion:

3 iF.

Genus caeleste

Tianzong, T'ien-tsung, **IT11**

Erläuterung des Namens:

„Geschlecht des Himmels" — Eine poetische Benennung, die in keinem strengen Zusammenhang mit der Funktion steht, und deren historische Entstehung dunkel ist.

Zong, „Geschlecht", „Sippe", bedeutet die in der Erbreihe (und damit auch in *qi nativum*, *qi genuinum* und *qi ascitum*) fortwirkenden überpersönlichen Qualitäten des Individuums. Es ist nicht ersichtlich, wie die Stimulation des genannten Foramens hierzu eine besondere Beziehung schafft.

Lage:

Im Mittelpunkt der Vertiefung unterhalb der Skapula, die mit den Foramina *inductorium lacerti*, IT10, und *rectum alae*, IT9, ein Dreieck bildet.

Wirkung:

Humor venti lösend.

Befunde und Indikationen:

Schmerzen in Schulter und Oberarm, Schmerzen, die vom Ellbogengelenk an der Rückseite des Oberarms in die Schulter ziehen, dabei Unfähigkeit des Patienten, den Arm zu heben; auch Völlegefühl und Spannungsgefühl in Brust und Flanken, Stiche in der Brust, Husten und Kontravektionen; Schwellung von Wangen und Kiefergegend.

Punktsuche und Behandlung:

Der Punkt wird am aufrecht sitzenden Patienten leicht geortet.

Nadelung:

0,5 Zoll senkrecht.

Moxibustion:

3 iF.

Continens ventum

Bingfeng, Ping-feng, **IT12**

Erläuterung des Namens:

„(Foramen, über) das (man) *ventus* in den Griff bekommt" — Ein Hinweis auf die therapeutische Funktion des Foramens.

Lage:

Im Mittelpunkt der *fossa suprascapularis*, unmittelbar über dem Foramen *genus caeleste*, IT11.

Spezielle Qualifikation:

Foramen copulo-conventorium, über welches die *cardinalis intestini tenuis* mit den *cc. intestini crassi*, *cardialis*, *tricalorii*, *fellea et stomachi* in Verbindung steht.

Wirkung:

Ventus-Heteropathien zerstreuend.

Befunde und Indikationen:

Schmerzhaftigkeit und Bewegungsunfähigkeit des Schultergelenks.

Punktsuche und Behandlung:

Am aufrecht sitzenden Patienten an der angegebenen Stelle.

Nadelung:

Senkrecht 0,5 - 1 Zoll.

Moxibustion:

3 - 5 iF oder T: 5 - 15 Minuten.

Murus curvus

Quyuan, Ch'ü-yüan, **IT13**

Erläuterung des Namens:

„Gekrümmte Mauer" — Hier ein Hinweis auf das Aussehen des Situs an der Skapula.

Lage:

Am medialen Ende der *fossa supraclavicularis* in der Mitte zwischen dem Foramen *inductorium lacerti*, IT10, und dem *processus spinosus* des 2. Brustwirbels.

Wirkung:

Calor kühlend, *ventus* zerstreuend.

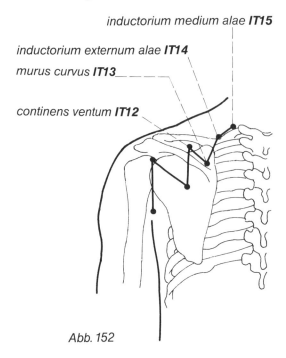

inductorium medium alae **IT15**

inductorium externum alae **IT14**

murus curvus **IT13**

continens ventum **IT12**

Abb. 152

Befunde und Indikationen:

Schmerzen im Schulterblatt, Steifheit und Verspannung der Nackenmuskulatur, *algor*-Flexus und Schmerzhaftigkeit des Oberarms, wobei die Schmerzen bis in den Ellbogen herabziehen können.

Punktsuche und Behandlung:

Am nach vorn übergelehnten Patienten orientiert man sich am Unterrand des *processus spinosus* des 1. Brustwirbels, entsprechend dem Foramen *via figulina*, Rg13, und findet das Foramen 3 PZ lateral davon in einer Vertiefung.

Nadelung:

0,6 Zoll.

Moxibustion:

3 - 7 iF.

Befunde und Indikationen:

Occlusio-Befund mit Schmerzhaftigkeit und Hitze am Schultergelenk; die Schmerzen strahlen in das Schulterblatt aus; auch ziehende Schmerzen und Stiche.

Punktsuche und Behandlung:

An einem zur Seite gelehnten Patienten in der Vertiefung an der genannten Stelle.

Nadelung:

0,5 - 0,8 Zoll.

Moxibustion:

3 - 5 iF.

Inductorium externum alae

Jian waishu, Chian wai-shu, **IT14**

Erläuterung des Namens:

„Äußeres Induktorium der Schulter" — Funktionsbezeichnung.

Lage:

In einer Vertiefung in 3 PZ Abstand lateral der Wirbelsäule, am oberen Paß der Skapula.

Wirkung:

Ventus und *ventus algidus*-Heteropathien lösend.

Inductorium medium alae

Jian zhongshu, Chien chung-shu, **IT15**

Erläuterung des Namens:

„Mittleres Induktorium der Schulter" — Bezeichnung von Funktion und Situs.

Lage:

In einer Vertiefung 2 PZ seitlich des Unterrands des *processus spinosus* des 7. Halswirbels.

Wirkung:

Humor venti-Heteropathien zerstreuend, *calor* kühlend, *pituita* ausleitend.

Befunde und Indikationen:

Husten und Kontravektionen, die blutigen Auswurf zutage fördern;
Wechselfieber; Sehstörungen verschiedener Art; Schmerzen in Schulter und Rücken.

Punktsuche und Behandlung:

Das entsprechend seiner Lage ermittelte Foramen am vorgebeugten Patienten.

Nadelung:

0,3 - 0,6 Zoll.

Moxibustion:

5 - 10 iF.

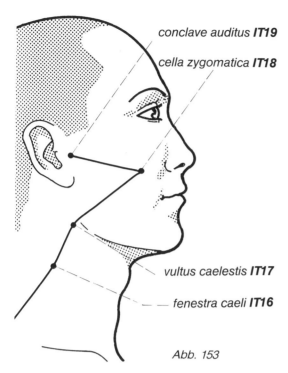

conclave auditus **IT19**

cella zygomatica **IT18**

vultus caelestis **IT17**

fenestra caeli **IT16**

Abb. 153

Fenestra caeli

Tianchuang, T'ien-ch'uang, **IT16**

Erläuterung des Namens:

„Fenster des Himmels" — „Fenster" ist eine Öffnung, durch welche das Menschlich-Soziale mit der Außenwelt, dem Kosmos, der Natur kommuniziert.

„Himmel" ist die Bezeichnung für die Gesamtheit aller aktiven, dynamisierenden kosmischen Einflüsse, ein Synonym der Natur.

Lage:

Am hinteren Rand des *m. sternocleido-mastoideus*, 0,5 PZ waagrecht hinter dem *foramen aquaticum*, IC18.

Wirkung:

Das *qi hepaticum* harmonisiernd, *ventus* austreibend, Spasmen und Paresen behebend.

Befunde und Indikationen:

Occlusio des Halses mit Zusammenschnürungsgefühl, plötzlichem Stimmverlust, Atembeklemmung, Schluckbeschwerden, Schwellung der Wangen und des äußeren Halses, Schmerzen im Hals; steifer Nacken, Schmerzen, die von den Schultern

in den Nacken ziehen, Unfähigkeit den Kopf zu wenden;
Schwerhörigkeit und Tinnitus; Hämorrhoiden.

Punktsuche und Behandlung:

Am sitzenden Patienten orientiert man sich vom Rand des *m. sternocleido-mastoideus* auf das Foramen zu, das man 3,5 PZ oberhalb des Kehlkopfknorpels findet.

Nadelung:

0,3 - 0,6 Zoll.

Moxibustion:

3 iF.

Vultus caelestis

Tianrong, T'ien-jung, **IT17**

Erläuterung des Namens:

„Antlitz des Himmels" — Ein poetischer Hinweis auf die Harmonisierung der Sinnesfunktionen im Kopfbereich durch die Wiederherstellung des Ausgleichs mit den kosmischen Einwirkungen („Himmel").

Lage:

Hinter dem Mandibularwinkel, am Vorderrand des *m. sternocleido-mastoideus*, auf einer Senkrechten unter dem Ohrläppchen.

Wirkung:

Ventus-Heteropathien, so auch *calor venti* zerstreuend, das *qi hepaticum* stützend; *humor* ausleitend.

Befunde und Indikationen:

1. Vorwiegende *ventus*-Befunde: Aphasie; Druck und Beklemmungsgefühl in der Brust, Atemnot; Kontravektionen und Auswurf dünnflüssigen Speichels; Zahnschmerzen; Schwerhörigkeit und Tinnitus;

2. *humor*-Befunde: *Occlusio* des Halses und Wechselfieber, Pflockgefühl im Hals, Struma, Zusammenschnürungsgefühl, Atemnot; Geschwüre an Hals und Nacken, Schmerzen im Hals, Unfähigkeit den Hals zu wenden.

Punktsuche und Behandlung:

Am aufrecht sitzenden Patienten an der bezeichneten Stelle unterhalb des Foramen *pluteus venti*, T17.

Nadelung:

0,1 - 0,8 Zoll.

Moxibustion:

3 - 5 iF.

Cella zygomatica

Quanjiao, Ch'üan-chiao, IT18

Erläuterung des Namens:

„Kellerloch der Wange" — Bezeichnung des Situs. Der chinesische Begriff *jiao*, lateinisch *cella*, bedeutet ein ausgemauertes oder zumindest abgeteuftes Erdloch zur Lagerung von Nahrungsreserven, selten als Notunterkunft benützt. *Jiao, cella*, wird in klassischen Texten nur ausnahmsweise, in neueren Texten hingegen durchgängig durch den Begriff *liao* ersetzt, der eine „Gelenkspalte" bezeichnet. Obwohl solches auf den ersten Blick die in medizinischem Zusammenhang vorzuziehende Schreibung zu sein scheint, zeigt die genaue Prüfung der entsprechenden Foramina-Namen, daß praktisch kein einziger solcher Punkt exakt auf oder über einer Gelenkspalte liegt. Deshalb ist weiterhin der klassischen Schreibung und Aussprache *jiao* — eben „Kellerloch" — der Vorzug zu geben. — Mit einem „Kellerloch" (*cella*) ist mithin eine zwar tast- und stechbare Öffnung zu verstehen, deren Inhalt und Reserven jedoch nur lokale Bedeutung besitzen (vgl. auch Porkert, *Theoretische Grundlagen...*, S. 168 f.)

Lage:

In der Mitte, am unteren Rand des *os zygomaticum* auf gleicher Höhe mit dem Foramen *accipiens odores*, IC20, und unterhalb des äußeren Kanthus.

Spezielle Qualifikation:

Foramen copulo-conventorium, über welches die *cardinalis intestini tenuis* mit der *cardinalis tricalorii* in Verbindung steht.

Wirkung:

Ventus-Heteropathien aller Art zerstreuend.

Befunde und Indikationen:

Spasmen und Paresen der Gesichtsmuskulatur mit verzerrtem Mund und verzerrter Augenregion; unbeherrschbare Zuckungen im Augenmuskel; auch Zahnschmerzen, Schwindelgefühl, Geschwüre an den Lippen.

Punktsuche und Behandlung:

Das Foramen ist an einem Patienten, der den unterstützten Kopf zurücklehnt, leicht zu bestimmen.

Nadelung:

0,2 - 0,3 Zoll.

Moxibustion:

Eine Moxibustion ist zwar nicht ausdrücklich kontraindiziert; da es sich jedoch bei den genannten Befunden immer um repletive Störungen handelt, ist sie vom Befund her nicht sinnvoll.

Conclave auditus

Tinggong, T'ing-kung, IT19

Erläuterung des Namens:

„Palast des Gehörs" — Ein Hinweis auf die Funktion des Foramens im Hinblick auf die Korrektur von Gehörstörungen.

Lage:

Vor dem Ohr in der Vertiefung, die sich zwischen Tragus und Kiefergelenk bildet, wenn der Mund leicht geöffnet ist.

Spezielle Qualifikation:

Foramen copulo-conventorium, über welches die *cardinalis intestini tenuis* mit den *cc. tricalorii et fellea* in Verbindung steht.

Wirkung:

Gehörstörungen aller Art, auch Tinnitus behebend.

Befunde und Indikationen:

Schwerhörigkeit, Taubheit, Tinnitus.

Kombinationen:

Im Verein mit beiden oder wahlweisen einem der beiden Foramina, nämlich *conventus auditus*, F2, oder *pluteus venti*, T17, bei akutem Gehörsturz.

Punktsuche und Behandlung:

Das Foramen ist bei schräg zur Seite gelegtem Kopf leicht zugänglich.

Nadelung:

0,3 - 0,5 Zoll.

Moxibustion:

3 - 5 iF.

cardinalis vesicalis

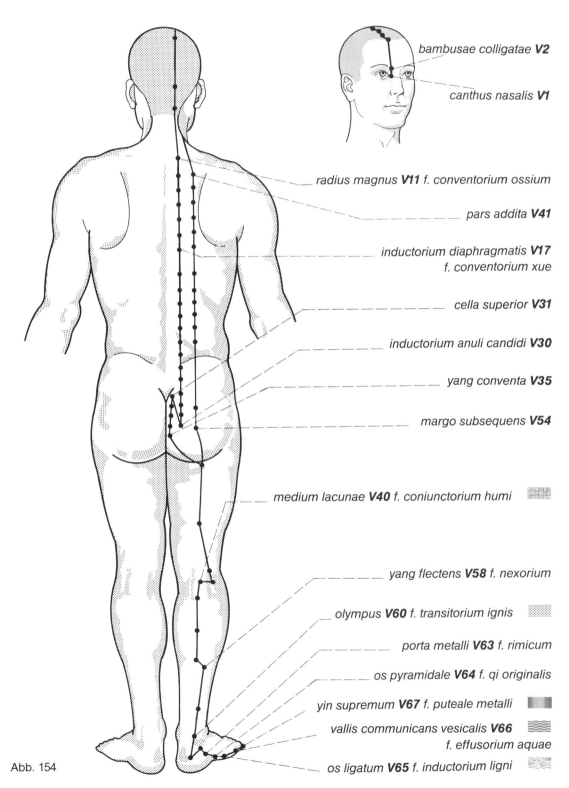

bambusae colligatae **V2**

canthus nasalis **V1**

radius magnus **V11** f. conventorium ossium

pars addita **V41**

inductorium diaphragmatis **V17**
f. conventorium xue

cella superior **V31**

inductorium anuli candidi **V30**

yang conventa **V35**

margo subsequens **V54**

medium lacunae **V40** f. coniunctorium humi

yang flectens **V58** f. nexorium

olympus **V60** f. transitorium ignis

porta metalli **V63** f. rimicum

os pyramidale **V64** f. qi originalis

yin supremum **V67** f. puteale metalli

vallis communicans vesicalis **V66**
f. effusorium aquae

os ligatum **V65** f. inductorium ligni

Abb. 154

Foramina der *Cardinalis vesicalis yang maioris pedis*

Canthus nasalis

Jingming, Ching-ming, V1

Erläuterung des Namens:

Die hier als normative Bezeichnung gewählte Übersetzung einer chinesischen Variante ist offensichtlich ein topologischer Terminus. Die in den chinesischen Werken häufigere Bezeichnung des Punktes bedeutet „Helle des Auges" und weist ebenso offensichtlich auf die mit der Einwirkung auf das Foramen verbundene therapeutische Absicht hin.

Lage:

Canthus nasalis.

Spezielle Qualifikation:

Foramen copulo-conventorium, durch welches die *cardinalis vesicalis* mit den *cc. intestini tenuis et stomachi* sowie mit den *sinarteriae ascendens yang et ascendens yin* verbunden ist.

Wirkung:

Ventus zerstreuend, *calor* kühlend, die Netzbahnen durchgängig machend, die Sicht klärend.

Befunde und Indikationen:

Calor venti bzw. *humor venti*-Befunde: Rötung des Auges und seiner Umgebung, Wucherungen am Lid, Tränenfluß, innere und äußere Schleier, Nachtblindheit, Trüb- und Kurzsichtigkeit. [Die eklektische Medizin der Neuzeit hat auf Grund dieser klassischen Hinweise folgende Indikationen der Ophthalmologie für die Stimulation des Foramens gegeben: Kurz- und Weitsichtigkeit, Brechungsanomalien, Farben- und Nachtblindheit, chronische und akute Bindehautentzündung, Entzündung des Sehnervs, Atrophie des Sehnervs, Entzündung der Netzhaut, grüner Star, Frühstadium des grauen Stars, Striae der Hornhaut, Pterygium, Lähmung des *nervus facialis*, Tränenfluß.]

Kombinationen:

Im Verein mit *interstitium ambulatorium*, H2, gegen Nachtblindheit;

im Verein mit *stagnum venti*, F20, *conquisitorium hepaticum*, H14, bei Pterygium;

im Verein mit *copulatio trium yin*, L6, bei Exophthalmus.

[Kombinationen der eklektischen Medizin: im Verein mit *clusa superior*, F3, *lacus minor*, IT1, und *valles coniunctae*, IC4, bei grauem Star und Pterygium;

im Verein mit *latus lacerti*, IC14, bei Schwellung und Rötung der Augenregion, Schmerzen im Auge und Tränenfluß;

im Verein mit *stagnum venti*, F20, *valles coniunctae*, IC4, *vicus tertius pedis*, S36, und *lumen ac splendor*, F37, bei Schrumpfung und Atrophie des Sehnervs.]

Punktsuche und Behandlung:

Der Punkt ist leicht zu finden. Besondere Umsicht erfordert seine Behandlung.

Das Gewebe in dieser Umgebung ist außerordentlich empfindlich, die Gefahr von Blutungen und Hämatomen groß. Der Patient ist anzuweisen, bei der Behandlung das Auge zu schließen und die Pupille lateral zu wenden. Nach erfolgtem Einstich soll er den Augapfel stillhalten, um Schmerz und andere Nebenwirkungen zu vermeiden. Andererseits darf eine eingestochene Nadel weder gedreht noch in anderer Weise bewegt werden.

Nadelung:

Die klassische Stichtiefe beträgt 0,1 Zoll; in jüngster Zeit werden in diesem Foramen die Nadeln in Tiefen von 1 - 1,5 Zoll vorgeschoben.

Moxibustion:

Die Moxibustion war zu allen Zeiten, ist auch heute im Hinblick auf den Befund wie aus technischen Rücksichten absolut kontraindiziert.

Bambusae colligatae

Cuanzhu, Ts'uan-chu, V2
(Variante: Stirps supercilii, Meiben, Mei-pen)

Erläuterung des Namens:

„Zusammengelegter Bambus" — Eine beschreibende Namensgebung, die die in Falten gelegten Brauen mit gerafften Bambusstangen vergleicht. Die Variante *stirps supercilii*, „Wurzel der Braue", kann als topologischer Name im engeren Sinn verstanden werden.

Lage:

Am medialen Ende der Braue, direkt über dem *canthus nasalis*, V1.

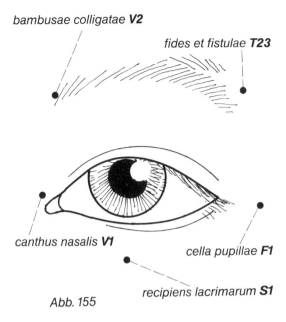

bambusae colligatae **V2**

fides et fistulae **T23**

canthus nasalis **V1**

cella pupillae **F1**

recipiens lacrimarum **S1**

Abb. 155

Wirkung:

Ventus zerstreuend, die Netzbahnen freimachend, die Sicht klärend.

Befunde und Indikationen:

1. Allgemein: Epilepsie, Ohnmacht und Tobsucht, Kopfschmerzen, [Fazialisparesen].
2. Ophthalmologisch: Fehlsichtigkeit, getrübte Sicht, Tränenfluß des Auges, Schwellungen und Rötung des Auges, Zuckungen des Augenmuskels; Jucken des Auges, stechender Schmerz im Auge.
[Die eklektische Medizin der Neuzeit ordnet diesem Foramen Befunde zu wie: Kurzsichtigkeit, akute Bindehautentzündung, Streifen auf der Hornhaut.]

Kombinationen:

Im Verein mit *stagnum venti*, F20, und *valles coniunctae*, IC4, bei Supraorbitalkopfschmerz;

im Verein mit *retinens capitis*, S8, bei Kopfschmerz im allgemeinen.

[Im Verein mit *yang extremum*, IC1, bei Netzhautblutungen;

im Verein mit *clusa superior*, F3, *stagnum venti*, F20, und *valles coniunctae*, IC4, bei akuter Bindehautentzündung;

im Verein mit *margo zygomaticus*, S2, bei Krämpfen und Lähmungen des Fazialis;

im Verein mit *canthus nasalis*, V1, und *vicus tertius pedis*, S36, bei Trübungen des Glaskörpers.]

Punktsuche und Behandlung:

Das Foramen findet sich am medialen Ende der Braue in einer Vertiefung.

Nadelung:

Klassisch senkrecht zu stechen, 0,1 - 0,3 Zoll.

Moxibustion:

Die Moxibustion ist kontraindiziert.

Impedimentale supercilii

Meichong, Mei-ch'ung, **V3**

Erläuterung des Namens:

„Foramen impedimentale der Braue" — Der chinesische Begriff *chong*, lateinisch *impedimentale*, bezeichnet wörtlich eine breite Troßstraße, auf der schwerer und dichter Verkehr fließt. Im Zusammenhang der chinesischen Medizin wird der Terminus nicht nur zur Qualifikation einer besonderen Leitbahn, eben der Impedimentalis benutzt, sondern er ist auch in den Namen zahlreicher Foramina anzutreffen. *Impedimentale qi* z.B. bedeutet also, daß durch das so bezeichnete Foramen entweder große Mengen von *qi*, von aktiver Energie fließen und ausgetauscht werden, oder daß sie durch Einwirkung auf das Foramen mobilisiert werden können.

Beschreibung von Funktion und Situs.

Lage:

Senkrecht oberhalb des Foramens *bambusae colligatae*, V2, an der Haargrenze.

Wirkung:

Ventus-Heteropathien zerstreuend.

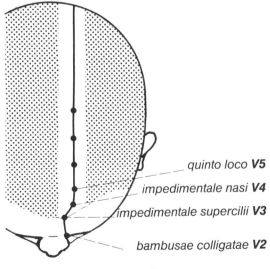

quinto loco **V5**

impedimentale nasi **V4**

impedimentale supercilii **V3**

bambusae colligatae **V2**

Abb. 156

Befunde und Indikationen:

Epilepsie und alle Arten von anfallsweise auftretenden *ventus percussiones*; auch Kopfschmerz im allgemeinen und verstopfte Nase.

Punktsuche und Behandlung:

Bei unterstütztem Kopf ist der Situs leicht zu behandeln.

Nadelung:

Schräge Nadelung in Richtung auf das Schädeldach 0,2 - 0,3 Zoll.

Moxibustion:

2 - 3 iF.

Impedimentale nasi

Qucha, Ch'ü-ch'a, **V4** (Variante: Bichong, Pi-ch'ung)

Erläuterung des Namens:

„Foramen impedimentale der Nase" — Übersetzung der Variante = Bezeichnung von Funktion und Situs. Zu „impedimentale" vgl. die Erläuterung des vorangehenden Foramens.

Lage:

1,5 PZ lateral des Foramens *vestibulum shen*, Rg24, und 0,5 PZ innerhalb der Haargrenze.

Wirkung:

Die *species* öffnend, *calor* kühlend, *ventus* zerstreuend.

Befunde und Indikationen:

Ventus-Befunde mit verschlossener *species*: Spannungsgefühl in Leibesmitte und Brust, Unruhe, Schweißlosigkeit bei erhöhter Temperatur, Schmerzen und Schwellung am Schädeldach, Fieber;

auch Sehstörungen, Nasenbluten, durch Sekret oder Wucherungen verstopfte Nase.

Punktsuche und Behandlung:

Das Foramen ist an der angegebenen Stelle leicht zu bestimmen.

Nadelung:

0,2 - 0,4 Zoll.

Moxibustion:

3 - 5 iF.

Quinto loco

Wuchu, Wu-ch'u, **V5**

Erläuterung des Namens:

„An der 5. Stelle" — Einerseits eine zählende Bezeichnung des Situs auf der Leitbahn — es handelt sich um das 5. Foramen der *cardinalis vesicalis*; andererseits jedoch auch eine Qualifikation des Foramens durch die ungerade Zahl 5, die dem Yang der Mitte und der Erde entspricht (vgl. S. 302).

Lage:

1,5 PZ seitlich des Foramens *stella superior*, Rg23, zugleich 1 PZ hinter der Haargrenze.

Wirkung:

Ventus-Heteropathien zerstreuend, die *species* und die Netzbahnen freimachend, Krämpfe lösend.

Befunde und Indikationen:

Schmerzen und Krämpfe der Rückenmuskulatur, Opisthotonus; Krampfanfälle im Kindes- und Erwachsenenalter, Epilepsie;

ventus-Befunde des Kopfes mit Fieber, Schwindel, verschwommener Sicht, gedämpftem Sensorium.

Punktsuche und Behandlung:

Am abgestützten Kopf an der angegebenen Stelle, zu der man sich auch vom Foramen *impedimentale nasi*, V4, hinorientieren kann.

Nadelung:

0,3 Zoll.

Moxibustion:

3 iF.

Recipiens luminem

Chengguang, Ch'eng-kuang, **V6**

Erläuterung des Namens:

„(Foramen, welches) das Licht aufnehmen läßt" — Funktion bzw. therapeutisches Ziel einer Behandlung des Foramens.

Lage:

1,5 PZ hinter dem Foramen *quinto loco*, V5.

Wirkung:

Ventus-Heteropathien zerstreuend, *humor* umwandelnd, Schleier weichen lassend.

c. vesicalis
c. renalis

Befunde und Indikationen:

Ventus-Heteropathien mit Schwindel, Kopfschmerzen, Brechreiz, Erbrechen, Übelkeit, verstopfter Nase, Geruchsverlust;

Spasmen oder Paresen des Mundmuskels; viel dünnflüssiger Ausfluß aus der Nase;

weiße Schleier am Auge, Nachtblindheit.

Punktsuche und Behandlung:

Bei leicht vorgeneigtem Kopf wird das Foramen wie angegeben aufgesucht.

Nadelung:

0,2 - 0,3 Zoll quer (!) zu stechen.

Moxibustion:

Kontraindiziert!

Caelo communicans

Tongtian, T'ung-t'ien, **V7**

Erläuterung des Namens:

„(Foramen, das) mit dem Himmel kommunizieren läßt — „Himmel" ist die Bezeichnung für die Gesamtheit aller aktiven, dynamisierenden kosmischen Einflüsse, ein Synonym der Natur.

Lage:

1,5 PZ hinter dem Foramen *recipiens luminem*, V6, und 1,5 PZ lateral der Pfeilnaht.

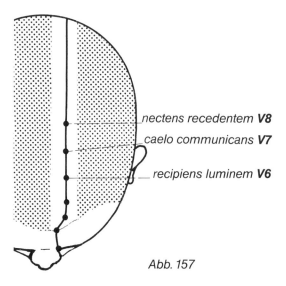

nectens recedentem **V8**

caelo communicans **V7**

recipiens luminem **V6**

Abb. 157

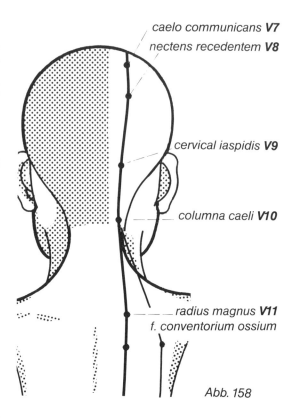

caelo communicans **V7**

nectens recedentem **V8**

cervical iaspidis **V9**

columna caeli **V10**

radius magnus **V11**
f. conventorium ossium

Abb. 158

Wirkung:

Ventus-Heteropathien zerstreuend, *humor venti*-Blockaden zerbrechend, Krämpfe lösend.

Befunde und Indikationen:

Ventus-Befunde bzw. *ventus humidus*-Befunde: Steifheit des Nackens mit erschwerter Kopfbewegung, Blutungen aus der Nase bzw. Fluß dünnflüssigen Sekrets, auch durch Sekret oder Wucherungen verstopfte Nase;

halbseitige Paresen der Gesichtsmuskulatur; Schwindelanfälle und Ohnmachten;

Schwellung des äußeren Halses, Struma.

Punktsuche und Behandlung:

Man kann das Foramen auch aufsuchen, indem man sich am Foramen *conventus omnium*, Rg20, orientiert, mit dem dieses auf gleicher Höhe liegt, jedoch im Abstand von 1,5 PZ lateral.

Nadelung:

0,2 - 0,3 Zoll.

Moxibustion:

3 iF.

Nectens recedentem

Luoque, Luo-ch'üeh, **V8**

Erläuterung des Namens:

„(Foramen, durch das man mit) Zurückweichendem Verbindung hält" — Ein poetischer Name, der vermutlich auf das Zurückweichen der Sinnesschärfe anspielt.

Lage:

1,5 PZ hinter dem Foramen *caelo communicans*, V7, 1,5 PZ lateral der Pfeilnaht.

Wirkung:

Ventus-Heteropathien zerstreuend, *humor venti* ableitend, die Netzbahnen freimachend, das *qi hepaticum* emporhebend und kräftigend.

Befunde und Indikationen:

Nachtblindheit, plötzlich eintretende Blindheit, Sehhindernisse innerhalb des Auges;
ferner Benommenheit, Spannung und Völlegefühl im Bauch;
auch Schwindelanfälle und Tinnitus; Spasmen, Raserei und Tobsuchtsanfälle.

Punktsuche und Behandlung:

Man orientiert sich an der Kopf- bzw. Körpermittellinie, von der man 1,5 PZ Abstand hält und findet das Foramen gerade unter dem Foramen *caelo communicans*, V7.

Nadelung:

0,2 - 0,3 Zoll.

Moxibustion:

3 iF.

Cervical iaspidis

Yuzhen, Yü-chen, **V9**

Erläuterung des Namens:

„Nackenstütze aus Jade" — „Nackenstütze" ist ein Hinweis auf den Situs am Hinterhaupt. „Jade" ist ein Emblem des Yin, der struktiven Energien und Reserven.

Lage:

Am seitlichen Oberrand des äußeren Hinterhauptvorsprungs, 1,3 PZ seitlich des auf der Mittel-

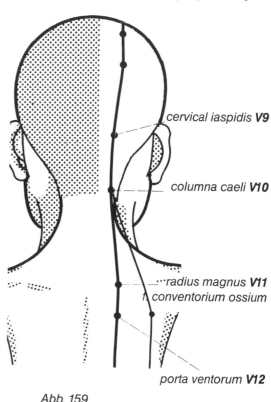

cervical iaspidis **V9**

columna caeli **V10**

radius magnus **V11**
conventorium ossium

porta ventorum **V12**

Abb. 159

linie liegenden Foramen *ostium cerebri*, Rg17, und senkrecht über dem sogleich zu erwähnendem Foramen *columna caeli*, V10.

Wirkung:

Ventus-Heteropathien zerstreuend, die Netzbahnen durchgängig machend.

Befunde und Indikationen:

Unerträgliche Schmerzen in den Augen, als ob diese aus ihren Höhlen gezogen würden, Kurzsichtigkeit;
heftige Kopfschmerzen;
Geruchsverlust.

Punktsuche und Behandlung:

An dem mit dem Gesicht nach unten liegenden Patienten orientiert man sich am Foramen *ostium cerebri*, Rg17.

Nadelung:

0,3 Zoll.

Moxibustion:

3 iF.

Columna caeli

Tianzhu, T'ien-chu, V10

Erläuterung des Namens:

„Säule des Himmels" — „Himmel" ist die Bezeichnung für die Gesamtheit aller aktiven, dynamisierenden kosmischen Einflüsse, ein Synonym der Natur.

„Säule" ist das Bild eines den Bau tragenden Elements, damit ein Hinweis auf die das Gesamtgefüge der Persönlichkeit stützenden bzw. tragenden Funktionen, die mit dem Foramen in Beziehung stehen.

Lage:

Das Foramen liegt am Schnittpunkt einer Horizontalen, die vom Hinterrand des Ohrläppchens nach hinten verlängert wird, mit einer Vertikalen, die vom Foramen *stagnum venti*, F20, nach oben verlängert wird — somit 1,3 PZ seitlich von *porta infantiae*, Rg15, und 0,5 PZ innerhalb der Haargrenze.

Wirkung:

Ventus-Heteropathien zerstreuend, *humor* umwandelnd, die Netzbahnen durchgängig machend.

Befunde und Indikationen:

Ventus und *humor venti*-Heteropathien: Drehschwindel und heftigste Kopfschmerzen, Schmerzen in den Augen, als ob diese aus ihren Höhlen gerissen würden; Spannungsgefühl und Schmerzhaftigkeit des Nackens; Nach-oben-Rollen der Augäpfel; Raserei;

verstopfte Nase und Geruchsverlust;

Schmerzen in Schultergürtel und Rücken, Schwellung des Halses und erschwertes Sprechen.

Punktsuche und Behandlung:

An dem auf dem Gesicht liegenden Patienten ist das Foramen wie angegeben zu bestimmen.

Nadelung:

0,3 - 0,5 Zoll.

Moxibustion:

Auf Grund der stets repletiven Befunde sinnlos.

Radius magnus

Dazhu, Ta-chu, V11

Erläuterung des Namens:

„Großes Weberschiffchen" — Der poetische Name ist vermutlich ein Hinweis auf das Aussehen des Situs.

Lage:

1,5 PZ seitlich des Dornfortsatzes des 1. Brustwirbels.

Spezielle Qualifikation:

1. *Foramen copulo-conventorium*, über welches die *cardinalis vesicalis* einerseits mit der *cardinalis intestini tenuis*, andererseits mit der *sinarteria regens* in Verbindung steht.

2. Überdies entspricht das Foramen dem *conventus ossum* unter den *foramina conventoria*.

Wirkung:

Ventus-Heteropathien, gepaart mit *algor* oder *calor*, zerstreuend, *ardor* kühlend, *calor humidus* ausleitend.

Befunde und Indikationen:

Erkältungsneigung, häufige *algor venti*-Erkrankungen;

permotiones [grippöse Befunde], Husten, Fieber, Kopfschmerzen;

auch Wechselfieber, *occlusio* des Halses (Zusammenschnürungsgefühl, Sprech- und Schluckerschwernis); Druck- und Beklemmungsgefühl in Brust und Leibesmitte, Schmerzen in Rücken und Lenden; Kopfschmerzen mit Schüttelfrost;

Fieberanfälle, von Schwindel begleitet;

Steifheit des Nackens, die u. U. mit Schmerzen in der Skapula einhergeht;

Schmerzen im Knie und Schwäche der Beine, langes Stehen wird nicht ertragen;

große Unruhe, leichte Ermüdbarkeit, häufig Abgeschlagenheit, Unternehmungsunlust; Spasmen in allen Gliedmaßen; Epilepsie oder epileptiforme Anfälle; Chordapsus.

Kombinationen:

[Im Verein mit *atrium pectoris*, Rs17, und *abundantia*, S40, bei Asthma;]

im Verein mit *incrementum et vigor*, Rg1, bei Chordapsus *intestini tenuis*.

Punktsuche und Behandlung:

Bei dem auf dem Gesicht liegenden Patienten orientiert man sich zweckmäßigerweise am Foramen *via figulina*, Rg13, von dem das gesuchte 1,5 PZ lateral gelegen ist.

Nadelung:

0,5 Zoll.

Moxibustion:

3 - 7 iF.

Porta ventorum

Fengmen, Feng-men, **V12** (Variante: Aula caloris, refu, Jo-fu)

Erläuterung des Namens:

„Pforte der Winde" — Hinweis auf den über dieses Foramen stets zur Behandlung anstehenden Grundbefund.

Die Variante *„aula caloris"*, also „Versammlungshalle von *calor"* deutet auf die wirksame Regulation von *calor*-Befunden durch eine Kräftigung des *orbis pulmonalis*, der ja für die Kühlung der aktiven Orbes ausdrücklich zuständig ist.

Lage:

1,5 PZ lateral vom *processus spinosus* des 2. Brustwirbels.

Spezielle Qualifikation:

Foramen copulo-conventorium, über welches die *cardinalis vesicalis* mit der *sinarteria regens* in Verbindung steht.

Wirkung:

Den *orbis pulmonalis* entfaltend und stützend, das *qi* harmonisierend, so *calor* kühlend, *ventus* zerstreuend, die Netzbahnen freimachend.

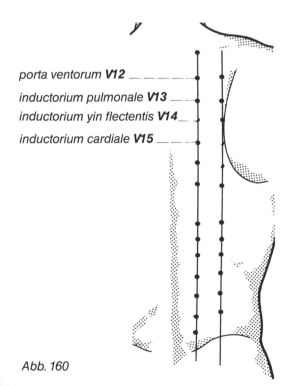

porta ventorum **V12**

inductorium pulmonale **V13**

inductorium yin flectentis **V14**

inductorium cardiale **V15**

Abb. 160

Befunde und Indikationen:

Fieber mit Kontravektionen, erschwerter Atmung, Keuchatmung, Husten; Geschwüre auf dem Rücken; Nasenbluten, häufiges Niesen, auch klarer Nasenfluß; Nackensteife und Kopfschmerzen, Schwindel, Hitzegefühl im Thorax und Unerträglichkeit einer horizontalen Lage; auch *permotiones* [grippöse Befunde und Erkältungen]; Übelkeit.

[Die eklektische Medizin der Neuzeit wirkt auf dieses Foramen ein bei Grippe, Bronchitis, Pneumonie, Pleuritis, Asthma; Neurasthenie.]

Kombinationen:

[Im Verein mit *omnium defatigationum*, Rg14, *valles coniunctae*, IC4, oder *via figulina*, Rg13, bei epidemischer Grippe. (Im Anschluß an die Nadelung kann das Foramen geschröpft werden.)

Im Verein mit *stagnum curvum*, IC11, *lacunae*, P7, und *mare xue*, L10, bei Urtikaria;

im Verein mit *inductorium pulmonale*, V13, und *lacunae*, P7, bei Pleuritis.]

Punktsuche und Behandlung:

Der Patient kann sitzen, auf dem Gesicht liegen oder sich nach vorn übergebeugt aufstützen, stets findet man das Foramen an der angegebenen Stelle.

Nadelung:

Senkrecht oder mit geringer Neigung der Nadelspitze in Richtung auf die Wirbelsäule: 0,5 - 1 Zoll;

auch queres Stechen (*punctura transversa*) ist möglich, dabei Stichtiefe: 1 - 2 Zoll.

Moxibustion:

3 - 5 iF oder T: 5 - 15 Minuten.

Inductorium pulmonale

Feishu, Fei-shu, **V13**

Erläuterung des Namens:

„Induktorium des Rückens für den *orbis pulmonalis"* — Funktionsbezeichnung.

Lage:

1,5 PZ lateral des Dornfortsatzes des 3. Brustwirbels.

Spezielle Qualifikation:

Inductorium dorsale für den *orbis pulmonalis*.

Wirkung:

Die *oo. pulmonalis et renalis* stützend und harmonisierend, das *qi* regulierend, das Yin kräftigend, *calor* kühlend, das Yang absenkend.

c. vesicalis c. renalis

Befunde und Indikationen:

1. Streß-Symptomatik: Phtise, große Erschöpfbarkeit, Verkrümmungen des Rückgrats, Kurzatmigkeit, Schweiße während des Schlafs, Husten mit Schmerzen in der Brust, trockener Mund;

2. *humor*-Befunde: Ikterus, Schmerzen und Spannung in Leibesmitte und Flanken, Übelkeit, Brechreiz, Appetitlosigkeit;

3. *ventus*-Befunde: große Erregbarkeit, Raserei, Selbstmordversuche; *permotiones* [grippöse Befunde], Steifheit des Nackens; Krämpfe und Paresen der Gliedmaßen; Struma; *occlusio* des Halses mit Zusammenschnürungsgefühl, Atemnot, Schluckbeschwerden; Epilepsie und Anfallsgeschehen.

Kombinationen:

Im Verein mit dem Foramen *processus caelestis*, Rs22, bei Husten.

[Die neuere eklektische Medizin hat das Foramen stimuliert im Verein mit *atrium pectoris*, Rs17, *aula media*, P1, und *clusa interna*, PC6, bei bronchiolärem Asthma, im Verein mit *columna caeli*, V10, *omnium defatigationum*, Rg14, *tegmen floreum*, Rs20, *dioptra mobilis*, Rs21, *lacus pedalis*, P5, und *vicus tertius pedis*, S36, bei Tuberkulose.

Gemoxt wurde es im Verein mit den ebenfalls gemoxten Foramina *omnium defatigationum*, Rg14, *venae et viscera*, und V43, bei chronischer Bronchitis.]

Punktsuche und Behandlung:

Man sucht das Foramen am aufrecht sitzenden oder auf dem Gesicht liegenden Patienten an der bezeichneten Stelle.

Nadelung:

Senkrechte Nadelung 0,3 - 1 Zoll; Quernadelung neuerdings 1 - 2 Zoll.

Moxibustion:

3 - 5 iF oder T: 5 - 15 Minuten.

Inductorium yin flectentis

Jueyinshu, Chüeh-yin-shu, V14

Erläuterung des Namens:

„*Inductorium dorsale* des Weichenden Yin" — Durch welches die *oo. hepaticus et pericardialis* übergreifend qualifiziert sind.

Lage:

1,5 PZ lateral des Dornfortsatzes des 4. Brustwirbels.

Spezielle Qualifikation:

Inductorium dorsale yin flectentis.

Wirkung:

Den *orbis pericardialis* harmonisierend.

Befunde und Indikationen:

Kontravektionen im Brustraum mit Übelkeit, Brechreiz und Erbrechen, Klumpengefühl in der Leibesmitte, Druck auf Brust und Beklemmungsgefühl, Husten und Zahnschmerzen.

Kombination:

Im Verein mit *inductorium praecordiale*, V17, und *urbs yin*, R19, bei Palpitationen.

Punktsuche und Behandlung:

Das Foramen ist am liegenden Patienten aufzusuchen.

Nadelung:

Senkrecht 0,5 - 1 Zoll; quer 1 - 2 Zoll.

Moxibustion:

3 - 7 iF bzw. T: 5 - 15 Minuten.

Inductorium cardiale

Xinshu, Hsin-shu, V15

Erläuterung des Namens:

„*Inductorium dorsale* des *orbis cardialis*" — Funktionsbezeichnung.

Lage:

1,5 PZ lateral des Dornfortsatzes des 5. Brustwirbels.

Spezielle Qualifikation:

Inductorium dorsale des *orbis cardialis*.

Wirkung:

Den *orbis cardialis* stabilisierend, sedierend, das *xue* regulierend, das *qi* harmonisierend.

Befunde und Indikationen:

1. Hauptbefunde: Husten, der blutigen Auswurf zutage fördert, Schmerzen und Beklemmungsgefühl in der Brust, große Unruhe und Nervosität; Vergeßlichkeit; verzögerte Sprechfähigkeit der Kinder (die u. U. Jahre auf sich warten läßt); profuse Schweiße, hochrote Lippen.

2. *Ventus*-Befunde: Hemiplegie, große Erregung, Bewußtseinstrübung, Unruhe auf dem Lager.

3. *Humor*-Befunde: Übelkeit, Brechreiz, Wechselfieber, heiße Handteller und Fußsohlen.

4. *Inanitas* des *orbis renalis*: Schweiße während des Schlafs.

[Die eklektische Medizin der Neuzeit hat auf dieses Foramen eingewirkt bei Neuralgien der Interkostalnerven, Neurasthenie, rheumatischen Herzkrankheiten, Vorhofflimmern, Tachykardie, Schizophrenie, Epilepsie.]

Punktsuche und Behandlung:

Der Patient liegt auf dem Bauch.

Nadelung:

Klassisch 0,3 Zoll; in den neuesten Werken der eklektischen Medizin 0,5 - 1 Zoll, wobei jeder tiefere Stich im Hinblick auf die anatomischen Verhältnisse zu vermeiden ist.

Moxibustion:

3 - 7 iF oder T: 5 - 15 Minuten.

Inductorium regentis

Dushu, Tu-shu, V16

Erläuterung des Namens:

„*Inductorium dorsale* der *sinarteria regens*". — Vgl. oben, S. 121ff.

Lage:

Lateral 1,5 PZ von der Rückenmittellinie entfernt auf der Höhe des Zwischenraums zwischen 6. und 7. Brustwirbels.

Spezielle Qualifikation:

Inductorium dorsale der *sinarteria regens*.

Wirkung:

Das *qi* in die Mitte und Tiefe führend, *pituita*-Blockaden zerschlagend.

Befunde und Indikationen:

Wechselfieber mit Schmerzen in Brust und Leibesmitte; Borborygmus, lautes Kollern in den Eingeweiden, Kontravektionen mit Schluckauf.
[Befunde der ekletischen Medizin: Endokarditis und Perikarditis, Zwerchfellkrämpfe, Mastitis; Pruritus.]

Punktsuche und Behandlung:

Der Patient liegt auf dem Bauch. Man orientiert sich an dem unterhalb des 6. Brustwirbels gelegenen Foramen *turris vis structivi*, Rg10.

Nadelung:

Schräges Stechen: 0,7 - 1 Zoll.

Moxibustion:

3 - 5 iF oder T: 5 - 10 Minuten.

Inductorium diaphragmatis

Geshu, Ko-shu, V17

Erläuterung des Namens:

„*Inductorium dorsale* des Zwerchfells", d. h. der Leibesmitte. — Der chinesische Begriff *ge*, „Zwerchfell", entspricht als Modellvorstellung der funktionellen Zusammenhänge, nicht hingegen als *nomen anatomicum* dem Zwerchfell! *Ge* ist die Grenze zwischen Oben und Unten, aber zugleich auch der Ort des Austausches, des Übergangs, der Osmose. Mithin ist das *inductorium diaphragmatis* zuständig für diesen Austausch zwischen Oben und Unten, zwischen Yang und Yin.

Lage:

1,5 PZ lateral des Dornfortsatzes des 7. Brustwirbels.

Spezielle Qualifikation:

Conventus des *xue* (*foramen conventorium* für das *xue*).

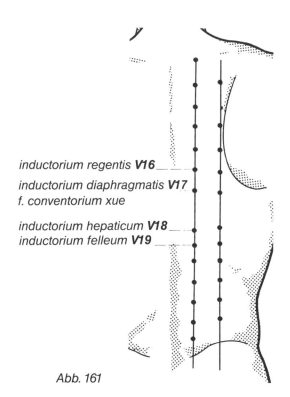

inductorium regentis **V16**
inductorium diaphragmatis **V17**
f. conventorium xue

inductorium hepaticum **V18**
inductorium felleum **V19**

Abb. 161

Wirkung:

Das *xue* regulierend, Stasen zerteilend; Spannung in Brust und Leibesmitte lösend, *inanitas* und Defizienzen auffüllend.

Befunde und Indikationen:

1. *Inanitas* des *orbis renalis* mit spontanen Schweißen oder Schweißen während des Schlafs.
2. *Pituita*, *calor humidus* oder *inanitas* der Mitte: Erbrechen, Druckgefühl in der Leibesmitte, Abneigung gegen alle Speisen oder Leibschmerzen sogleich nach der Nahrungsaufnahme; Schmerzen in Flanken und Bauch;
große Müdigkeit, Gliederschwere, Schlafsucht; heftiges Erbrechen;
occlusio des Halses mit Würgegefühl und Schluckunfähigkeit; Koliken mit Husten oder Schluckauf; Schmerzen oder Stiche in der Brust; Gedunsenheit des Leibes, Völlegefühl in der Rippengegend und im Bauch.

Kombinationen:

Im Verein mit *venae et viscera*, V43, und *abundantia*, S40, bei massiven *pituita*-Befunden;
im Verein mit *inductorium medium alae*, IT15, *valles coniunctae*, IC4, und *medium lacunae*, V40, bei Blutungen;
[im Verein mit *laetitia repressa*, S45, bei Atonie des Verdauungstrakts;
im Verein mit *processus caelestis*, Rs22, *atrium pectoris*, Rs17, *conquisitorium cardiale*, Rs14, und *vicus tertius pedis*, S36, bei Zwerchfellkrämpfen;
im Verein mit *omnium defatigationum*, Rg14, *inductorium stomachi*, V21, *mare xue*, L10, und *vicus tertius pedis*, S36, bei Blutarmut;]
im Verein mit *emissarium transitorium*, P8, bei *occlusio* des Halses.

Punktsuche und Behandlung:

Wie bei den vorangehenden Foramina im Hinblick auf diesen Situs.

Nadelung:

0,3 - 0,5 Zoll.

Moxibustion:

5 - 7 iF.

Inductorium hepaticum

Ganshu, Kan-shu, **V18**

Erläuterung des Namens:

„*Inductorium dorsale* des *orbis hepaticus*" — Funktionsbezeichnung

Lage:

1,5 PZ lateral des Dornfortsatzes des 9. Brustwirbels.

Spezielle Qualifikation:

Inductorium dorsale des *orbis hepaticus*.

Wirkung:

Die *oo. hepaticus et felleus* kräftigend, *calor humidus* kühlend und ausleitend, das *qi* harmonisierend, Blockaden auflösend, die Augen klärend.

Befunde und Indikationen:

Große Reizbarkeit, Jähzorn, *congelationes et concretiones*, dabei Klumpengefühl und Schmerzen in der Leibesmitte; Husten mit stechenden Schmerzen in Brust und Flanken; Schmerzen in Rückgrat und Rücken;
Schreckhaftigkeit, große Erregbarkeit, Nervosität, Raserei, Tobsucht; Auswurf blutigen Sputums; Krämpfe im Unterschenkel und in anderen Gliedmaßen;
Augenkrankheiten aller Art, vor allem in Anschluß an Fieberkrankheiten, Fehlsichtigkeit, Kurzsichtigkeit, tränende Augen;
Schwindel und Kurzatmigkeit;
Ikterus;
Regelstörungen;

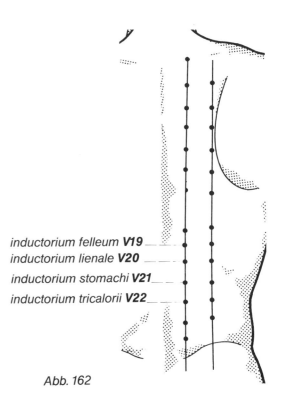

inductorium felleum **V19**
inductorium lienale **V20**
inductorium stomachi **V21**
inductorium tricalorii **V22**

Abb. 162

[die eklektische Medizin der Neuzeit behandelt über das Foramen auch Neurasthenie, Interkostalneuralgien sowie akute und chronische Hepatitis und Cholezystitis.]

Kombinationen:

Im Verein mit *porta fortunae*, Rg4, bei Sehstörungen;
im Verein mit *lacus minor*, IT1, bei Pterygium;
im Verein mit *conquisitorium lienale*, H13, und *fons tumuli yin*, L9, bei Krämpfen in der Rückenmuskulatur;
im Verein mit *medium lacunae*, V40, oder *yang extremum*, IC1, bei Nachtblindheit.

Punktsuche und Behandlung:

Wie bei den vorangehenden Punkten.

Nadelung:

0,3 - 0,5 Zoll.

Moxibustion:

3 - 7 iF oder T: 5 - 12 Minuten.

3. *inanitas* des *orbis renalis* mit Kraftlosigkeit, spontanen Schweißen oder Schweißen während des Schlafs, rasche Erschöpfbarkeit;
[summarische Befunde der eklektischen Medizin: Ikterus, Hepatitis, Cholezystitis, Gastritis, Askaridose, Tuberkulose der Lymphdrüsen, Neuralgien im Steißbein.]

Kombinationen:

Im Verein mit *conquisitorium lienale*, H13, bei Schmerzen in den Flanken und Beklemmungsgefühl, das den Patienten eine horizontale Lage nicht ertragen läßt.
[Im Verein mit *yang supremum*, Rg9, *vicus tertius pedis*, S36, und *impedimentale maius*, H3, bei akuter infektiöser Hepatitis.]

Punktsuche und Behandlung:

Wie bei den vorangehenden.

Nadelung:

0,3 - 0,5 Zoll.

Moxibustion:

3 - 7 iF oder T: 5 - 15 Minuten.

Inductorium felleum

Danshu, Tan-shu, V19

Erläuterung des Namens:

„*Inductorium dorsale* des *orbis felleus*" — Funktionsbezeichnung.

Lage:

1,5 PZ lateral vom Zwischenraum zwischen 10. und 11. Brustwirbel.

Spezielle Qualifikation:

Inductorium dorsale des *orbis felleus*.

Wirkung:

Calor-Heteropathien aus den *oo. hepaticus et felleus* ableitend, den *orbis lienalis* harmonisierend, den *orbis stomachi* stützend, die Leibesmitte freimachend, entspannend.

Befunde und Indikationen:

1. *Calor venti*-Befunde: Heftige Kopfschmerzen im Verein mit Schüttelfrost, Fieber ohne Schweiß;
2. *calor humidus*-Symptomatik: Schwellungen in der Achselhöhle; bitterer Mundgeschmack und trockener Mund; Halsschmerzen; vergeblicher Brechreiz; Widerwillen gegen Speisen, Übelkeit; Schwellung und Schmerzen von Unterleib und Flanken; gelbe Skleren;

Inductorium lienale

Pishu, P'i-shu, V20

Erläuterung des Namens:

„*Inductorium dorsale* des *orbis lienalis*" — Funktionsbezeichnung.

Lage:

1,5 PZ lateral des Dornfortsatzes des 11. Brustwirbels.

Spezielle Qualifikation:

Inductorium dorsale des *orbis lienalis*.

Wirkung:

Das *qi lienale* harmonisierend, die Verdauung und Assimilation stützend, *humor* und Feuchtigkeit eliminierend, Bauenergie und *xue* regulierend.

Befunde und Indikationen:

Abmagerung trotz guter und reichlicher Ernährung; Völlegefühl in den Flanken; Wechselfieber; Gedunsenheit und Wassersucht; Ikterus, häufiges Niesen, *congelationes et concretiones* in Leibesmitte und Unterleib; Appetitlosigkeit; Tympanie und Völlegefühl des Unterleibs bei gleichzeitigen Schmerzen in Brust und Rücken, *pituita*-Befunde aller Art; Schluckauf, Diarrhoe; Senkung des Uterus; große Müdigkeit, rasche Erschöpfbarkeit.

[Befunde der eklektischen Medizin der Neuzeit: Geschwüre, nervöses Erbrechen, Urtikaria, Blutarmut, Vergrößerung der Leber, Ikterus.]

Kombinationen:

Im Verein mit *inductorium vesicale*, V28, bei *inanitas* des *orbis lienalis* und schwacher Verdauung;

im Verein mit *inductorium hepaticum*, V18, und *foramen cardiacum*, Rs13, bei Hämoptoe und Nasenbluten;

im Verein mit *foramen cardiacum*, Rs13, *origo ascendentis yang*, V62, und *fons tumuli yang*, F34, bei Blutungen aus dem Magen.

[Im Verein mit dem *inductorium diaphragmatis*, V17, dem *inductorium renale*, V23, und dem *inductorium lienale*, V20, bei Diabetes;

im Verein mit *omnium defatigationum*, Rg14, *vicus tertius pedis*, S36, und *copulatio trium yin*, L6, — letztere zu moxen — bei Leukozytenmangel.]

Punktsuche und Behandlung:

Der Patient liegt auf dem Bauch.

Nadelung:

0,3 - 0,5 Zoll.

Moxibustion:

3 - 7 iF oder T: 5 - 12 Minuten.

Inductorium stomachi

Weishu, Wei-shu, **V21**

Erläuterung des Namens:

„*Inductorium dorsale* des *orbis stomachi*" — Funktionsbezeichnung.

Lage:

1,5 PZ lateral des Zwischenraums zwischen 12. Brust- und 1. Lendenwirbel.

Spezielle Qualifikation:

Inductorium dorsale des *orbis stomachi*.

Wirkung:

Die *oo. lienalis et stomachi* stützend und harmonisierend, *humor* umwandelnd, Blockaden zerbrechend.

Befunde und Indikationen:

1. *Algor* und/oder *inanitas* der Mitte: Fehlender Appetit, Abmagerung trotz reichlicher Nahrungs-

aufnahme, gespannter, oft schmerzhafter Unterleib, Erbrechen, Brechreiz, Übelkeit, auch Brechdurchfälle;

Schlafstörungen oder Schlaflosigkeit bei gleichzeitig schlechtem Appetit;

Pädatrophie, die Kinder erbrechen die aufgenommene Milch oder sie magern trotz reichlicher Nahrungaufnahme ab.

2. *Humor venti*-Befunde: Spannungsgefühl, Druckgefühl in Brust und Flanken, Schmerzen und Muskelkrämpfe im Rücken.

[Die eklektische Medizin der Neuzeit stimuliert das Foramen bei Gastritis, Magenerweiterung, Magensenkung, Magengeschwüren, Pankreatitis, Hepatitis, Enteritis.]

Kombinationen:

Im Verein mit *inductorium intestini crassi*, V25, bei spastischen Lähmungen;

im Verein mit *inductorium renale*, V23, bei *algor inanitatis o. stomachi* und Abmagerung trotz reichlicher Nahrungsaufnahme;

im Verein mit *prima clusarum*, Rs4, bei Schüttelfrost, der an Schultern und Rücken am stärksten empfunden wird.

[Im Verein mit *inductorium lienale*, V20, *conquisitorium stomachi*, Rs12, und *vicus tertius pedis*, S36, bei chronischer Gastritis;

im Verein mit einer transversen Punktur des *inductorium stomachi*, V21, zum *inductorium lienale*, V20, und einer transversen Punktur des *conquisitorium stomachi*, Rs12, zum *foramen cardiacum*, Rs13, bei Magengeschwüren.]

Punktsuche und Behandlung:

Am auf dem Bauch liegenden Patienten ist das Foramen an der angegebenen Stelle leicht zu bestimmen.

Nadelung:

0,3 - 0,5 Zoll.

Moxibustion:

1 - 7 iF, je nach Alter des Patienten.

Inductorium tricalorii

Sanjiaoshu, San-chiao-shu, **V22**

Erläuterung des Namens:

„*Inductorium dorsale* des *orbis tricalorii*" — Funktionsbezeichnung des Beeinflussungspunktes für die Regulation des gesamten Säftehaushalts.

Lage:

1,5 PZ lateral vom Zwischenraum zwischen 1. und 2. Lendenwirbel.

Spezielle Qualifikation:

Inductorium dorsale des *orbis tricalorii.*

Wirkung:

Die Dynamik des *qi* anfachend, den Säftehaushalt harmonisierend, so *humor* umwandelnd, Feuchtigkeit kanalisierend.

Befunde und Indikationen:

Humor- und *pituita*-Befunde aller Art: *Congelationes et concretiones*, Auftreibung des Leibes bei allgemeiner Abmagerung, Gedunsenheit und Ikterus; Unfähigkeit Speisen und Getränke aufzunehmen; solche werden zumeist rasch wieder erbrochen; zusammengebrochene Verdauung, Diarrhoe, Kollern in den Eingeweiden;
Kopfschmerzen *algoris laedentis*, Kopfschmerzen und Schwindel; Schmerzen ziehender Art in Rücken und Schultern, Verspannung, Steifigkeit des Rückens und der Lenden, die jede Beugung erschweren oder unmöglich machen.
[Die eklektische Medizin der Neuzeit nennt folgende Befunde: Gastritis, Enteritis, Nephritis, Aszites, Neurasthenie.]

Kombination:

[Im Verein mit *inductorium maris qi*, V24, *inductorium intestini crassi*, V25, und *vicus tertius pedis*, S36, bei akuter oder chronischer Nephritis.]

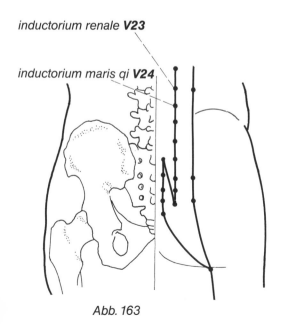

inductorium renale **V23**

inductorium maris qi **V24**

Abb. 163

Punktsuche und Behandlung:

Bei auf dem Bauch liegenden Patienten ist das Foramen an der angegebenen Stelle leicht zu bestimmen.

Nadelung:

Senkrecht, in klassischen Texten 0,5 Zoll, in neuen Texten 1 - 1,5 Zoll.

Moxibustion:

3 - 7 iF oder T: 10 - 20 Minuten.

Inductorium renale

Shenshu, Shen-shu, V23

Erläuterung des Namens:

„*Inductorium dorsale* des *orbis renalis*" — Funktionsbezeichnung.

Lage:

1,5 PZ lateral des Zwischenraums zwischen den Dornfortsätzen von 2. und 3. Lendenwirbel.

Spezielle Qualifikation:

Inductorium dorsale des *orbis renalis.*

Wirkung:

Den *orbis renalis* stützend und harmonisierend; so die Lenden kräftigend, Gehör verbessernd und Sicht klärend.

Befunde und Indikationen:

Defizienz des *yang renale*: Mangelnde Lebenswärme, Abmagerung, Phthise, Schwerhörigkeit, Kurzatmigkeit, Schwäche der unteren Gliedmaßen und der Lenden, Frostigkeit, Samenverlust, Impotenz, Unfruchtbarkeit beider Geschlechter, Miktionsstörungen aller Art wie Harnträufeln, Enuresis, Hämaturie, Urin mit Eiter vermischt, auch blutige oder eitrige Ausflüsse der Frau; fahles, eingefallenes Gesicht, schwärzlicher Teint, Kälte in der Lendengegend innen und außen; Auftreibung des Leibes, Kollern in den Eingeweiden, Diarrhoe, Ausscheidung unverdauter Nahrung;
beeinträchtigte Sehkraft mit Sehstörungen aller Art;
Epilepsie, Wechselfieber;
Ängstlichkeit und Kleinmut;
sitis diffundens; Phthise, schwerer Kopf, heißer Körper, große Schwäche oder rasche Erschöpfbarkeit.
[Weitere Befunde der eklektischen Medizin der Neuzeit: Senkung der Nieren, Ischias, Enuresis,

bronchioläres Asthma, Blutarmut, Bandscheiben-schäden; zur Rehabilitation nach Poliomyelitis.]

Kombinationen:

Im Verein mit *porta fortunae*, Rg4, bei der Polyurie im Senium;

im Verein mit *inductorium cardiale*, V15, bei Samenergüssen im Schlaf;

im Verein mit *medium lacunae*, V40, bei Schmerzen in der Lendengegend;

im Verein mit *fons tumuli yang*, F34, und *copulatio trium yin*, L6, bei Harnträufeln;

im Verein mit *prima clusarum*, Rs4, bei Impotenz des Mannes;

im Verein mit *conquisitorium stomachi*, Rs12, bei Diarrhoe mit Einschlüssen unverdauter Nahrung.

[Im Verein mit *prima clusarum*, Rs4, und *vicus tertius pedis*, S36, zur Diabetesbehandlung;

im Verein mit *inductorium vesicale*, V28, *conquisitorium vesicale*, Rs3, und *copulatio trium yin*, L6, bei Infektionen der Harnwege.]

Punktsuche und Behandlung:

Bei dem auf dem Bauch liegenden Patienten ist das Foramen leicht zu bestimmen.

Nadelung:

Klassisch 0,5 Zoll, in neuesten Werken 1,5 - 2 Zoll senkrecht oder mit leicht in Richtung auf die Wirbelsäule geneigter Nadel.

Moxibustion:

3 - 7 iF oder T: 5 - 20 Minuten.

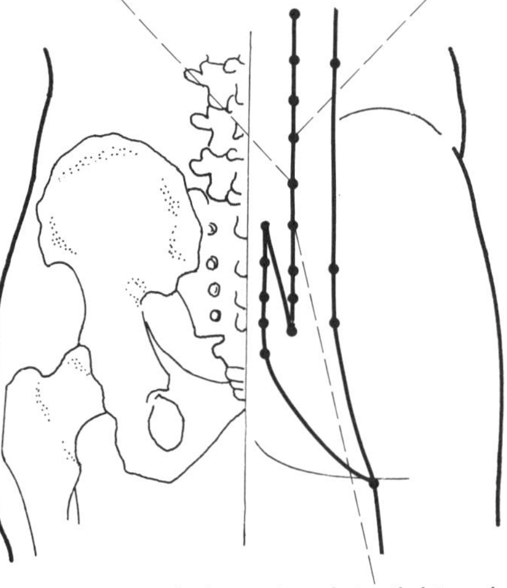

inductorium intestini crassi **V25**

inductorium prima clusarum **V26**

inductorium intestini tenuis **V27**

Abb. 164

Inductorium maris qi

Qihaishu, Ch'i-hai-shu, **V24**

Erläuterung des Namens:

„*Inductorium dorsale* des Meers (= „Ausgleichs-reservoirs") des *qi*" — Dorsaler Beeinflussungs-punkt, über welchen das Ausgleichsreservoir der aktiven, individual-spezifischen Energie erreicht wird.

Lage:

1,5 PZ lateral des Zwischenraums zwischen 3. und 4. Lendenwirbel, leicht oberhalb der Becken-kammverbindung.

Spezielle Qualifikation:

Inductorium dorsale zur gezielten Beeinflussung des *qi*.

Wirkung:

Das *qi* in das untere Calorium hinabführend, *qi* und *xue* regulierend, Lenden und Knie kräftigend.

Befunde und Indikationen:

Schmerzen in der Lendengegend; blutende Hämorrhoiden.

Punktsuche und Behandlung:

Am auf dem Bauch liegenden Patienten an der angegebene Stelle.

Nadelung:

Klassisch 0,3, neuerdings 0,5 - 1 Zoll.

Moxibustion:

5 iF.

Inductorium intestini crassi

Dachangshu, Ta-ch'ang-shu, **V25**

Erläuterung des Namens:

„*Inductorium dorsale* des *orbis intestini crassi*" — Funktionsbezeichnung.

Lage:

1,5 PZ lateral des Foramens *clusa yang regentis*, Rg3.

Spezielle Qualifikation:

Inductorium dorsale des *orbis intestini crassi*.

Wirkung:

Die *oo. stomachi et intestinorum* regulierend, so die Nahrungsassimilation verbessernd; Lenden und Knie kräftigend.

Befunde und Indikationen:

Auftreibung des Unterleibs, Spannungsgefühl und Kollern im Unterleib; Diarrhoe oder Obstipation, zumeist spärliche Urinausscheidung; Schmerzen im Bauch, die sich um den Nabel konzentrieren; Schmerzen in Lenden und Rücken, Steifheit des Rückens, die jede Beugung erschweren oder unmöglich machen; Abmagerung trotz reichlicher Nahrungsaufnahme; kolikartige Schmerzen in den Eingeweiden, Blut in den Ausscheidungen.

Kombinationen:

Im Verein mit *cella secunda*, V32, bei Inkontinenz der Ausscheidungen.

[Im Verein mit *inductorium anuli candidi*, V30, *os relaxationis*, S38, das in Richtung auf *columna carnis*, V57, transversal durchgestochen wird, *porta fortunae*, Rg4, und *fons tumuli yang*, F34, durchgestochen in Richtung auf *fons tumuli yin*, L9, bei fortschreitender Dystrophie und Ernährungsstörungen.]

Punktsuche und Behandlung:

Am auf dem Bauch liegenden Patienten 2 Finger breit lateral der Rückenmittellinie, neben dem Dornfortsatz des 4. Lendenwirbels.

Nadelung:

Klassisch 0,3 - 0,5 Zoll, in neuesten Veröffentlichungen senkrecht 1 - 2 Zoll.

Moxibustion:

3 - 7 iF oder T: 5 - 20 Minuten.

Inductorium primae clusarum

Guanyuanshu, Kuan-yüan-shu, **V26**

Erläuterung des Namens:

„*Inductorium dorsale* des ersten Paßtors" — Entsprechend dem 4. Foramen der *sinarteria respondens*, das dem *conquisitorium intestini tenuis* entspricht, unterstützt und ergänzt dieser Punkt die Einwirkung auf jenen. (Vgl. S. 340ff.)

Lage:

1,5 PZ lateral der Rückenmittellinie auf der Höhe des Zwischenraums zwischen 5. Lendenwirbel und

Kreuzbein, somit leicht oberhalb der Linie zwischen den *spinae iliacae posteriores superiores* (Lendenraute, Michaelisraute).

Wirkung:

Das untere Calorium harmonisierend, nach dort das *qi* absenkend; *humor*-Blockaden zerschlagend und ausleitend; Lenden und Knie kräftigend.

Befunde und Indikationen:

Diarrhoe, zugleich erschwerte Miktion; Schmerzen und Schwächegefühl in der Lendengegend; Geschwülste und Neoplasien im Unterleib der Frau.

Punktsuche und Behandlung:

Vorgebeugt sitzend oder auf dem Bauch liegend, an der angegebenen Stelle.

Nadelung:

Senkrechte Nadelung klassisch 0,5 Zoll, in neuesten Werken 1,5 - 2 Zoll.

Moxibustion:

7 - 9 iM (!) oder T: 5 - 30 Minuten.

Inductorium intestini tenuis

Xiaochangshu, Hsiao-ch'ang-shu, **V27**

Erläuterung des Namens:

„*Inductorium dorsale* des *orbis intestini tenuis*" — Funktionsbezeichnung.

Lage:

An der Außenseite des *os sacrale*, neben dem 1. *foramen sacrale* 1,5 PZ lateral der Leibesmittellinie.

Spezielle Qualifikation:

Inductorium dorsale des *orbis intestini tenuis*.

Wirkung:

Das *qi* in das untere Calorium absenkend, so die *oo. vesicalis et intestinorum* harmonisierend, *calor* kühlend, *humor* kanalisierend.

Befunde und Indikationen:

1. *Inanitas* und Säftedefizienz in *orbis vesicalis* und Tricalorium: Enuresis oder Ausscheidung von spärlichem, dunklem Urin, Hämaturie, Schmerzen im Rektum und Hämorrhoiden aller Art, heftiger, unstillbarer Durst, *sitis diffundens*, *diffusio inferior*; Diarrhoe bei gespanntem Bauch, Gedunsenheit der

unteren Gliedmaßen, kolikartige Schmerzen im Bauch.

2. Andere Symptome: Kopfschmerz und Müdigkeit, Ausflüsse der Frau; Obstipation mit fortgesetztem, vergeblichem Stuhldrang; Samenverlust.

[Befunde der eklektischen Medizin: Entzündliche Prozesse im kleinen Becken, Enteritis.]

Kombination:

[Im Verein mit *omnium defatigationum*, Rg14, *inductorium lienale*, V20, *inductorium renale*, V23, und *foramina ad hoc* bei rheumatischen Schmerzen und Entzündungen der Wirbelsäule.]

Punktsuche und Behandlung:

Am 1. *foramen sacrale* am liegenden Patienten.

Nadelung:

Klassisch 0,5, in neuesten Texten 1,5 - 2 Zoll.

Moxibustion:

3 - 7 iF oder T: 5 - 15 Minuten.

Inductorium vesicale

Pangguangshu, P'ang-kuang-shu, **V28**

Erläuterung des Namens:

„*Inductorium dorsale* des *orbis vesicalis*" — Funktionsbezeichnung.

Lage:

Auf gleicher Höhe mit dem 2. Foramen des *os sacrum*, 1,5 PZ seitlich der Leibesmittellinie.

Spezielle Qualifikation:

Inductorium dorsale des *orbis vesicalis*.

Wirkung:

Das *qi vesicale* kräftigend, den Rücken beweglich machend.

Befunde und Indikationen:

Miktionsstörungen aller Art wie Enuresis oder spärlicher, dunkel gefärbter Urin; Obstipation oder auch Diarrhoe mit Schmerzen im Unterleib; Krämpfe und Kältegefühl im Wadenbein, erschwerte Beweglichkeit desselben; Kraftlosigkeit der Knie, u. U. Steifigkeit; Schmerzhaftigkeit und Steifigkeit des Rückens in der Lendengegend, Erschwernis oder Unfähigkeit zur Beugung des Rückens; gespannter, auch schmerzhafter Bauch; Geschwülste und Neoplasien im Unterleib der Frau.

[Befunde der eklektischen Medizin: Erkrankungen der Geschlechtsorgane und der Harnausscheidung, Diabetes, Zystitis.]

Punktsuche und Behandlung:

Am liegenden Patienten an der angegebenen Stelle.

Nadelung:

Klassisch 0,3 Zoll, in neuen Texten 1 - 1,5 Zoll senkrecht.

Moxibustion:

3 - 7 iF oder T: 5 - 15 Minuten.

Inductorium pro medio tergo

Zhonglüshu, Chung-lü-shu, **V29**

Erläuterung des Namens:

„*Inductorium dorsale* für die mittlere Kraft des Rückens" — Der chinesische Ausdruck *lü* bedeutet einerseits „Rückenmuskulatur", wie sie sich dem Blick in der Wölbung der Lenden und Rückenmuskeln darbietet, zugleich aber auch die mit der Anspannung solcher Muskulatur zu entfaltende große Kraft, wie sie mit Heben schwerer Lasten oder gewaltigen Kraftanstrengungen in Zusammenhang gebracht wird.

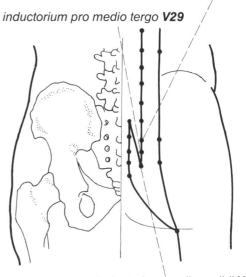

inductorium vesicale **V28**

inductorium pro medio tergo **V29**

inductorium anuli candidi **V30**

Abb. 165

Lage:

Auf gleicher Höhe mit dem 3. *foramen sacrale*, im lateralen Abstand von 1,5 PZ von der Rückenmittellinie.

Wirkung:

Das *qi renale* stützend, das *yin renale* vermehrend, so *calor* des *orbis vesicalis* kühlend.

Befunde und Indikationen:

Inanitas des *orbis renalis*, *sitis diffundens*, Fehlen von Schweiß, dabei Diarrhoe mit blutigen und eitrigen Einschlüssen; Verspannung und Schmerzhaftigkeit der Rückenmuskulatur, Spannung, Völlegefühl, Schmerzhaftigkeit des Bauches.

Punktsuche und Behandlung:

An der angegebenen Stelle.

Nadelung:

0,3 - 1 Zoll.

Moxibustion:

3 iF.

Inductorium anuli candidi

Baihuanshu, Pai-huan-shu, **V30**

Erläuterung des Namens:

„*Inductorium dorsale* des weißen Rings" — In der klassischen, heute noch üblichen Schreibung des Namens wird das Mittelglied *huan* mit dem Zeichen „Ring" geschrieben, was mit großer Wahrscheinlichkeit eine poetische Umformung, Verballhornung der ursprünglichen Namensgebung darstellt: *huan* = Ring ist und war völlig homonym mit *huan* = „umkehren", „zurückkehren". Das Foramen hat stets den Punkt bezeichnet, an dem am Beginn des weißen Fleisches die Leitbahn sich nach oben zurückwendet.

Lage:

Auf gleicher Höhe mit dem 4. Sakralloch, 1,5 PZ lateral der Rückenmittellinie.

Wirkung:

Das *qi* in das untere Calorium hinabführend, dort *ventus* und *humor*-Heteropathien austreibend, *calor inanitatis* kühlend, Schmerz stillend.

Befunde und Indikationen:

Miktionsstörungen und Obstipation, Schmerzen in Unterleib, Lenden und Rücken; infektiöse Wechselfieber;

Schwäche der Beine und der Knie, Kältegefühl in all diesen Teilen; aber auch Unerträglichkeit längeren Liegens; Spasmen, Verspannungen und Paresen in den Armen; Taubheit und Lähmung von Händen und Füßen;

Samenfluß oder Ausflüsse der Frau; heftige Blutungen außerhalb der Regel.

[Befunde der eklektischen Medizin: Endometritis, Proktitis, Rehabilitation von Poliomyelitis-Schäden.]

Kombinationen:

Im Verein mit *medium lacunae*, V40, bei heftigen Schmerzen in Lenden und Rückenmuskulatur.

[Im Verein mit *mare xue*, L10, und *copulatio trium yin*, L6, bei chronischer Peritonitis;

im Verein mit *incrementum et vigor*, Rg1, und *columna carnis*, V57, bei *prolapsus ani*.]

Punktsuche und Behandlung:

Das Foramen ist, wie angegeben, am liegenden Patienten aufzusuchen.

Nadelung:

Klassisch 0,5 Zoll senkrecht, in neuesten Texten senkrecht 1 - 2 Zoll.

Moxibustion:

3 - 7 iF oder T: 5 - 15 Minuten.

Cella superior

Shangjiao, Shang-chiao, **V31**

Erläuterung des Namens:

„Oberes Kellerloch" — Eine Bezeichnung der von außen zu palpierenden, dem 1. *foramen sacrale* entsprechenden Vertiefung.

Lage:

1. *Foramen sacrale*.

Spezielle Qualifikation:

Foramen copulo-conventorium, über welches die *cardinalis fellea* mit der *cardinalis vesicalis* in Verbindung steht.

Wirkung:

Das *qi* in die *oo. vesicalis et renalis* absenkend, so *calor* und *humor*-Heteropathien eliminierend.

Befunde und Indikationen:

Miktionsstörungen und Obstipation, Übelkeit, Kontravektionen, Aufstoßen, Erbrechen; Nasenbluten, Wechselfieber; Ausflüsse aller Art der Frau;

prolapsus uteri und damit Unfruchtbarkeit; Schmerzen in Lenden und Knien.

Punktsuche und Behandlung:

Das Foramen ist am liegenden Patienten leicht tastbar.

Nadelung:

0,3 Zoll.

Moxibustion:

7 iF.

Cella secunda

Cijiao, T'zu-chiao, **V32**

Erläuterung des Namens:

„Das nächstfolgende Kellerloch" — Ein beschreibender Hinweis auf die dem 2. *foramen sacrale* entsprechende äußere Vertiefung.

Lage:

2. *Foramen sacrale.*

Wirkung:

Calor humidus aus dem unteren Calorium ableitend.

Befunde und Indikationen:

Humor-Heteropathien aller Art, Störungen des Flüssigkeitshaushalts: Miktionsstörungen, spärliche Ausscheidung rötlich gefärbten Urins; Kollern in den Eingeweiden und Diarrhoe; Schmerzen, auch kolikartige im Bauch, Kältegefühl sowie Schmerzen in Lenden und im berührungsempfindlichen Rükken; unerträgliche, akute Schmerzen, die aus den Lenden in das Genitale ausstrahlen; Schwäche, Kraftlosigkeit der Lenden und Beine; Hemiplegie; Klumpengefühl, Völlegefühl in der Leibesmitte; blutige oder eitrige Ausflüsse der Frau.

Kombination:

Im Verein mit dem *inductorium renale*, V23, bei Schmerzen in der Lendengegend.

Punktsuche und Behandlung:

Das Foramen ist am liegenden Patienten leicht zu tasten.

Nadelung:

0,3 - 0,4 Zoll.

Moxibustion:

3 - 7 iF.

Cella media

Zhongjiao, Chung-chiao, **V33**

Erläuterung des Namens:

„Mittleres Kellerloch" — Beschreibender Name für die dem 3. Sakralloch entsprechende, äußerlich tastbare Vertiefung.

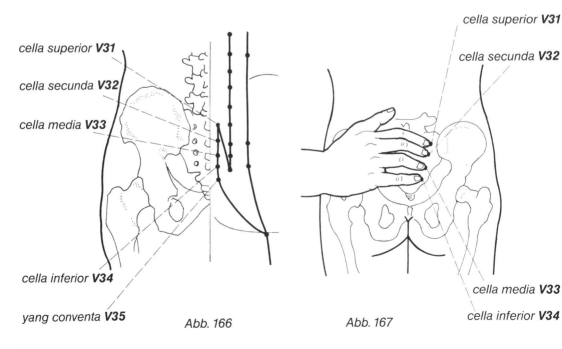

cella superior **V31**

cella secunda **V32**

cella media **V33**

cella inferior **V34**

yang conventa **V35**

Abb. 166

cella superior **V31**

cella secunda **V32**

cella media **V33**

cella inferior **V34**

Abb. 167

Lage:

3. *Foramen sacrale.*

Spezielle Qualifikation:

Foramen copulo-conventorium, über welches die *cardinalis fellea* mit der *cardinalis vesicalis* in Verbindung steht.

Wirkung:

Qi und *xue* im unteren Calorium kräftigend und harmonisierend, so *inanitas* kompensierend und *calor* kühlend.

Befunde und Indikationen:

Miktionsstörungen aller Art, Obstipation oder auch Diarrhoe mit Spannungsgefühl im Abdomen, Kachexie;

Regelstörungen, Ausflüsse, Unfruchtbarkeit der Frau.

Punktsuche und Behandlung:

Das Foramen ist an dem auf dem Bauch liegenden Patienten leicht zu bestimmen.

Nadelung:

0,2 Zoll.

Moxibustion:

3 iF.

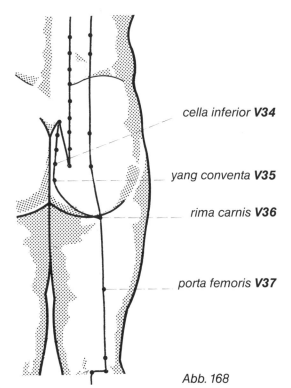

cella inferior **V34**

yang conventa **V35**

rima carnis **V36**

porta femoris **V37**

Abb. 168

Cella inferior

Xiajiao, Hsia-chiao, **V34**

Erläuterung des Namens:

„Unteres Kellerloch" — Eine beschreibende Bezeichnung für das äußerlich als Vertiefung tastbare 4. *foramen sacrale.*

Lage:

4. *Foramen sacrale.*

Spezielle Qualifikation:

Foramen copulo-conventorium, über welches die *cardinalis fellea* mit der *cardinalis vesicalis* in Verbindung steht.

Wirkung:

Das *yin renale* stützend, das *qi vesicalis* kräftigend, so *calor* im unteren Calorium kühlend.

Befunde und Indikationen:

Miktionsstörungen aller Art, Obstipation oder Diarrhoe, blutige Fäzes, Steifheit der Lenden, die jede Beugung und Wendung erschwert oder unmöglich macht, Lendenschmerzen, die in die Geschlechtsorgane ausstrahlen; Ausflüsse der Frau.

Punktsuche und Behandlung:

An dem auf dem Bauch liegenden Patienten leicht zu tasten.

Nadelung:

Senkrecht 0,2 Zoll.

Moxibustion:

3 iF.

Yang conventa

Huiyang, Hui-yang, **V35**

Erläuterung des Namens:

„Die zusammentreffenden Yang" — Benennung von Topologie und Funktion, weil nach Auffassung mancher Autoren in diesem Foramen die bis hier in zwei parallele Stränge gespaltene *cardinalis vesicalis* sich wieder zu einer einzigen vereint.

Lage:

0,5 PZ seitlich der Rückenmittellinie auf der Höhe des Steißbeinendes.

c. vesicalis
c. renalis

Wirkung:

Defizienz des *yin renale* und *yang renale* kompensierend, so *calor* und *calor humidus* aus dem unteren Calorium ableitend.

Befunde und Indikationen:

Regelstörungen aller Art, Lendenschmerzen während der Regel, Hitzegefühl im Unterleib, kalter Schweiß am Genitale; eitriger oder blutiger Ausfluß der Frau; Impotenz des Mannes;

Diarrhoe, dabei Kältegefühl im Bauch, Durchfall mit blutigen Einschlüssen, Hämorrhoiden meist blutend, Schmerzen im Bein.

Punktsuche und Behandlung:

Das Foramen ist an dem auf dem Bauch liegenden Patienten an der angegebenen Stelle leicht zu tasten.

Nadelung:

0,8 Zoll.

Moxibustion:

3 - 7 iF.

Rima carnis

Chengfu, Ch'eng-fu, V36
(Variante: Rouxi, Jou-hsi)

Erläuterung des Namens:

„Spalte des Fleisches" — Beschreibende Bezeichnung der durch die Glutaei gebildeten Spalte. — Eine Variante des Namens, mit „Stützwall" zu übersetzen, ist ebenfalls als topologische Charakterisierung des Glutaeusrands zu verstehen.

Lage:

Am Unterrand des Glutaeus, genau in der Mitte der Glutaeusfalte.

Wirkung:

Inanitas des *orbis renalis* und deren Folgen — Schwäche — kompensierend.

Befunde und Indikationen:

Erschwerter Stuhlgang, auch Obstipation; Schmerzen in Rektum und Anus, chronische Hämorrhoiden; Schmerzen in Lenden und Rücken, als ob diese bersten wollten; Schmerzen im Genitale, Schwellungen des Glutaeus, Kältegefühl im kleinen Becken; Miktion erschwert oder unmöglich; Lähmungsgefühl oder Lähmung der Beinmuskulatur.

Kombinationen:

Im Verein mit *prima clusarum*, Rs4, und *medium lacunae*, V40, bei Schmerzen in Lenden und Oberschenkeln.

Punktsuche und Behandlung:

Bei dem auf dem Bauch liegenden Patienten ist das Foramen in der Glutaeusfalte leicht zu bestimmen.

Nadelung:

Klassisch 0,7 Zoll, neuerdings 2 - 3 Zoll senkrecht.

Moxibustion:

3 iF oder T: 5 - 10 Minuten.

Porta femoris

Yinmen, Yin-men, V37

Erläuterung des Namens:

„Pforte des Femurs" — Topologischer Name.

Lage:

Genau in der Mitte der Verbindungslinie zwischen *rima carnis*, V36, und der Mitte der *fossa poplitea*, 6 PZ unterhalb des Foramens *rima carnis*, V36.

Wirkung:

Humor umwandelnd und kanalisierend.

Befunde und Indikationen:

Steifigkeit und Lähmungsgefühl von Lenden und Rücken; Schwellungen des Oberschenkels; Schmerzen in den Gesäßknochen; Luxation des Hüftgelenks; Lähmungsgefühl oder Lähmung der Beine;

Diarrhoe mit blutigen Einschlüssen; Schmerzen im Hinterkopf.

Punktsuche und Behandlung:

Bei auf dem Bauch liegendem Patienten liegt das Foramen 6 PZ unterhalb von *rima carnis*.

Nadelung:

0,7, in neuesten Texten 2 - 3 Zoll senkrecht.

Moxibustion:

Eine Moxibustion mit Kegeln ist auf Grund der Qualität der Befunde in der Regel nicht sinnvoll, weshalb sie in keinem klassischen Text erwähnt wird. In allerneuesten Texten wird allenfalls eine Erwärmung mit Moxa-Zigarren (T: 5 - 10 Minuten) zur Linderung lokaler Stauungen für möglich gehalten.

Rima superficialis

Fuxi, Fu-hsi, V38

Erläuterung des Namens:

„Oberflächlicher Spalt" — Beschreibende Benennung des Foramens.

Lage:

1 PZ senkrecht oberhalb, d. h. proximal des Foramens *yang lacunae*, V39.

Wirkung:

Calor humidus und daraus resultierende Blockaden im unteren Calorium sowie Paresen der unteren Gliedmaßen heilend.

Befunde und Indikationen:

Obstipation mit trockenen, knolligen Stühlen, gelber, heißer, spärlich fließender Urin; Brechdurchfälle und Krämpfe;

Schwäche des Hüftgelenks, Krämpfe an der Außenseite des Unterschenkels.

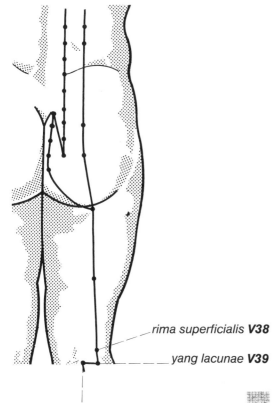

rima superficialis **V38**

yang lacunae **V39**

medium lacunae **V40** *f. coniunctorium humi*

Abb. 169

Punktsuche und Behandlung:

Am auf dem Bauch liegenden Patienten an der angegebenen Stelle.

Nadelung:

Senkrecht 0,5 Zoll.

Moxibustion:

3 iF.

Yang lacunae

Weiyang, Wei-yang, V39

Erläuterung des Namens:

„Yang des Staugewässers" — Der chinesische Ausdruck *wei*, lateinisch *lacuna*, bezeichnet eine Verbreiterung und Vertiefung, damit zwingend eine Verlangsamung der Strömung eines fließenden Gewässers. Diese Namensgebung ist gleichzeitig ein Hinweis auf die topologische Situation in der *fossa poplitea*, wo die Nachgiebigkeit des Gewebes das Bild einer *lacuna* bietet, als auch die Problematik möglicher Funktionsverlangsamung der aktiven Energie andeutet.

Lage:

Am Außenrand der *fossa poplitea*, zugleich am Innenrand der Sehne des *m. biceps femoris*.

Spezielle Qualifikation:

1. Dieses und/oder das folgende Foramen *medium lacunae*, V40, werden als Ausgangspunkt der *paracardinalis vesicalis* bezeichnet.

2. *Foramen coniunctorium* der unteren Extremität für den *orbis tricalorii*.

Wirkung:

Wasser kanalisierend, den *orbis vesicalis* kräftigend.

Befunde und Indikationen:

Trüber, milchiger Urin, Schwellungen in der Achselhöhle, Spannungsgefühl, Druckgefühl in der Brust; Spasmen, Fieber; Urinverhaltung; Hämorrhoiden, ziehende Schmerzen in der Lendengegend.

[Befunde der neueren eklektischen Medizin: Nephritis, Zystitis, Krämpfe des *m. gastrocnemius*.]

Kombinationen:

Im Verein mit *inductorium tricalorii*, V22, *inductorium vesicale*, V28, und *conquisitorium vesicale*, Rs3, bei trübem oder milchigem Urin;

im Verein mit *conclave potentiae*, V52, und *cella media*, V33, bei Miktionsstörungen (Urinverhaltung oder Enuresis).

Punktsuche und Behandlung:

Bei auf dem Bauch liegendem Patienten bestimmt man das Foramen, indem man vom Foramen *medium lacunae*, V40, also von der Mitte der *fossa poplitea* aus 1 PZ nach der Seite abträgt.

Nadelung:

Klassisch 0,7 Zoll, in neuesten Texten 1 - 1,5 Zoll.

Moxibustion:

3 - 7 iF oder T: 3 - 5 Minuten.

Medium lacunae

Weizhong, Wei-chung, **V40** (Variante: Rima xue, Xuexi, Hsüeh-hsi)

Erläuterung des Namens:

„Die Mitte des Staugewässers" — Ein Hinweis auf die topologische und funktionelle Situation am Situs (vgl. den vorangehenden Artikel). Die Variante des Namens, in der älteren Literatur häufig gebraucht, („Spalte des *xue*") bezieht sich gleichfalls auf die Topologie: „Spalte" = *fossa poplitea*, und auf einen wichtigen Teil des therapeutischen Bereichs, der durch Einwirkung auf das Foramen abgedeckt wird.

Lage:

In der Mitte der *fossa poplitea*, dort, wo ein Puls fühlbar ist.

Spezielle Qualifikation:

1. Anfangsforamen der *paracardinalis vesicalis*;
2. auf der *cardinalis vesicalis* das *foramen coniunctorium quinque inductoriorum* — entsprechend der Wandlungsphase Erde 🀫 .

Wirkung:

Die *oo. renalis et hepaticus* stützend und regulierend, so das Yang bändigend, *calor*, auch *calor aestus* und *calor* des *xue* kühlend, Lenden und Knie stärkend.

Befunde und Indikationen:

1. Allgemein: Fieber ohne Schweiß, Brechdurchfälle, begleitet von heftigen Schmerzen in Leibesmitte und Bauch; Enuresis;
2. *humor venti*-Befunde wie Paresen und spastische Lähmungen der Gliedmaßen, Schmerzhaftig-

keit und Schwellung der Lenden und Beine; Bewegungsunfähigkeit von Hüft- und/oder Kniegelenk;

vento percussio mit Ohnmacht und halbseitigen Lähmungen.

3. *inanitas* der Mitte bzw. des *orbis renalis*: spontane Schweiße bei der leisesten Anstrengung, Schweiße während des Schlafs; Wechselfieber; Geschwüre und Ausschläge, vor allem auf dem Rükken;

4. *aestu percussio* (Hitzschlag);

[eklektische Befunde: akute Enteritis, akute Gastritis, aktue Entzündung des Kniegelenks, Lähmung des Gastroknemius.]

Kombinationen:

Im Verein mit *amnis recurrens*, R7, *canalis aquae*, Rg26, *inductorium renale*, V23, und *Olympus*, V60, bei Schmerzen in den Hüften;

im Verein mit *valles coniunctae*, IC4, bei *vento percussio*;

im Verein mit den Zehn Fingerspitzen (*shixiang*), und *canalis aquae*, Rg26, bei Hitzschlag (*aestupercussio*);

im Verein mit *copulatio gingivae*, Rg28, und *foramina ad hoc* bei akuten Luxationen des Hüftgelenks.

Punktsuche und Behandlung:

Das Foramen ist bei dem auf dem Bauch liegenden Patienten leicht zu bestimmen. Bei chronischen Befunden und Langzeitwirkungen ist eine senkrechte Nadelung mit der Flaumnadel auf 0,5 - 1 Zoll Tiefe üblich; bei hochakuten, lokalen Befunden wie etwa einer Luxation des Hüftgelenks oder repletiven Befunden in Unterleib und Bein, kann eine blutige Nadelung mit der Dreiecksnadel sinnvoll sein.

Eine Moxibustion ist wegen der vorherrschend oder ausschließlich repletiven Befunde und der Besonderheit des Foramens unüblich, wenn nicht kontraindiziert.

Äußerstenfalls kann man eine Erwärmung mit der Zigarre bei akuten und lokalen Befunden T: 3 - 5 Minuten in Betracht ziehen.

Pars addita

Fufen, Fu-fen, **V41**

Erläuterung des Namens:

„Angefügtes Teil" — Der Name ist ein Hinweis auf den Beginn des Kollateralzweigs der Leitbahn, die ab hier in zwei parallelen Strängen verläuft.

Lage:

Auf der Höhe des 2. Brustwirbels, im lateralen Abstand von 3 PZ von der Rückenmittellinie.

Spezielle Qualifikation:

Foramen copulo-conventorium, über welches die *cardinalis vesicalis* mit der *cardinalis intestini tenuis* in Verbindung steht.

Wirkung:

Die *species* öffnend, *ventus*-Heteropathien zerstreuend.

Befunde und Indikationen:

Krämpfe, Schmerzen, Spannungsgefühl in Schultern und Rückenmuskulatur, Schmerzen und Steifheit des Nackens; Parese des Arms und Ellbogengelenks.

Punktsuche und Behandlung:

Am sitzenden oder auf dem Bauch liegenden Patienten wie angegeben, oder indem man von der bereits markierten *porta ventorum*, V 12, 1,5 PZ lateral geht, zu lokalisieren.

Nadelung:

0,3 - 0,5 Zoll.

Moxibustion:

3 - 7 iF.

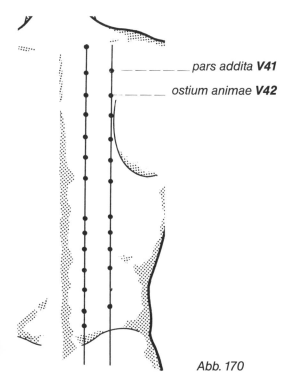

—————— *pars addita* **V41**

—————— *ostium animae* **V42**

Abb. 170

Ostium animae

Pohu, P'o-hu, **V42**

Erläuterung des Namens:

„Tür der Seele" — Der chinesische Begriff *po*, hier mit *anima*, „Seele", umschrieben, bezeichnet im chinesischen Volksglauben jene individuellen oder individualisierten Qualitäten einer Persönlichkeit, die an ein materielles Substrat gebunden erscheinen. In der chinesischen Medizin versteht man darunter etwas enger die im körperlichen Substrat vorhandene Disposition zu bestimmten aktiven Leistungen. (Vgl. Porkert, *Theor. Grundlagen*…, S. 145.)

Die Namensgebung unterstellt, daß solche Potentiale — denn alles im Somatischen Angelegte ist potentielle Leistung — über dieses Foramen erreicht bzw. mobilisiert werden können.

Lage:

Auf der Höhe des 3. Brustwirbels, 3 PZ lateral der Rückenmittellinie.

Wirkung:

Das *qi pulmonale* stützend, die Wehrenergie mobilisierend.

Befunde und Indikationen:

Steifheit und Schmerzhaftigkeit der Nackenmuskulatur; Schmerzen in Rücken und Brust, [Lungenemphysem, Phthise], Keuchatmung und Kontravektionen;

Übelkeit, Brechreiz, Druckgefühl in der Leibesmitte.

Punktsuche und Behandlung:

Das Foramen ist bei einem auf dem Bauch liegenden Patienten leicht zu lokalisieren.

Nadelung:

0,5 Zoll senkrecht.

Moxibustion:

3 - 15 iF.

Venae et viscera

Gaohuang, Kao-huang, **V43**

Erläuterung des Namens:

„Das Innere" — Dieser poetische Ausdruck der klassischen Sprache bedeutet die innersten Gedanken und Eigenheiten eines Menschen, seinen Charakter, seine Gesinnung im körperlichen und gemütsmäßigen Sinn. Als Bezeichnung eines Foramens soll der Ausdruck andeuten, daß hier über die Mitte auf die Person eingewirkt wird.

Lage:

Auf der Höhe des Zwischenraums zwischen den Dornfortsätzen des 4. und 5. Brustwirbels, im Abstand von 3PZ lateral der Rückenmittellinie.

Wirkung:

Die *oo. lienalis et hepaticus* stützend, das *qi pulmonale* regulierend, so die Assimilationskraft konsolidierend.

Befunde und Indikationen:

1. *Inanitas*-Befunde verschiedener Art: Streßerschöpfung [Phthise] mit Husten und blutigem Auswurf, *invaliditas* der *oo. lienalis et stomachi* mit Abmagerung, *pituita*-Symptomatik;
2. *inanitas* des *orbis renalis* mit Samenverlust im Schlaf;
3. *inanitas* des *orbis cardialis* mit Vergeßlichkeit und Koordinationsstörungen;
4. lokale Befunde wie Schmerzen in der Rückenmuskulatur.

[Die neuere eklektische Medizin wirkt auf das Foramen bei Befunden wie Tuberkulose, Neurasthenie, Mangel- und Erschöpfungskrankheiten jeder Art, Bronchitis, Asthma, Pleuritis u. ä. ein.]

Kombinationen:

Im Verein mit wahlweise *via figulina*, Rg13, *inductorium pulmonale*, V13, *columna personae*, Rg12, *prima clusarum*, Rs4 oder *vicus tertius pedis*, S36 — die beiden letztgenannten nur zu moxen — nach langen, erschöpfenden Krankheiten und Verfall der Kräfte.

[Im Verein mit *inductorium pulmonale*, V13, und *inductorium renale*, V23, — letzteres zu moxen — bei Tuberkulose;

im Verein mit *processus caelestis*, Rs22, bei Asthma.]

Punktsuche und Behandlung:

Das Foramen ist an der angegebenen Stelle an einem auf dem Bauch liegenden Patienten leicht zu bestimmen. Es wurde erst im 8. Jahrhundert in die Therapie eingeführt und gilt seither als einer der wichtigsten Punkte für eine allgemeine Kräftigung (*roboratio*) von der Mitte her.

Nadelung:

Schräg in lateraler Richtung 0,5 - 1 Zoll.

Moxibustion:

In aller Regel ist bei den hier vorliegenden *inanitas*-Befunden und der therapeutischen Absicht nach Empfehlung mancher klassischer Texte die Moxibustion optimal und kann schier endlos kumuliert werden. Jedenfalls erscheinen 7 - 15 iF bzw. T: 15 - 30 an dieser Stelle als durchaus vertretbarer therapeutischer Einsatz.

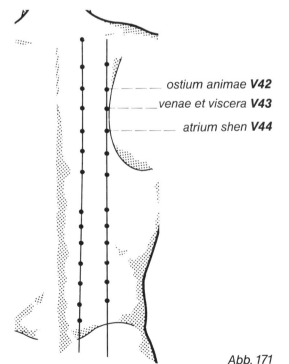

ostium animae **V42**
venae et viscera **V43**
atrium shen **V44**

Abb. 171

Atrium shen

Shentang, Shen-t'ang, **V44**

Erläuterung des Namens:

„Atrium der konstellierenden Kraft" — Als *shen*, „konstellierende Kraft", versteht man in der chinesischen Medizin jenen Aspekt energetischer Wirkung, durch welchen die Kohäsion der Gesamtpersönlichkeit aufrechterhalten wird. (Vgl. Porkert, *Theoretische Grundlagen . . .*, S. 144f.)

Lage:

Auf der Höhe des Zwischenraums zwischen 5. und 6. Brustwirbel, im Abstand von 3 PZ lateral der Rückenmittellinie.

Wirkung:

Ventus und *humor venti* aus der Mitte ableitend.

Befunde und Indikationen:

Akute Verspannung und Schmerzhaftigkeit der Rückenmuskulatur, die das Beugen erschweren oder unmöglich machen; Husten, Spannungsgefühl, Beklemmungsgefühl auf der Brust, Schluckauf.

Punktsuche und Behandlung:

An der angegebenen Stelle ist das Foramen am liegenden Patienten leicht zu bestimmen.

Nadelung:

0,3 - 0,5 Zoll schräg nach außen zu stechen.

Moxibustion:

7 - 15 iF.

Exoptatum!

Yixi, I-hsi, **V45**

Erläuterung des Namens:

„Trefflich!" — Ausruf des Patienten, der damit eine erwünschte, ersehnte Wirkung bestätigt.

Lage:

Auf der Höhe des Dornfortsatzes des 6. Brustwirbels, etwa im Abstand von 3 PZ lateral der Rückenmittellinie.

Wirkung:

Die *species* öffnend, *ventus* zerstreuend, *calor venti* und *calor humidus* ableitend.

Befunde und Indikationen:

Die Einwirkung auf dieses Foramen ist vor allem bei akuten Stauungsbefunden der Mitte bewährt, als da sind Völlegefühl, Tympanie in Bauch und Leibesmitte, Wasseransammlungen im Bauch, Appetitverlust, Unfähigkeit auch nur einen Bissen zu schlucken;

Schüttelfrost; Schmerzen im Rücken, die jede Beugung zur Qual oder unmöglich machen; auch *anhelitus* bei Schleimbefunden und Schmerzen, die von der Brust über die Schulter auf den Arm ausstrahlen; Schweißlosigkeit bei Fieber.

Punktsuche und Behandlung:

Man kann das Foramen bei einem auf dem Bauch liegenden Patienten wie angegeben oder durch Orientierung vom *inductorium regentis*, V17, aus finden.

Nadelung:

Schräg 0,5 Zoll.

Moxibustion:

3 - 15 iF.

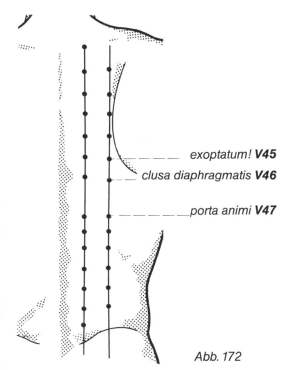

exoptatum! **V45**
clusa diaphragmatis **V46**
porta animi **V47**

Abb. 172

Clusa diaphragmatis

Geguan, Ko-kuan, **V46**

Erläuterung des Namens:

„Paßtor des Zwerchfells" — Der in Foramina-Namen sehr häufig vorkommende Begriff *guan*, *clusa*, bezeichnet die künstlich errichtete Sperre in einer natürlichen Enge, in einem Paß, also eine „Paßsperre", ein „Paßtor". Im Hinblick auf medizinische Zusammenhänge wird damit ausgedrückt, daß ein entsprechendes Foramen im gesamten Energiegefüge der Person strategische Bedeutung hat, seine Sperre oder Offenhaltung mit weitreichenden, über das lokale Geschehen hinausgehenden Folgen verbunden ist.

Ge, „Zwerchfell", ist hier eine Bezeichnung für den Funktionsübergang zwischen Oben und Unten.

Lage:

Auf der Höhe des Dornfortsatzes des 7. Brustwirbels, im Abstand von 3 PZ lateral der Rückenmittellinie.

Wirkung:

Das *qi* der *oo. pulmonalis et lienalis* kräftigend, so die *species* offenhaltend, *ventus* und *humor*-Heteropathien austreibend.

Befunde und Indikationen:

1. *Ventus*-Befunde: Verspannung und Schmerzhaftigkeit der Rückenmuskulatur, die jede Beugung und Flexion erschweren, Schmerzen im Rücken mit Schüttelfrost; diffuse Schmerzen im ganzen Körper;
2. *ventus humidus*: Übelkeit, übelriechendes Aufstoßen, Auswerfen von viel dünnem Schleim, Druck auf der Brust;
3. *humor* bzw. *calor humidus*: Druckgefühl, Beklemmungsgefühl in der Brust, Störungen im Rhythmus der Ausscheidungen, Obstipation oder Durchfall, verminderter Urin und gelbe Färbung desselben; Blutungen.

Punktsuche und Behandlung:

An auf dem Bauch liegenden Patienten an der Unterkante der Skapula zu lokalisieren, indem man vom Foramen *yang supremum*, Rg9, lateral 3 PZ abträgt.

Nadelung:

Senkrecht 0,5 Zoll.

Moxibustion:

3 - 7 iF.

Porta animi

Hunmen, Hun-men, **V47**

Erläuterung des Namens:

„Pforte des Animus" — Der chinesische Audruck *hun* bezeichnet jenen aktiven Aspekt von Energie, durch welchen das Bewußtsein geprägt und getragen wird. *Hun, animus* ist gedankliches Gegenstück zu *po* (vgl. Porkert, *Theoretische Grundlagen...*, S. 145, S. 149).

Entsprechend wird diesem Foramen eine zum obengenannten *ostium animae*, V42, komplementäre Beeinflussungsmöglichkeit unterstellt.

Lage:

Auf der Höhe des 9. Brustwirbels, im Abstand von 3 PZ lateral der Rückenmittellinie.

Wirkung:

Das *qi* der Leibesmitte stützend (d. h. die *oo. lienalis, stomachi, hepaticus*).

Befunde und Indikationen:

Verdauungsstörungen aller Art wie Übelkeit, Brechreiz, Appetitverlust, Kollern in den Eingeweiden und Leibesschmerzen; ferner Schmerzen in Brust, Leibesmitte und Rücken; unregelmäßige Ausscheidungen (Diarrhoe oder Obstipation), spärlicher, rötlich oder gelb gefärbter Urin.

Punktsuche und Behandlung:

Das Foramen ist an der angegebenen Stelle, indem man sich evtl. vom *inductorium felleum*, V19, aus orientiert, Leicht zu bestimmen.

Nadelung:

Leicht schräg 0,5 Zoll.

Moxibustion:

3 - 7 iF.

Generale yang

Yanggang, Yang-kang, **V48**

Erläuterung des Namens:

„Generalforamen des Yang" — Hinweis auf die Wirkung, insofern unterstellt wird, daß über dieses Foramen alle Yang-Leitbahnen der Mitte und des Unterleibs stimuliert werden können.

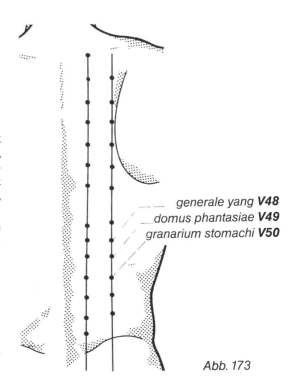

generale yang **V48**
domus phantasiae **V49**
granarium stomachi **V50**

Abb. 173

Lage:

Auf der Höhe des 10. Brustwirbels, im lateralen Abstand von ca. 3 PZ von der Rückenmittellinie.

Wirkung:

Das Yang der *oo. stomachi et intestinorum* kräftigend, so die Ausscheidungen regulierend.

Befunde und Indikationen:

Kollern in den Eingeweiden und Schmerzen im Unterleib, Appetitlosigkeit, Abneigung gegen Speisen; gestörter Rhythmus der Ausscheidungen (Obstipation oder Diarrhoe), spärlicher, dunkel gefärbter Urin; auch Fieber und Tympanie des Unterleibs, sowie Müdigkeit; Ikterus.
[Eklektischer Befund: Cholezystitis.]

Punktsuche und Behandlung:

Am liegenden Patienten ist das Foramen wie beschrieben oder vom *inductorium felleum*, V19, aus zu bestimmen.

Nadelung:

0,5 Zoll.

Moxibustion:

3 - 7 iF.

Domus phantasiae

Yishe, I-she, **V49**

Erläuterung des Namens:

„Haus der Phantasie" — Poetischer Name des Foramens, durch welches der Befund einer in allen Bereichen gestörten Verdauung und der daraus resultierenden schlechten Stimmung korrigiert werden soll.

Lage:

Auf des Höhe des unteren Rands des 11. Brustwirbels, im lateralen Abstand von ca. 3 PZ von der Rückenmittellinie.

Wirkung:

Das *qi* der Mitte, also der *oo. lienalis et stomachi*, aber auch der *oo. hepaticus et felleus* regulierend, den *orbis pulmonalis* stützend, sein *qi* absenkend.

Befunde und Indikationen:

Humor-Heteropathien bzw. *calor humidus*: Völlegefühl und Tympanie des Bauches, Diarrhoe, spärlicher, roter oder gelber Urin, Schüttelfrost,

Schmerzen im Rücken, Appetitlosigkeit, Abneigung gegen Speisen, Brechreiz und Erbrechen; auch *sitis diffundens*; bei Fieber Gelbfärbung der Skleren und rotes Gesicht; anhaltendes Erbrechen.

Punktsuche und Behandlung:

Die Stelle ist am liegenden Patienten wie angegeben leicht zu bestimmen.

Nadelung:

0,5 Zoll.

Moxibustion:

3 - 15 iF, je nach Befund.

Granarium stomachi

Weicang, Wei-ts'ang, **V50**

Erläuterung des Namens:

„Der Getreidespeicher *orbis stomachi*" — Dem *orbis stomachi* kommt schlechthin die Funktion eines Zwischenspeichers von Nahrung zu. Ihn hier überdies als „Getreidezwischenspeicher" zu bezeichnen, unterstreicht dies, zugleich die Absicht, auf diese Funktion einzuwirken.

Lage:

Auf der Höhe des 12. Brustwirbels, zugleich im lateralen Abstand von ca. 3 PZ von der Rückenmittellinie.

Wirkung:

Den *orbis stomachi* kräftigend, die Verdauung regulierend.

Befunde und Indikationen:

Spannungsgefühl, Tympanie in Bauch und Leibesmitte, Schmerzen in der Magengrube, fehlender Appetit;
Schüttelfrost, Schmerzen in der Rückenmuskulatur, die die Beugung und Wendung erschweren oder unmöglich machen;
Gedunsenheit.

Punktsuche und Behandlung:

Bei dem auf dem Bauch liegenden Patienten an der angegebenen Stelle.

Nadelung:

0,5 Zoll.

Moxibustion:

3 - 7 iF.

c. vesicalis c. renalis

Porta viscerum

Huangmen, Huang-men, V51

Erläuterung des Namens:

„Das Tor des Inneren" — Der nicht der medizinischen, sondern der philosophischen Fachsprache entlehnte Begriff *huang* weist auf die „Eingeweide" als Ausdruck und Sitz der innersten Anlagen, Gefühle und Hoffnungen, zugleich als Instanz für die Umsetzung und Assimilation von Einflüssen hin, ähnlich der technischen Bedeutung der *oo. lienalis et stomachi.*

Lage:

Auf der Höhe des 1. Lendenwirbels im lateralen Abstand von ca. 3 PZ von der Rückenmittellinie.

Wirkung:

Calor und *calor repletionis* der Mitte zerstreuend.

Befunde und Indikationen:

Schmerzen in der Leibesmitte; Obstipation; Mastopathien.

Punktsuche und Behandlung:

Bei dem auf dem Bauch liegenden Patienten an der angegebenen Stelle, zu der man sich auch über das *inductorium tricalorii*, V22, vortasten kann.

Nadelung:

0,5 Zoll.

Moxibustion:

7 - 30 iF.

Conclave potentiae

Zhishi, Chih-shih, V52

Erläuterung des Namens:

„Zimmer der Potenz" — Sitz der Potenz im weitesten Sinn, also nicht nur im Hinblick auf die geschlechtliche Potenz, ist der *orbis renalis*. Ist das Potential des *orbis renalis*, des Sitzes der angeborenen Konstitution und der konstitutionellen Kraftreserven geschmälert, so werden davon unmittelbar sowohl der *orbis lienalis* als vor allem auch der *orbis hepaticus* (Sequenz I der Wandlungsphasen) in Mitleidenschaft gezogen. Das hier bezeichnete Foramen wird mit dieser Namensgebung als eine Stelle ausgewiesen, an der auf diese Reserven eingewirkt werden kann.

Lage:

Auf der Höhe des Zwischenraums zwischen 2. und 3. Lendenwirbel, im lateralen Abstand von 3 PZ von der Rückenmittellinie.

Wirkung:

Das *qi renale* erhaltend und kräftigend.

Befunde und Indikationen:

1. Defizienz des *qi renale*: Schwellungen und Schmerzen im Genitale, Schmerzen im Rücken, Krämpfe und Verspannungen der Lendenmuskulatur, die ein Beugen unmöglich machen;

Samenverlust im Schlaf, Miktionsstörungen aller Art;

2. *humor*-Befunde der Mitte: Gedunsenheit, mangelhafte Verdauung, Übelkeit und Brechreiz, Schmerzen und Spannungsgefühl in Leibesmitte und Flanken, Brechdurchfälle.

Punktsuche und Behandlung:

Bei dem am Bauch liegenden Patienten an der angegebenen Stelle.

Nadelung:

0,5 Zoll.

Moxibustion:

7 - 15 iF.

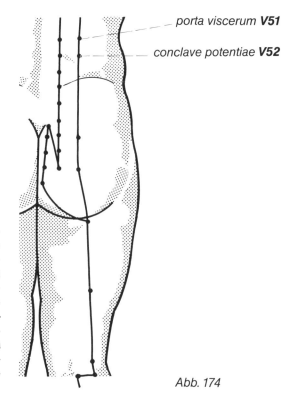

porta viscerum **V51**

conclave potentiae **V52**

Abb. 174

Viscera involuta

Baohuang, Pao-huang, V53

Erläuterung des Namens:

„Die eingewickelten Einweide" — Der chinesische Begriff *bao* in der in den Medizintexten überwiegend verwendeten Schreibung bedeutet „Blase", aber auch „verwickelt", „verhaspelt", und ist ein Hinweis auf jene urtümliche Assoziation, daß bestimmte Verdauungsstörungen durch Verwicklung der Eingeweide bedingt seien.

Lage:

Auf der Höhe des 2. *foramen sacrale*, im lateralen Abstand von 3 PZ von der Rückenmittellinie.

Wirkung:

Humor oder *calor humidus* der Mitte und des unteren Caloriums austreibend, Appetit und Ausscheidungen harmonisierend.

Befunde und Indikationen:

Verdauungsstörungen, rumpelndes Geräusch in den Eingeweiden, Obstipation oder Diarrhoe, Miktionsstörungen aller Art bis zur Harnverhaltung und damit einhergehender Gedunsenheit und Wassersucht, heftige Schmerzen in Rücken und Lenden; Schwellungen des Genitale.

Punktsuche und Behandlung:

Das Foramen ist an der angegebenen Stelle leicht aufzufinden.

Nadelung:

0,5 Zoll.

Moxibustion:

7 - 15 iF.

Margo subsequens

Zhibian, Chih-pien, V54

Erläuterung des Namens:

„Der nachfolgende Rand" — Beschreibung der Topologie: Das Foramen markiert das Ende des Kollateralzweigs auf der Mitte des Glutaeus.

Lage:

Auf der Höhe des 4. *foramen sacrale*, im lateralen Abstand von ca. 3 PZ von der Rückenmittellinie.

Wirkung:

Humor und *calor inanitatis* im unteren Calorium korrigierend.

Befunde und Indikationen:

Schmerzen im Steißbein, Schmerzen im Genitale, Schmerzen in Rektum und Anus;

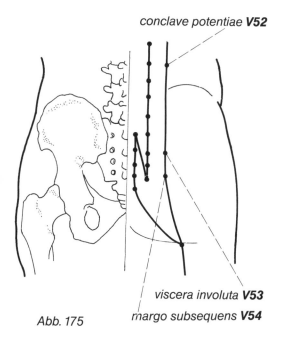

conclave potentiae **V52**

viscera involuta **V53**

margo subsequens **V54**

Abb. 175

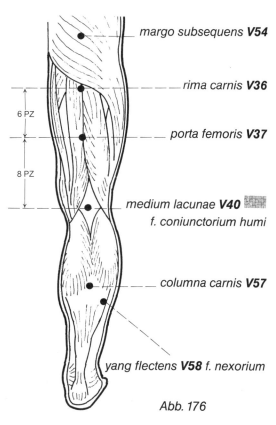

margo subsequens **V54**

rima carnis **V36**

6 PZ

porta femoris **V37**

8 PZ

medium lacunae **V40**

f. coniunctorium humi

columna carnis **V57**

yang flectens **V58** f. nexorium

Abb. 176

c. vesicalis
c. renalis

spärlicher, rötlicher Urin; Schmerzen in der Lendengegend; Hämorrhoiden aller Art.

Punktsuche und Behandlung:

An der angegebenen Stelle.

Nadelung:

Senkrecht 0,5 Zoll.

Moxibustion:

Wegen der praktisch ausschließlich repletiven Befunde ist eine Moxibustion unüblich.

Yang coniuncta

Heyang, Ho-yang, **V55**

Erläuterung des Namens:

„Die verbundenen Yang (-Symptome)" — Ein Hinweis auf das therapeutische Ziel, kumuliertes Yang, das sich in *calor*-Symptomatik äußert, zu korrigieren.

Lage:

2 PZ senkrecht unterhalb, d. h. distal des in der Mitte der *fossa poplitea* liegenden Foramens *medium lacunae*, V40.

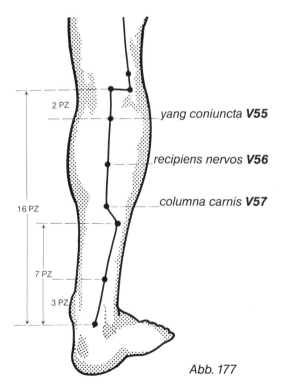

2 PZ

yang coniuncta **V55**

recipiens nervos **V56**

columna carnis **V57**

16 PZ

7 PZ

3 PZ

Abb. 177

Wirkung:

Den *orbis hepaticus* regulierend, *calor* des *xue* kühlend, *ventus* zerstreuend.

Befunde und Indikationen:

Krampfhafte Verspannung der Lenden- und Rückenmuskulatur, ziehende Schmerzen im Bauch; Schmerzen und Schwellungen des Kniegelenks;
Blutungen und Ausflüsse der Frau.

Punktsuche und Behandlung:

Die Patientin liegt entweder auf dem Bauch oder sitzt mit normal gebeugtem Kniegelenk, wobei man sich am Foramen *medium lacunae*, V40, orientiert.

Nadelung:

0,5 - 1 Zoll senkrecht.

Moxibustion:

3 - 5 iF.

Recipiens nervos

Chengjin, Ch'eng-chin, **V56**

Erläuterung des Namens:

„(Das Foramen, durch das) die *nervus* (= Funktionen der Muskeln und Sehnen) stützend aufgenommen werden" — Hinweis auf die therapeutische Absicht einer Stabilisierung des *orbis hepaticus*, der seine *perfectio*, d. h. seine „vollkommene funktionelle Darstellung" in den *nervus* hat.

Lage:

In der Mitte des *m. gastrocnemius*, zwischen den Foramina *yang coniuncta*, V55, und *columna carnis*, V57.

Wirkung:

Den *orbis hepaticus* stützend, so *ventus* austreibend; auch *calor humidus* der Mitte ausleitend.

Befunde und Indikationen:

Spastische Verspannung der Lenden- und Rückenmuskulatur, spastische Lähmungen an den Gliedmaßen, Paresen und Lähmungen des Unterschenkels; Schwellungen in der Axilla;
Miktionsstörungen, Obstipation; Nasenbluten, Brechdurchfälle; Hämorrhoiden.

Punktsuche und Behandlung:

Am aufrecht sitzenden oder auf dem Bauch liegenden Patienten ist das Foramen in der Mitte des Gastroknemius leicht zu bestimmen.

Nadelung:

In den klassischen Texten, vor allem im „Systematischen Aku-Moxi-Klassiker", ist die Nadelung ausdrücklich kontraindiziert; in neuerer Zeit wird eine solche senkrecht bis zu 0,5 Zoll in Betracht gezogen.

Moxibustion:

3 iF.

Columna carnis

Chengshan, Ch'eng-shan, **V57**
(Variante: Rouzhu, Jou-chu)

Erläuterung des Namens:

„Säule des Fleisches" — Der Name charakterisiert gleichzeitig den Situs und weist auf die Hauptrichtung der therapeutischen Wirkung hin. Der Situs liegt gewissermaßen am Ende einer Ebene, aus der sich die „Säule des Fleisches", des *m. gastrocnemius*, einem Gebirge (*shan*) vergleichbar, erhebt. Gleichzeitig ist *rou*, „Fleisch", die *perfectio* des *orbis lienalis*, auf den durch Stimulation des Foramens ja eingewirkt werden soll.

Lage:

Am unteren Ende der konvergierenden Sehnen des *m. gastrocnemius*.

Wirkung:

Das *qi* der Mitte, d. h. sowohl der *orbes lienalis et stomachi* als auch des *orbis hepaticus*, kräftigend und regulierend, so *calor* kühlend, *humor* ausleitend, *inanitas* kompensierend; Hämorrhoiden heilend.

Befunde und Indikationen:

1. *Humor*-Heteropathien allgemein: Äußere Schäden am Fuß (Gedunsenheit, Geschwüre, Rötung), aber auch Schmerzhaftigkeit des Fußes und Unterschenkels; Schmerzen in Lenden und Beinen, Schmerzen, die am Bein hinab in die Ferse ziehen, Verspannung der Beinmuskulatur; Patient verträgt längeres Stehen nicht, kann sich nicht aufrecht halten;

2. *humor venti* oder *calor humidus*: Spasmen und Verspannungen der Muskulatur; Schüttelfrost; Obstipation, Schmerzen im Hals, Brechdurchfälle, *prolapsus ani*, Verdauungsstörungen akuter Art; Hämorrhoiden aller Art.

3. Mechanische Verletzungen der unteren Gliedmaßen mit Hämatomen und Wunden.

Kombinationen:

Im Verein mit *incrementum et vigor*, Rg1, bei blutenden Hämorrhoiden;
im Verein mit *fons tumuli yin*, L9, bei Völlegefühl in Leibesmitte und Bauch;
im Verein mit *Olympus*, V60, bei Verspannungen der Muskulatur und Schwindelanfällen.

Punktsuche und Behandlung:

Das Foramen ist am sitzenden Patienten an der angegebenen Stelle leicht zu bestimmen.

Nadelung:

Klassisch 0,5 - 0,8 Zoll; in neuester Zeit 1 - 2,5 Zoll.

Moxibustion:

3 - 7 iF oder T: 5 - 15 Minuten.

Yang flectens

Feiyang, Fei-yang, **V58**
(Variante: Jueyang, Chüeh-yang)

Erläuterung des Namens:

„Das zurückweichende Yang" (oder Variante: „Das fliegende Yang", *yang volens*) — Diese Bezeichnung ist in beiden Varianten ein Hinweis auf den zu behandelnden Befund des *orbis hepaticus*: sein flüchtiges („fliegendes") oder sich der Bändigung entziehendes Yang ist einer der Faktoren für die Störungen.

Lage:

7 PZ oberhalb des *malleolus externus*.

Spezielle Qualifikation:

Foramen nexorium der *cardinalis vesicalis*, über welche diese zur Leitbahn des Komplementärorbis, mithin zur *cardinalis renalis* in Verbindung steht.

Wirkung:

Ventus, humor und *calor* aus dem mittleren Calorium austreibend.

Befunde und Indikationen:

Ihnen allen ist die Komponente einer *ventus*-Schädigung, also einer Beteiligung des *orbis hepaticus* gemeinsam: Epilepsie und epileptiforme Anfälle, Kopfschmerzen mit Drehschwindel, Schmerzen in allen Gelenken, Fieber ohne Schweiß;

Rötung, Schmerzhaftigkeit der Augen; Verspannung, Verkrampfung der Muskulatur vor allem an Unterschenkel, im Fuß und in den Zehen, die nicht gebeugt oder gestreckt werden können;

der Patient zittert und kann sich nicht auf den Füßen halten; Schmerzen im Rücken, die über den Hals in den Kopf ausstrahlen; verstopfte Nase oder Nasenbluten.

Punktsuche und Behandlung:

Man findet am sitzenden oder auf dem Bauch liegenden Patienten das Foramen, wenn man vom Foramen *columna carnis*, V57, 1 PZ schräg nach unten vorn auf die gleiche Höhe mit den Foramina *copulatio yang*, F35, und *monticulus externus*, F36, geht.

Nadelung:

In den klassischen Werken senkrecht 0,5 - 0,8 Zoll, in den allerneuesten Texten 1,5 - 2,5 Zoll.

Moxibustion:

3 - 7 iF oder T: 5 - 20 Minuten.

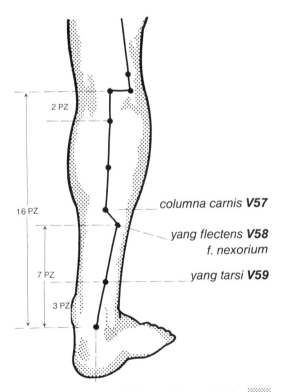

columna carnis **V57**

yang flectens **V58**
f. nexorium

yang tarsi **V59**

olympus **V60** f. transitorium ignis

Abb. 178

Yang tarsi

Fuyang, Fu-yang, V59

Erläuterung des Namens:

„Yang der Ferse" — Ein topologischer Hinweis auf die Außenseite (= Yang) der Ferse.

Lage:

3 PZ genau senkrecht oberhalb des Foramen *Olympus*, V60.

Spezielle Qualifikation:

1. *Foramen copulo-conventorium*, über welches die *cardinalis vesicalis* mit der *sinarteria ascendens yang* in Verbindung steht.

2. *Foramen rimicum* der *sinarteria ascendens yang*.

Wirkung:

Inanitas der *oo. hepaticus et renalis* behebend, das *qi* nach unten führend.

Befunde und Indikationen:

Kopfschmerzen mit Schweregefühl, Hitzewallungen und Frostschaudern; Brechdurchfälle mit Krämpfen der Gliedmaßenmuskulatur; schmerzhafte Lendenmuskulatur, die dem Patienten das selbständige Aufstehen ebenso wie langes Stehen unmöglich macht; Schmerzen in Oberschenkel und Knie; Lähmung der unteren Extremitäten; Schwellung und Rötung des Fußes in der Knöchelgegend.

Punktsuche und Behandlung:

Am sitzenden oder auf dem Bauch liegenden Patienten orientiert man sich am Foramen *Olympus*, V60, über dem das gesuchte Foramen 3 PZ senkrecht nach oben (= proximal) liegt.

Nadelung:

0,5 - 1 Zoll.

Moxibustion:

3 - 5 iF.

Olympus

Kunlun, K'un-lun, V60

Erläuterung des Namens:

Wie im klassischen Griechenland der Olympus, so galt im alten China das Kunlun-Gebirge zugleich als der höchste Berg und der Sitz der Götter — dies ein Hinweis darauf, daß über dieses Foramen auf die höchste Sphäre der Steuerung eingewirkt werden kann.

Lage:

Auf gleicher Höhe wie die Spitze des *malleolus externus*, jedoch in einer Vertiefung, die zwischen dessen Hinterrand und dem Vorderrand der Achilles-Sehne liegt.

Spezielle Qualifikation:

Auf der *cardinalis vesicalis* das *foramen transitorium quinque inductoriorum* — entsprechend der Wandlungsphase Feuer ░░░ .

Wirkung:

Den *orbis hepaticus* stützend, das *qi* bewegend, so *ventus*-Heteropathien austreibend, die Netzbahnen durchgängig machend, die *nervus* (= Funktion der Muskeln und Sehnen) stärkend, die Hüfte kräftigend.

Befunde und Indikationen:

1. *Ventus*-Befunde: Kopfschmerzen, Steifigkeit des Nackens, Schwindelanfälle, Spannung und Verkrampfung der Muskulatur von Schulter und Rücken;

Spasmen und Paresen in den Gliedmaßen, stechende, reißende Schmerzen in den Augen, als ob diesen ausgerissen würden; Stiche in der Brust, die auf den Rücken ausstrahlen;

Krämpfe und Zuckungen der Kleinkinder.

2. Mischbefunde: *calor venti*, *calor humidus*, *humor venti*: Nasenbluten, Schmerzen und Schwellung im Malleolus, Schmerzhaftigkeit der Füße, Schwellung und Schmerzhaftigkeit des Knies, Gefühl als ob ein Knoten in der Kniekehle wäre, Schwellung der Füße, die so stark schmerzen, daß der Patient sie nicht aufzusetzen wagt;

Schwellung des Genitale und Schmerzen in diesem; Wechselfieber mit profusen Schweißen;

Komplikationen während der Schwangerschaft und bei der Geburt, haftende Plazenta.

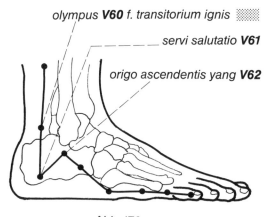

olympus **V60** *f. transitorium ignis* ░░░

_ _ _ *servi salutatio* **V61**

origo ascendentis yang **V62**

Abb. 179

Kombinationen:

Im Verein mit *campana suspensa*, F39, und *agger monticuli*, F40, bei Schmerzen an Knöchel und Ferse;

im Verein mit *valles coniunctae*, IC4, und *amnis recurrens*, R7, bei ziehenden Schmerzen in der Rückenmuskulatur.

Punktsuche und Behandlung:

Am sitzenden oder liegenden Patienten orientiert man sich am äußeren Malleolus und an der Sehne des Kalkaneus.

Nadelung:

0,3 - 1 Zoll senkrecht gestochen. In jüngster Zeit wird zur Behandlung von Schwellungen der Schilddrüse auch eine schräge Punktur (*punctura obliqua*) mit Stichtiefen von 1 - 3 Zoll empfohlen.

Moxibustion:

3 - 5 iF oder T: 5 - 15 Minuten.

Servi salutatio

Pucan, P'u-ts'an, **V61**

Erläuterung des Namens:

„Der Diener grüßt" — Vermutlich ein Hinweis darauf, daß durch die Stimulierung des Foramens die Gehfähigkeit kranker Bedienter wiederhergestellt wurde.

Lage:

In einer Vertiefung am Fersenbein, 1,5 PZ senkrecht unter dem Foramen *Olympus*, V60.

Spezielle Qualifikation:

Foramen copulo-conventorium, über welches die *cardinalis vesicalis* mit der *sinarteria ascendens yang* in Verbindung steht.

Wirkung:

Den *orbis hepaticus* stützend und harmonisierend, so *ventus* besänftigend, die *nervus* kräftigend.

Befunde und Indikationen:

Lähmungsgefühl der Füße, heftige Schmerzen in Ferse und Fuß, so daß der Patient nicht auftreten kann; Schwellung der Füße und des Knies;

Brechdurchfälle mit Wadenkrämpfen und Zuckungen; Erbrechen, von Ohnmacht begleitet; Epilepsie und epileptiforme Anfälle, Halluzinationen, Raserei, Tobsucht; allgemeine Verwirrung der Sinne;

Miktionsstörungen mit Ausscheidung von wenig trübem Urin.

Punktsuche und Behandlung:

Man findet das Foramen am sitzenden Patienten an der angegebenen Stelle.

Nadelung:

0,2 - 0,3 Zoll.

Moxibustion:

3 - 7 iF.

Origo ascendentis yang

Shenmo, Shen-mo, V62

Erläuterung des Namens:

„Ursprung der *sinarteria ascendens yang*" — Funktionsbezeichnung.

Lage:

In der Vertiefung unterhalb der Spitze des *malleolus externus*, dabei 0,5 PZ seitlich seines Randes.

Spezielle Qualifikation:

Wie schon der Name sagt, der Anfangspunkt („Ursprung", *origo*) der *sinarteria ascendens yang*.

Wirkung:

Das *qi hepaticum* stützend und harmonisierend; die *nervus* entkrampfend; die *sinarteria ascendens yang* durchgängig machend, das Bewußtsein klärend.

Befunde und Indikationen:

1. *Ventus*-Heteropathien: Kopfschmerzen und Drehschwindel, Schmerzen in Lenden und Beinen; *vento percussio*, dabei Sprachverlust, halbseitige Lähmung, Fazialisparesen;

2. Defizienz des *yang hepaticum*: epileptische Anfälle während des Tages; Fieber mit Schüttelfrost und spontanen Schweißen;

Schmerzhaftigkeit des Unterschenkels und der Füße, die langes Stehen unmöglich macht; Schwäche der Hüften und Beine, Einknicken der Fußgelenke und des Kniegelenks, Steifheit eben dieser Gelenke;

schwankendes Gefühl, als ob der Patient auf einem Schiff steht.

3. Defizienz des *yang renale*: Schmerzen im Unterleib während der Regelblutung; Tinnitus, Palpitationen.

Kombinationen:

Im Verein mit *rivulus posterior*, IT3, und *vallis anterior*, IT2, bei epileptischen Anfällen;

im Verein mit *pluteus venti*, T17, und *impedimentale maius*, H3, bei Mittelohr-Gleichgewichtsstörungen.

Punktsuche und Behandlung:

Am liegenden Patienten sucht man, vom äußeren Knöchel ausgehend, die Vertiefung an der bezeichneten Stelle auf.

Nadelung:

0,3 - 0,5 Zoll.

Moxibustion:

3 - 5 iF oder T: 3 - 5 Minuten.

Porta metalli

Jinmen, Chin-men, V63

Erläuterung des Namens:

„Das eherne Tor" — Eine Namensgebung, deren Sinn nur bedingt und insoweit zu rekonstruieren ist, daß die Wandlungsphase Metall nach der Sequenz II die Wandlungsphase Holz — entsprechend dem *orbis hepaticus* und seinen Funktionen — bändigt; solche „Bändigung" beschreibt einige der herausragenden Wirkungen einer Stimulation des Foramens.

Lage:

1 PZ unterhalb des *malleolus externus*, vor dem Foramen *origo ascendens yang*, V 62, gelegen.

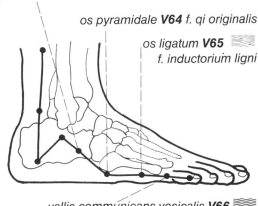

porta metalli **V63** f. rimicum

os pyramidale **V64** f. qi originalis

os ligatum **V65** ≋
f. inductorium ligni

vallis communicans vesicalis **V66** ≋
f. effusorium aquae

Abb. 180

Spezielle Qualifikation:

Rimicum der *cardinalis vesicalis.*

Wirkung:

Ventus besänftigend, das *qi hepaticum* stützend und regulierend; Krämpfe und Paresen lösend.

Befunde und Indikationen:

Brechdurchfälle mit Wadenkrämpfen, Ohnmachten, epileptische Anfälle, Koliken der Eingeweide; Opisthotonus;

Kopfwackeln und offener Mund bei Kleinkindern;

zitternde Schwäche, die es dem Patienten unmöglich macht, längere Zeit zu stehen; dumpfer Schmerz im Kniegelenk.

Kombination:

Im Verein mit *agger monticuli,* F40, bei Wadenkrämpfen und Chordapsus.

Punktsuche und Behandlung:

Am liegenden Patienten orientiert man sich vom Foramen *origo ascendentis yang,* V62, zur gesuchten Vertiefung hin.

Nadelung:

0,1 - 0,3 Zoll.

Moxibustion:

3 iF.

Os pyramidale

Jinggu, Ching-ku, **V64**

Erläuterung des Namens:

„Pyramidenknochen" — Eine beschreibende Benennung.

Lage:

An der Grenze von rotem und weißem Fleisch, unterhalb und proximal der *tuberositas* des 5. Metatarsale.

Spezielle Qualifikation:

Foramen originalis der *cardinalis vesicalis.*

Wirkung:

Ventus-Heteropathien austreibend, sedierend; das Bewußtsein klärend.

Befunde und Indikationen:

Epilepsie, Kopfschmerzen, Nackensteife, Palpitationen, Fieber von Krämpfen begleitet;

Schleierbildung vor den Augen, Rötung des Auges, Entzündung des *canthus nasalis*;

anhaltendes Nasenbluten; Schwindelanfälle; Trübsichtigkeit; Schmerzen und Stiche in der Brust; große Schreckhaftigkeit; weder Appetit noch Durst;

Schmerzen des Kopfes, als ob dieser bersten sollte;

Schmerzen in der Lendengegend, die jede Wendung und Beugung verhindern; Schmerzen in Hüftgelenk, Kniegelenk und Füßen.

[Befunde der eklektischen Medizin: Enzephalitis, Entzündung des Herzmuskels.]

Punktsuche und Behandlung:

Man findet das Foramen am liegenden Patienten in der Vertiefung, indem man sich entsprechend den Hinweisen orientiert.

Nadelung:

Klassisch 0,3 Zoll; in jüngster Zeit 0,5 - 1 Zoll.

Moxibustion:

1 - 7 iF oder T: 5 - 10 Minuten.

Os ligatum

Shugu, Shu-ku, **V65**

Erläuterung des Namens:

„Der geschnürte Knochen" — Namensgebung, die den Situs des Foramens beschreibt.

Lage:

Unterhalb und proximal vom distalen Metatarsalis-Köpfchen, an der Grenze von weißem und rotem Fleisch.

Spezielle Qualifikation:

Auf der *cardinalis vesicalis* das *foramen inductorium quinque inductoriorum* — entsprechend der Wandlungsphase Holz ▨ .

Wirkung:

Das *qi* der Mitte stützend, so *ventus, humor* und *calor*-Heteropathien eliminierend.

Befunde und Indikationen:

1. *Ventus*-Befunde: Epilepsie und Raserei, Bauchschmerzen, Schwindel, Drehschwindel, Verspannung der Nackenmuskulatur, Frösteln und Schüttelfrost, Fieber mit Gleichgewichtsstörungen, gerötete Augen.

2. *Calor* bzw. *humor*-Befunde: Geschwüre und Exantheme am Rücken; Urtikaria; Geschwüre an anderen Körperteilen; Schwerhörigkeit, Taubheit; gelbe Skleren und Tränenfluß; Wechselfieber; Hämorrhoiden; dumpfer Schmerz im Steiß, zerberstendes Gefühl in den Waden, Steifigkeit des Hüftgelenks; Schmerzen in den Lenden, als ob diese gebrochen wären, Gefühl eines Knotens im Kniegelenk.

Punktsuche und Behandlung:

Man findet das Foramen an der angegebenen Stelle am liegenden Patienten.

Nadelung:

0,2 - 0,3 Zoll.

Moxibustion:

3 - 7 iF.

Vallis communicans vesicalis

Tonggu, T'ung-ku, **V66**

Erläuterung des Namens:

„Das verbindende Tal der *cardinalis vesicalis*" — Zum Unterschied vom „Verbindenden Tal der *cardinalis renalis*" (s.u.). Namensgebung, die vor allem eine Beschreibung des Situs ist.

Lage:

In einer Vertiefung an der Außenseite der kleinen Zehe, vor dem Gelenk der Grundphalanx.

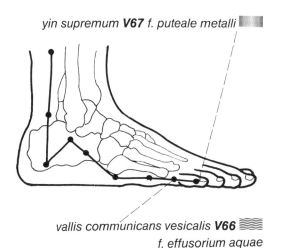

yin supremum **V67** *f. puteale metalli* ▓▓

vallis communicans vesicalis **V66** 〰️
f. effusorium aquae

Abb. 181

Spezielle Qualifikation:

Auf der *cardinalis vesicalis* das *foramen effusorium quinque inductoriorum* — entsprechend der Wandlungsphase Wasser 〰️ .

Wirkung:

In der Mitte, zuvorderst in den *orbes hepaticus et lienalis* das *qi* kräftigend, so *ventus* und *humor*-Heteropathien eliminierend.

Befunde und Indikationen:

Benommenheit und Schwindel, große Schreckhaftigkeit, Schmerzen im Nacken, u. U. Steifigkeit desselben;
Nasenbluten, Fehlsichtigkeit; Wechselfieber begleitet von Husten, Beklemmungsgefühl in der Brust und Leibesmitte; Verdauungsstörungen, unwillkürlicher Stuhlabgang.

Punktsuche und Behandlung:

Man findet das Foramen am liegenden Patienten an der Außenseite der kleinen Zehe seitlich und distal des 5. Metatarso-Phalangeal-Gelenks.

Nadelung:

0,2 - 0,3 Zoll.

Moxibustion:

3 - 7 iF.

Yin supremum

Zhiyin, Chih-yin, **V67**

Erläuterung des Namens:

„Das äußerste Yin" — Ein Hinweis auf Situs, aber auch Funktion des Foramens: Die *oo. renalis et vesicalis* entsprechen im Rahmen der Wandlungsphasenqualifikation Struktivität in ihrer höchsten Aktualität, also dem höchsten Grad der Struktion und Konkretisierung.

Lage:

An der Außenseite der kleinen Zehe, etwa 0,1 Zoll vom Nagelfeld entfernt.

Spezielle Qualifikation:

Foramen puteale der *cardinalis vesicalis* — entsprechend der Wandlungsphase Metall ▓▓ .

Wirkung:

Die *orbes renalis et hepaticus* kräftigend und harmonisierend, das *yin renale* stützend, so *ventus internus* bewältigend, Schwangerschaft und Geburt harmonisierend.

Befunde und Indikationen:

Miktionsstörungen, Samenverlust, Schwäche der Füße und Beine, Hitze der Fußsohlen; Schwellungen des Fußes und des Knies; Wechselfieber mit Schweißlosigkeit; Hautjucken;

Störungen der Schwangerschaft, Komplikationen bei der Geburt;

Schleierbildung im Auge, Schmerzen im Auge; Schmerzen im innern Kanthus;

permotiones [grippöse Befunde und Erkältungen] mit Kopfschmerzen, verstopfter Nase; Schmerzen, Beklemmungsgefühl, Völlegefühl in Brust und Flanken;

Muskelverspannungen an verschiedenen Stellen des Körpers, Wadenkrämpfe.

Kombinationen:

Im Verein mit *stagnum venti*, F20, und *clusa superior*, F3, bei Schmerzen in Kopf und Nacken;
im Verein mit *tecti pluteus*, S15, bei Pruritus.

Punktsuche und Behandlung:

Das Foramen ist an der angegebenen Stelle am liegenden Patienten leicht zu bestimmen.

Nadelung:

0,1 - 0,2 Zoll.

Moxibustion:

3 - 5 iF oder T: 10 - 30 Minuten.

c. vesicalis
c. renalis

cardinalis renalis

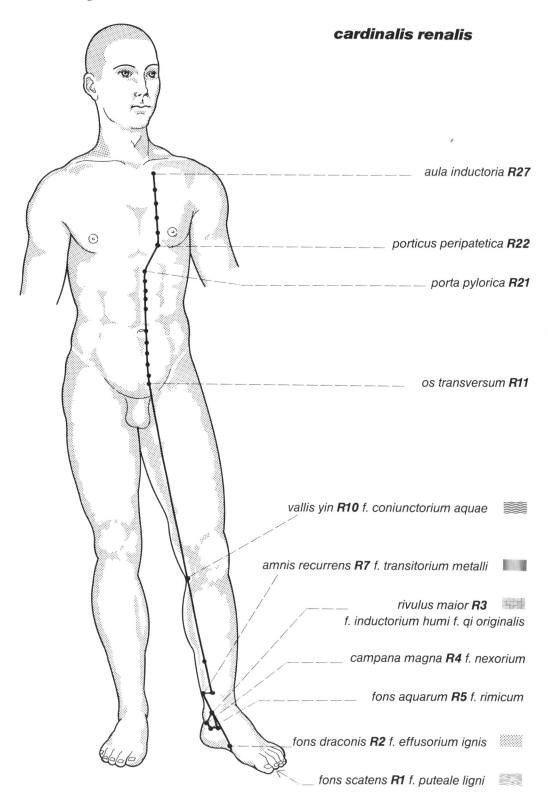

aula inductoria **R27**

porticus peripatetica **R22**

porta pylorica **R21**

os transversum **R11**

vallis yin **R10** f. coniunctorium aquae

amnis recurrens **R7** f. transitorium metalli

rivulus maior **R3**
f. inductorium humi f. qi originalis

campana magna **R4** f. nexorium

fons aquarum **R5** f. rimicum

fons draconis **R2** f. effusorium ignis

fons scatens **R1** f. puteale ligni

Abb. 182

Foramina der *Cardinalis renalis yin minoris pedis*

Fons scatens

Yongquan, Yung-ch'üan, **R1**

Erläuterung des Namens:

„Die emporsprudelnde Quelle" — Poetische Beschreibung von Situs und Funktion des Foramens: Ein auf einer weithin von Foramina freien Fläche mit mächtiger Wirkung sich manifestierendes Foramen, das überdies zu dem durch die Wandlungsphase Wasser qualifizierten *orbis renalis* in engster Beziehung steht.

Schließlich ist bemerkenswert, daß diese Leitbahn nicht apikal, also an der Spitze eines Fingers oder einer Zehe beginnt, sondern in der Mitte einer äußerlich nur gering modellierten Fläche.

Lage:

In einer Vertiefung auf der Mitte der Fußsohle zwischen 2. und 3. Metatarso-Phalangeal-Gelenk.

Spezielle Qualifikation:

Auf der *cardinalis renalis* das *foramen puteale* — entsprechend der Wandlungsphase Holz .

Wirkung:

Den *qi*-Mechanismus insgesamt regulierend und stützend, die Sinnesöffnungen freimachend, sedierend.

Befunde und Indikationen:

1. *Inanitas* des *yin minor*: Dunkler Teint, Ängstlichkeit, Furchtsamkeit; Schwäche der unteren Gliedmaßen und der Füße; große Vergeßlichkeit, Absenzen; Schwellungen des Abdomens bei beiden Geschlechtern; Unfruchtbarkeit beider Geschlechter; Schmerzhaftigkeit und Schwäche der Lenden; Hitze der Fußsohlen, Schmerzen in den Zehen.
2. *Ventus*-Befunde: Gleichgewichtsstörungen und Drehschwindel, Kopfschmerzen, vor allem am Scheitel; Nasenbluten; Sehstörungen aller Art; Reizbarkeit, Nervosität, Jähzorn; Krämpfe an verschiedenen Stellen, auch Wadenkrämpfe, Verspannung der Rücken- und Nackenmuskulatur, Spannungsgefühl in der Leibesmitte, Stiche in Rücken und Leibesmitte; *occlusio* des Halses und Schwellung des Halses; Fieber, Lähmung der Zunge, Sprachverlust; Schmerzen in den Fingern; plötzliche Ohnmachten.

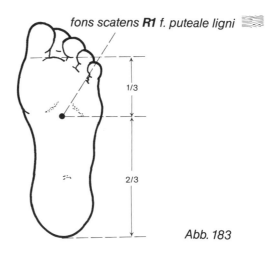

fons scatens **R1** f. puteale ligni

1/3

2/3

Abb. 183

3. *Humor* bzw. *calor humidus*-Befunde: Große Müdigkeit, Schlafsucht, Abgeschlagenheit, Gliederschwere, Störungen der Ausscheidungen (Obstipation oder Diarrhoe); Spannungsgefühl, Druck, Beklemmungsgefühl in Bauch und Leibesmitte; Schmerzen und Spannungsgefühl in Brust und Flanken, trotz Hunger Zurückweisen von Speisen; Husten und Schweratmigkeit (*anhelitus*); Ikterus; Miktionsstörungen, mitunter Ausscheidung von zuviel, meist von zu wenig Urin.

4. Defizienz des *qi pulmonale*: Husten, starker Durst, Schmerzen in Brust und Rücken, Fieber, Obstipation oder zumindest erschwerter Stuhlgang, Beklemmungsgefühl auf der Brust, allgemeine Säftedefizienz, Trockenheit von Haut, Mund und Zunge.

5. Mischbefunde und sonstige: *Sitis diffundens* (der je nach Individualbefund durch Störungen der *oo. renalis, pulmonalis sive hepaticus* bedingt sein kann).

[Befunde der eklektischen Medizin: Schock, Hitzschlag, Schlaflosigkeit, Apoplexie, hoher Blutdruck, Epilepsie, Hysterie, Nervenkrankheiten aller Art, Lähmungen der unteren Extremität.]

Synergismus und Kombinationen:

Im Verein mit *interstitium ambulatorium*, H2, bei *inanitas* des *orbis renalis* und *sitis diffundens*;

im Verein mit *fons tumuli yin*, L9, bei Schmerzen des Unterleibs, die sich um den Nabel konzentrieren;

im Verein mit *abundatia*, S40, bei Phthise und phthisischem Husten;

im Verein mit *os pyramidale*, V64, und *columna carnis*, V57, bei Wadenkrämpfen.

[Im Verein mit *vicus tertius pedis*, S36, bei toxischem Schock;

im Verein mit *canalis aquae*, Rg26, und *medium palmae*, PC8, bei Apathie im Gefolge von Nervenkrankheiten.]

Punktsuche und Behandlung:

Bei Plantarflexion des Fußes tritt die Vertiefung, in der das Foramen liegt, deutlich hervor.

Nadelung:

0,2 - 0,5 Zoll, in neuesten Texten 0,5 - 1 Zoll senkrecht.

Moxibustion:

1 - 3 iF oder T: 5 - 10 Minuten.

Fons draconis

Rangu, Jan-ku, **R2**
(Variante: Longquan, Lung-ch'üan)

Erläuterung des Namens:

„Drachenquelle" — Der Drache ist ein mythisches Emblem, das einerseits mit den Gewässern, vor allem aber mit den „verflüchtigten Gewässern", d. h. mit den am Himmel dahinjagenden Wolken in Beziehung steht. Hiermit deckt sich der im medizinischen Zusammenhang beabsichtigte Hinweis auf den Yang-Aspekt des *orbis renalis*, auf das *yang renale*.

Die Variante des Namens ist mit „Brennendes Tal" zu übersetzen, womit gleichfalls sowohl auf den Situs — Tal — als auch auf therapeutische Empfindungen abgehoben wird.

Lage:

In einer Vertiefung am vorderen, unteren Rand des *naviculare pedis*, und 1 PZ hinter, d. h. proximal des Foramens *caput metatarsalis hallucis* liegend.

Spezielle Qualifikation:

Das der *cardinalis renalis* zugeordnete *foramen effusorium quinque inductoriorum* — entsprechend der Wandlungsphase Feuer ▨ .

Wirkung:

Die *oo. renalis et hepaticus* stützend und harmonisierend; das *xue* kühlend.

Befunde und Indikationen:

1. Defizienz des *qi renale*: große Furchtsamkeit, Ängstlichkeit, Verfolgungswahn;

Kurzatmigkeit, flacher Atem, Kraftlosigkeit bzw. rasche Erschöpfbarkeit; spontane Schweiße, Schweiße während des Schlafs; Schwäche der Lenden und unteren Extremitäten; der Patient kann Stehen nur kurz ertragen; Schwäche des Knies: es knickt ein;

Säfteverluste und Impotenz des Mannes, Unfruchtbarkeit der Frau, Regelstörungen aller Art, auch Senkung des Uterus, Jucken und Schwellung des Genitale, Ausflüsse; *sitis diffundens*.

2. Defizienz des *qi hepaticum* und *ventus*-Befunde: *occlusio* und Schwellungen des Halses, Steifheit oder Lähmung der Zunge; Nervosität, große Unruhe; stechende Schmerzen in Leibesmitte, Flanken, Brust; Blutungen aller Art, blutiges Sputum nach Husten;

Regelstörungen, überstarke Lochien.

3. *Inanitas* der Mitte: Wechselfieber, auch infektiöses; Unregelmäßigkeiten des Stuhlgangs und der Miktion (Obstipation oder Diarrhoe, Polyurie, häufiger spärlicher Urin oder Urinverhaltung, auch Blut im Urin); Gelbe und Ikterus, *sitis diffundens*; Schwellungen und Gedunsenheit von Körper und Gliedmaßen, auch Schwellungen des Halses.

[4. Eklektische Mischbefunde: Laryngitis, Zystitis, Diabetes, Tetanus.]

Kombinationen:

Im Verein mit *amnis recurrens*, R7, bei Speichelfluß;

im Verein mit *rivulus maior*, R3, bei Schwellungen des inneren Halses;

im Verein mit *impedimentale maius*, H3, das nach *fons scatens*, R1, durchgestochen wird, bei heftigen Schmerzen in den Zehen.

Punktsuche und Behandlung:

Am liegenden Patienten an der angegebenen Stelle.

Nadelung:

Klassisch 0,3 Zoll senkrecht, in neuen Texten 0,5 - 1,5 Zoll.

Moxibustion:

3 iF bzw. T: 5 - 10 Minuten.

Rivulus maior

Taixi, T'ai-hsi, **R3**

Erläuterung des Namens:

„Mächtiger Wasserlauf" — Benennung, die gleichzeitig auf Topologie und Funktion abhebt.

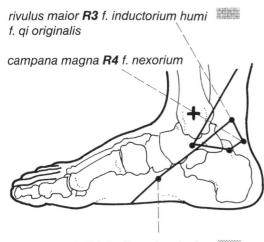

rivulus maior **R3** *f. inductorium humi*
f. qi originalis

campana magna **R4** *f. nexorium*

fons draconis **R2** *f. effusorium ignis*

Abb. 184

Lage:

In der Mitte auf einer Verbindungslinie zwischen *malleolus medialis* und der Sehne des Kalkaneus in einer Vertiefung liegend, in der ein Puls tastbar ist.

Spezielle Qualifikation:

1. *Foramen inductorium quinque inductoriorum* — entsprechend der Wandlungsphase Erde .
2. *Foramen qi originalis* der *cardinalis renalis*.

Wirkung:

Das *qi renale et hepaticum* stützend und regulierend, *calor* kühlend, Lenden und Knie kräftigend.

Befunde und Indikationen:

1. Defizienz des *qi renale*: Miktionsstörungen, Potenzstörungen, Unfruchtbarkeit beider Geschlechter, *algor*-Chordapsus mit stechenden Schmerzen im Unterbauch und Genitale; Schmerzen in Lenden und Kraftlosigkeit derselben; *pp. mersi.*
2. Defizienz des *yin hepaticum*: *occlusio* des Halses, Husten, blutiger Auswurf, Regelstörungen der Frau; Fieber bei Schweißlosigkeit, Spasmen, anhaltende Verspannungen der Muskulatur.
3. *Calor* oder *calor humidus* und sonstige Befunde der Mitte: Husten mit viel Schleim, Spannungsgefühl, Druckgefühl in der Leibesmitte und in den Flanken, Miktionsstörungen mit zumeist dunklem, spärlichem Urin, Obstipation oder erschwerter Stuhlgang; *sitis diffundens*; Speichelfluß, fehlender Zungenbelag, Appetitlosigkeit, Abmagerung, *flexus*-Kälte der Gliedmaßen, häufiges Gähnen, große Abgeschlagenheit und Schlafsucht.
[4. Eklektische Befunde: Nephritis, Zystitis, chronische Laryngitis, Tinnitus, Ptosen des Uterus,

Lähmungen der unteren Extremitäten, spastische Lähmung der Zehen, Schmerzen in der Fußsohle, Neurasthenie; Emphysem.]

Punktsuche und Behandlung:

Am liegenden Patienten an der angegebenen Stelle.

Nadelung:

Klassisch 0,3 Zoll senkrecht; in neuesten Texten 0,5 - 1 Zoll.

Moxibustion:

3 - 5 iF oder T: 5 - 15 Minuten.

Campana magna

Dazhong, Ta-chung, **R4**

Erläuterung des Namens:

„Die Große Glocke" — Das im chinesischen Foramennamen verwendete Wort und Zeichen *zhong* geben wir, entsprechend den in den chinesischen Medizintexten vorherrschendem Verständnis, mit *campana*, „Glocke", wieder. Allerdings ist jenes chinesische Zeichen (im 1. Ton) mehrdeutig. Es bedeutet zunächst einen Kelch, wie er für Libationen beim Opfer gebraucht wird: „Trinkkelch"; es bedeutet weiter „sammeln", „zusammenfassen". Die Bedeutung „Glocke" entspricht eigentlich einem, wahrscheinlich durch dialektale Verschiebungen begünstigtem Mischgebrauch mit einem anderen Zeichen *zhong* (im 4. Ton), das nur diesen eingeschränkten Sinn hat. Wie dem auch sei, die Glocke ist ein Emblem des Metalls und des Yin. (Man vgl. die Rolle, die in der früheren chinesischen Kriegskunst die Gong als Zeichen der Sammlung und des Rückzugs im Gegensatz zur Trommel, die das Zeichen zum Angriff gab, spielte; oder noch im heutigen Kult, wo der Gong (= Metall) der Gegenspieler der Trommeln ist.)

Die Glocke weist also auf eine Bewegung des Yin, eine involutive, zentripetale Bewegung hin. In diesem Sinn muß auch die wichtigste Qualität der über dieses Foramen zu erzielenden Wirkung verstanden werden. (Im übrigen dürfte es kein Zufall sein, daß die beiden „Glockenpunkte" — der zweite ist *campana suspensa*, F39 — an dem rasch bewegten Unterschenkel liegen.)

Lage:

Am innern Rand der Achillessehne, schräg unterhalb des *malleolus medialis*.

253

Spezielle Qualifikation:

Foramen nexorium, über welches die *cardinalis renalis* mit der *cardinalis vesicalis* in Verbindung steht.

Wirkung:

Den *orbis lienalis* kräftigend, den *orbis renalis* stützend, *humor* und *calor humidus* eliminierend.

Befunde und Indikationen:

1. Defizienz des *qi lienale* und *humor*: Spannungsgefühl und Schmerzen in der Leibesmitte, Tympanie, Atemnot, Keuchatmung; Übelkeit, Brechreiz, großes Ruhe- und Schlafbedürfnis, Wechsel von Schwitzen und Frösteln, Unfähigkeit einen Bissen zu schlucken, Beklemmungsgefühl, rasselndes Geräusch bei der Atmung.
2. *Inanitas* des *qi renale*: Furchtsamkeit, Ängstlichkeit, Bestreben sich zurückzuziehen, sich einzuschließen, trübsinnige Stimmung;
trockener Mund, große Frostigkeit; Schwäche und Schmerzen in der Lendengegend, Miktionsstörungen, Harnverhaltung.
3. Sonstige Befunde: Hämoptoe, Obstipation, Schmerzen in Fuß und Ferse; Apathie.

Kombination:

Im Verein mit *vicus communicans*, C5, bei Schlafsucht, großem Ruhebedürfnis, Wortkargkeit.

Punktsuche und Behandlung:

Am liegenden Patienten an der Innenseite der Achillessehne am oberen Fersenrand.

Nadelung:

0,2 Zoll.

Moxibustion:

3 iF.

Fons aquarum

Shuiquan, Shui-ch'üan, R5

Erläuterung des Namens:

„Wasserquelle" — Ein emphatischer Hinweis auf die Wandlungsphasenqualifikation des Orbis, dessen Rimicum hiermit bezeichnet wird.

Lage:

Senkrecht 1 PZ unterhalb des Foramens *rivulus maior*, R3.

Spezielle Qualifikation:

Foramen rimicum der *cardinalis renalis*.

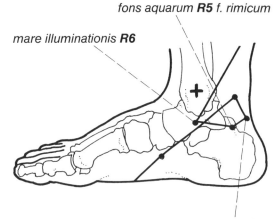

fons aquarum **R5** f. rimicum

mare illuminationis **R6**

campana magna **R4** f. nexorium

Abb. 185

Wirkung:

Die *orbes renalis et hepaticus* stützend, ihr *qi* regulierend.

Befunde und Indikationen:

Sehstörungen verschiedener Art, vor allem Kurzsichtigkeit;
Regelstörungen, begleitet von Schmerzen im Unterleib; auch Miktionsstörungen und *prolapsus uteri*;
Schmerzen, Druckgefühl, Spannungsgefühl in der Leibesmitte.

Kombination:

Im Verein mit *cardo caeli*, S25, bei Störungen der Regel.

Punktsuche und Behandlung:

An der liegenden Patientin an der angegebenen Stelle.

Nadelung:

0,4 Zoll.

Moxibustion:

5 iF.

Mare illuminationis

Zhaohai, Chao-hai, R6

Erläuterung des Namens:

„Das Meer der Erhellung" — Ein Hinweis auf die therapeutische Wirkung des Foramens, zu der nicht zuletzt eine Aufhellung einer gedrückten Stimmung gehört.

Lage:

Genau senkrecht unter der Mitte des *malleolus medialis*, 1 PZ von seinem unteren Rand entfernt.

Spezielle Qualifikation:

Foramen copulo-conventorium, durch welches die *cardinalis renalis* mit der *sinarteria ascendens yin* in Verbindung steht.

Wirkung:

Das *qi renale* nach oben führend, die *orbes pulmonalis, cardialis et hepaticus* regulierend; so *calor* kühlend, sedierend.

Befunde und Indikationen:

Trockener Hals, gedrückte Stimmung, Traurigkeit, Teilnahmslosigkeit, Verzagtheit, Müdigkeit und Schwere der Glieder, häufig Schlaflosigkeit;
Appetitlosigkeit, Wortkargheit, unbestimmte, schwer zu definierende Schmerzen und Mißbefindlichkeiten; Funkensehen oder Flimmern vor den Augen; Kälte der Gliedmaßen, Schmerzen aber auch Klumpengefühl im Unterleib; Miktionsstörungen, zumeist dunkler, spärlicher Urin.
Auch Schreckhaftigkeit, Fieber, fehlender Schweiß; unwillkürlich Erektionen, Urinverhaltung; epileptische Anfälle während der Nacht.
Gynäkologische Störungen aller Art, so zu frühe oder zu späte oder ausbleibende Regel, Schmerzen und Juckreiz im Genitale, *prolapsus uteri*, plötzlich auftretende Schmerzen im Unterleib, überstarke Lochien und *fluor albus*, auch Komplikationen bei der Geburt und haftende Plazenta.
Schmerzen im Auge, vor allem in *canthus nasalis*, *occlusio* des Halses mit Schluckbescherden, Atembeklemmung; einseitige Paresen der Gliedmaßen.
[Summarische Befunde der eklektischen Medizin: Laryngitis, Thyreoiditis, Neurasthenie, Hysterie.]

Kombinationen:

Im Verein mit *tigris volans*, T6, bei Obstipation;
im Verein mit *clusa interna*, PC6, bei Klumpengefühl im Unterleib;
im Verein mit *conventus omnium*, Rg20, und *impedimentale maius*, H3, bei Halsschmerzen;
im Verein mit *copulatio trium yin*, L6, *prima clusarum*, Rs4, und *mare qi*, Rs6, bei Chordapsus aller Art;
im Verein mit *clusa externa*, T5, bei haftender Plazenta;
im Verein mit *conquisitorium cardiale*, Rs14, *clusa interna*, PC6, und *abundantia*, S40, bei Epilepsie.

Punktsuche und Behandlung:

Das Foramen ist am liegenden Patienten an der angegebenen Stelle leicht zu finden.

Nadelung:

Klassisch 0,3 - 0,4 Zoll; in neuester Zeit 0,5 - 1 Zoll senkrecht zu stechen.

Moxibustion:

3 iF oder T: 5 - 10 Minuten.

Amnis recurrens

Fuliu, Fu-liu, **R7**

Erläuterung des Namens:

„Der zurückfließende Strom" — Ein Hinweis darauf, daß dem Individuum verloren zu gehen drohende Energien wiedergegeben werden.

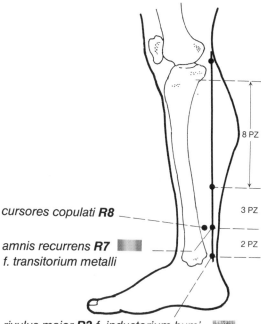

cursores copulati **R8**

amnis recurrens **R7**
f. transitorium metalli

8 PZ

3 PZ

2 PZ

rivulus maior **R3** f. inductorium humi
f. qi originalis

Abb. 186

Lage:

In einer Vertiefung am Vorderrand der Achillessehne, 2 PZ senkrecht oberhalb des Foramens *rivulus maior*, R3.

Spezielle Qualifikation:

Auf der *cardinalis renalis* das *foramen transitorium quinque inductoriorum* — entsprechend der Wandlungsphase Metall .

Wirkung:

Den *orbis renalis* stützend; den Säftehaushalt, insbesondere Bauenergie und *xue* regulierend, harmonisierend; *calor*, vor allem *calor humidus* kühlend.

Befunde und Indikationen:

1. *Inanitas* des *orbis renalis*: Fieber mit Schweißlosigkeit oder, im Gegenteil, profuse Schweiße während des Schlafs; Schmerzen in Lenden und Rükken, Schwäche der Füße, die ihren Dienst versagen; Kälte des Kniegelenks;

percolationes (Miktionsstörungen aller Art, bis zur Harnverhaltung);

2. *calor* bzw. *calor humidus* der Mitte und des unteren Caloriums: Kollern in den Eingeweiden, Schmerzen und Koliken im Bauch, Stühle mit eitrigen oder blutigen Beimengungen; Trommelbauch, Gedunsenheit der Gliedmaßen; blutende Hämorrhoiden; Hämaturie, Blut in den Fäzes; Obstipation mit hartnäckigem, aber vergeblichem Stuhldrang;

3. *ventus*-Heteropathien: Epilepsie und Tobsucht; Zahnschmerzen; *pp. minuti sive evanescentes*.

[4. Eklektische Befunde: Nephritis, Orchitis, funktionelle Uterusblutungen, Infektionen der Harnwege.]

Kombinationen:

Im Verein mit *impedimentale maius*, H3, und *yang conventa*, V35, bei blutigen Stühlen;

[im Verein mit *aquae divisae*, Rs9, *inductorium renale*, V23, *ripa spissa*, R9, und *vicus tertius pedis*, S36, bei Leberzirrhose.]

Punktsuche und Behandlung:

Am liegenden Patienten ist das Foramen wie angegeben leicht zu bestimmen.

Nadelung:

Klassisch senkrecht 0,3 Zoll; in neuester Zeit 0,5 - 1,5 Zoll.

Moxibustion:

5 - 7 iF oder T: 5 - 10 Minuten.

Cursores copulati

Jiaoxin, Chiao-hsin, **R8**

Erläuterung des Namens:

„Die sich treffenden Boten" — Ein Hinweis auf die Besonderheit des Verlaufs der Leitbahn, die an dieser Stelle auf sich selbst zurückkehrt.

Lage:

2 PZ oberhalb der Mitte des *malleolus medialis*, 0,5 PZ vor dem Foramen *amnis recurrens*, R7.

Spezielle Qualifikation:

1. *Foramen copulo-conventorium*, in dem die *cardinalis renalis* mit der *sinarteria ascendens yin* in Verbindung steht.

2. *Rimicum* der *sinarteria ascendens yin*.

Wirkung:

Das untere Calorium kühlend, *calor humidus* und *calor repletionis* daraus ableitend.

Befunde und Indikationen:

1. *Humor* bzw. *calor humidus* allgemein: Unregelmäßigkeiten der Miktion und des Stuhlgangs: Harnträufeln, Enuresis, spärliche Ausscheidung von trübem, milchigem oder dunkelgelb oder rotem Urin, Harnverhaltung; Obstipation mit hartnäckigem, vergeblichem Stuhldrang, Schmerzen im Unterleib; auch Diarrhoe mit blutigen und eitrigen Beimengungen;

Schmerzen an der Innenseite des Unterschenkels;

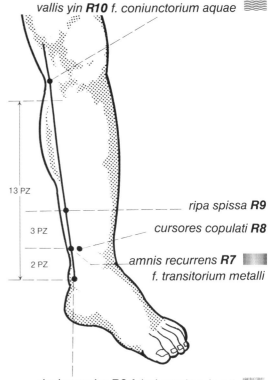

vallis yin **R10** *f. coniunctorium aquae*

13 PZ

3 PZ

2 PZ

ripa spissa **R9**

cursores copulati **R8**

amnis recurrens **R7**
f. transitorium metalli

rivulus maior **R3** *f. inductorium humi*
f. qi originalis

Abb. 187

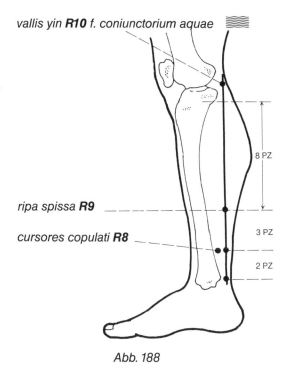

vallis yin **R10** *f. coniunctorium aquae* 〰

8 PZ

ripa spissa **R9**

cursores copulati **R8**

3 PZ

2 PZ

Abb. 188

2. gynäkologische Störungen auf Grund von *humor*-Heteropathien: anhaltende Blutungen oder überstarke Lochien, Regelstörungen aller Art, *prolapsus uteri*; Schweiße während des Schlafs, kalte Hände und Füße, Schweiße am Genitale.

Kombinationen:

Im Verein mit *yang coniuncta*, V55, bei gynäkologischen Blutungen.

Punktsuche und Behandlung:

Das Foramen ist am liegenden Patienten von den angegbenen Orientierungspunkten oder auch von der *copulatio trium yin*, L6, her, unter der es ein wenig nach hinten versetzt im Abstand von 1 PZ liegt, zu bestimmen.

Nadelung:

Senkrecht 0,4 - 0,5 Zoll.

Moxibustion:

3 iF.

Ripa spissa

Zhubin, Chu-pin, **R9**

Erläuterung des Namens:

„Das abgeteufte Ufer" — Ein Hinweis auf die Topologie des Situs, der über eine größere Fläche hinweg einen sehr geglätteten Eindruck macht.

Lage:

An der Innenseite des Unterschenkels, auf gleicher Höhe mit dem Foramen *columna carnis*, V57, 5 PZ senkrecht über dem Foramen *rivulus maior*, R3, am Innenrand des *m. tibialis*.

Spezielle Qualifikation:

Foramen rimicum der *sinarteria retinens yin*.

Wirkung:

Die *orbes renalis et hepaticus* stützend und harmonisierend; Gift neutralisierend oder ausscheidend.

Befunde und Indikationen:

Infektiöse und toxische Befunde aller Art; Chordapsus mit heftigen Schmerzen im Unterleib auch bei Kleinkindern, [Orchitis];

Epilepsie, Raserei, Halluzinationen, Tobsucht, extreme Erregtheit, Erbrechen und fortwährender Speichelfluß, heraushängende Zunge;

Schmerzen an der Innenseite des Unterschenkels; Vergiftungen durch Speisen oder Arzneimittel.

Punktsuche und Behandlung:

Das Foramen am liegenden Patienten an der angegebenen Stelle.

Nadelung:

0,2 - 0,3 Zoll.

Moxibustion:

5 iF.

Vallis yin

Yingu, Yin-ku, **R10**

Erläuterung des Namens:

„Tal des Yin" — „Tal", weil das Foramen an einer Beugestelle, der *fossa poplitea*, liegt, „Yin", weil der Innen- = Schattenseite zugewandt.

Lage:

Am medialen Rand der *fossa poplitea*, zwischen den Sehnen der *mm. semitendinosus et semimembranosus*.

Spezielle Qualifikation:

Auf der *cardinalis renalis* das *foramen coniunctorium quinque inductoriorum* — entsprechend der Wandlungsphase Wasser 〰 .

Wirkung:

Calor humidus-Heteropathien eliminierend.

Befunde und Indikationen:

1. Allgemein: Rückbildung des Genitale, Miktion führt zu Schmerzen im Genitale, Urinausscheidung erschwert, fortgesetzte Blutungen der Frau, plötzlicher Harndrang, Ausscheidung von dunkelgelbem Urin; Schmerzen, Gefühl eines Klumpens oder Fremdkörpers im Unterleib;
aus dem Mund hervorragende Zunge und fortwährender Speichelfluß;
Spannungsgefühl in der Leibesmitte, dabei Völlegefühl und Atembeklemmung.
2. Lokal: Unerträgliche Schmerzen im Kniegelenk, als ob dieses zersägt würde, Steifigkeit, Bewegungsunfähigkeit desselben.

Kombinationen:

Im Verein mit *aquae divisae*, Rs9, und *vicus tertius pedis*, S36, bei Wasserretention und erschwerter Harnausscheidung.

Punktsuche und Behandlung:

Bei im Winkel von 90° gebeugtem Kniegelenk.

Nadelung:

Senkrecht 0,4 Zoll.

Moxibustion:

3 iF.

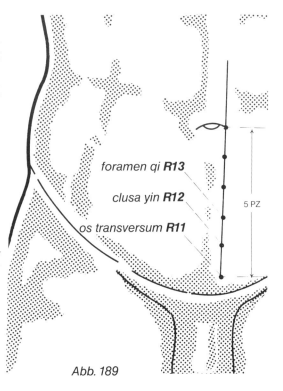

foramen qi **R13**

clusa yin **R12**

os transversum **R11**

5 PZ

Abb. 189

Os transversum

Henggu, Heng-ku, R11

Erläuterung des Namens:

„Querknochen" — Hier Toponym für den Schambeinkamm.

Lage:

Am Oberrand des Schambeins, 0,5 PZ lateral der Leibesmittellinie.

Spezielle Qualifikation:

Foramen copulo-conventorium der *cardinalis renalis* mit der *sinarteria impedimentalis*.

Wirkung:

Percolationes (Miktionsstörungen) aller Art durch Stützung des *orbis renalis* und des *orbis lienalis* heilend; *calor* kühlend, *humor* kanalisierend.

Befunde und Indikationen:

Erschwerte Harnausscheidung und Miktionsstörungen jeder Art, dabei Schmerzen, die in das Genitale ausstrahlen;
Rötung und Schmerzhaftigkeit des Auges, vom *canthus nasalis* ausgehend.

Punktsuche und Behandlung:

Bei auf dem Rücken liegenden Patienten ist das Foramen an der angegebenen Stelle leicht zu bestimmen. Man kann auch vom Nabel abwärts zunächst 5 PZ abtragen und dann 0,5 PZ seitlich ziehen.

Nadelung:

In den klassischen Texten ist die Nadelung ausdrücklich kontraindiziert. Hingegen wird in neuester Zeit bei den genannten Störungen und unter der Voraussetzung repletiver Befunde eine solche senkrecht 0,5 - 1 Zoll zugelassen.

Moxibustion:

3 - 5 iF.

Clusa yin

Dahe, Ta-ho, R12
(Variante: Yinguan, Yin-kuan)

Erläuterung des Namens:

„Paßtor des Yin" — Der in Foraminanamen sehr häufig vorkommende Begriff *guan*, *clusa*, bezeichnet die künstlich errichtete Sperre in einer natürlichen Enge, in einem Paß, also eine „Paßsperre", ein „Paßtor". Im Hinblick auf medizinische Zusammenhänge wird damit ausgedrückt, daß ein entsprechendes Foramen im gesamten Energiegefüge der Person strategische Bedeutung hat, seine Sperre oder Offenhaltung mit weitreichenden, über das lokale Geschehen hinausgehenden Folgen verbunden ist.

Das Qualifikativ *„yin"* wird wegen der Lage an der Bauchseite und des emphatischen Bezugs zu dem mehrfach als Yin qualifizierten *orbis renalis* verwendet.

Lage:

1 PZ senkrecht über dem Foramen *os transversum*, R11, mithin wiederum 0,5 PZ lateral der Leibesmittellinie.

Spezielle Qualifikation:

Foramen copulo-conventorium der *cardinalis renalis* mit der *sinarteria impedimentalis*.

Wirkung:

Die *orbes renalis et vesicalis* kräftigend und regulierend.

Befunde und Indikationen:

Samenverlust bei extremer Erschöpfung, Rückbildung des männlichen Genitale, Schmerzen im Genitale; blutige Ausflüsse der Frau.
Rötung und Schmerzhaftigkeit des Auges, die vom *canthus nasalis*, V1, ausgehen.

Punktsuche und Behandlung:

Das Foramen ist, wie angegeben, leicht zu bestimmen.

Nadelung:

0,3 Zoll.

Moxibustion:

3 - 5 iF.

Foramen qi

Qixue, Ch'i-hsüeh, **R13**

Erläuterung des Namens:

„Foramen des *qi*" — Diese ja eigentlich für jedes Foramen zu gebrauchende Bezeichnung ist hier prägnant zu verstehen: Foramen des *qi vitale*, des Lebens*qi* — unter Hinweis auf den *orbis renalis* als Sitz des *qi nativum*, der angeborenen Konstitution.

Lage:

Auf gleicher Höhe wie das Foramen *prima clusarum*, Rs4, jedoch 0,5 PZ seitlich der Leibesmittellinie.

Spezielle Qualifikation:

Foramen copulo-conventorium der *cardinalis renalis* mit der *sinarteria impedimentalis*.

Wirkung:

Die *orbes renalis et vesicalis* stützend und regulierend.

Befunde und Indikationen:

Porcellus currens-Syndrom (Stiche, Schmerzen, Krämpfe im Unterbauch, bedingt durch *algor*-Symptomatik, gleichzeitig ein wurzellos nach oben schlagendes Yang, mit Palpitationen, Druck und Spannungsgefühl in der Brust, Schmerzen im Hals, Schwindel, Unruhe, Schlaflosigkeit, Ohnmachten und ähnlichen Symptomen eines unechten Yang);
auch anhaltende Diarrhoe;
Schmerzen und Rötung des Auges, die vom *canthus nasalis*, V1, ausgehen;
Regelstörungen und Unfruchtbarkeit; Miktionsstörungen aller Art und Harnverhaltung.

Kombinationen:

Im Verein mit *conquisitorium vesicale*, Rs3, und *copulatio trium yin*, L6, bei Unfruchtbarkeit der Frau.

Punktsuche und Behandlung:

Der Patient liegt auf dem Rücken. Man trägt zunächst vom Nabel abwärts 3 PZ nach unten und sodann 0,5 PZ lateral ab.

Nadelung:

Senkrecht 0,3 Zoll, neuerdings bis 1 Zoll.

Moxibustion:

3 - 5 iF.

Plenum quartum

Siman, Szu-man, **R14**

Erläuterung des Namens:

„Das 4. Volle (Foramen)" — Topologische Bezeichnung: der 4. Punkt der Leitbahn ab dem Schambein gezählt;
„Vollheit", Völlegefühl: typisches Symptom der zu behandelnden Störung.

Lage:

1 PZ senkrecht über dem *foramen qi*, R13, und 0,5 PZ lateral der Leibesmittellinie.

Spezielle Qualifikation:

Foramen copulo-conventorium der *cardinalis renalis* mit der *sinarteria impedimentalis*.

c. vesicalis
c. renalis

259

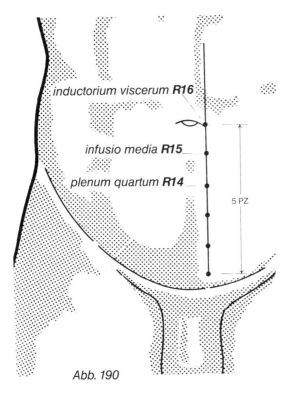

inductorium viscerum **R16**

infusio media **R15**

plenum quartum **R14**

5 PZ

Abb. 190

Nadelung:

Senkrecht 0,2 Zoll, in neuester Zeit bis 1 Zoll.

Moxibustion:

3 - 5 iF.

Infusio media

Zhongzhu, Chung-chu, **R15**

Erläuterung des Namens:

„Mittlerer Zufluß" — Bezeichnung, die auf die allgemeine Topologie Bezug nimmt.

Lage:

1 PZ oberhalb des Foramens *plenum quartum*, R14, bzw. 1 PZ unterhalb des Foramens *inductorium viscerum*, R16, zugleich stets 0,5 PZ lateral der Leibesmittellinie.

Spezielle Qualifikation:

Foramen copulo-conventorium der *cardinalis renalis* mit der *sinarteria impedimentalis*.

Wirkung:

Calor repletionis des *orbis vesicalis* kühlend.

Befunde und Indikationen:

Calor-Befund, der vom unteren Calorium ausgeht und zu Obstipation und harten, trockenen Stühlen führt; des weiteren bestehen Atembeklemmung, Schmerzen in Lenden und Rücken, Regelstörungen;

auch Rötung und Schmerzhaftigkeit des Auges, die vom *canthus nasalis*, V1, ausgehen.

Punktsuche und Behandlung:

Beim auf dem Rücken liegenden Patient wie angegeben zu bestimmen.

Nadelung:

Senkrecht 1 Zoll.

Moxibustion:

3 - 5 iF.

Wirkung:

Das *qi* im unteren Calorium kräftigend, *concretiones et congelationes* auflösend, die Regel fließen lassend.

Befunde und Indikationen:

Concretiones et congelationes (d. h. dynamische Zusammenballungen und struktive Neoplasien), dabei Schmerzen, Fremdkörpergefühl im Unterleib;

Wasseransammlungen im Unterleib, schneidende Schmerzen in der Nabelgegend; Schüttelfrost;

Rötung und Schmerzen im Auge, die vom *canthus nasalis*, V1, ausgehen;

porcellus currens-Syndrom (Stiche, Schmerzen, Krämpfe im Unterbauch, bedingt durch *algor*-Symptomatik, gleichzeitig ein wurzellos nach oben schlagendes Yang, mit Palpitationen, Schwindel, Unruhe, Schlaflosigkeit und ähnlichen Symptomen eines unechten Yang);

gynäkologische Erkrankungen aller Art: plötzliche oder anhaltende Blutungen, Regelstörungen, Weißfluß, eitriger Ausfluß, Unfruchtbarkeit.

Punktsuche und Behandlung:

Das Foramen ist am liegenden Patienten wie angegeben bzw. auf gleicher Höhe mit der *porta lapidea*, Rs5, leicht zu bestimmen.

Inductorium viscerum

Huangshu, Huang-shu, **R16**

Erläuterung des Namens:

„Induktorium der Eingeweide" — Eine Namensgebung, die in großen Zügen auf Gegenstand und Erfolgsort der Behandlung hinweist.

Lage:

Auf gleicher Höhe mit dem Nabel, in lateralem Abstand von 0,5 PZ von diesem.

Spezielle Qualifikation:

Foramen copulo-conventorium der *cardinalis renalis* mit der *sinarteria impedimentalis*.

Wirkung:

Das *qi* im unteren Calorium mächtig entfaltend, auf diese Weise sowohl *calor* wie *algor*-Heteropathien auflösend und eliminierend.

Befunde und Indikationen:

Stechende, schneidende Schmerzen im Bauch, Kältegefühl in der Leibesmitte, auf Grund einer *algor*-Heteropathie;

Obstipation mit trockenen, knolligen Stühlen, Völlegefühl und Tympanie, Urinverhaltung infolge einer *calor*-Heteropathie;

Rötung und Schmerzhaftigkeit des Auges, die vom *canthus nasalis*, V1, ausgehen.

Punktsuche und Behandlung:

Der Patient liegt auf dem Rücken, wobei das Foramen leicht zu lokalisieren ist.

Nadelung:

1 Zoll.

Moxibustion:

5 iF.

Curvatura alta

Shangqu, Shang-ch'ü, **R17**

Erläuterung des Namens:

„Hohe Krümmung" — Eine Beschreibung des Situs, wobei das Adjektiv „hoch" auf die Lage oberhalb der Bauchfalte und oberhalb der Bauchmitte hinweist.

Lage:

2 PZ oberhalb des Foramen *inductorium viscerum*, R16, wie jenes 0,5 PZ lateral der Leibesmittellinie.

Spezielle Qualifikation:

Foramen copulo-conventorium der *cardinalis renalis* mit der *sinarteria impedimentalis*.

Wirkung:

Das *qi* im unteren Calorium mächtig entfaltend, so *calor* wie auch *calor humidus* kühlend und kanalisierend.

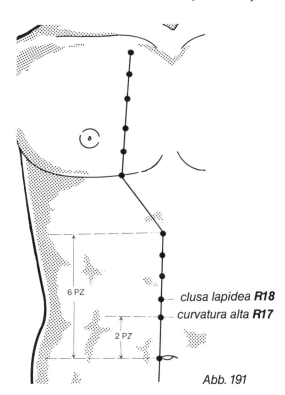

6 PZ

2 PZ

clusa lapidea **R18**

curvatura alta **R17**

Abb. 191

Befunde und Indikationen:

Concretiones et congelationes (dynamische Zusammenballungen und struktive Neubildungen) im Bauch, Schmerzen, zeitweise stechende Schmerzen ebendort;

fehlender Appetit; gestörte Ausscheidungen: entweder Obstipation oder Diarrhoe;

Rötung und Schmerzhaftigkeit des Auges, die vom *canthus nasalis*, V1, ausgehen.

Punktsuche und Behandlung:

Bei auf dem Rücken liegenden Patienten ist das Foramen an der angegebenen Stelle leicht zu lokalisieren.

Nadelung:

1 Zoll.

Moxibustion:

5 iF.

Clusa lapidea

Shiguan, Shih-kuan, **R18**

Erläuterung des Namens:

„Steinernes Paßtor" — „Stein" ist ein Emblem hoher Struktivkraft, also des Yin, hiermit wiederum ein Hinweis auf die als in höchstem Maße als Yin qualifizierten *orbes renalis et lienalis.*

Der in Foraminanamen sehr häufig vorkommende Begriff *guan, clusa,* bezeichnet die künstlich errichtete Sperre in einer natürlichen Enge, in einem Paß, also eine „Paßsperre", ein „Paßtor". Im Hinblick auf medizinische Zusammenhänge wird damit ausgedrückt, daß ein entsprechendes Foramen im gesamten Energiegefüge der Person strategische Bedeutung hat, seine Sperre oder Offenhaltung mit weitreichenden, über das lokale Geschehen hinausgehenden Folgen verbunden ist.

Lage:

1 PZ oberhalb des Foramens *curvatura alta,* R17, und 0,5 PZ lateral der Leibesmittellinie.

Spezielle Qualifikation:

Foramen copulo-conventorium der *cardinalis renalis* mit der *sinarteria impedimentalis.*

Wirkung:

Inanitas der *orbes lienalis et renalis* kompensierend, so *humor* kanalisierend, das Yang absenkend.

Befunde und Indikationen:

Verspannung oder Klumpengefühl in der Leibesmitte, unerträgliche Schmerzen im Unterleib, Übelkeit, übelriechendes Aufstoßen, Erbrechen, Obstipation; spärliche Ausscheidung von gelbem Harn oder Harnverhaltung; *concretiones et congelationes* in Leibesmitte und/oder Unterleib; Steifigkeit und Schmerzhaftigkeit des Rückens; Unfruchtbarkeit der Frau;

Rötung und Schmerzhaftigkeit des Auges, die vom *canthus nasalis,* V1, ausgehen.

Kombination:

Im Verein mit *copulatio trium yin,* L6, bei ausbleibender Empfängnis.

Punktsuche und Behandlung:

Der Patient liegt am Rücken, wobei das Foramen leicht zu bestimmen ist.

Nadelung:

Senkrecht 1 Zoll.

Moxibustion:

Nach klassischer Auffassung nur an männlichen Patienten gestattet: 3 - 5 iF. Die Moxibustion an diesem Foramen kann bei der Frau zu länger anhaltender oder bleibender Unfruchtbarkeit führen.

Urbs yin

Yindu, Yin-tu, R19

Erläuterung des Namens:

„Yin-Stadt" — Der chinesische Begriff *du, urbs,* bezeichnet eine mittlere bis große Stadt in ihrer Eigenschaft als Verwaltungszentrum und den sich daraus ergebenden Reichtum nicht nur administrativer, sondern vor allem sozialer, aber auch wirtschaftlicher Beziehungen. Im Zusammenhang der Akupunkturnomenklatur weist *du* mithin auf ein Foramen, über welches vielfältige Einflüsse ausgeübt werden können.

„Yin" ist ein Hinweis auf die Bauchseite und die emphatisch als Yin qualifizierten *orbes renalis et lienalis.*

Lage:

1 PZ senkrecht oberhalb des Foramens *clusa lapidea,* R18, 0,5 PZ lateral der Leibesmittellinie.

Spezielle Qualifikation:

Foramen copulo-conventorium der *cardinalis renalis* mit der *sinarteria impedimentalis.*

Wirkung:

Die *orbes lienalis, pulmonalis et renalis* stützend, so Kontravektionen absenkend, *calor* kühlend.

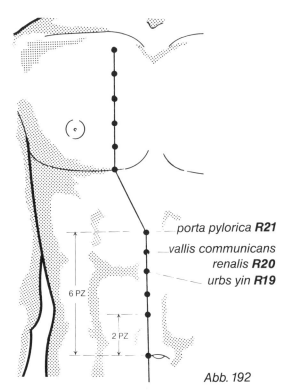

porta pylorica **R21**

vallis communicans renalis **R20**

urbs yin **R19**

6 PZ

2 PZ

Abb. 192

Befunde und Indikationen:

Calor repletionis, vor allem im mittleren Calorium: Wechselfieber, aber auch Wechsel von Frieren und Hitzewallungen; Völle- und Druckgefühl in der Leibesmitte, Schluckauf, Kontravektionen, Kollern in den Eingeweiden; Schmerzen und Hitzegefühl in den Flanken; Obstipation, Stasen des *xue* in Leibesmitte und Bauch;

Unfruchtbarkeit der Frau;

Schmerzen und Rötung des Auges, die im *canthus nasalis*, V1, ihren Ausgang nehmen.

Punktsuche und Behandlung:

Der Patient liegt am Rücken. Man findet das Foramen 4 PZ oberhalb des Nabels und 0,5 PZ lateral der Leibesmittellinie.

Nadelung:

0,3 - 1 Zoll senkrecht.

Moxibustion:

3 - 5 iF.

Vallis communicans renalis

Tonggu, T'ung-ku, R20

Erläuterung des Namens:

„Das verbindende Tal der *cardinalis renalis*" — Im Unterschied zum Foramen gleichen Namens der *cardinalis vesicalis*, V66.

Lage:

5 PZ oberhalb des Nabels, dabei 0,5 PZ lateral der Leibesmittellinie.

Spezielle Qualifikation:

Foramen copulo-conventorium der *cardinalis renalis* mit der *sinarteria impedimentalis*.

Wirkung:

Das *qi* im mittleren Calorium, insbesondere in den *orbes hepaticus, lienalis et stomachi* in Umlauf setzend, so *humor* ausleitend, *pituita* umwandelnd, *algor* und *calor* eliminierend.

Befunde und Indikationen:

Concretiones et congelationes (dynamische Zusammenballungen und Neoplasien), *pituita*-Blokkaden, Völlegefühl, Spannungsgefühl in der Brust mit Aufstoßen; darniederliegende Verdauung, Koliken in den Eingeweiden;

Epilepsie und epileptiforme Anfälle; plötzliche Aphasie, Spasmen und Paresen, große Unruhe, auch Desorientiertheit;

Schmerzen und Rötung des Auges, die vom *canthus nasalis* ausgehen.

Punktsuche und Behandlung:

Das Foramen ist an einem auf dem Rücken liegenden Patienten, wie angegeben, leicht zu bestimmen.

Nadelung:

0,5 - 1 Zoll senkrecht.

Moxibustion:

3 - 5 iF.

Porta pylorica

Youmen, Yu-men, R21

Erläuterung des Namens:

Lateinische, normative Benennung in Anpassung an den chinesischen Gebrauch von *youmen* für das westliche *nomen anatomicum „pylorus"*. *You* bezeichnet im übrigen wörtlich einen „stillen, abgelegenen, verborgenen Nebeneingang", wie sie in China beim Harem oder privaten Teilen des Hauses vorhanden waren — auch dies wieder ein Hinweis auf die Yin-Funktionen.

Lage:

6 PZ oberhalb des Nabels und 0,5 PZ lateral der Leibesmittellinie, auf gleicher Höhe mit dem *conquisitorium cardiale*, Rs14.

Spezielle Qualifikation:

Foramen copulo-conventorium, das die *cardinalis renalis* mit der *sinarteria impedimentalis* verbindet.

Wirkung:

Die *orbes lienalis et cardialis* stützend, so *calor* kühlend, *humor* trocknend.

Befunde und Indikationen:

Humor-Befunde aller Art, auch gynäkologische: Spannungsgefühl und Völlegefühl im Bauch; Übelkeit und Druckgefühl in der Leibesmitte; ziehende Schmerzen in der Brust, Schmerzen in der Leibesmitte während der Regel, Appetitverlust, Speichelfluß; Diarrhoe mit blutigen und eitrigen Stühlen; *concretiones et congelationes* im Bauch mit Schmerzen und Klumpengefühl;

Vergeßlichkeit;

Rötung und Schmerzhaftigkeit der Augen, die vom *canthus nasalis*, V1, ihren Ausgang nehmen.

[Magenkrämpfe, Neuralgien der Interkostalnerven.]

Punktsuche und Behandlung:

An der angegebenen Stelle beim auf dem Rücken liegenden Patienten leicht zu bestimmen.

Nadelung:

0,5 Zoll.

Moxibustion:

5 iF.

Porticus peripatetica

Bulang, Pu-lang, **R22**

Erläuterung des Namens:

„Wandelgalerie" — Beschreibende Namensgebung des Foramens, das ganz offensichtlich auf einer Bahn liegt, die unten um die Wölbung des Pektoralis zieht, vergleichbar einer in einer Galerie am Berg entlangziehenden Straße.

Lage:

In der Vertiefung im 5. Interkostalraum, am Unterrand des Pektoralis, in 2 PZ Abstand von der Brustmittellinie.

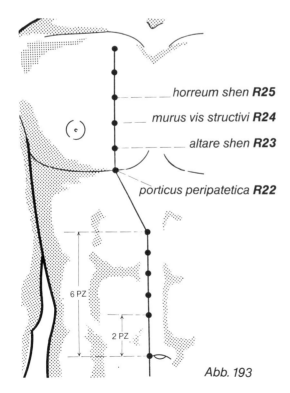

horreum shen **R25**

murus vis structivi **R24**

altare shen **R23**

porticus peripatetica **R22**

6 PZ

2 PZ

Abb. 193

Wirkung:

Das _qi pulmonale et lienale_ kräftigend und regulierend, so _humor_ und _pituita_ eliminierend.

Befunde und Indikationen:

Spannungsgefühl und Druck, Völlegefühl, Schmerzen in Brust und Flanken, Kurzatmigkeit, Atemnot;

verstopfte Nase, Husten, Erbrechen, Appetitverlust, _anhelitus_;

Unfähigkeit die Arme zu heben.

Punktsuche und Behandlung:

An der unterhalb der Brust gelegenen Rippe, 1,6 PZ senkrecht unter dem Foramen _altare shen_, R23, und 2 PZ lateral der Leibesmittellinie, am auf dem Rücken liegenden Patienten leicht zu bestimmen.

Nadelung:

0,3 - 0,4 Zoll.

Moxibustion:

5 iF.

Altare shen

Shenfeng, Shen-feng, **R23**

Erläuterung des Namens:

„Altar für die Gottheiten" — „Altar", _altare, feng,_ bezeichnete einer Erhebung, hier ein Hinweis auf die sich über die Ebene der Bauchfläche erhebende Wölbung des _m. pectoralis._

Shen bezeichnet in den volkstümlichen Kulten alle personifizierten Wesenheiten, die am Kult beteiligt sind; in medizinisch-technischem Kontext hingegen die „konstellierende Kraft", also jenen aktiven Einfluß, der die Individualität einer Persönlichkeit bedingt und aufrechterhält.

Lage:

Im 4. Interkostalraum, 2 PZ lateral der Leibesmittellinie.

Wirkung:

Die Mitte stützend, _humor_ umwandelnd.

Befunde und Indikationen:

Spannungsgefühl, Völlegefühl, Druckgefühl in Brust und Flanken, Atembeklemmung, Kurzatmigkeit;

Kontravektionen, d. h. Aufstoßen, aber auch Übelkeit und Erbrechen; Appetitverlust;

[Mastitis.]

Punktsuche und Behandlung:

An einem auf dem Rücken liegenden Patienten an der angegebenen Stelle leicht zu bestimmen.

Nadelung:

0,3 - 0,4 Zoll.

Moxibustion:

5 iF.

Murus vis structivi

Lingxu, Ling-hsü, R24
(Variante: Lingqiang, Ling-ch'iang)

Erläuterung des Namens:

„Mauer der Struktivkraft" — „Mauer" weist auf den kompakten Wall des Thorax bzw. *m. pectoralis*, an dessen höchster Erhebung das Foramen liegt.
„Struktivkraft", *ling*, ist ein Hinweis auf die Yin-Funktion, hier der *orbes lienalis et pulmonalis*, auf die über das Foramen eingewirkt werden kann.

Lage:

Im 3. Interkostalraum, 2 PZ lateral der Leibesmittellinie.

Wirkung:

Das *qi* der Mitte stützend, *humor* ausleitend.

Befunde und Indikationen:

Spannungsgefühl, Völlegefühl und Schmerzen in Brust und Flanken, Atembeklemmung, Kurzatmigkeit, auch Husten und Kontravektionen (Schluckauf, Erbrechen), Appetitlosigkeit; [Mastitis.]

Punktsuche und Behandlung:

Beim auf dem Rücken liegenden Patienten ist das Foramen an der angegebenen Stelle leicht zu bestimmen.

Nadelung:

0,3 - 0,4 Zoll.

Moxibustion:

5 iF.

Horreum shen

Shencang, Shen-ts'ang, R25

Erläuterung des Namens:

„Speicher der konstellierenden Kraft" — Eine sich auf Funktion des Foramens beziehende, komplementäre Namensgebung im Vergleich zur Be-

zeichnung des vorangehenden Foramens. Hier liegt der Akzent auf den aktiven Einflüssen, die hier gewissermaßen gespeichert erscheinen und über das Foramen mobilisiert werden sollen.

Lage:

Im 2. Interkostalraum, 2 PZ lateral der Leibesmittellinie.

Wirkung:

Das Yang der Mitte stärkend, *humor* trocknend.

Befunde und Indikationen:

Völlegefühl, Druckgefühl in der Leibesmitte, Kontravektionen, Übelkeit, Keuchatmung, Kurzatmigkeit, Druck auf der Brust, Appetitlosigkeit.

Punktsuche und Behandlung:

Am liegenden Patienten an der angegebenen Stelle.

Nadelung:

0,3 Zoll.

Moxibustion:

5 iF.

Perflorescens centrum

Yuzhong, Yü-chung, R26
(Variante: In terra nostra)

Erläuterung des Namens:

„(Foramen, das) die Mitte zur Blüte bringt" — Ein Hinweis auf die therapeutische Wirkung auf die mittleren *orbes lienalis et stomachi*, die mit einer Stimulation des Foramens ausgelöst werden soll.

Lage:

Im 1. Interkostalraum, 2 PZ lateral der Leibesmittellinie.

Wirkung:

Die *orbes lienalis et stomachi* kräftigend und regulierend, so aus ihnen Heteropathien jeder Art eliminierend.

Befunde und Indikationen:

Spannungsgefühl, Druckgefühl in Brust und Flanken, Husten; Kontravektionen, Keuchatmung; auch *pituita*-Blockaden und reichlicher Auswurf dünnflüssigen Schleims; Appetitlosigkeit.

Punktsuche und Behandlung:

Beim auf dem Rücken liegenden Patienten an der angegebenen Stelle.

c. vesicalis
c. renalis

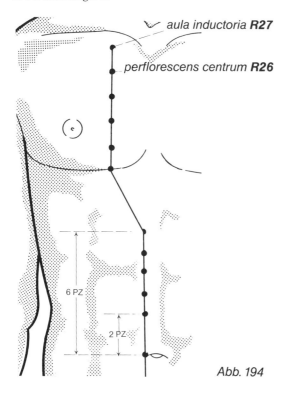

aula inductoria **R27**

perflorescens centrum **R26**

6 PZ

2 PZ

Abb. 194

Nadelung:

0,3 - 0,4 Zoll senkrecht.

Moxibustion:

3 - 5 iF.

Aula inductoria

Shufu, Shu-fu, **R27**

Erläuterung des Namens:

„Versammlungshalle der Induktion" — *Aula, fu*, bezeichnet eine „Versammlungshalle", in der öf-

fentliche Angelegenheiten vollzogen werden, und in der stets eine größere Anzahl von Menschen anwesend ist. Der Begriff ist ein Hinweis auf die energetische Akzentuierung des Foramens.

Inductoria, shu, unterstreicht hier den Anfang der Einflußnahme auf diese Leitbahn auf der Brust.

Lage:

In der Vertiefung zwischen 1. Rippe und dem Unterrand der Klavikula, 2 PZ lateral der Leibesmittellinie.

Wirkung:

Humor trocknend, *pituita* (in den *orbes lienalis et pulmonalis*) umwandelnd, *anhelitus* (= Keuchatmung) besänftigend.

Befunde und Indikationen:

Husten und Kontravektionen (Übelkeit, Brechreiz), Erbrechen, Keuchatmung, anhaltend und chronisch; Spannungsgefühl und Tympanie der Leibesmitte und des Bauchs, dabei große Abneigung gegen jede Nahrungsaufnahme; Schmerzen in der Brust.

[Asthma bei gegebenem Befund.]

Punktsuche und Behandlung:

Das Foramen kann am auf dem Rücken liegenden Patienten wie angegeben aufgesucht werden, oder indem man sich am Foramen *dioptra mobilis*, Rs21, orientiert und die Vertiefung 2 Zoll lateral der Leibesmittellinie findet.

Nadelung:

0,3 - 0,4 Zoll.

Moxibustion:

3 - 5 iF.

Foramina der *Cardinalis pericardialis yin flectentis manus*

Stagnum caeleste

Tianchi, T'ien-ch'ih, **PC1**

Erläuterung des Namens:

„Teich des Himmels" — *Stagnum, chi,* „Teich", ist eine Ansammlung, Stauung, Massierung von Wasser, das sich wenig bewegt, mithin eine Stelle, ein Foramen, in dem sich leicht auch Heteropathien ansammeln können — hier *ventus* oder *humor.* Oft weist der Begriff ganz allgemein auf das Yin oder die Wandlungsphase Wasser.

In die komplementäre Richtung weist das Qualifikativ „Himmel" = die Gesamtheit der aktiven bzw. aktivierenden, kosmischen Einflüsse — ein Hinweis auf das Yang, auf die Öffnung der *species* durch dieses Foramen.

Lage:

1 PZ lateral der Brustwarze, 3 PZ senkrecht unterhalb der Achselfalte.

Spezielle Qualifikation:

1. Ausgangspunkt der *paracardinalis pericardialis;*

2. *Foramen copulo-conventorium,* über welches die *cardinalis pericardialis* mit den *cardinales fellea et renalis* in Verbindung steht.

Wirkung:

Die *species* öffnend, *ventus* zerstreuend, *humor* ausleitend.

Befunde und Indikationen:

Auffällige Atemgeräusche, Druck, Beklemmungsgefühl in Brust und Leibesmitte, Husten, der viel Schleim zutage fördert, Fieber, doch kein Schweiß, Kopfschmerzen, diffuse Schmerzen in allen Gliedmaßen; Schwellung in der Achselhöhle; auch Wechselfieber oder der Wechsel zwischen Frieren und Hitzewallungen; Schmerzen im Oberarm;

Sehstörungen.

Punktsuche und Behandlung:

Das Foramen kann an der angegebenen Stelle am sitzenden oder auf der Seite liegenden Patienten behandelt werden.

Nadelung:

0,2 - 0,3 Zoll schräg nach hinten zu stechen.

Moxibustion:

3 - 5 iF.

Fons caelestis

Tianquan, T'ien-ch'üan, **PC2**

Erläuterung des Namens:

„Quelle des Himmels" — Auch dieser Name ist ein allgemeiner Hinweis auf die therapeutischen Möglichkeiten des Foramens.

„Himmel" ist die Bezeichnung für die Gesamtheit aller aktiven, dynamisierenden kosmischen Einflüsse, ein Synonym der Natur.

„Quelle" weist auf einen ursprünglichen Zugang zu diesen Kräften.

Lage:

2 PZ senkrecht unter dem Vorderrand der Achselfalte, in der Vertiefung zwischen den Köpfen des *m. biceps brachii.*

Wirkung:

Ventus-Heteropathien bzw. *calor venti* zerstreuend.

Befunde und Indikationen:

Beklemmungs-, Spannungsgefühl, Schmerzen in Brust und Flanken, Kontravektionen, Kurzatmigkeit; auch Schmerzen in der Leibesmitte, Frostschauder, Husten, Schmerzen, die sich auf Brust, Schultergürtel und Rücken erstrecken;

Palpitationen; Sehstörungen.

Punktsuche und Behandlung:

Am auf der Seite liegenden Patienten, der den Arm leicht abduziert.

Nadelung:

0,2 - maximal 0,6 Zoll.

Moxibustion:

3 iF.

Lacus curvus

Quze, Ch'ü-tse, **PC3**

Erläuterung des Namens:

„Der gekrümmte Moorsee" — Man unterscheide den „Moorsee", *lacus, ze,* als einen Spender von Feuchtigkeit für die Umgebung vom *stagnum, chi,* „Teich", in dem sich einfach die Strömung eines fließenden Wassers verbreitet und vertieft. Ein *lacus* hat stets eine klimaregulierende und — in medi-

cardinalis pericardialis

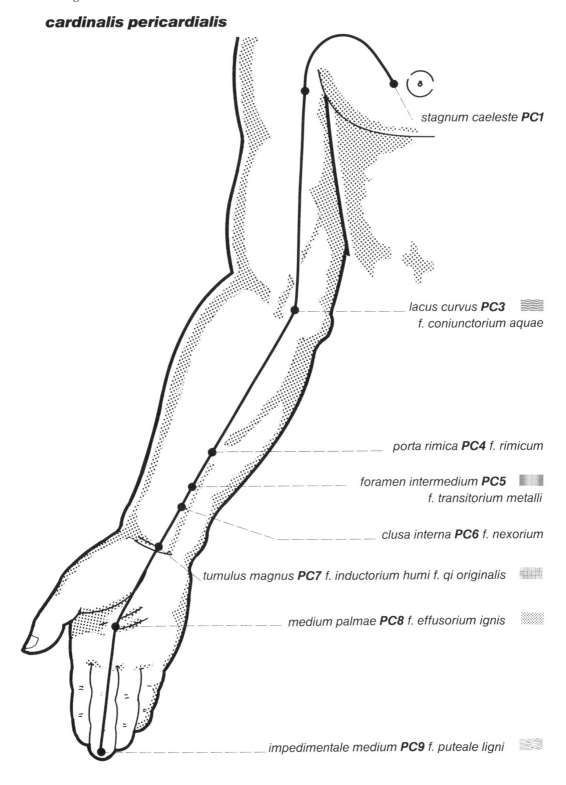

stagnum caeleste **PC1**

lacus curvus **PC3** 〰
f. coniunctorium aquae

porta rimica **PC4** f. rimicum

foramen intermedium **PC5** ▥
f. transitorium metalli

clusa interna **PC6** f. nexorium

tumulus magnus **PC7** f. inductorium humi f. qi originalis ▦

medium palmae **PC8** f. effusorium ignis ▦

impedimentale medium **PC9** f. puteale ligni ▧

Abb. 195

lacus curvus **PC3** f. coniunctorium aquae 〰

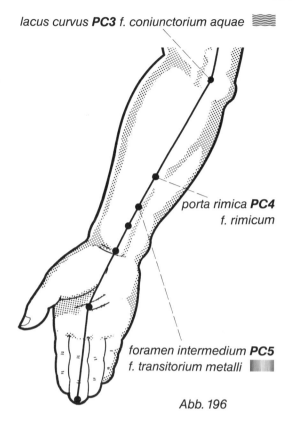

porta rimica **PC4**
f. rimicum

foramen intermedium **PC5**
f. transitorium metalli ▥

Abb. 196

zinischem Kontext — die Feuchtigkeit regulierende, den Säfteaustausch beeinflussende Wirkung.

Lage:

In der Mitte der Ellbogenfalte, an der ulnaren Seite der Sehne des *m. biceps brachii*.

Spezielle Qualifikation:

Auf der *cardinalis pericardialis* das *foramen coniunctorium quinque inductoriorum* — entsprechend der Wandlungsphase Wasser 〰 .

Wirkung:

Die *orbes pulmonalis et cardialis* stützend, so *calor* und *ventus* aus dem oberen Calorium eliminierend und *calor* des *xue* kühlend.

Befunde und Indikationen:

1. *Ventus*-Heteropathien: Schmerzen im Thorax, Fieber; Kopfschmerzen mit Gleichgewichtsstörungen, Wechselfieber mit Wadenkrämpfen; Kopfschweiße, die nicht über den Nacken hinausreichen (der Körper bleibt schweißlos); trockener Mund, Durst, Kontravektionen;
Schreckhaftigkeit, Unruhe, Beklemmungsgefühl;
2. *calor* des *xue*, *calor repletionis*: Speichelfluß, blutiger Auswurf; Herzklopfen, Exantheme; chro-

nodemische, d. h. epidemische Infektionskrankheiten wie Typhus, Cholera oder Röteln (*rubella*).
[3. Summarische Befunde der eklektischen Medizin: akute Gastritis und Enteritis, rheumatische Herzerkrankungen, Myokarditis, Bronchitis, Hitzschlag.]

Kombinationen:

Im Verein mit *stagnum yang*, T 4, und *tumulus magnus*, PC7, bei blutigen Stühlen;
im Verein mit *metallum structivum*, P11, bei *inanitas* des *xue* und heftigem Durst;
im Verein mit *clusa interna*, PC6, und *tumulus magnus*, PC7, bei Schmerzen in der Brust;
im Verein mit *inductorium renale*, V23, und *inductorium diaphragmatis*, V17, bei Schmerzen in der Leibesmitte.
[Im Verein mit dem blutig genadelten Foramen *medium lacunae*, V40, bei akuter Gastritis und Enteritis;
im Verein mit *clusa interna*, PC6, *foramen intermedium*, PC5, und *aula minor*, C8, bei rheumatischer Myokarditis.]

Punktsuche und Behandlung:

Bei leicht angewinkeltem Ellbogen an der angegebenen Stelle unter Vermeidung der Arterie.

Nadelung:

Klassisch 0,3 Zoll; in den neuesten Büchern 0,5 - 1 Zoll.

Moxibustion:

1 - 3 iF oder T: 5 - 15 Minuten.

Porta rimica

Ximen, Hsi-men, **PC4**

Erläuterung des Namens:

„Spaltpforte" — Wie unter Spezielle Qualifikation ersichtlich, eine Funktionsbezeichnung.

Lage:

An der Innenseite des Arms, 5 PZ proximal der Handgelenksfalte, in einer Vertiefung zwischen den *mm. palmaris longus et flexor carpi radialis*.

Spezielle Qualifikation:

Foramen rimicum der *cardinalis pericardialis*.

Wirkung:

Die *orbes cardialis et pulmonalis* mächtig stützend und regulierend, *calor*, besonders des *xue*, kühlend; sedierend; die Leibesmitte freimachend.

Befunde und Indikationen:

1. *Calor* des *xue*: Blutaustritte aus verschiedenen Körperöffnungen, blutiger Auswurf, Nasenbluten, fauliges Aufstoßen; Geschwüre und Schwellungen an verschiedenen Stellen des Körpers.

2. Defizienz des *yin minor*: Palpitationen, Schreckhaftigkeit, Furchtsamkeit, Menschenscheu, verminderte Präsenz, Schmerzen und Stiche in der Brust.

[3. Summarische Befunde der neueren eklektischen Medizin: rheumatische Herzerkrankungen, Myokarditis, Angina pectoris, Mastitis, Pleuritis, Zwerchfellkrämpfe, Hysterie.]

Kombinationen:

[Im Verein mit *clusa interna*, PC6, und *tumulus magnus*, PC7, bei stechenden Schmerzen in der Brust;

im Verein mit *stagnum curvum*, IC11 (!), und *nexorium trium yang*, T8, bei blutigem Auswurf;

im Verein mit *clusa interna*, PC6, und *lacus curvus*, PC3, bei rheumatischen Herzerkrankungen.]

Punktsuche und Behandlung:

An der bezeichneten Stelle bei supiniertem Arm.

Nadelung:

Klassisch 0,3 Zoll, in den neuesten Texten 1 - 1,5 Zoll.

Moxibustion:

5 - 7 iF oder T: 5 - 15 Minuten.

Foramen intermedium

Jianshi, Chien-shih, **PC5**

Erläuterung des Namens:

„Zwischenträger" — D. h. Vermittler — Ein Hinweis auf die Funktion des Foramens als *transitorium* der Leitbahn.

Lage:

3 PZ proximal der Handgelenkfalte, zwischen den Sehnen der *mm. palmaris longus et flexor carpi radialis*.

Spezielle Qualifikation:

1. Auf der *cardinalis pericardialis* das *foramen transitorium quinque inductoriorum* — entsprechend der Wandlungsphase Metall ▓▓▓ .

2. Nexorium der drei Yin der Hand.

Wirkung:

Die *orbes cardialis et pericardialis* stützend und regulierend, so *ventus* besänftigend, *calor* kühlend,

das *qi* ins mittlere Calorium absenkend, *pituita* austreibend und den *orbis stomachi* harmonisierend.

Befunde und Indikationen:

1. *Ventus* und *calor venti*: Spannungsgefühle, Druck und Schmerzen in der Brust; auch bebende Nervosität, Furcht und Ängstlichkeit; oder große Reizbarkeit und plötzliche Raserei mit Toben und Schreikrämpfen;

heiße Handflächen, Schwellungen in der Achselhöhle, gleichzeitig Krämpfe des Ellbogens;

vento percussio mit Ohnmacht, Speichelfluß, Sprachverlust, Krampf der Stimmwerkzeuge;

2. auch *humor venti* und *pituita*: anhaltende Wechselfieber mit ergebnislosem Brechreiz, Würgen; Geschwüre und Exantheme an einzelnen Stellen des Körpers oder am ganzen Körper;

epileptische Anfälle, Schmerzen und Spannungsgefühl im Hals; gelbe Skleren; unregelmäßige Periode.

[3. Summarische Befunde der eklektischen Medizin: rheumatische Herzerkrankungen, Malaria, Epilepsie, Hysterie, Schizophrenie.]

Kombinationen:

Im Verein mit *radius magnus*, V11, bei Malaria;

im Verein mit *rivulus posterior*, IT3, und *valles coniunctae*, IC4, bei plötzlichem Wahnsinn.

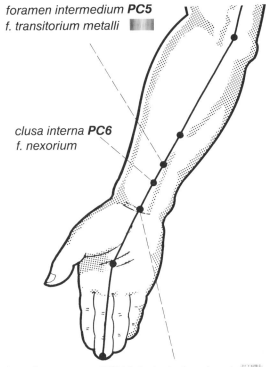

foramen intermedium **PC5**
f. transitorium metalli ▓▓▓

clusa interna **PC6**
f. nexorium

tumulus magnus **PC7** f. inductorium humi ▓▓▓
f. qi originalis

Abb. 197

[Im Verein mit *copulatio trium yin*, L6, bei Überfunktion der Schilddrüse;

im Verein mit *clusa interna*, PC6, *aula minor*, C8, *porta rimica*, PC4, und *lacus curvus*, PC3, bei rheumatischen Herzerkrankungen.]

Punktsuche und Behandlung:

Bei supiniertem Unterarm an der angegebenen Stelle.

Nadelung:

Klassisch 0,3, in neuesten Texten 0,5 - 1,5 Zoll senkrecht zu stechen; oder, gleichfalls nach den neuesten Texten, bei Allgemeinerkrankungen am Rumpf 1,5 - 2 Zoll schräg zu stechen.

Moxibustion:

3 - 5 iF.

Clusa interna

Neiguan, Nei-kuan, **PC6**

Erläuterung des Namens:

„Inneres Paßtor" — Der in Foraminanamen sehr häufig vorkommende Begriff *guan*, *clusa*, bezeichnet die künstlich errichtete Sperre in einer natürlichen Enge, in einem Paß, also eine „Paßsperre", ein „Paßtor". Im Hinblick auf medizinische Zusammenhänge wird damit ausgedrückt, daß ein entsprechendes Foramen im gesamten Energiegefüge der Person strategische Bedeutung hat, seine Sperre oder Offenhaltung mit weitreichenden, über das lokale Geschehen hinausgehenden Folgen verbunden ist. Die Bezeichnung weist auf Topologie und Funktion.

Lage:

2 PZ proximal der Handgelenksquerfalte, zwischen den Sehnen der *mm. palmaris longus et flexor carpi radialis*.

Spezielle Qualifikation:

1. Ausgangspunkt der *reticularis pericardialis*, also *foramen nexorium* der *cardinalis pericardialis*.

2. Foramen copulo-conventorium, das die *cardinalis pericardialis* mit der *sinarteria retinens yin* verbindet.

Wirkung:

Die *orbes cardialis et lienalis* stützend und harmonisierend, so sedierend; das *qi* regulierend, Schmerz stillend; *ventus*, *calor* und *humor* ausleitend und zerstreuend.

Befunde und Indikationen:

1. *Calor repletionis* der Mitte: Schmerzen in Brustkorb und Leibesmitte, Ängstlichkeit, Ratlosigkeit, Verzagtheit, Entschlußlosigkeit;

gerötete Augen; flaues Gefühl im Magen, Übelkeit, Erbrechen;

gestörter Rapport zwischen den *oo. stomachi et lienalis*, Schmerzen in Brust und Flanken; Fieber, dabei Schweißlosigkeit; Wechselfieber; auch

2. *calor humidus* oder *humor venti*: Ikterus; Schmerzen in Handgelenk, Ellbogen und Oberarm; Spannungsgefühl und Krämpfe in den oberen Gliedmaßen; Steifigkeit des Nackens; Hitze der Handteller;

Prolapsus ani, vento percussio.

[3. Summarische Befunde der eklektischen Medizin: rheumatische Herzerkrankungen, Schock, Angina pectoris, Palpitationen, Zwerchfellkrämpfe, Überfunktion der Schilddrüse, Epilepsie, Hysterie sowie postoperative Schmerzen an verschiedenen Stellen des Körpers.]

Kombinationen:

Im Verein mit *mare illuminationis*, R6, bei *concretiones* und Schmerzen im Bauch.

[Im Verein mit *foramen intermedium*, PC5, und *aula minor*, C8, bei rheumatischen Herzerkrankungen;

im Verein mit *foramen intermedium*, PC5, und *vicus tertius pedis*, S36, bei Angina pectoris Schmerzen;

im Verein mit *rex faciei*, Rg25, zur Senkung überhöhten Blutdrucks;

im Verein mit *fons scatens*, R1, und *vicus tertius pedis*, S36, bei toxischem Schock.]

Punktsuche und Behandlung:

Bei supiniertem Unterarm ist das Foramen wie definiert, in der Vertiefung zwischen den Muskeln zu finden.

Nadelung:

Klassisch 0,5 Zoll senkrecht; in neuesten Texten senkrecht: 0,5 - 1,5 Zoll; bei Störungen am Rumpf auch schräge Nadelung: 1 - 2 Zoll in Richtung der Leitbahn. Hingegen ist bei Behandlung einer lokalen Parese oder eines Sensibilitätsverlusts eine Stichtiefe von 0,3 - 0,5 Zoll nicht zu überschreiten!

Moxibustion:

3 - 7 iF oder T: 5 - 15 Minuten.

Tumulus magnus

Daling, Ta-ling, **PC7**

Erläuterung des Namens:

„Großer Grabhügel" — Beschreibung des Situs,

c. pericardialis c. tricalorii

wobei wir uns daran erinnern, daß „Grabhügel" eine künstliche, verhältnismäßig geringfügige Erhebung in der Landschaft darstellt.

Lage:

In der Mitte der Handgelenkfalte, zwischen den Sehnen der *mm. palmaris longus et flexor carpi radialis.*

Spezielle Qualifikation:

1. Auf der *cardinalis pericardialis* das *foramen inductorium quinque inductoriorum* — entsprechend der Wandlungsphase Erde ▦ .
2. *Foramen qi originalis* der *cardinalis pericardialis.*

Wirkung:

Den *orbis cardialis* kühlend, sedierend; den *orbis stomachi* harmonisierend; die *species* öffnend, *calor* ableitend, *ventus* zerstreuend, Druck von der Brust nehmend.

Befunde und Indikationen:

1. *Ventus*-Befunde im weitesten Sinne: Bewußtseins- und Verhaltensstörungen, Epilepsie, wiederholte, unstillbare Lachanfälle, Wechsel von Exaltiertheit und Niedergeschlagenheit, Angst, Schreck, Furchtsamkeit;
Fieber mit geschlossener *species,* so Schweißlosigkeit; Beklemmungsgefühl, zitterndes Gefühl oder Schmerzen in der Brust; auch
2. *humor*-Heteropathien: Schwellungen in der Achselhöhle; Unruhe, Beklemmungsgefühl in Brust und Leibesmitte; Schmerzen oder Druck in den Flanken; Übelkeit, fortgesetztes Aufstoßen; blutiger Auswurf; Urin von blutroter Farbe; gerötete Augen, gelbe Skleren; *occlusio* des Halses, Beklemmungsgefühl, Atemnot, Kurzatmigkeit; Fieber, dabei Kopfschmerzen; Hitze der Innenhand; Krämpfe und Steifheit von Schulter und Ellbogen; Furunkel am Kopf, nässende Flechten an den oberen Gliedmaßen, Schmerzen an der Zungenwurzel.

Kombinationen:

Im Verein mit *medium palmae,* PC8, bei Beklemmungsgefühl auf der Brust;
im Verein mit *canalis aquae,* Rg26, bei üblem Mundgeruch;
im Verein mit *clusa externa,* T5, und *tigris volans,* T6, bei Obstipation;
im Verein mit *porta ventorum,* V12, *stagnum curvum,* IC11, *rectum alae,* IT9, und *medium palmae,* PC8, bei nässenden Flechten und Röteln;
im Verein mit *conventus omnium,* Rg20, Mitte der Brauen und *rivulus maior,* R3, bei Schlaflosigkeit;
im Verein mit *prima clusarum,* Rs4, bei Hämaturie.

Punktsuche und Behandlung:

Das Foramen ist an der supinierten Hand an der angegebenen Stelle leicht zu bestimmen.

Nadelung:

Senkrecht 0,3 - 0,5 Zoll.

Moxibustion:

Wegen der überwiegend warmen oder repletiven Befunde selten sinnvoll: 1 - 3 iF.

Medium palmae

Laogong, Lao-kung, **PC8**
(Variante: Zhangzhong, Chang-chung)

Erläuterung des Namens:

„Mitte des Handtellers" — Topologische Namensgebung. — Eine Variante des Namens, zu übersetzen mit „Palast der Strapazen", deutet auf den Hintergrund der zu behandelnden Störungen, auf extremen Streß.

Lage:

In der Mitte des Handtellers, zwischen Mittel- und Zeigefinger neben dem 3. Metakarpale.

Spezielle Qualifikation:

Auf der *cardinalis pericardialis* das *foramen effusorium quinque inductoriorum* — entsprechend der Wandlungsphase Feuer ▦ .

Wirkung:

Den *orbis cardialis* kühlend, *calor* zerstreuend, *ventus* und *humor* aus der Mitte ableitend.

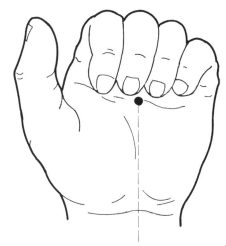

medium palmae **PC8** f. effusorium ignis ▦

Abb. 198

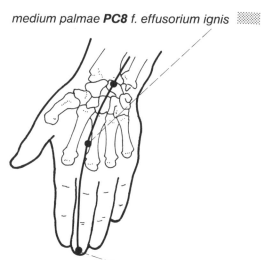

medium palmae **PC8** *f. effusorium ignis*

Abb. 199   *impedimentale medium* **PC9**
f. puteale ligni

Befunde und Indikationen:

1. *Calor humidus*-Befunde: Fieber mit quälendem Durst, Schmerzen in der Leibesmitte, Appetitlosigkeit, übler Mundgeruch, selbst bei Kindern;

Hämaturie, unstillbares Nasenbluten, Druckgefühl, Beklemmungsgefühl, Schmerzen in Brust und Flanken; gelbe Skleren, Ikterus; Entzündung des Zahnfleisches bei Kleinkindern; Blut in den Fäzes.

2. *Ventus*-Befunde: Widersprüchliche Gefühlsregungen und Gemütsstörungen, hemmungslose Heiterkeit, Lachkrämpfe, Jähzorn, aber auch Ängstlichkeit, Furchtsamkeit; die Schmerzen in den Flanken hindern den Patienten sich zu wenden; *vento percussio* [Apoplexie, Tremor der Hand, Krallenhand]; Erregungszustände, Epilepsie, Raserei.

Kombinationen:

Im Verein mit *rivulus posterior*, IT3, bei Ikterus und *diffusiones* (*sitis diffundentis*);

im Verein mit *tumulus magnus*, PC7, und *clusa interna*, PC6, bei Übelkeit, Erbrechen, heftigem Durst [als Folge einer Gastritis];

im Verein mit *tumulus magnus*, PC7, bei Beklemmungsgefühl auf der Brust.

Punktsuche und Behandlung:

Das Foramen wird am besten bestimmt, indem man den Patienten eine Faust bilden läßt, wobei die Spitze des Mittelfingers auf das Foramen stößt.

Nadelung:

Ca. 0,3 - 0,5 Zoll.

Moxibustion:

1 - 3 iF oder T: 5 - 10 Minuten.

Impedimentale medium

Zhongchong, Chung-ch'ung, PC9

Erläuterung des Namens:

„Mittleres Foramen impedimentale" — Der chinesische Begriff *chong*, lateinisch *impedimentale*, bezeichnet wörtlich eine breite Troßstraße, auf der schwerer und dichter Verkehr fließt. Im Zusammenhang der chinesischen Medizin wird der Terminus nicht nur zur Qualifikation einer besonderen Leitbahn, eben der „Impedimentalis" benutzt, sondern er ist auch in den Namen zahlreicher Foramina anzutreffen. *Impedimentale qi* z.B. bedeutet, daß durch das so bezeichnete Foramen entweder große Mengen von *qi*, von aktiver Energie fließen und ausgetauscht werden, oder daß sie durch Einwirkung auf das Foramen mobilisiert werden können.

Der Name ist also ein Hinweis auf die Funktion als *foramen puteale* der Leitbahn, von dem aus beachtliche Energien mobilisiert werden können.

Lage:

An der Spitze des Mittelfingers, etwas näher der Speichenseite.

Spezielle Qualifikation:

Auf der *cardinalis pericardialis* das *foramen puteale quinque inductoriorum* — entsprechend der Wandlungsphase Holz .

Wirkung:

Calor und *ardor* kühlend, die *species* öffnend, die *orbes cardialis et pericardialis* stützend.

Befunde und Indikationen:

Fiebrige Erkrankungen mit große Hitze, Unruhe, Beklemmungsgefühl, Schweißlosigkeit, heiße Handflächen, auffallend heiße Körperoberfläche, Schmerzen, Spannungsgefühl, Beklemmungsgefühl in Brust und Leibesmitte; paretische Zunge; Schmerzen an der Zungenwurzel, Tinnitus;

auch bei nächtlichen Schreianfällen der Kleinkinder und zur Ersten Hilfe bei *vento percussio* [Apoplexie] hilfreich.

Kombination:

Im Verein mit *fons in angustiis*, Rs23, bei Schwellungen, Schmerzen in der Zungenwurzel und Steifheit der Zunge.

Punktsuche und Behandlung:

Im Zentrum der Spitze des Mittelfingers.

Nadelung: 0,1 Zoll.

Moxibustion: 1 iF.

**c. pericardialis
c. tricalorii**

273

cardinalis tricalorii

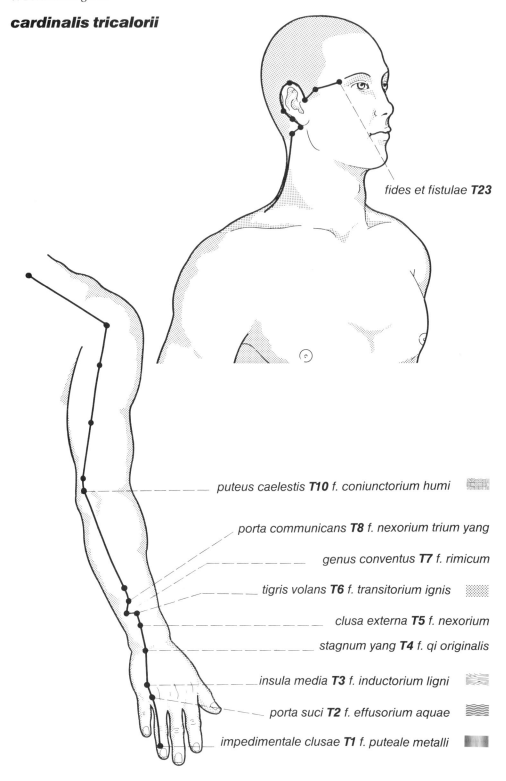

fides et fistulae **T23**

puteus caelestis **T10** f. coniunctorium humi

porta communicans **T8** f. nexorium trium yang

genus conventus **T7** f. rimicum

tigris volans **T6** f. transitorium ignis

clusa externa **T5** f. nexorium

stagnum yang **T4** f. qi originalis

insula media **T3** f. inductorium ligni

porta suci **T2** f. effusorium aquae

impedimentale clusae **T1** f. puteale metalli

Abb. 200

Foramina der *Cardinalis tricalorii yang minoris manus*

Impedimentale clusae

Guanchong, Kuan-ch'ung, T1

Erläuterung des Namens:

„Foramen impedimentale des Paßtors" — Der chinesische Begriff *chong*, lateinisch *impedimentale*, bezeichnet wörtlich eine breite Troßstraße, auf der schwerer und dichter Verkehr fließt. Im Zusammenhang der chinesischen Medizin wird der Terminus nicht nur zur Qualifikation einer besonderen Leitbahn, eben der „Impedimentalis" benutzt, sondern er ist auch in den Namen zahlreicher Foramina anzutreffen. *Impedimentale qi* z.B. bedeutet also, daß durch das so bezeichnete Foramen entweder große Mengen von *qi*, von aktiver Energie fließen und ausgetauscht werden, oder daß sie durch Einwirkung auf das Foramen mobilisiert werden können.

Der in den Namen von Foramina sehr häufig vorkommende Begriff *guan*, *clusa*, bezeichnet die künstlich errichtete Sperre in einer natürlichen Enge, in einem Paß, also eine „Paßsperre", ein „Paßtor". Im Hinblick auf medizinische Zusammenhänge wird damit ausgedrückt, daß ein entsprechendes Foramen im gesamten Energiegefüge der Person strategische Bedeutung hat, seine Sperre oder Offenhaltung mit weitreichenden, über das lokale Geschehen hinausgehenden Folgen verbunden ist.

Lage:

Auf der ulnaren Seite des Ringfingers, 0,1 PZ hinter dem Nagelwinkel.

Spezielle Qualifikation:

Auf der *cardinalis tricalorii* das *foramen puteale quinque inductoriorum* — entsprechend der Wandlungsphase Metall ▥ .

Wirkung:

Die Säfte kühlend, so *humor* und *ventus* austreibend, die Sinnesorgane freimachend, Schlund und Kehle öffnend.

Befunde und Indikationen:

Occlusio des Halses mit Beklemmungs- und Abschnürungsgefühl, trockenem Mund, sich einrollender Zunge, heftigen Schmerzen in der Zungenwurzel, Parese der Zunge;

Fieber, doch kein Schweiß, Druck und Spannungsgefühl, Beklemmungsgefühl in Leibesmitte und Brust; auch Wechselfieber; Appetitverlust;

Schleierbildung am Auge, Ohrensausen und Taubheit;

Schmerzen in Ellbogengelenk und Oberarm, Steifheit dieser Teile.

Punktsuche und Behandlung:

Bei pronierter Hand an der angegebenen Stelle.

Nadelung:

0,1 Zoll.

Moxibustion:

1 - 3 iF.

Porta suci

Yemen, Yeh-men, T2

Erläuterung des Namens:

„Pforte des Safts" — Ein Hinweis auf die den Säftehaushalt regulierende Wirkung des Foramens.

Lage:

0,5 PZ proximal des Sehnenrands zwischen Ringfinger und kleinem Finger.

Spezielle Qualifikation:

Auf der *cardinalis tricalorii* das *foramen effusorium quinque inductoriorum* — entsprechend der Wandlungsphase Wasser ▤ .

Wirkung:

Die Säfte kühlend, die Netzbahnen freimachend, die Sinne klärend.

Befunde und Indikationen:

1. *Calor venti*: *Pavor*-Symptomatik mit Schreck, Schreckhaftigkeit; große Erregung, wirre Reden, gerötete, tränende Augen, plötzlicher Gehörsturz, Schmerzen in Kiefer und Zahnfleisch, Kopfschmerzen, Ohrenschmerzen; Wechselfieber oder Wechsel von Frostigkeit und Hitzewallungen; Schweißlosigkeit bei Fieber;

2. *algor*-Heteropathien: Steifigkeit von Hand und Arm.

Kombination:

Im Verein mit *linea piscis*, P10, bei Halsschmerzen.

Punktsuche und Behandlung:

Bei pronierter Hand und gespreizten Fingern in der Vertiefung distal vom Metakarpo-Phalangeal-Gelenk des 4. Fingers.

Nadelung:

0,2 - 0,3 Zoll.

Moxibustion:

3 iF.

Insula media

Zhongzhu, Chung-chu, **T3**

Erläuterung des Namens:

„Mittlere Insel" — Eine topologische Beschreibung des Situs auf dem Handrücken.

Lage:

Auf dem Handrücken zwischen 4. und 5. Metakarpale in einer Vertiefung proximal vom Metakarpo-Phalangeal-Gelenk.

Spezielle Qualifikation:

Auf der *cardinalis tricalorii* das *foramen inductorium quinque inductoriorum* — entsprechend der Wandlungsphase Holz

Wirkung:

Den Mechanismus des *qi* lockernd, die Sinnesöffnungen freimachend.

Befunde und Indikationen:

Fieber, doch kein Schweiß, Kopfschmerzen und Gleichgewichtsstörungen;
Taubstummheit; Taubheit und Tinnitus;
Schleier am Auge, Pterygium; Schwellungen des äußeren Halses, Schmerzen ebendort und in Wange und Schläfe;
hartnäckiges Wechselfieber;
Schmerzen in Ellbogen und Oberarm, Schmerzen in der langen Rückenmuskulatur; Steifigkeit der Finger; plötzliche Ohnmacht (hier ein Foramen für die Erste Hilfe bei Akupunkturzwischenfällen).

Punktsuche und Behandlung:

Auf dem Handrücken 1 PZ proximal des Foramens *porta suci*, T2.

Nadelung:

0,2 - 0,3 Zoll.

Moxibustion:

3 iF.

Stagnum yang

Yangchi, Yang-ch'ih, **T4**

Erläuterung des Namens:

„Teich des Yang" — *Stagnum, chi,* „Teich" ist eine Ansammlung, Stauung, Massierung von Wasser, das sich wenig bewegt, mithin eine Stelle, ein Foramen, in dem sich leicht auch Heteropathien ansammeln können — hier *humor*. Oft weist der Begriff ganz allgemein auf das Yin oder die Wandlungsphase Wasser.

Lage:

In einer Vertiefung zwischen Elle und Mittelhandknochen, lateral der Sehne des *m. extensor digitorum*.

Spezielle Qualifikation:

Foramen originalis der *cardinalis tricalorii*.

Wirkung:

Calor kühlend, *humor* ausleitend, die *nervus* (= Funktionen der Muskeln und Sehnen) entspannend, die Netzbahnen durchgängig machend.

Befunde und Indikationen:

Wechselfieber oder auch nur Wechsel von Frostigkeit und Hitzewallungen, Beklemmungsgefühl, Spannungsgefühl in Leibesmitte und Brust;
gerötete, geschwollene Augenregion;
Tinnitus;
occlusio des Halses mit Beklemmungsgefühl, Atemnot, Schmerzen;
sitis diffundens mit Trockenheit des Mundes;
ferner Schmerzhaftigkeit und Kraftlosigkeit des Handgelenks, Schmerzhaftigkeit und Steifigkeit von Arm und Schulter;
Lageveränderungen des Uterus.
[Summarische Befunde der eklektischen Medizin: Grippe, Schilddrüsenentzündung, Malaria.]

Kombinationen:

Im Verein mit *porta ventorum*, V12, *columna caeli*, V10, und *omnium defatigationum*, Rg14, bei geschlossener *species* mit Kopfschmerzen und Wechsel zwischen Frieren und Hitze;
im Verein mit *tumulus magnus*, PC7, bei Schmerzen und Steifigkeit der Finger und des Handgelenks [Entzündungen dieser Teile].

Punktsuche und Behandlung:

Bei pronierter Hand mit leicht gekrümmten Fingern in der Vertiefung zwischen *epicondylus ulnae* und dem *os triquetum.*

Nadelung:

Senkrecht 0,2 - 0,3 Zoll bei Allgemeinerkrankungen; bei lokalen Befunden am Handgelenk quere Punktur (*punctura transversa*) 0,5 - 1 Zoll.

Moxibustion:

3 - 5 iF.

Clusa externa

Waiguan, Wai-kuan, **T5**

Erläuterung des Namens:

„Äußeres Paßtor" — Topologische Benennung, die auf das an der Außenseite und im Yang gelegene, einen strategischen Durchgang markierende Foramen hinweist.

Der in den Namen von Foramina sehr häufig vorkommende Begriff *guan, clusa,* bezeichnet die künstlich errichtete Sperre in einer natürlichen Enge, in einem Paß, also eine „Paßsperre", ein „Paßtor". Im Hinblick auf medizinische Zusammenhänge wird damit ausgedrückt, daß ein entsprechendes Foramen im gesamten Energiegefüge der Person strategische Bedeutung hat, seine Sperre oder Offenhaltung mit weitreichenden, über das lokale Geschehen hinausgehenden Folgen verbunden ist.

Lage:

2 PZ proximal des Foramens *stagnum yang,* T4, im Zwischenraum zwischen Speiche und Elle.

Spezielle Qualifikation:

1. *Foramen nexorium,* über welches die *cardinalis tricalorii* mit der komplementären *cardinalis pericardialis* in Verbindung tritt.
2. *Foramen copulo-conventorium* der *cardinalis tricalorii* mit der *sinarteria retinens yang.*

Wirkung:

Die *species* öffnend, *calor*-Heteropathien zerstreuend; die Haupt- und Netzleitbahnen durchgängig machend, so Blockaden des *qi* beseitigend.

Befunde und Indikationen:

1. *Ventus*-Befunde: Kopfschmerzen, Tinnitus und Taubheit, halbseitige Paresen der Gesichtsmuskulatur; Schmerzhaftigkeit und paretische Kraftlosigkeit der Finger, spastische Verspannung des Ellbogengelenks, Wackeln des Kopfes.
2. *calor* und *calor humidus*-Befunde: Hohes Fieber, Bauchschmerzen, Enuresis.
[Eklektische Korrelate: Grippe, Pneumonie, Parotitis, Hemiplegie.]

Kombinationen:

Im Verein mit *stagnum yang,* T4, bei spastischer Verspannung des Arms;

im Verein mit *clusa interna,* PC6, *senectus felix,* IT6, bei Schmerzen im Handgelenk;

im Verein mit *conventus auditus,* F2, bei Schwerhörigkeit;

im Verein mit *conventus omnium,* Rg20, *valles coniunctae,* IC4, und *lacunae,* P7, bei *permotiones* [grippösen Befunden].

Punktsuche und Behandlung:

Bei proniertem Unterarm sucht man das Foramen zwischen Speiche und Elle in 2 PZ Abstand von der äußeren Handgelenksfalte auf.

Nadelung:

Senkrecht 0,3 - 0,5 Zoll; neuerdings bei Befunden am Stamm schräge Nadelung mit Stichtiefen von 1,5 - 2 Zoll.

Moxibustion:

3 - 5 iF oder T: 5 - 15 Minuten.

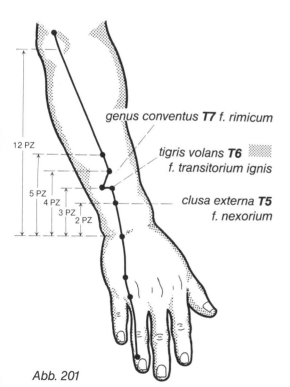

genus conventus **T7** *f. rimicum*

tigris volans **T6**
f. transitorium ignis

clusa externa **T5**
f. nexorium

12 PZ

5 PZ
4 PZ
3 PZ
2 PZ

Abb. 201

c. pericardialis
c. tricalorii

Tigris volans

Feihu, Fei-hu, T6
(Variante: Zhigou, Chih-kou)

Erläuterung des Namens:

„Der fliegende Tiger" — „Fliegender Tiger" ist vermutlich eine poetische Namensgebung, die auf die Konfiguration des Situs hinweisen soll.
Eine Variante bedeutet „Seitlicher Abzugsgraben" — womit auf die an dieser Stelle stattfindende seitliche Ablenkung der Leitbahn hingewiesen wird.

Lage:

3 PZ proximal des Foramens *stagnum yang*, T4, zwischen Ulna und Radius.

Spezielle Qualifikation:

Auf der *cardinalis tricalorii* das *foramen transitorium quinque inductoriorum* — entsprechend der Wandlungsphase Feuer ▓ .

Wirkung:

Den Mechanismus des *qi* lockernd, so die *species* öffnend, Stasen und Verknotungen lösend, die Säfte umlaufen lassend.

Befunde und Indikationen:

1. *Ventus*-Heteropathien, auch *calor venti*: Fieber, doch fehlender Schweiß; Lähmigkeit oder Parese der Gliedmaßen; Kiefersperre; plötzlicher Stimmverlust infolge einer Lähmung; Schmerzen in den Augen;
2. *calor repletionis* oder *calor* des *xue*: anhaltendes Beklemmungsgefühl in Leibesmitte und Brust; Spannungs- und Druckgefühl ebendort, plötzliche Schmerzen und Stiche in der Brust; Übelkeit und Brechreiz, auch Brechdurchfälle; Obstipation; Schwellungen des äußeren Halses; Ohnmachten infolge starken Blutverlusts während einer Geburt; ferner ungenügende Milchsekretion, auch chronische Harnverhaltung.
[3. Summarische eklektische Befunde: Interkostalneuralgien, pektanginöse Schmerzen, Pleuritis.]

Kombinationen:

Im Verein mit *transversum magnum*, L15, das zu *cardo caeli*, S25, durchgestochen wird, und *vicus tertius pedis*, S36, bei chronischer Harnverhaltung;
im Verein mit *vicus tertius pedis*, S36, *atrium pectoris*, Rs17, und *radix mammae*, S18, bei ungenügender Milchsekretion.

Punktsuche und Behandlung:

Bei proniertem Vorderarm an der angegebenen Stelle.

Nadelung:

Klassisch senkrecht 0,2, in neuesten Texten 1 - 1,5 Zoll.

Moxibustion:

Selten indiziert, 3 - 5 iF.

Genus conventum

Huizong, Hui-tsung, T7

Erläuterung des Namens:

„Die versammelten Geschlechter, die versammelten Ahnen" — Eine poetische Bezeichnung, die vermutlich auf den als *rimicum* auf die tiefsten Schichten wirkenden Charakter des Foramens hinweist.

Lage:

An der radialen Seite der Elle, ein Fingerbreit neben *tigris volans*, T6, in einer Vertiefung.

Spezielle Qualifikation:

Foramen rimicum der *cardinalis tricalorii*.

Wirkung:

Die *species* und die Sinnesöffnungen offenhaltend.

Befunde und Indikationen:

Spastische Anfälle aller Art, einschließlich Epilepsie; diffuse Schmerzen in Haut und Fleisch des ganzen Körpers; Taubheit.

Punktsuche und Behandlung:

Bei proniertem, leicht eingeschlagenem Unterarm an der angegebenen Stelle.

Nadelung:

Selten angezeigt, dann 0,2 - 0,3 Zoll.

Moxibustion:

3 - 7 iF.

Porta communicans

Tongmen, T'ung-men, T8
(Variante: Nexorium trium yang, Sanyangluo, San-yang-luo)

Erläuterung des Namens:

„Verbindungspforte" — bzw. Variante: „*Foramen nexorium* der drei Yang" — Die Bezeichnung „Verbindungspforte" ist aus der Lage des Foramens in der genauen Mitte des Unterarms verständlich.

Hingegen weist die Bezeichnung „Nexorium trium yang", also „Anknüpfungspunkt der drei Yang", auf die früheste Schicht der Theorienbildung, wie sie in späteren Texten, zunächst im „Systematischen Aku-Moxi-Klassiker" nicht ausdrücklich bestätigt wurde — wenngleich die Lage inmitten der beiden anderen flankierenden Yang-Leitbahnen eine solche Deutung durchaus nahegelegt hätte.

Lage:

An der Außenseite des Unterarms, 4 PZ oberhalb der Handgelenksfalte in der Vertiefung zwischen Speiche und Elle.

Spezielle Qualifikation:

Nexorium der drei Yang-Leitbahnen der Hand.

Wirkung:

Die Sinnesöffnungen freimachend, die Netzbahnen offenhaltend.

Befunde und Indikationen:

1. *Humor*-Heteropathien: Wechsel von Frieren und Hitzewallungen; Müdigkeit und Schlafsucht.
2. *Ventus*-Befunde: Schmerzen in der Gingiva, plötzlicher Stimmverlust, Tinnitus; *occlusio* im Arm mit Bewegungsunfähigkeit desselben und Schmerzen.

[Postoperative Schmerzen nach einer Lungenresektion.]

Kombinationen:

Im Verein mit *porta suci*, T2, bei Kurzatmigkeit;
im Verein mit *tigris volans*, T6, und *vallis communicans vesicalis*, V66, bei plötzlichem Stimmverlust.

Punktsuche und Behandlung:

Bei proniertem, leicht eingeschlagenem Unterarm.

Nadelung:

In klassischen Texten entweder selten indiziert oder sogar kontraindiziert;

in der neuesten Literatur hingegen senkrechtes Stechen 1 - 1,5 Zoll, schräges Stechen in Richtung auf die *porta rimica*, PC4, 2 - 3 Zoll.

Moxibustion:

5 - 7 iF oder T: 5 - 15 Minuten.

Incilis quarti

Sidu, Szu-tu, **T9**

Erläuterung des Namens:

„(Foramen des) Vierten Abzugsgrabens" — Eine topologische Bezeichnung, die das vom Handgelenk aus gerechnet an 4. Stelle in einer Vertiefung liegende Foramen beschreibt.

Lage:

5 PZ proximal der äußeren Handgelenksfalte, in einer Vertiefung zwischen Radius und Ulna.

Wirkung:

Den *qi*-Mechanismus im Kopfbereich stabilisierend.

Befunde und Indikationen:

Krämpfe der Hals- und Zungenmuskulatur mit plötzlichem Stimmverlust; Schmerzen im Unterkiefer sowie an der Außenseite des Arms; Schwerhörigkeit und Taubheit.

Punktsuche und Behandlung:

An der angegebenen Stelle.

Nadelung:

0,6 Zoll senkrecht.

Moxibustion:

3 iF.

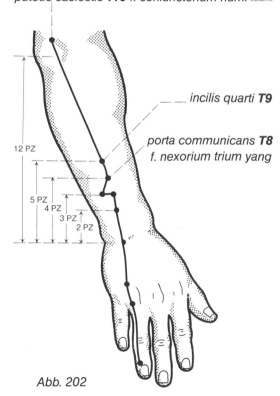

puteus caelestis **T10** f. *coniunctorium humi*

— — *incilis quarti* **T9**

porta communicans **T8**
f. *nexorium trium yang*

12 PZ

5 PZ
4 PZ
3 PZ
2 PZ

Abb. 202

c. pericardialis
c. tricalorii

Puteus caelestis

Tianjing, T'ien-ching, **T10**

Erläuterung des Namens:

„Brunnen des Himmels" — „Himmel" = Gesamtheit aller aktiven, kosmischen Einwirkungen, ein Synonym der Natur; „Brunnen" = Bezeichnung für einen Zugang zu einem lebenswichtigen Reservoir.

Lage:

1 PZ hinter und oberhalb des Olekranons in der bei Flexion des Unterarms entstehenden Vertiefung.

Spezielle Qualifikation:

Auf der *cardinalis tricalorii* das *foramen coniunctorium quinque inductoriorum* — entsprechend der Wandlungsphase Erde 🔲 .

Wirkung:

Säfteumlauf und *qi*-Mechanismus stabilisierend, *humor-*, *humor venti-* und *ardor*-Heteropathien zerstreuend.

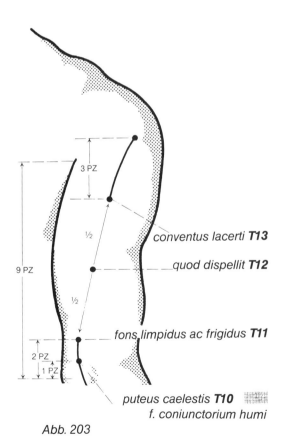

Abb. 203

Befunde und Indikationen:

1. *Ventus* und *calor venti*-Befunde: Kopfschmerzen, Schmerzen in den Augen;

pavor-Symptomatik mit Spasmen, Steifigkeit, Zuckungen, Schreckhaftigkeit, Epilepsie und epileptiformen Anfällen;

Paresen der Gliedmaßen, anhaltende Schmerzen in diesen, aber auch in der Lendenregion; diffuse Schmerzen im ganzen Körper; Steifheit und Schmerzhaftigkeit der Nackenmuskulatur. Auch *occlusio* des Halses mit Beklemmungsgefühl und Stimmverlust gehört teilweise hierher.

2. Vorwiegende *humor*-Heteropathien: Druckgefühl, Spannungsgefühl, Beklemmungsgefühl und Schmerzen in Brust und Leibesmitte; Geschwüre, Exantheme aller Art; Appetitverlust, eitriger Auswurf, Husten, Atemnot, Unerträglichkeit einer horizontalen Lage, bedrückte, trübsinnige, auch apathische Stimmung;

Schmerzen in den Augenwinkeln; Schwellung des Halses, Taubheit (letztere teilweise einem *calor venti*-Befund entsprechend);

Kraftlosigkeit des Ellbogens und der Fingermuskulatur; Entzündung, Neigung zu Geschwüren an den Füßen; Wechselfieber.

Punktsuche und Behandlung:

Am leicht gebeugten Arm an der angegebenen Stelle.

Nadelung:

0,5 - 1 Zoll senkrecht.

Moxibustion:

3 - 5 iF.

Fons limpidus ac frigidus

Qinglengquan, Ch'ing-leng-ch'üan, **T11**
(Variante: Vorago limpida ac frigida;
Qinglengyuan, Ch'ing-leng-yüan)

Erläuterung des Namens:

„Die klare und kühle Quelle" oder, der Variante: „Der klare und kühle Abgrund" — Eine poetische Umschreibung einiger Empfindungen bei der therapeutischen Einwirkung auf das Foramen.

Lage:

2 PZ proximal des Olecranons humeri, mithin 1 PZ oberhalb des Foramens *puteus caelestis*, T10.

Wirkung:

Ventus und *calor venti*-Heteropathien aus Rücken und Nacken austreibend.

Befunde und Indikationen:

Kopfschmerzen, Schüttelfrost, Schmerzhaftigkeit des Oberarms und der Schulter, die den Patienten hindert, den Arm zu heben und sich anzukleiden.

Punktsuche und Behandlung:

An der angegebenen Stelle.

Nadelung:

0,2 - 0,3 Zoll.

Moxibustion:

3 iF.

Quod dispellit

Xiaoluo, Hsiao-luo, **T12**
(Variante: Xiaoshuo, Hsiao-shuo)

Erläuterung des Namens:

„(Foramen,) das zerstreut" — Hinweis auf die dispulsierende therapeutische Funktion des Foramens.

Lage:

In der Mitte einer Verbindungslinie zwischen den Foramina *fons limpidus ac frigidus*, T11, und *conventus lacerti*, T13, in einer Vertiefung.

Wirkung:

Ventus-, aber auch *ventus humidus*-Heteropathien zerstreuend.

Befunde und Indikationen:

Occlusio-Befunde mit Kopf- und Zahnschmerzen, Steifheit und Schmerzhaftigkeit der Rücken- und Nackenmuskulatur, Wechsel von Frostschaudern und Hitzewallungen; auch epileptische Anfälle.

Punktsuche und Behandlung:

An der Außenseite des Arms, wie angegeben.

Nadelung:

Klassisch 0,1 Zoll, neuerdings 0,3 - 0,6 Zoll.

Moxibustion:

3 iF.

Conventus lacerti

Naohui, Nao-hui, **T13**

Erläuterung des Namens:

„*Conventus* (= Versammlungspunkt) am Oberarm" — Benennung von Situs und Funktion.

Lage:

3 PZ unterhalb des Foramens *cella alae*, T 14, am Hinterrand des *musculus deltoideus*.

Spezielle Qualifikation:

Foramen copulo-conventorium, über welches die *cardinalis tricalorii* mit der *sinarteria retinens yang* in Verbindung steht.

Wirkung:

Ventus-Heteropathien zerstreuend.

Befunde und Indikationen:

Ventus oder *ventus humidus*-Heteropathien: Schmerzen in der Schulter, Kraftlosigkeit der Arme, Unfähigkeit des Patienten, diese zu heben; Wechsel zwischen Frost und Hitzewallungen; Schwellungen und Schmerzhaftigkeit des Schultergelenks, die in das Schulterblatt ausstrahlt; Schwellungen verschiedener Art des Halses, auch Struma.

Punktsuche und Behandlung:

An der angegebenen Stelle direkt senkrecht 3 PZ unter dem Foramen *cella alae*, T14.

Nadelung:

0,5 - 0,7 Zoll.

Moxibustion:

3 - 7 iF.

Cella alae

Jianjiao, Chien-chiao, **T14**

Erläuterung des Namens:

„Kellerloch der Schulter" — Bezeichnung des Situs. Der chinesische Begriff *jiao*, lateinisch *cella*, bedeutet ein ausgemauertes oder zumindest abgeteuftes Erdloch zur Lagerung von Nahrungsreserven, selten als Notunterkunft benützt. *Jiao, cella*, wird in klassischen Texten nur ausnahmsweise, in neueren Texten hingegen durchgängig durch den Begriff *liao* ersetzt, der eine „Gelenkspalte" bezeichnet. Obwohl solches auf den ersten Blick die in medizinischem Zusammenhang vorzuziehende Schreibung zu sein scheint, zeigt die genaue Prüfung

c. pericardialis
c. tricalorii

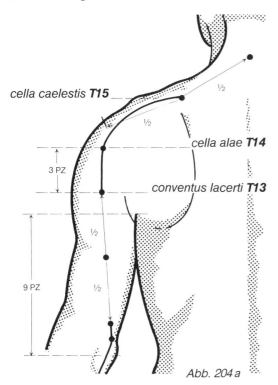

cella caelestis **T15**

½

½

cella alae **T14**

3 PZ

½

conventus lacerti **T13**

9 PZ

½

½

Abb. 204 a

Moxibustion:

3 - 5 iF.

Cella caelestis

Tianjiao, T'ien-chiao, **T15**

Erläuterung des Namens:

„Kellerloch des Himmels" — Poetischer Hinweis auf Funktion und Anlage des Foramens.

„Himmel" ist die Bezeichnung für die Gesamtheit aller aktiven, dynamisierenden kosmischen Einflüsse, ein Synonym der Natur.

Zu „Kellerloch" vgl. die vorangehende Eintragung.

Lage:

In der Mitte einer gedachten Verbindungslinie zwischen Akromion und dem auf der Rückenmittellinie liegenden Punkt *omnium defatigationum*, Rg14; oder anders bestimmt, 1 PZ hinter und unter dem Foramen *puteus alae*, F21.

Spezielle Qualifikation:

Foramen copulo-conventorium, in dem die *cardinalis tricalorii* mit der *cardinalis fellea* einerseits, mit der *sinarteria retinens yang* andererseits in Verbindung steht.

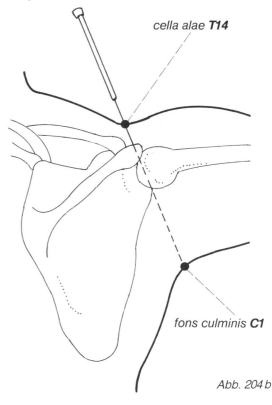

cella alae **T14**

fons culminis **C1**

Abb. 204 b

der entsprechenden Foramina-Namen, daß praktisch kein einziger solcher Punkt exakt auf oder über einer Gelenkspalte liegt. Deshalb ist weiterhin der klassischen Schreibung und Aussprache *jiao* — eben „Kellerloch" — der Vorzug zu geben. — Mit einem „Kellerloch" (*cella*) ist mithin eine zwar tast- und stechbare Öffnung zu verstehen, deren Inhalt und Reserven jedoch nur lokale Bedeutung besitzen. (Vgl. auch Porkert, *Theoretische Grundlagen...*, S. 168f.)

Lage:

In einer Vertiefung zwischen Akromion und *tuberculum maius humeri*.

Wirkung:

Ventus und *humor venti* zerstreuend.

Befunde und Indikationen:

Schmerzhaftigkeit, Spannungsgefühl, Kraftlosigkeit und Lähmungsneigung von Schulter, Oberarm, Schulterblatt.

Punktsuche und Behandlung:

Der genannte Punkt liegt, wenn der Arm gehoben wird, in der vorderen der beiden dann auf der Schulter sich zeigenden Vertiefungen.

Nadelung:

0,7 Zoll.

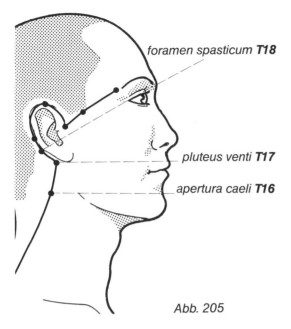

foramen spasticum **T18**

pluteus venti **T17**

apertura caeli **T16**

Abb. 205

Wirkung:

Das *qi* nach oben führend, *ventus* und *humor*-Heteropathien zerstreuend.

Befunde und Indikationen:

Fieber, doch Schweißlosigkeit; Schmerzen in der *fossa supraclavicularis*, Steifigkeit und Schmerzhaftigkeit der Nackenmuskulatur, Schwere und Schmerzhaftigkeit von Schultern und Armen; Spannungsgefühl, Druckgefühl, Beklemmungsgefühl in der Brust, Wechsel von Frostschaudern und Hitzewallungen.

Kombination:

Im Verein mit *stagnum curvum*, IC11, bei Unfähigkeit den Arm zu heben.

Punktsuche und Behandlung:

An der angegebenen Stelle.

Nadelung:

0,8 Zoll.

Moxibustion:

3 iF.

Apertura caeli

Tianyou, T'ien-yu, **T16**

Erläuterung des Namens:

„Öffnung des Himmels" — Hinweis auf die Funktion des Foramens. Der chinesische Ausdruck

you, lateinisch *apertura*, bezeichnet die „Öffnung" in einem Gebäude, durch die man mit der Außenwelt kommunizieren kann (klassische Stelle im *Laozi*, 47). Himmel ist die Bezeichnung für die Gesamtheit aller aktiven, kosmischen Einwirkungen.

Lage:

Hinter und unterhalb des *processus mastoideus*, am hinteren Rand des *m. sternocleido-mastoideus*, auf der Höhe des Kieferwinkels.

Wirkung:

Bei *percussiones* (plötzlichen, massiven, schockartigen exogenen Wirkungen), vor allem von *ventus* oder *humor*, den *qi*-Mechanismus regulierend, die Sinnesöffnungen freimachend.

Befunde und Indikationen:

Ventus capitis mit Schwellung des Gesichts, plötzlicher Abnahme der Sehkraft, plötzlichem Gehörsturz, Nasenbluten oder Sekretfluß aus der Nase, Geruchsverlust;

occlusio des Halses mit Zusammenschnürungsgefühl, Atembeklemmung;

auch grünliches, gelbliches, fahles Gesicht, Steifheit der Nackenmuskulatur, Schmerzen in den Augen.

Punktsuche und Behandlung:

Man orientiert sich bei der Punktsuche bei einem aufrecht sitzenden Patienten am Rand des *m. sternocleido-mastoideus* und den Foramina *columna caeli*, V10, und *vultus caelestis*, IT17.

Nadelung:

0,8 Zoll, jedoch nie tiefer!

Moxibustion:

3 iF.

Pluteus venti

Yifeng, I-feng, **T17**

Erläuterung des Namens:

„Der Schutzschirm gegen *ventus*" — Ein Hinweis auf die therapeutische Funktion des Foramens.

Lage:

In einer Vertiefung hinter dem Ohr, zwischen dem Winkel der Mandibula und dem *processus mastoideus*.

Spezielle Qualifikation:

Foramen copulo-conventorium der *cardinalis tricalorii* und der *cardinalis fellea*.

Wirkung:

Ventus-Heteropathien und *vento percussio* abwehrend, Sicht und Gehör klärend.

Befunde und Indikationen:

Tinnitus und Schwerhörigkeit; Rötung des äußeren Ohres und Schwellung, Schmerzhaftigkeit des Ohrs;

Verzerrung der Augen- und Mundumgebung durch einseitige Lähmungen, Schwellung des äußeren Halses; Kiefersperre, Aphasie, Zähneklappern;

fortgesetztes Niesen der Kleinkinder.
[Eklektischer Befund: Parotitis.]

Punktsuche und Behandlung:

Man orientiert sich am sitzenden Patienten von dessen Ohrläppchen zu dem Punkt hin.

Nadelung:

0,5 - 0,7 Zoll schräg abwärts zu stechen.

Moxibustion:

3 - 7 iF.

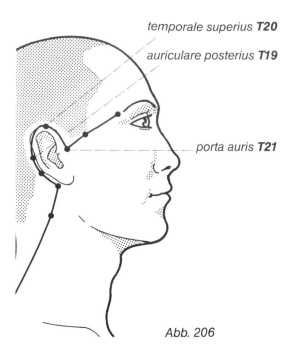

temporale superius **T20**
auriculare posterius **T19**
porta auris **T21**

Abb. 206

Foramen spasticum

Jimo, Chi-mo, auch Chemo, Ch'e-mo, **T18**

Erläuterung des Namens:

„Foramen der (infantilen) Spasmen" — Funktionsbezeichnung.

Lage:

Hinter dem Ohr, auf der Mitte des *processus mastoideus*, zwischen den Foramina *pluteus venti*, T17, und *temporale superius*, T20.

Wirkung:

Ventus und *pavor* vor allem im Kindesalter zerstreuend, Krämpfe lösend.

Befunde und Indikationen:

Spasmen und Paresen im Kindesalter, *pavor*-Symptomatik im Kindesalter.

Ventus capitis mit Tinnitus, plötzlichem Nachlassen der Sehkraft, anfallsweise auftretender Übelkeit und Diarrhoe, Schreckhaftigkeit und Furchtsamkeit, viele Alpträume.

Punktsuche und Behandlung:

An der angegebenen Stelle ca. 1 PZ oberhalb und hinter dem Foramen *pluteus venti*, T17.

Nadelung:

Bei repletiven Befund blutige Nadelung sinnvoll,

wobei jedoch nicht mehr als 1 erbsengroßer Bluttropfen entnommen werden sollte; ansonsten schräge bis senkrechte Nadelung 0,1 Zoll.

Moxibustion:

3 iF.

Auriculare posterius

Luxi, Lu-hsi, **T19**

Erläuterung des Namens:

„Punkt hinter dem Ohr" — Topologische Benennung.

Lage:

1 PZ senkrecht oberhalb des *foramen spasticum*, T18.

Wirkung:

Den *qi*-Mechanismus regulierend, so *ventus* aber auch *humor venti* zerstreuend.

Befunde und Indikationen:

1. *Ventus*-Heteropathien: Schmerzen im Ohr und Tinnitus, Schwellung des Ohrs und eitriger Ausfluß aus diesem;

Fieber mit Kopfschmerzen; anfallsweise auftretende Spasmen und Zuckungen der Gliedmaßen; Speichelfluß bei solchen Anfällen oder unabhängig von diesen, vor allem bei Kindern; Schreckhaftigkeit und große Ängstlichkeit.

2. Vorwiegender *humor*: Schmerzen, Druckgefühl, Spannungsgefühl in Brust und Flanken, Keuchatmung, Unerträglichkeit einer horizontalen Lage.

Punktsuche und Behandlung:

An der angegebenen Stelle.

Nadelung:

In den älteren Texten allgemein kontraindiziert, in neueren Texten wird eine blutige Nadelung, bei der jedoch nur ganz wenig Blut austreten darf, zugelassen.

Moxibustion: 3 - 7 iF.

Temporale superius

Jiaosun, Chiao-sun, T20

Erläuterung des Namens:

Topologische Bezeichnung: „Oberes Schläfenbein".

Lage:

Schlägt man die Ohrmuschel nach vorn und geht man dann senkrecht an einer durch ihre Vorderkante markierten Stelle nach oben, so liegt der Punkt unmittelbar in der Haargrenze.

Spezielle Qualifikation:

Foramen copulo-conventorium, durch welches die *cardinalis tricalorii* mit der *cardinalis intestini crassi*, der *cardinalis intestini tenuis* und der *cardinalis fellea* in Verbindung steht.

Wirkung:

Humor venti austreibend, Schleier und Krämpfe lösend.

Befunde und Indikationen:

Schleierbildung am Auge [Pterygium]; Zahnschmerzen und Schwellung der Wange; Verspannung oder Fühllosigkeit der Lippen; Schmerzen in den Zähnen, die das Kauen und Beißen unmöglich machen; Schwellung des Zahnfleisches; Rötung und Schwellung der Ohrmuschel; Steifheit, Verspannung der Nackenmuskulatur.

Punktsuche und Behandlung:

Man findet das Foramen an der angegebenen Stelle.

Nadelung:

In älteren Texten kontraindiziert, in neueren quer (*punctura transversa*) zu stechen auf maximal 0,3 Zoll Tiefe.

Moxibustion:

3 iF.

Porta auris

Ermen, Erh-men, T21

Erläuterung des Namens:

„Pforte des Ohrs" — Situs und Funktion beschreibende Namensgebung.

Lage:

Unmittelbar vor dem Ohr in einer Vertiefung, die bei geöffnetem Mund wenig über dem *processus condyloideus mandibulae* erkennbar wird.

Wirkung:

Das Ohr öffnend, *calor*-Heteropathien zerstreuend.

Befunde und Indikationen:

Tinnitus, der wie das Summen von Insekten klingt;

Schwellungen und Geschwüre im und am Ohr, mit Eiterfluß aus diesem, Schwerhörigkeit dadurch;

außerdem Schmerzhaftigkeit und Neigung zu Geschwüren des Zahnfleisches, Schmerzen seitlich am Hals [Mittelohrentzündung, Entzündungen des Kiefergelenks].

Kombination:

Im Verein mit *pluteus venti*, T17, und *valles coniunctae*, IC4, bei Eiterfluß aus dem Ohr [*otitis media*].

Punktsuche und Behandlung:

Die genannte Vertiefung ist bei geöffnetem Mund des Patienten aufzusuchen und ist durch einen Puls markiert.

Nadelung:

Klassisch senkrecht 0,3 Zoll; in allerneuester Zeit wird ein queres oder schräges Stechen in Richtung auf die Foramina *conclave auditus*, IT19, und/oder *conventus auditus*, F2, mit Stichtiefen von 1,5 - 2,5 Zoll empfohlen.

Moxibustion: 3 iF.

Cella harmoniae

Hejiao, Ho-chiao, T22

Erläuterung des Namens:

„Kellerloch der Harmonie" — Der chinesische Begriff *jiao*, lateinisch *cella*, bedeutet ein ausgemauertes oder zumindest abgeteuftes Erdloch zur

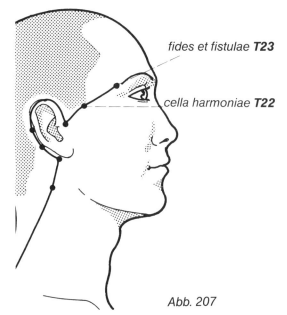

fides et fistulae **T23**

cella harmoniae **T22**

Abb. 207

Lagerung von Nahrungsreserven, selten als Notunterkunft benützt. *Jiao, cella*, wird in klassischen Texten nur ausnahmsweise, in neueren Texten hingegen durchgängig durch den Begriff *liao* ersetzt, der eine „Gelenkspalte" bezeichnet. Obwohl solches auf den ersten Blick die in medizinischem Zusammenhang vorzuziehende Schreibung zu sein scheint, zeigt die genaue Prüfung der entsprechenden Foramina-Namen, daß praktisch kein einziger solcher Punkt exakt auf oder über einer Gelenkspalte liegt. Deshalb ist weiterhin der klassischen Schreibung und Aussprache *jiao* — eben „Kellerloch" — der Vorzug zu geben. — Mit einem „Kellerloch" (*cella*) ist mithin eine zwar tast- und stechbare Öffnung zu verstehen, deren Inhalt und Reserven jedoch nur lokale Bedeutung besitzen. — Ein poetischer Name, der auf den über dieses Foramen möglichen Ausgleich zwischen mehreren Leitbahnen (s.u.) Bezug nimmt.

Lage:

An einer durch einen Puls markierten Stelle unmittelbar an der Haargrenze vor und oberhalb des Foramens *porta auris*, T21, auf der gleichen Höhe wie die Wurzel der Ohrmuschel.

Spezielle Qualifikation:

Foramen copulo-conventorium, über welches die *cardinalis tricalorii* sowohl mit der *cardinalis fellea* als auch mit der *cardinalis intestini tenuis* in Verbindung steht.

Wirkung:

Das *qi* stützend, *ventus* zerstreuend, *humor* ausleitend.

Befunde und Indikationen:

Schwere des Kopfes und Kopfschmerzen; Schnupfen; Krämpfe der Kaumuskulatur, zirpendes Geräusch im Ohr;

Anschwellung und Schmerzhaftigkeit der Nase; Schwellung des äußeren Halses;

Zuckungen der Lid- und Augenmuskeln, spastische Zuckungen der Mundmuskulatur.

Punktsuche und Behandlung:

Man findet das Foramen an der angegebenen Stelle, indem man den Puls ertastet.

Nadelung:

Klassisch 0,1 - 0,2 Zoll.

Moxibustion: 1 - 3 iF.

Fides et fistulae

Sizhukong, Szu-chu-k'ung, **T23**

Erläuterung des Namens:

„Mit Geigen und Flöten", „mit Streich- und Blasinstrumenten" — Ein poetischer Hinweis auf die vielfältig harmonisierende Wirkung einer über das Foramen geführten Therapie.

Lage:

In einer Vertiefung neben dem lateralen Ende der Augenbraue.

Wirkung:

Endo- und exogenen *ventus* zerstreuend, das *qi* regulierend, das *xue* bewegend.

Befunde und Indikationen:

Kopfschmerzen und Drehschwindel; Frösteln und Frieren;

Epilepsie und Anfälle von Raserei mit Speichelfluß, plötzlich eintretend, mit halbseitigen oder auf den ganzen Kopf sich erstreckenden Kopfschmerzen.

Gerötete Augenregion, geschwächte Sehkraft; sich umstülpende Augenlider; sich unwillkürlich nach oben drehende Pupillen;

ferner Zahnschmerzen, krampfhafte Verspannungen der Brauen, Zuckungen der Gesichtsmuskulatur.

Punktsuche und Behandlung:

An der angegebenen Stelle.

Nadelung:

Schräg oder auch quer und nur in die Haut eindringend: 0,3 - 0,5 Zoll.

Moxibustion:

Nachdrücklich kontraindiziert!

Foramina der *Cardinalis fellea yang minoris pedis*

Cella pupillae

Tongzijiao, T'ung-tzu-chiao, **F1**

Erläuterung des Namens:

„Kellerloch der Pupille" — Poetische Bezeichnung für den *canthus lateralis*.

Der chinesische Begriff *jiao*, lateinisch *cella*, bedeutet ein ausgemauertes oder zumindest abgeteuftes Erdloch zur Lagerung von Nahrungsreserven, selten als Notunterkunft benützt. *Jiao, cella*, wird in klassischen Texten nur ausnahmsweise, in neueren Texten hingegen durchgängig durch den Begriff *liao* ersetzt, der eine „Gelenkspalte" bezeichnet. Obwohl solches auf den ersten Blick die in medizinischem Zusammenhang vorzuziehende Schreibung zu sein scheint, zeigt die genaue Prüfung der entsprechenden Foramina-Namen, daß praktisch kein einziger solcher Punkt exakt auf oder über einer Gelenkspalte liegt. Deshalb ist weiterhin der klassischen Schreibung und Aussprache *jiao* — eben „Kellerloch" — der Vorzug zu geben. — Mit einem „Kellerloch" (*cella*) ist mithin eine zwar tast- und stechbare Öffnung zu verstehen, deren Inhalt und Reserven jedoch nur lokale Bedeutung besitzen.

Lage:

0,5 PZ lateral des *canthus lateralis*.

Spezielle Qualifikation:

1. *Foramen copulo-conventorium*, über welches die *cardinalis fellea* sowohl mit der *cardinalis intestini tenuis* als auch mit der *cardinalis tricalorii* in Verbindung steht.
2. *Coniunctio* der *paracardinalis hepatica*.

Wirkung:

Ventus-Heteropathien und *calor venti* zerstreuend, die Sicht klärend.

Befunde und Indikationen:

Augenkrankheiten aller Art, insbesondere Schleier vor dem Auge [Pterygium], Nachtblindheit, Rötung und Schmerzhaftigkeit des Auges, Tränenfluß, Kurzsichtigkeit; aber auch Jucken im inneren Kanthus;

ferner Kopfschmerzen und *occlusio* des Halses mit Schmerzen und Beklemmungsgefühl.

Punktsuche und Behandlung:

Das Foramen ist an der angegebenen Stelle leicht zu bestimmen. Es wird grundsätzlich quer (*punctura transversa*) gestochen, wobei die Nadel nach außen weist.

Nadelung:

0,2 - 0,4 Zoll.

Moxibustion:

3 iF.

Conventus auditus

Tinghui, T'ing-hui, **F2**

Erläuterung des Namens:

„Conventus („Versammlungspunkt") für das Gehör" — Funktionsbezeichnung.

Lage:

Unmittelbar vor der *incisura intertragica* in einer Vertiefung, die bei Öffnung des Mundes tastbar wird.

Wirkung:

Ventus zerstreuend, das *qi* fließen lassend, das Gehör harmonisierend.

Befunde und Indikationen:

Tinnitus und Schwerhörigkeit, Schmerzen im Ohr und Eiterfluß aus diesem;

Krämpfe des Kaumuskels, Luxation des Kiefergelenks, Zahnschmerzen;

vento percussio, Krämpfe, Spasmen, Tobsucht und Raserei; auch depressive Stimmung;

einseitige Lähmung der Gesichtsmuskulatur mit verzerrtem Mund und verzerrter Augenregion.

Kombination:

Im Verein mit *pluteus venti*, T17, oder *porta metalli*, V63, oder *accipiens odores*, IC20, bei Schwerhörigkeit.

Punktsuche und Behandlung:

Die Vertiefung ist bei geöffnetem Mund leicht zu bestimmen.

Nadelung:

Senkrecht 0,3 - 1 Zoll.

Moxibustion:

3 iF oder T: 3 - 5 Minuten.

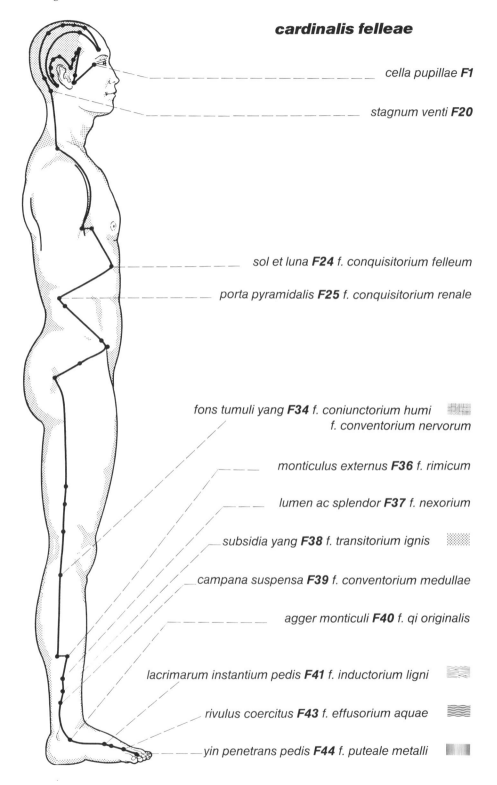

cardinalis felleae

cella pupillae **F1**

stagnum venti **F20**

sol et luna **F24** *f. conquisitorium felleum*

porta pyramidalis **F25** *f. conquisitorium renale*

fons tumuli yang **F34** *f. coniunctorium humi*
f. conventorium nervorum

monticulus externus **F36** *f. rimicum*

lumen ac splendor **F37** *f. nexorium*

subsidia yang **F38** *f. transitorium ignis*

campana suspensa **F39** *f. conventorium medullae*

agger monticuli **F40** *f. qi originalis*

lacrimarum instantium pedis **F41** *f. inductorium ligni*

rivulus coercitus **F43** *f. effusorium aquae*

yin penetrans pedis **F44** *f. puteale metalli*

Abb. 208

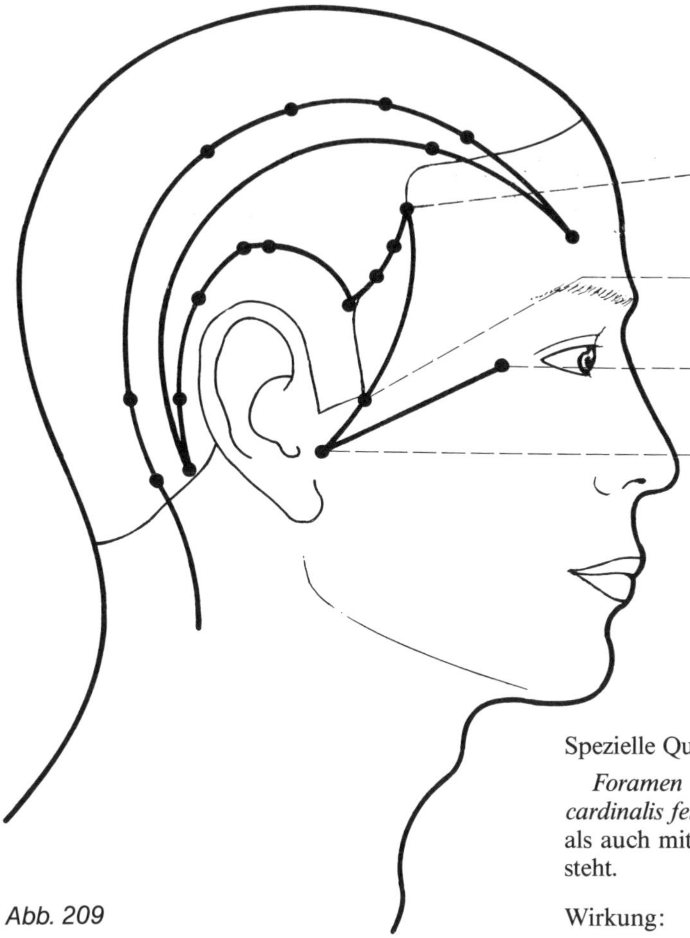

in angulo sphenoidalis **F4**

clusa superior **F3**

cella pupillae **F1**

conventus auditus **F2**

Abb. 209

Clusa superior

Shangguan, Shang-kuan, **F3**

Erläuterung des Namens:

„Oberes Paßtor" — Topologische Namensgebung.

Der in den Namen von Foramina sehr häufig vorkommende Begriff *guan*, *clusa*, bezeichnet die künstlich errichtete Sperre in einer natürlichen Enge, in einem Paß, also eine „Paßsperre", ein „Paßtor". Im Hinblick auf medizinische Zusammenhänge wird damit ausgedrückt, daß ein entsprechendes Foramen im gesamten Energiegefüge der Person strategische Bedeutung hat, seine Sperre oder Offenhaltung mit weitreichenden, über das lokale Geschehen hinausgehenden Folgen verbunden ist.

Lage:

Am oberen Rand des Jochbeinbogens vor dem Ohr, unmittelbar über dem Foramen *clusa inferior*, S7, in einer Vertiefung.

Spezielle Qualifikation:

Foramen copulo-conventorium, über welches die *cardinalis fellea* sowohl mit der *cardinalis stomachi* als auch mit der *cardinalis tricalorii* in Verbindung steht.

Wirkung:

Ventus-Heteropathien aller Art zerstreuend, Spasmen lösend, das Gehör wiederherstellend.

Befunde und Indikationen:

Tinnitus, Schwerhörigkeit und Taubheit, halbseitige Kopfschmerzen, Verspannung der Lippenmuskel, auch Verzerrung des Mundes infolge einseitiger Lähmung dieser Muskulatur;
Frösteln und Frieren;
Karies, heftige Zahnschmerzen;
Spasmen mit Speichelfluß; Schmerzen im Wadenbein; Epilepsie und epileptiforme Symptomatik.
Sehschwäche, Nachtblindheit.

Punktsuche und Behandlung:

Bei geöffnetem Mund des Patienten in der Vertiefung oberhalb *clusa inferior*, S7, leicht zu lokalisieren.

Nadelung:

Senkrecht zu stechen 0,1 - 0,3 Zoll, auf keinen Fall tiefer!

Moxibustion:

3 iF.

**c. fellea
c. hepatica**

In angulo sphenoidalis

Hanyan, Han-yen, F4

Erläuterung des Namens:

Topologische Bezeichnung: „Im Winkel des (großen) Keilbeinflügels" — der hier an den Gesichtsschädel nach außen tritt.

Lage:

An der Haargrenze, 1 PZ senkrecht unter *retinens capitis*, S8. Die Stelle bewegt sich beim Kauen.

Spezielle Qualifikation:

Foramen copulo-conventorium, in welchem die *cardinalis fellea* mit der *cardinalis tricalorii* und der *cardinalis stomachi* in Verbindung steht.

Wirkung:

Ventus-Heteropathien zerstreuend.

Befunde und Indikationen:

Ventus capitis: Halbseitige Kopfschmerzen; Tinnitus, geschwächte Sehkraft, Schmerzen, Zukkungen im äußeren Kanthus;

Schmerzen in Hand und Handgelenk; Krämpfe und epileptische Anfälle;

Zahnschmerzen;

häufiges Niesen; Schweiß; Zuckungen der Muskulatur und Tremor.

Punktsuche und Behandlung:

Man orientiert sich an der Haargrenze und dem Foramen *retinens capitis*, S8.

Nadelung:

Quere Nadelung (*punctura transversa*) 0,2 - 0,3 Zoll.

Moxibustion:

3 iF.

Foramen medullae

Xuanlu, Hsüan-lu, F5

Erläuterung des Namens:

Topologisch funktionelle Bezeichnung.

Lage:

Im Winkel der Haargrenze, auf der Mitte der Verbindungslinie zwischen den Foramina *retinens capitis*, S8, und *curvatura coruli*, F7.

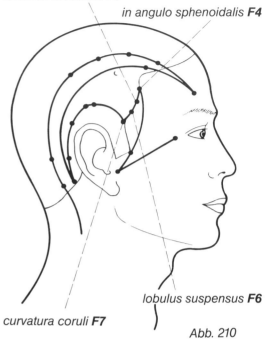

foramen medullae **F5**

in angulo sphenoidalis **F4**

lobulus suspensus **F6**

curvatura coruli **F7**

Abb. 210

Spezielle Qualifikation:

Foramen copulo-conventorium, über das die *cardinalis fellea* mit der *cardinalis stomachi* und der *cardinalis tricalorii* in Verbindung steht.

Wirkung:

Den *qi*-Mechanismus regulierend, die *species* öffnend, *ventus* zerstreuend, *calor* kühlend.

Befunde und Indikationen:

Einseitige oder allgemeine Kopfschmerzen; Schmerzen in Auge, Kiefer und Zähnen; Rötung im äußeren Kanthus; Schnupfen; Fehlsichtigkeit;

Schwellungen im Gesicht, Fieber mit Unruhe, Beklemmungsgefühl, ausbleibendem Schweiß.

Punktsuche und Behandlung:

Das Foramen wird, wie angegeben, leicht bestimmt.

Nadelung:

Quernadelung (*punctura transversa*) 0,2 - 0,3 Zoll.

Moxibustion:

3 iF.

Lobulus suspensus

Xuanli, Hsüan-li, **F6**

Erläuterung des Namens:

„Der aufgehängte Bissen" — Eine poetische Metapher für den Punkt, welcher nicht an der Spitze des Leitbahnastes liegt, sondern gewissermaßen an einem Faden von dieser herabhängt.

Lage:

Ungefähr auf der Verbindungslinie zwischen dem Foramen *in angulo sphenoidalis*, F4, und dem Foramen *curvatura coruli*, F7, im untersten Drittel dieser Linie.

Spezielle Qualifikation:

Foramen copulo-conventorium, über welches die *cardinalis fellea* mit der *cardinalis stomachi* und der *cardinalis tricalorii* in Verbindung steht.

Wirkung:

Calor-Heteropathien bzw. *calor humidus* der Mitte insbesondere in den *orbes stomachi et lienalis* kühlend.

Befunde und Indikationen:

Rötung und Schwellung des Gesichts, einseitige Kopfschmerzen, Unwohlsein und Spannungsgefühl in der Brust, subfebrile Temperaturen oder intermittierendes Fieber ohne Schweiß; Rötung und Schmerzhaftigkeit der Kanthus; Aufstoßen und Übelkeit bei (intermittierendem) Fieber; *permotiones* [grippöse Befunde], Epilepsie und epileptiforme Anfälle.

Punktsuche und Behandlung:

An der angegebenen Stelle.

Nadelung:

Quere Nadelung 0,2 - 0,3 Zoll schräg nach hinten.

Moxibustion:

3 iF.

Curvatura coruli

Qubin, Ch'ü-pin, **F7**

Erläuterung des Namens:

„Der Bogen des Schläfenhaars" — Eine poetische Beschreibung des Situs.

Lage:

In einer Vertiefung auf der Schläfe, im Bogen der Haarlinie, so vor und über dem Ohr, 1 Fingerbreit vor dem Foramen *temporale superius*, T20.

Spezielle Qualifikation:

Foramen copulo-conventorium, über welches die *cardinalis fellea* mit der *cardinalis vesicalis* in Verbindung steht.

Wirkung:

Vento percussio und Kiefersperre lösend.

Befunde und Indikationen:

Vento percussio und *pavor*-Symptomatik: Einseitiger Kopfschmerz, Kiefersperre, Steifheit oder Starre der Nackenmuskulatur, heftige Kopfschmerzen; Schmerzen in Kiefer und Zähnen; Sehstörungen verschiedener Art; Übelkeit und Erbrechen;
Spasmen im Kindesalter.

Punktsuche und Behandlung:

Wie angegeben.

Nadelung:

Quere Nadelung (*punctura transversa*) 0,2 - 0,3 Zoll.

Moxibustion:

3 - 7 iF.

Apex auriculi

Erdian, Erh-tien, **F8**
(Variante: Shuaijue, Shuai-chüeh)

Erläuterung des Namens:

„Der obere Punkt des Ohrs" — Bezeichnung des Situs.

Lage:

Senkrecht oberhalb der Spitze des Ohrs, 1,5 PZ innerhalb der Haargrenze.

Spezielle Qualifikation:

Foramen copulo-conventorium, über welches die *cardinalis fellea* mit der *cardinalis vesicalis* in Verbindung steht.

Wirkung:

Pituita-Blockaden zerschlagend, *humor venti* und *ventus*-Heteropathien zerstreuend.

Befunde und Indikationen:

Pituita-Blockaden der Leibesmitte mit stillstehender Verdauung, Druck und Klumpengefühl im Magen, Übelkeit, auch anhaltendes Erbrechen;

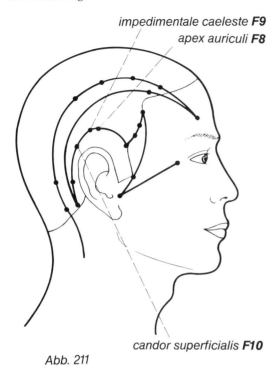

impedimentale caeleste **F9**
apex auriculi **F8**

candor superficialis **F10**

Abb. 211

sondern er ist auch in den Namen zahlreicher Foramina anzutreffen. *Impedimentale qi* z. B. bedeutet also, daß durch das so bezeichnete Foramen entweder große Mengen von *qi*, von aktiver Energie fließen und ausgetauscht werden, oder daß sie durch Einwirkung auf das Foramen mobilisiert werden können.

„Himmel" ist die Bezeichnung für die Gesamtheit aller aktiven, dynamisierenden kosmischen Einflüsse, ein Synonym der Natur.

Lage:

0,5 PZ hinter dem Foramen *apex auriculi*, F8, jedoch weiter oben, mithin 2 PZ innerhalb der Haargrenze.

Spezielle Qualifikation:

Foramen copulo-conventorium, über welches die *cardinalis fellea* mit der *cardinalis vesicalis* in Verbindung steht.

Wirkung:

Ventus-Heteropathien, auch *vento percussio* und die daraus resultierenden Krämpfe lösend.

Befunde und Indikationen:

Epilepsie, Krampfanfälle aller Art;
Schwellung des Zahnfleisches, Kopfschmerzen;
ängstliches, schreckhaftes Gemüt.

Punktsuche und Behandlung:

Nadelung:

An der angegebenen Stelle Quernadelung mit Nadelspitze nach hinten, 0,3 Zoll.

Moxibustion:

3 - 7 iF.

ferner allgemeine Gedunsenheit, Kältegefühl im Magen; auch die Folgen übermäßigen Alkoholgenusses, Schwere des Kopfes, Benommenheit, Schläfenkopfschmerz; Auswurf von viel Schleim; Husten; halbseitiger Kopfschmerz und Augenkrankheiten aller Art.

Punktsuche und Behandlung:

Wie angegeben.

Nadelung:

Ganz flache, nur die Haut streifende Quernadelung 0,2 - 0,4 Zoll.

Moxibustion:

3 iF.

Impedimentale caeleste

Tianchong, T'ien-ch'ung, **F9**

Erläuterung des Namens:

„Foramen impedimentale des Himmels" — Der chinesische Begriff *chong*, lateinisch *impedimentale*, bezeichnet wörtlich eine breite Troßstraße, auf der schwerer und dichter Verkehr fließt. Im Zusammenhang der chinesischen Medizin wird der Terminus nicht nur zur Qualifikation einer besonderen Leitbahn, eben der „Impedimentalis" benutzt,

Candor superficialis

Fubai, Fu-pai, **F10**

Erläuterung des Namens:

„Oberflächliche Weiße" — Beschreibende Benennung des Situs.

Lage:

Hinter dem Ohr, 1 PZ innerhalb der Haargrenze, mit anderen Worten hinter und oberhalb des *processus mastoideus*, auf der Mitte der geschwungenen Linie, die die Foramina *impedimentale caeleste*, F9, und *yin penetrans capitis*, F11, verbindet.

Spezielle Qualifikation:

Foramen copulo-conventorium, über welches die *cardinalis fellea* mit der *cardinalis vesicalis* in Verbindung steht.

Wirkung:

Den *qi*-Mechanismus regulierend, so *ventus-*, *humor-* und *calor*-Heteropathien eliminierend.

Befunde und Indikationen:

Humor-Befunde aller Art: Schwere des Kopfes, Kopfschmerzen; Tinnitus wie das Zirpen von Insekten, Schwerhörigkeit; Schwellung des Halses, Struma; Schmerzen in Schultern und Rücken, Unfähigkeit den Arm zu erheben; *occlusio* des Halses und Wechsel zwischen Frostschaudern und Hitzewallungen; Schwellungen und Geschwüre; Zahnschmerzen; Schmerzen in der Brust, Atembeklemmung.

Punktsuche und Behandlung:

Hinter dem Ohr oberhalb des *processus mastoideus* auf einer Linie zwischen *impedimentale caeleste*, F9, und *yin penetrans capitis*, F11.

Nadelung:

Schräge (*punctura obliqua*) Nadelung nach hinten 0,3 Zoll.

Moxibustion:

3 - 7 iF.

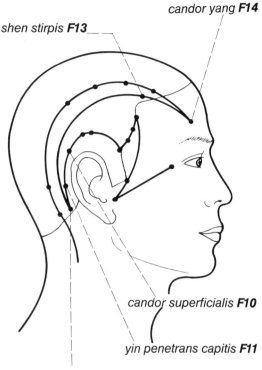

shen stirpis **F13**

candor yang **F14**

candor superficialis **F10**

yin penetrans capitis **F11**

processus mastoideus **F12**

Abb. 212

Yin penetrans capitis

Qiaoyin, Ch'iao-yin, **F11**

Erläuterung des Namens:

„(Foramen des Kopfes, das) ins Yin eindringen läßt" — Funktionsbezeichnung als Hinweis auf die spezielle Beziehung des Foramens zu den struktiven Säften.

Lage:

Hinter und oberhalb des *processus mastoideus*, F12, in der Mitte zwischen den Foramina *candor superficialis*, F10, und *processus mastoideus*, F12.

Spezielle Qualifikation:

Foramen copulo-conventorium, über welches die *cardinalis fellea* mit der *cardinalis vesicalis*, aber auch mit der *cardinalis tricalorii* in Verbindung steht.

Wirkung:

Das *qi* regulierend, Bauenergie und *xue* belebend, so *ventus*, *humor* und *calor* eliminierend.

Befunde und Indikationen:

1. *Ventus* und *humor venti*: Krämpfe in den Gliedmaßen, Schmerzen in den Augen, Schwellungen von Hals und Wangen [Parotitis], Tinnitus mit einem Geräusch wie das Zirpen von Insekten, Schwerhörigkeit oder Taubheit.

2. *Calor repletionis* der Mitte und des *orbis hepaticus*: Blutungen aus dem Mund infolge *inanitas* des *orbis renalis*; Husten und Kontravektionen; quälende Hitze der Hände und Füße, Schweißlosigkeit; steife Zunge bei *occlusio* des Halses; bitterer Mundgeschmack, Schmerzen in den Flanken.

Punktsuche und Behandlung:

Wenn der Patient den Kopf schüttelt, bildet sich eine Vertiefung, in der das Foramen liegt.

Nadelung:

Quernadelung (*punctura transversa*) 0,3 - 0,5 Zoll.

Moxibustion:

5 - 7 iF.

c. fellea c. hepatica

Processus mastoideus

Wangu, Wan-ku, **F12**

Erläuterung des Namens:

Anatomische Bezeichnung.

Lage:

An der bezeichneten Stelle hinter dem Ohr, 0,4 PZ innerhalb der Haargrenze, mithin unterhalb und hinter dem Mastoid.

Spezielle Qualifikation:

Foramen copulo-conventorium, über welches die *cardinalis fellea* mit der *cardinalis vesicalis* in Verbindung steht.

Wirkung:

Das *qi hepaticum* regulierend, so *ventus* und *calor venti* austreibend.

Befunde und Indikationen:

Ventus-Befunde aller Art: Kiefersperre, Steifheit des Nackens, Kopfschmerzen, insbesondere hinter dem Ohr; halbseitige Paresen der Gesichtsmuskulatur;

occlusio des Halses mit Beklemmungsgefühl, Atemnot, Schluckbeschwerden; Zahnschmerzen; Schlafstörungen, Schlaflosigkeit; Lähmung und Atrophie der unteren Extremitäten; epileptische Anfälle.

Auch *humor*-Befunde wie rötlicher oder dunker Urin, Schwellung des äußeren Halses, Gedunsenheit des Gesichts.

Punktsuche und Behandlung:

Das Foramen befindet sich in der Vertiefung unmittelbar unterhalb des *processus mastoideus*, F12.

Nadelung:

Schräge Nadelung nach unten 0,3 - 0,4 Zoll.

Moxibustion:

3 - 7 iF.

Shen stirpis

Benshen, Pen-shen, **F13**

Erläuterung des Namens:

„Die konstellierende Kraft der Wurzel (stirps)" — Dies ist die wahrscheinlichere Interpretation eines syntaktisch verschieden zu deutenden Namens. Man könnte ebensogut übersetzen: „die stirpetale konstellierende Kraft" oder sogar „sich auf die konstellierende Kraft stützendes (Foramen)". Auf jeden Fall ist klar, daß über das Foramen aktive Energie aus der Tiefe zur Stützung und Erhaltung der Gesamtfunktionen des Individuums mobilisiert werden soll.

Lage:

Senkrecht oberhalb des *canthus lateralis*, 0,5 PZ innerhalb der Haarlinie.

Spezielle Qualifikation:

Foramen copulo-conventorium, über welches die *cardinalis fellea* mit der *sinarteria retinens yang* in Verbindung steht.

Wirkung:

Das *yin hepaticum* stützend und regulierend, so *ventus* aller Art zerstreuend.

Befunde und Indikationen:

Pavor-Symptomatik mit Krampfanfällen und Speichelfluß, Nackensteife und heftigen Schmerzen;

auch Epilepsie; Drehschwindel, Schmerzen in der Brust, die die Bewegungen erschweren;

halbseitige Paresen und Lähmungen.

Punktsuche und Behandlung:

Man findet das Foramen an der angegebenen Stelle.

Nadelung:

Quernadelung (*punctura transversa*) von oben nach unten 0,3 - 0,4 Zoll.

Moxibustion:

3 - 7 iF.

Candor yang

Yangbai, Yang-pai, **F14**

Erläuterung des Namens:

„Die Weiße des Yang" — Bestimmung des Situs als weiße Stelle im emphatisch als Yang zu bezeichnenden Gebiet.

Lage:

1 PZ oberhalb der Mitte jeder Braue.

Spezielle Qualifikation:

Foramen copulo-conventorium, über welches die *cardinalis fellea* einerseits mit den *cardinales stomachi, intestini crassi et tricalorii* in Verbindung steht, andererseits mit der *sinarteria retinens yang*.

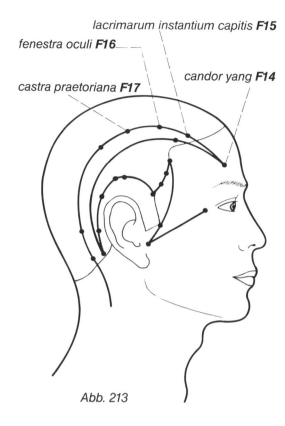

lacrimarum instantium capitis **F15**

fenestra oculi **F16**

castra praetoria **F17**

candor yang **F14**

Abb. 213

Lacrimarum instantium capitis

Linqi, Lin-ch'i, F15

Erläuterung des Namens:

„Am Rand der Tränen" — Ein Hinweis auf den Befund, der u. a. über das Foramen zu behandeln ist.

Lage:

Senkrecht über dem Foramen *candor yang*, F14, 0,5 PZ innerhalb der Haargrenze.

Spezielle Qualifikation:

Foramen copulo-conventorium, über welches die *cardinalis fellea* mit der *cardinalis vesicalis* einerseits, mit der *sinarteria retinens yang* andererseits in Verbindung steht.

Wirkung:

Die *orbes hepaticus et felleus* stützend und regulierend, so *ventus*-Heteropathien zerstreuend.

Befunde und Indikationen:

Tränende und feuchte Augen, unklare, verschwimmende Sicht, weißer Schleier vor den Augen; sich nach oben drehende Augen; Schmerzen im äußeren Kanthus;

Krampfanfälle und Epilepsie; Paresen, Spasmen und Lähmungen;

vento percussio [Apoplexie] und Ohnmacht; Schmerzen in Hinterkopf und Fontanelle; Schüttelfrost, verstopfte Nase; Schwerhörigkeit und Taubheit.

Punktsuche und Behandlung:

Das Foramen ist wie angegeben in der Mitte zwischen *retinens capitis*, S8, und *vestibulum shen*, Rg24, aufzusuchen.

Nadelung:

Quer (*punctura transversa*) 0,3 - 0,5 Zoll.

Moxibustion:

3 - 5 iF.

Wirkung:

Ventus-Heteropathien zerstreuend, die Sicht klärend.

Befunde und Indikationen:

Kopfschmerzen, Schmerzen im Augapfel, Brennen der Augen; unwillkürliches Nach-Oben-Kehren der Augen, Fehlsichtigkeit, Trübsichtigkeit aller Art, Nachtblindheit, Zuckungen der Augenmuskulatur;

Übelkeit und Brechreiz; Schüttelfrost und inneres Frieren, demgegenüber auch die dickste Kleidung wirkungslos ist; Stirnkopfschmerz.

Punktsuche und Behandlung:

Das Foramen ist wie angegeben aufzusuchen.

Nadelung:

Punctura transversa, Quernadelung 0,2 - 0,3 Zoll.

Moxibustion:

3 iF.

Fenestra oculi

Muchuang, Mu-ch'uang, F16

Erläuterung des Namens:

„Fenster des Auges" — In der Namensgebung der Foramina wird der Begriff „Fenster" im Sinn einer „Hilfsöffnung", eines „Nebenzugangs" für den Austausch von Energie oder Information in dem betroffenen Bereich verwendet.

Lage:

1,5 PZ hinter dem Foramen *lacrimarum instantium capitis*, F15.

Spezielle Qualifikation:

Foramen copulo-conventorium, über welches die *cardinalis fellea* mit der *sinarteria retinens yang* in Verbindung steht.

Wirkung:

Die *oo. hepaticus et felleus* stützend und regulierend, so *ventus*-Heteropathien zerstreuend.

Befunde und Indikationen:

Rötung der Augen, geschwächte Sehkraft; auch plötzlicher Drehschwindel; Kurzsichtigkeit; Kopf- und Zahnschmerzen; Schwerhörigkeit, Schüttelfrost mit Verstopfung der Nase; Gedunsenheit des Gesichts, dabei Schweißlosigkeit.

Punktsuche und Behandlung:

Der Punkt ist auf der Verbindungslinie zwischen den Foramina *lacrimarum instantium capitis*, F15, und *stagnum venti*, F20, aufzusuchen.

Nadelung:

Quernadelung (*punctura transversa*) 0,3 - 0,4 Zoll.

Moxibustion:

3 - 5 iF.

Castra praetoriana

Zhengying, Cheng-ying, **F17**

Erläuterung des Namens:

„Hauptlager (des Heeres)" — Dieser bildhafte Name charakterisiert den topologisch höchsten Punkt der Leitbahn, von dem aus ein Feldherr gewissermaßen wie von seinem Hauptlager aus das ganze Geschehen beherrscht.

Lage:

1,5 PZ hinter dem Foramen *fenestra oculi*, F16, auf dem Schädeldach.

Spezielle Qualifikation:

Foramen copulo-conventorium, über welches die *cardinalis fellea* mit der *sinarteria retinens yang* in Verbindung steht.

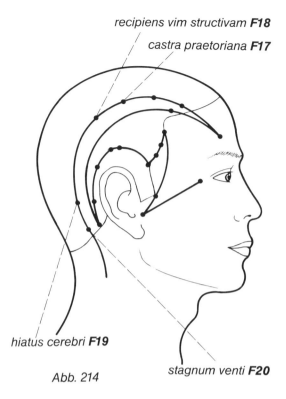

recipiens vim structivam **F18**

castra praetoriana **F17**

hiatus cerebri **F19**

stagnum venti **F20**

Abb. 214

Wirkung:

Ventus zerstreuend, Schmerz stillend.

Befunde und Indikationen:

Kopfschmerzen, auch halbseitige, Schwindel und Ohnmacht, Schmerzen im Nacken; Übelkeit, Erbrechen; Schmerzen in kariösen Zähnen; spastische Verspannung der Lippen.

Punktsuche und Behandlung:

Wie beim vorangehenden Foramen.

Nadelung:

Quer (*punctura transversa*) 0,2 - 0,3 Zoll.

Moxibustion:

5 iF.

Recipiens vim structivam

Chengling, Ch'eng-ling, **F18**

Erläuterung des Namens:

„(Das Foramen, das) die Struktivkraft aufnimmt" — Ein Hinweis auf Funktion und therapeutische Absicht. „Struktivkraft" ist jene Qualität von Stoff, die ihn befähigt, eintreffende Wirkungen oder Informationen zu fixieren, zu struieren.

Lage:

1,5 PZ hinter dem Foramen *castra praetoriana*, F17.

Spezielle Qualifikation:

Foramen copulo-conventorium, über welches die *cardinalis fellea* mit der *sinarteria retinens yang* in Verbindung steht.

Wirkung:

Das *qi hepaticum* regulierend, *ventus* und *calor venti* bändigend.

Befunde und Indikationen:

Ventus cerebri mit Kopfschmerzen, verstopfter Nase, reichlichem Ausfluß aus der Nase, auch Nasenbluten; Husten und schwer gehender Atem, Schwindel und Ohnmacht; Schmerzen in den Augen, Fieber, Schüttelfrost.

Punktsuche und Behandlung:

Indem man vom Foramen *lacrimarum instantium capitis*, F15, in gerader Linie nach oben und hinten zieht, trifft man 4,5 PZ ab der Haargrenze auf das gesuchte Foramen.

Nadelung:

Schräge Nadelung (*punctura obliqua*) 0,3 Zoll.

Moxibustion:

3 - 5 iF.

Hiatus cerebri

Naokong, Nao-k'ung, **F19**

Erläuterung des Namens:

„Die Spalte zum Hirn" — Der chinesische Ausdruck *nao*, „Hirn", wird in diesem Zusammenhang als eines der Substrate des *orbis renalis* verstanden. Insofern ist dies nicht nur eine topologische, sondern vor allem eine funktionelle Namensgebung.

Lage:

In einer Vertiefung oberhalb des Höckers des *os occipitale*.

Spezielle Qualifikation:

Foramen copulo-conventorium, über welches die *cardinalis fellea* mit der *sinarteria retinens yang* in Verbindung steht.

Wirkung:

Den *orbis renalis* stützend, den *orbis hepaticus* regulierend, das Yang absenkend, *ventus*-Heteropathien zerstreuend.

Befunde und Indikationen:

Streß-Symptomatik und Abmagerung, auch Kachexie, beständige, subfebrile Temperaturen; Steifheit der Nackenmuskulatur, die ein Wenden des Kopfes unmöglich macht; heftige, unerträgliche Kopfschmerzen; Verdunkelung des Blicks und Palpitationen leiten einen Krampfanfall oder einen epileptischen Anfall ein; ferner *permotiones* [grippöse Befunde], Keuchatmung (*anhelitus*), Tinnitus; Schmerzen in der Nase.

Punktsuche und Behandlung:

Das Foramen ist wie beschrieben aufzusuchen und quer (*punctura transversa*) zu nadeln.

Nadelung:

0,3 - 0,4 Zoll.

Moxibustion:

3 - 5 iF.

Stagnum venti

Fengchi, Feng-ch'ih, **F20**

Erläuterung des Namens:

„Teich des Windes" — *Stagnum, chi*, „Teich", ist eine Ansammlung, Stauung, Massierung von Wasser, das sich wenig bewegt, mithin eine Stelle, ein Foramen, in dem sich leicht auch Heteropathien ansammeln können — hier *ventus*. Oft weist der Begriff ganz allgemein auf das Yin oder die Wandlungsphase Wasser.

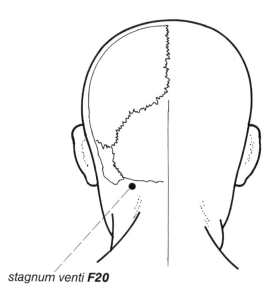

stagnum venti **F20**

Abb. 215

c. fellea
c. hepatica

Lage:

Senkrecht unterhalb des Foramens *hiatus cerebri*, F19, in einer Vertiefung unmittelbar auf der Haargrenze, mithin zwischen den *mm. sternocleido-mastoideus* und *trapezius*.

Spezielle Qualifikation:

Foramen copulo-conventorium, über welches die *cardinalis fellea* mit der *cardinalis tricalorii* einerseits, mit der *sinarteria retinens yang* und der *sinarteria ascendens yang* andererseits in Verbindung steht.

Wirkung:

Ventus-Heteropathien zerstreuend, *calor* kühlend, Gehör und Sicht klärend.

Befunde und Indikationen:

Fieber, insbesondere auch solches, das bei infektiösen Erkrankungen (*morbi temperati*) auftritt, doch Schweißlosigkeit;

Kopfschmerzen, allgemeine oder halbseitige; Verspannung des Nackens und Schmerzen in diesem, als ob er bersten sollte, Unfähigkeit den Kopf zu wenden;

Wechselfieber; Sehstörungen aller Art, Trübsichtigkeit, Rötung und Schmerzhaftigkeit des Auges, vor allem vom *canthus nasalis* her, tränende Augen;

vento percussio [Apoplexie oder präapoplektische Zustände] mit Speichelfluß und Aphasie, halbseitigen Paresen, Spasmen;

Gehörverlust oder Schwerhörigkeit.

Mischbefunde insbesondere *humor venti* oder *calor humidus*: Schmerzen in Lenden und Rücken, Schwäche der Lenden; erschwerte Atmung, Nasenbluten, Ohnmacht, häufiges Nießen, Schwellung des Halses (Struma);

Schlafstörungen und Schlaflosigkeit.

[Summarische Befunde der eklektischen Medizin: Erkältungskrankheiten und Grippe, Gleichgewichtsstörungen, Rhinitis, Hypertonie, Hemiplegie, Hirnerkrankungen.]

Kombinationen:

Im Verein mit *inductorium pulmonale*, V13, bei Buckel;

im Verein mit *quinto loco*, V5, bei Sehstörungen;

im Verein mit *omnium defatigationum*, Rg14, und *valles coniunctae*, IC4, bei *permotiones* [Grippe].

[Im Verein mit *canthus nasalis*, V1, *cella pupillae*, F1, und *bambusae colligatae*, V2, bei Schrumpfung und Atrophie des Sehnervs;

im Verein mit *valles coniunctae*, IC4, bei Augenentzündung durch künstliches Licht;

im Verein mit *omnium defatigationum*, Rg14, *stagnum curvum*, IC11, und *fons tumuli yang*, F34, bei epidemischer Enzephalitis;

im Verein mit *stagnum curvum*, IC11, *vicus tertius pedis*, S36, *impedimentale maius*, H3, bei Hypertonie.]

Punktsuche und Behandlung:

Man kann sich, wie angegeben, auf das Foramen hinorientieren oder auch die Vertiefung zwischen *m. sternocleido-mastoideus* und *m. trapezius*, auf gleicher Höhe mit dem Foramen *aula venti*, in der Kopfmittellinie aufsuchen.

Nadelung:

Senkrechte Punktur 0,5 - 0,7 Zoll.

Neue Texte geben Stichtiefen von 1 - 1,5 Zoll an, weisen dann aber darauf hin, daß hierfür sorgfältigste Technik und Vertrautheit im Detail mit den anatomischen Verhältnissen Voraussetzung ist, um Verletzungen des Hirns zu vermeiden.

Moxibustion:

3 - 7 iF oder T: 5 - 10 Minuten.

Puteus alae

Jianjing, Chien-ching, **F21**

Erläuterung des Namens:

„Brunnen der Schulter" — Bezeichnung, die auf Funktion und Situs hinweist. Der „Brunnen" steht mit den Quellen des Lebens in Verbindung (vgl. oben, S. 57ff.).

Lage:

In der Vertiefung am höchsten Punkt der Schulter, oder anders gesehen, in der genauen Mitte zwischen Foramen *omnium defatigationum*, Rg14, und dem Akromion.

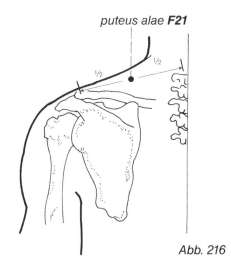

puteus alae **F21**

Abb. 216

Spezielle Qualifikation:

Foramen copulo-conventorium, über welches die *cardinalis fellea* mit *cardinalis tricalorii* und *cardinalis intestini crassi* einerseits, mit der *sinarteria retinens yang* andererseits in Verbindung steht.

Wirkung:

Qi-Mechanismus und Säftehaushalt regulierend, *ventus*-Heteropathien zerstreuend, *calor* kühlend.

Befunde und Indikationen:

1. *Inanitas qi* und daraus resultierende *algor* und *algor venti*-Heteropathien: Große Frostigkeit, Neigung zu Erkältungen, Scheu vor Kälte, Flexus mit Kälte aller Extremitäten; Drehschwindel und Gleichgewichtsstörungen; Streß-Symptomatik einschließlich Phthise; Kopfschmerzen, Schmerzhaftigkeit und Steifheit der Nackenmuskulatur, Schmerzen, die sich über Rücken, Schultern, Arme bis in die Hände erstrecken;
vento percussio mit Krampf- und Erstickungsanfällen, Speichelfluß und Aphasie;

2. aus dem gleichen Grundbefund resultierende *humor*-Heteropathien: Geschwüre und Entzündungen an verschiedenen Stellen des Körpers, vor allem an den Füßen und in der Brust [Mastitis];
Komplikationen während der Schwangerschaft und während der Geburt, auch Abortus mit großem Blutverlust, Eklampsien.

3. Hilfsweise bei Mischbefunden wie übelriechendem Achselschweiß, Struma, Kontravektionen nach einem Abortus.

Kombinationen:

Im Verein mit *stagnum curvum*, IC11, und *vicus tertius pedis*, S36, bei Hemiplegie;
im Verein mit *conquisitorium vesicale*, Rs3, (zu moxen!) bei haftender Plazenta.
[Im Verein mit *genus caeleste*, IT11, und *lacus minor*, IT1, bei Mastitis;
im Verein mit *stagnum venti*, F20, und *promontorium humeri*, IC15, bei Schmerzen in der Schulter;
im Verein mit *subsidia yang*, F38, und *mare minus*, C3, bei Lymphadenom in der Axilla.]

Punktsuche und Behandlung:

Man kann sich zur Stelle des Foramens wie angegeben oder von der *fossa supraclavicularis* her orientieren.

Nadelung:

0,5 - 0,8 senkrecht.

Moxibustion:

3 - 7 iF.

Porta axillae

Yuanye, Yüan-yeh, **F22**
(Variante: Yemen, Yeh-men)

Erläuterung des Namens:

„Pforte der Achselhöhle" — Beschreibung der Topologie.

Lage:

3 PZ unterhalb der vorderen Achselfalte, auf der senkrechten Verlängerung dieser Linie im 4. Interkostalraum bei abduziertem Arm.

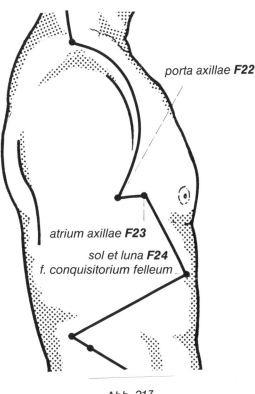

porta axillae **F22**

atrium axillae **F23**

sol et luna **F24**
f. conquisitorium felleum

Abb. 217

Wirkung:

Ventus-Heteropathien und *humor venti* zerstreuend.

Befunde und Indikationen:

Fieber mit Schüttelfrost, Völlegefühl, Spannungsgefühl, Druckgefühl in der Brust; Kraftlosigkeit, Unfähigkeit den Arm zu heben; Schwellungen in der Achselhöhle; Husten, Schmerzen in den Flanken.

c. fellea
c. hepatica

Kombination:

Im Verein mit *conquisitorium lienale*, H13, und *tigris volans*, T6, bei Schwellungen in der Achselhöhle.

Punktsuche und Behandlung:

Man findet das Foramen wie angegeben in der Vertiefung des 4. Interkostalraums.

Nadelung:

0,3 Zoll senkrecht.

Moxibustion:

In klassischen, aber auch neueren Werken kontraindiziert.

Atrium axillae

Zhejin, Che-chin, **F23**

Erläuterung des Namens:

„Vorhof der Achselhöhle" — Topologische Namensgebung.

Lage:

Das Foramen liegt im 4. Interkostalraum 1 PZ vor dem Foramen *porta axillae*, F22.

Spezielle Qualifikation:

Foramen copulo-conventorium, über welches die *cardinalis fellea* mit der *cardinalis vesicalis* in Verbindung steht.

Wirkung:

Das *qi* der Mitte regulierend, *humor* und *calor*-Heteropathien ableitend.

Befunde und Indikationen:

Plötzliches Beklemmungsgefühl auf der Brust mit Erstickungsangst, schwer gehendem Atem und Unerträglichkeit einer horizontalen Lage, großer Neigung zu Trübsinn und weinerlicher Stimmung; Übelkeit und Brechreiz, viel Auswurf von dünnflüssigem Schleim und Speichel, saures Aufstoßen, saurer Mundgeschmack; Lähmungsneigung der Gliedmaßen; träger, stockender Redefluß.

Punktsuche und Behandlung:

Man orientiert sich an der Vertiefung des Interkostalraums.

Nadelung:

Senkrecht 0,3 - 0,6 Zoll.

Moxibustion:

3 - 5 iF.

Sol et luna

Riyue, Jih-yüeh, **F24**

Erläuterung des Namens:

„Sonne und Mond" — Eine poetische Namensgebung für ein Foramen, über das die vielfältigsten Beziehungen zu anderen Leitbahnen geknüpft werden und durch dessen therapeutische Beeinflussung vor allem auch die Stimmung aufgehellt werden soll.

Lage:

1,5 PZ senkrecht unterhalb des Foramens *conquisitorium hepaticum*, H14, auf der Mamillarlinie im 7. Interkostalraum.

Spezielle Qualifikation:

1. *Conquisitorium felleum*.
2. *Foramen copulo-conventorium*, über welches die *cardinalis fellea* mit der *cardinalis lienalis* einerseits, mit der *sinarteria retinens yang* andererseits in Verbindung steht.

Wirkung:

Das *qi* der Mitte regulierend, *calor* kühlend.

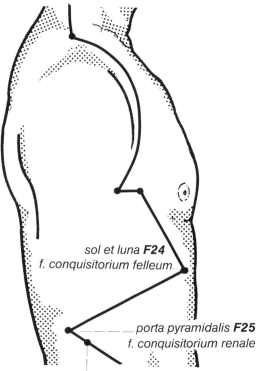

sol et luna **F24**
f. conquisitorium felleum

porta pyramidalis **F25**
f. conquisitorium renale

foramen sinarteriae zonalis **F26**

Abb. 218

Befunde und Indikationen:

Häufiges Seufzen, mühsames Atemholen, zumeist gedrückte, trübsinnige Stimmung; ziehende Schmerzen in den Flanken und in der Magengegend; saures Aufstoßen, auch Übelkeit, Brechreiz, aufgetriebener, gespannter Unterleib; fortgesetzter Redefluß; Lähmungsneigung der Glieder.

Punktsuche und Behandlung:

Man findet das Foramen wie angegeben.

Nadelung:

Schräg (*punctura obliqua*) 0,3 - 0,7 Zoll.

Moxibustion:

5 iF.

Porta pyramidis

Jingmen, Ching-men, **F25**

Erläuterung des Namens:

„Pforte der Pyramide" — Topologische Kennzeichnung des Situs, insofern als der Punkt gewissermaßen die Spitze einer Pyramide markiert: Die Leitbahn verändert in ihm ihre Richtung um annähernd 90°.

Lage:

Am unteren Rand des Endes der 12. Rippe.

Spezielle Qualifikation:

Foramen conquisitorium renale.

Wirkung:

Das *qi* in das untere Calorium führend, den *orbis renalis* stützend, die *orbes intestinorum* regulierend.

Befunde und Indikationen:

1. Allgemein: Geräusche und Kollern im Bauch, Bauchschmerzen; gestörte Miktion, spärliche Ausscheidung von dunklem, gelbem Urin; Gedunsenheit des Gesichts; Diarrhoe.
2. Lokal: Schmerzhaftigkeit und Schwäche der Lenden, aber auch der Beine, so daß der Patient langes Stehen nicht erträgt und sich nicht bücken kann; die Schmerzen strahlen sowohl in den Rücken als in die Oberschenkel aus; Spannungsgefühl in Schultergürtel und Rücken, Schmerzen an der Innenseite des Oberarms; ziehende Schmerzen im Hüftgelenk.

Kombination:

Bei Schwäche und Schmerzhaftigkeit der Lenden

und Beine und bei Unerträglichkeit langen Stehens im Verein mit *interstitium ambulatorium*, H2.

Punktsuche und Behandlung:

Am auf der Seite liegenden Patienten ca. 1,8 PZ unterhalb des Foramens *conquisitorium lienale*, H13, am Ende der freien 12. Rippe.

Nadelung:

0,3 - 0,5 Zoll.

Moxibustion:

3 - 7 iF.

Foramen sinarteriae zonalis

Daimo, Tai-mo, **F26**

Erläuterung des Namens:

„(Foramen der) *sinarteria zonalis* (= Gürtelbahn)" — Ein Hinweis auf Funktion und Situs.

Lage:

Auf der Höhe des Nabels, lateral zwischen den Endpunkten der 11. und 12. Rippen.

Spezielle Qualifikation:

Foramen copulo-conventorium, über das die *cardinalis fellea* mit der *sinarteria zonalis* in Verbindung steht.

Wirkung:

Die *sinarteria zonalis* regulierend, das *qi* ins untere Calorium absenkend; dessen Funktionen stützend und harmonisierend, so *calor* kühlend und *humor* kanalisierend.

Befunde und Indikationen:

Aufgetriebener, gespannter, schwabbeliger Leib, wie ein mit Wasser gefüllter Sack;

Obstipation und vergeblicher Stuhldrang; auch Diarrhoe; Schmerzen in Unterleib, Lenden und Flanken; Spasmen und Paresen, auch Hemiplegie;

gynäkologische Befunde aller Art: Regelstörungen, Leibschmerzen, blutiger oder weißer Ausfluß.

[Summarische eklektische Befunde: Endometritis, Zystitis.]

Kombinationen:

Im Verein mit *inductorium anuli candidi*, V30, *fons tumuli yin*, L9, und *copulatio trium yin*, L6, bei starkem *fluor albus*.

[Im Verein mit *conquisitorium vesicale*, Rs3, das transversal bis zum Foramen *clusa yin*, R12, durchgestochen wird, ferner *domus lienalis*, L8, und *copulatio trium yin*, L6, bei Endometritis.]

c. fellea
c. hepatica

Punktsuche und Behandlung:

Bei auf der Seite liegendem Patient ca. 0,2 PZ oberhalb des Nabels und 7 PZ lateral der Bauchmittellinie.

Nadelung:

Senkrecht 0,5 - 0,8 Zoll.

Moxibustion:

5 - 7 iF.

Cardo quintus

Wushu, Wu-shu, F27

Erläuterung des Namens:

„5. Angelpunkt" — Die Zahl 5 hat hier — wie Zahlen in allen chinesischen Wissenschaften — primär nicht eine zählende, sondern eine qualifizierende Funktion: 5 = Zahl der Mitte, der *orbes lienalis et stomachi*, der Flüssigkeitsregulierung.

„Angelpunkt" ist ein Ort der Umlenkung, der Richtungsänderung, was hier allerdings nicht topologisch, sondern nur funktionell zu verstehen ist.

Lage:

Auf der Höhe des Foramens *via aquae*, S26, 3 PZ senkrecht unter dem *foramen sinarteriae zonalis*,

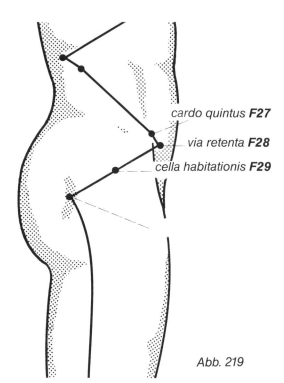

cardo quintus **F27**

via retenta **F28**

cella habitationis **F29**

Abb. 219

F26, also unterhalb des Nabels vor der *spina iliaca anterior superior*.

Spezielle Qualifikation:

Foramen copulo-conventorium, über welches die *cardinalis fellea* mit der *sinarteria zonalis* in Verbindung steht.

Wirkung:

Das *qi* ins untere Calorium absenkend, *algor*-Heteropathien wärmend, *ventus* zerstreuend, *humor* kanalisierend.

Befunde und Indikationen:

Allgemeine, aber auch kolikartige Schmerzen im Bauch, Chordapsus, Kryptozele; Obstipation mit vergeblichem Stuhldrang; Schmerzen in Lenden und Rücken; Spasmen und Muskelzuckungen;
fluor albus und sonstige Ausflüsse der Frau;
[Eklektische Befunde: Endometritis, Orchitis].

Kombination:

[Im Verein mit *fons curvus*, H8, und *impedimentale maius*, H3, bei Orchitis.]

Punktsuche und Behandlung:

Das Foramen ist am liegenden Patienten auf der Höhe des Foramens *prima clusarum*, Rs4, vor dem oberen Dorn des Beckenkamms zu bestimmen.

Nadelung:

0,5 - 1 Zoll.

Moxibustion:

5 - 10 iF.

Via retenta

Weidao, Wei-tao, F28

Erläuterung des Namens:

„Der zurückgehaltene Weg" — Ein Hinweis auf den Verlauf der Leitbahn, der hier sich nicht in gerader Linie fortsetzt, sondern zurückgebogen wird.

Lage:

0,5 PZ unterhalb des Foramens *cardo quintus*, F27.

Spezielle Qualifikation:

Foramen copulo-conventorium, über welches die *cardinalis fellea* mit der *sinarteria zonalis* in Verbindung steht.

Wirkung:

Den Flüssigkeitshaushalt regulierend, *humor* kanalisierend.

Befunde und Indikationen:

Gedunsenheit, heftige Schmerzen, Geschwüre im Abdomen und in den Eingeweiden; Wassersucht; Schmerzen in Lenden und Beinen;
Übelkeit und Brechreiz, Appetitlosigkeit;
Ausflüsse der Frau und Schmerzen im Unterleib.

Punktsuche und Behandlung:

Man orientiert sich am vorderen Beckenrand und findet das Foramen in dessen Zug in 0,5 PZ Abstand vor und unter der *spina iliaca anterior superior.*

Nadelung:

0,5 - 0,8 Zoll.

Moxibustion:

5 - 10 iF.

Cella habitationis

Jujiao, Chü-chiao, **F29**

Erläuterung des Namens:

„Wohn-Kellerloch" — Eine einfache Namensgebung, die allenfalls auf den Umstand einer deutlich tastbaren Vertiefung hinweist. Der chinesische Begriff *jiao*, lateinisch *cella*, bedeutet ein ausgemauertes oder zumindest abgeteuftes Erdloch zur Lagerung von Nahrungsreserven, selten als Notunterkunft benützt. *Jiao, cella*, wird in klassischen Texten nur ausnahmsweise, in neueren Texten hingegen durchgängig durch den Begriff *liao* ersetzt, der eine „Gelenkspalte" bezeichnet. Obwohl solches auf den ersten Blick die in medizinischem Zusammenhang vorzuziehende Schreibung zu sein scheint, zeigt die genaue Prüfung der entsprechenden Foramina-Namen, daß praktisch kein einziger solcher Punkt exakt auf oder über einer Gelenkspalte liegt. Deshalb ist weiterhin der klassischen Schreibung und Aussprache *jiao* — eben „Kellerloch" — der Vorzug zu geben. — Mit einem „Kellerloch" (*cella*) ist mithin eine zwar tast- und stechbare Öffnung zu verstehen, deren Inhalt und Reserven jedoch nur lokale Bedeutung besitzen. (Vgl. auch Porkert, *Theoretische Grundlagen*..., S. 168f.)

Lage:

In der Mitte einer Verbindungslinie zwischen *spina iliaca superior anterior* und *m. trochanter maior.*

Spezielle Qualifikation:

Foramen copulo-conventorium, über welches die *cardinalis fellea* mit der *sinarteria ascendens yang* in Verbindung steht.

Wirkung:

Das *qi* ins untere Calorium führend, so *algor* und *calor inanitatis* korrigierend.

Befunde und Indikationen:

Schmerzen im Unterleib, Chordapsus; spastische Schmerzen, die von den Schultern in Thorax und Arme ausstrahlen, Unfähigkeit den Arm zu erheben; auch Kraftlosigkeit oder Lähmung der unteren Gliedmaßen; Diarrhoe.
[Summarische eklektische Befunde: Orchitis, Endometritis, Zystitis, verschiedene Affektionen der Beckenmuskulatur einschließlich des Hüftgelenks.]

Kombination:

[Im Verein mit dem *inductorium diaphragmatis*, V17, *inductorium hepaticum*, V18, und *inductorium lienale*, V20, bei Magen- und Zwölffingerdarmgeschwüren.]

Punktsuche und Behandlung:

Das Foramen liegt 3 PZ hinter dem Foramen *via retenta*, F28, in einer Vertiefung.

Nadelung:

0,5 - 1 Zoll.

Moxibustion:

5 - 10 iF.

Cardo femoralis

Huantiao, Huan-t'iao, **F30**
(Variante: Bishu, Pi-shu)

Erläuterung des Namens:

„Angelpunkt des Femurs" — Bezeichnung von Situs und Funktion.

Lage:

Am Schnittpunkt vom 1. zum 2. Drittel der Verbindungslinie zwischen dem höchsten Punkt des großen Trochanters und dem Hiatus des *os sacrum.*

Spezielle Qualifikation:

Foramen copulo-conventorium, über welches die *cardinalis fellea* mit der *cardinalis vesicalis* in Verbindung steht.

**c. fellea
c. hepatica**

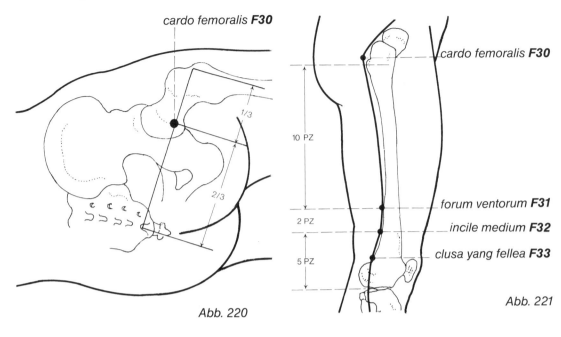

cardo femoralis **F30**

Abb. 220

cardo femoralis **F30**

10 PZ

2 PZ

5 PZ

forum ventorum **F31**

incile medium **F32**

clusa yang fellea **F33**

Abb. 221

Wirkung:

Den *orbis hepaticus* stützend und regulierend, so *ventus*-Heteropathien zerstreuend, *humor*-Heteropathien ausleitend; die Leitbahnen, vor allem die der unteren Extremitäten, freimachend.

Befunde und Indikationen:

Hemiplegie, *ventus humidus*-Schmerzen [rheumatische Schmerzen] in Hüfte, Oberschenkel, Knie; auch *occlusio*-Symptomatik (Totalstau des Energieflusses) in diesen Teilen; Gedunsenheit, vor allem der unteren Extremitäten; Rötung, Geschwürbildung an den Füßen; Schmerzhaftigkeit aller bezeichneten Teile; Röteln (Rubella).

Punktsuche und Behandlung:

An dem auf der Seite liegenden Patienten bei angewinkeltem Oberschenkel.

Nadelung:

Senkrecht 1,2 - 2,5 Zoll.

Moxibustion:

10 - 20 iF.

Forum ventorum

Fengshi, Feng-shih, **F31**

Erläuterung des Namens:

„Marktplatz der Winde" — *Forum*, der „Marktplatz", ist ein Versammlungsort des anonymen, die

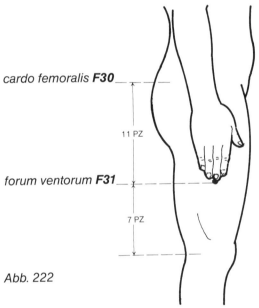

cardo femoralis **F30**

11 PZ

forum ventorum **F31**

7 PZ

Abb. 222

struktiven Grundlagen jeder Gesellschaft bildenden Volks — im Gegensatz zur „Aula", der Versammlungshalle (*fu*), in der sich die aktiven, dem öffentlichen Leben richtungsweisende Impulse gebenden und namhaften Persönlichkeiten versammeln. Auf den medizinischen Zusammenhang übertragen ist ein „Forum" ein Punkt, an dem struktive Kräfte, struktive Energien, also materialisiertes Potential zusammengezogen wird. — Es ist dies ein eindeutiger Hinweis auf die therapeutische Absicht.

Lage:

An der Außenseite des Oberschenkels, 7 PZ oberhalb der Kniegelenksfalte.

Wirkung:

Ventus-Heteropathien aller Art, einschließlich *vento percussio, ventus humidus, ventus algoris* zerstreuend, so Paresen und Lähmungen lösend.

Befunde und Indikationen:

Vento percussio mit Paresen, spastischen Lähmungen; Kraftlosigkeit des Beins und vor allem des Kniegelenks, Lähmung der Wadenmuskulatur; Hemiplegie;
Pruritus und Parästhesien am ganzen Körper; Kopfschmerzen, Rötung und Schwellung der Augenregion.

Kombination:

Im Verein mit *forum yin*, S33, und *fons tumuli yang*, F34, bei Entzündungen des Kniegelenks und Lähmungen der unteren Extremität.

Punktsuche und Behandlung:

Bei aufrecht stehendem Patient und herabhängendem Arm die Stelle, die von der Spitze des Mittelfingers erreicht wird.

Nadelung:

0,5 - 0,8 Zoll.

Moxibustion:

5 - 7 iF.

Incile medium

Zhongdu, Chung-tu, **F32**

Erläuterung des Namens:

„Mittlerer Abzugsgraben" — Beschreibung des Situs: Das Foramen liegt am Rande des Muskels in einer grabenartigen Vertiefung.

Lage:

Seitlich am Oberschenkel, 2 PZ unterhalb des Foramens *forum ventorum*, F31, — so 5 PZ oberhalb der äußeren Kniegelenksfalte.

Wirkung:

Die Leitbahnen freimachend, *ventus*- und *algor venti*-Heteropathien eliminierend.

Befunde und Indikationen:

Algor-Heteropathien, die Muskeln der unteren

Extremität, vor allem des Fußes befallen, *occlusio nervorum* mit heftigen Schmerzen und Parese; Hemiplegie.

Punktsuche und Behandlung:

Bei auf der Seite liegendem Patienten an der angegebenen Stelle.

Nadelung:

Senkrecht 0,5 - 0,8 Zoll.

Moxibustion:

5 - 7 iF.

Clusa yang fellea

(Xi) Yangguan, (Hsi) Yang-kuan, **F33**
(Variante: Clusa yang genus)

Erläuterung des Namens:

„Yang-Paßtor auf der *cardinalis fellea*" oder auch „Yang-Paßtor des Knies" — Eine Situs und Funktion des Foramens charakterisierende Bezeichnung.

Der in Foraminanamen sehr häufig vorkommende Begriff *guan, clusa*, bezeichnet die künstlich errichtete Sperre in einer natürlichen Enge, in einem Paß, also eine „Paßsperre", ein „Paßtor". Im Hinblick auf medizinische Zusammenhänge wird damit ausgedrückt, daß ein entsprechendes Foramen im gesamten Energiegefüge der Person strategische Bedeutung hat, seine Sperre oder Offenhaltung mit weitreichenden, über das lokale Geschehen hinausgehenden Folgen verbunden ist.

Lage:

3 PZ oberhalb des Foramens *fons tumuli yang*, F34, bei gebeugtem Knie in der Vertiefung zwischen Femur und der Sehne des *m. biceps femoris* aufzufinden.

Wirkung:

Die Leitbahnen öffnend, *ventus* und *algor venti* eliminierend.

Befunde und Indikationen:

Occlusio venti im Bein mit heftigen Schmerzen und Parese der Muskulatur und der Unfähigkeit das Kniegelenk zu beugen.

Punktsuche und Behandlung:

In einer Vertiefung an der angegebenen Stelle.

Nadelung:

Senkrecht 0,4 - 0,6 Zoll.

**c. fellea
c. hepatica**

Moxibustion:

Eine Moxibustion ist wegen der grundsätzlich repletiven Befunde ausnahmslos kontraindiziert.

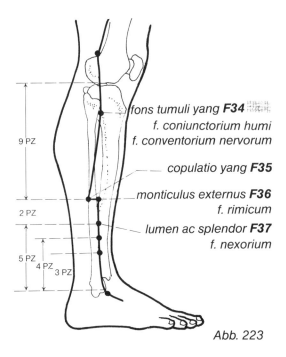

fons tumuli yang **F34**

f. coniunctorium humi

f. conventorium nervorum

copulatio yang **F35**

monticulus externus **F36**

f. rimicum

lumen ac splendor **F37**

f. nexorium

9 PZ

2 PZ

5 PZ

4 PZ

3 PZ

Abb. 223

Fons tumuli yang

Yanglingquan, Yang-ling-ch'üan, **F34**

Erläuterung des Namens:

„Quelle am sonnenbeschienen Grabhügel" — Die Grundbedeutung von Yang ist die „sonnenbeschienene Seite eines Berghangs", was der metaphorischen Bedeutung des Namens entspricht, im topologischen Sinn dann die „äußere, sichtbare Seite", die Seite der Yang-Leitbahn.

Tumulus, ein „Grabhügel", ist eine künstliche Erhebung — und von allen in der Landschaft zu beobachtenden die kleinste und bescheidenste.

„Quelle" weist auf den Zugang zu lebendigen Kräften.

Lage:

In einer Vertiefung vor dem Kopf der Fibula.

Spezielle Qualifikation:

1. Auf der *cardinalis fellea* das *foramen coniunctorium quinque inductoriorum* — entsprechend der Wandlungsphase Erde   ;

2. der *conventus nervorum*.

Wirkung:

Das *qi* im mittleren und unteren Calorium kräftigend, so die *orbes lienalis et renalis*, aber auch *hepaticus et felleus* stützend und regulierend, *nervus* und Knochen festigend, *humor*, *ventus* und *calor*-Heteropathien eliminierend.

Befunde und Indikationen:

1. Störungen des Flüssigkeitshaushalts: Gedunsenheit des Gesichts, bitterer oder fader Mundgeschmack, Übelkeit und Brechreiz; Schwellungen, Gedunsenheit der Zunge und des inneren wie äußeren Halses; habituelle Obstipation; unwillkürlicher Harnabgang; Völlegefühl, Druckgefühl in Brust und Flanken; *occlusio* (Totalblockade des Energieflusses mit heftigen Schmerzen, Lähmungserscheinungen, Spasmen) in Hüftgelenk, Oberschenkel und Kniegelenk;

2. *humor venti*-Befunde: Hemiplegie, vor allem die untere Extremität betreffend; auch Schwellung des Kniegelenks und Schmerzen in den Flanken; die Füße sind entweder kalt und blutleer oder geschwollen, gerötet und geschwürig.

[3. Summarische Befunde der eklektischen Medizin: Hepatitis, Cholezystitis, Askaridenbefall, Hypertonie, Interkostalneuralgien, Schmerzhaftigkeit des Schultergelenks, Paresen oder Lähmungen der unteren Extremität.]

Kombinationen:

Im Verein mit *stagnum curvum*, IC11, bei Hemiplegie;

im Verein mit einer Moxibustion von *fons tumuli yin*, L9, bei Harninkontinenz;

im Verein mit *vicus tertius pedis*, S36, und *angustiae superiores aggeris ampli*, S37, bei Spannungsgefühl in Rippen und Bauch;

im Verein mit *fons tumuli yin*, L9, bei Malaria.

Punktsuche und Behandlung:

Das Foramen an der angegebenen Stelle.

Nadelung:

Schräge Nadelung klassisch bis 0,7 Zoll, in neuesten Texten 1 - 3 Zoll.

Moxibustion:

Unter der Voraussetzung echter *inanitas* oder *algor*-Befunde 7 - 20 iF, u. U. auf mehrere Sitzungen an einem Tag zu verteilen.

Copulatio yang

Yangjiao, Yang-chiao, F35

Erläuterung des Namens:

„Vereinigung im Yang" — Ein Hinweis auf Situs und Funktion, ähnlich dem Punkt am Oberarm.

Lage:

In einer spaltenartigen Vertiefung, 7 PZ oberhalb der Spitze des *malleolus externus*, am Hinterrand der Fibula.

Spezielle Qualifikation:

Foramen rimicum der *sinarteria retinens yang*.

Wirkung:

Das *qi* nach oben führend, so *ventus*-Heteropathien zerstreuend, *humor*-Heteropathien kanalisierend, *algor*-Heteropathien wärmend, die Brust freimachend.

Befunde und Indikationen:

Druckgefühl, Beklemmungsgefühl, Spannungsgefühl in der Brust, *anhelitus* (Keuchatmung), *occlusio* des Halses, Atembeklemmung, Schluckbeschwerden, Erstickungsangst; Gedunsenheit des Gesichts;
Rötung, Schwellung, Gedunsenheit, Geschwürsneigung an den Füßen;
flexus algoris mit kalten Händen und Füßen; auch Lähmungsneigung der gesamten unteren Gliedmaßen, vor allem aber der Füße und des Knies, Schwäche dieser Teile;
pavor-Symptomatik mit Erregbarkeit, Schreckhaftigkeit, Reizbarkeit, Raserei.

Punktsuche und Behandlung:

Man sucht das Foramen wie angegeben auf.

Nadelung:

0,5 - 0,8 Zoll.

Moxibustion:

5 - 7 iF.

Monticulus externus

Waiqiu, Wai-ch'iu, F36

Erläuterung des Namens:

„Äußerer Hügel" — Topologische Beschreibung des Situs.

Lage:

7 PZ genau senkrecht über dem *malleolus externus* am Vorderrand der Fibula.

Spezielle Qualifikation:

Foramen rimicum der *cardinalis fellea*.

Wirkung:

Calor kühlend, *ventus* zerstreuend, Gifte neutralisierend.

Befunde und Indikationen:

Fieber und Schüttelfrost, Verspannung und Schmerzhaftigkeit der Nackenmuskulatur; Schmerzen in der Haut an verschiedenen Körperstellen; Wechsel von Frostschaudern und Hitzewallungen oder auch Wechselfieber; Schmerzen in der Brust und im Oberschenkel; Hühnerbrust der Kleinkinder; Krampfanfälle und Epilepsie;
Moxibustion des Foramens, wenn Hundebisse oder Bisse wilder Tiere zu Wechselfieber geführt haben.

Punktsuche und Behandlung:

Das Foramen liegt, wie beschrieben, auf der gleichen Höhe wie das Foramen *copulatio yang*, F35, jedoch 1 Querfinger vor jenem.

Nadelung:

0,3 - 0,8 Zoll senkrecht.

Moxibustion:

3 - 7 iF.

Lumen ac splendor

Guangming, Kuang-ming, F37

Erläuterung des Namens:

„Glanz und Licht" — Ein Hinweis auf einen Aspekt der therapeutischen Funktion, die Aufhellung der Sicht, die Stärkung der Sehkraft.

Lage:

5 PZ oberhalb des *malleolus externus*.

Spezielle Qualifikation:

Foramen nexorium, von dem aus die *cardinalis fellea* über die Netzbahnen mit der *cardinalis hepatica* in Verbindung steht.

Wirkung:

Das *qi hepaticum* stützend und regulierend, so die *nervus* (= Funktionen der Muskeln und Sehnen)

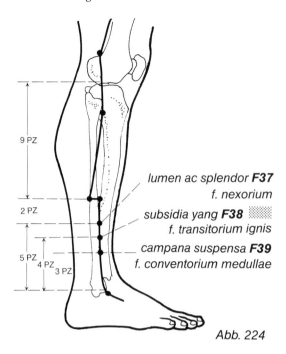

lumen ac splendor **F37**
f. nexorium

subsidia yang **F38**
f. transitorium ignis

campana suspensa **F39**
f. conventorium medullae

Abb. 224

kräftigend, die Sicht klärend, *ventus* zerstreuend, die *species* öffnend.

Befunde und Indikationen:

1. Affektionen des Bewegungsapparats: Schwäche und Schmerzhaftigkeit der Beinmuskulatur, vor allem am Unterschenkel, wodurch langes Stehen unmöglich wird; Schmerzen, Paresen und Spasmen verschiedener Muskelgruppen, vor allem am Bein oder am Kniegelenk, so daß sich der Patient nicht erheben kann; Schmerzen an der Außenseite des Unterschenkels.
2. Ophthalmologische Befunde wie Nachtblindheit, Schleierbildung im Auge [grauer Star, Schrumpfung des Sehnervs], Jucken und Stiche im Auge.
3. *Ventus internus sive externus*: Krampfanfälle und Epilepsie; Fieber mit Schüttelfrost, aber ohne Schweiß; plötzliche Raserei; halbseitige Kopfschmerzen.

Kombination:

[Im Verein mit *recipiens lacrimarum*, S1, und *stagnum venti*, F20, im Frühstadium eines leichten grauen Stars.]

Punktsuche und Behandlung:

Man sucht das Foramen an der angegebenen Stelle am Vorderrand der Fibula auf.

Nadelung:

Klassisch bis 0,6 Zoll; in jüngsten Texten 1 - 1,5 Zoll senkrecht zu stechen.

Moxibustion:

3 - 5 iF oder T: 5 - 20 Minuten.

Subsidia yang

Yangfu, Yang-fu, **F38**
(Variante: Divisio carnis, Fenrou, Fen-jou)

Erläuterung des Namens:

„Die Stützen des Yang" — Namensgebung, die sich auf die Topologie und therapeutische Wirkung des Foramens bezieht. Der chinesische Ausdruck *fu* bezeichnet ursprünglich die „Seitenwände eines Streitwagens", im weiteren dann die „Stützen eines Kriegers und Fürsten", seine „Hilfsmittel", seine „Minister" — entsprechend dem lateinischen Begriff *subsidia*.

Das Foramen liegt zwischen zwei „Seitenwänden". Durch die Einwirkung auf diesen Punkt wird der *qi*-Mechanismus, also das Yang mobilisiert.

Lage:

Am Vorderrand der Fibula, 4 PZ oberhalb des *malleolus externus*.

Spezielle Qualifikation:

Auf der *cardinalis fellea* das *foramen transitorium quinque inductoriorum* — entsprechend der Wandlungsphase Feuer .

Wirkung:

Den *qi*-Mechanismus, d. h. den Einsatz aktiver Energie mächtig entfaltend, so *algor* wärmend, *humor* ausleitend, *ventus* zerstreuend.

Befunde und Indikationen:

1. *Humor*-Symptomatik: Schwabbeliges Gefühl in der Hüfte, als ob man im Wasser säße; Schwellung, Gedunsenheit des Kniegelenks; Schmerzen, Verspannungen, Krämpfe in allen Gelenken, unbestimmte Schmerzen, die den Ort wechseln; Schwellung in der Achselhöhle, Schwellung des Halses, Struma; *occlusio* des Halses mit Beklemmungsgefühl, Schweratmigkeit, Atemnot, Erstickungsangst, Schluckbeschwerden; bitterer Mundgeschmack, Schmerzen in Brust und Flanken.
2. *ventus* bzw. *algor venti*: fahles, schmutzig aussehendes oder grünliches Gesicht, Schmerzen in den Augenwinkeln; Schwellung und Schmerzhaftigkeit in der *fossa supraclavicularis*; Schmerzen in Schläfen und Wangen; Flexus mit Kälte der Hände und Füße, Wechselfieber, dabei Schweißausbrüche mit Schüttelfrost und Zähneklappern; halbseitige Kopfschmerzen; Schmerzen an der Außenseite des

Beins vom Hüftgelenk bis zum Knöchel oder nur Knie und Knöchel befallend.

Punktsuche und Behandlung:

An der angegebenen Stelle wenig vor der Senkrechten auf dem *malleolus.*

Nadelung:

0,3 - 0,5 Zoll.

Moxibustion:

3 - 7 iF.

Campana suspensa

Xuanzhong, Hsüan-chung, **F39**
(Variante: Juegu, Chüeh-ku)

Erläuterung des Namens:

„Die herabhängende Glocke" — Eine teils topologisch, teils funktionsbezogene Namensgebung. Zu „Glocke" vgl. oben S. 253 die Eintragung R4. Wie dort erwähnt, befinden sich die „Glocken-Punkte" am Unterschenkel, d. h. an dem am intensivsten bewegten Körperteil.

Lage:

3 PZ oberhalb des *malleolus externus*; die Stelle wird durch einen Puls markiert.

Spezielle Qualifikation:

1. *Conventus medullae*;
2. Nexorium der drei Yang-Leitbahnen des Fußes.

Wirkung:

Das *qi* vor allem im mittleren und oberen Calorium mächtig zur Entfaltung bringend, so *ventus*-Heteropathien aller Art zerstreuend, das Yang bändigend, *pituita* umwandelnd, *humor* kanalisierend.

Befunde und Indikationen:

1. *Calor*-Befunde der Mitte: Spannungsgefühl, Völlegefühl, Druckgefühl in Leibesmitte und Bauch, Appetitlosigkeit, Beklemmungsgefühl in der Leibesmitte und gedrückte, verzagte Stimmung; Kontravektionen, Aufstoßen, Diarrhoe oder Obstipation, Unregelmäßigkeiten der Miktion (Enuresis oder spärliche bzw. stockende Harnausscheidung); Trockenheit des Mundes und der Nase, Nasenbluten; blutende Hämorrhoiden, Husten, der Schmerz auf der Brust verursacht.
2. *Ventus*-Befunde bzw. *humor venti*-Befunde: *Occlusio* des Halses mit Beklemmungsgefühl, Schluckbeschwerden; Steifheit, Schmerzhaftigkeit

der Nackenmuskulatur, Schnupfen, auch Fließschnupfen oder verstopfte Nase;
vento percussio mit Hemiplegie, Paresen, Empfindungsstörungen; auch Erregtheit und Raserei.

Kombinationen:

Im Verein mit *stagnum venti*, F20, bei Verkrümmung des Rückgrats;
im Verein mit *os relaxationis*, S38, und *yang impedimentalis*, S42, bei Schwäche der Füße, erschwertem Gehen;
im Verein mit *vestibulum internum*, S44, bei Völlegefühl und Spannungsgefühl in Leibesmitte und Bauch.

Punktsuche und Behandlung:

Das Foramen liegt an der angegebenen Stelle in einer Vertiefung, die durch einen Puls markiert wird.

Nadelung:

0,4 - 0,6 Zoll.

Moxibustion:

3 - 7 iF oder T: 5 - 12 Minuten.

Agger monticuli

Qiuxu, Ch'iu-hsü, **F40**

Erläuterung des Namens:

„Das Feld am Hügel" — Ein Hinweis auf die topologischen Verhältnisse am Situs: Der Punkt liegt unterhalb des „Hügels" des *malleolus lateralis.*

Lage:

Vor und unterhalb des *malleolus externus* in einer Vertiefung, lateral der Sehne des *m. extensor digitorum longus.*

Spezielle Qualifikation:

Foramen qi originalis der *cardinalis fellea.*

Wirkung:

Repletiones der *orbes hepaticus et felleus* lösend, die Netzbahnen durchgängig machend.

Befunde und Indikationen:

Fieber und Kontravektionen, Husten, Atembeklemmung, Schüttelfrost, Spannungsgefühl, Druckgefühl in Brust und Flanken; Wechselfieber; Schwellung in der Achselhöhle, Schwellungen und Schmerzhaftigkeit an Fuß und Ferse; Chordapsus (Schmerzen im Unterbauch); Schmerzen im Hüftgelenk; Wadenkrämpfe;

c. fellea c. hepatica

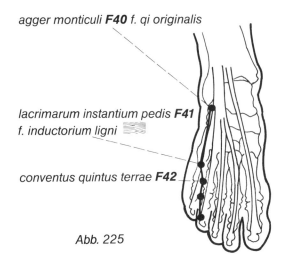

agger monticuli **F40** f. qi originalis

lacrimarum instantium pedis **F41**
f. inductorium ligni

conventus quintus terrae **F42**

Abb. 225

Schleierbildung am Auge [Pterygium].
[Summarische eklektische Befunde: Cholezystitis, Entzündungen der Lymphdrüsen in der Achselhöhle].

Punktsuche und Behandlung:

Das Foramen in der Vertiefung unterhalb des äußeren Knöchels.

Nadelung:

Schräg (*punctura obliqua*), klassisch 0,3 - 0,7 Zoll; in allerneuesten Texten 1 - 1,5 Zoll.

Moxibustion:

1 - 3 iF oder T: 5 - 10 Minuten.

Lacrimarum instantium pedis

Linqi, Lin-ch'i, **F41**

Erläuterung des Namens:

„Am Rand der Tränen (des Fußes)" — Ein Foramen verwandter Funktion und Bezeichnung wie das bereits bekannte *lacrimarum instantium* des Kopfes, F15.

Lage:

In einer Vertiefung distal der Tarso-Metatarsal-Gelenke zwischen 4. und 5. Zehe, medial der Sehne des *m. extensor digiti minimi*.

Spezielle Qualifikation:

1. Auf der *cardinalis fellea* das *foramen inductorium quinque inductoriorum* — entsprechend der Wandlungsphase Holz .

2. *Foramen copulo-conventorium*, über welches die *cardinalis fellea* mit der *sinarteria zonalis* in Verbindung steht.

Wirkung:

Repletiones der *orbes hepaticus et felleus* zerstreuend, die *sinarteria zonalis* durchgängig machend und harmonisierend.

Befunde und Indikationen:

1. *Ventus* oder *ventus humidus*: Schmerzen im *canthus lateralis*, Gleichgewichtsstörungen, Drehschwindel; Spannungsgefühl, Völlegefühl in Brust und Flanken, Schwellungen in der *fossa supraclavicularis* und in der Achselhöhle; auch Schwellungen an Hals und Nacken; Fieber mit Schüttelfrost, Kopfschmerzen, vor allem das Schädeldach und an den Fontanellen; umherwandernde Schmerzen (mithin auf Grund einer *occlusio venti*) an verschiedenen Stellen des Körpers; auch Zahnschmerzen, Rötung der Augen;

2. gynäkologische Befunde wie Schwellungen und Geschwüre in der Brust, Regelstörungen, Ausbleiben der Milchsekretion.

[3. Summarische Befunde der eklektischen Medizin: Bindehautentzündung, Mastitis, Tuberkulose der Lymphknoten.]

Kombinationen:

Im Verein mit *stagnum venti*, F20, und *abundantia*, S40, bei Kopfschmerzen mit Schwindel;

im Verein mit *copulatio trium yin*, L6, und *conquisitorium vesicale*, Rs3, bei stockender Regel.

Punktsuche und Behandlung:

An der angegebenen Stelle.

Nadelung:

Schräg (*punctura obliqua*) 0,3 - 0,5 Zoll.

Moxibustion:

1 - 3 iF oder T: 5 - 10 Minuten.

Conventus quintus terrae

Diwuhui, Ti-wu-hui, **F42**

Erläuterung des Namens:

„5. Versammlungsort der Erde" — Die Zahl 5 ist, wie schon von anderen Foraminabezeichnungen her erinnerlich, in erster Linie ein Qualifikativ, das auf die Mitte, d. h. die *orbes lienalis et stomachi* und den Säftehaushalt, der von jenen in erster Instanz reguliert wird, hinweist.

„Erde" deutet auf das Yin, die struktiven Reserven, hier ein beiläufiger Hinweis auf die Erdnähe des der Fußsohle naheliegenden Punktes.

Lage:

In einer Spalte zwischen 4. und 5. Metatarsale, 0,5 PZ vor dem soeben erwähnten *lacrimarum instantium pedis*, F41, so auf der medialen Seite der Sehne des *M. extensor digiti minimi*.

Wirkung:

Den Säftehaushalt regulierend, *humor* kanalisierend.

Befunde und Indikationen:

Schmerzen in der Lendengegend, Schwellungen in der Achselhöhle, blutiger Auswurf; Schwellung und Schmerzhaftigkeit des Fußrückens; Schwellungen und Geschwüre in der Brustdrüse;
ophthalmologische Befunde verschiedener Art (Juckreiz und Rötung des Auges); auch Gehörstörungen.

Kombinationen:

Im Verein mit *vicus tertius pedis*, S36, bei Tinnitus, der wie das Summen von Zikaden klingt, und bei Schmerzen in den Lenden, als ob diese auseinanderbrechen wollten;
im Verein mit *lumen ac splendor*, F37, bei Schmerzen und Jucken der Augen.

Punktsuche und Behandlung:

An der angegebenen Stelle.

Nadelung

Schräg 0,1 Zoll.

Moxibustion:

Kontraindiziert.

Rivulus coercitus

Jiaxi, Chia-hsi, **F43**

Erläuterung des Namens:

„Der eingezwängte Wasserlauf" — Topologische Charakterisierung des Situs.

Lage:

In der Spalte zwischen 4. und 5. Metatarsale 0,5 PZ hinter der Ligatur in der Höhe des Metatarso-Phalangeal-Gelenks in einer Vertiefung.

Spezielle Qualifikation:

Auf der *cardinalis fellea* das *foramen effusorium quinque inductoriorum* — entsprechend der Wandlungsphase Wasser 〜 .

Wirkung:

Das *qi* der Mitte stützend und regulierend, so *humor*, *ventus* und *calor* eliminierend.

Befunde und Indikationen:

Spannungs- und Druckgefühl in Brust und Flanken, Fieber mit Schüttelfrost, doch ohne Schweiß; Schmerzen und Stiche in der Brust; Schmerzhaftigkeit der Muskulatur des Brustkorbs, so daß der Patient sich nicht wenden kann;
occlusiones venti mit umherwandernden Schmerzen; Schwellung des äußeren Halses; blutiger Auswurf;
Rötung und Schmerzen im *canthus lateralis*;
Drehschwindel, Schwerhörigkeit und Tinnitus.

Punktsuche und Behandlung:

An der angegebenen Stelle.

Nadelung:

Schräg nach oben (*punctura obliqua*) 0,2 - 0,3 Zoll.

Moxibustion:

2 - 3 iF.

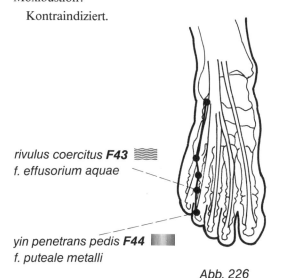

rivulus coercitus **F43** 〜
f. effusorium aquae

yin penetrans pedis **F44** ▐▌▌
f. puteale metalli

Abb. 226

Yin penetrans pedis

Qiaoyin, Ch'iao-yin, **F44**

Erläuterung des Namens:

„(Foramen des Fußes, das) ins Yin eindringen läßt" — Eine Funktionsbezeichnung gleich jener, die für das 11. Foramen der gleichen Leitbahn gilt. (Vgl. oben S. 293.)

c. fellea
c. hepatica

Lage:

Lateral an der Spitze der 4. Zehe in einer Vertiefung 0,1 Zoll vom Nagelfeld entfernt.

Spezielle Qualifikation:

Auf der *cardinalis fellea* das *foramen puteale quinque inductoriorum* — entsprechend der Wandlungsphase Metall ▓▓ .

Wirkung:

Die *orbes hepaticus et felleus* stützend, so die *species* offenhaltend und alle Arten von *ventus* zerstreuend.

Befunde und Indikationen:

Defizienz des *qi hepaticum*: Schmerzen und Spannungsgefühl in den Flanken, Husten, Atembeklemmung; heiße Hände und Füße; *occlusio* des Halses mit Beklemmungsgefühl, Schluckbeschwerden, steifer Zunge, undeutlicher Rede, auch trockenem Mund;

Fieber, doch kein Schweiß; große Unruhe, Nervosität, Kopfschmerzen, Krämpfe in den Waden, aber auch im Unterarm; Schmerzen, Schwäche von Kniegelenk und Ellbogen, die das Gehen und das Heben des Armes erschweren oder unmöglich machen;

Schmerzen im Auge, vor allem im *canthus lateralis*, Schwerhörigkeit; Geschwürbildung an den Füßen und am Rumpf, Schwellung der Füße und Schmerzen in diesen;

Alpträume.

Punktsuche und Behandlung:

An der angegebenen Stelle.

Nadelung:

Schräge Nadelung 0,1 Zoll.

Moxibustion:

2 - 3 iF.

Foramina der *Cardinalis hepatica yin flectentis pedis*

Lanx magna

Dadun, Ta-tun, H1

Erläuterung des Namens:

„Die große Schale (Schüssel)" — Eine poetische Beschreibung des Situs.

Lage:

Lateral auf der Oberseite der großen Zehe, ca. 0,1 PZ hinter dem Nagelfeld.

Spezielle Qualifikation:

Auf der *cardinalis hepatica* das *foramen puteale quinque inductoriorum* — entsprechend der Wandlungsphase Holz ▨ .

Wirkung:

Das *qi hepaticum* kräftigend, so die Bewegungen des *xue* harmonisierend, *ventus* zerstreuend.

Befunde und Indikationen:

Inanitas bzw. *calor inanitatis orbis hepatici*: Störungen an den ausscheidenden und reproduktiven Organen, insbesondere massive, unablässige Blutungen der Frau oder aber ausbleibende Regel, dabei Schmerzen und Spannungsgefühl im Bauch, Schweiße; *prolapsus uteri*; Atrophie des Genitale beider Geschlechter; übergroße Hoden, Schmerzen an Penis oder Klitoris, Chordapsus; Miktionsstörungen aller Art, auch Harnverhaltung, Enuresis der Erwachsenen und Kinder, dabei Spannungsgefühl, Schwellung, Schmerzhaftigkeit des Bauchs und der Nabelgegend; Kryptorchismus.

Ferner plötzliche Ohnmachten, Krampfanfälle, plötzliche stechende Schmerzen in der Leibesmitte mit Schweißausbrüchen; Sehstörungen, Kurzsichtigkeit.

Punktsuche und Behandlung:

An der angegebenen Stelle.

Nadelung:

Quer (*punctura transversa*) 0,3 Zoll.

Moxibustion:

3 - 7 iF.

Interstitium ambulatorium

Xingjian, Hsing-chien, H2

Erläuterung des Namens:

„Der Zwischenraum des Gehens" — Metaphorische, aber auch funktionelle Charakteristik des Situs.

Lage:

0,5 PZ proximal der Zwischenzehenfaszie im Zwischenraum zwischen großer und zweiter Zehe nahe dem zweiten Zehengelenk.

Spezielle Qualifikation:

Auf der *cardinalis hepatica* das *foramen effusorium quinque inductoriorum* — entsprechend der Wandlungsphase Feuer ▨ .

Wirkung:

Den *orbis hepaticus* stützend und harmonisierend, das *xue* haltend.

Befunde und Indikationen:

Überstarke Lochien, *fluor albus*; Schmerzen in Glied oder Klitoris; Miktionsstörungen verschiedener Art, Harnverhaltung, Enuresis;

sitis diffundens aller drei Varietäten; starker Durst;

große Zornesbereitschaft, Reizbarkeit; Paresen und vor allem Spasmen der Gliedmaßen; Schmerzen in Brust und Flanken; Steifigkeit des Rückens und der Lenden, die Beugen und Wenden verhindert; Spannungs- und Völlegefühl im Bauch; grünlicher oder fahler Teint, auch Leichenblässe;

akute *ventus*-Befunde: *vento percussio* [Apoplexie oder apoplektische Anfälle], Krampfanfälle, Epilepsie;

Sehstörungen, tränende Augen, Atembeklemmung, trockener, schmerzhafter Hals, Hämoptoe, Husten, der blutigen Auswurf zutage fördert;

Diarrhoe, bitterer Mundgeschmack, Übelkeit;

Schlaflosigkeit oder Schlafstörungen;

Chordapsus; Schwellungen und Schmerzhaftigkeit von Lenden und Knie.

Kombinationen:

Im Verein mit *canthus nasalis*, V1, bei Nachtblindheit;

im Verein mit *fons scatens*, R1, bei *sitis diffundens*;

im Verein mit *cardo femoralis*, F30, und *forum ventorum*, F31, bei Schmerzen in Hüfte und Beinen.

cardinalis hepatici

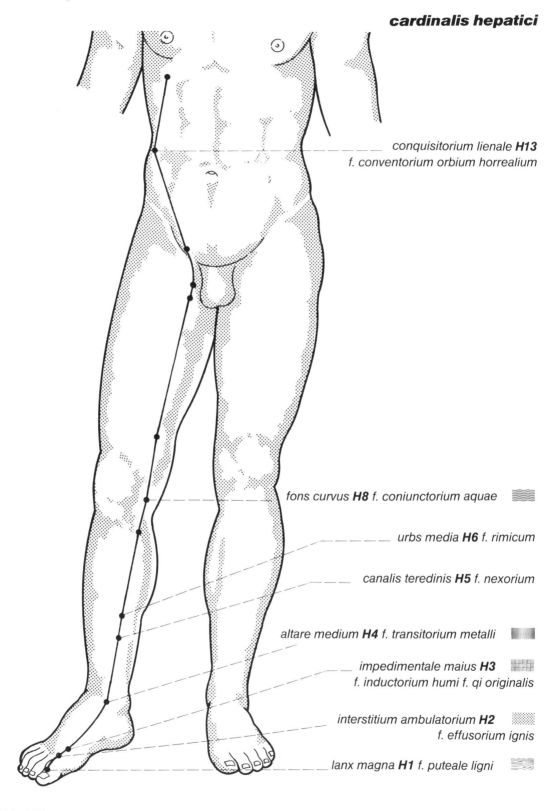

conquisitorium lienale **H13**
f. conventorium orbium horrealium

fons curvus **H8** f. coniunctorium aquae

urbs media **H6** f. rimicum

canalis teredinis **H5** f. nexorium

altare medium **H4** f. transitorium metalli

impedimentale maius **H3**
f. inductorium humi f. qi originalis

interstitium ambulatorium **H2**
f. effusorium ignis

lanx magna **H1** f. puteale ligni

Abb. 227

Punktsuche und Behandlung:

An der angegebenen Stelle, die durch einen Puls markiert ist.

Nadelung:

Schräge Nadelung (*punctura obliqua*) 0,3 - 0,6 Zoll.

Moxibustion:

3 iF.

Impedimentale maius

Taichong, T'ai-ch'ung, **H3**

Erläuterung des Namens:

„Das mächtige (Foramen) impedimentale" — Funktionsbezeichnung: Der chinesische Begriff *chong*, lateinisch *impedimentale*, bezeichnet wörtlich eine breite Troßstraße, auf der schwerer und dichter Verkehr fließt. Im Zusammenhang der chinesischen Medizin wird der Terminus nicht nur zur Qualifikation einer besonderen Leitbahn, eben der „Impedimentalis" benutzt, sondern er ist auch in den Namen zahlreicher Foramina anzutreffen. *Impedimentale qi* z. B. bedeutet also, daß durch das so bezeichnete Foramen entweder große Mengen von *qi*, von aktiver Energie fließen und ausgetauscht werden, oder daß sie durch Einwirkung auf das Foramen mobilisiert werden können.

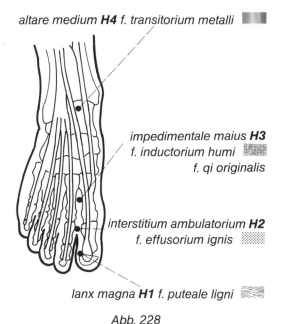

altare medium **H4** *f. transitorium metalli*

impedimentale maius **H3**
f. inductorium humi
f. qi originalis

interstitium ambulatorium **H2**
f. effusorium ignis

lanx magna **H1** *f. puteale ligni*

Abb. 228

Lage:

In einer Vertiefung 1,5 PZ hinter dem Gelenk der Grundphalanx des Halux.

Spezielle Qualifikation:

1. Auf der *cardinalis hepatica* das *foramen inductorium quinque inductoriorum* — entsprechend der Wandlungsphase Erde ▨▨ .
2. *Foramen qi originalis* der *cardinalis hepatica*.

Wirkung:

Die *orbes hepaticus et felleus* stützend und harmonisierend, das *xue* regulierend und kühlend.

Befunde und Indikationen:

Inanitas des *yang hepaticum*, dadurch Blockaden des *xue*: Bohrende, stechende Schmerzen und Spannungsgefühl in Brust und Flanken, dabei *pp. chordales*, grünlicher Teint;

Schmerzen und Schwellungen in verschiedenen Körperteilen, so in der Schulter, am Ellbogen, am Knöchelgelenk; Schmerzen, die sich von den Lenden in den Unterleib ausbreiten;

Störungen der Ausscheidungen aller Art, wie Diarrhoe oder Obstipation, erschwerter Stuhlgang, vergeblicher Stuhldrang; heftiger und anhaltender Durst, Gedunsenheit der Lippen, Übelkeit, Brechreiz, Auswurf von Blut; Blut in den Stühlen; dunkel gefärbter Urin, spärlicher Urin, Urinverhaltung;

Schmerzen und Steifheit des Kniegelenks; Schmerzen im Genitale, die in den Unterleib ausstrahlen;

anhaltende gynäkologische Blutungen; Schwellung in der Achselhöhle, Schwellung des Halses, Struma;

Atrophie des Genitale;

krampfartige Schmerzen im Unterleib;

pavor-Symptomatik.

Kombinationen:

Im Verein mit *valles coniunctae*, IC4, bei Verstopfung der Nase, auch durch Wucherungen, ferner bei Schmerzen in der Schulter;

im Verein mit *conventus omnium*, Rg20, *mare illuminationis*, R6, und *copulatio trium yin*, L6, bei Schmerzen in Hals und Kehle.

Punktsuche und Behandlung:

An der angegebenen Stelle, die durch einen Puls markiert ist.

Nadelung:

Schräg nach oben (*punctura obliqua*) 0,3 Zoll.

Moxibustion:

3 iF.

c. fellea
c. hepatica

Altare medium

Zhongfeng, Chung-feng, **H4**

Erläuterung des Namens:

„Mittlerer Altar" — Eine den Situs beschreibende Namensgebung: Das Foramen liegt nahezu an der höchsten Stelle des Fußrückens.

Lage:

1 PZ vor dem *malleolus medialis* an einer Stelle, in der neben der Sehne des *m. tibialis anterior* eine Vertiefung tastbar ist.

Spezielle Qualifikation:

Auf der *cardinalis hepatica* das *foramen transitorium quinque inductoriorum* — entsprechend der Wandlungsphase Metall ▟▟▟ .

Wirkung:

Repletio des *orbis hepaticus* lösend, die Netzbahnen durchgängig machend, *ventus* zerstreuend.

Befunde und Indikationen:

Humor venti: Subfebrile Temperaturen, grünlicher Teint, Schüttelfrost; Schwellungen des Bauchs, schwacher Appetit, Schmerzen in der Umgebung des Nabels; leichter Ikterus, mäßiges Fieber, Müdigkeit, Kraftlosigkeit aller Glieder; Schmerzen in der Lendengegend, Spasmen und Paresen der Extremitäten;

Kryptorchismus von Schmerzen begleitet; Samenverlust, *percolationes* aller Art (Miktionsstörungen, Enuresis, Harnverhaltung, Harnträufeln); Flexus-Kälte der Füße; Schmerzen im *malleolus medialis*; Gedunsenheit des Gesichts.

Punktsuche und Behandlung:

An der angegebenen Stelle.

Nadelung:

Senkrecht 0,3 - 0,4 Zoll.

Moxibustion:

3 iF.

Canalis teredinis

Ligou, Li-kou, **H5**

Erläuterung des Namens:

„Kanal des Holzwurms" — Metaphorische Situsbeschreibung.

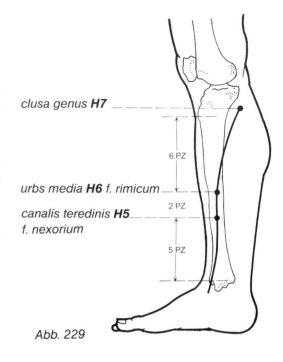

clusa genus **H7**

6 PZ

urbs media **H6** f. rimicum

canalis teredinis **H5**
f. nexorium

2 PZ

5 PZ

Abb. 229

Lage:

5 PZ oberhalb des *malleolus medialis*.

Spezielle Qualifikation:

Foramen nexorium, in welchem die *reticularis hepatica* anknüpft und den Kontakt zur *cardinalis fellea* herstellt.

Wirkung:

Das *qi hepaticum* zur Entfaltung bringend, die Netzbahnen durchgängig machend.

Befunde und Indikationen:

Defizienz des *qi hepaticum*: Ziehende Schmerzen in Lenden und Rücken, die Beugung und Wendung erschweren; plötzliche Schmerzen in Unterleib und Genitale (= Chordapsus), stechend und unerträglich; Gefühl eines Klumpens unter dem Nabel; Kältegefühl und Schmerzhaftigkeit von Unterschenkel und Füßen, Steifigkeit derselben; Völlegefühl und Spannungsgefühl im Bauch;

Blutungen der Frau und *fluor albus*, Regelstörungen, *prolapsus uteri*; unwillkürliche Erektionen, Miktionsstörungen, Schwellung und Schmerzhaftigkeit der Hoden, Impotenz;

Ängstlichkeit, Kleinmütigkeit, gedrückte Stimmung.

[Summarische Befunde der eklektischen Medizin außerdem: Endometritis, Orchitis, Überfunktionen oder Unterfunktionen.]

Kombination:

[Im Verein mit *fons curvus*, H8, und *impedimentale maius*, H3, bei Orchitis].

Punktsuche und Behandlung:

Proximal und frontal 5 PZ oberhalb des *malleolus medialis* am Hinterrand der Tibia gelegen.

Nadelung:

Schräg 0,1 - 0,2 Zoll.

Moxibustion:

3 iF.

Urbs media

Zhongdu, Chung-tu, **H6**

Erläuterung des Namens:

„Mittlere Stadt" — Ein Name, der sich sowohl auf die Topologie als beiläufig auch auf die Funktion bezieht: „Mitte", weil auf der Mitte des Unterschenkels gelegen.

Der chinesische Begriff *du*, „*urbs*", bezeichnet eine mittlere bis große Stadt in ihrer Eigenschaft als Verwaltungszentrum und dem sich daraus ergebenden Reichtum nicht nur administrativer, sondern vor allem sozialer, aber auch wirtschaftlicher Beziehungen. Im Zusammenhang der Akupunkturnomenklatur weist *du* mithin auf ein Foramen, über welches vielfältige Einflüsse ausgeübt werden können.

Lage:

An der Innenseite des Unterschenkels am Hinterrand der Tibia, 7 PZ oberhalb des *malleolus medialis*.

Spezielle Qualifikation:

Foramen rimicum der *cardinalis hepatica*.

Wirkung:

Das *xue* regulierend.

Befunde und Indikationen:

Gestörte Ausscheidungen (Obstipation, blutige Stühle u. ä), Chordapsus (unerträgliche Schmerzen im Unterleib): der Patient krümmt sich zusammen und kann weder stehen noch gehen;

ferner Kältegefühl und Schmerzhaftigkeit der Waden; Blutungen der Frau und nachgeburtliche Blutungen.

Punktsuche und Behandlung:

An der angegebenen Stelle am Hinterrand der Tibia.

Nadelung:

Senkrecht 0,2 - 0,3 Zoll.

Moxibustion:

5 iF.

Clusa genus

Xiguan, Hsi-kuan, **H7**

Erläuterung des Namens:

„Paßtor des Knies" — Ein Name, der auf Lage und Funktion des Foramens hinweist.

Der in Foraminanamen sehr häufig vorkommende Begriff *guan*, *clusa*, bezeichnet die künstlich errichtete Sperre in einer natürlichen Enge, in einem Paß, also eine „Paßsperre", ein „Paßtor". Im Hinblick auf medizinische Zusammenhänge wird damit ausgedrückt, daß ein entsprechendes Foramen im gesamten Energiegefüge der Person strategische Bedeutung hat, seine Sperre oder Offenhaltung mit weitreichenden, über das lokale Geschehen hinausgehenden Folgen verbunden ist.

Lage:

Am Knie, 1 PZ hinter dem Foramen *fons tumuli yin*, L9, hinter und unter dem medialen Condylus der Tibia.

Wirkung:

Ventus-Heteropathien zerstreuend.

Befunde und Indikationen:

Occlusio venti mit wandernden Schmerzen in verschiedenen Körperteilen; insbesondere auch Schmerzhaftigkeit und Beugeunfähigkeit des Knies; Schmerzen in Hals und Kehle.

Punktsuche und Behandlung:

An der medialen Seite der Tibia nahe dem Innenrand, an der angegebenen Stelle.

Nadelung:

Senkrecht 0,3 - 0,4 Zoll.

Moxibustion:

3 - 5 iF.

Fons curvus

Ququan, Ch'ü-ch'üan, **H8**

Erläuterung des Namens:

„Quelle an der Krümmung" — Beschreibender

c. fellea
c. hepatica

fons curvus **H8** f. *coniunctorium aquae* 〰

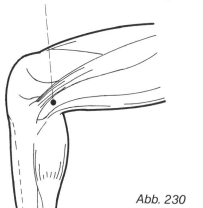

Abb. 230

Name. Eine „Quelle" verschafft Zugang zu lebensnotwendigen Kräften.

Lage:

Am medialen Ende der Kniegelenksfalte, in einer Vertiefung am Muskelrand der *mm. semimembranosus et semitendinosus* gelegen.

Spezielle Qualifikation:

Auf der *cardinalis hepatica* das *foramen coniunctorium quinque inductoriorum* — entsprechend der Wandlungsphase Wasser 〰 .

Wirkung:

Das *qi hepaticum* stützend und harmonisierend, so *ventus* zerstreuend, das *xue* regulierend, die *nervus* (Funktionen der Muskeln und Sehnen) kräftigend.

Befunde und Indikationen:

Dumpfe oder kolikartige Schmerzen im Unterleib; Miktionsstörungen aller Art (Urinverhaltung, Enuresis, spärlicher Urin, Hämaturie); Diarrhoe;

occlusio venti mit wandernden Schmerzen in verschiedenen Körperteilen, auch Spasmen und Paresen, Lähmungsneigung der Gliedmaßen; Schwindelanfälle; Sehstörungen, bei Fieber Schweißlosigkeit.

Außerdem *calor humidus* und *calor* des *xue*: Spannungsgefühl in der Leibesmitte, Keuchatmung; Blutungen aus der Nase, im Auswurf, im Urin; Schwellung, Juckreiz und Schmerzhaftigkeit des Genitale; *prolapsus uteri*, Rückbildung des Genitale;

Samenverlust nach geschlechtlichen Exzessen, Schmerzen im Glied;

Neoplasien und Klumpengefühl im Unterleib der Frau;

Krampfanfälle und Raserei.

Punktsuche und Behandlung:

Am gebeugten Knie.

Nadelung:

Senkrecht 0,6 Zoll.

Moxibustion:

3 iF.

Foramen uteri

Yinbao, Yin-pao, **H9**

Erläuterung des Namens:

Funktionsbezeichnung.

Lage:

4 PZ oberhalb des *epicondylus medialis femoris*, in einer Vertiefung zwischen den *mm. vastus medialis et sartorius*.

Wirkung:

Qi und *xue* im unteren Calorium harmonisierend.

Befunde und Indikationen:

Schmerzen, die vom Steiß in den Unterleib ziehen, erschwerte Miktion oder Enuresis; Regelstörungen.

Punktsuche und Behandlung:

An der angegebenen Stelle.

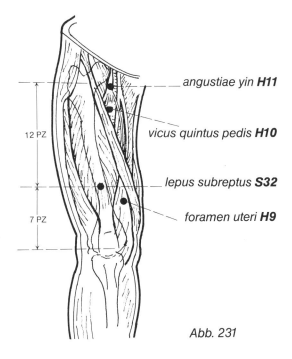

angustiae yin **H11**

vicus quintus pedis **H10**

12 PZ

lepus subreptus **S32**

7 PZ

foramen uteri **H9**

Abb. 231

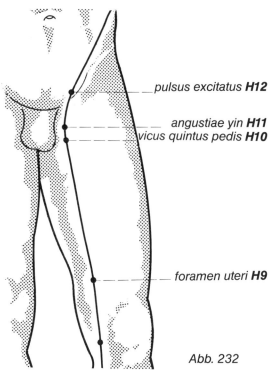

pulsus excitatus **H12**

angustiae yin **H11**
vicus quintus pedis **H10**

foramen uteri **H9**

Abb. 232

Befunde und Indikationen:

Völlegefühl im Bauch, vergeblicher Harndrang, Müdigkeit und großes Schlafbedürfnis.

Punktsuche und Behandlung:

An der angegebenen Stelle am auf dem Rücken liegenden Patienten.

Nadelung:

Senkrecht 0,6 Zoll.

Moxibustion:

5 iF.

Angustiae yin

Yinlian, Yin-lien, **H11**

Erläuterung des Namens:

„Die Yin-Paßenge" — Topologische Namensgebung: Der Situs liegt in einer Rinne an der Innenseite der Extremität (Yin-Seite).

Lage:

2 PZ senkrecht unter dem Foramen *impedimentale qi*, S30. Die Stelle wird durch einen Puls markiert.

Wirkung:

Das *xue* regulierend, die Geburt erleichternd.

Befunde und Indikationen:

Regelstörungen, verzögerte oder erschwerte Geburt, insbesondere bei der Erstgeburt, Schmerzen im Oberschenkel.

Punktsuche und Behandlung:

Das Foramen wird beim auf dem Rücken liegenden Patienten genadelt.

Nadelung:

Senkrecht 0,8 Zoll.

Moxibustion:

3 iF.

Nadelung:

Senkrecht 0,6 Zoll.

Moxibustion:

3 - 7 iF.

Vicus quintus pedis

Wuli, Wu-li, **H10**

Erläuterung des Namens:

„Der 5. Weiler (der Fußleitbahn)" — Die Zahl 5 ist ein Qualifikativ der Mitte, der *orbes lienalis et stomachi* in erster Linie, mithin auch der Flüssigkeitsregulation.

Ein „Weiler" ist eine kleine Siedlung, in der der erschöpfte Reisende verschnaufen kann. „Weiler" bedeutet deshalb dringend benötigte, wenn auch bescheidene Reserven an kritischer Stelle.

Lage:

An der Innenseite des Beins, 3 PZ senkrecht unterhalb des Foramen *impedimentale qi*, S30.

Wirkung:

Die Mitte regulierend, *humor* kanalisierend.

Pulsus excitatus

Jimai (Jimo), Chi-mo, **H12**

Erläuterung des Namens:

„Der erregte Puls" — Ein allgemeiner Hinweis auf die zu korrigierenden Störungen.

Lage:

1 PZ unterhalb des Schambeinkamms, 2,5 PZ seitlich der Leibesmittellinie in der Leistenfalte.

Wirkung:

Das *yin renale et hepaticum* stützend, *ventus* zerstreuend.

Befunde und Indikationen:

Schmerzen im Glied, *prolapsus uteri*, Chordapsus (mit scharfen, bohrenden oder stechenden Schmerzen im Unterbauch).

Punktsuche und Behandlung:

An der angegebenen Stelle.

Nachdem es sich bei den genannten Störungen praktisch ausschließlich um *algor*- oder *inanitas*-Befunde handelt, ist eine Nadelung hier sinnlos.

Moxibustion:

3 - 5 iF.

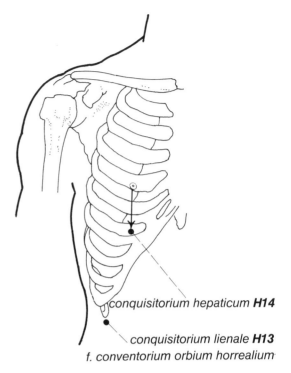

conquisitorium hepaticum **H14**

conquisitorium lienale **H13**
f. conventorium orbium horrealium

Abb. 233

Conquisitorium lienale

Zhangmen, Chang-men, **H13**
(Variante: Pimu, Pi-mu)

Erläuterung des Namens:

Funktionsbezeichnung. Eine Variante bedeutet „Dekorierte Pforte".

Lage:

Am freien Ende der 11. Rippe.

Spezielle Qualifikation:

1. *Conquisitorium lienale*, also *foramen conquisitorium* für den *orbis lienalis*.
2. *Conventus orbium horrealium*.
3. *Foramen copulo-conventorium*, über das die *cardinalis hepatica* mit der *sinarteria zonalis* in Verbindung steht.

Wirkung:

Den *orbis lienalis* stützend und harmonisierend, die Bauenergie stabilisierend, *humor*-Befunde aller Art umwandelnd oder kanalisierend, das *qi* in die *orbes pulmonalis et renalis* führend.

Befunde und Indikationen:

Spannungs- und Völlegefühl, Schmerzen in Brust, Flanken und Leibesmitte, Tympanie; Kältegefühl in Lenden und Rücken; Kollern in den Eingeweiden; fehlender Appetit; auch Übelkeit, Erbrechen;

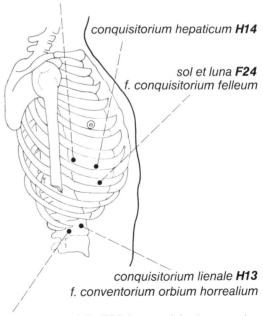

nexorium magnum lienalis **L21**

conquisitorium hepaticum **H14**

sol et luna **F24**
f. conquisitorium felleum

conquisitorium lienale **H13**
f. conventorium orbium horrealium

porta pyramidalis **F25** f. conquisitorium renale

Abb. 234

concretiones et congelationes in Leibesmitte und Bauch; heftiger Durst, trockener Mund, schwer gehender Atem; auch *anhelitus*;

Abmagerung trotz ausreichender Nahrungsaufnahme; eingefallenes Aussehen;

bei *algor*-Befunden: Diarrhoe, Polyurie, auch Ausscheidung von milchigem und trübem Urin; Schmerzen in der Muskulatur des Arms und der Schulter, so Unfähigkeit, diesen zu heben.

Punktsuche und Behandlung:

An der angegebenen Stelle.

Nadelung:

Senkrecht 0,6 Zoll.

Moxibustion:

3 - 10 iF.

Conquisitorium hepaticum

Qimen, Ch'i-men, **H14**

Erläuterung des Namens:

Funktionsbezeichnung.

Lage:

Im Interkostalraum zwischen 6. und 7. Rippe unmittelbar senkrecht unter der Brustwarze, mithin 1,5 PZ lateral des Foramens *non licet!*, S19.

Spezielle Qualifikation:

1. *Foramen conquisitorium* für den *orbis hepaticus*.
2. *Foramen copulo-conventorium* der *cardinalis hepatica* mit der *cardinalis fellea* und der *sinarteria retinens yin*.

Wirkung:

Das *qi hepaticum* stärkend, so *calor* des *xue* kühlend, *ardor* absenkend.

Befunde und Indikationen:

Quälende Hitze im Thorax, Fieber, Diarrhoe; *porcellus-currens*-Symptomatik: Stiche, Schmerzen, Krämpfe im Unterbauch, bedingt durch *algor*-Symptomatik, gleichzeitig ein wurzellos nach oben schlagendes Yang, mit Palpitationen, Schwindel, Unruhe, Schlaflosigkeit und ähnlichen Symptomen eines unechten Yang;

Brechdurchfälle; hart gespannte Bauchdecke; der Patient keucht und ringt nach Atem, kann oft selbst eine sitzende Haltung nicht ertragen; saures Aufstoßen, kein Verlangen nach Speise oder Trank; nach der Aufnahme von Nahrung sofortiges wäßriges Erbrechen;

bei Fieber hochrotes Gesicht, trockener Mund; *sitis diffundens*;

ferner Blutungen aus allen Körperöffnungen.

Kombinationen:

Im Verein mit *amnis fovens*, IC7, bei Nackensteife infolge von *algor laedens*;

im Verein mit *lanx magna*, H1, bei Chordapsus und Verspannung der Bauchdecken;

im Verein mit *vicus tertius pedis*, S36, bei Schweißlosigkeit trotz anhaltenden Fiebers.

Punktsuche und Behandlung:

An der angegebenen Stelle senkrecht unter der Brustwarze.

Nadelung:

Senkrecht 0,4 Zoll.

Moxibustion:

5 iF.

c. fellea
c. hepatica

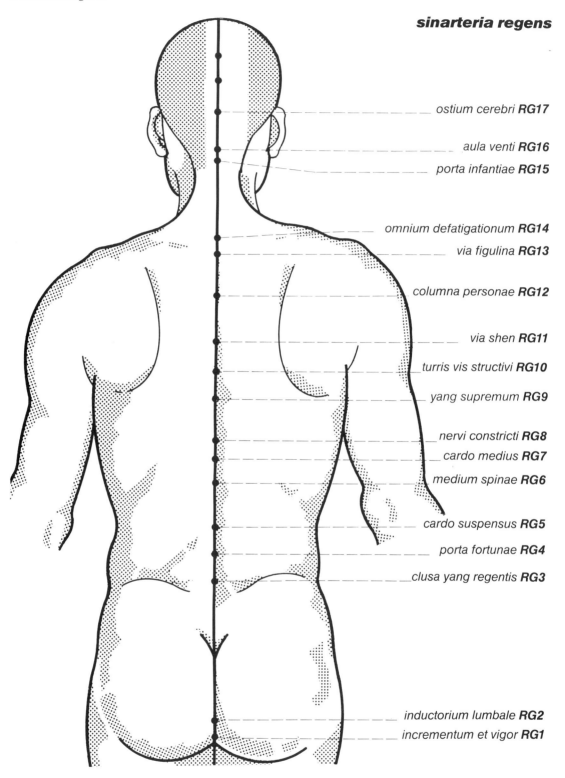

sinarteria regens

ostium cerebri **RG17**

aula venti **RG16**
porta infantiae **RG15**

omnium defatigationum **RG14**
via figulina **RG13**

columna personae **RG12**

via shen **RG11**
turris vis structivi **RG10**
yang supremum **RG9**

nervi constricti **RG8**
cardo medius **RG7**
medium spinae **RG6**

cardo suspensus **RG5**
porta fortunae **RG4**
clusa yang regentis **RG3**

inductorium lumbale **RG2**
incrementum et vigor **RG1**

Abb. 235

Foramina der *Sinarteria regens*

Incrementum et vigor

Zhangqiang, Chang-ch'iang, **Rg1**

Erläuterung des Namens:

„Wachstum und Stärke" — Ein Hinweis auf die therapeutischen Absichten, die mit der Beeinflussung des Foramens verfolgt werden.

Lage:

Zwischen der Spitze des Steißbeins und dem Anus.

Spezielle Qualifikation:

Foramen copulo-conventorium, über welches die *sinarteria regens* mit der *cardinalis renalis* und der *cardinalis fellea* in Verbindung steht.

Wirkung:

Inanitas des Yin, *inanitas* aller Bereiche, vor allem aber des unteren Caloriums und des *orbis renalis* behebend. Die *sinarteria respondens* (!) durchgängig machend; die *orbes intestinorum* harmonisierend.

Befunde und Indikationen:

Gestörte Ausscheidungen, insbesondere blutige Stühle, Obstipation und erschwerte Miktion, Hämorrhoiden, *prolapsus ani*; nässende Ekzeme am Skrotum, Rückbildung des Genitale, Impotenz; Erschöpfung durch sexuelle Exzesse;

auch verwendet zur Einleitung oder Beschleunigung der Geburt;

schwerer Kopf, müder Blick, Schmerzen in Lenden und Rückenmuskulatur;

Schreckhaftigkeit, Furchtsamkeit, unsteter Blick, [Schizophrenie]; Raserei, Krampfanfälle, Epilepsie; Spasmen, Paresen;

blutiger Auswurf, Verlangen nach kalter Nahrung; offene, eingesunkene Fontanelle bei Säuglingen.

Punktsuche und Behandlung:

Am auf dem Bauch liegenden oder knieenden, vornübergebeugten Patienten senkrechte Nadelung.

Nadelung:

Klassisch 0,3, neuerdings 0,5 - 1 Zoll.

Moxibustion:

3 - 15 iF.

Inductorium lumbale

Yaoshu, Yao-shu, **Rg2**

Erläuterung des Namens:

„Induktorium in den Lenden" — Hinweis auf Situs und Funktion.

Lage:

Im Zwischenraum zwischen *os sacrum* und Steißbein.

Wirkung:

Inanitas, auch *algor inanitatis* im unteren Calorium korrigierend.

Befunde und Indikationen:

Unregelmäßige Periode; Schmerzen, krampfhaftes Ziehen in Lenden und Rücken aber auch im Schritt, wodurch Bewegungen, Wendungen und Beugungen unmöglich werden;

occlusio der unteren Extremität (Schmerzen, Paresen); infektiöses Wechselfieber, bei Fieber kein Schweiß; Enuresis; Hämorrhoiden; Urin rötlich oder milchig trüb.

Punktsuche und Behandlung:

An der angegebenen Stelle, am sitzenden Patienten.

Nadelung:

Schräg nach oben, d. h. in der Verlaufsrichtung der Leitbahn, 0,5 - 0,8 Zoll.

Moxibustion:

3 - 15 iF.

Clusa yang regentis

(Yao)Yangguan, (Yao-)Yang-kuan, **Rg3**

Erläuterung des Namens:

„Yang-Paßtor der *sinarteria regens*" (bzw. Variante: „Yang-Paßtor der Lenden") — Bezeichnung von Funktion und Situs.

Der in Foraminanamen sehr häufig vorkommende Begriff *guan*, *clusa*, bezeichnet die künstlich errichtete Sperre in einer natürlichen Enge, in einem Paß, also eine „Paßsperre", ein „Paßtor". Im Hinblick auf medizinische Zusammenhänge wird damit ausgedrückt, daß ein entsprechendes Foramen im gesamten Energiegefüge der Person strategische

Bedeutung hat, seine Sperre oder Offenhaltung mit weitreichenden, über das lokale Geschehen hinausgehenden Folgen verbunden ist.

Lage:

Unterhalb des *processus spinosus* des 4. Lendenwirbels.

Wirkung:

Inanitas im unteren Calorium kompensierend.

Befunde und Indikationen:

Ventus-Heteropathien aller Art, umherwandernde Schmerzen, Krämpfe und Paresen vor allem der unteren Extremität, die die Beugung des Kniegelenks erschweren.
Auch Schmerzen im Steiß.

Punktsuche und Behandlung:

An der angegebenen Stelle.

Nadelung:

Senkrecht 0,5 - 0,8 Zoll.

Moxibustion:

3 - 7 iF.

Porta fortunae

Mingmen, Ming-men, **Rg4**

Erläuterung des Namens:

„Pforte des Lebensloses" — *Ming*, der Auftrag, das „Lebenslos", ist die einem Menschen von der Geburt her verliehene Begabung, Konstitution, Anlage, Lebensspanne, die nach Auffassung der chinesischen Medizintheorie als *qi nativum*, als „angeborenes, konstitutionelles *qi*" bezeichnet wird und ihren Sitz im *orbis renalis* hat. Allerdings wird, wie die Ausführungen über die Wirkung der Punktstimulation zeigen, hier der Begriff *porta fortunae* in einer Bedeutung verwendet, die einer protowissenschaftlichen Sprachregelung aus der Frühzeit der chinesischen Medizintheorie entspricht, weshalb der Bedeutungsumfang weiter, aber auch mit fließenden Übergängen verstanden werden muß.

Lage:

Zwischen den *processus spinosi* von 2. und 3. Lendenwirbel.

Wirkung:

Den *orbis hepaticus* stützend, das *xue* mehrend, den *orbis renalis* kräftigend; so *ventus* zerstreuend, das *qi* absenkend.

Befunde und Indikationen:

Heftige, unerträgliche Kopfschmerzen, hohes Fieber, der Patient scheint zu glühen, dabei Schweißlosigkeit;
auch Fieber mit Schüttelfrost oder Wechselfieber, Fieber auf Grund einer *inanitas* des *orbis renalis*;
Opisthotonus; pädiatrische Befunde wie Epilepsie, Wackeln des Kopfes, offenstehender Mund; *pavor* mit Spasmen;
Tinnitus, Schmerzen in Lenden und Unterleib, Chordapsus; Verspannung der Rückenmuskulatur;
blutiger Ausfluß oder *fluor albus* der Frau; anhaltende Diarrhoe, Kollern in den Eingeweiden, Sa-

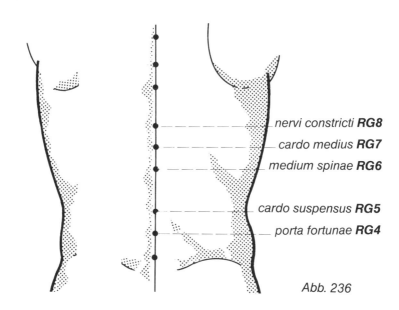

nervi constricti **RG8**
cardo medius **RG7**
medium spinae **RG6**
cardo suspensus **RG5**
porta fortunae **RG4**

Abb. 236

menverlust, trüber, milchiger Urin; chronische Hämorrhoiden.

Punktsuche und Behandlung:

An der angegebenen Stelle.

Nadelung:

Senkrecht 0,5 - 0,8 Zoll.

Moxibustion:

3 - 15 iF.

Cardo suspensus

Xuanshu, Hsüan-shu, **Rg5**

Erläuterung des Namens:

„Schwebender Angelpunkt" — Eine Namensgebung, die in erster Linie auf die Funktion des Foramens hinweist.

Cardo, shu, d. h. „Angelpunkt", bedeutet Drehpunkt, Punkt der Wendung in verschiedene Richtungen, der Regulierung, Vermittlung. Diese in Punktnamen häufig vorkommende Komponente deutet darauf hin, daß das Foramen eine regulierende, harmonisierende, einen Ausgleich herstellende Wirkung hat.

Das Qualifikativ „schwebend", *xuan,* hat, ganz wie im Deutschen oder Lateinischen (*suspensus*) den Beisinn „in der Schwebe halten", „mehrdeutig sein", „polyvalent wirksam sein". Damit ist gemeint, daß über dieses Foramen in verschiedene Richtung eine Wirkung ausgeübt werden kann.

Lage:

Unterhalb des Dornfortsatzes des 1. Lendenwirbels.

Wirkung:

Das *qi* im Rücken durchgängig machend, so *ventus* und *humor venti* austreibend.

Befunde und Indikationen:

Verspannung und Schmerzhaftigkeit der Lenden- und Rückenmuskulatur, die jede Beugung des Rückens verhindert;

concretiones in der Leibesmitte und Verdauungsstörungen, Klumpengefühl, Gefühl eines Fremdkörpers im Unterleib; anhaltende Diarrhoe; *prolapsus ani.*

Punktsuche und Behandlung:

Am sitzenden, nach vorn gebeugten Patienten.

Nadelung:

Senkrecht 0,3 - 0,5 Zoll.

Moxibustion:

3 - 5 iF.

Medium spinae

Jizhong, Chi-chong, **Rg6**

Erläuterung des Namens:

„Die Mitte des Rückgrats" — Bezeichnung des Situs.

Lage:

Unterhalb des *processus spinosus* des 11. Brustwirbels.

Wirkung:

Das *qi lienale* kräftigend, so *humor*-Heteropathien aller Art eliminierend, Schmerz stillend.

Befunde und Indikationen:

Spannungs- und Völlegefühl in der Leibesmitte, Appetitverlust, Schmerzen in der Magengegend (Trommelbauch);

concretiones et congelationes mit Diarrhoe, Blut in den Fäzes, Hämorrhoiden aller Art, blutigem Auswurf;

auch Ikterus;

ventus-Befunde mit Krampfanfällen, *permotiones* [grippöse Störungen]; *prolapsus ani* bei Kleinkindern.

Punktsuche und Behandlung:

An der angegebenen Stelle.

Nadelung:

Senkrecht 0,3 - 0,5 Zoll; auch eine schräge Nadelung in Richtung des Leitbahnverlaufs, also von unten nach oben in gleicher Tiefe ist möglich.

Moxibustion:

Ausdrücklich kontraindiziert!

Cardo medius

Zhongshu, Chung-shu, **Rg7**

Erläuterung des Namens:

„Mittlerer Angelpunkt" — *Cardo, shu,* d. h. „Angelpunkt" bedeutet Drehpunkt, Punkt der

Wendung in verschiedene Richtungen, der Regulierung, Vermittlung. Diese in Punktnamen häufig vorkommende Komponente deutet darauf hin, daß das Foramen eine regulierende, harmonisierende, einen Ausgleich herstellende Wirkung hat.

„Mittlerer" ist ein Hinweis auf die Lage des Foramens.

Lage:

In der Vertiefung unterhalb des *processus spinosus* des 10. Brustwirbels.

Wirkung:

Das *qi* im mittleren Calorium, d. h. in den *orbes lienalis et stomachi*, aber auch im *orbis hepaticus* kräftigend und regulierend, so *humor*-Heteropathien umwandelnd oder kanalisierend.

Befunde und Indikationen:

Fieber und Schüttelfrost, Gelbe bei gespanntem Bauch und Völlegefühl in der Leibesmitte, Erbrechen, steife Zunge, Schmerzen in der Lendengegend, die Beugung und Wendung unmöglich machen;
verminderte Sehkraft.

Punktsuche und Behandlung:

In der Vertiefung an der angegebenen Stelle.

Nadelung:

Senkrecht oder schräg nach oben 0,3 - 0,5 Zoll.

Moxibustion:

3 - 5 iF.

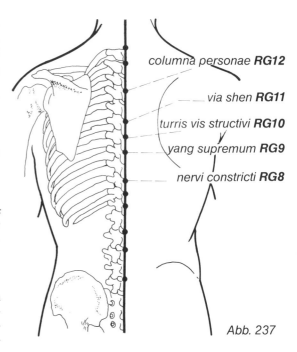

columna personae **RG12**

via shen **RG11**

turris vis structivi **RG10**

yang supremum **RG9**

nervi constricti **RG8**

Abb. 237

Nervi constricti

Jinsuo, Chin-su, **Rg8**

Erläuterung des Namens:

„Die geschrumpften *nervus* (= Muskeln und Sehnen)" — Ein Hinweis auf die pathologischen Befunde, die durch Einwirkung auf das Foramen korrigiert werden sollen.

Lage:

Unterhalb des Dornfortsatzes des 9. Brustwirbels.

Wirkung:

Den *orbis hepaticus* harmonisierend, *ventus* zerstreuend, Krämpfe lösend.

Befunde und Indikationen:

Schmerzhaftigkeit und Verspannung der Rük-kenmuskulatur; heftige Schmerzen in der Leibesmitte bzw. Magengrube;

rollende, nach oben verdrehte Augen, starrer Blick; Krampfanfälle, Epilepsie, Tobsuchtsanfälle, Raserei; auch nicht zu hemmender Redefluß; krampfhafte Verspannung der Nackenmuskulatur mit Retroflexion des Kopfes; Krampf der Zunge und Aphasie; Gleichgewichtsstörungen, Ohnmacht.

Punktsuche und Behandlung:

Am sitzenden, nach vorn gebeugten Patienten.

Nadelung:

Senkrecht oder schräg nach oben 0,3 - 0,5 Zoll.

Moxibustion:

3 - 7 iF.

Yang supremum

Zhiyang, Chih-yang, **Rg9**

Erläuterung des Namens:

„Äußerstes Yang" — Eine vermutlich funktionsbezogene Namensgebung mit heute unscharfen Bezügen.

Lage:

In der Vertiefung unterhalb des *processus spinosus* des 7. Brustwirbels.

Wirkung:

Das *qi* der Mitte stützend und durchgängig machend, *humor* ausleitend, *calor* kühlend, *ventus* zerstreuend.

Befunde und Indikationen:

Völle- und Druckgefühl, Schmerzen in Brust, Flanken und in der Leibesmitte, geringer oder fehlender Appetit, Abmagerung, Kollern in den Eingeweiden;

Schmerzen und Krämpfe, aber auch Paresen und Atrophien des Unterschenkels; Schmerzen, die von der Lendengegend in den Rücken ausstrahlen; Verspannung der Rückenmuskulatur;

Schwellungen aller Gliedmaßen; flache Atmung, Kurzatmigkeit, mühsames Sprechen; auch Fieber mit Schüttelfrost und Stichen in der Leibesmitte, Husten; große Abgeschlagenheit, Gelbe bzw. Ikterus;

algor-Befunde im *orbis stomachi*.

Punktsuche und Behandlung:

An der angegebenen Stelle.

Nadelung:

Schräg nach oben oder senkrecht 0,5 - 0,6 Zoll.

Moxibustion:

3 - 5 iF.

Turris vis structivi

Lingtai, Ling-t'ai, **Rg10**

Erläuterung des Namens:

„Terrasse der Struktivkraft" — *Lingtai*, „Terrasse der Struktivkraft", war in China zu Beginn unserer Zeitrechnung ein philosophisches Klischee für *xin*, „Herz", als Sitz des Bewußtseins, *orbis cardialis*, als Koordinator und integrierende Instanz der Gesamtpersönlichkeit. Als Name für dieses Foramen hat der Ausdruck allerdings keine enge und strenge Bedeutung, was nicht nur die Abschnitte „Wirkung" und „Befunde und Indikationen" deutlich machen. Ebenso zu berücksichtigen ist, daß dieses Foramen offensichtlich erst nahezu ein volles Jahrtausend später, frühestens im 8. oder 10. Jahrhundert in der Akupunkturliteratur auftaucht, und sein Name offensichtlich weniger um der adäquaten Beschreibung klinisch-medizinischer Beobachtungen willen, als vielmehr aus literarisch-ästhetischen Rücksichten, beispielsweise wegen der Komplementarität zum folgenden Foramen *via shen*, gewählt worden ist.

Lage:

In einer Vertiefung unterhalb des *processus spinosus* des 6. Brustwirbels.

Wirkung:

Die Mitte stützend, ihr *qi* kräftigend.

Befunde und Indikationen:

Husten, *permotiones* [Erkältungen, grippöse Erkrankungen] mit Schüttelfrost, doch ohne Schweiß, Schmerzhaftigkeit der Rückenmuskulatur, Steifheit und Schmerzhaftigkeit der Nackenmuskeln, Husten, *anhelitus* [Keuchatmung, Asthma]; Geschwüre und Geschwülste an verschiedenen Stellen des Körpers.

Punktsuche und Behandlung:

An der genannten Stelle.

Nadelung:

Die Nadelung ist kontraindiziert!

Moxibustion:

3 - 5 iF oder T: 5 - 10 Minuten.

Via shen

Shendao, Shen-tao, **Rg11**

Erläuterung des Namens:

„Der Weg der konstellierenden Kraft" — *Shen*, „konstellierende Kraft", bezeichnet jenen Aspekt der in oder an einem Individuum wahrnehmbaren Energie, der dessen einmaliges Gepräge hervorruft und aufrechterhält. *Shen* hat seinen Sitz im *orbis cardialis*. Die Namensgebung ist ein Hinweis auf die Funktion des Foramens.

Lage:

In der Vertiefung unterhalb des *processus spinosus* des 5. Brustwirbels.

Wirkung:

Den *orbis cardialis* stützend, die konstellierende Kraft stärkend.

Befunde und Indikationen:

Kleinmütigkeit, Furchtsamkeit, Schreckhaftigkeit, Desorientiertheit, Vergeßlichkeit;

häufiges Niesen; bei Kleinkindern, seltener bei Erwachsenen: offenstehender Mund; auch anfallsweise Spasmen im Kindesalter;

ferner bei akuten Erkrankungen: Fieber mit Kopfschmerzen, Husten, Verspannung und

Schmerzhaftigkeit der Rückenmuskulatur; *ventus*-Affektionen, die auf die Augen wirken und eine Einschränkung des Sehfelds bringen.

Punktsuche und Behandlung:

An der angegebenen Stelle.

Nadelung:

Nach klassischer Tradition ist die Nadelung kontraindiziert; spätestens seit dem 15. Jahrhundert wird sie allerdings bei diagnostisch begründetem Befund bis zu einer Stichtiefe von 0,5 Zoll zugelassen.

Moxibustion:

3 - 7 iF.

Columna personae

Shenzhu, Shen-chu, **Rg12**

Erläuterung des Namens:

„Die Säule der Person" — Der hier gebrauchte chinesische Ausdruck *shen* wird mit einem anderen Zeichen geschrieben und im 1. Ton ausgesprochen, ist also mit dem Bestandteil des vorangehenden Namens nicht identisch. Andererseits besteht eine Verwandtschaft in der therapeutischen Absicht bei der Einwirkung auf beide genannten Foramina, mithin eine funktionelle Ähnlichkeit (Funktionsbezeichnung).

Lage:

In der Vertiefung unterhalb des *processus spinosus* des 3. Brustwirbels.

Wirkung:

Das *qi hepaticum et cardiale* stützend und regulierend, so *calor* kühlend, das Yang haltend, *ventus*-Heteropathien zerstreuend.

Befunde und Indikationen:

Epileptische Anfälle, Tobsucht, Krämpfe, Zukkungen, Amoklauf, Halluzinationen, aber auch wirre Reden;
Schmerzen in Lenden- und Rückenmuskulatur; Fieber, Nasenbluten, Husten, Keuchatmung, Streß-Symptomatik [Phthise].

Punktsuche und Behandlung:

An der angegebenen Stelle.

Nadelung:

0,3 - 0,5 Zoll.

Moxibustion:

3 - 5 iF.

Via figulina

Taodao, T'ao-tao, **Rg13**

Erläuterung des Namens:

„Weg der Töpfer" — Dieser poetische Name erhält in medizinischen Zusammenhang seinen Sinn nur dann, wenn man sich vergegenwärtigt, daß das chinesische Wort *tao*, „Töpfer" bzw. „Töpferei", auch die Vorstellungen von „Verfeinerung durch Bildung" und „frohe Entfaltung des eigenen Wesens (bei Festesfreuden)" einschließt und hervorruft. (Noch heute ist das Wort ein Bestandteil vieler Wirtshausnamen in Ostasien, womit suggeriert werden soll, daß man sich dort ungezwungen den Tafelfreuden hingeben kann.) Damit ist gesagt, daß die therapeutische Einwirkung auf das Foramen wiederum den Patienten zu ungezwungener und echter Lebensfreude verhelfen soll.

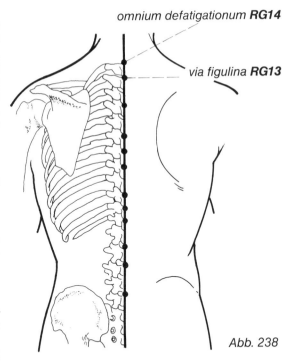

omnium defatigationum *RG14*

via figulina *RG13*

Abb. 238

Lage:

In der Vertiefung unterhalb des *processus spinosus* des 1. Brustwirbels.

Spezielle Qualifikation:

Foramen copulo-conventorium, über welches die *sinarteria regens* mit der *cardinalis vesicalis* in Verbindung steht.

Wirkung:

Das *qi* der Mitte kräftigend, so *humor, calor humidus* und *ventus*-Heteropathien eliminierend; die *species* öffnend; sedierend.

Befunde und Indikationen:

1. *Ventus*-Heteropathien: Wechselfieber; Fieber mit Schüttelfrost, Kopfschmerzen, Schmerzhaftigkeit und Steifheit der Rückenmuskulatur, Schweißlosigkeit; Krämpfe allgemein, anfallsweise oder auf bestimmte Gliedmaßen beschränkt.

2. Verschiedene *inanitas*-Befunde: Teilnahmslosigkeit, rasche Erschöpfbarkeit (*inanitas* des *orbis renalis*) mit spontanen Schweißen oder Schweiß bei der geringsten Belastung; auch schwerer Kopf und große Schlafsucht.

Punktsuche und Behandlung:

An der angegebenen Stelle.

Nadelung:

Senkrecht 0,5 Zoll.

Moxibustion:

3 - 7 iF.

Omnium defatigationum

Dazhui, Ta-chui, **Rg14**
(Variante: Bailao, Pai-lao)

Erläuterung des Namens:

„(Foramen) aller Strapazen" — Therapeutische Funktion: Beide Varianten der Bezeichnung stimmen in ihrer Kernbedeutung völlig überein: *Bailao*, wörtlich „die Hundert Strapazen" = „alle Strapazen", weist auf die totale Erschöpfung des Patienten hin; *dazhui*, wörtlich „der Große Hammer", hat die gleiche Assoziation wie im Deutschen die Ausdrükke „niederschlagen", „niedergeschlagen", „erschlagen", „erschlagen sein", d. h. total erschöpft und ruhebedürftig.

Lage:

In der Vertiefung unterhalb des Dornfortsatzes des 7. Halswirbels, oder anders betrachtet, oberhalb des *processus spinosus* des 1. Brustwirbels.

Spezielle Qualifikation:

Foramen copulo-conventorium, über welches die *sinarteria regens* mit allen Yang-Leitbahnen in Verbindung steht.

Wirkung:

Das *qi* der Mitte stützend und regulierend, so *calor humidus* ableitend, *ardor* absenkend; die *orbes*

hepaticus et pulmonalis kräftigend, so Krämpfe lösend, die *species* offenhaltend, das Sensorium klärend.

Befunde und Indikationen:

Die Wirkungen extremer Anstrengung und extremer innerer oder äußerer Belastungen; auch die Auswirkungen äußerer und innerer Verletzungen: Fieber, Übelkeit, Erschöpfung, Kraftlosigkeit, Kontravektionen (Aufstoßen, Erbrechen, Erkalten der Peripherie), Spannungsgefühl, Druckgefühl in Brust und Flanken, Schauder über den Rücken, Verspannung der Rückenmuskulatur; *occlusio* des Halses mit Atembeklemmung und mühsamem Schlucken; Stiche im Rücken, Steifheit des Nackens; Klumpengefühl in der Leibesmitte, Schweiß bei der leisesten Anstrengung; Schwindelanfälle;

ferner Husten, Krampfanfälle, Wechselfieber, lokale Krämpfe vor allem in den oberen Gliedmaßen.

[Zusätzliche summarische Befunde der eklektischen Medizin: Hitzschlag, Malaria, Schizophrenie, Epilepsie, Bronchitis, Asthma, Tuberkulose, Emphysem, Hepatitis, verschiedene Erkrankungen des Blutes, nässende Flechten, Lähmungen.]

Kombinationen:

Das Foramen wird bei gegebenem Befund vor allem in akuten Fällen zusammen mit einer Vielzahl anderer Foramina stimuliert. Im folgenden geben wir hiervon nur wenige mehr oder minder verbreitet angewendete Kombinationen an, nämlich:

im Verein mit dem *inductorium lumbale*, Rg2, oder wahlweise dem *foramen intermedium*, PC5, und dem *yang supremum*, Rg9, bei Wechselfieber und Malaria;

[im Verein mit *stagnum venti*, F20, und *stagnum curvum*, IC11, bei Grippeepidemien,

im Verein mit *via figulina*, Rg13, dem namenlosen Foramen unterhalb des *processus spinosus* des 2. Brustwirbels und *columna personae*, Rg12, bei Schizophrenie.]

Punktsuche und Behandlung:

An der angegebenen Stelle.

Nadelung:

Klassisch senkrecht 0,5 Zoll; in allerneuesten Texten senkrecht oder ganz wenig in Richtung der Leitbahn nach oben schräg 1 - 1,5 Zoll.

Moxibustion:

3 - 15 iF oder ersatzweise T: 5 - 20 Minuten.

s. regens
s. respondens

Porta infantiae

Yamen, Ya-men, **Rg15**

Erläuterung des Namens:

„Pforte der Stummheit" — Ein Hinweis auf die therapeutische Verwendung des Foramens bei Stimmverlust.

Lage:

Im Genick, 0,5 PZ innerhalb des Haaransatzes zwischen den *processus spinosi* des 1. und 2. Halswirbels, damit 0,5PZ unterhalb des Foramens *aula venti*, Rg16.

Spezielle Qualifikation:

Foramen copulo-conventorium, über welches die *sinarteria regens* mit der *sinarteria retinens yang* in Verbindung steht.

Wirkung:

Das *qi hepaticum et cardiale* stützend und regulierend, *calor* bzw. *ardor* absenkend, Spasmen lösend, die Sinne klärend.

Befunde und Indikationen:

Hinterkopfschmerz, Gleichgewichtsstörungen und Schwindelanfälle; Krampfanfälle allgemeiner Art oder lokale Spasmen, auch Opisthotonus; Raserei und Tobsucht; Nasenbluten, plötzlicher Stimmverlust, steife oder gelähmte Zunge; große Prostration, bei Fieber Schweißlosigkeit; auch Ohnmachten;

permotiones [Erkältungen, grippöse Befunde]; Geschwüre und Furunkel.

[Die neue eklektische Medizin wirkt auf das Foramen bei folgenden summarischen Befunden ein: Taubstummheit, Epilepsie, Lähmungen auf Grund zentraler Schädigungen; Wachstumsstörungen auf Grund von Hirnschäden, Hysterie, Schizophrenie.]

Kombinationen:

Im Verein mit *impedimentale clusae*, T1, bei träger Zunge und behindertem Sprechen;

im Verein mit *aula venti*, Rg16, bei Opisthotonus;

im Verein mit *omnium defatigationum*, Rg14, *clusa interna*, PC6, und *vicus tertius pedis*, S36, bei Wachstumsstörungen der Kinder;

im Verein mit *clusa yang*, Rg3 und F33, *canalis aquae*, Rg26, *rivulus posterior*, IT3, und *origo ascendentis yang*, V62, bei Tetanus;

[im Verein mit *canalis aquae*, Rg26, und *vicus tertius pedis*, S36, bei posttraumatischer Apathie.]

Punktsuche und Behandlung:

Das Foramen an der angegebenen Stelle.

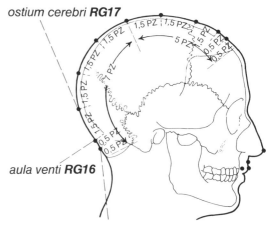

ostium cerebri **RG17**

aula venti **RG16**

porta infantiae **RG15**

Abb. 239

Nadelung:

Senkrecht 0,2 - 0,3 Zoll, auf keinen Fall tiefer. — In den chinesischen Standardwerken der 70er Jahre des 20. Jahrhunderts wird dennoch bei senkrechter Nadelung eine Stichtiefe von 1 - 2 Zoll empfohlen, wobei jedoch jede Manipulation der Nadel (Drehung, Auf-und-Nieder-Bewegung) zu unterbleiben habe.

Moxibustion:

Die Moxibustion ist auf Grund der gegebenen Befunde nach klassischer wie nach neuer Auffassung absolut kontraindiziert.

Aula venti

Fengfu, Feng-fu, **Rg16**

Erläuterung des Namens:

„Versammlungshalle des Windes" — Name, der die therapeutischen Assoziationen mit größter Klarheit bezeichnet. *Aula*, *fu*, bezeichnet eine „Versammlungshalle", in der öffentliche Angelegenheiten vollzogen werden und in der stets eine größere Anzahl von Menschen anwesend ist. Der Begriff ist ein Hinweis auf die energetische Akzentuierung des Foramens.

Lage:

Auf der Mittellinie des Nackens, 1 PZ innerhalb des Haaransatzes.

Spezielle Qualifikation:

Foramen copulo-conventorium, über welches die *sinarteria regens* mit der *sinarteria retinens yang* und der *cardinalis vesicalis* in Verbindung steht.

Wirkung:

Ventus-Heteropathien jeder Art zerstreuend, so krampflösend, Schmerz stillend.

Befunde und Indikationen:

Vento percussio [Apoplexie oder präapoplektische Zustände] mit Sprachverlust infolge Lähmung der Zunge, Stimmverlust, unkoordinierte Bewegungen der Augen, Hemiplegie;

ferner *ventus*-Befunde wie Kopfschmerzen mit Nackensteife, Schüttelfrost mit (!) Schweißen;

humor venti-Befunde: Schwellung des inneren und äußeren Halses, Halsschmerzen; Raserei, Krampfanfälle; Nasenbluten; Ikterus und Gelbe; Selbstmordversuche.

Punktsuche und Behandlung:

An der angegebenen Stelle.

Nadelung:

0,4 - 0,6 Zoll.

Moxibustion:

Grundsätzlich kontraindiziert!

Ostium cerebri

Naohu, Nao-hu, **Rg17**

Erläuterung des Namens:

„Tür des Hirns" — Eine metaphorische Namensgebung, die auf Situs und therapeutische Absicht gleichermaßen Bezug nimmt.

Nao, das „Hirn", ist Bestandteil des *orbis renalis*.

Lage:

Am *os occipitale*, 1,5PZ hinter dem Foramen *interstitium vigoris*, Rg18.

Spezielle Qualifikation:

Foramen copulo-conventorium, über welches die *sinarteria regens* mit der *cardinalis vesicalis* in Verbindung steht.

Wirkung:

Die *orbes hepaticus et lienalis* stützend und regulierend, *ventus* zerstreuend, *calor humidus* ausleitend.

Befunde und Indikationen:

Hochrotes, gedunsenes oder geschwollenes Gesicht, gelbe Skleren; Schwellung, Gedunsenheit, Schmerzhaftigkeit des ganzen Kopfes, auch des Halses, steifer Nacken, schwerer, benommener Kopf, Schmerzen in den Augen und verminderte Sehkraft;

Krampfanfälle; Ikterus, Blutungen an der Zungenwurzel; Struma.

Punktsuche und Behandlung:

In der klassischen Akupunktur wurde auf dieses Foramen weder mit Nadeln noch mit Moxen eingewirkt; es diente diagnostischen Zwecken, um die Stärke und Spezifität von Heteropathien auch lokal zu bestimmen. In der neueren Literatur bleibt die Moxibustion weiterhin kontraindiziert, während an der angegebenen Stelle eine Nadelung auf maximal 0,3 Zoll Stichtiefe, senkrecht konzediert wird.

Interstitium vigoris

Qiangjian, Ch'iang-chien, **Rg18**

Erläuterung des Namens:

„Zwischenraum der Kraft" — Poetischer Hinweis auf eine therapeutische Absicht bei der Einwirkung auf das Foramen, nämlich die Bändigung unkontrolliert sich austobender Kraftreserven.

Lage:

1,5 PZ hinter dem Foramen *parietale posterius*, Rg19.

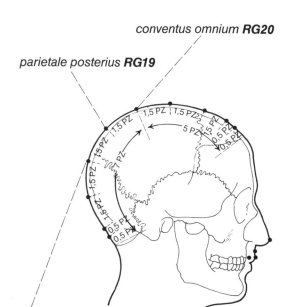

conventus omnium **RG20**

parietale posterius **RG19**

interstitium vigoris **RG18**

Abb. 240

s. regens
s. respondens

331

Wirkung:

Ventus besänftigend, Schmerzen und Raserei stillend.

Befunde und Indikationen:

Kopfschmerzen, unkoordinierte Augenbewegungen, nach oben gekehrte Augen; Drehschwindel stärkster Art; Übelkeit, Speichelfluß; steifer Nacken; Krampfanfälle, Raserei und Tobsucht; aus dem Mund herausragende Zunge; ferner große Ruhelosigkeit, Schlaflosigkeit.

Punktsuche und Behandlung:

An der angegebenen Stelle.

Nadelung:

Transversal 0,2 - 0,3 Zoll.

Moxibustion:

3 - 5 iF.

Parietale posterius

Houding, Hou-ting, **Rg19**

Erläuterung des Namens:

„Hinteres Schädeldach" — Topologische Namensgebung.

Lage:

Oberhalb des Occipitale, aber 1,5 PZ hinter dem Foramen *conventus omnium*, Rg20.

Wirkung:

Ventus besänftigend, das *qi hepaticum* regulierend.

Befunde und Indikationen:

Steife und Verspannung der Nackenmuskulatur; Schüttelfrost und Frostschauder, Schwindelanfälle, Sehstörungen, Kopfschmerzen in Schädeldach und Stirn, Schweiß; auch Krampfanfälle und Raserei, dabei u. U. halbseitige Kopfschmerzen; Patient bleibt nicht liegen; ferner *permotiones* [Erkältungskrankheiten oder Grippe]; Schlaflosigkeit.

Punktsuche und Behandlung:

An der angegebenen Stelle.

Nadelung:

Quer, nur die Epidermis durchbohrend, 0,2 Zoll.

Moxibustion:

3 - 5 iF.

Conventus omnium

Baihui, Pai-hui, **Rg20**

Erläuterung des Namens:

„Treffpunkt aller (Leitbahnen)" — Funktionsbezeichnung mit Blick auf die Yang-Leitbahnen.

Lage:

Auf der Mitte des Schädeldachs, an der Stelle des Haarwirbels, d. h. ca. 7 PZ vom hinteren und 5 PZ vom vorderen Haaransatz entfernt.

Spezielle Qualifikation:

Foramen copulo-conventorium, über welches die *sinarteria regens* mit allen Yang-Leitbahnen und der *cardinalis hepatica* in Verbindung steht.

Wirkung:

Den *orbis hepaticus* stabilisierend und regulierend, das *yang hepaticum* absenkend, *ventus* besänftigend; den *orbis cardialis* stützend, die Sinnesöffnungen freimachend; sedierend; das *yang merum* aus dem unteren Calorium emporführend.

Befunde und Indikationen:

Ventus capitis mit Kopfschmerzen, Schnupfen, Benommenheit; *vento percussio* mit Sprachstörungen, Kiefersperre, halbseitigen Paresen und Lähmungen, großer Unruhe, Verspannung der Nackenmuskulatur, Opisthotonus; ferner *inanitas* des *orbis cardialis* und so diesen affizierende *ventus*-Befunde: Schreckhaftigkeit, Vergeßlichkeit, widersprüchliche, unkoordinierte Handlungen, ziellose Beschäftigung; Ohnmachts- und Krampfanfälle; Tinnitus, Gleichgewichtsstörungen; *prolapsus ani, prolapsus uteri*, Hämorrhoiden; Benommenheit nach Alkoholgenuß, gerötetes Gesicht, Schwere des Kopfes, verstopfte Nase, Geschmacksverlust; auch Speichelfluß und Erbrechen. [Weitere summarische Befunde der eklektischen Medizin: Schock, Hypertonie.]

Kombinationen:

Im Verein mit *cauda columbina*, Rs15, und *incrementum et vigor*, Rg1, bei *prolapsus ani*; im Verein mit *vicus tertius pedis*, S36, und *mare qi*, Rs6, bei *prolapsus uteri*; im Verein mit *clusa superior*, F3, und *valles coniunctae*, IC4, bei Kopfschmerzen. [Im Verein mit *aula venti*, Rg16, *omnium defatigationum*, Rg14, und *stagnum curvum*, IC11, bei epidemischer Enzephalitis;

im Verein mit *clusa interna*, PC6, und *canalis aquae*, Rg26, bei Schock.]

Punktsuche und Behandlung:

Man kann das Foramen wie angegeben beim sitzenden oder liegenden Patienten aufsuchen; man kann auch eine Verbindungslinie, u. U. unter Zuhilfenahme einer Schnur, zwischen den höchsten Punkten der Ohrmuscheln herstellen, wobei das Foramen am Schnittpunkt dieser Linie mit der Kopfmittellinie liegt.

Nadelung:

Quernadelung (*punctura transversa*), also nur die Haut durchbohrend, klassisch 0,1 Zoll; in den Werken aus den 70er Jahren des 20. Jahrhunderts 0,5 - 1,5 Zoll quer.

Moxibustion:

3 - 7 iF oder T: 5 - 20 Minuten.

Parietale anterius

Qianding, Ch'ien-ting, **Rg21**

Erläuterung des Namens:

„Vorderes Schädeldach" — Toponym.

Lage:

1,5 PZ hinter der großen Fontanelle in einer

Vertiefung, mithin zugleich 1,5 PZ vor dem Foramen *conventus omnium*, Rg20.

Wirkung:

Ventus besänftigend, *humor* kanalisierend.

Befunde und Indikationen:

Ventus capitis mit Drehschwindel, Gedunsenheit und Rötung des Gesichts, Schnupfen mit reichlichem Sekret, Schmerzhaftigkeit und Schwellung des Schädeldachs;

ferner nicht vorhersagbare epileptische Anfälle der Kinder, lokale Krämpfe.

Punktsuche und Behandlung:

An der angegebenen Stelle.

Nadelung:

Quer 0,1 Zoll.

Moxibustion:

3 iF.

Fonticulus maior

Xinhui, Hsin-hui, **Rg22**

Erläuterung des Namens:

„Die große Fontanelle" — Bezeichnung des Situs.

Lage:

In der großen Fontanelle, mithin 1 PZ hinter dem Foramen *stella superior*, Rg23, damit auch 3 PZ vor dem *conventus omnium*, Rg20, und 2 PZ innerhalb der Haargrenze.

Wirkung:

Humor und *ventus humidus*-Heteropathien ableitend.

Befunde und Indikationen:

Kopfschmerzen, als ob der Kopf zerbersten wollte; Rötung des Gesichts, Nasenbluten; plötzlich auftretende Schwellungen, Gedunsenheit des Gesichts, aber auch der Kopfhaut; Geruchsverlust, Schwindel, Palpitationen, Schreckhaftigkeit; nach oben sich kehrende Pupillen und Bewußtlosigkeit. All diese Symptome können als Folge von Alkoholmißbrauch, aber auch unabhängig von diesem auftreten.

Punktsuche und Behandlung:

Das Foramen ist auch am Erwachsenen als Vertiefung tastbar.

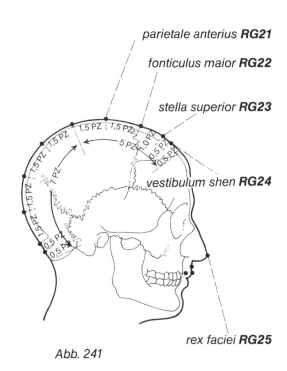

parietale anterius **RG21**

fonticulus maior **RG22**

stella superior **RG23**

vestibulum shen **RG24**

rex faciei **RG25**

Abb. 241

Eine Nadelung kommt frühestens ab dem 8. Lebensjahr in Betracht und muß dann transversal, also quer und ganz oberflächlich erfolgen. In der Mehrzahl der klassischen Texte ist sie kontraindiziert.

Nadelung:

Quer (*punctura transversa*) 0,2 Zoll.

Moxibustion:

3 - 5 iF.

Stella superior

Shangxing, Shang-hsing, **Rg23**

Erläuterung des Namens:

„Oberer Stern" — Ein poetisches Toponym für das unmittelbar hinter der vorderen Haargrenze auf der Kopfmitte liegende Foramen.

Lage:

In einer Vertiefung 1PZ hinter dem vorderen Haaransatz, zugleich 4PZ vor dem Foramen *conventus omnium*, Rg20.

Wirkung:

Calor venti ableitend, die Nase durchgängig machend.

Befunde und Indikationen:

Ventus capitis mit hochrotem und gedunsenem oder blassem Gesicht, Schmerzen der Gesichts- und Kopfhaut, verstopfte Nase, Kopfschmerzen; anhaltendes Nasenbluten; auch Wechselfieber mit starkem Schüttelfrost;

Wucherungen in der Nase; Fieber ohne Schweiß;

Schmerzen in den Augen, Kurzsichtigkeit oder anders beeinträchtigte Sehkraft.

Punktsuche und Behandlung:

Das Foramen am sitzenden Patienten an der angegebenen Stelle.

Nadelung:

Schräg (*punctura obliqua*) 0,3 - 0,4 Zoll.

Moxibustion:

3 - 5 iF.

Vestibulum shen

Shenting, Shen-t'ing, **Rg24**

Erläuterung des Namens:

„Vorhalle der konstellierenden Kraft" — Eine „Vorhalle", *vestibulum*, chinesisch *ting*, dient dem Verkehr innerhalb eines Hauses, also einerseits der Verbindung zwischen verschiedenen, Sonderzwecken gewidmeten Gemächern, andererseits dem vorübergehenden Aufenthalt von Besuchern oder zum vorübergehenden Abstellen von Gegenständen. Auf den Zusammenhang der Medizin und Akupunktur übertragen, wo der Begriff in Foraminabezeichnungen häufig verwendet wird, bedeutet *vestibulum*, „Vorhalle", eine Stelle des Durchgangs, eine untergeordnete Schaltstelle.

Shen, „konstellierende Kraft", ist jener Einfluß, der die Individualität einer Persönlichkeit induziert und aufrechterhält.

Lage:

Auf der sagittalen Kopfmittellinie, 0,5PZ innerhalb der vorderen Haargrenze.

Spezielle Qualifikation:

Foramen copulo-conventorium, über welches die *sinarteria regens* mit den *cardinales vesicalis et stomachi* in Verbindung steht.

Wirkung:

Ein nach oben schlagendes Yang absenkend, *ventus* besänftigend.

Befunde und Indikationen:

Ventus internus: Krampf- und Schreianfälle, Anfälle von Raserei und Tobsucht: zielloses Umherlaufen, Wegwerfen der Kleidung, geöffneter Mund, hervorgestreckte Zunge, Zuckungen, rollende Augen, Tränenfluß, Speichelfluß, fortgesetzer Nasenfluß; starke Schwindelanfälle, Spasmen, Opisthotonus;

ununterbrochene Abscheidung dünnflüssigen Sekrets aus der Nase, Tränenfluß;

auch Übelkeit, Brechreiz;

allgemeine Erregung, Nervosität, Schlaflosigkeit, Palpitationen; Kopfschmerzen, lautes Keuchen; Schwankungen der Körpertemperatur;

Sehstörungen und Schleier am Auge [Pterygium]; Fieber mit Kopfschmerzen, Schweiß, heftiger Durst, erschwerte Atmung;

pavor-Symptomatik.

Kombination:

Bei Schleierbildung vor den Augen und Sehstörungen im Verein mit *stella superior*, Rg23, *parietale anterius*, Rg21, und *fonticulus maior*, Rg22.

Punktsuche und Behandlung:

An der angegebenen Stelle.

Nadelung:

In den älteren Klassikern, vor allem im „Systematischen Aku-Moxi-Klassiker" kontraindiziert, in späteren Werken ist allerdings — ein entsprechender Befund vorausgesetzt — eine schräge Nadelung (*punctura obliqua*) auf 0,2 - 0,3 Zoll möglich.

Moxibustion:

3 - 5 iF oder T: 3 - 5 Minuten.

Rex faciei

Sujiao, Su-chiao, **Rg25**
(Variante: Mianwang, Mien-wang)

Erläuterung des Namens:

„Der König des Gesichts" — Eine populäre Namensgebung für die höchste Erhebung des Gesichts, die Nasenspitze.

Lage:

An der Nasenspitze.

Wirkung:

Die Nase freimachend.

Befunde und Indikationen:

Verstopfung der Nase durch Wucherungen, Schwellungen oder große Sekretmengen — Ein Grundbefund, durch welchen stets die Atmung behindert ist, und der oft von Nasenbluten oder fließender Nase begleitet ist.

Punktsuche und Behandlung:

An der angegebenen Stelle.

Nadelung:

U. U. blutig zu nadeln — mit der Dreikantnadel oder senkrecht mit der Flaumnadel auf 0,1 Zoll.

Moxibustion:

In allen Texten ausdrücklich kontraindiziert.

Canalis aquae

Shuigou, Shui-kou, **Rg26**
(Variante: Renzhong, Jen-chung)

Erläuterung des Namens:

„Wassergraben" bzw. die Variante: „Mitte des Menschen" = Philtrum — In allen Fällen eine den Situs der Oberlippe irgendwie beschreibende Namensgebung.

Lage:

In der Mitte der grabenartigen Vertiefung des Philtrums, wenig oberhalb seiner Mitte.

Spezielle Qualifikation:

Foramen copulo-conventorium, über welches die *sinarteria regens* mit der *cardinalis stomachi* und der *cardinalis intestini crassi* in Verbindung steht.

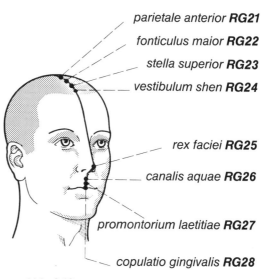

parietale anterior **RG21**

fonticulus maior **RG22**

stella superior **RG23**

vestibulum shen **RG24**

rex faciei **RG25**

canalis aquae **RG26**

promontorium laetitiae **RG27**

copulatio gingivalis **RG28**

Abb. 242

Wirkung:

Die Mitte, vor allem die *orbes lienalis et stomachi* regulierend und stabilisierend, so *ventus* besänftigend, *humor* bzw. *pituita* umwandelnd;

die Sinnesöffnungen freimachend, *calor* oder *ardor* absenkend; sedierend; den Rücken beweglich machend.

Befunde und Indikationen:

Sitis diffundens mit unstillbarem Durst und der Aufnahme übermäßiger Flüssigkeitsmengen, dabei Gedunsenheit und Wasseransammlungen in Rumpf und Gliedmaßen;

Krampfanfälle mit plötzlicher Übelkeit;

Lachkrämpfe, hemmungslose Geschwätzigkeit, unmotiviertes Weinen und Lachen; Kiefersperre, Zuckungen, Ohnmachten, Verzerrung des Mundes, Zucken der Lippen; Krämpfe der Augenmuskulatur;

pavor-Symptomatik; kolikartige Schmerzen in Leibesmitte und Bauch.

infektiöse Befunde mit Ikterus oder Gelbe.

[Weitere summarische Befunde der eklektischen Medizin: Schock, Hitzschlag, Epilepsie, Hysterie, Schizophrenie, Reisekrankheit bei Wagenfahrten; Seekrankheit.]

Kombinationen:

Im Verein mit *impedimentale medium*, PC9, und *valles coniunctae*, IC4, bei Ohnmacht im Gefolge einer *vento percussio*;

im Verein mit *parietale anterius*, Rg21, bei Gedunsenheit des Gesichts;

im Verein mit *medium lacunae*, V40, bei plötzlich auftretenden stechenden Schmerzen in Rücken und Lenden.

[Im Verein mit *clusa interna*, PC6, *fons scatens*, R1, und *vicus tertius pedis*, S36, bei toxischem Schock;

im Verein mit *yin conventi*, Rs1, und *impedimentale medium*, PC9, zur Wiederbelebung von Ertrunkenen;

im Verein mit *valles coniunctae*, IC4, das zum Foramen *medium palmae*, PC8, durchgestochen wird, bei Hysterie;

im Verein mit *incrementum et vigor*, Rg1, und *vicus tertius manus*, IC10, welch letzteres zum Foramen *amnis fovens*, IC7, durchgestochen wird, bei rheumatischen Entzündungen der Gelenke;

im Verein mit *medium lacunae*, V40, bei Verrenkungen der Lendenwirbelsäule.

Im Verein mit einer blutigen Nadelung der 10 Fingerspitzen und einer normalen Nadelung von *fons scatens*, R1, und *medium lacunae*, V40, bei Hitzschlag.]

Punktsuche und Behandlung:

An der angegebenen Stelle.

Nadelung:

Klassisch ist eine schräge Nadelung 0,2 - 0,3 Zoll gegen die Richtung der Leitbahn, also nach oben; in den Texten der 70er Jahre wird eine Quernadelung (*punctura transversa*) in gleicher Richtung bei Stichtiefen von 0,5 - 1 Zoll empfohlen.

Moxibustion:

Die Moxibustion ist in den älteren Texten nicht ausdrücklich kontraindiziert, auf Grund der überwiegenden Befunde jedoch unerheblich. Eine Moxibustion ist möglich mit 3 iF oder T: 5 - 10 Minuten.

Promontorium laetitiae

Duiduan, Tui-tuan, **Rg27**

Erläuterung des Namens:

„Vorgebirge der Heiterkeit" — Eine den Situs

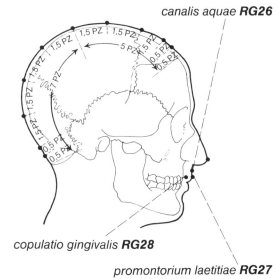

canalis aquae **RG26**

copulatio gingivalis **RG28**

promontorium laetitiae **RG27**

Abb. 243

und die therapeutische Absicht gleichermaßen ins Wort fassende Namensgebung.

Lage:

An der Spitze der in der Mitte vorspringenden Oberlippe, d. h. an der Grenze zwischen Oberlippe und Philtrum.

Wirkung:

Die *orbes hepaticus et renalis* regulierend, das Yang absenkend, das *qi* emporführend — so *ventus* beruhigend, *humor* bzw. *calor humidus* ausleitend.

Befunde und Indikationen:

Sitis diffundens mit trockener Zunge, spärlichem, dunkelgelbem Urin, Schleierbildung am Auge [Pterygium];

Gelbe und/oder Ikterus; Verstopfung der Nase infolge von Wucherungen oder Sekretansammlungen; Nasenbluten;

Schmerzen in Zähnen und Zahnfleisch; Verspannung der Lippenmuskulatur; Krampfanfälle mit Speichelfluß, Kiefersperre.

Punktsuche und Behandlung:

An der angegebenen Stelle.

Nadelung:

Senkrecht 0,2 - 0,3 Zoll; auch eine blutige Nadelung kann bei gegebenem *repletio*-Befund sinnvoll sein.

Moxibustion:

Kontraindiziert.

Copulatio gingivalis

Yinjiao, Yin-chiao, **Rg28**

Erläuterung des Namens:

„Verbindung auf dem Zahnfleisch" — Funktionelles Toponym.

Lage:

Unmittelbar innerhalb der Oberlippe, in der Falte zwischen Kiefer und Lippe.

Spezielle Qualifikation:

Foramen copulo-conventorium, über welches die *sinarteria regens* mit der *sinarteria respondens* einerseits, mit der *cardinalis stomachi* andererseits in Verbindung steht.

Wirkung:

Calor aus den *orbes hepaticus et felleus* sowie aus den *orbes lienalis et stomachi* ableitend.

Befunde und Indikationen:

Durch Wucherungen oder Sekret verstopfte Nase, Schmerzen in der Stirn oder an der Nasenwurzel;

Gelbe oder Ikterus, *aestus*-Befunde infektiöser Art [Darmgrippe u. ä.]; Ausschlag mit Schorfbildung im Gesicht der Kleinkinder;

Verspannung, Steifheit des Nackens; hochrotes Gesicht und große Unruhe; Krampfanfälle oder Raserei;

Zahnschmerzen und Schwellung des Zahnfleisches; fortwährend tränende Augen; Brennen und Rötung des inneren Kanthus; Bildung weißer Schleier am Augen [Pterygium].

Punktsuche und Behandlung:

Die Oberlippe wird nach oben gezogen und das Foramen in der Vertiefung des Sulkus senkrecht gestochen.

Nadelung:

0,1 - 0,3 Zoll.

Moxibustion:

Aus technischen Gründen kontraindiziert.

**s. regens
s. respondens**

337

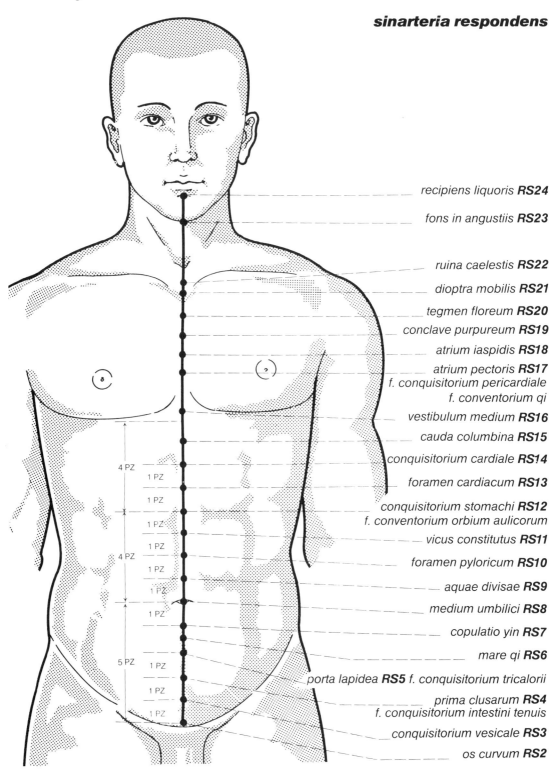

sinarteria respondens

recipiens liquoris **RS24**

fons in angustiis **RS23**

ruina caelestis **RS22**

dioptra mobilis **RS21**

tegmen floreum **RS20**

conclave purpureum **RS19**

atrium iaspidis **RS18**

atrium pectoris **RS17**
f. conquisitorium pericardiale
f. conventorium qi

vestibulum medium **RS16**

cauda columbina **RS15**

conquisitorium cardiale **RS14**

foramen cardiacum **RS13**

conquisitorium stomachi **RS12**
f. conventorium orbium aulicorum

vicus constitutus **RS11**

foramen pyloricum **RS10**

aquae divisae **RS9**

medium umbilici **RS8**

copulatio yin **RS7**

mare qi **RS6**

porta lapidea **RS5** f. conquisitorium tricalorii

prima clusarum **RS4**
f. conquisitorium intestini tenuis

conquisitorium vesicale **RS3**

os curvum **RS2**

4 PZ
1 PZ
1 PZ
1 PZ
1 PZ
4 PZ
1 PZ
1 PZ
1 PZ
5 PZ
1 PZ
1 PZ
1 PZ

Abb. 244

Foramina der *Sinarteria respondens*

Yin conventi

Huiyin, Hui-yin, **Rs1**

Erläuterung des Namens:

„Treffpunkt der Yin" — Im Chinesischen bezeichnet man seit Alters her in der gehobenen Alltagssprache wie auch in der medizinischen Fachsprache die gewöhnlich durch Kleidung verdeckten Öffnungen für Kot und Urin als die „beiden Yin" (*liangyin*), wobei in diesem Begriff auch das Genitale beider Geschlechter eingeschlossen ist. Das hier bezeichnete Foramen liegt genau in der Mitte zwischen beiden Öffnungen, auf dem Damm.

Lage:

In der Mitte des Perinäums.

Spezielle Qualifikation:

Foramen copulo-conventorium, über welches die *sinarteria respondens* einerseits mit der *sinarteria regens*, andererseits mit der *sinarteria impedimentalis* in Verbindung steht.

Wirkung:

Den *orbis renalis* mächtig stützend.

Befunde und Indikationen:

Schmerzen, Schweiße und Schwellung im Genitalbereich; *prolapsus uteri sive ani*, *pruritus ani*; Pruritus an verschiedenen Stellen des Körpers;
Regelstörungen aller Art, Samenfluß, Miktionsstörungen (Enuresis oder Harnverhaltung etc.);
auch plötzliche Ohnmachten, zur Ersten Hilfe bei solchen, wie auch bei Ertrinkungsfällen.

Punktsuche und Behandlung:

Am vornübergebeugten Patienten, beim Mann in der Mitte zwischen Skrotum und Anus, bei der Frau zwischen Anus und Kommissura der Schamlippen.

Nadelung:

Senkrecht 0,5 - 1 Zoll.

Moxibustion:

3 iF.

Os curvum

Qugu, Ch'ü-ku, **Rs2**

Erläuterung des Namens:

„Der gekrümmte Knochen" — Beschreibende Namensgebung für den oberen Schambeinrand.

Lage:

An der Symphyse des Schambeins, mithin in der Bauchmittellinie.

Spezielle Qualifikation:

Foramen copulo-conventorium, über welches die *sinarteria respondens* mit der *cardinalis hepatica* in Verbindung steht.

Wirkung:

Das *yin renale* stützend, das *xue* mehrend und regulierend.

Befunde und Indikationen:

Inanitas des *yin merum* mit allgemeiner Schwäche, rascher Erschöpfbarkeit, Kälte der Gliedmaßen, Schmerzen in Unterbauch und Lenden, Samenfluß, Miktionsstörungen, Impotenz des Mannes, *fluor albus* der Frau.

Punktsuche und Behandlung:

Am liegenden Patienten an der angegebenen Stelle, die 5 PZ unterhalb des Nabels liegt.

Nadelung:

0,3 - 1 Zoll.

Moxibustion:

3 - 10 iF.

Conquisitorium vesicale

Zhongji, Chung-chi, **Rs3**
(Variante: Pangguangmu, P'ang-kuang-mu)

Erläuterung des Namens:

Funktionsbezeichnung: *Foramen conquisitorium* für den *orbis vesicalis*.

Lage:

Auf der Leibesmittellinie, 4 PZ unterhalb des Nabels, 1 PZ über dem Rand der Schambeinsymphyse.

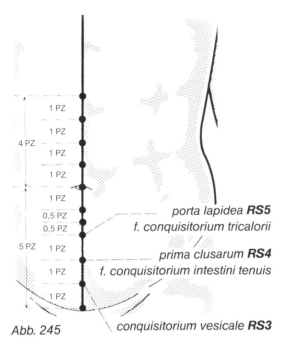

1 PZ
1 PZ
4 PZ
1 PZ
1 PZ
1 PZ
0,5 PZ
0,5 PZ
5 PZ
1 PZ
1 PZ
1 PZ

porta lapidea **RS5**
f. conquisitorium tricalorii

prima clusarum **RS4**
f. conquisitorium intestini tenuis

conquisitorium vesicale **RS3**

Abb. 245

Heteropathien, gleichzeitig ein wurzellos nach oben schlagendes Yang, mit Palpitationen, Schwindel, Unruhe, Schlaflosigkeit und ähnlichen Symptomen eines unechten Yang; Nervosität, große Reizbarkeit, Schreckhaftigkeit, nach dem Anfall Fieber und Frösteln; eitriger Auswurf.

[Summarische Befunde der eklektischen Medizin: Urinretention in der Blase, Infektionen der Harnwege, Nephritis, Peritonitis.]

Kombinationen:

Im Verein mit *copulatio trium yin*, L6, bei Regelstörungen;

im Verein mit *inductorium renale*, V23, *valles coniunctae*, IC4, und *copulatio trium yin*, L6, bei stockender Regel;

im Verein mit *os transversum*, R11, und *fons tumuli yin*, L9, bei Impotenz des Mannes, Samenfluß, *ejaculatio praecox*.

Punktsuche und Behandlung:

Das Foramen ist an der angegebenen Stelle, 4 PZ unterhalb des Nabels leicht zu bestimmen.

Nadelung:

Senkrecht 0,8 - 2 Zoll.

Moxibustion:

7 - 20 iF oder T: 15 - 20 Minuten.

Spezielle Qualifikation:

1. *Foramen conquisitorium* für den *orbis vesicalis*, zugleich

2. *foramen copulo-conventorium*, über welches die *sinarteria respondens* mit den *cardinales hepatica, lienalis et renalis* in Verbindung steht.

Wirkung:

Den Säftehaushalt regulierend, das *yin renale* stabilisierend, das *xue* mehrend und harmonisierend, *humor* ausleitend.

Befunde und Indikationen:

1. Gynäkologische Störungen aller Art: unregelmäßige oder ausbleibende Periode, auch plötzliche Blutungen, Unfruchtbarkeit, Juckreiz des Genitale, Schwellung, Schmerzhaftigkeit des Genitale; *fluor albus*; anhaltende Blutungen nach der Geburt; haftende Plazenta; Schmerzen im Uterus, *concretiones et congelationes* (Geschwülste und Neoplasien); heftige, stechende Schmerzen im Unterleib, vor allem in der Umgebung des Nabels (Chordapsus);

Unfähigkeit trotz Hunger Nahrung aufzunehmen, so Abmagerung und Fieber mit Schüttelfrost; gesteigerter Geschlechtstrieb bei Annäherung der Periode; plötzliche Ohnmachten.

Ferner Miktionsstörungen beider Geschlechter, so Harnträufeln oder Harnverhaltung, Wasseransammlungen im Unterleib;

porcellus currens-Symptomatik: Stiche, Schmerzen, Krämpfe im Unterbauch, bedingt durch *algor-*

Prima clusarum

Guanyuan, Kuan-yüan, **Rs4**

Erläuterung des Namens:

„Das erste der Paßtore" — Der in Foraminamen sehr häufig vorkommende Begriff *guan, clusa*, bezeichnet die künstlich errichtete Sperre in einer natürlichen Enge, in einem Paß, also eine „Paßsperre", ein „Paßtor". Im Hinblick auf medizinische Zusammenhänge wird damit ausgedrückt, daß ein entsprechendes Foramen im gesamten Energiegefüge der Person strategische Bedeutung hat, seine Sperre oder Offenhaltung mit weitreichenden, über das lokale Geschehen hinausgehenden Folgen verbunden ist.

Der Name weist auf die überragend wichtige Funktion des Foramens, das hier als *yuan*, als „Haupt", als „erstes", aller strategisch wichtigen Paßsperren im Individuum bezeichnet wird.

Lage:

3 PZ unterhalb des Nabels.

Spezielle Qualifikation:

1. *Foramen conquisitorium* des *orbis intestini tenuis*;
2. *foramen copulo-conventorium*, über welches die *sinarteria respondens* mit den *cardinales hepatica, lienalis et renalis* in Verbindung steht.

Wirkung:

Den *orbis renalis* stützend, das *qi nativum* konsolidierend, das *qi* regulierend, das Yang bändigend und absenkend.

Befunde und Indikationen:

1. *Algor*-Heteropathien im Unterleib, mit heftigen, anhaltenden, schneidenden Schmerzen (Chordapsus), Kältegefühl, Empfindungen, die ins Genitale ausstrahlen; ferner Diarrhoe, Miktionsstörungen aller Art;
2. Blockaden des *qi* und des *xue*: *concretiones et congelationes* (Geschwülste, Zusammenballungen, Neoplasien) im Unterleib, vor allem der Frau, Hämaturie, Urinverhaltung, Enuresis; Unregelmäßigkeiten oder Ausbleiben der Periode, Unfruchtbarkeit, anhaltende Blutungen, auch Blutungen nach der Geburt infolge haftender Plazenta, *fluor albus*;
porcellus currens-Symptomatik: Stiche, Schmerzen, Krämpfe im Unterbauch, bedingt durch *algor*-Symptomatik, gleichzeitig ein wurzellos nach oben schlagendes Yang, mit Palpitationen, Schwindel, Unruhe, Schreckhaftigkeit, Schlaflosigkeit, später Fieber und Auswurf, überwiegend Symptome eines unechten Yang;
allgemeiner Kräfteverfall, Hämoptoe bei Wechselfieber; *sitis diffundens*.
Ferner Flexus vom *orbis renalis* aus, d. h. Kältegefühl der Extremitäten, jedoch Hitze im Kopf und Kopfschmerzen;
percussio aestus [Hitzschlag].
[Weitere summarische Befunde der eklektischen Medizin: Infektionen der Harnwege, Peritonitis, *prolapsus uteri*, Impotenz des Mannes, Askaridose].

Kombinationen:

Im Verein mit *candor occultus*, L1, *mare xue*, L10, und *vicus tertius pedis*, S36, bei Blutungen aus dem Uterus;
im Verein mit *os curvus*, Rs2, *vicus tertius pedis*, S36, und *copulatio trium yin*, L6, bei Impotenz und Samenfluß;
im Verein mit *omnium defatigationum*, Rg14, und *vicus tertius pedis*, S36, bei Verkrümmung des Rückgrats (Skoliose).

Punktsuche und Behandlung:

Am liegenden Patienten an der angegebenen Stelle leicht zu bestimmen.

Nadelung:

0,8 - 2 Zoll senkrecht. Hingegen hat bei Schwangeren jede, also auch eine nur oberflächliche Nadelung an dieser Stelle zu unterbleiben!

Moxibustion:

7 - 15 iF und mehr.

Porta lapidea

Shimen, Shih-men, **Rs5**

Erläuterung des Namens:

„Das steinerne Tor" — Vgl. die Erklärung zu *clusa lapidea*, R18. Hier eine ähnliche, auf die Funktion abhebende Namensgebung.

Lage:

2 PZ unterhalb des Nabels.

Spezielle Qualifikation:

Foramen conquisitorium tricalorii.

Wirkung:

Das *yin renale* stützend, das *yang renale* mobilisierend; *calor*-Heteropathien im unteren Calorium kühlend.

Befunde und Indikationen:

Miktionsstörungen aller Art einschließlich Harnverhaltung und Enuresis;
Affektionen am Genitale beider Geschlechter: Schwellungen, Schmerzen, Jucken; ferner Schrumpfung des Skrotums, Chordapsus mit heftigen Schmerzen in Unterbauch und Bauchmitte, also in der Umgebung des Nabels; Spannungsgefühl in der Bauchdecke; Hämaturie; anhaltende Blutungen nach der Geburt oder Blutungen außerhalb der Regel; Geschwülste und Neoplasien im Unterleib; ausbleibende Regel;
gestörte Verdauung und daraus sich ergebender Appetitverlust; fortgesetzte Diarrhoe.

Punktsuche und Behandlung:

An der angegebenen Stelle.

Nadelung:

0,5 - 0,8 Zoll. Auf Grund des „Systematischen Aku-Moxi-Klassikers", aber auch späterer Autoren, wird die Nadelung hier bei weiblichen Patienten grundsätzlich widerraten, weil die Gefahr einer vorübergehenden oder anhaltenden Sterilisation bestehe, eine Auffassung, die auch in neuester Zeit nicht widerlegt worden ist.

Moxibustion:

7 - 20 iF.

Mare qi

Qihai, Ch'i-hai, **Rs6**

Erläuterung des Namens:

„Meer (= Ausgleichsreservoir) des *qi*" — Eine allgemeine Benennung der Funktion des Foramens.

Lage:

1,5 PZ unterhalb des Nabels.

Spezielle Qualifikation:

Reservoir des *qi vitale* des Mannes.

Wirkung:

Den *orbis renalis* stützend und regulierend, das *yin merum* konsolidierend, das *yang merum* mobilisierend, das Yang absenkend.

Befunde und Indikationen:

Geringe Belastbarkeit, rasche Erschöpfbarkeit, Schreckhaftigkeit und Furchtsamkeit [Neurasthenie];

Kälte-Flexus aller Gliedmaßen, blasses Aussehen, schwache Stimme; Abmagerung trotz normaler

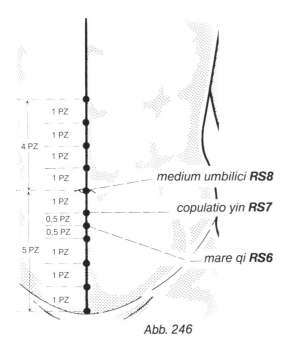

Abb. 246

Ernährung, Kältegefühl in der Nabelgegend und im Bauch;

Verzagtheitsgefühl, große Lebensangst; *pp. inanes, invalidi*;

Störungen der Sexualsphäre: Unfruchtbarkeit beider Geschlechter; in der Gynäkologie: Blutungen, *fluor albus*, unregelmäßige Periode, heftige, kolikartige Schmerzen um den Nabel herum; *concretiones et congelationes* (Neoplasien, Geschwülste, Geschwüre im Unterleib); Druckgefühl im Bauch, Spannungsgefühl der Bauchdecken, Chordapsus, Schmerzen und Schwäche der Lenden;

Obstipation durch *inanitas* bedingt; auch Hitzschlag;

porcellus currens-Syndrom: Schmerzen, Stiche in der Herzgegend, große Nervosität und Unruhe, Krämpfe im Unterbauch, bedingt durch *algor*-Symptomatik, gleichzeitig ein wurzellos nach oben schlagendes Yang, mit Palpitationen, Schwindel, Unruhe, Schlaflosigkeit, gerötetem Gesicht, Keuchatmung (*anhelitus*), später Fieber und eitrigem Auswurf — alles Symptome eines unechten Yang.

Kombinationen:

Im Verein mit *conquisitorium vesicale*, Rs3, und *copulatio trium yin*, L6, bei schmerzhafter Regel;

im Verein mit *copulatio trium yin*, L6, bei *prolapsus uteri*.

Punktsuche und Behandlung:

An der angegebenen Stelle leicht zu bestimmen.

Nadelung:

Klassisch 0,8 - 1 Zoll senkrecht bzw. schräg nach unten. In neuester Zeit wird zwar eine Nadelung von 2 - 3 Zoll empfohlen, jedoch darauf hingewiesen, daß eine solche in der Schwangerschaft ebenso wie bei gefüllter Blase des Patienten zu unterbleiben habe.

Moxibustion:

3 - 7 iF oder T: 15 - 30 Minuten.

Copulatio yin

Yinjiao, Yin-chiao, **Rs7**

Erläuterung des Namens:

„Verknüpfung der Yin-Leitbahnen" — Bezeichnung der Funktion.

Lage:

1 PZ unterhalb des Nabels.

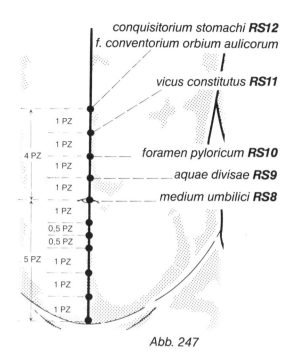

conquisitorium stomachi **RS12**
f. conventorium orbium aulicorum

vicus constitutus **RS11**

1 PZ
1 PZ
4 PZ
1 PZ

foramen pyloricum **RS10**

1 PZ

aquae divisae **RS9**

medium umbilici **RS8**

1 PZ
0,5 PZ
0,5 PZ
5 PZ   1 PZ
1 PZ
1 PZ

Abb. 247

Spezielle Qualifikation:

Foramen copulo-conventorium, über welches die *sinarteria respondens* einerseits mit der *sinarteria impedimentalis*, andererseits mit der *cardinalis renalis* in Verbindung steht.

Wirkung:

Den *orbis renalis* mächtig stützend, *algor* sowie *algor inanitatis* behebend.

Befunde und Indikationen:

Schwäche und rasche Erschöpfbarkeit, Schreckhaftigkeit, Furchtsamkeit, Schlaflosigkeit, Alpträume; große Unruhe;
Miktionsstörungen und Obstipation; Wasseransammlungen im Bauch; schneidende Schmerzen im Unterleibe, Härte und Schmerzhaftigkeit desselben; die Schmerzen ziehen in das Genitale (Chordapsus).
Schweiße, Pruritus am Genitale; Regelstörungen, Unfruchtbarkeit, Blutungen, Weißfluß;
Nasenbluten, Hitzegefühl, Schmerzen im oder um den Nabel; bei Kleinkindern eingesunkene Fontanelle.

Kombinationen:

Im Verein mit *vicus tertius pedis*, S36, und *aquae divisae*, Rs9, bei Trommelbauch;
im Verein mit *conventus omnium*, Rg20, *impedimentale maius*, H3, und *mare illuminationis*, R6, bei Schmerzen und Schwellungen des Halses;

im Verein mit *clusa lapidea*, R18, bei weiblicher Unfruchtbarkeit.

Punktsuche und Behandlung:

Das Foramen ist an der angegebenen Stelle leicht zu bestimmen.

Nadelung:

Senkrecht 0,8 Zoll.

Moxibustion:

5 - 10 iF und mehr.

Medium umbilici

Shenque, Shen-ch'üeh, **Rs8**
(Variante: Qizhong, Ch-i-chung)

Erläuterung des Namens:

„Mitte des Nabels" — Benennung des Situs. Eine Variante des Namens bedeutet „Wachturm des *shen* („der konstellierenden Kraft")" und soll hier eine strategische Position im Funktionsgefüge markieren.

Lage:

Nabel.

Wirkung:

Percussiones (anfallsweise und heftig auf der Grundlage einer *inanitas* der Mitte und des Yin auftretende Störungen) verschiedener Art stabilisierend.

Befunde und Indikationen:

Percussio venti mit Ohnmacht [Apoplexie];
percussio aestus [Hitzschlag]; plötzliche Ohnmachten verschiedener Art; Schmerzen im Unterleib, Kollern in den Eingeweiden, anhaltender Durchfall, Wechselfieber ohne Schweiß;
prolapsus ani; Miktionsstörungen aller Art;
Krampfanfälle und lokale Krämpfe, auch Opisthotonus; Milchdurchfälle der Säuglinge.

Punktsuche und Behandlung:

An der angegebenen Stelle.

Nadelung:

Eine Nadelung ist ausgeschlossen.

Moxibustion:

Die Moxibustion erfolgt nach bewährter Praxis stets nach dem Anfüllen des Nabels mit Salz, wobei 7 - 14 iF und mehr abgebrannt werden können.

s. regens
s. respondens

343

Aquae divisae

Shuifen, Shui-fen, **Rs9**

Erläuterung des Namens:

„Die geteilten Wasser" — Ein Hinweis auf die Regulation des Wasserhaushalts über das Foramen.

Lage:

1 PZ oberhalb des Nabels.

Wirkung:

Die Säfte regulierend, den Wasserhaushalt stabilisierend.

Befunde und Indikationen:

Störungen des Wasserhaushalts aller Art: Aszites, Gedunsenheit und Schmerzhaftigkeit des Unterleibs — wie eine angefüllte Blase; Spannungsgefühl, Krämpfe und fehlender Appetit; lautes Kollern in den Eingeweiden; Spannungen und Krämpfe in Lenden- und Rückenmuskulatur; Diarrhoe, doch mangelhafte Harnausscheidung;

Nasenbluten; plötzlich auftretende, unerträgliche Schmerzen in Brust und Leibesmitte.

Punktsuche und Behandlung:

An der angegebenen Stelle.

Nadelung:

0,5 - 1 Zoll.

Moxibustion:

5 - 7 iF.

Foramen pyloricum

Xiawan, Hsia-wan, **Rs10**

Erläuterung des Namens:

Bezeichnung des Situs und der Funktion.

Lage:

2 PZ senkrecht oberhalb des Nabels.

Spezielle Qualifikation:

Foramen copulo-conventorium, über welches die *sinarteria respondens* mit den *cardinales lienalis et intestini tenuis* in Verbindung steht.

Wirkung:

Calor humidus aus der Mitte ableitend.

Befunde und Indikationen:

Schmerzen, Spannungsgefühl im Unterleib, Kollern in den Eingeweiden; darniederliegende Verdauung, Appetitlosigkeit; auch Abmagerung, Verspannung der Bauchdecken; Obstipation; Klumpengefühl in Leibesmitte oder Bauch; verminderte Ausscheidung von dunklem Harn; Übelkeit, Erbrechen.

Punktsuche und Behandlung:

An der angegebenen Stelle.

Nadelung:

Senkrecht 0,8 - 1,5 Zoll.

Moxibustion:

5 - 7 iF.

Vicus constitutus

Jianli, Chien-li, **Rs11**

Erläuterung des Namens:

„Der errichtete Weiler" — Das chinesische Wort *jian* heißt „aufrichten", „bauen", weckt aber zugleich auch die Assoziation von „intakt", „befestigt", „solide", „konsolidiert". Durch die Einwirkung auf dieses Foramen soll ein, wenn auch bescheidener Funktionsbereich konsolidiert werden.

Ein „Weiler" ist eine kleine Siedlung, in der der erschöpfte Reisende verschnaufen kann. „Weiler" bedeutet deshalb dringend benötigte, wenn auch bescheidene Reserven an kritischer Stelle.

Lage:

3 PZ senkrecht oberhalb des Nabels.

Wirkung:

Die *orbes stomachi et intestinorum* harmonisierend.

Befunde und Indikationen:

Aufstoßen und Übelkeit, Appetitlosigkeit; Auftreibung, Schmerzhaftigkeit der Leibesmitte und des Bauchs; Kollern in den Eingeweiden; stechende Schmerzen in Brust und Leibesmitte.

Punktsuche und Behandlung:

Wie angegeben aufzusuchen.

Nadelung:

Senkrecht 0,5 - 1 Zoll.

Moxibustion:

5 - 7 iF.

Conquisitorium stomachi

Zhongwan, Chung-wan, **Rs12**
(Variante: Weimu, Wei-mu)

Erläuterung des Namens:

„*Foramen conquisitorium* für den *orbis stomachi*"
— Funktionsbezeichnung. Die Variante bedeutet
„Mittleres Foramen *cardiacum*" und deutet auf Situs und Funktion.

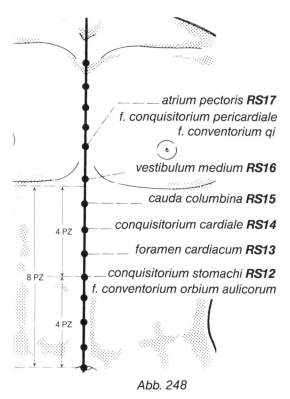

— — — *atrium pectoris* **RS17**
/ *f. conquisitorium pericardiale*
f. conventorium qi

vestibulum medium **RS16**

— — — *cauda columbina* **RS15**

4 PZ — — *conquisitorium cardiale* **RS14**

— — — *foramen cardiacum* **RS13**

8 PZ — — *conquisitorium stomachi* **RS12**
f. conventorium orbium aulicorum

4 PZ

Abb. 248

Lage:

4PZ senkrecht oberhalb des Nabels.

Spezielle Qualifikation:

1. *Foramen conquisitorium* für den *orbis stomachi*;
2. zugleich *foramen copulo-conventorium*, über
welches die *sinarteria respondens* mit den *cardinales
stomachi, intestini tenuis et tricalorii* in Verbindung
steht.
3. *Conventus orbium aulicorum*.

Wirkung:

Den *orbis stomachi* regulierend, sein *qi* harmonisierend, so *humor* kanalisierend, Kontravektionen
ableitend.

Befunde und Indikationen:

1. *Humor* und *humor venti*: Schmerzen, Spannungsgefühl, Völlegefühl, Druckgefühl in Leibesmitte und Bauch; Kollern in den Eingeweiden; Erbrechen, saures Aufstoßen, darniederliegende Verdauung, Appetitverlust: Speisen haben keinen Geschmack; Brechdurchfälle, anhaltende Diarrhoe;

Druck im Unterleib macht jede Bewegung oder
Beugung zur Qual; auch Klumpengefühl in der Leibesmitte; welker, gelblicher Teint, schwergehende
Atmung; häufiges Atemholen; Diarrhoe mit eitrigen und blutigen Einschlüssen.

2. *Ventus*-Heteropathien: Ohnmachten; *pavor
venti* akuter und chronischer Art (Fieber, Spasmen,
Schreckhaftigkeit, Angstzustände, Schreianfälle);

Punktsuche und Behandlung:

An der angegebenen Stelle.

Nadelung:

Senkrecht 0,8 - 2 Zoll.

Moxibustion:

7 - 14 iF und mehr.

Foramen cardiacum

Shangwan, Shang-wan, **Rs13**

Erläuterung des Namens:

Anatomische Bezeichnung des Situs.

Lage:

5 PZ senkrecht oberhalb des Nabels.

Spezielle Qualifikation:

Foramen copulo-conventorium, über welches die
sinarteria respondens mit den *cardinales stomachi et
intestini tenuis* in Verbindung steht.

Wirkung:

Das *qi* der Mitte kräftigend, die *orbes lienalis et
stomachi*, wie auch *hepaticus et tricalorii* stützend
und regulierend; so den Säftehaushalt stabilisierend,
das *xue* kühlend, *calor humidus* absenkend.

Befunde und Indikationen:

1. *Inanitas* der Mitte: Schmerzen im Unterleib
und laut vernehmbares Kollern in den Eingeweiden; Übelkeit und plötzliches Erbrechen, auch
Brechdurchfälle;

porcellus currens-Symptomatik: Stiche, Schmerzen, Krämpfe im Unterbauch, bedingt durch *algor*-Symptomatik, gleichzeitig ein wurzellos nach oben
schlagendes Yang, mit Palpitationen, Schwindel,

Unruhe, Schlaflosigkeit, Reizbarkeit, Schreckhaftigkeit, Unruhe und später Fieber, Frösteln und
Auswurf — Symptome eines unechten Yang;

concretiones et congelationes, Klumpengefühl in
Leibesmitte und Unterleib;

2. *humor* oder *humor venti*: *pavor*-Symptomatik
mit Krämpfen, Verspannungen der Muskulatur,
erhöhter Schreckhaftigkeit, epileptischen Anfällen,
stechenden Schmerzen in der Leibesmitte;

außerdem werden beobachtet: Schweißlosigkeit
bei Fieber, Hämoptoe, Gelbe oder Ikterus, Appetitverlust.

Punktsuche und Behandlung:

An der angegebenen Stelle.

Nadelung:

Senkrecht 0,8 - 1,5 Zoll.

Moxibustion:

5 - 7 iF und mehr.

Conquisitorium cardiale

Juque, Chü·ch'üeh, **Rs14**
(Variante: Xinmu, Hsin-mu)

Erläuterung des Namens:

Funktionsbezeichnung. — Eine Variante des Namens, eben *juque*, bedeutet „Großer Torturm" und
akzentuiert damit die strategische Rolle, die aber
auch mit der Qualifikation eines *conquisitorium*,
eines „Sammelpunkts" für den *orbis cardialis* nicht
deutlicher unterstrichen werden könnte.

Lage:

6PZ senkrecht oberhalb des Nabels bzw. 1 PZ
unterhalb des Foramens *cauda columbina*, Rs15.

Spezielle Qualifikation:

Conquisitorium für den *orbis cardialis*.

Wirkung:

Das *qi cardiale, lienale et pulmonale* stützend und
regulierend, den *orbis stomachi* harmonisierend, die
Leibesmitte entspannend; sedierend.

Befunde und Indikationen:

1. *Inanitas* des *qi cardiale*: Gemütsstörungen
verschiedener Art wie Schreckhaftigkeit, Ängstlichkeit, Furchtsamkeit, Zaghaftigkeit, gedrückte
Stimmung, große Hastigkeit, Getriebensein, Ge-
schäftigkeit, zugleich Fahrigkeit, Widersprüchlichkeit in den Entschlüssen, Vergeßlichkeit; wirre Reden, Raserei, große Reizbarkeit, Jähzorn;

2. *inanitas* der Mitte: Husten, saures Aufstoßen,
flache Atmung, Kurzatmigkeit; auch Übelkeit,
Brechdurchfälle mit Schmerzen, Spannungsgefühl
in Leibesmitte und Unterleib; Gefühl eines Klumpens, einer umgekehrten Schüssel oder eines Bretts
in der Leibesmitte bzw. Zwerchfellgegend; Ikterus;

Stiche in Brust und Rücken, Kälteschauder über
den Rücken; Krampfanfälle, epileptische Anfälle,
Hämoptoe; Ohnmachten;

heftige Bewegungen der Frucht während der
Schwangerschaft, verzögerte Geburt.

[Summarische Befunde einer eklektischen Medizin: Nerven- und Gemütskrankheiten, Epilepsie,
Zwerchfellkrämpfe, Parasitenbefall des Choledochus, chronische Hepatitis.]

Kombinationen:

Im Verein mit *puteus caelestis*, T10, und *inductorium cardiale*, V15, bei Verwirrtheit;

im Verein mit *inductorium cardiale*, V15, bei Unruhe und Reizbarkeit;

im Verein mit *inductorium cardiale*, V15, *porta rimica*, PC4, und *vicus communicans*, C5, bei Stichen
in der Brust [Angina pectoris oder pektanginösen
Zuständen].

[Im Verein mit *clusa interna*, PC6, *stagnum venti*,
F20, und *vicus tertius pedis*, S36, bei Schizophrenie.]

Punktsuche und Behandlung:

Das Foramen ist an der angegebenen Stelle leicht
zu bestimmen.

Nadelung:

Senkrecht 0,5 - 0,8 Zoll.

Moxibustion:

3 - 9 iF oder T: 5 - 20 Minuten.

Cauda columbina

Jiuwei, Chiu-wei, **Rs15**

Erläuterung des Namens:

„Taubenschwanz" — Beschreibung des anatomischen Situs.

Lage:

0,5 PZ unterhalb des Schwertfortsatzes des
Brustbeins (*processus xyphoideus*).

Spezielle Qualifikation:

Foramen nexorium der *sinarteria respondens*.

Wirkung:

Das *qi* der Mitte regulierend, die *orbes hepaticus, cardialis et lienalis* stützend; *ventus* besänftigend, *calor* und *humor* ausleitend.

Befunde und Indikationen:

Ängstliches, schreckhaftes, furchtsames, mißtrauisches, die Gesellschaft von Menschen scheuendes Gemüt;

umgekehrt aber im Verlauf von Krampfanfällen, Tobsuchtsanfällen, Schreianfällen sehr ausfällig werdend;

geringe Belastbarkeit, rasche Ermüdung, flacher, seicht gehender Atem, *pp. inanes sive invalidi*, aber auch *pp. molles sive lenes* kommen vor;

halbseitige Kopfschmerzen und Schmerzen im *canthus lateralis* werden beobachtet;

Fieber mit Kontravektionen, Druck- und Spannungsgefühl auf der Brust, Hämoptoe, *anhelitus*, Stiche in der Brust; ferner Spannungs- und Völlegefühl im Unterleib, Erbrechen, *occlusio* des Halses, auch Schwellung des inneren und äußeren Halses, Atembeklemmung, Schluckbeschwerden, Beklemmungsgefühl.

Punktsuche und Behandlung:

Der Patient liegt auf dem Rücken und hebt beide Arme. Bei Patienten mit besonders langem Schwertfortsatz kann es notwendig sein, statt dieses Foramens das *conquisitorium cardiale*, Rs14, in ähnlicher Absicht zu stimulieren.

Nadelung:

Schräg nach unten gegen den Verlauf der Leitbahn 0,3 - 0,5 Zoll.

Moxibustion:

3 - 5 iF.

Vestibulum medium

Zhongting, Chung-t'ing, **Rs16**

Erläuterung des Namens:

„Mittlere Vorhalle" — Toponym.

Eine „Vorhalle", *vestibulum*, chinesisch *ting*, dient dem Verkehr innerhalb eines Hauses, also einerseits der Verbindung zwischen verschiedenen, Sonderzwecken gewidmeten Gemächern, andererseits dem vorübergehenden Aufenthalt von Besuchern oder zum vorübergehenden Abstellen von Gegenständen. Auf den Zusammenhang der Medizin und Akupunktur übertragen, wo der Begriff in Foraminabezeichnungen häufig ist, bedeutet *vesti-*

bulum, „Vorhalle", eine Stelle des Durchgangs, eine untergeordnete Schaltstelle.

Lage:

In einer Vertiefung 1,6 PZ senkrecht unterhalb des Foramens *atrium pectoris*, Rs17.

Wirkung:

Das *qi stomachi* stützend, Kontravektionen absenkend, *humor*-Heteropathien ausleitend.

Befunde und Indikationen:

Druckgefühl, Spannungsgefühl in Brust und Flanken; Atembeklemmung, Völlegefühl; Unfähigkeit Speisen aufzunehmen, die, falls eingenommen, unverzüglich erbrochen werden; auch Säuglinge erbrechen Milch.

Punktsuche und Behandlung:

Das Foramen liegt auf der Mitte des Brustbeins auf der Höhe 5. Interkostalraums in einer Vertiefung.

Nadelung:

Quer (*punctura transversa*), wobei nur die Haut gestochen wird, 0,3 - 0,5 Zoll.

Moxibustion:

3 - 5 iF.

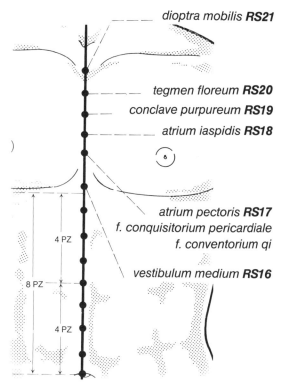

dioptra mobilis **RS21**

tegmen floreum **RS20**

conclave purpureum **RS19**

atrium iaspidis **RS18**

atrium pectoris **RS17**
f. conquisitorium pericardiale
f. conventorium qi

vestibulum medium **RS16**

4 PZ

8 PZ

4 PZ

Abb. 249

s. regens
s. respondens

Atrium pectoris

Danzhong, Tan-chung, **Rs17**

Erläuterung des Namens:

„Vorhof der Brust" — Der normative chinesische Name *danzhong* ist ein mindestens seit dem 3. Jahrhundert unserer Zeitrechnung verwendeter, an Assoziationen reicher Begriff, der u. a. auch auf den *orbis pericardialis* weist und so integrierende Funktionen sowohl des *orbis cardialis* als auch des *orbis lienalis* abdeckt.

Lage:

Auf dem Brustbein, auf der Höhe der Brustwarzen bzw. des 4. Interkostalraums.

Spezielle Qualifikation:

1. *Foramen conquisitorium pericardiale*, also Sammlungspunkt für den *orbis pericardialis*; außerdem

2. *conventus* des *qi*;

3. *foramen copulo-conventorium*, über welches die *sinarteria respondens* mit den *cardinales lienalis, renalis, tricalorii et intestini tenuis* in Verbindung steht.

Wirkung:

Das *qi* regulierend, Kontravektionen absenkend, Druck von der Brust nehmend, die Leibesmitte entspannend.

Befunde und Indikationen:

Atemnot, Kurzatmigkeit, Husten, *anhelitus* [Keuchatmung, Asthma];

Schluckbeschwerden; Beklemmungsgefühl, Völlegefühl in der Brust; diffuse oder stechende Schmerzen in Brust und Flanken; Schleimrasseln in der Kehle; Auswurf von dünnem oder zähem gelbem Schleim; auch blutiger Auswurf;

Struma;

zu geringe Milchsekretion während der Stillzeit; Flexus-Ohnmachten.

[Summarische Befunde der eklektischen Medizin: Bronchioläres Asthma, Bronchitis, Mastitis, Interkostalneuralgien.]

Kombinationen:

Im Verein mit *lacus minor*, IT1, und *radix mammae*, S18, bei zu geringer Milchsekretion;

im Verein mit *puteus caelestis*, T10, bei *occlusio thoracis* und stechenden Schmerzen im Brustkorb.

[Im Verein mit *processus caelestis*, Rs22, und *clusa interna*, PC6, bei bronchiolärem Asthma;

im Verein mit *valles coniunctae*, IC4, und *stagnum curvum*, IC11, bei Mastitis.]

Punktsuche und Behandlung:

Der Punkt ist bei Männern wie angegeben leicht zu bestimmen; bei weiblichen Patienten orientiert man sich am 5. Interkostalraum, auf dessen Höhe das Foramen am Sternum liegt.

Nadelung:

Klassisch 0,3 - 0,5 Zoll quer (*punctura transversa*) zu stechen.

In den Texten der jüngsten Zeit gleichfalls quer 0,5 - 1,5 Zoll.

Moxibustion:

3 - 5 iF oder T: 5 - 15 Minuten.

Atrium iaspidis

Yutang, Yü-t'ang, **Rs18**

Erläuterung des Namens:

„Vorhof der Jade" — Jade ist das vornehmste Emblem des Yin, also des struktiven Aspekts.

„Vorhof" bezieht sich auf das nachfolgende Foramen *conclave purpureum*, das einem wohnlichen, umgrenzten, zum dauernden Aufenthalt bestimmten Raum entspricht — womit gesagt ist, daß die Funktion dieses Foramens der des folgenden vorgelagert ist.

Lage:

1,6 PZ senkrecht unter dem Foramen *conclave purpureum* auf dem Sternum, in der Höhe des 3. Interkostalraums.

Wirkung:

Das *qi cardiale et pulmonale* lösend.

Befunde und Indikationen:

Spannungsgefühl, Völlegefühl, Druckgefühl in Brust und Flanken, Schmerzen im Brustbein und in den Rippen;

Unfähigkeit Speisen zu schlucken: es besteht Übelkeit, Schluckauf, Aufstoßen, Husten, allgemeines Unwohlsein, Nervosität; ferner blutiger oder wie Leim aussehender Auswurf.

Punktsuche und Behandlung:

Das Foramen kann wie angegeben oder, indem an sich am 3. Interkostalraum, auf dessen Höhe es genau liegt, orientiert, bestimmt werden.

Nadelung:

0,3 Zoll schräg oder quer zu nadeln.

Moxibustion:

5 iF.

Conclave purpureum

Zigong, Tzu-kung, **Rs19**

Erläuterung des Namens:

„Purpurner Palast" — Poetische, an Assoziationen reiche Namensgebung: Der „Purpurne Palast" ist der Palast des Himmelskaisers, oft kongruent mit den den Polarstern umgebenden Sternbildern — also ein Emblem der zentralen Orientierung und Macht. Auf den Mikrokosmos angewandt soll damit auf die Mittelachse der Persönlichkeit, d. h. den *orbes cardialis*, *renalis* und *lienalis* hingewiesen werden.

Lage:

Auf der Brustmittellinie in Höhe des 2. Interkostalraums.

Wirkung:

Das *qi lienale et pulmonale* stützend, *calor* kühlend, *calor humidus* absenkend, *pituita* umwandelnd.

Befunde und Indikationen:

Spannungsgefühl und Schmerzen in Brust und Flanken, Husten, Aufstoßen und blutiger Auswurf, Unfähigkeit, Speisen zu schlucken.

Punktsuche und Behandlung:

An der bezeichneten Stelle.

Nadelung:

Schräg oder quer zu nadeln, 0,3 Zoll.

Moxibustion:

5 iF.

Tegmen floreum

Huagai, Hua-kai, **Rs20**

Erläuterung des Namens:

„Geschmückter Baldachin" — Auch der „Geschmückte Baldachin" ist ein Emblem höchster Autorität, in der Regel jener des Himmelskaisers oder anderer Unsterblicher. So verbinden sich mit diesem Bild ähnliche Vorstellungen wie mit dem vorangehenden.

Lage:

In einer Vertiefung 1 PZ unterhalb des Foramens *dioptra mobilis*, Rs21.

Wirkung:

Das *qi pulmonale* stärkend, Schlund und Kehle freimachend.

Befunde und Indikationen:

Husten, Keuchatmung, Atembeklemmung; *occlusio* des Halses: Schluckbeschwerden, auch Flüssigkeit kann nicht geschluckt werden; Schweratmigkeit, Schwellungen des inneren und äußeren Halses; Völlegefühl, Spannungsgefühl, Druckgefühl, Schmerzen in Brust und Flanken.

Punktsuche und Behandlung:

Auf der Höhe des 1. Interkostalraums, am liegenden Patienten.

Nadelung:

Schräg oder quer gegen die Richtung der Leitbahn 0,3 Zoll.

Moxibustion:

5 iF.

Dioptra mobilis

Xuanji, Hsüan-chi, **Rs21**

Erläuterung des Namens:

„Das Visierrohr" — *Xuanji*, ein Visierrohr, ist eine auf einem Gestell montierte Visiereinrichtung für die genaue Beobachtung der Bewegung von Himmelskörpern, wie es in China schon um die Zeitwende, also vor 2000 Jahren in Gebrauch war. Die technisch-poetische Namensgebung des Foramens spielt darauf an, daß das am obersten Ende des Brustbeins gelegene Foramen vergleichbar ist dem Einblick in ein Visierrohr, in dem dann alle übrigen Punkte auf dem Brustbein aufgereiht erscheinen.

Lage:

Am oberen Ende des Brustbeins, 1 PZ unterhalb des Foramens *ruina caelestis*, Rs22.

Wirkung:

Das *qi lienale et pulmonale* stabilisierend, Kontravektionen absenkend.

Befunde und Indikationen:

Kontravektionen, Husten, Schluckauf, Aufstoßen; *occlusio* des Halses mit Schwellung und Schmerzen in diesem, innerlich und äußerlich — auch Flüssigkeit kann nicht geschluckt werden; Spannungsgefühl, Völlegefühl und Schmerzen in Brust und Flanken; *anhelitus*; Atemnot, die das

Sprechen erschwert; Gefühl eines Klumpens in der Leibesmitte; Verdauungsstörungen der Säuglinge.

Punktsuche und Behandlung:

An der angegebenen Stelle.

Nadelung:

Quer nach unten zu nadeln 0,1 - 0,3 Zoll.

Moxibustion:

5 iF.

Ruina caelestis

Tiantu, T'ien-t'u, **Rs22**

Erläuterung des Namens:

„Bresche des Himmels" — „Himmel" steht, wie bei allen anderen, mit diesem Wortglied gebildeten Punktenamen, für die Gesamtheit der aktiven kosmischen Wirkungen; „Bresche" beschreibt den Situs des Foramens, das gewissermaßen in einer Bresche, einem Einbruch in jenen Wall liegt, der beidseitig durch die Schlüsselbeine gebildet wird.

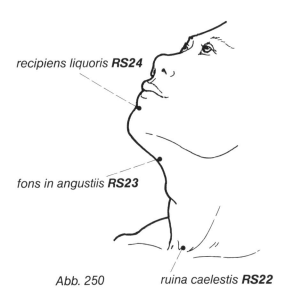

recipiens liquoris **RS24**

fons in angustiis **RS23**

Abb. 250   *ruina caelestis* **RS22**

Lage:

0,5 PZ oberhalb des Sternums, in der Mitte der *fossa suprasternalis*.

Spezielle Qualifikation:

Foramen copulo-conventorium, über welches die *sinarteria respondens* mit der *sinarteria retinens yin* in Verbindung steht.

Wirkung:

Das *qi pulmonale et lienale* stärkend und regulierend, die Kehle freimachend.

Befunde und Indikationen:

Humor und *humor venti*: Gerötetes, heißes Gesicht, brüchige, gequälte Stimme; plötzlicher, heftig einsetzender *anhelitus* (Keuchatmung) mit Würgen und Husten, Auswurf von Speichel, Eiter und Blut; plötzliche innere und äußere Schwellungen des Halses; Geschwürbildung im Halse mit Stimmverlust; Schwellung des äußeren Halses, Struma; Geräusche im Hals wie das Quaken von Wasserhühnern; Atembeklemmung, Atemnot; Gefühl eines Bretts in der Leibesmitte; Gelbe und Ikterus.

[Summarische Befunde der eklektischen Medizin: Bronchioläres Asthma, Bronchitis, Laryngitis, Vergrößerung der Schilddrüse; Zwerchfellkrämpfe; nervöses Würgen und Erbrechen; Erkrankungen der Stimmbänder; Ösophaguskrämpfe.]

Kombinationen:

[Im Verein mit *atrium pectoris*, Rs17, und *abundantia*, S40, bei bronchiolärem Asthma;

im Verein mit *aula inductoria*, R27, *atrium pectoris*, Rs17, *aula media*, P1, bei rheumatischen Herzerkrankungen, die zu asthmatischen Beschwerden führen;

im Verein mit *stagnum curvum*, IC11, und *valles coniunctae*, IC4, bei chronischer Bronchitis;

im Verein mit *clusa interna*, PC6, und *conquisitorium stomachi*, Rs12, bei Zwerchfellkrämpfen.]

Punktsuche und Behandlung:

An der angegebenen Stelle.

Nadelung:

Schräge nach unten gerichtete Nadelung 0,5 - 1 Zoll.

Moxibustion:

3 - 5 iF.

Fons in angustiis

Lianquan, Lien-ch'üan, **Rs23**

Erläuterung des Namens:

„Quelle in den Engen" — Ein Hinweis auf Topologie und Funktion: das Foramen liegt auf der Körpermittellinie auf halbem Weg in der Vertiefung über dem Adamsapfel.

Lage:

In einem Grübchen über dem Adamsapfel.

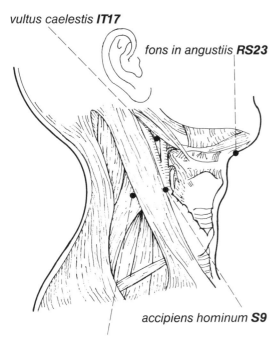

vultus caelestis **IT17**

fons in angustiis **RS23**

accipiens hominum **S9**

foramen aquaticum **IC18**

Abb. 251

Spezielle Qualifikation:

Foramen copulo-conventorium, über welches die *sinarteria respondens* mit der *sinarteria retinens yin* in Verbindung steht.

Wirkung:

Das *qi hepaticum* regulierend, den *orbis lienalis* stützend, so *calor* kühlend, *calor humidus* zerstreuend.

Befunde und Indikationen:

Schwellungen unter der Zunge, Verhärtung, Kontraktion der Zungenwurzel erschweren das Sprechen oder machen es unmöglich; auch schlaffe Zunge, Speichelfluß, Aphthen; Schluckbeschwerden, Würgen;

sitis diffundens.

Punktsuche und Behandlung:

Bei zurückgelegtem, aufgestützem Kopf in der Vertiefung am Oberrand des Zungenbeins.

Nadelung:

Schräg nach oben 0,3 Zoll.

Moxibustion:

Sofern überhaupt durch einen Befund gerechtfertigt, aus technischen Gründen unüblich.

Recipiens liquoris

Chengjiang, Ch'eng-chiang, **Rs24**

Erläuterung des Namens:

„(Foramen, das) die Flüssigkeiten aufnimmt" — Ein Hinweis auf Funktion und Situation am Situs.

Lage:

In der Mitte des Unterkiefers in der Vertiefung unterhalb der Lippe.

Spezielle Qualifikation:

Foramen copulo-conventorium, über welches die *sinarteria respondens* mit den *cardinales intestini crassi et stomachi* sowie mit der *sinarteria regens* in Verbindung steht.

Wirkung:

Den *orbis hepaticus* stützend und regulierend, *ventus* besänftigend.

Befunde und Indikationen:

Vento percussio mit Hemiplegie oder nur einseitiger Verzerrung von Gesichtsmuskulatur um Augen und Mund;

Zahnschmerzen, Schwellung des Zahnfleisches;

Gedunsenheit des Gesichts; plötzlicher Stimmverlust;

sitis diffundens.

Punktsuche und Behandlung:

An der angegebenen Stelle.

Nadelung:

Schräg nach oben 0,2 - 0,3 Zoll.

Moxibustion:

3 - 5 iF.

s. regens
s. respondens

351

7. Kapitel: Praxis und Technik

Die Planung der Therapie

Diagnose

Jede wirksame und voll befriedigende Behandlung mit Akupunktur oder Moxibustion setzt eine Diagnose voraus, und zwar eine Diagnose nach den rationalen Regeln der induktiv-synthetischen chinesischen Medizin.

Für eine solche Diagnose sind im vorangehenden Kapitel 2: Diagnostik, aber auch im Kapitel 5: Pathologische Beziehungen, die allgemeinsten Grundregeln aufgezeigt worden.* Eine solche Diagnose ist immer dann unabdingbar, wenn chronische und tiefgreifend konstitutionelle Befunde, die bisher herkömmlichen Behandlungen getrotzt haben, beeinflußt oder gar geheilt werden sollen.

Aber selbst bei akuten und lokalen Störungen kann von rationaler und zugleich rationeller Therapie mit Hilfe von Akupunktur und Moxibustion eigentlich erst gesprochen werden, wenn vorab zumindest ein Allgemeinbefund nach den Regeln der chinesischen Diagnostik erhoben worden ist. Diese Erinnerung ist alles andere als ein Gemeinplatz. In der gesamten bisher vorhandenen westlichen Literatur über Akupunktur und, seit den 70er Jahren sogar in chinesischen weitverbreiteten und als maßgebend betrachteten Werken, wird bestenfalls eine eklektisch-pragmatische Mischung aus chinesischer Medizintradition, einfacher Symptomenbeschreibung und teils wissenschaftlichen, teils empirischen Befunden der westlichen Medizin dargeboten. Die unbefangenen Benutzer solcher Werke, die z. T. ohnedies von der Meinung ausgehen, daß chinesische Akupunktur eine schlichte Technik der Volksmedizin darstelle, ahnen nicht, daß identische Begriffe, z. B. „Herzschmerzen", von Fall zu Fall aus radikal verschiedenem Zusammenhang rühren und in sich gegenseitig ausschließender Bedeutung verwendet werden. Eine Bereinigung dieser Widersprüche und teilweise nichtigen Verheißungen und Behauptungen ist nur möglich, wenn, wie im vorliegenden Werk, nicht bloß auf zeitgenössische, wie auch immer sich autorisiert und eindrucksvoll gebende chinesische Texte Bezug genommen wird, sondern primär und direkt auf die klassische Tradition.

Nicht minder wichtig ist ein zweiter Gesichtspunkt. Mit einer technisch-manipulativ gekonnten Akupunktur lassen sich — völlig unabhängig von jedem Suggestiveffekt, der der Akupunktur wie jeder anderen exotischen Heiltechnik zu Recht oder zu Unrecht zugeschrieben wird — zumindest für mehrere Stunden, u. U. mehrere Tage selbst extreme Schmerzkonstellationen und Symptome lebensbedrohender, hochakuter Krankheit bannen bzw. hintanhalten. Wenn solcher technischen Virtuosität nicht rationale Klarheit über das Wesen der Störung voraufgeht, ist es unausweichlich, daß die Aku-Moxi-Behandlung in solchen Fällen nicht nur scheitern muß, sondern sogar kaum wieder gutzumachenden Schaden für den Patienten bedingen kann.

Entgegen weitläufiger Meinung ist eine chinesische Diagnose nur sehr bedingt durch einen selbst mit aller Sorgfalt erhobenen westlichen Befund zu ersetzen. Wie oben dargetan (s. S. 2f.), erbringt ja die westliche Diagnose ihrem Wesen nach die erforderlichen eindeutigen Qualifikationen von Funktionen entweder überhaupt nicht oder allenfalls in allgemeiner deskriptiver, also nicht eindeutiger Weise.

Aus einer bloßen Auflistung von Symptomen, wie vollständig und sorgfältig diese auch sein mag, müssen die bedingenden Faktoren erst dadurch abgeleitet werden, daß die Symptome unter Verwendung der in der chinesischen Medizin verbindlichen qualitativen Normkonventionen eindeutig und allgemeinverbindlich definiert werden.

Die Erstellung des Rezepts
(Verordnung, *praescriptio*)

Eine, wie eben gesagt, sachgemäße chinesische Diagnose bildet die direkte Grundlage für die Ausarbeitung einer spezifischen, rational begründeten

---

* Im übrigen verweisen wir auf die ausführliche Darstellung im *Lehrbuch der chinesischen Diagnostik* - s. Bibliographie.

und nachprüfbaren Verordnung, eines Behandlungsplans, einer Behandlungsanweisung.

Dabei wird zunächst nach einer Gliederung, die bereits im 72. Kapitel der „Unbefangenen Fragen im Inneren Klassiker des Gelben Fürsten" (*Huang-di Neijingsuwen*) genannt ist, und die auch oder vor allem in der chinesischen Arzneimitteltherapie Bedeutung hat, der allgemeine Rahmen und Akzent der Maßnahmen bestimmt: Mit den „Sieben Verschreibungen" (*septem praescriptiones, qifang*).

Im Hinblick auf die Absichten und Möglichkeiten der Aku-Moxi-Therapie versteht man hier darunter im einzelnen:

1. *Praescriptio magna* (*dafang*), „Große Verordnung":

Diese wird eingesetzt gegen hochakute, gefährliche, u. U. sogar lebensbedrohende Befunde und Störungen.

Eine *praescriptio magna* bezieht entweder zahlreiche Foramina in die Behandlung ein oder verwendet starke und lange Nadeln oder schreibt eine energische Stimulation der Nadeln (vgl. unten) vor.

2. *Praescriptio parva* (*xiaofang*), „Kleine Verordnung":

Eine solche kommt in Frage bei leichten Störungen, rezenten Störungen oder bei geringen Energiereserven, also allgemeiner Schwäche des Patienten.

Eine *praescriptio parva* erstreckt sich nur auf wenige Foramina oder verwendet verhältnismäßig feine Nadeln und/oder schreibt eine vorsichtige, zurückhaltende Stimulation der Nadeln vor.

3. *Praescriptio mitis* (*huanfang*) „Milde Verordnung":

Eine solche wird für die protrahierte Behandlung chronischer oder konstitutioneller Störungen angewandt.

Eine *praescriptio mitis*, eine „gemächliche" Verordnung, ist auf eine sich über lange Zeit erstreckende Behandlung angelegt. Sie arbeitet mit einer schwachen Stimulation der Nadeln, die lange im Patienten liegenbleiben (vgl. unten, S. 370); auch liegen mehrere Tage, u. U. Wochen zwischen den einzelnen Behandlungssitzungen; endlich werden zahlreiche Foramina in den Behandlungsplan einbezogen.

4. *Praescriptio vehemens* (*jifang*) „Energische, intensive Verordnung":

Sie wird eingesetzt entweder gegen hochakute und lebensbedrohende, unverzüglicher Hilfeleistung bedürfende Störungen wie z. B. Ohnmachten, Brechdurchfälle, schwere Krampfanfälle.

Eine *praescriptio vehemens*, eine „energische Verordnung" beschränkt sich auf ganz wenige Foramina und besteht in einer energischen Stimulation derselben.

5. *Praescriptio impar* (*qifang*) „Ungeradzahlige Verordnung":

Eine solche wird zur raschen Linderung (also nicht notwendigerweise zur Heilung) augenblicklicher, lokalisierter Schmerzzustände eingesetzt.

Die „ungeradzahlige Verordnung" bezieht sich jeweils nur auf ein einziges Foramen, das tief gestochen wird, und/oder indem man die Nadel lange liegen läßt und (erforderlichenfalls) nachhaltig stimuliert.

6. *Praescriptio par* (*oufang*) „Geradzahlige Verordnung":

Diese findet vor allem bei *occlusiones* und in deren Gefolge auftretenden Paresen und Spasmen Anwendung. Ihre Besonderheit liegt darin, daß trotz Einseitigkeit der beobachteten Störung (z. B. Hemiplegie oder ein nur die eine Körperhälfte affizierender Spasmus) bestimmte Foramina symmetrisch, d. h. auf beiden Körperhälften stimuliert werden.

7. *Praescriptio multiplex* (*fufang*) „Kombinationsverordnung":

Sie wird bei sehr komplexen und damit hartnäckigen und therapieresistenten Befunden eingesetzt und besteht entweder in der Kombination von Nah- und Fernpunkten oder in der Kombination von *conquisitoria abdominalia* mit den zugehörigen *inductoria dorsalia*.

Viel wichtiger als diese ganz allgemeine und eher formale Gliederung der Verordnungen ist die Entscheidung zwischen Nadelung und Moxibustion, sowie die ebenso wichtige, weiter ins Detail gehende Anpassung an die nach den Acht Leitkriterien definierten Ergebnisse der Diagnose.

Nadelstich oder Moxibustion

Jeder **Nadelstich** entspricht seinem Wesen nach einer Yang-Maßnahme, d. h. einer aktiven, zerstreuenden, ableitenden, verändernden, mobilisierenden, lösenden Maßnahme. Solches ist aus allgemeiner medizinischer Erfahrung insoweit nachzuvollziehen, als jede Wunde — eine Schnittwunde, ein Hautriß oder gar ein tiefer Messerstich — über die momentane Schockwirkung hinaus, für längere Zeit Energien und Kräfte des Individuums zunächst bindet, dann zerstreut und damit vernichtet: Die Verletzung bedeutet nicht eine Kräftigung, sondern eine Schwächung, in Ausnahmefällen eine Entlastung des betreffenden Organismus.

Ein Nadelstich ist eine Mikroläsion, die ihrem Wesen nach Energie abzieht und/oder vernichtet. Diese primär, wie gesagt, **dispulsive** („zerstreuende") Qualität kann auf Grund zweier Erkenntnisse bzw. Maßnahmen (s. unten) der chinesischen Medizin in therapeutischer Hinsicht und auf die Funktion des Ganzen bezogen in hohem Maße modifiziert und angepaßt werden. So kann die dispulsive Wirkung nicht nur genau beherrscht, sondern sogar völlig neutralisiert oder — wiederum aufs Ganze bezogen — in eine stabilisierende oder durch Auslösung der Gegenreaktion sogar **suppletive** verkehrt werden. Solches geschieht

1. durch die gezielte Punktwahl (s. nächster Abschnitt): Die Nadel wird nicht an einer beliebigen Stelle des Körpers, auch nicht einfach im *locus dolendi*, sondern in Prädilektionsstellen höchster Individualität, eben in die *foramina cardinalia*, eingestochen;
2. sie wird auf Grund einer abgestuften und ausgereiften Technik (vgl. unten den Abschnitt „Stichtechnik", S. 365ff.) der therapeutischen Absicht entsprechend stimuliert.

Aus diesen Überlegungen ist auch klar, weshalb und wo der Nadelanwendung (Akupunktur) essentielle Grenzen gesetzt sind: Dort, wo eine Stützung oder Ergänzung (*suppletio, augmentatio*) überwiegend oder allgemein erschöpfter Potentiale über längere Zeit hinweg vonnöten ist, kann die Akupunktur zunächst und auf lange Strecken hin keine Wirkung entfalten.

Umgekehrt, wo Blockaden, Stauungen, ein allgemeines oder lokales Überangebot von Energien konstatiert wird, wird eine richtig eingesetzte Akupunktur rasche und optimale Wirkungen zeitigen.

Die **Moxibustion**, also die Zuführung von Wärme über einzelne Foramina, entspricht ihrem Wesen nach einer *tepefactio*, weniger präzis einer *suppletio* des Yang, mit anderen Worten einer Mehrung oder Ergänzung der Aktivität, einer Kräftigung und Stabilisierung dynamischer Funktionen und Abläufe.

Daraus ergeben sich die **grundsätzlichen Indikationen** *der Moxibustion*:

1. bei geschwächter innerer Dynamik, sei es infolge einer konstitutionell vorhandenen oder durch akute Krankheit bedingten *inanitas*;
2. bei massiven Yin-Befunden (zu denen einerseits die *algor*-Heteropathien, andererseits aber auch alle zu *concretiones*, zu Neoplasien, materiellen An- oder Ablagerungen führenden Prozesse zählen).

Entschieden kontraindiziert ist hingegen die Moxibustion, wie leicht einsichtig, bei allen Arten von Yang-Symptomatik, also einerseits bei *calor*-Befunden allgemeiner oder lokaler Art, aber auch bei der durch *inanitas* bedingten pathologischen Freisetzung von Aktivität, bei sekundär übersteigerter Dynamik.

Im übrigen kann auch die Anwendung von Moxen (s.u. S. 373ff.) durch technische Manipulation

in ihrer Wirkung in engeren Grenzen modifiziert und angepaßt werden, als dies für die Nadelung gilt. Dies erklärt, weshalb mitunter eine Moxibustion gegen umschriebene Yin-Befunde zum Zuge kommen kann, obwohl neben diesen oder antagonistisch zu diesen klare Yang-Befunde vorhanden sind.

Betonen wir also nochmals, daß die *suppletio* des Yang durch Moxibustion eine eindrucksvolle und sich rasch entfaltende Wirkung zeigen kann. Sie kann aber im Gegenteil zu einer weiteren Verschlimmerung führen, wenn eine ausgedehnte *inanitas* des Yin vorliegt (also allgemeine Kachexie, drastische Verminderung der Säfte, Trockenheit des Mundes, Dehydratation der Gewebe, Verminderung der Tränenflüssigkeit wie aller übrigen Körperflüssigkeiten, heftiger Durst, subfebrile Temperaturen usw.).

Die Verordnung in Abstimmung mit den Leitkriterien

Die Anpassung an die unter Bezug auf die Acht Leitkriterien qualifizierten Befunde kann in zweierlei Weise erfolgen, nämlich 1. allgemein, 2. orbis- und damit leitbahnspezifisch.

Die allgemeine Anpassung

Für die allgemeine Anpassung der Aku-Moxi-Therapie gelten zunächst folgende Grundsätze:
1. *Species*-Befunde werden durch oberflächliche oder leichte Nadelung und durch schwache Moxen therapiert;
2. *intima*-Befunde werden durch Nadelung mittlerer Stichtiefe und durchschnittlicher Stimulation, sowie durch ausgewogene Moxibustion behandelt;
3. *inanitas*-Befunde werden zurückhaltend und mit Umsicht (Kontraindikation *inanitas* des Yin!) genadelt, aber, wenn angezeigt, ausgiebig gemoxt;
4. *repletio*-Befunde werden bei unterschiedlichen Stichtiefen (in Abhängigkeit von *species* und *intima*), jedoch mit starkem Nadelkaliber und starker Stimulation punktiert, jedoch äußerst zurückhaltend oder überhaupt nicht gemoxt;
5. *algor*-Befunde werden mit maximaler Stichtiefe und langer Verweildauer, doch geringer Stimulation genadelt und ausgiebig und andauernd gemoxt;
6. *calor*-Befunde werden bei geringer Stichtiefe, mit kurzer Verweildauer, u. U. auch blutig genadelt, niemals und unter keinen Umständen gemoxt.

Aus der uns ja schon aus der Diagnostik geläufigen Kombination dieser Kriterien ergeben sich dann folgende abgestuften Richtlinien:

calor speciei:
oberflächliche Nadelung bei unverzüglicher Entfernung der Nadel;

calor intimae:
Nadelung unterschiedlicher, im allgemeinen mittlerer Stichtiefe bei dispulsiver Stimulation; Kontraindikation der Moxibustion;

algor speciei:
oberflächliche Nadelung bei längerem Liegenlassen der Nadel;

algor intimae:
Nadelung unterschiedlicher, im allgemeinen mittlerer Stichtiefe bei suppletiver Stimulation; Moxibustion entsprechend der Intensität des Befunds;

repletio speciei:
oberflächliche, dispulsive Nadelung, d. h. Verwendung eines starken Nadelkalibers und dispulsive Manipulation; keine oder nur sehr zurückhaltende Moxibustion;

repletio intimae:
mittlere bis tiefe Nadelung mit Nadeln mittleren Kalibers, dispulsive Manipulation; keine oder nur sehr genau abgestimmte (z. B. bei *algor repletionis*) Moxibustion;

inanitas speciei:
keine oder nur oberflächliche, flüchtige Nadelung mit suppletiver Manipulation (dünnes Nadelkaliber); vorsichtige, genau angepaßte Moxibustion;

inanitas intimae:
im allgemeinen keine Nadelung; bei gesicherter *inanitas* des Yang wiederholte, aber nicht zu intensive Moxibustion;

algor inanitatis:
zurückhaltende Nadelung, Verwendung von Nadeln schwachen Kalibers, äußerstenfalls mittlere Stichtiefe; ausgiebige Moxibustion, die jedoch bei starker *inanitas* nicht intensiv, sondern extensiv und protrahiert, d. h. in kleinen Einzeldosen über Tage und Wochen verteilt, angewendet werden muß;

algor repletionis:
tiefe Nadelung mit langer Verweildauer, mittlerem Nadelkaliber, mäßiger Stimulation; ideal hier jedoch die Kombination von zunächst Nadelung, anschließend Moxibustion der gleichen Foramina, wobei die Moxibustion dann von mittlerer bis großer Intensität sein kann.

calor inanitatis:
behutsame, flüchtige, jedoch auf viele Foramina sich erstreckende, bei hochakuten Symptomen auch blutige Nadelung; keine oder äußerst zurückhaltende Moxibustion;

calor repletionis:
blutige, auf mehrere Foramina sich erstreckende Nadelung oder oberflächliche Nadelung mit dispulsiver Manipulation. Die Moxibustion ist grundsätzlich kontraindiziert;

Leitbahnspezifische Anpassung

In dem Maße, in dem die Diagnose erbringt, daß bestimmte Regionen des Körpers oder Orbes von einer Störung in spezifischer Weise betroffen sind, ergibt sich daraus selbstverständlich die Notwendigkeit und die Rechtfertigung für eine leitbahnbezogene Aku-Moxi-Therapie, bei der einzelne Foramina oder Gruppen von Foramina gegenüber allen übrigen betont werden.

Nun sind aber, wie bereits in den Abschnitten Foraminologie I und Sinarteriologie ausführlich erläutert, selbst homologe Foramina ein und derselben Leitbahn, erst recht nicht antithetische, gegenüber ein- und derselben Stimulation indifferent. Mit anderen Worten, identische Reize führen, auf verschiedene Foramina derselben Leitbahn ausgeübt, zu ganz verschiedenen Wirkungen.

Hat z. B. die Diagnose eine *repletio* in der *cardinalis pulmonalis yin maioris manus* ergeben, so wird man dispulsiv in erster Linie auf das Foramen *lacus pedalis*, P5, einwirken; umgekehrt, hat man eine *inanitas* in diesem Bereich festgestellt, so wird man die suppletiven Maßnahmen vor allem auf das Foramen *vorago maior*, P9, richten.

Oder es geht darum, die Schweißsekretion zu regulieren. Einen entsprechenden Befund vorausgesetzt, bietet sich hierfür das Foramen *valles coniunctae*, IC4, an, durch dessen Stimulation sowohl eine Anregung als auch eine Hemmung der *sudatio* bewirkt werden kann. Ein Foramen mit ähnlichen Bezügen, jedoch umgekehrter Polarität ist das Foramen *amnis recurrens*, R7. Aus solchem Wissen ergibt sich dann der jeweils gegenpolige Stimulationsmodus für die beiden Foramina: Will man die *species* öffnen, also die Feuchtigkeitsausscheidung über die Haut anregen, so wird man *valles coniunctae*, IC4, suppletiv und *amnis recurrens*, R7, dispulsiv stimulieren. Umgekehrt, will man eine übermäßige Schweißsekretion bremsen, so wird man *valles coniunctae* dispulsiv und *amnis recurrens* suppletiv stimulieren.

Details wie die eben illustrierten ergeben sich aus den konkreten Einzelheiten einer Diagnose, bezogen auf die in der Foraminologie und Sinarteriologie zu findenden grundsätzlichen Hinweise und nicht zuletzt natürlich aus den im Abschnitt *Foraminologie II* für jedes einzelne Foramen aus klinischer Empirie festgelegten Qualitäten.

Die Auswahl der Punkte (Foramina)

Ist auf Grund der Diagnose die Entscheidung gefallen, die Störung mit Akupunktur oder Moxibustion zu behandeln, so erfordert die „Verordnung" sogleich die Beantwortung der Frage, welche von mehreren in Frage kommenden Foramina tatsächlich stimuliert werden sollen. Hierbei ist zu wählen zwischen einer oder mehreren von drei Alternativen, nämlich der Stimulation

1. störungsnaher,
2. störungsferner oder
3. funktionsbezogener Foramina.

Die Beeinflussung **störungsnaher** Foramina bietet sich vor allem bei Störungen an, bei denen sich eine sehr heftige Schmerzsymptomatik, aber auch Schwellungen, Verspannungen, Spasmen in der Peripherie, an den Gliedmaßen entfalten. Sofern nicht Therapiehindernisse wie lokale Wunden oder Geschwüre am Situs eines Foramens der Absicht entgegenstehen, bringt in solchen Fällen die Aku-Moxi-Therapie unmittelbare Linderung.

Störungsnahe Foramina können aber auch für die Behandlung einiger Affektionen in Betracht gezogen werden, die am Stamm Mißbefindlichkeiten zeitigen, z. B. wenn man bei Miktionsstörungen das Foramen *prima clusarum*, Rs4, oder das Foramen *conquisitorium vesicale*, Rs3, stimuliert.

Ebenso häufig wird man allerdings bei Störungen, deren deutliche Symptome wie etwa Heiserkeit, Kopfschmerz, Bauchschmerzen, Stechen in der Leibesmitte oder Hämorrhoiden, sehr wohl an Kopf und Rumpf zu lokalisieren sind, neben störungsnahen Foramina **störungsferne Foramina** stimulieren — als welche im engeren Sinn Foramina verstanden werden, die distal von Ellbogen und Kniegelenk liegen. Über die zweckmäßige Auswahl solcher Foramina gibt einerseits die oben ausführlich beschriebene Systematik der *quinque inductoria* Auskunft, außerdem im Abschnitt Foraminologie II das für jedes einzelne Foramen beschriebene individuelle Wirkspektrum.

Neben mehr oder minder präzis zu lokalisierenden Schmerzbefunden, Spasmen und Paresen gibt es aber eine große Anzahl völlig delokalisierter Störungen, wie etwa Schlaflosigkeit, Vergeßlichkeit, Schreckhaftigkeit, kurzum alle das Gefühlsleben [die Psyche] erfassenden Befunde, außerdem auch noch den hinter lokalen Schmerz- oder Krampfsymptomen stets vorhandenen, gleichfalls delokalisierten **Allgemeinbefund**. Störungen dieser Art können nur durch die Einwirkung auf funktions- oder **störungsspezifische** Foramina — zu denen beispielsweise die als *conventus* qualifizierten Foramina (vgl. oben S. 55f.) zählen, aber auch alle *foramina rimica* und *originalis* — beeinflußt und korrigiert werden. Wie an Hand der Listen und Abbildungen leicht zu erkennen ist, sind Foramina dieser Art gleichermaßen an den Extremitäten wie am Stamm zu finden und entfalten ihre hochspezifische Wirksamkeit unabhängig von ihrer topologischen Position.

Selbstverständlich ergeben sich, vor allem bei der Behandlung **chronischer und komplexer Störungen** beliebige Kombinationsmöglichkeiten zwischen den drei Alternativen. Es können also funktionsbezogene Foramina zur Behandlung eines allgemeinen Grundbefundes stimuliert werden, gleichzeitig störungsnahe und/oder störungsferne Foramina zur Linderung begleitender Schmerzzustände. Oder eine distal eher suppletive Einwirkung kann am Stamm durch eine dispulsive ausbalanciert werden — oder umgekehrt. Damit gelangen wir auch bereits zu jener Frage, die sich in der Mehrzahl aller Aku-Moxi-Verordnungen stellt, der Kombination von Foramina.

Die Kombination von Foramina

Aus der großen Zahl kombinatorisch denkbarer Möglichkeiten haben sich im Laufe der Jahrhunderte folgende Kombinationen bewährt und sind zur elastischen Anpassung der Aku-Moxi-Therapie an das individuelle Diagnoseergebnis in Betracht zu ziehen:

1. die Kombination von störungsnahen und störungsfernen Foramina,
2. die symmetrische Kombination,
3. die antithetische Kombination,
4. die Kombination von oberen und unteren Foramina,
5. die Kombination von *species*- und *intima*-bezogenen Foramina,
6. die Kombination von abdominalen und dorsalen Foramina,
7. die Kombination eines störungsbezogenen Foramens mit einem *inductorium quinque inductoriorum*,
8. die Kombination eines störungsbezogenen Foramens mit dem *foramen copulo-conventorium* einer *cardinalis impar*,
9. die Kombination eines störungsbezogenen Foramens mit einem Rimicum.

Die Kombination störungsnaher mit störungsfernen Foramina

Hierüber wurde bereits im vorangehenden Abschnitt einiges gesagt. Hauptzweck einer solchen Kombination ist die *propulsio qi* auf den Situs der Störung hin. Deshalb wird zunächst der auf Grund von Befund und Individualität der Foramina hin ausgewählte störungsferne oder störungsfernere Situs eingehend stimuliert, erst nach einiger Zeit der unmittelbar an oder nahe der Störung liegende Situs. Die Erfahrung hat gezeigt, daß durch diese Kombination eine ungleich bessere *obtentio qi* (s. S. 367), und damit eine raschere und stärkere Wirkung erzielt wird.

Die symmetrische Kombination

Diese wird vor allem für die Therapie von *intima*-Befunden, also solchen, die den Orbis, das im Stamm vermutete Substrat affizieren, angewandt. Es handelt sich hier um die spiegelsymmetrische Stimulation der im Hinblick auf die Störung ausgewählten Foramina.

Hat man z. B. eine chronische Verdauungsstörung festgestellt und beschlossen, auf diese über das Foramen *vicus tertius pedis*, S36, einzuwirken, so werden die so genannten Situs an beiden Unterschenkeln gleichzeitig nach gleichem Modus stimuliert.

Die antithetische Kombination

Das Gegenstück zur vorangehenden ist die sogenannte antithetische (auch verschränkte) Stimulation, die darin besteht, daß bei einem in der einen Körperhälfte auftretenden lokalen Befund das entsprechende Foramen in der ihr spiegelbildlich entsprechenden, nicht affizierten Körperhälfte stimuliert wird.

Die wichtigste Anwendung dieser antithetischen Kombination ist die Behandlung von Paresen und Paralysen, die in der Regel nur auf diese Weise wirksam zu vollziehen ist. Die Chinesen wußten seit ältester Zeit, daß eine Akupunktur oder Moxibustion in einem paretischen Areal (die westliche Medizin würde heute formulieren, in einem Gebiet, dessen neurologische Versorgung beeinträchtigt oder gar unterbrochen ist) praktisch unwirksam bleibt; dennoch kann das gestörte Areal über seine spiegelbildliche Entsprechung beeinflußt werden.

Die Kombination von oberen und unteren Foramina

Oben und Unten sind Unterscheidungen der makroskopischen Topologie, wobei alle oberhalb des vermuteten Zwerchfells bzw. der Bauchquerfalte an Rumpf, oberen Gliedmaßen und Kopf liegenden Foramina als „obere", alle übrigen Foramina als "untere" bezeichnet werden.

Mit dieser Art der Kombination verfolgt man ähnliche Absichten wie mit der Kombination störungsnaher und störungsferner Foramina — mit dem Unterschied lediglich, daß hier auch delokalisierte Störungen, für die es ja selbstverständlich kein „störungsnahes", sondern nur ein funktionsbezogenes Foramen geben kann, durch eine vorausgehende Stimulation eines Gegenpunkts das *qi* „zugeschoben" erhalten (*propulsio qi*).

Ein Sonderfall der Kombination von oberen und unteren Foramina ist die unten besprochene Kombination eines störungs- bzw. funktionsbezogenen Foramens mit einem *copulo-conventorium* einer *cardinalis impar*. (Näheres s. dort.)

Die Kombination von *species*- und *intima*-bezogenen Foramina

Wie bereits aus der Orbisikonographie bekannt, hat jeder Yin-Orbis (*orbis horrealis*) in einem ganz bestimmten Yang-Orbis (*orbis aulicus*) sein Komplement und bildet mit diesem ein funktionelles Gespann. Die Verbindung zwischen beiden Orbes erfolgt nach Auffassung der chinesischen Medizintheorie über die Cardinales, also die Hauptleitbahnen. Wie aus der sinarteriologischen Theorie ersichtlich, ziehen beide in dieser Weise komplementären Leitbahnen über dieselbe Extremität, an oder nahe deren Apex sie sich treffen, bzw. wo sie durch Vermittlung ihrer Reticulares (Netzbahnen) in Verbindung stehen.

Bei einer solchen Kombination erfolgt also eine gleichzeitige Stimulation funktionell komplementärer, im Begriffsschema der westlichen Anatomie „antagonistischer" Foramina, was eine Steigerung, vor allem aber eine viel sicherere Beherrschung der beabsichtigten Wirkung ermöglicht.

Bei solchem Vorgehen hat sich seit alter Zeit die Stimulation des *foramen originalis* der einen Leitbahn zugleich mit dem *foramen nexorium* der Komplementärleitbahn als besonders wirkungsvoll und damit zweckmäßig erwiesen.

Beispiel: Die Kombination des *originalis pulmonalis*: *vorago maior*, P9, mit dem *nexorium intestini crassi*: *pervium obliquum*, IC6; oder die Kombination des *originalis intestini crassi*: *valles coniunctae*, IC4, mit dem *nexorium pulmonale*: *lacunae*, P7.

Ein weiterer Sonderfall, von dem allerdings erst in jüngerer und jüngster Zeit auf Grund verbesserter Nadeln und anatomischer Kenntnis Gebrauch gemacht wird, ist das „Durchstechen" von einem bestimmten Foramen der einen Leitbahn zu einem Entsprechungsforamen der komplementären Leitbahn. Solches Durchstechen kommt sowohl im Gesicht als auch an den Gliedmaßen vor. (Vgl. die Abschnitte „Kombinationen" der Einzeleintragungen des Teils *Foraminologie II*.)

Die Kombination von abdominalen und dorsalen Foramina

Wie wir wissen, entspricht die Bauchseite dem Yin, dem fixierenden, sammelnden, struierenden Aspekt, der Rücken dem Yang, also dem zerstreuenden, ausstrahlenden, aktiven Aspekt. Insoweit die Funktionen eines jeden Orbis auf die Körperoberfläche projiziert erscheinen, werden in Foramina des Rückens vor allem ihre aktiven, in Foramina des Bauches vor allem ihren struktiven Aspekte der Beeinflussung zugänglich.

Eine besondere Akzentuierung dieser Polarität finden wir in den beiden Gruppen von Spezialpunkten, den „Sammelpunkten des Bauches" (*conquisitoria abdominalia*) und den „Induktorien des Rückens" (*inductoria dorsalia*).

Man kombiniert also stets das *inductorium dorsale* mit dem *conquisitorium abdominale* jenes Orbis, den man beeinflussen will, z. B. im Fall des *orbis pulmonalis* das Foramen *aula media* (= *conquisitorium abdominale orbis pulmonalis*) mit dem *inductorium pulmonale*; im Fall einer beabsichtigten Einwirkung auf den *orbis stomachi* das *conquisitorium stomachi* mit dem *inductorium stomachi*, usw.

Diese Art der Kombination unterscheidet sich insofern von den bisher besprochenen, als hier eine allgemeine Mobilisierung und zugleich Harmonisierung des *qi* eines bestimmten Orbis beabsichtigt und erzielt wird — ganz unabhängig von der Lokalisation und Ausprägung beobachteter Störungen.

Anders gesagt, mit der kombinierten Einwirkung auf *conquisitorium* und *inductorium* eines Orbis — wobei man je nach Stimulationsmodus und Absicht (vgl. unten S. 368ff.) mit dem einen oder dem anderen beginnen kann — werden alle Bereiche des Orbis, also nicht nur seine Grundfunktionen, sondern auch seine *perfectio*, das ihm entsprechende Sinnesorgan, die ihm zugeordnete Energieform usw. beeinflußt.

Wirken wir also in genannter Weise auf den *orbis hepaticus* ein, so werden damit nicht nur Blockaden der Entschlußkraft, der Imagination, Jähzorn und Gefühlsausbrüche aller Art beeinflußt, sondern auch die Sehfunktion (= Sinnesorgan bzw. Sinnesöffnung), die Muskelleistung (= *perfectio*), die Verteilung der struktiven Säfte einschließlich des Bluts usw.

Ähnlich beim *orbis pulmonalis*, wo diese Grundstimulation nicht nur die Stabilität des Eigenrhythmus wiederherstellt, sondern auch die Feuchtigkeit, Versorgung oder Ausscheidung der Haut (= *perfectio*), die Schärfe des Geruchssinns (= Sinnesorgan) steigert oder wiederherstellt.

Die Kombination eines störungsbezogenen Foramens mit einem *inductorium quinque inductoriorum*

Diese Kombination von Foramina verfolgt mit anderen Mitteln eine ähnliche Absicht wie die vorangehende, nämlich Heilwirkungen zu konsolidieren, indem man durch symptomunabhängige Stimulation die Harmonisierung bestimmter Funktionen bewirkt.

Die *quinque inductoria* stellen ja, wie wir oben (s. S. 56ff.) sahen, ein zur Leitbahnsystematik komplementäres, von dieser teilweise unabhängiges Postulat dar, dessen Besonderheit u. a. darin besteht, daß durch eine Auswahl einzelner Induktorien (*quinque inductoriorum*) der Wandlungsphasenqualifikation der Orbes Rechnung getragen werden kann.

Am konkreten Beispiel: Nach einer bereits im Klassiker der Einwendungen vertretenen Auffassung ist bei *inanitas* eines Orbis dessen „Mutter", d. h. der nach der Wandlungsphasensequenz I („Hervorbringungsreihenfolge") vorangehende Orbis, suppletiv zu stützen; bei *repletio* in einem Orbis hingegen ist nach der gleichen Sequenz dessen „Kind" dispulsiv zu stimulieren.

Nehmen wir an, alle Symptome weisen auf eine *repletio* des *orbis hepaticus*: Kopfschmerzen, Schwere des Kopfes, Obstipation, Rötung der Augen und des Gesichts, große Reizbarkeit — weshalb eine *dispulsio* dieses Orbis angestrebt wird. Der *orbis hepaticus* ist durch die Wandlungsphase Holz qualifiziert. Das „Kind" des „Holzes" ist „Feuer", entsprechend dem *orbis cardialis*. Durch Feuer ist auch das *foramen effusorium* der *cardinalis hepatica*, nämlich *interstitium ambulatorium*, H2, qualifiziert, ebenso wie das Foramen *aula minor*, C8, auf der *cardinalis cardialis* — gleichfalls *foramen effusorium* jener Leitbahn — und so doppelt durch Feuer qualifiziert. Durch eine dispulsive Nadelung des einen oder beider Foramina wird also nach der oben genannten Regel „das Kind dispulsiert".

Umgekehrt, konstatiert man überwiegende Zeichen von *inanitas* des *orbis hepaticus*: pp. *chordales, minuti*, Drehschwindel und Gleichgewichtsstörungen, Kraftlosigkeit, Tinnitus — so wird man für eine allgemeine *suppletio* Foramina und Leitbahnen, die durch die Wandlungsphase Wasser qualifiziert sind, mithin nach der genannten Sequenz I dem Holz „vorangehen", für eine suppletive Stimulation auswählen.

Das Foramen *fons curvus*, H8, das *coniunctorium* der *cardinalis hepatica* ist so qualifiziert; zur weiteren Verstärkung könnte man noch das Foramen *vallis yin*, R10, der *cardinalis renalis*, die ihrerseits durch Wasser qualifiziert ist, ebenfalls in die Stimulation einbeziehen.

Man wird auf Grund der Akutheit oder Chronizität der Symptome und der präzisen Individualdiagnostik entscheiden, ob man ein oder zwei dieser Induktorien und zusätzlich einen störungsnäheren Punkt stimuliert. (Es könnte sein, daß die genannten Kopfschmerzen zwar aus einer Grunddisposition des Individuums, die über die Stimulation der Induktorien korrigiert und konsolidiert werden muß, zu behandeln ist, gleichzeitig aber durch ein exogenes *ventus*-Agens. Selbstverständlich kann man in diesem Fall durch die zusätzliche dispulsive Stimulation etwa von *stagnum venti*, F20, raschere Schmerzfreiheit erzielen.)

Die Kombination eines störungsbezogenen Foramens mit einem *copulo-conventorium* einer *cardinalis impar*

Die *cardinales impares*, die „Unpaarigen Hauptleitbahnen" haben, wie wir oben (s. S. 74) erfahren hatten, die Funktion spezifischer „Ausgleichsreservoire". Sie stehen über mindestens ein, im allgemeinen aber über eine ganze Reihe von *foramina copulo-conventoria* mit dem System der paarigen, also symmetrischen Hauptleitbahnen (*cardinales*) in Verbindung. Unter diesen „Verknüpfungs- und Vereinigungspunkten", also den *copulo-conventoria*, zeichnen sich acht nicht zuletzt durch das Hinzukommen weiterer Sonderqualifikationen besonders aus, weshalb ihre Stimulation zur flankierenden Unterstützung einer störungsspezifischeren Behandlung besondere Bedeutung hat. Diese Foramina sind:

1. *Caput metatarsalis halucis*, L4, entsprechend dem Nexorium der *cardinalis lienalis*, zugleich ein *copulo-conventorium* dieser Leitbahn mit der *sinarteria impedimentalis* und
clusa interna, PC6, Nexorium der *cardinalis pericardialis*, zugleich *copulo-conventorium* dieser Leitbahn mit der *sinarteria retinens yin*
— im Hinblick auf das *qi* in **Thorax und Leibesmitte**, oder anders definiert, das *qi* in oberem und mittlerem Calorium.

2. *Rivulus posterior*, IT3, entsprechend dem *inductorium quinque inductoriorum* der *cardinalis intestini tenuis*, zugleich *copulo-conventorium* dieser Leitbahn mit der *sinarteria regens* und das Foramen *origo ascendentis yang*, V62, entsprechend dem *copulo-conventorium* der *cardinalis vesicalis* mit der *sinarteria ascendens yang*
— im Hinblick auf Störungen der **Kopfregion** einerseits — also des Sehorgans, des Gehörs, Affektio-

nen des Nackens, der Schultern —, andererseits jedoch der *orbes intestini tenuis et vesicalis*.

3. *Lacrimarum instantium pedis*, F41, entsprechend dem *inductorium quinque inductoriorum* der *cardinalis fellea*, zugleich *copulo-conventorium* dieser Leitbahn mit der *sinarteria zonalis* und
clusa externa, T5, entsprechend dem Nexorium der *cardinalis tricalorii*, zugleich *copulo-conventorium* dieser Leitbahn mit der *sinarteria retinens yang*
— im Hinblick auf Störungen in **Kopf und Schultergürtel**.

4. *Lacunae*, P7, entsprechend dem Nexorium der *cardinalis pulmonalis*, zugleich *copulo-conventorium* dieser Leitbahn mit der *sinarteria respondens* und
mare illuminationis, R6, entsprechend dem *copulo-conventorium* der *cardinalis renalis* mit der *sinarteria ascendens yin*
— im Hinblick auf das obere Calorium und alle Funktionen des **Thorax**.

Wird nun eine Stimulation störungsbezogener (d.h. störungsnaher oder funktionsbezogener) Foramina mit einer Stimulation der genannten Foramina kombiniert, so entspricht dies zugleich zwei verschiedenen Kombinationsmöglichkeiten und therapeutischen Absichten, nämlich
1. Die genannten Foramina liegen in der Peripherie entweder an den oberen oder an den unteren Gliedmaßen. Werden sie nach der Regel „Obere mit unteren Foramina" — siehe oben — kombiniert, so erreicht man damit eine *propulsio qi*, d.h. eine Bewegung, einen Antrieb des *qi* auf jenes Foramen hin, über das eine spezifische Therapie eingeleitet werden soll.
2. Durch ihre, wie eben dargetan, übergreifenden Beziehungen zu den Ausgleichsreservoiren bewirkt ihre Stimulation eine Harmonisierung des energetischen Gesamthaushalts in bestimmten, affizierten Bereichen — wodurch der Heilerfolg konsolidiert und Rezidiven vorgebaut wird.

Die Kombination eines störungsbezogenen Foramens mit einem *foramen rimicum*

Bezüglich der *foramina rimica* wurde oben (s. S. 54) festgestellt, daß über sie ein besonders tiefgreifender Einfluß auf die Energien eines bestimmten Orbis oder Funktionsbereichs erzielt werden kann.

Indem man bei hartnäckigen, tief die *intima* affizierenden Störungen vor der Stimulation oder nach der Stimulation eines störungsspezifischeren Foramens das entsprechende Rimicum stimuliert, so wird entweder ein spürbarer Heilerfolg überhaupt erst begründet oder ein solcher konsolidiert, in jedem Fall die Einwirkung verstärkt und vertieft.

Die Kombination eines Rimicums mit einem *foramen conventorium*

Eine Abwandlung des soeben besprochenen Kombinationsmodus, die bei chronischen und konstitutionellen Leiden, welche mit wechselnder Symptomatik sich bemerkbar machen, oft zweckmäßig erscheint, ist die gleichzeitige Stimulation eines den Befunden entsprechenden *foramen rimicum* und eines *foramen conventorium* (s. S. 55).

Auf diese Weise wird einerseits der in der Veränderung der *intima* begründeten Grundstörung Rechnung getragen, zugleich aber jenen mit wechselnder Symptomatik sich manifestierenden akuten Schüben entgegengewirkt.

Die Praxis der Therapie

Die Vorbereitung des Patienten

Der Fall, daß die Akupunktur oder Moxibustion zur Ersten Hilfe bei lebensbedrohenden, hochakuten Störungen eingesetzt wird, ist selbst in China seltener als die Behandlung chronischer oder zumindest nicht lebensbedrohender Befunde; im Westen ist die Behandlung hochakuter und lebensgefährlicher Störungen mit Akupunktur eine seltene Ausnahme. Umso größere Bedeutung kommt deshalb den Vorkehrungen und Kautelen zu, die bei oder vor der Behandlung zu beachten sind.

Ohne Rücksicht auf den Zeitdruck in der Praxis sollte ein Patient niemals unmittelbar nach seiner Ankunft mit Aku-Moxi-Therapie behandelt werden. Es ist dringend wünschenswert und bei labilen Patient unerläßlich, daß der Patient erst zumindest andeutungsweise einen Entspannungszustand erreicht, wie ein solcher ja auch für eine chinesische Diagnose erforderlich ist.

Patienten, die noch niemals genadelt wurden und die sich durch die Erwartung des Nadelstichs beunruhigt fühlen, sollten, wenn immer möglich, im Liegen genadelt werden, um Schwindelanfällen oder Ohnmachten vorzubeugen.

Selbstverständlich ist es — wie bei jeder anderen Behandlungsmethode auch — zweckmäßig, den Patienten vorab über die zu erwartenden Empfindungen und Wirkungen aufzuklären.

Auch nach jeder abgeschlossenen Behandlung sollte nach dem Entfernen von Nadeln oder Moxen der Patient Gelegenheit haben, mindestens eine Viertel-, besser eine halbe Stunde in horizontaler Lage zu ruhen, ehe er die Praxis verläßt. Bei sehr labilen oder geschwächten Patienten ist diese Frist zu verlängern.

Die Akupunktur-Behandlungen **akuter** Störungen können täglich durchgeführt werden. Bei **chronischen** Erkrankungen ist ein Zwischenraum von etwa einer Woche zwischen zwei Behandlungen wünschenswert, äußerstenfalls jedoch ein solcher von einem Monat.

Das praktische Auffinden der Foramina: Punktsuche

Das praktische Auffinden des einzelnen Foramens geschieht auf Grund dreier Daten, nämlich

1. der genauen topologischen Definition des Situs im Rahmen der Foraminologie;
2. der optischen, messenden und
3. der taktilen Anwendung dieser Information am Patienten.

ad 1: Die eindeutige topologische Definition eines jeden Foramens findet man in vorliegenden Buch im Kapitel 6: Foraminologie II in den Rubriken „Lage" sowie „Punktsuche und Behandlung".

ad 2. Die messende Bestimmung unter Anwendung bionomer, also den individuellen Proportionen des behandelten Patienten Rechnung tragender Proportionalmaße, vor allem des „Proportionalzolls" (Abkürzung: PZ) wird auf den Tafeln verdeutlicht.

ad 3: Der nur einigermaßen routinierte Akupunkteur wird die am häufigsten zu stimulierenden Foramina mit großer Sicherheit im Bruchteil einer Sekunde rein optisch bestimmen können. Bei einigen Foramina am Unterschenkel, etwa *copulatio trium yin*, L6, deren millimetergenaue Bestimmung nicht minder wichtig ist, oder am Schädeldach, wird durch Zuhilfenahme von Fingern oder Meßschnüren und anschließender Palpation die erforderliche Gewißheit und Sicherheit erzielt. Denn mit der Palpation erhält der Therapeut in aller Regel gleichzeitig zwei Informationen: die Bestätigung, den topologisch richtigen Situs gefunden zu haben, einen Hinweis auf *repletio/inanitas* des Foramens.

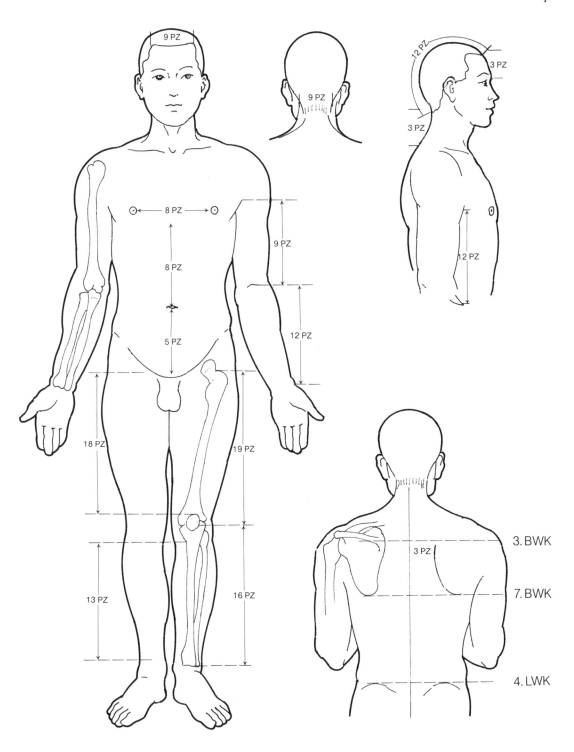

Abb. 252

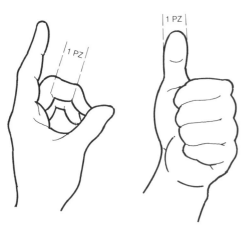
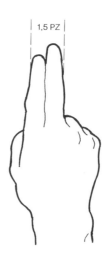
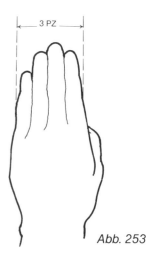

Abb. 253

Viele Foramina liegen, wie aus den Einzeleintragungen der *Foraminologie II* ersichtlich, an palpatorisch markanten Stellen. Eine Anzahl von Foramina, am häufigsten die am Rücken und im Gesicht liegenden, prinzipiell aber jedes Foramen zeigt bei extremer „Bewegung" (*dong*) eine veränderte Sensibilität. Solche Erscheinungen sind nicht nebensächliche, sondern essentielle Informationen der Akupunkturdiagnostik.

Kurzum, die kombinierte Anwendung der drei genannten Daten erbringt nicht nur wegen der jahrtausendelangen Erprobung solchen Verfahrens optimale Ergebnisse; sie ist auch hinsichtlich Präzision und Raschheit nicht zu übertreffen.

Aus solchen Gründen sind für die in diesem Buch allein behandelte klassische „Körperakupunktur" jede Art technisch-elektronischer Punktsuchgeräte nicht nur entbehrlich, sondern für das zuverlässige Aufsuchen der Punkte und damit für eine saubere und zugleich zeitsparende Technik u. U. sogar hinderlich. Zunächst einmal kann ein Punktsuchgerät nur dann eingesetzt werden, wenn der Suchende das ungefähre Areal des Punktes schon kennt. Wäre er so geübt, den Punkt millimetergenau zu orten, hätte das Punktsuchgerät keinen Sinn. Ist er nicht in der Lage den Punkt millimetergenau zu orten, so soll durch die meßbare Senkung des Hautwiderstands im Foramen über ein Signal oder einen Zeigerausschlag die exakte Lage des Punkts angezeigt werden. Kritisch für dieses Verfahren ist allerdings der Übergangswiderstand zwischen Suchsonde und Haut. Wie nicht nur dem Dermatologen, sondern jedem Therapeuten geläufig, ist dieser Widerstand indes nicht nur von Individuum zu Individuum, sondern von Körpersitus zu Körpersitus und von Augenblick zu Augenblick dadurch extremen Schwankungen unterworfen, daß nicht nur die Schweißsekretion, also die lokale Hautfeuchtigkeit und Elektrolytkonzentration an der Hautoberfläche, sondern auch die unterschiedliche Fettkonzentration auf der Haut und in der Haut alle raschen und absoluten Vergleiche unmöglich machen. Mit anderen Worten, erst nachdem das Gerät an Hand von Erfahrungswerten für den betreffenden Patienten und die ge-

genwärtig obwaltenden Verhältnisse ganz approximativ geeicht wurde, kann mit einer Punktsuche unter Vorbehalt begonnen werden. Aber selbst für den Fall, daß tatsächlich — was nicht bestritten wird — durch deutliche Widerstandsunterschiede so Punkte lokalisiert werden, liefert eine solche Messung nicht annähernd jene abgestufte und rasch verfügbare und vergleichbare Information, die die Palpation des Foramens dem Behandler vermittelt. Der Anfänger und weniger Geübte wird also zur Erzielung einer sorgfältigen Technik sich zunächst genau über die topologischen Daten informieren und diese an Hand der oben angegebenen Proportionalmaße auf den Patienten übertragen. Auch der Geübte wird dies bei einigen schwieriger zu bestimmenden oder selten gewählten Punkten so halten. Für alle unerläßlich aber ist die Palpation des Punkts, wodurch letzte Gewißheit nicht nur über die genaue Lage, sondern auch über die Wahl und Dosierung der Stimulation gewonnen wird.

Die Nadeln

Wenn u. U. auch nicht das einzige, so doch das mit Abstand wichtigste Instrument des Akupunkteurs ist die Nadel. Im Innern Klassiker werden neun verschiedene Formen von Nadeln unterschieden, die aus Eisen oder Stahl gefertigt waren. Diese Vielfalt war teils aus den Beschränkungen des Materials, vor allem aber aus der Konvergenz verschiedener Überlieferungen zu erklären. Darüberhinaus gab es, wie uns archäologische Funde aus neuester Zeit belehren, noch andere Formen der Nadeln, die z. T. aus Edelmetall — Silber oder Gold — gefertigt waren.

Gegenüber dieser rein historischen Tradition sind in China seit mehr als einem Jahrtausend eigentlich nur noch vier Arten von Nadelmodellen in Gebrauch, die durchwegs aus Stahl, in neuester Zeit

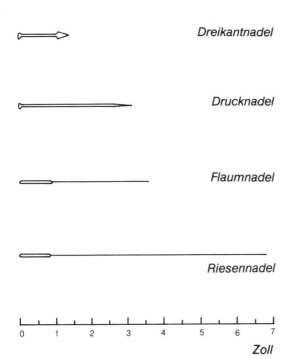

Dreikantnadel

Drucknadel

Flaumnadel

Riesennadel

Abb. 254

Von besonderer Bedeutung sind die Qualität der Spitze sowie die Stärke, Länge und Qualität des Korpus. In China sind die Flaumnadeln genormt, und zwar werden sie in Größen von 0,5 - 6 Zoll als „Flaumnadeln" und von 5 - 20 Zoll als „Riesennadeln" gefertigt. Der Unterschied zwischen Flaum- und **Riesennadeln** besteht in erster Linie in der größeren Länge des Korpus und einer geringfügig anderen Ausführung des Griffs.

Das Korpus hat bei Flaumnadeln:

Größe 0,5 1 1,5 2 2,5 3 4 5 6 Zoll
Länge 15 25 40 50 65 75 100 125 150 mm

Die Länge des zugehörigen Griffs ist nicht genau festgelegt; sie reicht von 25 bis 50 mm in ungefährer Abhängigkeit von der Länge des Korpus.

Bedeutsam hingegen ist der Querschnitt (die Dikke) des Nadelkorpus. Diese wird in China nach Konventionalgrößen von 26 bis 34 angegeben, wobei der kleineren Zahl die größere Dicke entspricht, nämlich

Nr. 26 27 28 29 30 31 32 34
Dicke 0,45 0,42 0,38 0,34 0,32 0,30 0,28 0,23 mm

ausnahmslos aus Edelstahl bester Qualität hergestellt werden, nämlich

1. die Flaumnadel (*haozhen*),
2. die Riesennadel (*mangzhen*),
3. die Dreikantnadel (*sanlengzhen*),
4. die Drucknadel (*tizhen*).

Unter diesen vier Typen ist mit Abstand die **Flaumnadel** der am häufigsten verwendete: Selbst bei einer außerordentlich vielfältigen, alle Aspekte dieser Disziplin umfassenden Praxis werden mehr als ¾ der Stimulationen mit Flaumnadeln durchzuführen sein. Viele Behandler werden ausschließlich mit Flaumnadeln verschiedener Dimension ihr Auskommen finden.

Die Abbildung unten zeigt eine Flaumnadel, an der zu unterscheiden sind
die Spitze,
das Korpus,
die Wurzel (*radix*),
der Griff und
die Cauda.

Die weitaus am häufigsten verwendeten Stärken sind 30 und 32, also mit Korpusdurchmessern von 0,32 bzw. 0,28 mm.

Was die Länge des Korpus anlangt, so werden überwiegend Nadeln von 1 - 2 Zoll Länge verwendet, von denen man je nach Umfang und Frequenz der Praxis ein bis mehrere Dutzend bereithält. Sowohl die Halbzollnadeln als auch die Nadeln größerer Länge kommen bereits sehr viel seltener zum Einsatz, wobei bei den kurzen Nadeln zu berücksichtigen ist, daß es keiner guten Technik entspricht, die Nadel bis zur Wurzel einzustechen.

Der Griff kann — wie heute in China üblich — aus einfach gewendeltem, feinem, rostfreiem Draht, gleichfalls aus Stahl, gefertigt sein, oder aus doppelt gewendeltem Draht, was eine bessere Manipulierbarkeit beim Anheben und Einstechen, vor allem aber beim Drehen und Wirbeln gewährleistet.

Billige Ausführungen sind mit aufgequetschtem Draht oder mit einem aufgepreßten profillosen Griff versehen.

Den letzteren Modellen fehlt auch die Cauda, ein ösenartiges Gebilde, das eine optische Kontrolle bei spontanen, vor allem aber bei induzierten Drehungen der Nadel um ihre Achse erlaubt.

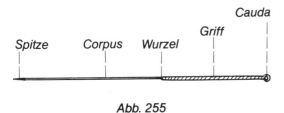

Abb. 255

In Japan und damit auch im Westen sind daneben andere Nadeltypen mit noch feinerem Durchmesser, in der Regel einfacherer Griffausführung und sogar „Einmalnadeln" im Handel. Es ist darauf hinzuweisen, daß diese Nadeln z. T. für eine andere Stichtechnik und nur unwesentliche Manipulation gedacht sind, also für die in diesem Buch allein zu Grunde gelegte klassische und neuere chinesische Stichtechnik weniger gut oder überhaupt nicht geeignet sind.

Solches gilt erst recht für die gleichfalls in Japan, Korea, aber auch westlichen Ländern hergestellten Nadeln aus Edelmetallen, vor allem aus Silber und Gold, aber auch aus Platin. Ein wesentliches Merkmal der modernen chinesischen Flaumnadel ist ihre Feinheit bei hoher mechanischer Belastbarkeit. Es liegt auf der Hand, daß eine aus einer Gold- oder Silberlegierung gefertigte Nadel bei gleicher mechanischer Belastbarkeit ein stärkeres Kaliber haben muß — womit jedoch wiederum ganz andere Wirkungen gesetzt werden; auch ihre Manipulation ist so gut wie ausgeschlossen, weil das Wirbeln und Drehen der Nadel z. B. eine submikroskopische Glattheit des Korpus voraussetzt (s. u.).

Gegen den Gebrauch von Einmalnadeln, sofern sie den oben angegebenen Spezifikationen entsprechen, ist zwar nichts Grundsätzliches einzuwenden, abgesehen vom Umstand, daß ihre Griffe für eine saubere und kontrollierte Manipulation des Korpus nicht geeignet sind. Überdies fehlt zumeist die Cauda. Vor allem aber besteht keinerlei medizinisch-hygienische Notwendigkeit für eine solche Wegwerfwirtschaft. Richtig gepflegte (s. u.) und verwendete moderne Akupunkturnadeln bester Qualität können im Durchschnitt mehrere Dutzendmal verwendet werden. Gründe eine Nadel auszusondern gibt es nur drei, nämlich

1. entweder die Beschädigung der Spitze,
2. die Verbiegung des Korpus oder
3. die sich lockernde starre Verbindung zwischen Korpus und Griff (letzteres nur bei billigen Nadeln vorkommend).

Die **Dreikantnadel** ist, wie ihr Name sagt, eine Art Kreuzung zwischen Nadel und Skalpell. Ihr einziger Verwendungszweck ist die Setzung winziger Schnittwunden zur sogenannten „blutigen Nadelung" bei *calor* oder *calor repletionis*-Befunden an dafür vorgesehenen Stellen.

Die **Drucknadel** endlich, früher aus Eisen, heute aus Edelstahl für medizinische Instrumente hergestellt, ist eine Art sorgfältig polierter Nagel, ein Druckstift von 3 - 4 Zoll Länge und einem halben bis 1 mm Durchmesser, vor allem aber mit stumpfer Spitze. Diese Nadel wird, wie ihr Name sagt, nicht eingestochen, sondern nur mit mehr oder weniger Kraft auf das Foramen gedrückt, wodurch zwar Druckspuren und Gefühlsreaktionen auftreten, jedoch kein Einstich und keine Blutung erfolgen.

Der Prüfung, Auswahl und Pflege der Nadeln sollte angemessene Aufmerksamkeit geschenkt werden. Bei Nadeln guter Qualität kommen Unregelmäßigkeiten der Spitzen niemals vor, desgleichen nie locker im Griff sitzende Nadeln.

Im Gebrauch sind die Nadeln eigentlich nur zweierlei Beeinträchtigungen ausgesetzt:
1. Bei Stichen in mächtiges Muskelgewebe kann durch Flexionen oder Spasmen das Korpus der Nadel verbogen werden. Nachdem eine solche Nadel mit Umsicht extrahiert worden ist, muß sie ausgesondert werden.
2. Es kann bei unvorsichtigem Stechen im Kontakt mit einem Knochen die Nadelspitze abgebogen, gekrümmt werden. Die Extraktion einer solchen Nadel ist mit großer Mühe verbunden und erfordert u. U. einen chirurgischen Eingriff. Selbstverständlich sind auch so schadhaft gewordene Nadeln definitiv auszusondern.

Zur Vermeidung der Übertragung einer Infektion (z. B. Hepatitis) ist es nicht nur üblich, sondern dringend erforderlich, jede Nadel nach Gebrauch mit Desinfektionsmittel zu reinigen und sodann in einem Sterilisator ca. 1 Stunde lang auf 200°C zu erhitzen. Die so sterilisierten Nadeln sollten zweckmäßigerweise in verschiedenen kleinen Schalen keimfrei zum Wiedergebrauch aufbewahrt werden.

Die Stichtechnik

Überall dort, wo die exakte Lokalisierung des zu stechenden Foramens Schwierigkeiten bereitet, sollte dieses vor dem Einstich unter Verwendung eines chirurgischen Markierstifts deutlich markiert werden. Es ist nicht ein Zeichen von Anfängertum, sondern im Gegenteil von Sorgfalt, wenn diese Vorkehrung getroffen wird. In Ostasien scheuen sich selbst souveräne Routiniers nicht, solche Markierungen an allen zweifelhaften Stellen, auf jeden Fall am Schädeldach, u. U. am Unterschenkel oder Unterarm, seltener am Rücken vor der eigentlichen Nadelung anzubringen. Naturgemäß wird der Anfänger häufiger von diesem Mittel Gebrauch machen als der erfahrene Praktiker.

Die einzuführende Flaumnadel wird von Daumen sowie Zeige- und Mittelfinger am Griff gefaßt

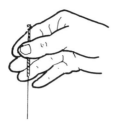

Abb. 256

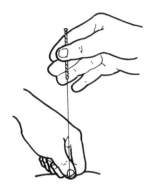

Abb. 257

und eingestochen, bei diesem Vorgang von Daumen und/oder mehreren Fingern der Gegenhand geführt. Bei schwieriger zugänglichen oder schmalen Situs erfolgt die Führung zur besseren optischen Kontrolle nur am Nagel des Gegendaumens, der vor dem Einstich zur Markierung am Foramen aufgesetzt wird.

Von grundlegender Wichtigkeit bei jeder Art von Nadelführung und Stichrichtung ist, daß die einstechende, den Griff der Nadel führende Hand während des ganzen Vorgangs eine reflektive Kontrolle über den Widerstand ausübt, den die Nadelspitze beim Einstechen findet. (Vgl. den übernächsten Abschnitt: *obtentio qi.*) Diese ununterbrochene Kontrolle ist ein wesentlicher Bestandteil der klassischen Stichtechnik.

(Aus diesen Gründen ist die zunächst in Japan geübte, heute auch außerhalb dieses Landes anzutreffende Stichtechnik, bei welcher die Nadel in einem Röhrchen geführt und mit dem Zeigefinger der Schreibhand eingeschlagen oder eingeklopft wird, kategorisch abzulehnen. Der Akupunkteur verliert hierdurch zwingend jede objektive Kontrollmöglichkeit über die *obtentio qi.*

Eine vollendete Perversion der Akupunktur ist das Einbringen von Nadeln mit mechanischen Federgeräten analog jenen, die zum mechanischen Setzen von Reißzwecken oder Nieten verwendet werden. Glücklicherweise ist diese erst in neuester Zeit aufgetretene Methode wieder außer Gebrauch gekommen.)

Über die Einstichgeschwindigkeit und die Einstichtiefe entscheidet die therapeutische Absicht bzw. der zu ihrer Erzielung gewählte Stimulationsmodus (siehe unten).

Teil des Stimulationsmodus, andererseits aber auch ein aus den anatomischen Gegebenheiten am Situs und der Erfahrung sich herleitendes Merkmal der Stichtechnik ist der **Einstichwinkel**. Folgende drei Möglichkeiten sind zu unterscheiden:

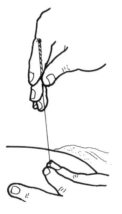

Abb. 258

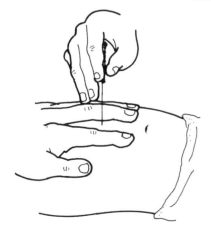

Abb. 259

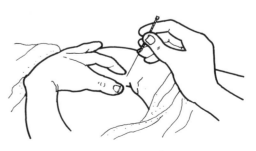

Abb. 260

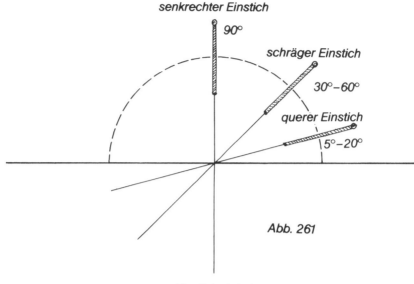

senkrechter Einstich
90°

schräger Einstich
30° – 60°

querer Einstich
5° – 20°

Abb. 261

Einstichwinkel

1. Senkrechter Einstich — das Korpus der Nadel bildet einen Winkel von 90° mit der durchstochenen Hautfläche;

2. schräger Einstich (*punctura obliqua*) — das Korpus der Nadel bildet einen Winkel von 30 - 60° mit der durchstochenen Hautfläche;

3. queres Stechen (*punctura transversa*) — das Korpus der Nadel bildet einen Winkel von 5 - 20° mit der durchstochenen Hautfläche.

Eine schräg oder quer eingestochene Nadel darf keine beliebige **Richtung** haben. Ihre Richtung ergibt sich vielmehr grundsätzlich aus

1. der Qualität der beabsichtigten Stimulationsart (*dispulsio* oder *suppletio*),
2. aus der Topologie des Situs und
3. aus der Verlaufsrichtung der Leitbahn.

Über diese Voraussetzungen muß man sich im Rahmen der Verordnung vor dem Einstich, u. U. unter Konsultation der Foraminologie, Klarheit verschafft haben.

Die **Einstichtiefe** ist von verschiedenen Kriterien abhängig, an einigen Stellen von den anatomischen Gegebenheiten: Die Nadelspitze soll harte Teile des Körpers, also vor allem Knochen, aber auch starke Aponeurosen nach Möglichkeit überhaupt nicht erreichen. Auch Nerven und größere Aderstränge sind zu vermeiden, und das Brustfell darf nicht punktiert werden — woraus sich zahlreiche klare Kauteln der klassischen Akupunktur herleiten, die erst in jüngster Zeit aus der Kenntnis oder vermeintlich besserer Kenntnis der Anatomie teilweise eingeschränkt oder aufgegeben worden sind.

Hingegen ist bei richtiger Technik das Durchstoßen von Muskelgewebe beliebiger Stärke, vor allem aber das Punktieren von Gelenkkapseln und Gelenkspalten nicht nur unbedenklich, sondern in bestimmten Fällen Voraussetzung für die gute Wirkung der Stimulation. Auch im Bauchareal sind tiefe Stiche bei richtiger Nadeltechnik durchaus üblich und klassisch.

Das bedeutet, die Stichtiefe ist für jeden Situs in Abhängigkeit von individueller Beschaffenheit des Situs und therapeutischer Absicht (vgl. S. 353-355) von Fall zu Fall zu bestimmen.

Bedeutsam ist auch die **Geschwindigkeit des Einstichs**: Dieser kann rasch oder langsam, dann aber kontinuierlich und zügig erfolgen. Durch die Kontrolle der stechenden Hand merkt der Behandelnde, ob die Nadel auf erhöhten Widerstand stößt oder durch unvorhergesehene Umstände — etwa einen Gewebespasmus oder die Adhäsion von Gewebe am Korpus der Nadel — in ihrer Bewegung gehemmt wird.

Mit Ausnahme weniger Stellen an Fuß und Hand sind richtig geführte Einstiche nur von unwesentlichem Mißbefinden begleitet, zumeist völlig schmerzlos. Mit der Ausnahme der genannten Stellen ist also das Auftreten von **Schmerz** ein Zeichen fehlerhafter Technik oder, was nicht vorkommen sollte, einer beschädigten Nadel.

Von Schmerzen deutlich zu unterscheiden sind hingegen alle Empfindungen der Patienten die die *obtentio qi*, das „Erreichen des *qi*" anzeigen (*deqi*). (Vgl. den nächsten Abschnitt.)

Die **Verweildauer** der Nadel kann zwischen wenigen Sekunden und mehreren Stunden liegen und richtet sich ausschließlich nach der Funktionslage des Patienten und den therapeutischen Absichten. Näheres darüber auch unter „Stimulationsmodus".

Das „Erreichen des *qi*" (obtentio qi, deqi)

Das **Erreichen des** *qi* gehört — anders als in einer Minderzahl neuerer westlicher Publikationen mitunter behauptet — in China seit klassischer Zeit bis in die Gegenwart zu den niemals in Frage gestellten und daher unabdingbaren Begleitzeichen einer wirksamen Nadelung.

Als Zeichen dafür, daß die Nadel das *qi*, also die individualspezifisch aktive Energie kontaktiert, „erreicht" (*de*) hat, muß beim Punktierten entweder ein dumpfer Schmerz oder Taubheit oder ein Druckgefühl oder ein Spannungsgefühl (oder eine Verbindung solcher Empfindungen) in der Umgebung der Nadelspitze auftreten.

Auch der Behandelnde merkt an dem charakteristisch zunehmenden Widerstand der Nadelbewegung trotz gleicher Beschaffenheit des Gewebes, daß „das *qi* erreicht" wird.

Das Erreichen des *qi* ist eine Voraussetzung, zugleich ein Zeichen dafür, daß die Nadel (zunächst) nicht weiter eingestochen werden muß.

Je nach beabsichtigter Stimulation kann das beschriebene Gefühl nach einigen Minuten abklingen oder ganz schwinden. In diesem Fall muß die Nadel, sofern es der Situs erlaubt, etwas tiefer eingestochen werden, bzw. die **Bewegung des** *qi* (*propulsio qi*, *xingqi*) ist durch eine der nachfolgend beschriebenen Techniken zu gewährleisten.

Das „Bewegen des *qi*" (*propulsio qi*, *xingqi*), auch „Antreiben des *qi*" (*incitatio qi*, *cuiqi*) oder „Überwachen des *qi*" (*decursospectio*, *houqi*)

Nach Auffassung der chinesischen Medizin erfolgt eine Stimulation wirksam nur so lange, als der Patient eine der oben beschriebenen Empfindungen hat, die auf den Kontakt der Nadel mit seiner individualspezifischen Energie hindeuten. Schwindet diese Empfindung, so muß sie, sofern eine weitere Stimulation erwünscht ist, durch entsprechende Manipulation der Nadel wiederhergestellt werden. Hierzu zählen:

1. Die **Verfolgetechnik**, *xunfa*, *persecutio*. Sie besteht darin, daß der Griff der eingestochenen Nadel in der Verlaufsrichtung der Leitbahn behutsam und weich, zugleich langsam hin und herbewegt wird, so lange, bis der Patient wiederum ein Gefühl des erreichten *qi* hat. Es ist dies die mildeste Methode einer Nachstimulation.

2. Die **Lösetechnik**, *shefa*, *retractio*. Sie besteht darin, daß die aus topologisch-anatomischen Rücksichten nicht tiefer einzustechende Nadel, an deren Spitze kein Gefühl der *obtentio qi* mehr vorhanden ist, zunächst am Griff vorsichtig gegen die Verlaufsrichtung der Leitbahn gedrückt und dann geringfügig angezogen wird.

Diese Manipulation bezweckt, den Fluß stockender aktiver und struktiver Energie am Erfolgsort zu lösen — daher auch der Ausdruck „Lösetechnik" — und die Zerstreuung (*dispulsio*) von Blockaden zu fördern. Dieses Verfahren ist immer dann angezeigt, wenn andere Stimulationstechniken keine deutliche Wirkung bringen und dennoch die Nadel fest im Gewebe haftet, so daß der Versuch, sie zurückzuziehen Schmerzen, aber kein neues Gefühl der *obtentio qi* auslöst.

3. Die **Klopftechnik** (*tanfa*). Sie besteht darin, daß bei einer bereits längere Zeit im Gewebe verweilenden Nadel mit der Spitze des Zeigefingers wie gegen die Saite einer Laute, gegen die Cauda der Nadel geklopft wird, so daß die Nadel in Schwingung versetzt wird und erneut oder überhaupt erst ein *deqi*-Gefühl eintritt.

Dieses Verfahren ist anzuwenden, wenn trotz erreichter Stichtiefe und richtig getroffenem Foramen, auch augenscheinlich ausreichenden Energiereserven des Patienten, die *obtentio qi* auf sich warten oder zu wünschen übrig läßt.

4. Die **Wipptechnik** (*yaofa*). Dieses Verfahren ist sowohl bei senkrecht, schräg als auch transversal eingestochenen Nadeln anzuwenden und besteht darin, daß über den Griff die Nadel energisch lateral — also auch im rechten Winkel zur Verlaufsrichtung der Leitbahn — hin- und herbewegt wird.

Dieses Verfahren kann in zweierlei Absicht verwendet werden: 1. Zu einer energischen Verstärkung der dispulsiven Stimulation (siehe unten); 2. analog der Lösetechnik, zur Mobilisierung blockierter, nach anfänglichem Fließen wieder ins Stocken geratener Energien.

5. Die **Streichtechnik** (*guafa*). Eine senkrecht oder schräg eingestochene Nadel wird mit Daumen und Zeigefinger am über die Einstichstelle herausragenden Teil des Korpus festgehalten und mit dem Daumen der Schreibhand, der auf die Cauda Druck ausübt, leicht eingedrückt; dabei streicht der Zeige- oder Mittelfinger der Schreibhand entweder reibend oder wirbelnd über den Schaft, so daß dieser einen leichten Drehimpuls empfängt.

Dieses Verfahren dient gleichfalls der *persecutio qi* unter der Voraussetzung, daß die zulässige Stichtiefe und der Einstichwinkel seine Anwendung zulassen.

6. Die **Rütteltechnik** (*zhenzhanfa*) besteht darin, daß der Akupunkteur den Griff der eingestochenen Nadel erfaßt und einige Sekunden an diesem rüttelt, als ob er von einem unwillkürlichen Tremor erfaßt wäre. Auch dies ist ein Verfahren der *persecutio qi*.

7. Die **Flattertechnik** (*feifa*) besteht darin, daß der Therapeut, wie bei der vorangehend beschriebenen Rütteltechnik, zunächst an der Nadel rüttelt, dann für eine Weile die Nadel völlig freigibt und den Vorgang nach einigen Minuten wiederholt — vergleichbar einem Vogel, der bald stillsitzt, bald mit den Flügeln schlägt.

Dieses Verfahren ist anzuwenden, wenn im Hinblick auf eine suppletive Stimulation die *obtentio qi* über längere Zeit in vollem Umfang aufrechterhalten bleiben soll.

Die Steuerung der Akupunkturwirkung durch Veränderung des Stimulationsmodus

Wie oben dargetan (s. S. 353), kommt dem Nadelstich seinem Wesen nach eine dispulsive Wirkung, der Moxe ihrem Wesen nach eine Wärme zuführende, also das Yang stützende Wirkung zu. Nur bedingt und eingeschränkt können daher die aus der Pharmakotherapie üblichen Begriffe der *dispulsio*, vor allem aber der *suppletio* bei der Aku-Moxi-Therapie benutzt werden. Solches hat die Chinesen seit den ältesten Zeiten und bis heute nicht davon abgehalten, diese Begriffe, wenn auch mit gewissen Einschränkungen, dennoch innerhalb der Aku-Moxi-Therapie zu verwenden, nicht zuletzt um eine Kompatibilität mit den diagnostischen Aussagen und den aus jenen sich ergebenden therapeutischen Empfehlungen, die auch oder vor allem auf die Pharmakotherapie zielen, herzustellen.

Überdies haben sich im Verlauf der Zeit spezielle Sondertechniken ausgebildet, durch welche die stimulierende Einwirkung auf ein Foramen so gesteuert wird, daß objektiv eine Konservierung oder gar Potenzierung von Kräften im einen Fall (also ein der *suppletio* verwandter Effekt), eine Zerstreuung von Blockaden und Stauungen, eine Lösung von Spasmen im andern Fall (also ein der *dispulsio* ähnlicher oder mit ihr sogar kongruenter Effekt) nachzuweisen ist.*

---

*Die rascheste und zugleich sicherste und höchst präzise Kontrolle für die gute Wirksamkeit oder Mangelhaftigkeit einer Akupunkturbehandlung ist die Pulsdiagnose. Über sie wurde oben Summarisches gesagt; im *Lehrbuch der chinesischen Diagnostik* findet man die gesamte Theorie und Praxis in größter Ausführlichkeit.

An dieser Stelle ist auf eine Besonderheit der vorhandenen europäischen Akupunkturliteratur hinzuweisen. In einem Großteil dieser Literatur in westlichen Sprachen sind für die Begriffe *xie* und *bu* — *dispulsio* und *suppletio* — also wörtlich „Zerstreuung" und „Ergänzung", Ausdrücke wie „Sedierung" und „Tonisierung" gebräuchlich. Es sollte nach allem Gesagten unmittelbar deutlich sein, daß diese Begriffe nicht nur in ihrem Bedeutungsumfang viel enger sind, sondern viel gravierender, daß sie in eine ganz andere Richtung weisen. Die Zerstreuung von Heteropathien ist keine Sedierung! Der Begriff der *suppletio*, der „Ergänzung" in der Aku-Moxi-Therapie entspricht nicht vollständig der *suppletio* in der Pharmakotherapie. *Suppletio* bedeutet insbesondere nicht eine „Tonisierung", also eine „Spannung", „Anspannung", „Aufladung", auch dann nicht, wenn man in Betracht zieht, daß die Moxibustion das Yang, also die Aktivität, die Dynamik ergänzt, stützt, steigert. Viele suppletive Maßnahmen sind konservierende Maßnahmen, nicht spannende oder steigernde. — Aus all diesen Gründen meiden wir die genannten Begriffe konsequent.

Dispulsio und *suppletio* markieren in der Aku-Moxi-Therapie die beiden Pole, zwischen denen absolut jede Einwirkung auf ein Foramen moduliert und variiert werden kann und muß. Das bedeutet, daß jede manipulative Technik, von denen die wichtigsten bereits oben aufgezählt wurden, durch geeignete Modulation in Richtung auf eine deutliche *suppletio* oder *dispulsio* zu variieren ist, wie im nachfolgenden ausgeführt.

Veränderung der Geschwindigkeit von Einstechen und Zurückziehen der Nadel

Die am einfachsten zu vollziehende und bekannteste Technik einer Modulation ist die Variation des Verhältnisses zwischen Einstich- und Rückzugsgeschwindigkeit der Nadel.

Und zwar ergibt sich ein eher suppletiver Effekt, wenn die Nadel zwar kontinuierlich und ruckfrei, doch langsam bis zum Punkt der *obtentio qi* vorgeschoben wird, hingegen, nachdem man sie eine zeitlang hat liegenlassen, rasch, mit einem Ruck entfernt wird.

Hingegen ergibt sich ein eher dispulsiver Effekt, wenn die Nadel rasch bis zum Punkt der *obtentio qi* eingestochen wird, jedoch behutsam und etappenweise zurückgezogen wird.

Wie die folgenden Eintragungen zeigen werden und jeder erfahrene Akupunkteur aus der Praxis weiß, ist indes mit dieser einfachen Modulationstechnik nicht annähernd die bei komplexen Befunden erforderliche feine Dosierung der Wirkung zu erzielen. Sehr wohl kann sie aber als Muster und Leitlinie für das Stechen störungsnaher Foramina und im Rahmen einer *praescriptio vehemens* dienen.

Anheben und Nachstechen

Bei diesem Verfahren wird die eingestochene Nadel im Verlauf der üblichen Behandlungsdauer von 10 - 30 Minuten mehrmals ein wenig zurückgezogen und wieder eingestochen.

Soll ein eher suppletiver Effekt erzielt werden, so erfolgt das Anheben der Nadel behutsam und langsam, das Nachstechen hingegen energisch und schnell.

Soll hingegen ein dispulsiver Effekt erzielt werden, so erfolgt das Anheben energisch und schnell, das erneute Tiefstechen hingegen behutsam und langsam.

Drehen und Wirbeln der Nadel

Indem man die bis zur *obtentio qi* eingestochene Nadel mit Daumen und Zeigefinger am Griff faßt und dann die beiden Finger in einer reibenden Bewegung gegeneinander bewegt, kann die Nadel in beiden Richtungen um jeweils bis zu 360° mehr oder weniger rasch um ihre Achse gedreht werden.

Um bei diesem Stimulationsverfahren eine Modulation der Wirkung zu erzielen, sind in den klassischen Texten verschiedene Gesichtspunkte betont, mithin unterschiedliche Teile der Bewegung akzentuiert und variiert worden. Wir geben im folgenden nur die drei wichtigsten Überlieferungen wieder.

Wenn man beabsichtigt, die eingestochene Nadel zu drehen oder zu wirbeln, so ist es allerdings unerläßlich, daß man sich vorab vergewissert, daß die Nadel frei ist. Wie oben gesagt, kann es vorkommen, daß durch einen lokalen Spasmus des Gewebes mit örtlicher Abdrängung der Körperflüssigkeit, seltener infolge mikroskopischer Rauheit des Nadelkorpus, das Gewebe regelrecht am Korpus festklebt und bei einer heftigen Drehung sich um dieses wickelt — was unvermeidlich zu Mikrolazerationen, Blutung und heftigen Schmerzen führen muß. Empfindet also der Patient bereits beim ersten Drehversuch solche Schmerzen, und spürt der Behandler deutlichen Widerstand gegen die Drehbewegung, so ist — sofern man nicht auf ein anderes Verfahren ausweichen kann oder will — zunächst eine Lösung der Nadel vorzunehmen.

1. Die Nadelstimulation wird in Richtung einer *suppletio* verschoben, wenn die eingestochene Nadel behutsam, langsam und auf jeden Fall weniger als 360° gedreht wird; die Stimulation wird in Richtung einer *dispulsio* akzentuiert, wenn die eingestochene Nadel energisch, rasch und in einem Zug mindestens 360° gewirbelt wird.

2. Eine etwas kompliziertere Technik berücksichtigt die Verlaufsrichtung der Leitbahnen, auf welchen das betreffende Foramen liegt. Und zwar wird nach dieser Auffassung eine suppletive Stimulation durch sekundovehente* Bewegung, eine dispulsive durch kontravehente* Bewegung bewirkt. Geht der Leitbahnverlauf von der Peripherie nach innen, so wird durch eine Drehung allein in Richtung des Uhrzeigersinns eine *suppletio*, durch eine Drehung gegen den Uhrzeigersinn eine *dispulsio* erzielt.

Umgekehrt, geht der Leitbahnverlauf vom Stamm an die Peripherie, so wird eine *suppletio* durch eine Drehung des Nadelkorpus allein gegen den Uhrzeigersinn, und eine *dispulsio* durch eine Drehung des Nadelkorpus allein im Uhrzeigersinn bewirkt.

Oder, anders betrachtet, auf Foramina der *cardinales yang manus* und der *cardinales yin pedis* sowie der *sinarteria respondens* ist zur *suppletio* die Nadel im Uhrzeigersinn, zur *dispulsio* gegen den Uhrzeigersinn zu drehen — wobei die Geschwindigkeit und Exkursion der Drehung der Verfassung des Patienten anzupassen sind.

Umgekehrt, bei Foramina der *cardinales yin manus, yang pedis* und der *sinarteria regens* ist zur *suppletio* gegen den Uhrzeigersinn, zur *dispulsio* im Uhrzeigersinn das Korpus der Nadel zu drehen, wobei wiederum Geschwindigkeit und Exkursion der Verfassung des Patienten anzupassen sind.

3. Eine dritte Möglichkeit der Modulation durch Drehen und Wirbeln der Nadel kann als Variante der vorangehenden aufgefaßt werden. Hierbei wird die Nadel in beiden Richtungen bewegt, und zwar zur *suppletio* in sekundovehenter Richtung energisch und rasch, in kontravehenter Richtung langsam und behutsam; umgekehrt zur *dispulsio* in kontravehenter Richtung energisch und rasch und in sekundovehenter Richtung langsam und bedächtig.

Entgegeneilen und Nachlaufen (*yingsui*)

Dieses Verfahren ist dem vorangehenden verwandt, insofern es durch Stichrichtung und/oder die Auswahl benachbarter Punkte den Leitbahnverlauf berücksichtigt. Es ergeben sich mithin zwei Möglichkeiten:

---

*Sekundovehent bedeutet in der Verlaufsrichtung eines postulierten Energieflusses, kontravehent entgegen der Verlaufsrichtung.

1. Überall dort, wo die Topologie des Situs dies erlaubt, kann eine schräg oder quer einzustechende Nadel entweder in der Richtung oder gegen die Richtung der Leitbahn eingestochen werden.

Ein Einstechen in der Richtung der Leitbahn bedeutet *sekundovectio*, ein solches gegen die Richtung der Leitbahn *contravectio*.

2. Überall dort, wo solches aus der funktionellen Individualität von Foramina ein und derselben Leitbahn und aus dem ermittelten Befund zu begründen ist, können nacheinander mehrere Foramina der gleichen Leitbahn stimuliert werden, wobei eine in Richtung des Leitbahnverlaufs voranschreitende Stimulation als sekundovehent, eine gegen die Richtung des Leitbahnverlaufs voranschreitende Stimulation demgegenüber als kontravehent zu qualifizieren ist.

Eine sekundovehente Stimulation bewirkt *suppletio*, eine kontravehente *dispulsio*.

Dieses letztgenannte Verfahren zeigt vor allem bei den Foramina der *ss. regens et respondens* eklatante Wirkung, kann jedoch auch bei Foramina der übrigen Cardinales gebraucht werden.

Ganz allgemein haben sich Verfahren wie die soeben genannten, welche sich Sekundovektion und Kontravektion zur Steuerung der Modulation zunutze machen, vor allem für die Regulierung von Bau- und Wehrenergie, also für regulierende Stimulation, ferner bei der differenzierten Behandlung von Schmerzzuständen und Parästhesien bewährt.

Öffnen und Schließen des Foramens (*kaihe*)

Bei diesem Verfahren wird eine differenzierte Stimulation durch unterschiedliche Nadelkaliber und unterschiedliche Versorgung der durch die Nadel erzeugten Mikroläsion erzielt.

Am gleichen Situs bedeutet die Verwendung eines stärkeren Nadelkalibers eine Verschiebung der Wirkung in Richtung auf *dispulsio*, die Verwendung eines dünneren Nadelkalibers die Verschiebung der Wirkung in Richtung auf *suppletio*.

Und, wird nach dem langsamen Zurückziehen der Nadel — ein Vorgang, der u. U. durch Streichen, Klopfen oder Rütteln noch akzentuiert werden kann — die Öffnung unversorgt gelassen, wird ein Blutaustritt nicht nur toleriert, sondern sogar angestrebt, so bedeutet dies eine dispulsive Stimulation.

Umgekehrt, wird nach einer deutlichen *obtentio qi* die Nadel glatt und blitzschnell entfernt und anschließend das Foramen sofort kräftig massiert, so entspricht dies einer suppletiven Technik.

Es liegt nahe und entspricht auch gängiger Praxis, daß diese Gesichtspunkte miteinander kombiniert werden; sie können aber auch, ein jeder für sich, Berücksichtigung finden.

Anpassung von Einstich und Zurückziehen an den Atemrhythmus

Hier wird eine Modulation der Wirkung dadurch erzielt, daß man beim Einstechen und Zurückziehen der Nadel auf Ein- und Ausatmung des Patienten achtet.

Und zwar führt eine Bewegung der Nadel — die ja, wie eingangs betont, ihrem Wesen nach stets eine dispulsive Wirkung hat — mit dem Atem zu einer *dispulsio*; hingegen wird durch eine Bewegung der Nadel gegen den Atem eher eine suppletive oder zumindest konservierende Wirkung erzielt.

Mit anderen Worten, *dispulsio* tritt ein, wenn man an einem bestimmten Foramen die Nadel beim Einatmen des Patienten einsticht und beim Ausatmen zurücknimmt; umgekehrt tritt *suppletio* ein, wenn man die Nadel während der Ausatmung vorschiebt und während der Einatmung herauszieht.

Die Modulationsverfahren der Geschwindigkeitsveränderung von Einstich und Zurückziehen, des Anhebens und Nachstechens, des Öffnens und Schließens des Foramens und der Anpassung von Einstich und Zurückziehen an den Atemrhythmus eignen sich zwar auch, wie die Verfahren des Drehens und Wirbelns und des Entgegeneilens und Nachlaufens zur allgemeinen Harmonisierung der Energien; überdies sind sie aber besonders dort wirksam, wo es um die Beeinflussung des Temperaturverhaltens und der thermischen Befunde geht.

Unterschiedliche Verweildauer der Nadel (Liegenlassen, *liuzhen*)

Wir hatten oben zwar festgestellt, daß die durchschnittliche Verweildauer einer Flaumnadel zwischen 10 und 30 Minuten liegt. Doch kann eine Nadel u. U. bereits nach wenigen Sekunden entfernt oder aber auch bis zu 2 Stunden liegengelassen werden. (Eine längere Verweildauer ist, selbst unter der Aufsicht des Arztes, kontraindiziert, weil die Reserven auch eines konstitutionell robusten Patienten dann in übermäßiger Weise mobilisiert oder abgeleitet werden würden.)

Nun kann man zwar selbstverständlich der Verweildauer einer Nadel an sich nicht eine dispulsive, also eine zerstreuende oder suppletive, d. h. Energien ergänzende Wirkung zuschreiben. Nachdem aber jeder Nadelreiz seinem Wesen nach einer *dispulsio* entspricht, bedeutet eine protrahierte Nadeleinwirkung, also das lange Liegenlassen der Nadel, eine anhaltende Mobilisierung und Ableitung, schließlich aber auch eine Schwächung der Energien ganz allgemein; umgekehrt eine nur flüchtige Gegenwart der Nadel eine Abkürzung dieser Wirkung, mithin eine Konservierung von Energien und eine Unterstützung weitergehender suppletiver Techniken.

Sofern der Allgemeinzustand des Patienten dies erlaubt, und der Befund dies rechtfertigt, kann also bei überwiegend oder ausschließlich dispulsiven Absichten eine Nadel nach der *obtentio qi* immer wieder durch Drehen und Wirbeln oder Anheben und Nachstechen stimuliert werden, bis solche Stimulation immer geringere, schließlich überhaupt keine Reaktionen mehr zeitigt. (Man sagt, daß dann das *qi* vollkommen zerstreut ist. — Allerdings findet solches Vorgehen dort seine Grenze, wo damit das Wohlbefinden des Patienten nicht mehr gesteigert, sondern im Gegenteil gefährdet wird. — Vgl. oben S. 353.)

Umgekehrt wird man bei geschwächten, sehr jungen oder sehr alten Patienten und bei jeder suppletiven Absicht danach trachten, die Verweildauer der Nadel abzukürzen, so weit dies mit einer deutlichen *obtentio qi* und klaren Modulation der Stimulation vereinbar ist.

Neben den soeben geschilderten, irgendwann in jeder Akupunkturpraxis einzeln oder kombiniert anzuwendenden Verfahren der Modulation gibt es noch eine Reihe von komplexen Sondertechniken. Sie dienen dazu, durch eine erprobte Kombination der genannten Verfahren eine hochspezifische und besonders intensive Wirkung hervorzurufen. Im Rahmen dieser Darstellung sind von Interesse:

„Methode des Feuers, das den Gebirgswald abbrennt" (*shaoshan huofa*)

Ziel dieses Verfahrens ist es, durch eine mehrfach kumulierte und modulierte *suppletio* zunächst im Bereich des Foramens, u. U. aber allgemein ein anhaltendes Wärme- oder Hitzegefühl hervorzurufen, was bereits in dem poetischen Namen zum Ausdruck kommt.*

Bei diesem Verfahren, wie übrigens auch beim folgenden, teilt man die für die optimale *obtentio qi* erforderliche Stichtiefe in drei Ebenen ein, deren oberste dem Himmel, deren mittlere dem Menschen, deren unterste der Erde entspricht.

Die Technik besteht in einer Modifikation des Verfahrens von Anheben und Nachstechen. Während des Einstichs verweilt die Nadel in jeder der drei Ebenen, nach folgendem Muster:

Die Nadel wird energisch bis zur Untergrenze der

oberen Ebene eingestochen, vorsichtig zurückgezogen, wieder energisch bis zur gleichen Tiefe vorgeschoben — und dies insgesamt 9mal. Mit dem 10. Stich schiebt man die Nadel bis zur unteren Grenze der mittleren Ebene vor und wiederholt dann auf dieser Ebene das 9fache behutsame Anheben und energische Nachstechen. Mit dem 21. Stich dringt man endlich auf den tiefsten Punkt, also an die äußerste Grenze der Stichtiefe vor — und wiederholt dort abermals den Rhythmus von 9fachem, vorsichtigem Zurücknehmen um eine Ebene und energischem Nachstechen.

Bei Patienten mittlerer und hoher Empfindlichkeit führt bereits die erste Behandlung zur Entwicklung eines intensiven Hitzegefühls. Läßt dieses zu wünschen übrig, so kann — nachdem man den Patienten etwa eine halbe bis eine Stunde hat ruhen lassen — das ganze wiederholt werden. Auch ist es möglich, zur weiteren Steigerung der Wirksamkeit die oben erwähnte kontravektive Anpassung an den Atemrhythmus in die Technik einzubeziehen.

Nach Abschluß der Behandlung zieht man die Nadel rasch aus und massiert das Foramen intensiv.

Diese Technik findet bevorzugt dort Anwendung, wo *algor*-Befunde und *algor inanitatis* oder *inanitas* der Yang-Symptomatik im Vordergrund stehen; es ist auch bewährt bei Impotenz, Ptosen aller Art, Miktionsstörungen.

„Verfahren, um die Kühle der Natur einströmen zu lassen" (*toutian liangfa*)

Dieses Verfahren ist gewissermaßen das Gegenstück und die Umkehrung des vorangehenden. Auch hier wird der durchzustechende Bereich in drei Ebenen unterteilt, die allerdings entsprechend der entgegengesetzten Absicht zunächst mit einer behutsamen, doch in einem Zug ausgeführten Stichbewegung bis auf die tiefste Ebene der *obtentio qi* durchstochen werden. Dort angelangt, wird die Nadel sogleich energisch an die oberste Grenze der unteren Ebene zurückgezogen und dann wieder behutsam auf das alte Niveau zurückgestochen. Dieser Vorgang wiederholt sich 6mal; mit dem 7. Anheben der Nadel nimmt man diese an die obere Grenze der 2. Ebene zurück, schiebt dann wie zuvor wieder bis an die untere Grenze der 2. Ebene behutsam vor, zieht energisch zurück — und wiederholt auch hier diesen Vorgang 6mal.

Mit dem 13. Anheben kehrt man knapp bis unter die Haut zurück, schiebt dann wieder vorsichtig bis an die untere Grenze der oberen Ebene ein und zieht energisch wiederum zurück. Auch auf dieser oberen Ebene spielt sich das Verfahren 6mal ab. Mit der letzten Anhebung wird die Nadel aus dem Foramen genommen und dieses nicht weiter behandelt.

---

* Dieser Name spielt auf eine klassische Legende an, derzufolge ein König von Wu einen ganzen Gebirgswald anstecken ließ, um einen einzigen Affen zu jagen. Dabei hat sich, wie sich leicht vorstellen läßt, gewaltige Hitze entwickelt.

Patienten mit durchschnittlicher oder erhöhter Sensibilität empfinden bei solcher Stimulation ein intensiv kühlendes Gefühl im Bereich des Foramens.

Das Verfahren zielt auf eine kräftige *dispulsio* und speziell auf eine *dispulsio caloris* und wird flankierend eingesetzt bei der Behandlung von *occlusio*-Befunden sowie bei *vento percussio*, *percussio aestus*, infektiösen und gewöhnlichem Wechselfieber, Krampfanfällen, hohem Fieber.

Auch dieses Verfahren kann in seiner Wirksamkeit durch eine dispulsive, in diesem Fall also eine sekundovehente Anpassung an den Atemrhythmus noch gesteigert werden.

„Im Yang das Yin verbergen"

Wie der Name andeutet, zielt diese Technik auf die Kombination von Yang und Yin, auf eine sowohl suppletive als auch dispulsive Einwirkung auf ein und dasselbe Foramen im Verlauf einer einzigen Behandlung. Es baut gleichfalls auf der Technik des Anhebens und Nachstechens auf, wobei die Nadel zunächst bis zur halben vorgesehenen Stichtiefe energisch und rasch eingestochen wird (= suppletive Absicht). Von dort wird sie behutsam und langsam die Hälfte der zurückgelegten Strecke — also etwa $\frac{1}{4}$ des Wegs — zurückgezogen, um dann abermals auf die Hälfte der Stichtiefe rasch und energisch eingeschoben zu werden.

Dieser Vorgang wird 9mal wiederholt, worauf man die Nadel kurz liegenläßt, bis sich ein deutliches Hitzegefühl im Foramen eingestellt hat. Von diesem Zeitpunkt an wird das Foramen dispulsiv weiter stimuliert, nämlich langsam bis zur vollen vorgesehenen Stichtiefe vorgeschoben, sobald diese erreicht ist, energisch um die Hälfte des Wegs zurückgezogen und nach kurzer Pause abermals langsam vorgeschoben. Dieses Verfahren wird 6mal wiederholt bis der Patient ein gegenphasiges Kühle- oder Kältegefühl in der Gegend der Stimulation empfindet. Daraufhin wird die Nadel entfernt.

Wie aus einem Vergleich mit den oben gegebenen Erläuterungen leicht ersichtlich, besteht das Verfahren in einer anfänglichen *suppletio* und einer darauffolgenden *dispulsio*.

Seine Anwendung ist sinnvoll, wenn sich über einem *algor*-Befund *calor*-Symptome lagern oder auf Grund einer *inanitas repletiones* auftreten.

„Im Yin das Yang verbergen"

Dieses Verfahren ist, wie der Name andeutet, wiederum eine Kombination von *dispulsio* und *supple-*

tio und zwar eine zum vorerwähnten Verfahren direkt komplementäre.

Es besteht darin, daß die Nadel behutsam, aber zügig bis auf die volle Tiefe zur *obtentio qi* vorgeschoben wird. Wenn diese Tiefe erreicht ist, wird die Nadel energisch um die Hälfte der Strecke zurückgezogen und dann wieder vorsichtig auf die volle Tiefe eingestochen. Dieses Anheben und Nachstechen vollzieht sich 6mal. Sodann wird die auf die halbe Tiefe zurückgenommene Nadel mit einer vorsichtigen Bewegung bis knapp unter die Hautoberfläche zurückgenommen und wiederum energisch auf die halbe Tiefe eingestochen. Dieser Vorgang wiederholt sich 9mal.

Anschließend wird die Nadel entfernt, und das Foramen kurz massiert.

Aus der komplementären Absicht bei der Verwendung dieser Methode ergibt sich ihr Einsatz bei *algor*-Symptomatik, die sich im Anschluß an einen *calor*-Befund entwickelt, oder wenn über einem Grundbefund von *repletio* eine *inanitas*-Symptomatik auftritt.

„Das Turnier von Tiger und Drache"

Der Drache ist ein Emblem des Yang, der Tiger ein Emblem des Yin. Das Verfahren deutet also wiederum auf eine Kombination von Yang und Yin, *dispulsio* und *suppletio*.

Es stellt eine Weiterentwicklung des oben beschriebenen „Drehens und Wirbelns" der Nadel dar, wobei zunächst (s. S. 369) die Nadel suppletiv etwa 9mal sekundovehent bewegt worden ist, anschließend in umgekehrter Drehrichtung, also kontravehent 6mal stimuliert wird.

Diese Methode wird vor allem zur *propulsio qi*, also dazu, das *qi* in Bewegung zu setzen, falls es stockt, falls einzelne Leitbahnen nicht oder ungenügend durchgängig sind, aber auch zur Harmonisierung von Bau- und Wehrenergie und zur Schmerzstillung verwendet.

„Der dunkelgrüne Drache schlägt mit dem Schwanz"

Bei diesem Verfahren wird die Nadel zunächst bis zur *obtentio qi* eingestochen. Darauf drückt man mit Daumen und Zeigefinger die Cauda behutsam mehr oder weniger in Richtung der Horizontalen, jedoch nicht weiter als es mit den normalen Empfindungen der *obtentio qi* vereinbar ist. In dieser Stellung wird dann die Cauda behutsam hin- und herbewegt, so als ob man das Steuerruder eines Schiffs bewegte.

Durch diese Abwandlung der sogenannten „Wippstimulation" wird ein u. U. in der Leitbahn stockendes *qi* wieder in Bewegung gesetzt, die Unterbrechung oder unterbrochene Durchgängigkeit einer Leitbahn korrigiert. In solcher Absicht findet das Verfahren, das für sich genommen weder der *suppletio* noch der *dispulsio* zuzurechnen ist, verbreitete Anwendung.

„Der Weiße Tiger schüttelt das Haupt"

Hier sticht man die Nadel zunächst bis zur vorgesehenen Tiefe und der *obtentio qi* ein; anschließend faßt man sie mit Daumen und Zeigefinger an der Cauda und schüttelt sie behutsam, doch rasch — so als ob man mit einer Schelle läutete.

Auch dieses Verfahren ist ein eng leitbahnbezogenes Verfahren der *propulsio qi*, dessen Wirkung in Grenzen noch dadurch beeinflußt werden kann, daß je nach beabsichtigter Bewegungsrichtung des *qi* mit dem Finger oder einer Drucknadel (s. S. 364) auf ein anderes Foramen eingewirkt wird, das vor oder hinter dem so stimulierten liegt.

Diese Methode ist gleichfalls, wo immer die besondere Spezifität der Wirkung erforderlich ist, gut wirksam und leicht einzusetzen.

Die Moxibustion (das Moxen)

Moxa ist die europäische Deformation eines japanischen Wortes *mogusa*, das einer japanischen Aussprache des chinesischen Wortes *jiu* entspricht. *Jiu* bedeutet seit ältester Zeit, also seit der Mitte des 1. Jahrtausends vor der Zeitwende, die lokale Hyperthermie in therapeutischer Absicht.

Und zwar bezeichnet *jiu*

1. sowohl den Vorgang, also die „Moxibustion", das Abbrennen oder Auftragen von hyperthermischem Material, als auch
2. das verwendete Material, d. h. das Moxakraut, die Moxakegel, neuerdings die Moxazigarre, endlich auch
3. die Wirkung der Moxibustion, also die induzierte oder eingetretene Hyperthermie.

Für die oben charakterisierte *sustentatio yang*, also die Stützung der aktiven Energien, durch thermische Einwirkung auf oder über Foramina, hat die chinesische Medizin in alter und neuer Zeit verschiedene Verfahren und Techniken entwickelt, von denen hier nur die im allerengsten Sinn klassischen erwähnt, und nur jene, die alltäglich von praktischem Nutzen sein können, beschrieben werden sollen.

Die Erwärmung kann durch **natürliche Mittel** erfolgen wie die Fokussierung des Sonnenlichts durch ein Brennglas oder der Auftrag von reizerzeugenden Salben oder Einreibungen, in erster Linie mit *Herba Ranunculi* (Hahnenfuß), *Mylabris*, *Herba Ecliptae*, aber auch mit Knoblauchsaft. Der Nachteil solcher Anwendungen ist abgesehen von ihrem lästigen Geruch, ihre schlechte Dosierbarkeit und Lokalisierbarkeit.

Deshalb ist mit großem Abstand die Erwärmung der Foramina durch **Brennmoxen** das am häufigsten geübte Verfahren. Das Material dieser Moxen besteht aus dem Kraut der *Artemisia vulgaris*, also des gemeinen Beifußes, das nach der Frühlingsernte an der Sonne getrocknet und dann in einem Steinmörser zerkleinert, anschließend gesiebt und so von harten Teilen, aber auch von Schmutz befreit wird. Dieser Vorgang der Nachtrocknung, des Zerstoßens und Siebens kann mehrere Mal wiederholt werden und führt zu einer immer weiteren Verfeinerung des Endprodukts. Im übrigen trägt auch die Lagerung während mindestens 1 - 2 Jahren vor der Verwendung dazu bei, die Qualität des Moxamaterials zu steigern. Worauf es ankommt ist, daß das Material sehr gleichmäßig verbrennt, weder plötzlich aufflammt noch gar unverbrannte oder unbrennbare Einschlüsse enthält; auch, daß das Material von Hand gut zu den Kegeln, wie nachstehend beschrieben, geformt werden kann. Diese Kegel müssen leicht zu entzünden sein, dennoch aber vollkommen gleichmäßig und niemals explosiv verbrennen. Die Unterschiede zwischen guter und schlechter Qualität des Moxamaterials lassen sich folgendermaßen beurteilen:

Gutes Moxakraut ist von hellgelber Farbe, mit einem Stich ins Grüne, vollkommen trocken, weich und homogen wie Watte.

Schlechtes Moxakraut ist von dunkler, bräunlicher oder gar schwärzlicher Farbe, wirkt mitunter feucht und ist von uneinheitlicher Beschaffenheit.

Die Körnung an sich muß nicht unbedingt ein Qualitätsmerkmal sein, weil für große Kegel durchaus auch gröber gekörntes Kraut verwendet werden darf, stets vorausgesetzt, daß es gut abgelagert ist und vollkommen homogen verbrennt.

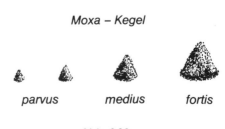

Moxa – Kegel

parvus medius fortis

Abb. 262

Das beschriebene und sorgfältig aufbereitete Beifuß-Kraut wird von Hand zu kleinen Kegelchen gedreht, wobei man drei Größen unterscheidet:

kleine (Abkürzung: P für *parvus, xiao*),
mittlere (Abkürzung M für *medius, zhong*) und
große (d. h. starke, Abkürzung F für *fortis, zhuang*).

Die kleinen Kegelchen haben die Größe eines Reis- oder Weizenkorns. Die mittleren Kegel haben die Größe einer Erbse; die starken Kegel erreichen etwa die Größe einer Haselnuß.

Die Technik der Moxibustion

Markierung und Kautelen

Bei der Moxibustion ist es noch wichtiger als bei der Nadelung, den zu moxenden Situs, also das Foramen, mit einem chirurgischen Markierstift deutlich zu kennzeichnen.

Rein technisch lassen sich Moxen an jeder Stelle des Körpers mit Ausnahme der Nähe der Sinnesorgane, im Mund und am ungeschorenen Kopf irgendwie abbrennen. Doch gibt es punktspezifische Kontraindikationen, die in den Einzeleintragungen der *Foraminologie II* eindeutig angegeben sind, und die nicht vordergründig oder gar ausschließlich mit der äußeren Topologie des Situs zusammenhängen. Abgesehen vom Kontakt mit den Sinnesorganen, die durch intensiv konzentrierte Hitzeeinwirkung geschädigt werden können, sind es funktionelle Besonderheiten einzelner Foramina, die die Kontraindikation begründen.

Bei der Aufbringung der sogleich zu erwähnenden großen indirekten Moxen (= iF), der mit Abstand häufigsten und wirksamsten Methode der Moxibustion, ist überdies auf selbstverständliche physikalische Gesetze Rücksicht zu nehmen: Bei den großen indirekten Moxen sollte der Situs nahezu vollkommen waagrecht liegen, gleichzeitig der Patient so gelagert sein, daß er während der gesamten Behandlungsdauer nicht zu unwillkürlichen Bewegungen und Lageveränderungen veranlaßt wird, durch welche ein Herunterkippen der Moxen und damit Verbrennungen eintreten können.

Die kleinsten Moxen können — wozu ein wenig Übung erforderlich ist — durch oberflächliches Befeuchten, idealerweise mit Speichel, umständlicherweise mit verdünntem Kleister, an jeder beliebigen Hautstelle zum Haften gebracht werden.

Direktes und indirektes Moxen

In früherer Zeit haben direkte und indirekte Applikation von Moxen sich in China etwa die Waage gehalten. In der Neuzeit ist bei mittleren und vor allem bei großen Moxen praktisch nur noch die indirekte Moxibustion üblich, was vorwiegend, aber nicht ausschließlich aus kosmetischen Rücksichten zu erklären ist.

Die direkte Anwendung kleiner, u.U. auch mittlerer Moxen hinterläßt keine Verbrennungen und Narben; die direkte Anwendung großer Moxen führt immer zu Verbrennungen und damit zur Narbenbildung. Die indirekte Anwendung großer Moxen führt bei richtiger Handhabung auch bei stark kumulierter Applikation niemals zu Verbrennungen, soll hingegen zu einer deutlichen Rötung des Foramens und seines Umfeldes führen.

Die kleinen und mittleren Moxen werden nach Befeuchtung mit einer klebenden Flüssigkeit mit einer Pinzette auf den Situs gebracht und erst dort mit einem Streichholz oder einem Räucherstäbchen entzündet. Sie brennen innerhalb des Bruchteils einer Sekunde ab und rufen im Patienten das Gefühl eines blitzartigen Stichs hervor. Insofern diese Technik hohe Konzentration und einige Geschicklichkeit erfordert, um beim fortgesetzt notwendig werdenden Entzünden der gewechselten Kegelchen den Patienten nicht zu verbrennen, wird sie nur als ein Spezialverfahren von ganz großen Routiniers angewandt.

Ähnliches gilt heute für die Verwendung mittlerer Moxen, die auch indirekt aufgesetzt werden können. Sie sind nur in jenen relativ seltenen Fällen dann erforderlich, wenn eine extrem fein dosierte und zurückhaltende Moxibustion, etwa bei sehr gebrechlichen alten oder auch ganz jungen Patienten durchgeführt werden soll.

In der großen Mehrzahl der für die Moxibustion in Frage kommenden Anwendungen werden große Moxen auf einer Unterlage abgebrannt.

Es gibt mehrere Vorteile großer Moxen. Zunächst ist technisch relevant, daß die großen Moxen entweder mit chinesischen Eßstäbchen oder mit Pinzetten gehandhabt, an einer Dauerflamme abseits der Applikationsstelle entzündet und dann erst auf die Unterlage gestellt werden können. Für die Therapie ist die langsamere Schwankungsfrequenz der Temperatureinwirkung wichtig. Diese intermittierende Erwärmung ist ein wesentlicher Bestandteil der Moxibustion, nicht zufällig, sondern erwünscht auftretend. Die auf der Unterlage herunterbrennende Moxe durchwärmt diese. Sobald der Patient ein deutliches, aber nicht unerträgliches Hitzegefühl verspürt, gibt er dies durch Worte oder ein Zeichen zu erkennen, worauf der brennende Kegel unverzüglich entfernt wird und ein neuer, frisch an der Spitze entzündeter, an seine Stelle gesetzt wird. Aus solchen Modalitäten ist zu verstehen, weshalb gleichzeitig nicht beliebig viele Foramina gemoxt werden dürfen — höchstens zwei bis drei —, weil

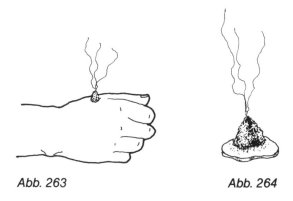

Abb. 263   Abb. 264

In der Neuzeit sind in China sogenannte „Moxazigarren" in Gebrauch gekommen. Das sind, wie der Name schon andeutet, mit Papier umwickelte zigarrenartige Stangen aus fest gepreßtem Moxakraut von ca. 15 cm Länge und 1 - 1,5 cm Durchmesser. Sie werden an einem Ende entzündet und vom Behandler entweder dem zu stimulierenden Foramen intermittierend oder in einer Kreisbewegung angenähert. Der einzige Vorteil des Verfahrens besteht darin, daß seine Anwendung geringere Konzentration und Aufmerksamkeit auf Seiten des Behandlers voraussetzt und u. U. ein geringfügig sparsamerer Verbrauch des Moxamaterials erfolgt. Es ist allerdings fraglich, ob mit diesem Verfahren eine ebenso homogene Modulation der Wärmeeinwirkung erzielt wird wie mit dem klassischen der auf Ingwerunterlage applizierten Kegel.

sonst die Kommunikation zwischen Patient und Arzt zu Mißverständnissen und damit zu Pannen und Verbrennungen führen könnte.

Als Unterlagen für die großen, seltener mittleren, Moxakegel ist eine Scheibe frischen Ingwers in der Dicke von ca. 1 - 2 mm das probateste Material. Viel weniger gut geeignet sind frischer Knoblauch oder Sojabohnenquark.

Eine Ausnahme bildet allerdings die Moxibustion des Nabels (Foramen *medium umbilici*, Rs8). Wegen der topologischen Eigenart dieses Situs ist die Praxis bewährt, den Nabel gut mit rinnfähigem Salz auszufüllen, das auch noch eine kleine Häufung bildet, und auf dieses Salz die Moxen zu setzen.

Die verwendeten Ingwerscheiben sind selbstverständlich nur zum einmaligen Gebrauch gedacht, können aber andererseits für ein und dasselbe Foramen während der ganzen Sitzung beibehalten werden.

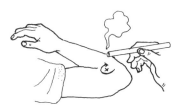

Abb. 266

(Soweit die Einwirkzeiten mit der Moxazigarre nicht aus den orientierenden Therapiehinweisen in der *Foraminologie II* abgeleitet werden können, werden sie dort bei häufig stimulierten Foramina mit dem Zusatz T = *tempus* in Minuten angegeben.)

Moxa – Zigarre

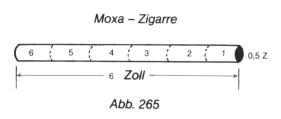

6   5   4   3   2   1   0,5 Z

|← 6 **Zoll** →|

Abb. 265

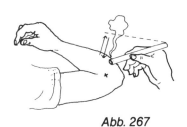

Abb. 267

8. Kapitel: Behandlungsbeispiele

Prinzipien der Punktauswahl

Wie in den vorangehenden Kapiteln ausgeführt, erfolgt die Auswahl der zu behandelnden Foramina auf Grund einer spezifischen chinesischen Diagnose.

1. Hauptkriterium für die korrekte Auswahl bildet die Aussage über die **Wirkrichtung** des jeweiligen Foramens.

2. Die Wirkrichtung wird häufig durch den **Namen** des jeweiligen Foramens akzentuiert oder ist hiermit implizit ausgedrückt.

3. Die spezielle Qualifikation (= die Zugehörigkeit zu bestimmten funktionellen Kategorien, ausgeführt im Kapitel *Foraminologie I*) unterstreicht gegebenenfalls ein weiteres Mal die Wirkrichtung eines Foramens. Deshalb kann allein die Orientierung an den funktionellen Kategorien, z. B. bei den *quinque*

inductoria, zum Auffinden der geeigneten Behandlungspunkte ausreichend sein.

4. Zuletzt erfährt jedes Foramen durch seine Zugehörigkeit zu einer **Leitbahn** eine orbisspezifische Akzentuierung.

Bei **lokalen** Erkrankungen, z.B. begrenzten Schmerzzuständen, neurologischen Störungen etc., kann es ratsam sein, topographisch besonders wirksame Punkte auszuwählen bzw. in das Behandlungskonzept einzubauen. Zu unterscheiden sind hier

1. lokale Punkte, d. h. Foramina in der unmittelbaren Umgebung der Störung;
2. entfernte Punkte, d. h. Foramina, die in der Regel distal vom Knie- bzw. Ellbogenbereich liegen.
Bei rezenten Befunden bzw. bei Sofortmaßnahmen kann die Verwendung von symptomatischen Punkten sinnvoll sein. Hierbei handelt es sich um bewährte Foramina im Hinblick auf bestimmte Symptombilder.

Topographische Punkte

	bewährte Foramina mit lokaler Wirkung	Foramina, die von der Peripherie her wirken
Kopf frontal	*candor yang*, F14 *conventus omnium*, Rg20 *stella superior*, Rg23	*valles coniunctae*, IC4 *vestibulum internum*, S44 *interstitium tertium*, IC3 *vallis demersa*, S43
Kopf temporal	*apex auriculi*, F8 *stagnum venti*, F20	*insula media*, T3 *lacrimarum instantium*, F41 *clusa externa*, T5 *rivulus coercitus*, F43
Kopf okzipital (Nacken)	*stagnum venti*, F20 *columna caeli*, V10 *radius magnus*, V11	*rivulus posterior*, IT3 *os ligatum*, V65 *vallis communicans vesicalis*, V66 *lacunae*, P7
Vertex	*conventus omnium*, Rg20	*impedimentale maius*, H3
Augenregion	*canthus nasalis*, V1 *stagnum venti*, F20 *recipiens lacrimarum*, S1 *stella superior*, Rg23 *fides et fistulae*, T23	*valles coniunctae*, IC4 *senectus felix*, IT6 *lumen ac splendor*, F37

Nasenbereich	*accipiens odores*, IC20 *caelo communicans*, V7 *cella frumentaria*, IC19	*valles coniunctae*, IC4 *stagnum curvum*, IC11 *laetitia repressa*, S45
Mund/Gaumen- bereich	*maxilla*, S6 *clusa inferior*, S7 *granarium terrestre*, S4 *vultus caelestis*, IT17	*valles coniunctae*, IC4 *vestibulum internum*, S44
Ohrregion	*pluteus venti*, T17 *conventus auditus*, F2 *conclave auditus*, IT19 *vultus caelestis*, IT17	*insula media*, T3 *clusa externa*, T5 *lacrimarum instantium pedis*, F41
Zungenbereich	*fons in angustiis*, Rs23	*valles coniunctae*, IC4
Kehle	*vultus caelestis*, IT17 *ruina caelestis*, Rs22 *fons in angustiis*, Rs23 *porta infantiae*, Rg15	*valles coniunctae*, IC4 *metallum structivum*, P11 *mare illuminationis*, R6
Trachealbereich	*ruina caelestis*, Rs22	*lacunae*, P7
Lungen- region	*inductorium pulmonale*, V13 *atrium pectoris (= conquisitorium* *pericardiale = conventus qi)*, Rs17 *ruina caelestis*, Rs22	*lacunae*, P7 *lacus pedalis*, P5
Herzregion	*inductorium cardiale*, V15 *inductorium yin flectentis (= inductorium* *pericardiale)*, V14 *atrium pectoris*, Rs17	*clusa interna*, PC6 *impedimentale laetitiae*, C7 *foramen intermedium*, PC5 *porta rimica*, PC4
Magenregion (Epigastrium)	*inductorium stomachi*, V21 *conquisitorium stomachi = conventus orbium* *aulicorum*, Rs12	*clusa interna*, PC6 *vicus tertius pedis*, S36
Hypogastrium	*inductorium hepaticum*, V18 *inductorium felleum*, V19	*impedimentale maius*, H3 *fons tumuli yang*, F34
Unter-/ bis Mittelbauch	*inductorium intestini crassi*, V25 *inductorium intestini tenuis*, V27 *cardo caeli = conquisitorium intestini crassi*, S25 *prima clusarum = conquisitorium intestini tenuis*, Rs4	*angustiae superiores aggeris* *ampli*, S37 *vicus tertius pedis*, S36
Nieren- region	*inductorium renale*, V23 *porta animi*, V47	*rivulus maior*, R3
Blasen- region	*cella secunda*, V32 *conquisitorium vesicale*, Rs3	*copulatio trium yin*, L6
Geschlechts- bereich	*conquisitorium vesicale*, Rs3 *prima clusarum*, Rs4	*copulatio trium yin*, L6
Analbereich	*incrementum et vigor*, Rg1 *domus phantasiae*, V49	*columna carnis*, V57

Obere Extre-mität	*promontorium humeri*, IC15 *valles coniunctae*, IC4 *stagnum curvum*, IC11
Ellbogenbereich	*stagnum curvum*, IC11 *puteus caelestis*, T10
Handgelenk	*stagnum yang*, T4 *clusa externa*, T5
Untere Extre-mität	*cardo femoralis*, F30 *fons tumuli yang* = *conventus nervorum*, F34 *campana suspensa* = *conventus medullae*, F39 *medium lacunae*, V40
Kniebereich	*nasus vituli*, S35 *fons tumuli yang*, F34
Lumbalregion	*medium lacunae*, V40

Wichtige symptomatische Punkte

Fieber	*omnium defatigationum*, Rg14 *stagnum curvum*, IC11 *valles coniunctae*, IC4	Kiefersperre	*clusa inferior*, S7 *maxilla*, S6 *valles coniunctae*, IC4
Ohnmacht	*canalis aquae*, Rg26	Schluckbe-schwerden	*cauda columbina*, Rs15 *fons in angustiis*, Rs23 *valles coniunctae*, IC4
Schock	*conventus omnium*, Rg20, zu moxen *medium umbilici*, Rs8, zu moxen *prima clusarum*, Rs4, zu moxen *vicus tertius pedis*, S36, suppletiv	Kehle wie zugeschnürt	*ruina caelestis*, Rs22 *foramen aquaticum*, IC18 *valles coniunctae*, IC4
		vermehrter Speichelfluß	*canalis aquae*, Rg26 *maxilla*, S6 *valles coniunctae*, IC4
spontaner Schweiß	*valles coniunctae*, IC4 *amnis recurrens*, R7	Palpitationen	*clusa interna*, PC6 *porta rimica*, PC4
Schweiß im Schlaf	*rivulus posterior*, IT3	Brustschmerz	*atrium pectoris*, Rs17 *clusa interna*, PC6
Schlaflosigkeit	*impedimentale laetitiae*, C7 *copulatio trium yin*, L6 *rivulus maior*, R3	Husten	*ruina caelestis*, Rs22 *lacunae*, P7
vermehrte Träume	*inductorium cardiale*, V15 *impedimentale laetitiae*, C7 *impedimentale maius*, H3	Dysphagie	*ruina caelestis*, Rs22 *clusa interna*, PC6
		Völlegefühl in der Brust	*conquisitorium stomachi*, Rs12 *clusa interna*, PC6
Heiserkeit	*foramen aquaticum*, IC18 *valles coniunctae*, IC4 *foramen intermedium*, PC5	Nausea und Erbrechen	*clusa interna*, PC6 *vicus tertius pedis*, S36

Schluckauf	*inductorium diaphragmatis,* V17	Enuresis	*os curvum,* Rs2
	clusa interna, PC6		*copulatio trium yin,* L6
	medium palmae, PC8	Obstipation	*cardo caeli,* S25
gespanntes Abdomen	*cardo caeli,* S25		*tigris volans,* T6
	mare qi, Rs6	Analprolaps	*incrementum et vigor,* Rg1
	clusa interna, PC6		*columna carnis,* V57
	vicus tertius pedis, S36		*conventus omnium,* Rg20
Rippen- schmerzen	*tigris volans,* T6	Wadenkrämpfe	*medium lacunae,* V40
		Juckreiz	*stagnum curvum,* IC11
Unverträg- lichkeiten	*vicus tertius pedis,* S36		*copulatio trium yin,* L6
	caput metatarsalis halucis, L4		*mare xue,* L10
		allgemeine Schwäche	*prima clusarum,* Rs4
Urinverhaltung	*copulatio trium yin,* L6		*vicus tertius pedis,* S36
	fons tumuli yin, L9	Niesen	*accipiens odores,* IC20
Spermatorrhoe	*prima clusarum,* Rs4		*clusa interna,* PC6
	copulatio trium yin, L6		

Behandlungsbeispiele westlicher Krankheitsbilder

Auch wenn, wie oben mehrfach dargelegt, die Akupunkturtherapie ihre beste Wirkung nur dann entfalten kann, wenn sie auf Grund einer chinesischen Diagnose eingesetzt wird, so lassen sich — dank der gemeinsamen klinischen Basis von chinesischer und westlicher Medizin — natürlich auch allein von einer westlichen Diagnose her Behandlungshinweise geben. Wir müssen uns nur bewußt halten, daß bestimmte westliche Kranheitsbegriffe mit ähnlichen chinesischen Krankheitsbezeichnungen nur teilweise kongruent sind. Hieraus folgt unmittelbar, daß mit dem Blick auf das Ziel einer zuverlässigen Prognose und einer sicher beherrschten Therapiewirkung auch der westliche Akupunkteur sich unbedingt und fortgesetzt darum bemühen sollte, seine zunächst westliche pathologische Aussage in eine chinesische gewissermaßen zu übersetzen. Das aber bedeutet — da in den meisten Fällen eine solche Übersetzung gar nicht eindeutig möglich ist, sondern ein westliches Krankheitsbild durch mehrere chinesische Krankheitsmechanismen definiert wird —, daß eine entsprechende **chinesische** Differentialdiagnose angestrebt werden sollte.

Dies sind die Gründe, weshalb wir auf differentaldiagnostische Gesichtspunkte bei der Beschreibung eines jeden Krankheitsbilds hinweisen. Anzumerken ist dennoch, daß die in diesem Teil gegebenen, äußerst knappen Erläuterungen die an anderer Stelle (s. S. 12ff.) vorbereitete saubere chinesische Diagnose nicht ersetzen können oder wollen.

Die nachfolgend gegebenen therapeutischen Hinweise, also die Nennung bestimmter für die Behandlung in Betracht kommender Foramina, ist nicht als „Rezeptangabe" mißzuverstehen. Bei der Auflistung der jeweiligen Foramina handelt es sich jeweils nur um häufig stimulierte, also statistisch häufig geeignete Punkte zur Behandlung des beschriebenen Krankheitsbildes. Im Individualfall hat man sich mit der Wirkrichtung eines jeden in Betracht gezogenen Foramens vertraut zu machen und nur auf solche Überlegungen die tatsächliche Behandlung zu begründen.

Notfallmedizin

Ohnmacht, Schwindel, Schock

(Bei einer hypotensiven Kreislaufsituation, Hitzschlag oder im Gefolge einer Hypoglykämie. Das klinische Bild kann von Schwindel und Ohnmachtsneigung bis zu Schock, Bewußtlosigkeit, Synkopen reichen.)

Krankheitsmechanismus:

a. *Inanitas* des Yang, *invaliditas* des *qi* (Kraftlosigkeit, Müdigkeit, blasses, fahles Gesicht, Frieren und Frösteln an den Gliedmaßen, *pp. inanes*);

b. hochschlagendes Yang bei *inanitas* der *orbes renalis et hepaticus* (Palpitationen, Schlafstörungen, kraftvolle Pulse oder auch *pp. minuti*, roter Zungenkörper);
c.*pituita* bzw. *humor*-Heteropathien (Klumpen oder Druckgefühl in der Leibesmitte, Übelkeit, Brechreiz).

Therapie:

Für die Wiedererlangung des Bewußtseins liegen die Hauptpunkte auf der *sinarteria regens* und der *cardinalis pericardialis*:

canalis aqua, Rg26
impedimentale medium, PC9.

Zur Wiederbelebung:

yin conventi, Rs1.

Bei toxischem Schock:

clusa interna, PC6
fons scatens, R1
vicus tertius pedis, S36.

Bei *inanitas yang* und *invaliditas* des *qi*:

inductorium renale, V23, zu moxen
prima clusarum, Rs4, zu moxen
vicus tertius pedis, S36, suppletiv zu nadeln
inductorium lienale, V20, suppletiv zu nadeln.

Bei hochschlagendem *yang hepaticum* und Defizienz des *qi renale*:

inductorium hepaticum, V18, dispulsiv
interstitium ambulatorium, H2, dispulsiv
stagnum venti, F20, dispulsiv
fons draconis, R2, suppletiv
rivulus maior, R3, suppletiv
inductorium renale, V23, suppletiv.

Bei *humor* und *pituita*-Heteropathien:

conquisitorium stomachi, Rs12, dispulsiv
abundantia, S40, dispulsiv
rivulus liberatus, S41, dispulsiv
clusa interna, PC6, dispulsiv.

Erläuterung der Punktwahl:

Bei einer Erschöpfung der Körperfunktionen können das *qi* und das *xue* nicht zum Kopf aufsteigen, so daß das *qi* die Extremitäten nicht erreicht.
Eine Erschöpfung des Yin, durch Verlust von Säften bedingt, z. B. durch Schwitzen, Erbrechen, Blutungen oder Diarrhoe, kann zu einer nachfolgenden Erschöpfung auch des Yang führen.
Andererseits können bei primärer *inanitas* des Yang klimatische Exzesse Ohnmachten herbeiführen.

Das Foramen *canalis aquae*, Rg26, steht als Copulo-conventorium der *sinarteria regens* mit der *cardinalis stomachi* in Verbindung. Dadurch wirkt seine Stimulation vor allem regulierend und stabilisierend auf die Mitte. Über die *sinarteria regens* leitet man so das *qi* in den Kopfbereich.
Die Einwirkung auf das Foramen *impedimentale medium*, PC9 — das *foramen puteale* der *cardinalis pericardialis* —, ermöglicht eine Stützung der *orbes cardialis et pericardialis* und eine Mobilisierung der benötigten Energieanteile.
Über das Foramen *clusa interna*, PC6, schließlich reguliert man das *qi*, stützt und harmonisiert die *orbes cardialis et lienalis*.

Zahnschmerz

Krankheitsmechanismus:

a. *Calor* oder *ardor repletionis orbium stomachi et intestini crassi*;
b. *inanitas* des *orbis renalis*.

Therapie:

Ableitung des *calor*; Durchgängigmachen der Leitbahnen, Verteilung des *qi*.

ad a:

yang extremum, IC1
valles coniunctae, IC4
vestibulum internum, S44
maxilla, S6
clusa inferior, S7
stagnum venti, F20.

ad b:

rivulus maior, R3
und zusätzliche Punkte wie oben.

Epistaxis (Nasenbluten)

Krankheitsmechanismus:

a. *Calor, ardor orbis pulmonalis sive orbis stomachi*;
b. *ardor orbis hepatici* bei *inanitas* des Yin.

Therapie:

Ableitung von *calor*, Kühlung der struktiven Energien und Säfte.

ad a:
valles coniunctae, IC4
stella superior, Rg23
metallum structivum, P11
vestibulum internum, S44

ad b:

rivulus maior, R3
impedimentale maius, H3

Erläuterung der Punktwahl:

Über das Foramen *valles coniunctae*, IC4, kann *calor* aus dem Bereich des *splendor yang* abgeleitet werden.

Eine Stimulation von *stella superior*, Rg23, leitet *calor*-Heteropathien ab, die Nase wird durchgängig gemacht. Überdies hat das Foramen als Punkt auf der *sinarteria regens* Verbindung zu allen Yang-Leitbahnen, so auch zu den *cardinales intestini crassi et stomachi*.

Über das Foramen *metallum structivum*, P11, sind *calor*-Befunde im Bereich des *orbis pulmonalis* zu kühlen und auszuleiten.

Über das Foramen *vestibulum internum*, S44, schließlich werden *calor* und *ardor*-Heteropathien im Bereich des *orbis stomachi* gekühlt und kanalisiert.

Über das Foramen *rivulus maior*, R3, wird das *qi* der *orbes renalis et hepaticus* gestützt und reguliert, gleichzeitig *calor* ausgeleitet.

Über das Foramen *impedimentale maius*, H3, schließlich wird das *xue* reguliert und gekühlt.

Zahnfleischbluten

Krankheitsmechanismus:

Diese Störung beruht auf einem mit dem Nasenbluten vergleichbaren Ablauf, d. h. die Symptomatik entsteht in der Regel auf Grund einer *calor*-Heteropathie in den Leitbahnen *splendoris yang*. Diese *calor*-Heteropathie wiederum kann auf Grund einer *calor*- bzw. *ardor repletionis*-Symptomatik im Bereich der *orbes intestini crassi et stomachi* bzw. auf Grund einer *inanitas* des Yin entstehen.

Therapie wie oben.

Infektionskrankheiten

Erkältungskrankheiten, grippale Infekte (*permotiones*)

Krankheitsmechanismus:

a. *algor venti*-Heteropathien;
b. *calor venti*-Heteropathien.

Therapie:

Dispulsio der *ventus*-Heteropathien.

Bei *algor venti*:

aula venti, Rg16, dispulsiv

stagnum venti, F20, dispulsiv
clusa externa, T5, dispulsiv
porta ventorum, V12, dispulsiv;

bei *calor venti*:

stagnum curvum, IC11, dispulsiv,
clusa externa, T5, dispulsiv
valles coniunctae, IC4, dispulsiv
lacus pedalis, P5, dispulsiv;

bei Schweißlosigkeit:

valles coniunctae, IC4, suppletiv
amnis recurrens, R7, dispulsiv;

bei *vigor caloris* („üppiger *calor*-Heteropathie"):

omnium defatigationum, Rg14, dispulsiv
vallis demersa, S43, dispulsiv;

bei Kopfschmerzen:

clusa superior, F3, dispulsiv
atrium impressionis (zwischen den Augenbrauen), dispulsiv;

bei Husten:

lacunae, P7, dispulsiv
vorago maior, P9, dispulsiv;

bei verstopfter Nase:

accipiens odores, IC20, dispulsiv
caelo communicans, V7, dispulsiv;

bei Halsschmerzen, Heiserkeit, Stimmverlust:

linea piscis, P10, dispulsiv
metallum structivum, P11, dispulsiv.

Pertussis

Krankheitsmechanismus:

Durch *ventus* und *calor* ist der *orbis pulmonalis* so geschädigt, daß er seine kühlende und absenkende Funktion nicht wahrnehmen kann. Schleim verstopft die Leitbahnen.

Therapie:

Beruhigung des Hustens, Umwandlung der *pituita*.

clusa interna, PC6
valles coniunctae, IC4
omnium defatigationum, Rg14
columna personae, Rg12
vorago maior, P9
abundantia, S40.

Erläuterung der Punktwahl:

Über das Foramen *clusa interna*, PC6, reguliert man das *qi* und leitet *ventus-*, *calor-* und *humor-*Heteropathien aus. Insbesondere seine Funktion als *foramen copulo-conventorium* und die direkte Anbindung an die *sinarteria retinens yin* ermöglichen eine Verteilung und Regulation des Energieflusses im Thoraxbereich.

Durch Stimulation des Foramens *valles coniunctae*, IC4, lassen sich *ventus-*Heteropathien zerstreuen und die *species* lösen.

Über das Foramen *omnium defatigationum*, Rg14, wird nicht nur *calor humidus* abgeleitet, sondern auch der *orbis pulmonalis* gekräftigt, so Hustenkrämpfe gelöst, und die *species* offengehalten.

Die Kühlung des *calor-*Befunds sowie die Zerstreuung der *ventus-*Heteropathie wird über das Foramen *columna personae*, Rg12, verstärkt.

Über das Foramen *vorago maior*, P9, ist sowohl eine Hustenberuhigung als auch eine Umwandlung von *pituita* möglich.

Unterstützt wird diese Umwandlung von *pituita* durch die Einwirkung auf das Foramen *abundantia*, S40.

Erläuterung der Punktwahl:

Eine Stimulation des Foramens *pluteus venti*, T17, ermöglicht — wie dessen Name erkennen läßt — die Abwehr von *ventus-*Heteropathien.

Auch über das Foramen *maxilla*, S6, kann man *ventus-*Heteropathien lösen und die Netzbahnen wieder durchgängig machen.

Diese Wirkungen werden über das Foramen *valles coniunctae*, IC4, verstärkt.

Über *stagnum curvum*, IC11, werden die genannten *ventus-*Heteropathien vor allem aus dem Bereich von *splendor yang* ausgetrieben, *calor* wird gekühlt.

Das Foramen *metallum structivum*, P11, stimuliert man zur Kühlung eines *calor-*Befunds; unterstützt wird diese Absicht, indem man durch Einwirkung auf das Foramen *yang extremum*, IC1, das *qi pulmonale* festigt.

Über die Foramina *mare xue*, L10, und *copulatio trium yin*, L6, wird durch Regulation des *xue* auf den Genitalapparat eingewirkt.

Die Regulation des *xue* und Zerstreuung des *ventus-*Befundes wird unterstützt durch Stimulation der Foramina *fons curvus*, H8, und *interstitium ambulatorium*, H2.

Parotitis

Krankheitsmechanismus:

Ventus- und *calor-*Heteropathien mit Befall der Leitbahnen *cardinalis intestini crassi* (= *splendor yang*) und *cardinalis tricalorii* (= *yang minor*). Bei Einstauung können sich *pituita* und *ardor* bilden, die sich im Bereich der *glandula parotis* festsetzen.

Wenn die Heteropathie in die *sinarteriae yin flectentis* (= *cardinales hepatica et pericardialis*) vordringt, kommt es zur Mitbeteiligung der Testikel, also zum Bild einer Orchitis.

Therapie:

Zerstreuung der *ventus-*Heteropathien, Kühlung des *calor*, Durchgängigmachen der Leitbahnen.

pluteus venti, T17
maxilla, S6
valles coniunctae, IC4; ferner
stagnum curvum, IC11
clusa externa, T5
metallum structivum, P11
yang extremum, IC1;

bei Orchitis auch:

mare xue, L10
copulatio trium yin, L6
fons curvus, H8
interstitium ambulatorium, H2.

Poliomyelitis

Krankheitsmechanismus:

Ventus, *humor* und *calor-*Heteropathien haben die *orbes pulmonalis et stomachi* affiziert; der Fluß des *qi* und des *xue* in den Leitbahnen wird unterbrochen, was zu einer Unterversorgung der *sinarteriae nervocardinales* führt.

Therapie:

Ausweitung und Regulation des Energieflusses in den Leitbahnen.

Bei Paralyse der unteren Extremitäten:

prima clusarum, Rs4
conquisitorium vesicale, Rs3
cella superior, V31
cella secunda, V32
cardo femoralis, F30
porta femoris, V37
lepus subreptus, S32
vicus tertius pedis, S36
fons tumuli yang, F34
margo subsequens, V54
yang lacunae, V39
medium lacunae, V40
rivulus liberatus, S41.

Erläuterung der Punktwahl:

Durch Stimulation der Foramina *conquisitorium vesicale*, Rs3, und *prima clusarum*, Rs4, wird das *yin renale* stabilisiert, der Säftehaushalt reguliert, der Fluß des *qi* angeregt.

Einwirkung auf Foramina der *cardinalis vesicalis* (wie z. B. *cella superior*, V31, *cella secunda*, V32, *porta femoris*, V37) führt einerseits zu einer Ausscheidung der *calor*- und *humor*-Heteropathien, zugleich zu einer Stützung und Regulation des Yang (Foramen *medium lacunae*, V40).

Über das Foramen *cardo femoralis*, F30, werden *ventus* und *humor* ausgeleitet, zugleich die Leitbahnen der unteren Extremitäten durchgängig gemacht. Ähnliches bewirkt die Stimulation von *fons tumuli yang*, F34, durch die die Heteropathien eliminiert, zugleich auf Grund der besonderen Qualifikation des Foramens als *conventus nervorum* die verschiedenen Funktionen des gesamten Bewegungsapparats gekräftigt und gefestigt werden.

Über das Foramen *lepus subreptus*, S32, kräftigt man das *qi hepaticum* — eine Maßnahme, die besonders bei Lähmungen der unteren Gliedmaßen indiziert erscheint.

Eine Einwirkung auf das Foramen *vicus tertius pedis*, S36, also das *foramen coniunctorium quinque inductoriorum*, stabilisiert die Mitte, kräftigt die Bewegung von *qi* und *xue* — und treibt so *humor*-Heteropathien aus.

Über *rivulus liberatus*, S41, schließlich werden *humor*- und *calor venti*-Befunde zerstreut, aber auch Krämpfe gelöst.

Bei Paralyse des Gesichts:

maxilla, S6
clusa inferior, S7
valles coniunctae, IC4.

Erläuterung der Punktwahl:

Über die Foramina *maxilla*, S6, und *clusa inferior*, S7, werden *calor*-, *humor*- und *ventus*-Heteropathien ausgetrieben, sowie die Netzbahnen durchgängig gemacht;

die Einwirkung auf das Foramen *valles coniunctae*, IC4, dient zur *expulsio venti*.

Bei Lähmung des Nackens:

columna caeli, V10
pluteus venti, T17.

Erläuterung der Punktwahl:

Über das Foramen *columna caeli*, V10, werden *ventus*-Heteropathien zerstreut, *humor* umgewandelt und die Netzbahnen durchgängig gemacht.

Durch die Stimulation von *pluteus venti*, T17, wehrt man *ventus*-Heteropathien ab.

Bei Lähmungen im Abdominalbereich:

conquisitorium stomachi, Rs12
mare qi, Rs6
porta septi, S21
cardo caeli, S25
angustiae superiores aggeris ampli, S37

Erläuterung der Punktwahl:

Über das *conquisitorium stomachi*, Rs12, erzielt man neben einer Regulation des *orbis stomachi* auch eine Harmonisierung des *qi* und eine Kanalisierung von *humor*.

Über *mare qi*, Rs6, erfolgt eine Konsolidierung des *yin merum*.

Über das Foramen *porta septi*, S21, kann man *calor humidus*-Heteropathien zerstreuen; durch die Stimulation von *cardo caeli*, S25, reguliert man das *qi* und löst Blockaden auf.

Das Foramen *angustiae superiores aggeris ampli*, S37, gestattet gleichfalls die Auflösung von Blockaden und die Klärung von *calor humidus*.

Bei Lähmungen der oberen Extremität:

conquisitorium cardiale, Rs14
promontorium humeri, IC15
cella alae, T14
rectum alae, IT9
vicus tertius manus, IC10
stagnum curvum, IC11
valles coniunctae, IC4
angustiae inferae manus, IC8
clusa externa, T5
puteus caelestis, T10.

Erläuterung der Punktwahl:

Eine Einwirkung auf das Foramen *conquisitorium cardiale*, Rs14, dient der Stützung und Regulation des genannten Orbis und seiner Leitbahnen.

Über das Foramen *promontorium humeri*, IC15, erfolgt eine Austreibung von *ventus*-Heteropathien.

Diese Wirkung wird unterstützt durch die Stimulation von *stagnum curvum*, IC11, die zu einer Harmonisierung von Bauenergie und *xue* führt, mithin zur Lösung des Energieflusses in den Leitbahnen und von Verkrampfungen.

Die Stimulation von *vicus tertius manus*, IC10, unterstützt die Austreibung von *ventus*- und *humor*-Befunden und ist bewährt bei Lähmungen, Hemiplegien.

Stimulation des Foramens *clusa externa*, T5, ermöglicht es, die Leitbahnen durchgängig zu machen und so Blockaden aufzulösen.

Eine ähnliche Wirkung erzielt man über *puteus caelestis*, T10, wobei nicht nur *humor*-Heteropathien ausgetrieben werden, sondern auch der Säfteumlauf stabilisiert wird.

Endlich bringt die Stimulation von *cella alae*, T14, eine ähnliche Wirkung wie die von *promontorium humeri*, IC15: die Zerstreung von *ventus*-Heteropathien.

Erkrankungen der Atemwege

Rhinitis

Krankheitsmechanismus:

a. *Algor venti*, u. U. gefolgt von *calor*, blockiert die Nase;
b. *humor calidus* steigt in der *cardinalis fellea* empor und sammelt sich in der Nase.

Therapie:

Austreibung der *algor venti*-Heteropathien, Ausleitung des *humor calidus* — durch Einwirkung auf die Foramina:

ad a:

accipiens odores, IC20
caelo communicans, V7
valles coniunctae, IC4
lacunae, P7;

bei Kopfschmerz auch auf:

stagnum venti, F20.

ad b:

foramen medullae, F5
campana suspensa, F39.

Erläuterung der Punktwahl:

Über das Foramen *lacunae*, P7, wird dank dessen Funktion als Nexorium eine Verbindung zur Außenleitbahn des *orbis intestini crassi* hergestellt. *Ventus*-Heteropathien in diesem Bereich werden eliminiert.

Verstärkt wird diese Wirkung durch Stimulation des Foramen *qi originalis*: *valles coniunctae*, IC4.

Die Durchgängigkeit der Nase wird schließlich auch noch durch Stimulation des Foramens *accipiens odores*, IC20, verbessert.

Wenn sich eine *humor calidus*-Heteropathie im Bereich der *cardinalis fellea* festgesetzt hat, sind Foramina dieser Leitbahn vorzuziehen. So führt die Stimulation des *foramen medullae*, F5, zu einer Regulation des *qi* und zur Zerstreuung der *ventus*-Heteropathie.

Über das Foramen *campana suspensa*, F39, werden *ventus*- und *humor venti*-Befunde zerstreut, daher seine Indikation auch bei Schnupfen.

Sinusitis

Krankheitsmechanismus:

a. *Algor venti* beeinträchtigt den *orbis pulmonalis* und stört seine klärenden, also reinigenden und kühlenden Funktionen;
b. eine *calor*-Heteropathie hat sich im *orbis pulmonalis* ausgebreitet;
c. *ardor* steigt im Bereich der *oo. hepaticus et felleus* bis in den Kopfbereich empor.

Therapie:

Öffnung und Reinigung des *orbis pulmonalis* und der Nasenhöhle — durch Einwirkung auf die Foramina:

accipiens odores, IC20
bambusae colligatae, V2
caelo communicans, V7;

bei *calor* im Bereich des *orbis pulmonalis* zusätzlich:

lacunae, P7
valles coniunctae, IC4;

bei *ardor* im *orbis hepaticus* zusätzlich:

stagnum venti, F20
interstitium ambulatorium, H2.

Erläuterung der Punktwahl:

Durch Stimulation des Foramens *accipiens odores*, IC20, wird die Nase durchgängig gemacht.

Auch die Nadelung von *bambusae colligatae*, V2, ermöglicht eine Dispulsion von *ventus* und die Herstellung der Durchgängigkeit der Leitbahnen.

Diese Absicht wird unterstützt durch die Einwirkung auf das Foramen *caelo communicans*, V7.

Durch Stimulation von *lacunae*, P7, und von *valles coniunctae*, IC4, mithin eines Nexoriums und dem angeschlossenen Foramen *qi originalis*, werden die Energien im Bereich des ganzen *orbis pulmonalis* gelöst, damit sowohl *ventus*-Heteropathien ausgetrieben als auch der Energiefluß harmonisiert.

Durch Einwirkung auf *stagnum venti*, F20, werden *ventus*-Heteropathien zerstreut und *calor*-Heteropathien gekühlt.

Über das Foramen *interstitium ambulatorium*, H2, kann *calor* des *xue* gebändigt, das *yin hepaticum* gestützt und so ein *ardor*-Befund abgesenkt werden.

Tonsillitis

Krankheitsmechanismus:

Calor bzw. *ardor* hat sich in den *oo. pulmonalis et stomachi* festgesetzt, bedingt durch eine *ventus*-Affektion.

Therapie:

Zerstreuung der *calor*-Heteropathie — durch Einwirkung auf Foramina wie:

vultus caelestis, IT17
metallum structivum, P11
valles coniunctae, IC4
stagnum curvum, IC11.

Erläuterung der Punktwahl:

Über das Foramen *vultus caelestis*, IT17, werden *ventus*- und *calor venti*-Heteropathien zerstreut; seine Stimulation ist bei *occlusio* des Halses besonders indiziert.

Die Einwirkung auf das Foramen *metallum structivum*, P11, d. h. auf das *foramen puteale* der *cardinalis pulmonalis*, trägt besonders zur Ausleitung von *calor*-Heteropathien bei; insbesondere macht sie die Kehle frei.

Die Einwirkung auf die Foramina *valles coniunctae*, IC4, und *stagnum curvum*, IC11, als *foramen qi originalis* bzw. *coniunctorium* im *species*-Bereich des *orbis pulmonalis*, unterstützt die Austreibung einer latenten *ventus*-Heteropathie.

Halsschmerzen

Krankheitsmechanismus:

a. Eine *calor venti*-Heteropathie führt zu zusammengeballtem *calor* im Bereich der *oo. pulmonalis et stomachi*; oder
b. *inanitas* des *yin renale* führt zu einem emporschlagenden *calor*.

Therapie:

ad a: Austreibung der *ventus*-Heteropathie und des *calor* — durch die Einwirkung auf:

metallum structivum, P11
valles coniunctae, IC4
vestibulum internum, S44
vultus caelestis, IT17.

ad b: Erhaltung des *yin renale*, Verminderung der emporlodernden „Glut" — durch Einwirkung auf:

rivulus maior, R3
linea piscis, P10
mare illuminationis, R6
lacunae, P7.

Erläuterung der Punktwahl:

Die Foramina *metallum structivum*, P11, und *vestibulum internum*, S44, werden zur Kühlung und Ausleitung einer *calor*-Heteropathie stimuliert.

Auf *valles coniunctae*, IC4, wirkt man zur *expulsio venti* ein.

Durch Stimulation von *vultus caelestis*, IT17, erzielt man ebenfalls eine Lösung von *ventus*- bzw. *calor venti*-Heteropathien.

Die Einwirkung auf *rivulus maior*, R3, das Foramen *qi originalis*, führt zur Stützung des *yin renale* und so indirekt zur Kühlung von *calor*.

Eine solche Kühlung bringt auch die Stimulation des Foramens *mare illuminationis*, R6; durch sie werden das *qi renale* nach oben geführt, der *orbis pulmonalis* reguliert und so *calor* gekühlt; gleichzeitig besteht eine Anbindung an die *sinarteria ascendens yin*.

Die Stimulation der Foramina *linea piscis*, P10, und *lacunae*, P7, bringt Kühlung speziell im Bereich des *orbis pulmonalis*.

Husten

Krankheitsmechanismus

1a. Störung des *orbis pulmonalis* durch eine exogene *algor venti*-Heteropathie;
1b. Störung des *orbis pulmonalis* durch eine exogene *calor venti*-Heteropathie;
2. *humor*-Befund auf der Basis einer *inanitas* des *orbis lienalis* — mit Schleimrasseln und Auswurf zähen Schleims;
3. *ventus aestus* — angezeigt durch heißen Körper und große Unruhe;
4. *ariditas* — bei trockenem Husten und allgemeiner Trockenheit;
5. *inanitas* des Yin und *invaliditas orbis pulmonalis* — bei trockenem Husten, periodischem Fieber, fehlendem Zungenbelag;
6. *inanitas* des *qi* und *invaliditas* des *orbis lienalis* bei permanentem Hüsteln, *inanitas*-Symptomatik, Inappetenz.

Therapie:

ad 1a:

porta ventorum, V12, dispulsiv
aula venti, Rg16, dispulsiv,
vorago maior, P9, dispulsiv
lacunae, P7, dispulsiv.

Erläuterung der Punktwahl:

Über das Foramen *porta ventorum*, V12, erreicht man eine Stützung des *orbis pulmonalis* bei gleichzeitiger Zerstreuung (*dispulsio*) einer *ventus*-Heteropathie.

Einwirkung auf das Foramen *aula venti*, Rg16, gestattet die Zerstreung jeder *ventus*-Heteropathie.

Über die Foramina *vorago maior*, P9, und *lacunae*, P7, ist eine Stützung der Orthopathie des *orbis pulmonalis* möglich, somit indirekt eine Hustenberuhigung.

ad 1b:

porta ventorum, V12, dispulsiv
inductorium pulmonale, V13, dispulsiv
linea piscis, P10, dispulsiv
clusa externa, T5, dispulsiv.

Erläuterung der Punktwahl:

Die Stimulation von *linea piscis*, P10, führt zu einer Kühlung des *calor*-Befunds.

Ähnliche Wirkung zeigt die Einwirkung auf das Foramen *clusa externa*, T5: Zerstreuung von *calor*-Heteropathien und Öffnung der *species*.

ad 2 (bei *humor*):

lacunae, P7, dispulsiv
monticulus tali, L5, dispulsiv
conquisitorium stomachi, Rs12, dispulsiv
fons tumuli yin, L9, dispulsiv.

Erläuterung der Punktwahl:

Über das Foramen *monticulus tali*, L5, läßt sich eine Kräftigung der Orthopathie der *oo. lienalis et stomachi*, also der Mitte, erzielen, und so eine Ausleitung von *humor* begünstigen.

Auch das Foramen *fons tumuli yin*, L9, ermöglicht als Coniunctorium einenen tiefgreifenden Einfluß auf die Mitte: *Humor* wird umgewandelt, transformiert.

Das Foramen *conquisitorium stomachi*, Rs12, schließlich gestattet die Einwirkung auf die mittleren Orbes.

ad 3 (bei *ventus aestus*):

vorago maior, P9, dispulsiv
tumulus magnus, PC7, dispulsiv
porta ventorum, V12, dispulsiv
stagnum curvum, IC11, dispulsiv.

Erläuterung der Punktwahl:

Um die große Unruhe und das Übergreifen der Störung auf die *oo. cardialis et pericardialis* zu vermeiden, empfiehlt es sich, auf das Foramen *tumulus magnus*, PC7, zur Kühlung und Sedierung des *orbis cardialis* einzuwirken.

ad 4 (bei *ariditas venti*):

porta ventorum, V12, dispulsiv
inductorium pulmonale, V13, dispulsiv

vorago maior, P9, dispulsiv
amnis recurrens, R7 suppletiv.

Erläuterung der Punktwahl:

Um bei zunehmender Austrocknung den Säftehaushalt zu regulieren empfiehlt sich die Einwirkung auf das Foramen *amnis recurrens*, R7, zur Stützung der Bauenergie und des *xue*.

ad 5 (bei *inanitas* des *yin pulmonale*):

inductorium pulmonale, V13, suppletiv
inductorium renale, V23, suppletiv
rivulus maior R3, suppletiv
lacus pedalis, P5, dispulsiv
interstitium ambulatorium, H2, dispulsiv.

Erläuterung der Punktwahl:

Zur Stützung des *orbis pulmonalis* wie auch des *orbis renalis* wird auf die entsprechenden *inductoria dorsalia* eingewirkt, außerdem auf die *foramina originalis*.

Die Stimulation des Foramens *lacus pedalis*, P5, fördert die Entfaltung der Energien des *orbis pulmonalis*, insbesondere dann, wenn dieser durch redundante Energien des *orbis hepaticus* bedrängt und überlagert worden ist.

In die gleiche Richtung zielt die dispulsive Stimulation des *foramen effusorium cardinalis hepaticae: interstitium ambulatorium*, H2, womit die übergreifende Energie des *orbis hepaticus* abgeleitet werden kann.

ad 6 (bei *inanitas* des *qi* und *invaliditas orbis lienalis*):

inductorium pulmonale, V13, suppletiv
inductorium lienale, V20, suppletiv
vicus tertius pedis, S36, suppletiv
abundantia, S40, suppletiv.

Erläuterung der Punktwahl:

Durch Einwirkung auf die *inductoria dorsalia* wird die Orthopathie der entsprechenden Orbes gestützt.

Ähnliches wird über die Stimulation des *foramen coniunctorium quinque inductoriorum: vicus tertius pedis*, S36, sowie des Nexoriums *abundantia*, S40, bewirkt: Es werden *humor*-Heteropathien und selbst *pituita* zerstreut.

Asthma

Im Chinesischen zu unterscheiden ist *quan* (lateinisch *anhelitus*), worunter erstens „Keuchen" und zweitens „Rasseln" fallen, von *tussis*, Husten (s. oben).

1. Keuchen

Krankheitsmechanismus:

1a. *Repletio*: Der *orbis pulmonalis* ist bei gegebener konstitutioneller Labilität durch eine *algor venti*-Heteropathie belastet. (Symptomatik: Laut keuchendes Atmen = *repletio*-Zeichen, Ausatmung beschleunigt; Obstipation, kraftvolle, beschleunigte Pulse);

1b. *inanitas*: Eine geschmälerte Konstitutionsreserve bedingt eine *inanitas* der Orthopathie, wobei neben dem *orbis pulmonalis* die *oo. lienalis et renalis* betroffen sein können. (Symptomatik: Schulteratmen, [Emphysem], schnelle In-, langsame Exspiration, Unerträglichkeit einer horizontalen Lage, Orthopnoe, Bewegung löst Keuchen aus (Zeichen einer *inanitas* des *orbis renalis*); Druckempfindung in der Körpermitte und viel Speichel bei Beteiligung des *orbis lienalis*; endlich *pp. evanescentes sive invalidi* oder *pp. superficiales et magni*.)

2. Rasseln

Krankheitsmechanismus:

2a. *Algor*: (Symptomatik: Beschleunigte Atmung, Rasseln in den Bronchien, klares, weißes oder schaumiges Sputum, fehlender Durst, Verlangen nach warmen Getränken, Zungenbelag weiß, schlüpfrig, *pp. superficiales, intenti*;)

2b. *Calor*: (Symptomatik: Beschleunigte, hechelnde Atmung, Thoraxhochstand, Aufblähung, Husten anfallsweise, gelber klebriger Schleim, Spannungsgefühl, Druckgefühl in der Brust und Leibesmitte, spontane Schweiße, rotes Gesicht, roter Zungenkörper, gelber, klebriger Zungenbelag, *pp. lubrici, celeri*.)

Therapie:

ad 1a (*anhelitus repletionis*):

inductorium pulmonale, V13
porta ventorum, V12
lacus pedalis, P5
abundantia, S40
atrium pectoris, Rs17
— alle Foramina zu dispulsieren.

Erläuterung der Punktwahl:

Ausleitung der *repletio* im Bereich des *orbis pulmoalis*, sowie im oberen Calorium über die angegebenen Foramina, Umwandlung von *humor* und *pituita* bei gleichzeitiger Absenkung des Yang.

ad 1b (*anhelitus inanitatis*):

inductorium renale, V23
prima clusarum, Rs4
mare qi, Rs6
venae et viscera, V43
vicus tertius pedis, S36
— alle Foramina suppletiv zu stimulieren.

Erläuterung der Punktwahl:

Stützung und Kräftigung des *orbis renalis* über das *inductorium renale*, V23, *prima clusarum*, Rs4, *mare qi*, RS6, *venae et viscera*, V43, Stützung der Mitte über *vicus tertius pedis*, S36; all diese Maßnahmen zur Kräftigung geschmälerter konstitioneller Reserven.

ad 2a (*algor*-bedingte Rasselatmung):

inductorium pulmonale, V13
conquisitorium stomachi, Rs12
atrium pectoris, Rs17
lacunae, P7
venae et viscera, V43.

Erläuterung der Punktwahl:

Stabilisierung und Stützung des *orbis pulmonalis* über das *inductorium pulmonale*, V13, das Foramen *lacunae*, P7, sowie über das Foramen *venae et viscera*, V43; auch Regulation und Harmonisierung des *qi stomachi* über das *conquisitorium stomachi*, RS12, sowie Absenkung der Kontravektionen durch Stimulation des *conventus qi*, d. h. des Foramens *atrium pectoris*, Rs17.

ad 2b (Rasselatmung durch *calor* bedingt):

inductorium pulmonale, V13
lacunae, P7
ruina caelestis, Rs22
abundantia, S40
metallum structivum, P11
— alle Foramina dispulsiv zu stimulieren.

Erläuterung der Punktwahl:

Es erfolgt eine Ausleitung der *calor*-Heteropathie über das *inductorium pulmonale*, V13, *lacunae*, P7, und *metallum structivum*, P11; eine Stärkung und Regulation des *qi pulmonale et lienale* über das Foramen *ruina caelestis*, Rs22; eine Umwandlung von *humor* und *pituita* über das Foramen *abundantia*, S40, bei gleichzeitiger Absenkung des *qi*.

Besteht überdies ein *algor venti*, so sollten auch dispulsiv stimuliert werden:

clusa externa, T5
valles coniunctae, IC4.

Bei deutlichem *humor* sind zu moxen:

inductorium lienale, V21
aquae divisae, Rs9.

Erläuterung der Punktwahl:

Durch die Einwirkung auf die Mitte werden die Säfte reguliert, *humor* eliminiert.

Bei chronischem Asthma sind zu moxen:

prima clusarum, Rs4
venae et viscera, V43
omnium defatigationum, Rg14.

Erläuterung der Punktwahl:

Zur Stützung des *qi primum* trägt die Einwirkung auf die Foramina *prima clusarum*, Rs4, und *venae et viscera*, V43, bei; das Foramen *omnium defatigationum*, Rg14, ermöglicht eine Stützung des *qi* der Mitte und so eine Absenkung von *ardor*.

Herz- und Kreislauf-Erkrankungen

Hypertonie

Krankheitsmechanismus:

a. *Ventus* im *orbis hepaticus* führt zu *ventus internus* (bis zum Apoplex) — mit Symptomen wie Kopfschmerzen, Schwindel, Aphasie, Hemiplegie.
b. *Humor* oder *pituita* der *oo. lienalis et stomachi* — mit Symptomen wie Völlegefühl in der Brust, Palpitationen, Schwindel, Nausea, Erbrechen, Gliederschwere, dicker, weißer, klebriger Zungenbelag; *pp. chordales et lubrici.*
c. *Ardor o. hepatici* schlägt empor — mit Symptomen wie Kopfschmerzen, Reizbarkeit, Nackensteife, rotes Gesicht, gerötete Augen, trockener Mund, Obstipation, gelber Zungenbelag, *pp. chordales.*
d. *Inanitas* des *qi primum* (also des *orbis renalis*, indirekt u. U. auch des *orbis hepaticus*) — mit Symptomen wie *pp. minuti sive mersi*, rasche Erschöpfbarkeit, geringe Belastbarkeit;
e. bei *inanitas* des *yin renale* kann sich ein *ardor*-Befund im *orbis cardialis* ausbilden (Symptome: große Unruhe, Palpitationen, Schlafstörungen, Verwirrtheit, Röte des Gesichts oder zumindest der Wangen, *pp. minuti et celeri*) oder auch *pituita* (mit Symptomen wie Inkohärenz der Gedanken, Vergeßlichkeit, Schizophrenie);
f. bei *inanitas* des *yin hepaticum* tritt oft ein *ventus internus* auf — mit nach außen schlagendem *yang hepaticum* — und Symptomen wie großer Gereizt-

heit, hochrotem Gesicht, *pp. chordales et celeri*, intensiv rotem Zungenkörper, vermindertem Zungenbelag.

Therapie:

Allgemein zu stimulierende Foramina sind:

stagnum venti, F20
stagnum curvum, IC11
vicus tertius pedis, S36
impedimentale maius, H3.

Bei bestehendem *ardor* im *orbis hepaticus* ist die Stimulation zu erwägen von:

fons tumuli yang, F34
interstitium ambulatorium, H2
pluteus venti, T17
inductorium hepaticum, V18.

Bei *humor* oder *pituita* wirkt man auch ein auf:

clusa interna, PC6
abundantia, S40
fons tumuli yin, L9
conquisitorium stomachi, Rs12
tumulus magnus, PC7.

Bei *inanitas* des *yin renale* kommen in Betracht:

rivulus maior, R3
copulatio trium yin, L6
impedimentale laetitiae, C7
inductorium renale, V23.

Bei *inanitas* des Yang wirkt man auch ein auf:

mare qi, Rs6
prima clusarum Rs4, beide zu moxen.

Erläuterung der Punktwahl:

Über das Foramen *stagnum venti*, F20, werden *ventus*-Heteropathien zerstreut. Bedeutsam ist die Verbindung dieses Punkts zur *sinarteria retinens yang* und zur *sinarteria ascendens yang* — als Copulo-conventorium.
Die Stimulation von *stagnum curvum*, IC11, trägt ebenfalls zur Austreibung einer *ventus*-Heteropathie bei und kühlt in seiner Eigenschaft eines durch die Wandlungsphase Erde qualifizierten Coniunctoriums *calor*.
Über das Foramen *impedimentale maius*, H3, gelingt eine Harmonisierung der Funktionen im Bereich des *orbis hepaticus*.
Das Foramen *vicus tertius pedis*, S36, ist uns für die Harmonisierung der Mitte geläufig.
Über das Foramen *interstitium ambulatorium*, H2, kann man einerseits die Orthopathie des *orbis hepaticus* stützen, andererseits dank seiner Funktion

als *foramen effusorium* aus jenem Orbis überschüssige Energiebeträge ableiten.

Fons tumuli yang, F34, ist ein Coniunctorium; seine Stimulation wirkt deshalb ausgleichend auf den Bereich der betroffenen Orbes.

Die Stimulation des Foramens *pluteus venti*, T17, wirkt, wie ja sein Name anzeigt, als „Schutzschirm" gegen *ventus* — also *ventus*-Heteropathien abwehrend.

Über das *inductorium hepaticum*, V18, ist *calor humidus* auszuleiten, und der *orbis hepaticus* zu stützen und zu kräftigen.

Die Beziehung des Foramens *clusa interna*, PC6, zum *orbis lienalis* erklärt die *humor* ausleitende Wirkung seiner Stimulation, zugleich die *ventus* und *calor* zerstreuende Wirkung.

Über das Foramen *abundantia*, S40, kann man *humor* und *pituita* umwandeln, zugleich das Yang absenken.

Die Stimulation von *fons tumuli yin*, L9, gestattet eine Regulation von *humor* und eine Absenkung eines nach oben schlagenden *qi*.

Nicht zu vergessen ist die spezifische Wirkung einer Stimulation des *conquisitorium stomachi*, Rs12: Kanalisierung von *humor* und Harmonisierung des *orbis stomachi*.

Das Foramen *originalis* der *cardinalis renalis*, nämlich *rivulus maior*, R3, ermöglicht eine spezifische Stützung des Yin der *oo. hepaticus et renalis*.

Eine ähnliche Stützung erfolgt über das entsprechende *inductorium dorsale*, nämlich das *inductorium renale*, V23.

Die Einwirkung auf das Foramen *impedimentale laetitiae*, C7, bedingt eine Absenkung und Stützung des nach oben schlagenden *qi cardiale*.

Das Foramen *copulatio trium yin*, L6, als Verbindungspunkt aller drei Yin-Leitbahnen eignet sich gut für die gleichzeitige Stützung der *oo. renalis et hepaticus* sowie für eine Kräftigung des Orthopathie der Mitte (*orbis lienalis*).

Mit einer Moxibustion von *mare qi*, Rs6, erfolgt eine Stützung des *orbis renalis*, zugleich eine Mobilisierung seines Yang (*yang merum*).

In die gleiche Richtung wirkt die Stimulation des Foramens *prima clusarum*, Rs4: Bändigung und Absenkung des Yang.

Hypotonie

(Vgl. hierzu die Eintragungen zu Ohnmacht, Schwindel, Schock)

Herzerkrankungen (Herzinsuffizienz, Angina pectoris, Rhythmusstörungen)

Krankheitsmechanismus:

a. Blockaden des Energieflusses in den Leitbahnen und den *oo. cardialis et pericardialis* — mit Symptomen wie Palpitationen, Schlafstörungen, Schweißausbrüchen, Hitzewallungen;

b. *inanitas* des *orbis renalis*, dadurch Störungen in der Versorgung des *orbis pulmonalis* — mit Symptomen wie Atembeklemmung, Orthopnoe, Verschlechterung durch physische Belastung (vgl. die Eintragungen unter „Asthma", S. 386ff.);

c. *inanitas* des *orbis pulmonalis* — auf Grund einer unzureichenden Kühlung durch den *orbis pulmonalis* tritt eine *calor*-Symptomatik auf: Obstipation, Störung der Urinausscheidung; daraus kann wiederum eine *inanitas* des *orbis renalis* hervorgehen — mit Symptomen wie Gedunsenheit, Ödembildung, Aszites, Palpitationen, Stiche in der Herzgegend, periodisch ansteigende Körpertemperatur, keuchender Atem.

Therapie:

Allgemein wirkt man ein auf die Foramina:

clusa interna, PC6
foramen intermedium, PC5
aula minor, C8
porta rimica, PC4
lacus curvus, PC3.

Erläuterung der Punktwahl:

Zur Regulation des *qi*-Flusses, auch zur Schmerzstillung und Stützung des *orbis cardialis* kommt in erster Linie die Stimulation von *clusa interna*, PC6, in Betracht. Dieses Foramen ist ein *copulo-conventorium*, welches die Verbindung zwischen der *cardinalis pericardialis* und der *sinarteria retinens yin* herstellt. Auch die Namensgebung *clusa* („Paßtor") weist auf diese Schlüsselrolle hin.

Über das *foramen intermedium*, PC5, kann man regulierend und stützend auf die *oo. cardialis et pericardialis* einwirken, das *qi* absenken, *calor* kühlen.

Eine Unterstützung eben dieser Wirkung ist durch die Stimulation des Foramens *aula minor*, C8, auf der *cardinalis cardialis* möglich.

Schon der Name des Foramens *porta rimica*, PC4, deutet seine Bedeutung als *rimicum* an; die Stimulation des Punkts wirkt besonders tiefgreifend auf den Energiefluß im Bereich der *oo. cardialis et pulmonalis*, also im oberen Calorium regulierend und stützend.

Das Foramen *lacus curvus*, PC3, hat auf Grund seiner Wandlungsphasenzugehörigkeit (Wasser), die auch durch seinen Namen verdeutlicht wird, und seiner Funktion als Coniunctorium einen deutlich kühlenden, zugleich stützenden Einfluß auf das obere Calorium.

Bei pektanginösen Beschwerden, „Herzschmerzen vorn" kann man zusätzlich auf das Foramen

atrium pectoris, Rs17

einwirken. Dadurch wird der Fluß des *qi* reguliert, und der Druck von der Brust genommen. Man erinnere sich, daß dieses Foramen als *conquisitorium pericardiale* und als *conventus* des *qi* definiert ist.

Bei Herzschmerzen, die in den Rücken ausstrahlen, stimuliert man zusätzlich:

inductorium renale, V23
copulatio trium yin, L6.

Erläuterung der Punktwahl:

Durch Stützung der Wandlungsphase Wasser (= *orbis renalis*) fördert man die Absenkung des im oberen Calorium gestauten *qi*.

Bei Bradykardie wirkt man zusätzlich ein auf:

vicus communicans, C5
rex faciei, Rg25.

Erläuterung der Punktwahl:

Als Nexorium ist das Foramen *vicus communicans*, C5, geeignet, belastende *ventus*-Noxen aus dem Bereich der *orbes cardialis et pulmonalis* auszutreiben — wodurch gegebenenfalls eine Bradykardie bedingt sein kann.

Durch Einwirkung auf das Foramen *rex faciei*, Rg25, wird der Fluß des *qi* nach kranial angeregt.

Bei Tachykardie zieht man zusätzlich in Betracht:

impedimentale laetitiae, C7.

Erläuterung der Punktwahl:

Die Stimulation des Foramens ermöglicht eine Kühlung von *calor* und eine Absenkung des *qi* — was praktisch einer Stützung des *orbis cardialis* gleichkommt. Das genannte Foramen entspricht dem *foramen qi originalis* dieser Leitbahn.

Bei Herzbeschwerden auf rheumatischer Grundlage zieht man in Betracht:

fons tumuli yang, F34
vicus tertius pedis, S36
rivulus liberatus, S41
Olympus, V60
fons tumuli yin, L9.

Erläuterung der Punktwahl:

Über *fons tumuli yang*, F34, und *vicus tertius pedis*, S36, also über die Coniunctoria der als yang qualifizierten Leitbahnen, wird ein tiefgreifender Einfluß auf die mittleren Orbes (also *oo. lienalis et hepaticus*) ausgeübt.

Die Stimulation von *Olympus*, V60, stützt ebenfalls den *orbis hepaticus* und bewegt sein *qi*, treibt so *ventus*-Heteropathien aus.

Die Einwirkung auf das Foramen *rivulus liberatus*, S41, — ein Transitorium (entsprechend der Wandlungsphase Feuer) — verstärkt die Austreibung von *humor venti*-Heteropathien.

Die Stimulation von *fons tumuli yin*, L9, unterstützt die *expulsio venti et humoris*, sowie die Regulierung des *qi*.

Bei Ödemen und Stauungen wird man die Stimulation folgender zusätzlicher Foramina in Betracht ziehen:

conquisitorium stomachi, Rs12
cardo caeli, S25
mare minus, C3
fons tumuli yang, F34
aquae divisae, Rs9
via aquae, S28
amnis recurrens, R7
fons aquarum, R5
yang flectens, V58
fons tumuli yin, L9
conquisitorium vesicale, Rs3.

Erläuterung der Punktwahl:

Das Foramen *conquisitorium stomachi*, Rs12, erlaubt nicht nur die Harmonisierung und Regulierung des *qi* des *orbis stomachi*, sondern auch die Kanalisierung von *humor*.

Durch Stimulation von *cardo caeli*, S25 (Conquisitorium des *orbis intestini crassi*), werden Blokkaden und Zusammenballungen aufgelöst.

Über das *foramen coniunctorium orbis cardialis*: *mare minus*, C3, zielt man nicht nur auf diesen Orbis, sondern verstärkt auch die Ausleitung von *humor*-Heteropathien.

Über das Coniunctorium der *cardinalis fellea*: *fons tumuli yang*, F34, ist die Beeinflussung des mittleren Caloriums, also nicht nur des *orbis hepaticus*, sondern auch des *orbis lienalis* möglich; indem man es stimuliert, kann man aber auch den *orbis renalis* stützen und so die Ausscheidung von *humor* erleichtern.

Über das Foramen *aquae divisae*, Rs9, kann man — wie schon der Name des Punktes andeutet — den Säfte- und Flüssigkeitshaushalt regulieren.

Auch das Foramen *via aquae*, S28, weist mit seinem Namen auf eine solche Absicht.

Ähnliches gilt für *amnis recurrens*, R7; durch seine Stimulation wird der *orbis renalis* gestützt, die Bauenergie reguliert.

Fons aquarum, R5, ist das Rimicum der *cardinalis renalis* und ermöglicht deshalb, einen tiefgreifenden Einfluß auf die *oo. renalis et hepaticus* auszuüben, zugleich deren Orthopathie zu stützen und das *qi* zu regulieren.

Einwirkung auf das Nexorium der *cardinalis vesicalis*: *Yang flectens*, V58, stützt den Komplementärorbis, also den *orbis renalis*, kanalisiert so *humor*-Heteropathien.

Zu *fons tumuli yin*, L9, vgl. den vorangehenden Kommentar betreffend seine *humor*-regulierende Wirkung.

Auch das *conquisitorium vesicale*, Rs3, trägt in ähnlicher Weise zur Regulation des Säftehaushalts bei und stabilisiert das *yin renale*.

Bei Keuchen, Rasseln, Husten und Schleim zieht man zusätzlich in Betracht:

inductorium pulmonale, V13
ruina caelestis, Rs22
atrium pectoris, Rs17
aula inductoria, R27
aula minor, C8
valles coniunctae, IC4.

Erläuterung der Punktwahl:

Das Foramen *inductorium pulmonale*, V13, dient der Stützung der Orthopathie des *orbis pulmonalis* und der Regulation des *qi*.

Über *ruina caelestis*, Rs22, kann man eine Kräftigung des *qi pulmonale* erzielen und die Kehle freimachen.

Über *atrium pectoris*, Rs17, reguliert man das *qi* des oberen Caloriums.

Durch die Stimulation der *aula inductoria*, R27, übt man, wie schon der Name des Foramens ahnen läßt, einen mächtigen Einfluß auf die Leitbahnen im Brustbereich aus und besänftigt so Husten und Keuchen (*anhelitus*).

Eine Stimulation des Foramens *aula minor* führt zu einer Absenkung des Yang und zu einer Stützung des *orbis renalis*.

Über *valles coniunctae*, IC4, stabilisiert man die *species*, mithin den *orbis pulmonalis*.

Besteht *inanitas* des *orbis renalis*, so ist zusätzlich die Stimulation erforderlich von:

prima clusarum, Rs4, zu moxen
mare qi, Rs6, zu moxen
Verte!, S29.

Erläuterung der Punktwahl:

Über das Foramen *prima clusarum*, Rs4, wird der *orbis renalis* gestützt und das *qi nativum* konsolidiert.

Gleiches bezweckt die Stimulation von *mare qi*, Rs6: Regulation und Konsolidierung des *yin merum*.

Wie der Name von F29: *Verte!* ausdrückt, soll durch seine Stimulation das *yin renale* zur Rückkehr bewegt werden.

Konstatiert man gleichzeitig gastrische Beschwerden, so kommen noch in Betracht:

conquisitorium stomachi, Rs12
cardo caeli, S25
mare qi, S6
vicus tertius pedis, S36.

Erläuterung der Punktwahl:

Über das Foramen *conquisitorium stomachi*, Rs12, wird das *qi* im Bereich jenes Orbis reguliert.

Über *cardo caeli* strebt man eine Harmonisierung des Energieflusses im Bereich der *oo. intestinorum* an; und *mare qi*, S6, gestattet über eine Stützung des *orbis renalis* die Absenkung des Yang.

Endlich bringt die Stimulation des bekannten *vicus tertius pedis*, S36, also des Coniunctoriums der Wandlungsphase Erde, die umfassende Harmonisierung der Mitte.

Periphere Durchblutungsstörungen

Krankheitsmechanismus:

a. Blockade des Durchflusses von *qi* und *xue* auf Grund von *algor*-Schädigungen;
b. *humor*-Heteropathien;
c. *calor* bzw. *ardor*.

Therapie:

Durchgängigmachung der Leitbahnen und Aktivierung des *xue* — durch Einwirkung auf Foramina

an der oberen Extremität:

stagnum curvum, IC11
mare minus, C3
clusa externa, T5
clusa interna, PC6.

Erläuterung der Punktwahl:

Durch Einwirkung auf das Foramen *stagnum curvum*, IC11, werden *humor*- und *calor*-Heteropathien ausgeleitet, der Fluß des *xue* harmonisiert.

Eine Stimulation des Foramens *mare minus*, C3, macht die Leitbahnen durchgängig.

Ähnlich wirkt die Stimulation von *clusa externa*, T5: Öffnung der Haupt- und Netzleitbahnen und Zerschlagung von Blockaden des *qi*.

Clusa interna, PC6, gestattet nicht nur die Regulation des *qi* und damit eine Schmerzstillung, sondern auch die Ausleitung von *calor* und *humor*.

An der unteren Extremität:

fons tumuli yang, F34
fons tumuli yin, L9
campana suspensa, F39
copulatio trium yin, L6.

Erläuterung der Punktwahl:

Durch Einwirkung auf *fons tumuli yang*, F34, kann man nicht nur *calor*- und *humor*-Heteropathien eliminieren, sondern auch kräftigend und stützend auf den gesamten Bewegungsapparat einwirken: Das Foramen ist als „*conventus nervorum*" qualifiziert.

Durch Stimulation von *fons tumuli yin*, L9, sind *humor*, *calor* und *ardor* auszuleiten und das *qi* ins untere Calorium hinabzuführen.

Über *campana suspensa*, F39, gelingt es, *humor*- bzw. *pituita*-Befunde zu kanalisieren.

Schließlich gestattet die Stimulation von *copulatio trium yin*, L6, eine Dynamisierung des gesamten Säfteumlaufs, also eine Steigerung der Dynamik des *xue*.

Magen- und Darmerkrankungen

Schluckauf, Singultus

Krankheitsmechanismus:

Hochschlagendes *qi stomachi* drückt nach oben. Dies kann bedingt sein durch
a. *repletio* — mit Symptomen wie Völlegefühl, lauter Schluckauf, Obstipation;
b. *inanitas* — mit Symptomen wie allgemeine *inanitas*-Zeichen: leiser Schluckauf, schnelle Atmung, kalte Extremitäten.

Therapie:

Stabilisierung des *qi*, Absenkung der emporschlagenden Energien — durch Einwirkung auf Foramina wie:

ruina caelestis, Rs22
inductorium diaphragmatis, V17
clusa interna, PC6
atrium pectoris, Rs17.

Erläuterung der Punktwahl:

Über das Foramen *ruina caelestis*, Rs22, erreicht

man eine Stärkung und Regulierung des *qi lienale* sowie eine Freimachung der Kehle.

Durch Stimulation von *inductorium diaphragmatis*, V17, reguliert man das *qi* und senkt das Yang ab.

Einwirkung auf *clusa interna*, PC6, bringt eine Stützung und Harmonisierung im oberen Calorium und eine Sedation und Regulation der Dynamik des *qi*.

Durch Stimulation von *atrium pectoris*, Rs17, senkt man Kontravektionen ab und reguliert gleichfalls das *qi*.

Bei *inanitas*:

conquisitorium stomachi, Rs12
vicus tertius pedis, S36
prima clusarum, Rs4
mare qi, Rs6.

Erläuterung der Punktwahl:

Zur Stützung und Kräftigung sowohl der Mitte als auch des *orbis renalis* werden einerseits das *conquisitorium stomachi*, Rs12, und *vicus tertius pedis*, S36, andererseits die Foramina *prima clusarum*, Rs4, und *mare qi*, Rs6, suppletiv stimuliert, also genadelt oder gemoxt.

Bei *repletio*:

conquisitorium cardiale, Rs14
interstitium ambulatorium, H2
vestibulum internum, S44
cardo caeli, S25.

Erläuterung der Punktwahl:

Durch Stimulation des Foramens *conquisitorium cardiale*, Rs14, wird der *orbis stomachi* harmonisiert und die Leibesmitte entspannt.

Über das *foramen effusorium cardinalis hepaticae*: *interstitium ambulatorium*, H2, kann man *calor* bzw. *ardor* aus dem *orbis hepaticus* ausleiten.

Solche Heteropathien werden allgemeiner aus der Mitte, also den *oo. stomachi et lienalis* durch Stimulation des Foramens *vestibulum internum*, S44, abgeleitet.

Endlich ermöglicht die Einwirkung auf *cardo caeli*, S25, eine Regulation des *qi* und eine Zerschlagung von Blockaden.

Übelkeit, Brechreiz

Krankheitsmechanismus:

a. *Algor*-Heteropathien: plötzliches Auftreten der Symptome, dünnflüssiger Vomitus; nach dem Erbrechen Verlangen nach warmen oder heißen Speisen;

b. *calor*-Befund im Zuge eines klimatischen Exzesses, seltener eines Diätfehlers: Erbroche Speisen sind von üblem Geruch — neben anderen *calor*-Symptomen wie roter Zunge, gelblichem Zungenbelag etc.;

c. *humor* oder *pituita*-Befund — angezeigt durch Klumpengefühl, schleimigen oder klebrigen Vomitus, *pp. lubrici*;

d. Vomitus nach Völlerei;

e. Redundanz der Energien des *orbis hepaticus* und so Überlagerung der Mitte — mit Symptomen wie Flankenschmerz, Klumpengefühl, saures Aufstoßen oder Erbrechen, *pp. chordales.*

Therapie:

ad a (bei *algor*):

foramen cardiacum, Rs13, zu moxen
conquisitorium lienale, H13, zu moxen
inductorium lienale, V20, suppletiv
clusa interna, PC6, suppletiv.

Erläuterung der Punktwahl:

Über das *foramen cardiacum*, Rs13, kann man das *qi* der Mitte kräftigen und die *oo. lienalis et stomachi* regulieren; wegen des *algor* ist eine Moxibustion angezeigt.

Durch Stimulation des Foramen *conquisitorium lienale*, H13, erzielt man eine Stützung und Harmonisierung des *orbis lienalis*.

Gleiches bringt die Einwirkung auf das *inductorium lienale*, V20, hinsichtlich des *qi* im Bereich der Mitte.

Zur Stützung der mittleren Orbes trägt auch eine Stimulation von *clusa interna*, PC6, bei.

ad b (bei *calor*):

conquisitorium stomachi, Rs12, dispulsiv
inductorium stomachi, V21, dispulsiv
clusa interna, PC6, dispulsiv
vicus tertius pedis, S36, dispulsiv.

Erläuterung der Punktwahl:

Über das Foramen *conquisitorium stomachi*, Rs12, wird das *qi* im Bereich dieses Orbis harmonisiert und *calor* abgeleitet.

Das entsprechende Foramen *inductorium dorsale*, V21, stützt und harmonisiert diesen Bereich der *oo. lienalis et stomachi* noch umfassender.

Die Stimulation der Foramina *clusa interna*, PC6, und *vicus tertius pedis*, S36, führt gleichfalls zu einer Harmonisierung im mittleren Calorium.

ad c (bei *humor* bzw. *pituita*):

abundantia, S40, dispulsiv
atrium pectoris, Rs17, dispulsiv

mare qi, Rs6, dispulsiv
conquisitorium stomachi, Rs12, dispulsiv
vicus tertius pedis, S36, dispulsiv.

Erläuterung der Punktwahl:

Über das Foramen *abundantia*, S40, bewirkt man eine Umwandlung von *humor* und *pituita*.

Durch Stimulation von *atrium pectoris*, Rs17, erreicht man in erster Linie im oberen Calorium eine Harmonisierung, damit indirekt eine Absenkung kontravektiver Energien.

Die Einwirkung auf das Foramen *mare qi*, Rs6, ermöglicht eine Stützung des *orbis renalis* und führt somit zur einer Absenkung des Yang.

Über das *conquisitorium stomachi*, Rs12, harmonisiert man nicht nur das *qi* dieses Orbis, sondern kann auch *humor*-Heteropathien ausleiten.

Geläufig ist uns die die Mitte stützende Wirkung jeder Stimulation von *vicus tertius pedis*, S36, damit auch die Möglichkeit der Austreibung von *humor* bzw. *pituita*.

ad d: Bei akuten Störungen wirkt man ein auf:

dioptra mobilis, Rs21, dispulsiv
vicus tertius pedis, S36, dispulsiv
caput metatarsalis halucis, L4, dispulsiv.

Erläuterung der Punktwahl:

Einwirkung auf das Foramen *dioptra mobilis*, Rs21, gestattet die Absenkung von Kontravektionen und die Stabilisierung des *qi lienale*.

Über *vicus tertius pedis*, S36, erreicht man eine Harmonisierung der mittleren Orbes.

Durch Stimulation des *foramen nexorium cardinalis lienalis*: *caput metatarsalis halucis*, L4, schließlich erreicht man eine Kräftigung vor allem des *orbis stomachi* und damit die Korrektur einer *repletio humoris*.

ad e: Bei Redundanz der Energien des *orbis hepaticus* zieht man in Betracht:

interstitium ambulatorium, H2, dispulsiv
rivulus liberatus, S41, suppletiv
laetitia repressa, S45, suppletiv.

Erläuterung der Punktwahl:

Über das Foramen *interstitium ambulatorium*, H2, — das als *foramen effusorium cardinalis hepatica* qualifiziert ist — kann redundante Energie aus dem Bereich des *orbis hepaticus* abgeleitet werden.

Eine Stimulation von *rivulus liberatus*, S41, wirkt krampflösend, somit *calor*-, aber auch *humor venti*-Heteropathien eliminierend, typische Symptomenbilder bei Affektionen des *orbis hepaticus*.

Das Foramen *laetitia repressa*, F45, ist das Puteale (entsprechend der Wandlungsphase Metall); seine

Stimulation zeigt eine kühlende Wirkung und gestattet die Absenkung von Kontravektionen. Auch kann man durch Einwirkung auf diesen Punkt *pituita*-Blockaden lösen, wenn sie im Gefolge von *ardor* auftreten.

Magenschmerzen, Bauchschmerzen

Krankheitsmechanismus:

a. Das *qi hepaticum* überwältigt den *orbis stomachi* — mit Symptomen wie Spannungsgefühl, saures Aufstoßen, Schmerzen bei Aufregung, *pp. chordales*;

b. *concretiones* durch Fehlernährung — mit Stagnation der Verdauung, Verlangsamung des *qi*, Druckgefühl, Aufstoßen;

c. *pituita*-Symptomatik — Schmerzen im Magen, Palpitationen, Schwindel, Erbrechen;

d. Stasen des *xue* — angezeigt durch Symptome wie ortsfester Schmerz, Magenbluten, Teerstühle, blutiges Erbrechen;

e. *calor*-Symptomatik — übler Mundgeruch, übler Geruch der Ausscheidungen, *pp. celeri*;

f. *algor*-Symptomatik — Durchfallsneigung, feuchte Zunge, reichliche Urinausscheidung;

g. *inanitas*-Symptomatik — Schmerzen durch Druck erleichtert.

Therapie:

Allgemein eine — je nach Befund dispulsive oder suppletive — Einwirkung auf nachfolgende Foramina zur Harmonisierung und Sedierung der Mitte:

vicus tertius pedis, S36
conquisitorium stomachi, Rs12
clusa interna, PC6.

ad a: Zusätzlich kommen bei Übergriffen des *qi hepaticum* in Betracht:

rivulus liberatus, S41, dispulsiv
impedimentale maius, H3 dispulsiv
conquisitorium hepaticum, H14 dispulsiv.

Erläuterung der Punktwahl:

Über das Foramen *rivulus liberatus*, S41, lassen sich *ventus*-Heteropathien zerstreuen und Krämpfe lösen.

Durch Stimulation von *impedimentale maius*, H3, kann man auf den *orbis hepaticus* sowohl stützend und harmonisierend als auch kühlend einwirken.

Über das Foramen *conquisitorium hepaticum*, H14, kann man *calor* oder *ardor* des *xue* absenken und damit das *qi hepaticum* kräftigen.

ad b: Bei Fehlernährung ist einzuwirken wahlweise auf:

conquisitorium lienale, H13
vicus constitutus, Rs11
dioptra mobilis, Rs21
vestibulum internum, S44.

Erläuterung der Punktwahl:

Über das *conquisitorium lienale*, H13, werden der *orbis lienalis* gestützt und harmonisiert, so *humor*-Heteropathien umgewandelt.

Eine Stimulation von *vicus constitutus*, Rs11, bewirkt eine Harmonisierung der *oo. stomachi et intestinorum*; eine Einwirkung auf *dioptra mobilis*, Rs21, senkt Kontravektionen ab.

Über das Foramen *vestibulum internum*, S44, erzielt man eine Regulation des *qi* und die Ausleitung von *calor humidus* aus dem *orbis stomachi*.

ad c: Bei *pituita*-Befunden kommen zusätzlich in Betracht:

conquisitorium cardiale, Rs14, zu moxen
abundantia, S40, zu moxen
aquae divisae, Rs9, zu moxen.

Erläuterung der Punktwahl:

Über das Foramen *conquisitorium cardiale*, Rs14, erreicht man nicht nur eine Harmonisierung des *orbis stomachi*, sondern auch eine Sedierung allgemein im Bereich der Leibesmitte.

Durch Stimulation von *abundantia*, S40, kann man *humor* umwandeln und *pituita* austreiben; Einwirkung auf das Foramen *aquae divisae*, Rs9, erlaubt die Regulation des Säfte- und Wasserhaushalts.

ad d: Bei Stasen des *xue* kommen in Betracht:

copulatio trium yin, L6, dispulsiv
inductorium diaphragmatis, V17, dispulsiv
conquisitorium lienale, H13, zu moxen.

Erläuterung der Punktwahl:

Durch Stimulation des Foramens *copulatio trium yin*, L6, erzielt man eine Dynamisierung und Steigerung des Säfteumlaufs — was nicht zuletzt durch seine Qualifikation als Copulo-conventorium, das alle drei Yin-Leitbahnen der unteren Extremität zusammenfaßt, verständlich ist.

Das Foramen *inductorium diaphragmatis*, V17, entspricht dem *conventus xue*; seine Stimulation bewirkt also eine Regulation des *xue* und so indirekt eine Zerteilung von Stasen.

Über das Foramen *conquisitorium lienale*, H13, endlich werden der *orbis lienalis* stabilisiert, damit *humor*-Heteropathien umgewandelt.

ad e: Bei *calor* sind von Wichtigkeit die Foramina:

vallis demersa, S43, dispulsiv
laetitia repressa, S45, dispulsiv.

Erläuterung der Punktwahl:

Neben einer *humor* ausleitenden Wirkung führt die Stimulation des Foramens *vallis demersum*, S43, auf Grund seiner Qualifikation als Induktorium (entsprechend der Wandlungsphase Holz) auch zu einer Kühlung (Holz = „Kind" der Wandlungsphase Wasser!).

Eine unmittelbarere *refrigeratio* erzielt man durch Einwirkung auf das Foramen *laetitia repressa*, S45; dieses ist das Puteale der *cardinalis stomachi*, qualifiziert durch die Wandlungsphase Metall. *Calor humidus*- und *ardor*-Befunde werden so korrigiert.

ad f: Bei *algor* wirkt man ein auf:

conquisitorium cardiale, Rs14, zu moxen
prima clusarum, Rs4, zu moxen.

Erläuterung der Punktwahl:

Wie schon erwähnt, erreicht man über das Foramen *conquisitorium cardiale*, Rs14, eine Beeinflussung und Harmonisierung der Mitte, über das Foramen *prima clusarum*, Rs4, eine Stärkung der Orthopathie des *orbis renalis* und so des *yang merum*.

ad g: Bei *inanitas* ist einzuwirken auf die Foramina:

conquisitorium lienale, H13, suppletiv
mare qi, Rs6, suppletiv
vicus tertius pedis, S36, suppletiv.

Erläuterung der Punktwahl:

Über das Foramen *conquisitorium lienale*, H13, gelingt eine Stützung des *orbis lienalis* sowie eine Stärkung der Bauenergie.

Durch Stimulation von *mare qi*, Rs6, mobilisiert man das *yang merum*; endlich wirkt man auf *vicus tertius pedis*, S36, ein, um die Mitte zu kräftigen.

Dysenterie

Krankheitsmechanismus:

Affektionen der *oo. stomachi et intestinorum* durch

a. *calor humidus*,
b. *humor algidus*.

Therapie:

Ganz allgemein zieht man, je nach Befund, Foramina in Betracht wie:

cardo caeli, S25
vicus tertius pedis, S36
angustiae superiores aggeris ampli, S37
valles coniunctae, IC4.

Erläuterung der Punktwahl:

Über das Foramen *cardo caeli*, S25, qualifiziert als *foramen conquisitorium* des *orbis intestini crassi*, wird der Energiefluß im Bereich der *oo. intestinorum* wiederhergestellt und harmonisiert.

Durch Stimulation von *vicus tertius pedis*, S36, erfolgt eine tiefgreifende und umfassende Harmonisierung im Bereich der Mitte — womit nachhaltig die Kanalisation von *humor* gefördert wird.

Wirkt man auf *angustiae superiores aggeri ampli*, S37, ein, so reguliert man die *oo. stomachi et intestinorum* und klärt *calor humidus*. Diesem Foramen kommt ein mächtiger Einfluß im Bereich der unteren Extremitäten zu — dank seiner Qualifikation als Coniunctorium des *orbis intestini crassi*.

Das häufig stimulierte Foramen *valles coniunctae*, IC4, ist das *foramen originalis* der *cardinalis intestini crassi*; seine Beeinflussung unterstützt jede therapeutische Maßnahme in diesen Bereich.

ad a: Bei *calor humidus* kommen zusätzlich in Betracht die Foramina:

stagnum curvum, IC11
caput metatarsalis hallucis, L4
fons tumuli yin, L9.

Erläuterung der Punktwahl:

Das Foramen *stagnum curvum*, IC11, ist als Coniunctorium der *cardinalis intestini crassi* qualifiziert; durch seine Stimulation kommt es zu einer tiefgreifenden Einwirkung auf diesen Orbis, zur Kühlung von *calor* und zur allgemeinen Harmonisierung des Energieflusses.

Über das Foramen *caput metatarsalis hallucis*, L4, wirkt man einerseits kräftigend auf die Mitte, andererseits reguliert man seiner Beziehung zur *sinarteria impedimentalis* den Energiefluß im ganzen unteren Calorium.

Durch Stimulation von *fons tumuli yin*, L9, kommt es zu einer Korrektur des *calor humidus*.

ad b: Bei *algor humidus* ist zusätzlich in Betracht zu ziehen die Stimulation von:

conquisitorium stomachi, Rs12
mare qi, Rs6
copulatio trium yin, L6.

Erläuterung der Punktwahl:

Über das Foramen *conquisitorium stomachi*, Rs12, reguliert man das *qi stomachi* und kanalisiert *humor*.

Durch Moxibustion von *mare qi*, Rs6, konsolidiert und stützt man die Energien des *orbis renalis*, also das *yin et yang merum*.

Endlich führt die Einwirkung auf die *copulatio trium yin*, L6, zu einer Kräftigung der Mitte, damit die Umwandlung von *humor* begünstigend.

Bei chronisch auftretender Dysenterie ist die Stimulation folgender Foramina zu erwägen:

inductorium lienale, V20
inductorium stomachi, V21
conquisitorium stomachi, Rs12.

Erläuterung der Punktwahl:

Über die genannten *inductoria dorsalia* erzielt man einen tiefgreifenden Einfluß auf die genannten Orbes: Sie werden gestützt und harmonisiert, in ihnen vorhandene *humor*-Heteropathien werden umgewandelt.

Bei Tenesmen kommen in Betracht:

inductorium pro medio tergo, V29
prima clusarum, Rs4.

Erläuterung der Punktwahl:

Über das Foramen *inductorium pro medio tergo*, V29, stützt man die Energien des unteren Caloriums und harmonisiert sie; über das Foramen *prima clusarum*, Rs4, das dem *conquisitorium intestini tenuis* entspricht, reguliert man das *qi* im Bereich der *oo. intestinorum*.

Diarrhoe

Krankheitsmechanismus:

a. *algor*-Heteropathien — mit Symptomen wie plötzlichen, kolikartigen Schmerzen, wässrigem Stuhl;
b. *calor*-Heteropathien — mit Symptomen wie übelriechendem, gelbem Stuhl, entzündetem Anus, plötzlichen Schmerzen im Unterleib;
c. *humor* — mit Symptomen wie Klumpengefühl, Spannungs- und Druckgefühl in der Leibesmitte;
d. *inanitas* der Mitte — mit Verdauungsschwäche, flauem Gefühl im Magen, auch Kältegefühl in der Leibesmitte;
e. *inanitas* des *orbis renalis* — dabei Morgendurchfälle, aber kaum Leibschmerzen.

Therapie:

ad a: Bei *algor* wirkt man ein auf die Foramina:

mare qi, Rs6, zu moxen
conquisitorium stomachi, Rs12, zu moxen
cardo caeli, S25, zu moxen.

Erläuterung der Punktwahl:

Über das Foramen *mare qi*, Rs6, stützt man nicht nur den *orbis renalis*, sondern kräftigt das gesamte untere Calorium.

Über das Foramen *conquisitorium stomachi*, Rs12, wirkt man harmonisierend auf das *qi* im mittleren Bereich; von der *sinarteria respondens* besteht von hier aus eine Verbindung zu den *cc. stomachi, intestini tenuis et tricalorii*.

Über das Foramen *cardo caeli*, S25, erreicht man eine Harmonisierung des Energieflusses im Bereich der *oo. intestinorum*.

ad b: Bei *calor* kommen in Betracht die Foramina:

foramen pyloricum, Rs10, dispulsiv
valles coniunctae, IC4, dispulsiv
vestibulum internum, S44, dispulsiv.

Erläuterung der Punktwahl:

Das *foramen pyloricum*, Rs10, steht als Foramen *copulo-conventorium* mit der *cardinalis lienalis* in Verbindung. So wird *calor humidus* aus der Mitte abgeleitet.

Das Foramen *valles coniunctae*, IC4, dient als *foramen qi originalis* der *cardinalis intestini crassi* zu einer tiefergreifenden Beeinflussung der *oo. intestinorum*.

Durch Stimulation des *vestibulum internum*, S44, erzielt man eine Ableitung und Kühlung der *calor humidus*-Heteropathie.

ad c: Bei *humor* stimuliert man:

conquisitorium lienale, H13, zu moxen
aquae divisae, Rs9, zu moxen
fons tumuli yin, L9, dispulsiv
caput metatarsalis halucis, L4, dispulsiv.

Erläuterung der Punktwahl:

Über das Foramen *conquisitorium lienale*, H13, erreicht man eine Stützung der Energien des *orbis lienalis* und begünstigt somit eine Umwandlung von *humor*-Heteropathien.

Durch die Stimulation von *aquae divisae*, Rs9, gelangt man zu einer Regulation des Säfte- und Flüssigkeitshaushalts.

Die Einwirkung auf *fons tumuli yin*, L9, führt zu einer Regulation von *humor*-Heteropathien.

Über das Foramen *caput metatarsalis halucis*, L4, führt eine Stärkung der *oo. lienalis et stomachi* zur Austreibung von *humor*-Heteropathien.

ad d: Bei *inanitas* der Mitte kommen in Betracht:

inductorium lienale, V20, suppletiv
inductorium stomachi, V21, suppletiv
vicus tertius pedis, S36, suppletiv

impedimentale maius, H3, dispulsiv
interstitium ambulatorium, H2, dispulsiv.

Erläuterung der Punktwahl:

Über die Foramina *inductoria dorsalia* für den Bereich der *oo. lienalis et stomachi* erzielt man eine Stützung der Mitte.

Eine ähnliche *suppletio* erreicht man durch Einwirkung auf das Foramen *coniunctorium cardinalis stomachi*, d. h. das Foramen *vicus tertius pedis*, S36.

Um Übergriffe der redundanten Energie des *orbis hepaticus* zu vermeiden leitet man *qi* über das Foramen *impedimentale maius*, H3, ab, ebenso aus dem entsprechenden Effusorium, dem Foramen *interstitium ambulatorium*, H2.

ad e: Bei Defizienz des *qi renale* kommen ergänzend in Betracht:

porta fortunae, Rg4, zu moxen
prima clusarum, Rs4, zu moxen
conventus omnium, Rg20, zu moxen
inductorium renale, V23, suppletiv
inductorium lienale, V20, suppletiv.

Erläuterung der Punktwahl:

Durch die Stimulation von *porta fortunae*, Rg4, wird der *orbis renalis* gekräftigt, und das *qi* dorthin abgesenkt.

Auf der entsprechenden Yin-Seite (= Bauchseite) kann man diese Wirkrichtung durch Stimulation von *prima clusarum*, Rs4, akzentuieren.

Durch Einwirkung auf den *conventus omnium*, Rg20, wird das *yang merum* aus dem unteren Calorium emporgeführt.

Eine weitere Stützung des *orbis renalis* und des *orbis lienalis* erreicht man über die entsprechenden Foramina *inductoria dorsalia*.

Bei Diarrhoe im Gefolge von Diätfehlern erwäge man die Einwirkung auf:

dioptra mobilis, Rs21, dispulsiv
vicus tertius pedis, S36, dispulsiv
inductorium stomachi, V21, dispulsiv
conquisitorium intestini crassi, S25, dispulsiv
conquisitorium stomachi, Rs12, dispulsiv.

Erläuterung der Punktwahl:

Über das Foramen *dioptra mobilis*, Rs21, erzielt man eine Absenkung von Kontravektionen.

Durch die Stimulation von *vicus tertius pedis*, S36, harmonisiert man die Mitte.

Einwirkung auf das Foramen *inductorium stomachi*, V21, stabilisiert das mittlere Calorium; und über das *conquisitorium intestini crassi*, S25, fördert man den Energiefluß in den *oo. intestinorum*.

Die Einwirkung auf das Foramen *conquisitorium stomachi*, Rs12, bringt eine Regulation des *orbis stomachi* und die Ableitung von Kontravektionen.

Obstipation

Krankheitsmechanismus:

Bei Obstipation handelt es sich um einen Säftemangel im Bereich der *oo. intestinorum*. Dieser kann bedingt sein durch
a. eine *calor*-Heteropathie;
b. *occlusio* des *qi* bei Redundanz der Energie im *orbis hepaticus* und *repletio* im mittleren Calorium — mit Symptomen wie Spannungsgefühl in Leibesmitte und Flanken;
c. *ventus*-Heteropathien — mit Symptomen wie trockenem Husten, Halsschmerzen, Trockenheit der Haut, Brüchigkeit der Nägel, knolliger Stuhl;
d. Diätfehler, dabei gesprungene Lippen, klebriger Zungenbelag, Bauchschmerzen, Inappetenz;
e. *algor*-Heteropathien — dabei heftige Leibschmerzen, weißes, bleiches Gesicht, heller Urin;
f. *inanitas* — dabei Gleichgewichtsstörungen, Palpitationen, allgemeine Schwäche und Abmagerung; Schlaflosigkeit.

Therapie:

Allgemein zieht man in Betracht:

vestibulum internum, S44, dispulsiv
cardo caeli, S25, dispulsiv
inductorium intestini crassi, V25, dispulsiv
transversum magnum, L15, dispulsiv.

Erläuterung der Punktwahl:

Über das Foramen *vestibulum internum*, S44, erreicht man eine Ableitung des *calor*-Befunds, damit eine Kühlung.

Durch die Stimulation von *cardo caeli*, S25, entsprechend dem *conquisitorium intestini crassi*, gelangt man zu einer Harmonisierung und Regulation des Energieflusses im Bereich der *oo. intestinorum*.

Die Einwirkung auf das Foramen *inductorium intestini crassi*, V25, reguliert die *oo. stomachi et intestinorum*.

Die Behandlung des Foramen *transversum magnum*, L15, hebt Kontravektionen auf.

ad a: Bei *calor* stimuliert man u. a. die Foramina:

mare illuminationis, R6, suppletiv
lanx magna, H1, dispulsiv
valles coniunctae, IC4, dispulsiv.

Erläuterung der Punktwahl:

Dadurch, daß über das Foramen *mare illuminationis*, R6, das *qi renale* nach oben geführt wird, erreicht man eine Kühlung des *calor*.
Durch die Stimulation von *lanx magna*, H1, harmonisiert man die Bewegung des *xue*.
Über *valles coniunctae*, IC4, kräftigt man den *orbis intestini crassi*.

ad b: Bei *occlusio qi* kommen zusätzlich in Frage:

mare qi, Rs6, dispulsiv
tigris volans, T6, dispulsiv.

Erläuterung der Punktwahl:

Repletive Störungen können über das Foramen *mare qi*, Rs6, zerstreut werden.
Die Stimulation von *tigris volans*, T6, führt zur Lockerung von Stasen und Verknotungen und dynamisiert die Säfte.

ad c: Bei *ventus*-Symptomatik kommen in Betracht Foramina wie:

porta ventorum, V12, dispulsiv
aula venti, Rg16, dispulsiv
inductorium intestini crassi, V25, dispulsiv.

Erläuterung der Punktwahl:

Eine Ausleitung der *ventus*-Heteropathien erzielt man über die Einwirkung auf das Foramen *porta ventorum*, V12, sowie auf *aula venti*, Rg16.
Auch über das Foramen *inductorium intestini crassi*, V25, lassen sich derartige Heteropathien ableiten.

ad d: Bei Diätfehlern kommen in Betracht:

conquisitorium stomachi, Rs12, dispulsiv
vicus tertius pedis, S36, dispulsiv.

Erläuterung der Punktwahl:

Eine Harmonisierung bei repletivem Befund erreicht man durch Einwirkung auf das *conquisitorium stomachi*, Rs12, sowie über Coniunctorium der *cardinalis stomachi*, d.h. *vicus tertius pedis*, S36.

ad e: Bei *algor* kommt zusätzlich in Betracht:

prima clusarum, Rs4, zu moxen
copulatio trium yin, L6, zu moxen.

Erläuterung der Punktwahl:

Man beeinflußt die Verfassung des unteren Caloriums, bewirkt zugleich eine *tepefactio* in jenem Bereich, indem man *prima clusarum*, Rs4, moxt.

Eine ähnliche Behandlung von *copulatio trium yin*, L6, führt zu einer Stärkung des *orbis lienalis*, zugleich zu einer Dynamisierung des Säfteumlaufs.

ad f: Bei *inanitas* kommen in Betracht Foramina wie:

inductorium diaphragmatis, V17, suppletiv
inductorium hepaticum, V18, suppletiv
cardo caeli, S25, suppletiv.

Erläuterung der Punktwahl:

Über das Foramen *inductorium diaphragmatis*, V17, lassen sich *inanitas*-Befunde und Defizienzen im Bereich der Leibesmitte auffüllen.
Unterstützt wird eine solche therapeutische Absicht durch Einwirkung auf das *inductorium hepaticum*, V18.
Durch die Stimulation von *cardo caeli*, S25, verbessert man den Energiefluß in den *oo. intestinorum* und harmonisiert das untere Calorium.

Rektumprolaps (Analprolaps)

Krankheitsmechanismus:

a. *Inanitas*-bedingt — im Anschluß an Defäkation auftretend;
b. *repletio*-bedingt — prolabierter Teil geschwollen, rot, schmerzhaft — also Zeichen von *calor*.

Therapie:

ad a: Bei *inanitas*:

conventus omnium, Rg20, zu moxen
inductorium maris qi, V24, zu moxen
vicus tertius pedis, S36, zu moxen.

Erläuterung der Punktwahl:

Über das Foramen *conventus omnium*, Rg20, wird der *orbis hepaticus* stabilisiert und das *yang merum* aus dem unteren Calorium emporgeführt.
Durch Einwirkung auf das *inductorium maris qi*, V24, erreicht man eine Kräftigung des *qi* im unteren Calorium und eine Regulierung des Säfteumlaufs.
Durch die Stimulation von *vicus tertius pedis*, S36, kommt man zu einer Stabilisierung der Mitte.

ad b: Bei *repletio* wirkt man ein auf Foramina wie:

inductorium intestini crassi, V25, dispulsiv
angustiae superiores aggeris ampli, S37, dispulsiv
cardo caeli, S25, dispulsiv
fons tumuli yin, L9, dispulsiv.

Erläuterung der Punktwahl:

Über das *inductorium intestini crassi*, V25, ist der repletive Energieanteil aus den *oo. intestinorum* abzuleiten, ebenso über das zugehörige Foramen *conquisitorium: cardo caeli*, S25. Dies wird durch Einwirkung auf die *angustiae superiores aggeri ampli*, S37, unterstützt, die als Foramen *coniunctorium* des *orbis intestini crassi* im Bereich der unteren Extremitäten wirken.

Über *fons tumuli yin*, L9, wirkt man regulierend auf das untere Calorium.

Neurologische Erkrankungen

Epilepsie

Krankheitsmechanismus:

Bedingt durch eine *inanitas* des *yin renale et hepaticum* steigt ein *ventus internus* nach oben; auch dringen *humor* bzw. *pituita* nach oben und beeinträchtigen den Fluß des *qi* in den Leitbahnen. Die Leitbahnen und die Sinnesorgane werden blockiert.

Therapie:

Öffnung der Sinnesorgane (*patefactio*), Umwandlung von *humor* bzw. *pituita*, Beruhigung des *orbis hepaticus*, Sedierung des *ventus internus* — über die Stimulation von Foramina wie:

aula venti, Rg16
stagnum venti, F20
canalis aquae, Rg26
omnium defatigationum, Rg14
inductorium hepaticum, V18, suppletiv
inductorium cardiale, V15, suppletiv
fons scatens, R1, suppletiv.

Erläuterung der Punktwahl:

Über die Foramina *aula venti*, Rg16, und *stagnum venti*, F20, erfolgt eine Austreibung von *ventus*-Heteropathien.

Durch die Stimulation von *canalis aquae*, Rg26, werden *humor* wie *pituita* umgewandelt und so die Sinnesöffnungen freigemacht.

Einwirkung auf das Foramen *omnium defatigationum*, Rg14, unterstützt die Klärung des Sensoriums.

Die suppletive Stimulation der *inductoria dorsalia* stützt und bändigt die Energien der bezeichneten Orbes.

Durch Einwirkung auf das Foramen *fons scatens*, R1, aktiviert man das *qi renale*, trägt so indirekt zur Stabilisierung des *orbis hepaticus* bei.

Ferner kommen in Betracht:

origo ascendentis yang, V62
mare illuminationis, R6

clusa interna, PC6
foramen intermedium, PC5
impedimentale laetitiae, C7
vicus communicans, C5
valles coniunctae, IC4
copulatio trium yin, L6
fons tumuli yang, F34
abundantia, S40
conquisitorium cardiale, Rs14
conquisitorium stomachi, Rs12
vestibulum shen, Rg24.

Erläuterung der Punktwahl:

Über das Foramen *origo ascendentis yang*, V62, erzielt man eine Stützung des *orbis hepaticus* und die Lösung von Muskelkrämpfen.

Durch die Stimulation von *mare illuminationis*, R6, reguliert man das *qi renale* und damit auch den *orbis hepaticus*.

Die Einwirkung auf die Foramina *foramen intermedium*, PC5, und *clusa interna*, PC6, ermöglicht die Regulation des Energieflusses im oberen Calorium, die Bändigung von *ventus* und die Austreibung von *pituita*.

Über *vicus communicans*, C5, werden *ventus*-Heteropathien zerstreut.

Die Stimulation des Foramen *impedimentale laetitiae*, C7, öffnet die Leitbahnen.

Durch Einwirkung auf *valles coniunctae*, IC4, unterstützt man die Zerstreuung von *ventus*-Heteropathien und gewährleistet die Durchgängigkeit der Netzleitbahnen.

Über die *copulatio trium yin*, L6, erzielt man eine Umwandlung von *humor* bzw. *pituita* durch Kräftigung des *orbis lienalis*, zugleich eine Dynamisierung der Säfte.

Durch die Stimulation von *fons tumuli yang*, F34, d. h. des Coniunctoriums auf der *cardinalis fellea*, erzielt man eine tiefgreifende Wirkung auf den *orbis hepaticus* und entspannt und harmonisiert diesen.

Über das Foramen *abundantia*, S40, kann man *pituita* umwandeln.

Stimulation des *conquisitorium cardiale*, Rs14, und des *conquisitorium stomachi*, Rs12, stützt die Mitte und das obere Calorium.

Die Stimulation von *vestibulum shen*, Rg24, stabilisiert die Kohäsion und Koordination aller Persönlichkeitsfunktionen.

Neuritis

Krankheitsmechanismus:

Humor gelangt in die Extremitäten, blockiert die Leitbahnen und führt zu Stasen von *qi* und *xue*.

Therapie:

Öffnung der Leitbahnen, Erleichterung der Zirkulation von *qi* und *xue*.

Foramina für die obere Extremität:

stagnum curvum, IC11
promontorium humeri, IC15
valles coniunctae, IC4
clusa externa, T5.

Erläuterung der Punktwahl:

Durch die Stimulation von *stagnum curvum*, IC11, erreicht man die Ausleitung von *humor* und die Harmonisierung von Bauenergie und *xue*.

Über das Foramen *promontorium humeri*, IC15, werden nicht nur *ventus*-Heteropathien, sondern auch Stauungen jeglicher Art angegangen.

Die Einwirkung auf *valles coniunctae*, IC4, öffnet die Leitbahnen.

Durch Stimulation von *clusa externa*, T5, macht man die Haupt- und Netzbahnen durchgängig und beseitigt so Blockaden des *qi*.

Foramina für die untere Extremität:

cardo femoralis, F30
fons tumuli yang, F34
campana suspensa, F39
copulatio trium yin, L6.

Erläuterung der Punktwahl:

Über das Foramen *cardo femoralis*, F30, werden *humor*-Heteropathien ausgeleitet und die Leitbahnen freigemacht.

Durch die Stimulation des „*conventus nervorum*": *fons tumuli yang*, F34, kann man gleichfalls *humor*- und *ventus*-Heteropathien eliminieren und die Funktionen des Bewegungsapparates stabilisieren.

Das Foramen *campana suspensa*, F39, wird zur Kanalisierung von *humor* und *pituita* stimuliert, aber auch zur Bändigung von redundantem Yang.

Durch die Stimulation von *copulatio trium yin*, L6, erzielt man eine Umwandlung von *humor* und eine Dynamisierung der Säfte.

Weitere Foramina, die allgemein in Frage kommen sind:

stagnum yang, T4
senectus felix, IT6
rivulus posterior, IT3
mare minus, C3
candidum maius, L3
vallis percolationis, L7
vicus tertius pedis, S36
rivulus liberatus, S41.

Erläuterung der Punktwahl:

Über das Foramen *stagnum yang*, T4, kann man sowohl *humor* ausleiten als auch die *nervus* entspannen und die Leitbahnen durchgängig machen.

Durch die Stimulation von *senectus felix*, IT6, öffnet man gleichfalls die Leitbahnen, ähnlich wie bei *rivulus posterior*, IT3.

Einwirkung auf das Foramen *mare minus*, C3, führt zur Zerstreuung von *ventus*- bzw. *humor venti*-Heteropathien, damit zur Durchgängigkeit der Netzbahnen.

Man stimuliert das Foramen *candidum maius*, L3, um *pituita* zu zerstreuen und *humor*-Heteropathien auszuleiten.

Über das Foramen *vallis percolationis*, L7, löst man Schleimblockaden im mittleren Calorium und stützt den Umlauf des *qi*.

Eine allgemeine Stabilisierung der Mitte erreicht man durch Einwirkung auf das wichtige Foramen *vicus tertius pedis*, S36, so auch die Umwandlung von *humor* beschleunigend.

Durch die Stimulation von *rivulus liberatus*, S41, zerstreut man *humor*-Heteropathien und stillt Krämpfe und Schmerzen.

Trigeminusneuralgie

Krankheitsmechanismus:

a. Im Versorgungsbereich des *nervus trigeminus* hat sich eine von außen induzierte *ventus*- oder *calor venti*-Heteropathie festgesetzt, die den Fluß von *qi* und *xue* in den Leitbahnen blockiert;

b. aufsteigender *ardor orbis hepatici* drängt nach oben;

c. *inanitas* von *yin renale et hepaticum* lassen das Yang emporschlagen.

Therapie:

Verteilung des *qi* in der betroffenen Region.

Im Ausbreitungsgebiet von V/1:

candor yang, F14
bambusae colligatae, V2.

Erläuterung der Punktwahl:

Über das Foramen *candor yang*, F14, werden *ventus*-Heteropathien zerstreut; auch übt man eine gleichzeitige Wirkung auf die übrigen Yang-Leitbahnen des Bereichs aus — dank seiner Qualifikation als Foramen *copulo-conventorium*.

Durch die Stimulation von *bambusae colligatae*, V2, zerstreut man *ventus* und macht die Netzbahnen durchgängig.

Im Ausbreitungsgebiet von V/2:

margo zygomaticus, S2
cella ampla S3
clusa inferior, S7
accipiens odores, IC20
cella zygomatica, IT18
canalis aquae, Rg26.

Erläuterung der Punktwahl:

Über das Foramen *margo zygomaticus*, S2, wie auch das Foramen *cella ampla*, S3, treibt man *ventus*-Heteropathien aus.

Durch die Stimulation von *clusa inferior*, S7, macht man die Netzbahnen durchgängig.

Einwirkung auf das Foramen *accipiens odores*, IC20, sorgt für eine Zerstreuung von *calor venti*.

Die Stimulation von *cella zygomatica*, IT18, zielt auf die Zerstreuung jedweder *ventus*-Heteropathie.

Über das Foramen *canalis aquae*, Rg26, besänftigt man *ventus* und senkt *calor* ab.

Im Ausbreitungsgebiet von V/3:

granarium terrestre, S4
maxilla, S6
clusa inferior, S7
pluteus venti, T17
recipiens liquoris, Rs24.

Erläuterung der Punktwahl:

Man erreicht eine Besänftigung bzw. Lösung von *ventus* über die Einwirkung auf *granarium terrestre*, S4, sowie *maxilla*, S6, und öffnet die Leitbahnen über das Foramen *clusa inferior*, S7.

Das Foramen *pluteus venti*, T17, wird als Schutzschild gegen alle *ventus*-Heteropathien stimuliert.

Durch die Stimulation von *recipiens liquoris*, Rs24, stützt man den *orbis hepaticus* und besänftigt *ventus*.

ad a (insbesondere bei *ventus*):

valles coniunctae, IC4
clusa externa, T5.

Erläuterung der Punktwahl:

Zur Zerstreuung der *ventus*-Heteropathie ist die Stimulation von *valles coniunctae*, IC4, sehr bewährt, zur Durchgängigmachung der Leitbahnen und Auflösung von Blockaden die Stimulation des Foramens *clusa externa*, T5.

ad b (insbesondere bei *ardor orbis hepatici*):

impedimentale maius, H3
vestibulum internum, S44
vicus tertius pedis, S36.

Erläuterung der Punktwahl:

Zur Kühlung und Harmonisierung des *orbis hepaticus* wirkt man auf das Foramen *impedimentale maius*, H3, ein.

Durch die Stimulation von *vestibulum internum*, S44, kann man *calor* aus dem Bereich des *splendor yang*, also der *oo. intestini crassi et stomachi*, ableiten.

Für die Stützung der Mitte und Absenkung des *ardor* ist die Einwirkung auf das Foramen *vicus tertius pedis*, S36, bewährt.

ad c (insbesondere bei *inanitas* des *orbis renalis*):

rivulus maior, R3
stagnum venti, F20.

Erläuterung der Punktwahl:

Das Foramen *rivulus maior*, R3, ist das Foramen *qi originalis* des *orbis renalis*; durch Stimulation dieses Punktes erzielt man mithin eine rasche und tiefgreifende Stützung dieses Orbis.

Um das Yang zu klären und nach unten zu führen, wirkt man auf das Foramen *stagnum venti*, F20, ein, das als Copulo-conventorium zur Verbindung der *cardinalis fellea* mit der *sinarteria retinens yang* und der *sinarteria ascendens yang* qualifiziert ist.

Fazialisparese

Krankheitsmechanismus:

Klimatische Exzesse wie *algor venti* oder *humor* bewirken eine Obstruktion der Leitbahnen und Stasen des *qi*.

Therapie:

Elimination der Heteropathie, Durchgängigmachen der Leitbahn — durch Einwirkung auf Foramina wie:

pluteus venti, T17
candor yang, F14
cella zygomatica, IT18
valles coniunctae, IC4
granarium terrestre, S4
maxilla, S6
clusa inferior, S7.

Erläuterung der Punktwahl:

Zur *expulsio* der *ventus*-Heteropathie sowie Durchgängigmachung der Leitbahn erfolgt die Stimulation der vorgenannten lokalen Punkte im Kopfbereich. Ergänzend wirkt man ein auf *valles coniunctae*, IC4, zur Austreibung von *ventus* allgemein.

Bei Kopfschmerzsymptomatik kommt überdies in Betracht:

stagnum venti, F20;

bei vermehrtem Sputum:

abundantia, S40;

bei Schwierigkeiten, die Augenbrauen zu runzeln und zu heben:

bambusae colligatae, V2
fides et fistulae, T23;

bei unvollständigem Augenschluß:

bambusae colligatae, V2
cella pupillae, F1
fides et fistulae, T23;

bei Geruchsstörungen:

accipiens odores, IC20;

bei Deviation des Philtrums:

canalis aquae, Rg26;

bei Unfähigkeit, die Zähne zu zeigen:

cella ampla, S3;

bei Tinnitus und Taubheit:

conventus auditus, F2;

bei Zucken von Augenlid und Mund:

impedimentale maius, H3.

Kopfschmerzen

Krankheitsmechanismus:

Der Kopf ist als „*conventus omnium yang*" der Ort, an dem alle Yang-Leitbahnen zusammentreffen. Bei der Qualifikation der Kopfschmerzsymptomatik ist zu unterscheiden zwischen

1. den Agenzien,
2. der Lokalisation — entsprechend dem Ausbreitungsgebiet der jeweiligen Leitbahnen.

1a. *Ventus*-Heteropathien (z. B. als Begleitsymptom eines grippalen Infektes);
1b. *calor*-Heteropathie (bei weiterer *calor*-Symptomatik);
1c. *humor*-Heteropathie oder *pituita* (bei entsprechender Symptomatik: Klumpen-, Druckgefühl, Übelkeit, Schwindel, Auswurf);
1d. *inanitas* des *qi renale* bedingt ein nach oben schlagendes *yang hepaticum* — mit Symptomen wie

Schwindel, Schlafstörungen, Schwäche, Palpitationen;
1e. *inanitas* des *qi* — mit Symptomen wie geringe Belastbarkeit, Kurzatmigkeit, verminderter Appetit, fahles Gesicht, Kopfschmerzen bei geringster Anstrengung;
1f. *ardor orbis hepatici* auf der Grundlage von *calor humidus* — mit Symptomen wie glühend heißer Kopf, Schmerzen als ob der Kopf gespalten würde, rotes Gesicht, gerötete Augen, Flankenschmerz, Klumpengefühl in der Leibesmitte, dicker, klebriger Zungenbelag, *pp. celeri et chordales*.

Therapie:
ad 1a (bei *ventus*):

stagnum venti, F20, dispulsiv
aula venti, Rg16, dispulsiv
lacunae, P7, dispulsiv
clusa superior, F3, dispulsiv
clusa externa, T5, dispulsiv.

Erläuterung der Punktwahl:

Über die Foramina *stagnum et aula venti*, F20 und Rg16, werden *ventus*-Heteropathien ausgetrieben.

Durch die Stimulation von *lacunae*, P7, wird die Energie des *orbis pulmonalis* mobilisiert, mithin die Zerstreuung von *ventus* gefördert.

Einwirkung auf das Foramen *clusa superior*, F3, wirkt in gleicher Richtung einer Zerstreuung von *ventus*.

Über das Foramen *clusa externa*, T5, bricht man eine Blockade der betroffenen Leitbahnen auf.

ad 1b (bei *calor*-Flexus):

valles coniunctae, IC4, dispulsiv
vallis demersa, S43, dispulsiv
retinens capitis, S8, dispulsiv.

Erläuterung der Punktwahl:

Das Foramen *valles coniunctae*, IC4, sorgt aufgrund seiner Qualifikation als *foramen originalis* für eine Stärkung der Wandlungsphase Metall ($\triangleq o.$ *pulmonalis*) und bewirkt somit eine Kühlung von *calor*.

Die Stimulation von *vallis demersum*, S43, führt nicht nur zur Ausleitung von *humor*-Heteropathien, sondern auch von *calor*.

Durch Einwirkung auf das Foramen *retinens capitis*, S8, erzielt man dank dessen Verbindung zur *sinarteria retinens yang* gleichfalls eine Kühlung.

ad 1c (*humor* oder *pituita*):

conquisitorium stomachi, Rs12, dispulsiv
abundantia, S40, dispulsiv
retinens capitis, S8, dispulsiv
clusa superior, F3, dispulsiv.

Erläuterung der Punktwahl:

Zur verstärkten Umwandlung von *humor* und zur Stützung der Mitte wirkt man auf das *conquisitorium stomachi* und das Foramen *abundantia*, S40, ein.

Die Stimulation von *retinens capitis*, S8, und von *clusa superior*, F3, zielt auf die Ausleitung der *humor*-Heteropathie.

ad 1d (*inanitas* des *orbis renalis* und nach oben schlagendes *yang hepaticum*):

rivulus maior, R3, suppletiv
inductorium renale, V23, suppletiv
interstitium ambulatorium, H2, dispulsiv
agger monticuli, F40, dispulsiv.

Erläuterung der Punktwahl:

Durch die Stimulation des Foramens *qi originalis* der *cardinalis renalis*: *rivulus maior*, R3, stützt man die Wandlungsphase Wasser; in gleicher Richtung wirkt die Reizung des zugehörigen *inductorium dorsale*, V23.

Redundantes Yang wird durch Stimulation des Foramens *interstitium ambulatorium*, H2, abgeleitet, aber auch über *agger monticuli*, F40.

ad 1e (bei *inanitas* des *qi*):

mare qi, Rs6, suppletiv
prima clusarum, Rs4, suppletiv
vicus tertius pedis, S36, suppletiv
conventus omnium, Rg20, suppletiv.

Erläuterung der Punktwahl:

Die Stimulation der Foramina *mare qi*, Rs6, und *prima clusarum*, Rs4, zielt auf eine Stützung des *qi*.

Die Mitte wird durch Einwirkung auf *vicus tertius pedis*, S36, gestützt. Das Yang hebt man über das Foramen *conventus omnium*, Rg20, empor.

ad 1f (bei *ardor orbis hepatici* auf der Grundlage von *calor humidus*):

lanx magna, H1, dispulsiv
interstitium ambulatorium, H2, dispulsiv
agger monticuli, F40, dispulsiv
foramen medullae, F5, dispulsiv
in angulo sphenoidalis, F4, dispulsiv
monticulus tali, L5, dispulsiv
fons tumuli yin, L9, dispulsiv.

Erläuterung der Punktwahl:

Ardor wird durch Einwirkung auf die Foramina *lanx magna*, H1, und *interstitium ambulatorium*, H2, abgesenkt.

Diese Absicht wird unterstützt durch Stimulation von *agger monticuli*, F40.

Eine lokale Ausleitung von *calor* ist über die Foramina *in angulo sphenoidalis*, F4, und *foramen medullae*, F5, möglich.

Spezifisch für die Korrektur von *calor humidus* wirkt die Stimulation von *monticulus tali*, L5, und *fons tumuli yin*, L9.

Therapeutische Hinweise auf Grund der Topographie:

2a — Scheitelkopfschmerz, parietaler Kopfschmerz (Ausbreitungsgebiet im Bereich der Leitbahnen des *yang maior*: *cardinalis vesicalis* — *cardinalis intestini tenuis*):

conventus omnium, Rg20
caelo communicans, V7
fons scatens, R1
rivulus posterior, IT3
yin supremum, V67.

Erläuterung der Punktwahl:

Die Stimulation des Foramens *conventus omnium*, Rg20, dient der Anhebung des Yang über die *sinarteria regens*; neben diesem liegend das Foramen *caelo communicans*, V7, auf der Leitbahn des *yang maior* (= *cardinalis vesicalis*), wie auch das Foramen *yin supremum*, V67; das Foramen *rivulus posterior*, IT3, auf der *cardinalis intestini tenuis* stellt als Foramen *copulo-conventorium* die Verbindung zur *sinarteria regens* her.

2b — Stirn- und Frontal-Gesichts-Kopfschmerz (Ausbreitungsbereich der Leitbahnen *splendoris yang*: *cardinalis stomachi* — *cardinalis intestini crassi*):

stella superior, Rg23
atrium impressionis (zwischen den Augenbrauen liegend)
retinens capitis, S8
vestibulum internum, S44
valles coniunctae, IC4.

Erläuterung der Punktwahl:

Durch die Stimulation der Foramina auf der *cardinalis splendoris yang*, nämlich *retinens capitis*, S8, *vestibulum internum*, S44, und *valles coniunctae*, IC4, beeinflußt man lösend den Energiefluß.

Über das Foramen *stella superior*, Rg23, wirkt man auf den frontalen Teil des Kopfes.

2c — Supraorbitalkopfschmerz:

bambusae colligatae, V2
fides et fistulae, T23
columna carnis, V57
stagnum venti, F20
valles coniunctae, IC4.

Erläuterung der Punktwahl:

Durch Einwirkung auf *bambusae colligatae*, V2, werden die Netzbahnen im betroffenen Bereich freigemacht.

Eine ähnliche Wirkung hat die Stimulation von *fides et fistulae*, T23, — bei gleichzeitiger Regulation des *qi*.

2d — Schmerzen im Hinterkopfbereich:

parietale posterius, Rg19
origo ascendentis yang, V62
stagnum venti, F20
rivulus posterior, IT3.

Erläuterung der Punktwahl:

Durch die Stimulation der *sinarteria ascendens yang* löst und entspannt man die Energien im genannten Bereich. Dabei haben die Foramina *stagnum venti*, F20, und *parietale posterius*, Rg19, eher lokale Bedeutung, während die Einwirkung auf das Foramen *copulo-conventorium* der *sinarteria regens*: *rivulus posterior*, IT3, weitere Bereiche einbezieht.

2e — Halbseitige Kopfschmerzen im temporo-parietalen Bereich (Ausbreitungsgebiet der *cardinales yang minoris*: *c. fellea* — *c. tricalorii*):

retinens capitis, S8
curvatura coruli, F7
apex auriculi, F8
clusa externa, T5
lacrimarum instantium pedis, F41.

Erläuterung der Punktwahl:

Die Foramina *retinens capitis*, S8, *curvatura coruli*, F7, und *apex auriculi*, F8, haben bei Reizung vor allem lokale Wirkung.

Durch die Stimulation von *lacrimarum instantium pedis*, F41, dem Copulo-conventorium der *sinarteria zonalis* hingegen werden die Leitbahnen *yang minoris* geöffnet, *repletio* zerstreut. Ähnliches geschieht durch Einwirkung auf das Foramen *clusa externa*, T5.

Interkostalneuralgie

Krankheitsmechanismus:

a. Infolge emotioneller Faktoren blockiert das *qi* der *oo. hepaticus et felleus* die entsprechenden Leitbahnen.
b. Stagnation des *qi*, induziert durch *humor*.

Therapie:

Einwirkung auf:

tigris volans, T6
canalis teredinis, H5
fons tumuli yang, F34.

Erläuterung der Punktwahl:

Die Stimulation von *canalis teredinis*, H5, bringt das *qi hepaticum* zur Entfaltung und macht die Netzbahnen durchgängig.

Über das Foramen *fons tumuli yang*, F34, leitet man Heteropathien aus; über das Foramen *tigris volans*, T6, löst man Stasen und Verknotungen.

Bei Blockade des *qi hepaticum* wirkt man zusätzlich ein auf:

interstitium ambulatorium, H2
impedimentale maius, H3
agger monticuli, F40
clusa interna, PC6;

bei Stauungen des *xue* kommen noch in Betracht:

conquisitorium hepaticum, H14
inductorium hepaticum, V18
inductorium diaphragmatis (= *conventus xue*), V17;

bei *humor* und *pituita*:

abundantia, S40
conquisitorium lienale, H13
fons tumuli yin, L9.

Apoplexie, *vento percussio*

Krankheitsmechanismus:

a. *Ventus externus*;
b. *ardor* („Glut")-bedingte *percussio* [Apoplexie];
c. durch *humor* oder *pituita* bedingte *percussio*;
d. durch *inanitas* bedingte *percussio*;
e. *ventus internus*, dabei nach oben schlagendes *yang hepaticum*;
f. *inanitas* des Yang.

Klinisch wird im wesentlichen unterschieden eine
1. ernste Form, also die *intima*, die Orbes affizierende,
2. leichte Form, d. h auf die *species*, also vorwiegend auf die Leitbahnen beschränkte Symptomatik.

Therapie:

ad 1: Bei *intima*-Befunden vollzieht man eine Öffnung (*patefactio*) bzw. Zerstreuung eines *calor*-Befunds und Umwandlung von *humor* durch Einwirkung auf Foramina wie:

die Zehn Öffnungen (blutige Nadelung der Fingerspitzen), ferner:
conventus omnium, Rg20, dispulsiv

canalis aquae, Rg26, dispulsiv
maxilla, S6, dispulsiv
valles coniunctae, IC4, dispulsiv
abundantia, S40, dispulsiv
medium palmae, PC8, dispulsiv
fons scatens, R1, suppletiv.

Erläuterung der Punktwahl:

Um *calor repletionis orbis hepatici* aufzubrechen und zu zerstreuen erfolgt eine blutige Nadelung der „Zehn Öffnungen".

Durch die Stimulation von *conventus omnium*, Rg20, hebt man das *qi renale* nach oben; durch die von *canalis aquae*, Rg26, drückt man *ventus* nieder, wandelt *humor* um und senkt *calor* ab.

Die Einwirkung auf das Foramen *maxilla*, S6, löst *ventus*-Heteropathien und behebt eine Kiefersperre.

Aber auch durch Stimulation des Foramen *valles coniunctae*, IC4, kann man zur Ausleitung von *ventus*-Heteropathien beitragen.

Man stimuliert das Foramen *abundantia*, S40, um *humor* umzuwandeln.

Das Foramen *medium palmae*, PC8, ist das *foramen effusorium quinque inductoriorum* der *cardinalis pericardialis*; durch seine Stimulation werden *calor* und *ventus* aus dem Bereich der *oo. cardialis et pericardialis* abgeleitet.

Die Reizung des Foramens *fons scatens*, R1, dient der Stützung des gesamten *qi*-Umlaufs von der Tiefe her.

Bei drohendem Totalverlust des *qi renale* kommen zusätzlich in Betracht:

medium umbilici, Rs8, zu moxen
mare qi, Rs6, zu moxen
prima clusarum, Rs4, zu moxen
fons scatens, R1, suppletiv
vicus tertius pedis, S36, suppletiv
copulatio trium yin, L6, suppletiv
conquisitorium stomachi, Rs12, suppletiv.

Erläuterung der Punktwahl:

Zur umfassenden Stützung des *qi renale*, aber auch der Mitte ist die Stimulation der vorgenannten Foramina hilfreich.

ad 2: *Species*-Symptomatik, auch Hemiplegie. Allgemein kommen hier in Betracht:

stagnum curvum, IC11
promontorium humeri, IC15
fons tumuli yang, F34
cardo femoralis, F30.

Erläuterung der Punktwahl:

Einwirkung auf die genannten Foramina ermöglicht es, den Energiefluß sowohl im Bereich der oberen Extremität durchgängig herzustellen als auch die Austreibung von *ventus*-Heteropathien.

Ist die obere Extremität befallen, stimuliert man speziell:

cella alae, T14
vicus tertius manus, IC10
clusa externa, T5
valles coniunctae, IC4
insula media, T3.

Erläuterung der Punktwahl:

Über die Foramina *insula media*, T3, und *clusa externa*, T5, wird der Fluß des *qi* gelöst, und die Durchgängigkeit der Netzleitbahnen wiederhergestellt.

Die Stimulation von *cella alae*, T14, aber auch von *vicus tertius manus*, IC10, und *valles coniunctae*, IC4, unterstützt die Zerstreuung des *ventus*-Befunds.

Ist vor allem die untere Extremität befallen, so wirkt man ein auf:

forum ventorum, F31
vicus tertius pedis, S36
campana suspensa, F39
Olympus, V60
rivulus liberatus, S41.

Erläuterung der Punktwahl:

Durch die Stimulation des Foramens *forum ventorum*, F31, treibt man *ventus*-Heteropathien aller Art aus und löst so Paresen und Lähmungen.

Diese Absicht wird durch Einwirkung auf *campana suspensa*, F39, und *Olympus*, V60, verstärkt; so werden auch die Netzbahnen durchgängig gemacht.

Bewährt ist die Reizung von *rivulus liberatus*, S41, zur *dispulsio venti* und Lösung von Krämpfen, bewährt auch die des *vicus tertius pedis*, S36, zur Stützung der Mitte und Umwandlung von *humor*-Heteropathien aller Art.

Bei halbseitiger Lähmung der Gesichtsmuskulatur ist dispulsiv einzuwirken auf Foramina wie:

maxilla, S6
granarium terrestre, S4
valles coniunctae, IC 4
stagnum venti, F20
accipiens odores, IC20
pluteus venti, T17
margo zygomaticus, S2
impedimentale maius, H3.

Erläuterung der Punktwahl:

Über die Foramina im Kopfbereich zerstreut man die dort lokal auftretenden Heteropathien und verbessert die Durchgängigkeit aller Leitbahnen.

Durch die Einwirkung auf Reizpunkte in der Peripherie, wie etwa *valles coniunctae*, IC4, verstärkt man die *expulsio venti*, durch Stimulation des Foramen *impedimentale maius*, H3, stützt man die Funktionen der Wandlungsphase Holz — mithin den *orbis hepaticus*.

Bei Sprachstörungen und Zungenlähmung sind Foramina bedeutsam wie:

porta infantiae, Rg15, suppletiv
fons in angustiis, Rs23, suppletiv
vicus communicans, C5, dispulsiv
impedimentale clusae, T1, dispulsiv.

Erläuterung der Punktwahl:

Durch die Stimulation von *porta infantiae*, Rg15, löst man Spasmen.

Über das Foramen *fons in angustiis*, Rs23, reguliert man das *qi hepaticum* und die Energien im Zungenareal (= *foramen copulo-conventorium*, das die Verbindung zur *sinarteria retinens yin* herstellt).

Durch Einwirkung auf *vicus communicans*, C5, treibt man *ventus*-Noxen aus.

Das Foramen *impedimentale clusae* hat eine besondere Beziehung zu den Funktionen von Schlund und Kehle.

Diagnostiziert man *ardor vigens*, also einen übersteigerten und ausufernden *calor*-Befund mit Fieber etc., so stimuliert man zusätzlich:

medium palmae, PC8, dispulsiv
tumulus magnus, PC7, dispulsiv
interstitium ambulatorium, H2, dispulsiv
impedimentale maius, H3, dispulsiv.

Erläuterung der Punktwahl:

Die Stimulation der genannten Foramina bewirkt eine Ableitung von *calor* aus den *oo. hepaticus et cardialis*.

Das Auftreten massiver *pituita*-Befunde rechtfertigt die Einwirkung auf:

ruina caelestis, Rs22, dispulsiv
conquisitorium stomachi, Rs12, dispulsiv
abundantia, S40, dispulsiv
clusa interna, PC6, dispulsiv.

Erläuterung der Punktwahl:

Durch die Stimulation von *ruina caelestis* macht man die Atemwege frei.

Die Einwirkung auf die übrigen genannten Foramina dient der Stützung der Mitte, damit wiederum der Umwandlung von *pituita-* und *humor*-Heteropathien.

Treten *ventus* und/oder ein nach oben schlagendes *yang hepaticum* auf, so wirkt man ein auf:

clusa superior, F3, blutig zu nadeln
stagnum venti, F20, dispulsiv
impedimentale maius, H3, dispulsiv
rivulus maior, R3, suppletiv.

Erläuterung der Punktwahl:

Eine lokale Ausleitung von *ventus* erfolgt durch Einwirkung auf *clusa superior*, F3, bzw. *stagnum venti*, F20; eine periphere Zerstreuung von *ventus* erzielt man durch Stimulation von *impedimentale maius*, H3.

Hingegen dient die Stimulation von *rivulus maior*, R3, der Stützung der Wandlungsphase Wasser, d. h. der *oo. renalis et vesicalis* — womit indirekt eine Bändigung des *yang hepaticum* erreicht wird.

Bei Auftreten von *inanitas* des *qi* ist einzuwirken auf Foramina wie:

vicus tertius pedis, S36, suppletiv
mare qi, Rs6, suppletiv.

Erläuterung der Punktwahl:

Durch die Stimulation von *vicus tertius pedis*, S36, wird die Mitte, durch die des Foramens *mare qi*, Rs6, auch das *qi* des *orbis renalis* in bekannter Weise gestützt.

Besteht eine ausgeprägte *inanitas* des *orbis renalis*, so ist bedeutsam speziell die Stimulation von:

inductorium renale, V23, zu moxen
porta fortunae, Rg4, zu moxen
prima clusarum, Rs4, zu moxen.

Erläuterung der Punktwahl:

Diese Maßnahmen stützen das *qi renale*.

Trifft eine externe *ventus*-Heteropathie auf einen endogenen *ventus*, so ist die Stimulation folgender Foramina in Betracht zu ziehen:

aula venti, Rg16, dispulsiv
porta ventorum, V12, dispulsiv
clusa externa, T5, dispulsiv
stagnum curvum, IC11, dispulsiv.

Erläuterung der Punktwahl:

Die genannten Foramina ermöglichen es, den Energiefluß in allen betroffenen Leitbahnen zu regulieren und die Ausleitung von *ventus* zu erleichtern.

Als prophylaktische Maßnahme ist die Einwirkung auf folgende Foramina zu empfehlen:

conventus omnium, Rg20, suppletiv
stagnum venti, F20, dispulsiv
stagnum curvum, IC11, suppletiv
vicus tertius pedis, S36, zu moxen.

Erläuterung der Punktwahl:

Um das *qi renale* emporzuheben, um die Verteilung des *qi* im Kopfbereich zu verbessern, wirkt man auf die Foramina *conventus omnium*, Rg20, und *stagnum venti*, F20, ein.

Die Stimulation des Foramens *stagnum curvum*, IC11, dient zur Stützung der Wandlungsphase Metall, also zuvorderst des *orbis pulmonalis* — so die Gegensteuerung zum *orbis hepaticus* konsolidierend und *ventus*-Heteropathien vermeidend.

In bekannter Weise trägt die Stimulation von *vicus tertius pedis*, S36, zur Stützung der Mitte, damit zur harmonischen Verteilung aller Energien bei.

Besteht eine ausgeprägte *inanitas* des *orbis renalis*, so sind nachfolgende Foramina zusätzlich zu moxen:

inductorium renale, V23
porta fortunae, Rg4
prima clusarum, Rs4.

Wenn auf einen bestehenden *ventus internus* eine externe *ventus*-Heteropathie trifft, sollten folgende Foramina dispulsiv genadelt werden:

aula venti, Rg16
porta ventorum, V12
clusa externa, T5
stagnum curvum, IC11.

Als prophylaktische Maßnahme bei konstitutionell gefährdeten Patienten ist wahlweise auf folgende Foramina einzuwirken:

conventus omnium, Rg20
stagnum venti, F20
stagnum curvum, IC11
vicus tertius pedis, S36, zu moxen.

Erläuterung der Punktwahl:

Um das *qi renale* zu heben und allgemein die Verteilung des *qi* im Kopfbereich zu verbessern empfiehlt sich die Einwirkung auf *conventus omnium*, Rg20.

Die Stimulation von *stagnum venti*, F20, führt zu einer Zerstreuung von *ventus*-Heteropathien.

Zur Stützung der Wandlungsphase Metall (mithin des *orbis pulmonalis*) empfiehlt sich die Einwirkung auf das Foramen *stagnum curvum*, IC11, weil hierdurch der *orbis hepaticus* seine gehörige Gegensteuerung erfährt und *ventus*-Heteropathien vermieden werden.

Zur Stützung der Mitte schließlich und damit ebenfalls zur Besänftigung des *orbis hepaticus* hat sich die Einwirkung auf *vicus tertius pedis*, S36, umfassend bewährt.

Rheumatische und Stoffwechselerkrankungen

Rheumatische Erkrankungen (*occlusiones*, *bi*-Syndrom)

Krankheitsmechanismus:

Das *bi*-Syndrom (*occlusio*) subsumiert die verschiedenen Formen rheumatoider Erkrankungen. Es kommt hierbei zu einer Blockade und Unterbrechung des Energieflusses in einer oder mehreren Leitbahnen, bedingt durch *ventus*, *algor* oder *humor*. In Ausnahmefällen kommt eine *calor*-Komponente hinzu — woraus sich dann eine *calor venti*- oder *calor humidus*-Symptomatik entwickelt. Die *calor*-Heteropathie kann in die *intima* vordringen und von dort eine *occlusio*, z. B. der *oo. cardialis et pericardialis* induzieren. Demnach kann man fünf verschiedene Formen von *occlusiones* unterscheiden, bedingt durch

a. *ventus*,
b. *humor*,
c. *algor*,
d. *calor*,
e. *calor intimae* der *oo. cardialis et pericardialis*.

Therapie:

Wiederherstellung des Energieflusses, Öffnung der Leitbahnen, Zerstreuung der Heteropathien.

Hierbei ist zuvorderst der regionale Leitbahnbezug zu beachten. Die Modalitäten sollten insoweit berücksichtigt werden, als dabei die Qualifikationen der *quinque inductoria* beachtet werden. Insbesondere wird man daran denken, daß zur Eliminierung von *algor* oder *humor* eine Kombination von Nadelung und Moxibustion angewendet wird, bei *ventus*-Heteropathien in der Regel nur eine Nadelung in Frage kommt, bei *calor*-Heteropathien stets eine dispulsive Nadelung vorgenommen werden sollte.

Je nach betroffenem Körpergebiet ergeben sich unterschiedliche Kombinationen, wie die nachfolgenden Beispiele zeigen.

Bei *occlusiones* im Schulterbereich kommen in Betracht Foramina wie:

promontorium humeri, IC15
cella alae, IC14
rectum alae, IT9
vicus tertius manus, IC10
insula media, T3
os relaxationis, S38
fons tumuli yang, F34.

Erläuterung der Punktwahl:

Die aufgeführten Foramina sollten entsprechend dem Ausbreitungsgebiet der Schmerzen stimuliert werden. Deshalb sind die erwähnten Foramina an der unteren Extremität gemäß ihrer Qualifikation einzusetzen, so z. B. *os relaxationis*, S38, als Foramen auf der *cardinalis splendoris yang pedis* entsprechend der *cardinalis stomachi* — in Zusammenhang mit Foramina auf der *cardinalis splendoris yang manus*, entsprechend der *cardinalis intestini crassi*;

fons tumuli yang, F34, auf der *cardinalis yang minoris pedis* entsprechend der *cardinalis fellea* liegend, wird bei gleichzeitiger Einwirkung auf Foramina der *cardinalis yang minoris manus*: *cardinalis tricalorii* stimuliert.

Bei *occlusiones* im Skapula-Bereich:

genus caeleste, IT11
continens ventum, IT12
inductorium externum alae, IT14
venae et viscera, V43.

Bei *occlusiones* im Bereich des Ellbogens:

stagnum curvum, IC11
lacus pedalis, P5
puteus caelestis, T10
clusa externa, T5
valles coniunctae, IC4
vicus tertius manus, IC10
lacus curvus, PC3
mare minus, C3.

Bei *occlusiones* im Bereich des Handgelenks, also in der Metakarpalregion und im Bereich der Finger:

stagnum yang, T4
clusa externa, T5
vallis yang, IT5
rivulus yang, IC5
vicus tertius manus, IC10
interstitium tertium, IC3
rivulus posterior, IT3

foramen carpicum, IT4
tumulus magnus, PC7.

Bei *occlusiones* im Bereich des Hüftgelenks:

cardo femoralis, F30
cella habitationis, F29
fons tumuli yang, F34
campana suspensa, F39
forum ventorum, F31
porta femoris, V37
margo subsequens, V54.

Bei *occlusiones* im Kniebereich:

nasus vituli, S35
monticulus septi, S34
vicus tertius pedis, S36
fons tumuli yang, F34
clusa yang fellea, F33
fons tumuli yin, L9.

Ist die ganze untere Extremität durch *occlusiones* affiziert, so sollte man zusätzlich die Stimulation in Betracht ziehen von:

columna carnis, V57
yang flectens, V58.

Bei *occlusiones* im Bereich des Knöchels:

rivulus liberatus, S41
monticulus tali, L5
agger monticuli, F40
Olympus, V60
rivulus maior, R3
copulatio yang, F35
cursores copulati, R8.

Bei *occlusiones* im Metatarso-Phalangeal-Bereich:

caput metatarsalis halucis, L4
os ligatum, V65
subsidia yang, F38
monticulus tali, L5.

Bei rheumatischen Beschwerden im Lumbalbereich:

clusa yang regentis, Rg3
inductorium anuli candidi, V30
inductorium prima clusarum, V26
medium lacunae, V40
Olympus, V60.

Bei *occlusiones* im Sakroiliakal-Bereich:

inductorium intestini tenuis, V27
inductorium vesicale, V28.

Bei *occlusiones* im Kieferbereich:

clusa inferior, S7

latus lacerti, IC14
conclave auditus, IT19
pluteus venti, T17.

Eine allgemeine, über den ganzen Körper sich erstreckende „rheumatoide" Schmerzsymptomatik ist Anlaß, auf folgende Foramina einzuwirken:

rivulus posterior, IT3
origo ascendentis yang, V62
nexorium magnum lienalis, L21
inductorium diaphragmatis, V17.

Erläuterung der Punktwahl:

Das Foramen *rivulus posterior*, IT3, ist ein Copulo-conventorium der *sinarteria regens*; durch seine Stimulation wird die Verteilung des *qi* verbessert, und eine den ganzen Körper erfassende Lösung und Entkrampfung erzielt.

Ähnliches bewirkt die Einwirkung auf das Foramen *origo ascendentis yang*, V62, wegen seiner Bedeutung für die gleichnamige Leitbahn, die im übrigen komplementär zur *sinarteria regens* funktioniert.

Durch Stimulation des *nexorium magnum lienalis*, L21, wird das *qi* im Bereich der Mitte gestützt und reguliert; über das *inductorium diaphragmatis*, V17 (= *conventus* des *xue*), ist die Zerschlagung von Stasen und die Kompensation von *inanitas* möglich.

Treten neben *occlusiones* auch Taubheit und Paresen der Gliedmaßen auf, so stimuliert man Foramina wie:

valles coniunctae, IC4
impedimentale maius, H3.

Hat eine *occlusio venti*-Symptomatik sich chronisch verfestigt, sollten folgende Foramina zusätzlich stimuliert werden:

inductorium diaphragmatis, V17, suppletiv
mare xue, L10, suppletiv.

Erläuterung der Punktwahl:

Durch Einwirkung auf die Foramina *inductorium diaphragmatis*, V17, sowie *mare xue*, L10, erzielt man eine Stabilisierung des *xue* und schützt damit gegen weitere *ventus*-Übergriffe.

Wenn eine *occlusio algoris* zu einem chronischen Befund geführt hat, sollte man Foramina wie die nachfolgenden in Betracht ziehen:

inductorium renale, V23, zu moxen
prima clusarum, Rs4, zu moxen.

Erläuterung der Punktwahl:

Die Moxibustion auf den genannten Foramina bewirkt eine sanft erwärmende Stützung des *orbis renalis* und des *qi primum*.

Wenn eine *occlusio humoris* zu einem chronischen Befund geführt hat, sollte man auf folgende Foramina einwirken:

vicus tertius pedis, S36, suppletiv
monticulus tali, L5, suppletiv.

Erläuterung der Punktwahl:

Die Stimulation der genannten Foramina bedeutet eine Stützung der Mitte und erleichtert nachhaltig die Zerstreuung von *humor*-Heteropathien.

Bei *occlusiones* im Bereich der *oo. cardialis et pericardialis* kommen therapeutisch in Betracht Foramina wie:

porta rimica, PC4
clusa interna, PC6
impedimentale laetitiae, C7.

Erläuterung der Punktwahl:

Zur näheren Erläuterung vgl. den Abschnitt über „Herzerkrankungen" (S. 389ff.).

Diabetes (*sitis diffundens*)

Krankheitsmechanismus:

Drei Formen des *sitis diffundens* sind zu unterscheiden, nämlich eine
a. „obere Form" (*diffusio superior, shangxiao*): *ardor orbis stomachi* schädigt die struktiven Energien des *orbis pulmonalis*;
b. „mittlere Form" (*diffusio media, zhongxiao*): eine *calor* oder *ardor*-Heteropathie hat sich im Bereich der *oo. stomachi et intestini crassi* festgesetzt, eine *repletio*-Symptomatik ist die Folge;
c. „untere Form" (*diffusio inferior, xiaxiao*); sie ist durch eine *inanitas* des *yin renale* bedingt.

Therapie:

ad a: Kühlung von *calor* in den *oo. pulmonalis et lienalis*, *dispulsio ardoris* über Foramina wie:

inductorium pulmonale, V13, dispulsiv
lacus pedalis, P5, dispulsiv
metallum structivum, P11, dispulsiv
linea piscis, P10, dispulsiv
inductorium diaphragmatis, V17, dispulsiv.

Erläuterung der Punktwahl:

Durch Einwirkung auf das Foramen *lacus pedalis*, P5 (= *foramen coniunctorium quinque inductoriorum* der *cardinalis pulmonalis*, qualifiziert durch die Wandlungsphase Wasser), wie auch auf das Effusorium der gleichen Leitbahn, also *linea piscis*, P10, und schließlich das Foramen *metallum structivum*, P11, erzielt man eine Kühlung nicht nur im Bereich des *orbis pulmonalis*, sondern ebenfalls des *orbis lienalis*.

Die Ausleitung des *calor-* und *ardor*-Befunds kann man auch über die *inductoria pulmonale et diaphragmatis*, also V13 und V17, verstärken.

ad b: *Dispulsio ardoris* aus dem *orbis stomachi*, Stützung dieses Orbis über:

inductorium lienale, V20, dispulsiv
urbs magna, L2, dispulsiv
vallis demersa, S43, dispulsiv
via aquae, S28, dispulsiv
conquisitorium stomachi, Rs12, dispulsiv.

Erläuterung der Punktwahl:

Über das Effusorium der *cardinalis lienalis*, nämlich *urbs magna*, L2, kann man *calor* ausleiten, so gleichzeitig kühlen und das *qi lienale* kräftigen.

Durch Stimulation von *vallis demersum*, S43, wird diese Ausleitung unterstützt.

Repletive Energieanteile und *calor* wie auch *ardor* sind überdies durch Einwirkung auf das *inductorium lienale*, V20, sowie auf das *conquisitorium stomachi*, Rs12, auszuleiten.

Eine Stützung der mittleren Orbes, eine verbesserte Verteilung der Flüssigkeit, anzustreben bei Gedunsenheit und Miktionsstörungen, erreicht man durch die Stimulation von *via aquae*, S28.

ad c: *Dispulsio ardoris*, Kräftigung des *yin renale* über Foramina wie:

inductorium renale, V23, suppletiv
prima clusarum, Rs4, suppletiv
fons scatens, R1, suppletiv
fons draconis, R2, suppletiv
amnis recurrens, R7, suppletiv
interstitium ambulatorium, H2, dispulsiv.

Erläuterung der Punktwahl:

Eine Einwirkung auf die Foramina *inductorium renale*, V23, und *prima clusarum*, Rs4, bewirkt eine Stützung der Qualitäten der Wandlungsphase Wasser.

Die Stimulation des Foramens *fons scatens*, R1 (= Puteale der *cardinalis renalis*), gewährleistet eine Aktivierung des *yang renale*, unterstützt durch Einwirkung auf das Effusorium derselben Leitbahn:

fons scatens, R2. Diese Stützung der Wasserphase ermöglicht es, „Glut", also extreme *calor*-Befunde zu dämpfen, abzusenken.

Nach außen schlagende Energieanteile werden überdies durch Einwirkung auf das Foramen *interstitium ambulatorium*, H2, gesammelt.

Die Stimulation von *amnis recurrens*, R7, dient ebenfalls der Stützung des *orbis renalis*.

Erkrankungen von Leber, Galle, Niere

Ikterus, „Gelbe"

Krankheitsmechanismus:

Dysfunktionen im Bereich der *oo. lienalis et stomachi* führen zur Ansammlung von *humor*. Eine zusätzliche *algor-* oder *calor*-Heteropathie induziert differentialdiagnostisch:
a. Yang-Gelbe — charakterisiert durch frische, saftig gelbe Färbung von Haut und Skleren, zitronengelb, sowie *calor*-Symptomatik;
b. Yin-Gelbe — charakterisiert durch schmutzig gelbe, schwärzliche Färbung der Haut und *algor*-Symptomatik.

Therapie:

Dispulsio von *calor humidus* bzw. *algor humidus* durch Einwirkung auf Foramina wie:

ad a: Bei Yang-Gelbe (*calor*):

impedimentale maius, H3, dispulsiv
generale yang, V48, dispulsiv
inductorium felleum, V19, dispulsiv
fons tumuli yang, F34, dispulsiv
vicus constitutus, Rs11, dispulsiv
fons tumuli yin, L9, dispulsiv.

Erläuterung der Punktwahl:

Durch dispulsierende Stimulation von *impedimentale maius*, H3, wird eine stützende und gleichzeitig kühlende Wirkung auf das *xue* ausgeübt. Dadurch ist die *calor*-Heteropathie auszuleiten.

Die Einwirkung auf das *generale yang*, V48, führt zu einer Kräftigung der *oo. stomachi et intestinorum* und damit zu einer Bewältigung von *humor*-Heteropathien.

Über das *inductorium felleum*, V19, können *calor*-Heteropathien aus eben diesen Bereichen abgeleitet werden.

Stimulation von *fons tumuli yang*, F34, bewirkt eine Kräftigung und Anregung der Funktionen der mittleren Orbes, fördert somit die Umwandlung und Ausleitung von *humor*-Befunden.

Über das Foramina *vicus constitutus*, Rs11, erzielt man eine Harmonisierung der mittleren Orbes; und die Stimulation von *fons tumuli yin* (= Coniunctorium der *cardinalis lienalis*, qualifiziert als Wasser) bringt Kühlung bei einem *calor humidus*-Befund.

ad b: Bei Yin-Gelbe (*algor*):

inductorium renale, V23, suppletiv
inductorium lienale, V20, suppletiv oder zu moxen
conquisitorium stomachi, Rs12, suppletiv
vicus tertius pedis, S36, suppletiv
inductorium hepaticum, V18, suppletiv
conquisitorium lienale, H13, zu moxen.

Erläuterung der Punktwahl:

Durch Einwirkung auf die orbisbezogenen *inductoria dorsalia* werden die bezeichneten Bereiche stabilisiert und erwärmt, auf diese Weise in ihnen vorhandene *algor humidus*-Heteropathien umgewandelt.

Diese Wirkung ist durch zusätzliche Stimulation des *conquisitorium stomachi*, Rs12, und des *conquisitorium lienale*, H13, aber auch von *vicus tertius pedis*, S36, zu verstärken.

Ödeme, Aszites

Krankheitsmechanismus:

Die Verteilung der Flüssigkeit im Körper ist gestört durch
a. Affektionen des *orbis pulmonalis* seitens einer *ventus* und/oder *algor*-Heteropathie; es zeigen sich „Yang-Ödeme" mit Gedunsenheit am ganzen Körper, plötzlich auftretend, auch repletive Wasseransammlungen zunächst in der oberen Körperhälfte und *calor*-Symptomatik;
b. *inanitas* des *orbis lienalis* und/oder des *orbis renalis*; hier beobachtet man „Yin-Ödeme", also einen langsamen Beginn, eine Ausprägung in der unteren Körperhälfte, auch Aszites oder Stauungsödeme; *algor inanitatis*-Symptomatik.

Therapie:

ad a: Die Stabilisierung des *orbis pulmonalis* und die Ausscheidung der Heteropathien werden erreicht über Foramina wie:

lacunae, P7, dispulsiv
fons tumuli yin, L9, dispulsiv
amnis recurrens, R7, dispulsiv
inductorium intestini tenuis, V27, dispulsiv
canalis aquae, Rg26, dispulsiv
inductorium vesicale, V28, dispulsiv.

Erläuterung der Punktwahl:

Durch Einwirkung auf das Foramen *lacunae*, P7, werden die Energien des *orbis pulmonalis* gelöst, der

Energiefluß harmonisiert, und so Heteropathien aus diesem Bereich ausgetrieben.

Die Stimulation von *fons tumuli yin*, L9, gewährleistet eine Regulation von *humor*.

Über die Foramina *amnis recurrens*, R7, *inductorium intestini tenuis*, V27, und *inductorium vesicale*, V28, wird eine Normalisierung der Flüssigkeitsverteilung und damit auch eine Ausschwemmung der Ödeme erreicht.

Über das Foramen *canalis aquae*, Rg26, erreicht man eine weitere Umwandlung von *humor* und selbst *pituita*; seine Stimulation ist insbesondere indiziert bei Wasseransammlungen im Gesichtsbereich.

ad b: Erwärmung und Kräftigung der *oo. lienalis et renalis* über Foramina wie:

inductorium renale, V23, suppletiv
inductorium lienale, V19, suppletiv
vicus tertius pedis, S36, suppletiv
mare qi, Rs6, zu moxen
aquae divisae, Rs9, zu moxen.

Erläuterung der Punktwahl:

Durch eine Einwirkung auf die genannten Foramina erfolgt eine Stützung der Mitte, vor allem des *orbis lienalis*, aber auch des *orbis renalis*.

Stimulation des Foramens *aquae divisae*, Rs9, trägt besonders nachhaltig zu einer Verteilung und Ausleitung übermäßigen Wassers bei.

Bei Fußrückenödemen empfiehlt sich die Einwirkung auf:

lacrimarum instantium pedis, F41
monticulus tali, L5.

Psychiatrische Erkrankungen

Irresein, Depressionen, Tobsucht

Krankheitsmechanismus:

a. Auf einen geschwächten *orbis cardialis* trifft bei gleichzeitiger Schmälerung der Bauenergie und des *xue* entweder eine *ventus*-Heteropathie oder es wirken fehlgeleitete Emotionen von innen. So kommt es zu einer Einstauung des *qi* und zur Bildung von *pituita*. Im weiteren Verlauf kann sich aus dieser Stauung ein *ardor*-Befund im Bereich des *orbis hepaticus* entwickeln, der auch auf den *orbis cardialis* übergreift. Dabei beobachtet man Symptome wie: Irresein mit Apathie, unmotivierter Wechsel zwischen Heiterkeit und Traurigkeit, sinnlose Reden und Handlungen.
b. Durch Erschöpfung des *yin renale* schlägt das *yang hepaticum*, oft auch das *yang cardiale* nach

oben. Dabei blockieren *ardor*-Heteropathien die Sinnesöffnungen — bei Symptomen wie Tobsuchtsanfälle, Übererregtheit, Aggressionen, Amoklauf.

c. Durch Verlangsamung des *qi*-Flusses, durch kontravektive Emotionen bedingt, bildet sich *pituita*. Solcher „zähe Schleim" steigt empor und trübt das Bewußtsein. Typische Symptome sind dann: Depressionen, Wahnvorstellungen, exzessive Angst, Schizophrenie.

Therapie:

ad a: Beruhigung (*pacatio*) und Sedierung der *oo. cardialis et pericardialis* durch Einwirkung auf Foramina wie:

inductorium cardiale, V15, dispulsiv
impedimentale laetitiae, C7, dispulsiv
canalis aquae, Rg26, dispulsiv
tumulus magnus, PC7, dispulsiv
campana magna, R4, suppletiv
clusa interna, PC6, dispulsiv
rivulus maior, R3, suppletiv.

Erläuterung der Punktwahl:

Die Einwirkung auf das *inductorium cardiale*, V15, sowie auf das Foramen *impedimentale laetitiae*, C7, führt zu einer Kühlung des *calor* bzw. Ableitung des *ardor*.

Eine solche Absenkung wird durch Stimulation der Foramina *clusa interna*, PC6, und *tumulus magnus*, PC7, noch intensiviert.

Kühlung und Sedierung des *orbis cardialis* ist auch durch Stärkung der Wandlungsphase Wasser zu erzielen — über Foramina wie *campana magna*, R4, oder *rivulus maior*, R3.

ad b: Beruhigung des *orbis cardialis*, Stabilisierung des *orbis renalis*, Regulation der *oo. hepaticus et lienalis* über Foramina wie:

canalis aquae, Rg26, dispulsiv
metallum structivum, P11, dispulsiv
medium palmae, PC8, dispulsiv
conquisitorium cardiale, Rs14, dispulsiv
aula venti, Rg16, dispulsiv
rivulus maior, R3, suppletiv
vicus tertius pedis, S36, suppletiv
impedimentale laetitiae, C7, dispulsiv.

Erläuterung der Punktwahl:

Wie oben erwähnt, kann man zur Ausleitung eines *ardor*-Befundes die Foramina *impedimentale laetitiae*, C7, *medium palmae*, PC8, *conquisitorium cardiale*, Rs14, sowie *aula venti*, Rg16, stimulieren.

Die Stützung der Wandlungsphase Wasser gelingt einerseits über das Foramen *rivulus maior*, R3, andererseits über *metallum structivum*, P11. Letzteres

Foramen entfaltet als Puteale der *cardinalis pulmonalis* die Wandlungsphase Metall.

ad c: Elimination der *pituita*, Regulation des Energieflusses über Foramina wie:

clusa interna, PC6
vicus communicans, C5
porta infantiae, Rg15
vicus constitutus, Rs11
copulatio trium yin, L6
vicus tertius pedis, S36
abundantia, S40.

Erläuterung der Punktwahl:

Eine Kräftigung der mittleren Orbes erreicht man durch Einwirkung auf die Foramina *vicus tertius pedis*, S36, *clusa interna*, PC6, sowie auf *copulatio trium yin*, L6. Dadurch wird die Umwandlung von *pituita* erleichtert.

Die Stimulation von *abundantia*, S40, zeitigt eine ähnliche Wirkung, erstreckt sich aber auch auf *humor*-Heteropathien allgemein.

Über das Foramen *porta infantiae*, Rg15, ist das *qi hepaticum et cardiale* zu stützen, die Sinne werden geklärt.

Durch Einwirkung auf *vicus communicans*, C5, schließlich kann man *ventus* austreiben, insbesondere solchen, der den *orbis cardialis* belastet.

Schlaflosigkeit

Krankheitsmechanismus:

a. *Inanitas* der *oo. cardialis et lienalis* bei gleichzeitiger Defizienz des *xue* — mit Symptomen wie Kältegefühl in der Leibesmitte, Hang zur Grübelei, blasser Zungenkörper, *pp. molles sive minuti*;
b. *inanitas* der *oo. cardialis et renalis* bei gestörtem Rapport zwischen diesen — mit Symptomen wie Schwindel, Lendenschmerz, Unruhe, Nervosität;
c. *ardor* in den *oo. hepaticus et felleus* — mit Symptomen wie Kopfschmerzen, Spannungsgefühl, Flankenschmerz, Reizbarkeit, Jähzorn, bitterer Mundgeschmack, *pp. chordales*;
d. *pituita*-Befund, der in *ardor* umschlägt, blockiert den Energiefluß im *orbis stomachi* — mit Symptomen wie Klumpen- und Spannungsgefühl, Druck in der Brust.

Therapie:

ad a (*inanitas* des *xue* sowie der *oo. cardialis et lienalis*):

copulatio trium yin, L6, suppletiv
mare xue, L10, suppletiv
impedimentale laetitiae, C7, suppletiv
inductorium diaphragmatis, V17, suppletiv.

Erläuterung der Punktwahl:

Durch Einwirkung auf die genannten Foramina kann man sowohl die Mitte, das *xue* als auch den *orbis cardialis* stützen.

ad b (gestörter Rapport zwischen dem *orbis cardialis* und dem *orbis renalis*):

inductorium cardiale, V15, suppletiv
inductorium renale, V23, suppletiv
fons scatens, R1, suppletiv
medium palmae, PC8, dispulsiv
rivulus maior, R3, suppletiv.

Erläuterung der Punktwahl:

Durch Stimulation der erwähnten *inductoria dorsalia* erzielt man eine Stützung der *orbes renalis et cardialis*.
Eine weitere Kräftigung und Entfaltung des *orbis renalis* erwirkt man über das Foramen *qi originalis*, nämlich *rivulus maior*, R3, sowie über das Puteale, nämlich *fons scatens*, R1.
Die dispulsive Nadelung von *medium palmae*, PC8, bringt eine Kühlung im Bereich des *orbis cardialis*.

ad c (*ardor* in den *oo. hepaticus et felleus*):

inductorium hepaticum, V18, dispulsiv
inductorium felleum, V19, dispulsiv
impedimentale maius, H3, dispulsiv
interstitium ambulatorium, H2, dispulsiv.

Erläuterung der Punktwahl:

Durch Stimulation der genannten Foramina bewirkt man eine Ausleitung des emporschlagenden *qi hepaticum* sowie eine Absenkung des *ardor*.

ad d (*ardor*-Blockade durch *pituita*):

inductorium stomachi, V21, dispulsiv
conquisitorium stomachi, Rs12, dispulsiv
abundantia, S40, dispulsiv
tumulus magnus, PC7, dispulsiv
clusa interna, PC6, dispulsiv
vicus tertius pedis, S36, dispulsiv.

Erläuterung der Punktwahl:

Die Stimulation der genannten Foramina führt in erster Linie zu einer Stützung der mittleren Orbes und begünstigt so die Ausleitung von *pituita* und *humor*-Heteropathien.
Die Absenkung des *ardor* erreicht man durch dispulsive Nadelung des Foramens *tumulus magnus*, PC7.

Enuresis

Krankheitsmechanismus:

Inanitas des *qi renale*.

Therapie:

Stabilisierung des *qi renale* durch Einwirkung auf Foramina wie:

inductorium renale, V23
inductorium vesicale, V28
conquisitorium vesicale, Rs3
prima clusarum, Rs4
copulatio trium yin, L6
lanx magna, H1.

Erläuterung der Punktwahl:

Durch Stimulation der genannten *inductoria* und *conquisitoria* bewirkt man eine Stützung des *orbis renalis*.
Über die Foramina *copulatio trium yin*, L6, und *lanx magna*, H1, kräftigt man das *xue* und harmonisiert den Energiefluß.

Urologische Erkrankungen

Entzündliche Erkrankungen der ableitenden Harnwege (z.B. Zystitis)

Krankheitsmechanismus:

Auf der Grundlage einer *inanitas renale* sammeln sich *humor* und *calor*-Heteropathien im unteren Calorium und beeinträchtigen die Funktionen des *orbis vesicalis*.

Therapie:

Kräftigung des *qi vesicale*, Klärung des unteren Caloriums durch Einwirkung auf Foramina wie:

inductorium renale, V23
inductorium vesicale, V28
conquisitorium vesicale, Rs3
copulatio trium yin, L6
cella secunda, V32
fons curvus, H8.

Erläuterung der Punktwahl:

Über die erwähnten *inductoria dorsalia* erreicht man eine Stützung der Funktionen der *oo. vesicalis et renalis*. Diese Wirkung wird durch die gleichzeitige Stimulation des entsprechenden *conquisitorium vesicale*, Rs3, verstärkt.
Die Einwirkung auf *copulatio trium yin*, L6, dient zur Kräftigung des *orbis renalis* und zur Dynamisierung des Säfteumlaufs im unteren Calorium.

Über das Foramen *cella secunda*, V32, kann man *calor humidus* aus dem unteren Calorium ausleiten; über *fons curvus*, H8 (= Coniunctorium der *cardinalis hepatica*, qualifiziert durch die Wandlungsphase Wasser), ist es möglich, den Fluß des *xue* ebendort zu harmonisieren, so auch zu kühlen und zu klären.

Nierenkolik

Krankheitsmechanismus:

Humor und *calor* haben sich im unteren Calorium angesammelt und den Fluß des *qi* blockiert.

Therapie:

Zerstreuung der *calor humidus*-Heteropathie, Durchgängigmachung der Wasserwege. Hierfür kommt die Einwirkung auf folgende Foramina in Betracht:

inductorium renale, V23
copulatio trium yin, L6
conclave potentiae, V52
rivulus maior, R3
porta pyramidis, F25.

Erläuterung der Punktwahl:

Eine Kräftigung des *orbis renalis* und damit eine Kühlung im unteren Calorium erreicht man durch Stimulation des *inductorium renale*, V23.

Diese Absicht wird unterstützt durch Einwirkung auf das Foramen *conclave potentiae*, V52, das auf gleicher Höhe mit dem genannten *inductorium renale* liegt.

Über die *copulatio trium yin*, L6, unterstützt man die Umwandlung von *humor* und kräftigt neben dem *orbis lienalis* auch den *orbis renalis*.

Eine Einwirkung auf das Foramen *rivulus maior*, R3, dient der Kräftigung der Wandlungsphase Wasser und so der Kühlung des *calor* — wobei man diese Wirkung durch Einbeziehung des entsprechenden *conquisitorium renale*, nämlich *porta pyramidis*, F25, noch steigern kann.

Prostatitis

Krankheitsmechanismus:

Auf der Grundlage einer *inanitas* des *orbis renalis* hat sich eine *calor humidus*-Heteropathie im unteren Calorium angesammelt.

Therapie:

Erleichterung der Wasserausscheidung, Stärkung des *qi nativum* über Foramina wie:

inductorium renale, V23
inductorium vesicale, V28
prima clusarum, Rs4
copulatio trium yin, L6.

Erläuterung der Punktwahl:

Die Einwirkung auf die *inductoria dorsalia* sowie auf das komplementäre *conquisitorium* dient zur Stützung der Funktionen des unteren Caloriums, zugleich zur Kühlung in jenem Bereich.

Durch die Stimulation von *copulatio trium yin*, L6, begünstigt man nicht nur die Ausscheidung von *humor*, sondern auch die Aktivierung des Säfteumlaufs im unteren Calorium.

Spermatorrhoe

Krankheitsmechanismus:

a. Infolge einer *inanitas* des *yin renale* schlägt das *yang renale* zusammen mit den aktiven Energien des *orbis cardialis* nach oben — mit Symptomen wie Traumreichtum, Samenverlust im Schlaf.

b. Auf der Grundlage einer *inanitas* des *yang renale* kommt es zu unwillkürlichen Samenverlusten auch am Tage.

Therapie:

Stärkung der Wandlungsphase Wasser, Ausleitung des ungebändigten Yang des *orbis cardialis* durch Einwirkung auf Foramina wie:

ad a:

impedimentale laetitiae, C7, dispulsiv
inductorium cardiale, V15
rivulus maior, R3, suppletiv
conclave potentiae, V52, suppletiv
inductorium renale, V23, suppletiv
copulatio trium yin, L6, suppletiv
prima clusarum, Rs4, suppletiv.

Erläuterung der Punktwahl:

Durch Einwirkung auf das *impedimentale laetitiae*, C7, sowie auf das *inductorium cardiale*, V15, kann man das ungebändigte Yang des *cardinalis cardialis* absenken.

Die Stimulation der übrigen Foramina zielt auf die Stützung der Wandlungsphase Wasser; über die *copulatio trium yin*, L6, bewirkt man überdies die Umwandlung eines begleitenden *humor*-Befunds.

ad b:

inductorium renale, V23, suppletiv
clusa yin, R12, suppletiv
prima clusarum, Rs4, zu moxen oder suppletiv zu nadeln

mare qi, Rs6, zu moxen
copulatio trium yin, L6, suppletiv.

Erläuterung der Punktwahl:

Durch Einwirkung auf diese Foramina stützt und kräftigt man die *oo. renalis et vesicalis*; über die *copulatio trium yin*, L6, wird zusätzlich eine Dynamisierung des Säfteumlaufs erreicht.

Potenzstörungen des Mannes

Krankheitsmechanismus:

a. *Inanitas* des Struktivpotentials infolge übermäßigen Stresses und Strapazen — mit Symptomen wie Schmerzen in Lenden und Rücken, Schwindel, Vergeßlichkeit, Müdigkeit, Gliederschwere, *pp. minuti sive invalidi*, Schwäche in den Knien;
b. Erschöpfung der *orbes lienalis et cardialis* durch übermäßige gedankliche Belastung (*cogitatio*) — mit Symptomen wie großer Unruhe, Unaufmerksamkeit, Erschöpfung, unruhigem Schlaf, *pp. molles sive minuti*;
c. Blockade des *qi* infolge *pavor* oder *timor* — mit Symptomen wie außergewöhnlicher Schreckhaftigkeit, Ängstlichkeit, Kleinmütigkeit, Verfolgungsangst, großer Unruhe, Schwäche, allgemeiner Erschöpfung.

Therapie:

ad a (bei *inanitas* des Struktivpotentials):

inductorium renale, V23, suppletiv oder zu moxen
porta fortunae, Rg4, suppletiv oder zu moxen
prima clusarum, Rs4, suppletiv oder zu moxen
cella superior, V31, suppletiv oder zu moxen
cella secunda, V32, suppletiv oder zu moxen.

Erläuterung der Punktwahl:

Durch Stimulation der angegebenen Foramina erzielt man eine Stützung des *qi primum* und der Wandlungsphase Wasser, zugleich eine Klärung im unteren Calorium.

ad b (bei *laesio* der konstellierenden Kraft (*shen*) infolge übermäßiger *cogitatio*):

inductorium cardiale, V15, suppletiv
inductorium lienale, V20, suppletiv
impedimentale laetitiae, C7, suppletiv
copulatio trium yin, L6, dispulsiv
abundantia, S40, dispulsiv.

Erläuterung der Punktwahl:

Durch die Stimulation der entsprechenden *in-*

ductoria dorsalia stützt man die *oo. lienalis et cardialis*.

Diese Wirkung wird noch verstärkt durch Einwirkung auf das *originalis cardialis*, also auf das Foramen *impedimentale laetitiae*, C7.

Über *copulatio trium yin*, L6, und *abundantia*, S40, stützt man die Mitte und bändigt bzw. eliminiert *humor* oder *pituita*.

ad c (bei Blockaden des *qi* infolge von *pavor et timor*):

inductorium hepaticum, V18, dispulsiv
inductorium felleum, V19, dispulsiv
lanx magna, H1, dispulsiv
foramen spasticum, T18, dispulsiv
mare qi, Rs6, dispulsiv.

Erläuterung der Punktwahl:

Durch die Stimulation der *inductoria dorsalia* gelingt eine Lösung der Blockaden und Spannungen, eine Wirkung, die durch Einwirkung auf das Foramen *lanx magna*, H1, noch verstärkt wird.

Über das *foramen spasticum*, T18, zerstreut man *ventus* bzw. *pavor*; die dispulsive Nadelung von *mare qi*, Rs6, dient gleichfalls der Lösung von Blockaden und der Verbesserung des Energieflusses.

Harnträufeln, Harnverhaltung

Krankheitsmechanismus:

a. *Calor*, *calor repletionis* oder *calor humidus* im unteren Calorium — mit Symptomen wie Unruhe, Obstipation, gelber Zungenbelag;
b. *algor inanitatis* — mit Symptomen wie Blässe, Frostigkeit, Patient wird nie warm, feuchter Zungenbelag, verlangsamte Pulse.

Therapie:

ad a (*calor repletionis*):

inductorium renale, V23, dispulsiv
inductorium vesicale, V28, dispulsiv
conquisitorium vesicale, Rs3, dispulsiv
fons curvus, H8, dispulsiv
fons tumuli yin, L9, dispulsiv
amnis recurrens, R7, dispulsiv.

Erläuterung der Punktwahl:

Durch die Stimulation der *inductoria dorsalia* leitet man die belastenden *calor*-Heteropathien aus.

Verstärkt wird diese Wirkung durch gleichzeitige Nadelung des komplementären *conquisitorium abdominale*.

Über das Foramen *fons curvus*, H8, kann man auf Grund seines Bezugs zur *cardinalis hepatica* einen gezielten Einfluß auf die Ausscheidungsfunktionen nehmen; überdies weist seine Qualifikation als Coniunctorium und durch die Wandlungsphase Wasser auf die kühlende Wirkung seiner Stimulation.

Unterstützt wird diese Wirkung durch Beeinflussung des *fons tumuli yin*, L9, sowie des Foramens *amnis recurrens*, R7.

ad b (*algor inanitatis*):

prima clusarum, Rs4, suppletiv oder zu moxen
porta fortunae, Rg4, suppletiv oder zu moxen
conventus omnium, Rg20, suppletiv oder zu moxen.

Erläuterung der Punktwahl:

Durch die Stimulation von *prima clusarum*, Rs4, und *porta fortunae*, Rg4, kann man das *qi primum* stützen und *algor*-Heteropathien austreiben.

Über den *conventus omnium*, Rg20, mobilisiert man das *yang merum*, wobei diese Energieanteile aus dem unteren Calorium nach oben geführt werden.

Bei *concretiones* und Stasen des *xue* sollte man zusätzlich einwirken auf:

mare qi, Rs6, dispulsiv
copulatio trium yin, L6, dispulsiv.

Erläuterung der Punktwahl:

Die Einwirkung auf diese beiden Foramina dient der Regulation des *orbis renalis* sowie zur Dynamisierung des Energie- und Säfteumlaufs.

Bei extremer Defizienz des Struktivpotentials sollten folgende Foramina beeinflußt werden:

conclave potentiae, V52, suppletiv
inductorium anuli candidi, V30, suppletiv.

Erkrankungen des Bewegungsapparates (Schmerzen, Schwellungen, Spasmen etc.)

Bei der Behandlung von Störungen des Bewegungsapparates sind folgende drei Gesichtspunkte zu beachten, nämlich

1. Topographie

a. Der Leitbahnbezug ist herzustellen, d. h. die Behandlung sollte unter Berücksichtung des Verlaufs jener Leitbahnen erfolgen, die durch das affizierte Gebiet ziehen.

b. Die Behandlung der Gegenseite („antithetische Kombination") — s. oben S. 357 — ist in Betracht zu ziehen, insbesondere bei Störungen wie Paresen, Paralysen.

c. Die Kombination störungsnaher und störungsferner Foramina (s. oben S. 357) ist zu beachten. Hierzu gehört auch die Behandlungstechnik „Oben:Unten". Das bedeutet, daß Störungen im Ausbreitungsgebiet einer Leitbahn über Foramina der in gleicher Weise qualifizierten Leitbahn der störungsfernen Extremität behandelt werden.

Beispiel: Schmerzen im Bereich der *cardinalis intestini crassi* — entsprechend dem *splendor yang manus* — kann man allein oder zusätzlich über Foramina der *cardinalis stomachi* — entsprechend dem *splendor yang pedis* — therapieren.

Eine homolaterale Behandlung wird gern bei chronisch protrahierten Prozessen vorgenommen.

Eine kontralaterale Behandlung wird gern bei akuten Störungen vollzogen.

d. Die Behandlung über die Komplementärleitbahn ist zu erwägen. D. h. daß Foramina auf der gekoppelten Yin- oder Yang-Leitbahn stimuliert werden. Störungen im Bereich der *cardinalis intestini crassi* können somit über Foramina der *cardinalis pulmonalis* behandelt werden.

2. Heteropathie

a. Durch *ventus* bedingte Beschwerden. — In diesem Fall sind Foramina zu wählen, die auf Grund ihrer Wirkeigenschaften für eine *expulsio venti* geeignet sind. Hierbei ist zuvorderst an die ausdrücklich so benannten Punkte zu denken, z. B. *aula venti*, *stagnum venti*, *clusa venti* etc.

Weiterhin sind diejenigen Foramina der *quinque inductoria* in Betracht zu ziehen, die durch die Wandlungsphase Holz qualifiziert sind, also auf den Yin-Leitbahnen die *ff. putealia* (vgl. die *Foraminologie I*, S. 57ff.) sowie auf den Yang-Leitbahnen die *ff. inductoria* (vgl. ebendort, S. 60ff.). Außerdem sollten die Foramina auf den mit der Wandlungsphase Holz qualifizierten Leitbahnen, nämlich der *cardinalis hepatica* und der *cardinalis fellea* besonders berücksichtigt werden.

b. Durch *humor* bedingte Beschwerden. — Hier sollten alle Foramina bedacht werden, die auf Grund ihrer Wirkeigenschaft geeignet sind, *humor* auszutreiben, umzuwandeln oder zu kanalisieren. Insbesondere sind dies jene durch die Wandlungsphase Erde qualifizierten Foramina der *quinque inductoria*, also auf den Yin-Leitbahnen die *ff. inductoria* (s. S. 60ff.) — die gleichzeitig den *ff. originalis* entsprechen — sowie auf den Yang-Leitbahnen die *ff. coniunctoria* im Knie- bzw. Ellbogenbereich (s. S. 60ff.).

Schließlich sollten besonders die Punkte auf den durch die Wandlungsphase Erde qualifizierten

Leitbahnen, also auf der *cardinalis stomachi* und auf der *cardinalis lienalis*, berücksichtigt werden.

c. Durch *algor* bedingte Beschwerden. — Eine lokale Moxibustion im affizierten Bereich sowie lokaler Schmerzpunkte sollte in Betracht gezogen werden. Zusätzlich sind die durch die Wandlungsphase Feuer qualifizerten Foramina der *quinque inductoria* in Betracht zu ziehen. Auf den Yin-Leitbahnen sind dies die *ff. effusoria* (S. 60ff.), auf den Yang-Leitbahnen die *ff. transitoria* (S.60ff.).

d. Durch *calor* bedingte Beschwerden. — Hierbei kommt die Stimulation all jener Foramina in Betracht, die auf Grund ihrer Wirkrichtung zur Zerstreuung bzw. Kühlung von *calor*-Heteropathien geeignet sind. Weiterhin sollte man eine dispulsive Nadelung der durch die Wandlungsphase Wasser qualifizierten Foramina der *quinque inductoria* erwägen, also der *ff. coniunctoria* auf den Yin-Leitbahnen sowie der *ff. effusoria* auf den Yang-Leitbahnen (vgl. *Foraminologie I*, S. 60ff.).

3. Bewertung nach den Acht Leitkriterien. Hierzu verweisen wir oben auf die S. 38ff.

Schulterschmerzen

a. Vorn, also im Ausbreitungsgebiet der *cardinalis pulmonalis*:

lacus pedalis, P5
fons tumuli yin, L9 (korrespondierendes Foramen der unteren Extremität);

zusätzlich bei *algor* lokale Moxibustion;

bei *calor*:

interstitium alterum, IC2, dispulsiv
linea piscis, P10, dispulsiv;

bei *humor*:

vorago maior, P9
interstitium tertium, IC3;

bei *ventus*:
valles coniunctae, IC4.

b. Oben vorne, im Ausbreitungsgebiet der *cardinalis intestini crassi*:

promontorium humeri, IC15
latus lacerti, IC14
stagnum curvum, IC11
valles coniunctae, IC4
vicus tertius pedis, S36;

zusätzlich bei *algor* lokale Moxibustion;

bei *humor*:

interstitium tertium, IC3;

bei *calor*:

interstitium alterum, IC2.

c. Oben, hinten, im Ausbreitungsgebiet der *cardinalis tricalorii*:

cella alae, T14
quod dispellit, T12
clusa externa, T5
fons tumuli yang, F34;

zusätzlich bei *algor* lokale Moxibustion;

bei *humor*:

insula media, T3;

bei *ventus*:

stagnum venti, V20;

bei *calor*:

porta suci, T2.

d. Hinten, im Ausbreitungsgebiet der *cardinalis intestini tenuis*:

genus caeleste, IT11
columna caeli, V10
medium lacunae, V40;

zusätzlich bei *algor* lokale Moxibustion sowie die Einwirkung auf:

rivulus posterior, IT3;

bei *ventus*:

stagnum venti, F20;

bei *calor*:

vallis anterior, IT2.

e. Diffuser Schulterschmerz erfordert zu den genannten Foramina zusätzlich die Einwirkung auf:

os relaxationis, S38.

Ellbogenschmerzen

a. Radialer Ellbogenschmerz, im Ausbreitungsgebiet der *cardinalis intestini crassi*:

stagnum curvum, IC11
vicus tertius manus, IC10
valles coniunctae, IC4

vicus tertius pedis, S36
nasus vituli, S35
clusa externa, T5.

b. Schmerz in der *fossa olecrani* — im Ausbreitungsgebiet der *cardinalis tricalorii*:

quod dispellit, T12
puteus caelestis, T10
clusa externa, C5
clusa yang fellea, F33.

c. Schmerz im *epicondylus ulnaris*, im Ausbreitungsgebiet der *cardinalis cardialis*:

mare minus, C3
impedimentale laetitiae, C7
mare parvum, IT8
vallis yin, R10.

d. Schmerz im *epicondylus radialis*, im Ausbreitungsgebiet der *cardinalis intestini tenuis*:

vicus tertius manus, IC 10
valles coniunctae, IC4
quod dispellit, T12
clusa externa, T5
fons tumuli yang, F34.

Schmerzen in Hand- und Fingergelenken

a. Radialer Handgelenksschmerz, im Ausbreitungsgebiet der *cardinalis intestini crassi*:

valles coniunctae, IC4
rivulus yang, IC5
clusa externa, T5
vorago maior, P9
rivulus liberatus, S41.

b. Schmerzen in den Fingergelenken radial, im Ausbreitungsgebiet der *cardinalis intestini crassi*:

valles coniunctae, IC4
interstitium tertium, IC3
interstitium alterum, IC2
yang impedimentalis, S42
vallis demersa, S43.

c. Schmerzen im Handgelenk ulnar, im Ausbreitungsgebiet der *cardinalis intestini tenuis*:

vallis yang, IT5
rivulus posterior, IT3
clusa externa, T5
origo ascendentis yang, V62.

d. Schmerzen im ulnaren Fingergelenksbereich, im Ausbreitungsgebiet der *cardinalis intestini tenuis*:

clusa externa, T5
rivulus posterior, IT3
os ligatum, V65.

Nackenschmerzen

a. Medial, im Ausbreitungsgebiet der *cardinalis vesicalis*:

columna caeli, V10
radius magnus, V11
porta ventorum, V12
inductorium pulmonale, V13
rivulus posterior, IT3
senectus felix, IT6
genus caeleste, IT11
Olympus, V60;

zusätzlich bei *algor* lokale Moxibustion;

bei *humor*:

rivulus posterior, IT3
os ligatum, V65;

bei *ventus*:

stagnum venti, F20;

bei *calor*:

vallis anterior, IT2
vallis communicans vesicalis, V66.

b. Lateral, im Ausbreitungsgebiet des *yang minor* entsprechend den *cc. fellea et tricalorii*:

clusa externa, T5
campana suspensa, F39
stagnum venti, F20
puteus alae, F21
cella alae, T14;

zusätzlich bei *algor* lokale Moxibustion;

bei *humor*:

insula media, T3
lacrimarum instantium pedis, F41;

bei *ventus*:

stagnum venti, F20;

bei *calor*:

porta suci, T2.

Schmerzen im Rücken- und Thoraxbereich

a. Thorax seitlich, im Ausbreitungsgebiet der *cardinalis fellea*:

tigris volans, T6
fons tumuli yang, F34
agger monticuli, F40
canalis teredinis, H5
conquisitorium hepaticum, H14
conquisitorium lienale, H13
sol et luna (= *conquisitorium felleum*), F24
impedimentale maius, H3
clusa interna, PC6.

b. Rücken lateral, im Ausbreitungsgebiet der *cardinalis vesicalis*, äußerer Ast:

rivulus posterior, IT3
senectus felix, IT6
Olympus, V60
medium lacunae, V40
columna carnis, V57
inductorium diaphragmatis, V17
inductorium hepaticum, V18
inductorium felleum, V19
inductorium lienale, V20
inductorium stomachi, V21
inductorium tricalorii, V22
clusa diaphragmatis, V46
generale yang, V48
granarium stomachi, V50;

zusätzlich bei *algor* lokale Moxibustion;

bei *humor*:

rivulus posterior, IT3
os ligatum, V65;

bei *ventus*:

stagnum venti, F20;

bei *calor*:

vallis anterior, IT2
vallis communicans vesicalis, V66.

c. Rücken medial, im Ausbreitungsgebiet der *cardinalis vesicalis*, innerer Ast, sowie der *sinarteria regens*:

rivulus posterior, IT3
senectus felix, IT6
Olympus, V60
medium lacunae, V40
columna carnis, V57;

lokal die entsprechenden Foramina *inductoria dorsalia* zwischen dem *inductorium diaphragmatis* und dem *inductorium renale*;

zusätzlich bei *algor* lokale Moxibustion;

bei *humor*:

rivulus posterior, IT3
os ligatum, V65;

bei *ventus*:

stagnum venti, F20;

bei *calor*:

vallis anterior, IT2
vallis communicans vesicalis, V66.

Schmerzen im Lumbalbereich

a. Medial, im Ausbreitungsgebiet der *cardinalis vesicalis*, innerer Ast, sowie der *sinarteria regens*:

medium lacunae, V40
rivulus posterior, IT3
canalis aquae, Rg26
inductorium intestini tenuis, V27
inductorium vesicale, V28
cella secunda, V32
rima carnis, V36
cardo femoralis, F30.

b. Lateral, im Ausbreitungsgebiet der *cardinalis vesicalis*, äußerer Ast:

medium lacunae, V40
rivulus posterior, IT3
senectus felix, IT6
conclave potentiae, V52
porta femoris, V37
cardo femoralis, F30.

c. Von lumbal nach inguinal ausstrahlend, im Ausbreitungsgebiet der *cc. vesicalis, fellea, hepatica et lienalis*:

fons tumuli yang, F34
impedimentale maius, H3
copulatio trium yin, L6
inductorium intestini tenuis, V27
cella secunda, V32
margo subsequens, V54
porta femoris, V37;

zusätzlich bei *algor* lokale Moxibustion;

bei *humor*:

copulatio trium yin, L6
fons tumuli yin, L9
os ligatum, V65;

bei *ventus*:

stagnum venti, F20;

bei *calor*:

vallis communicans vesicalis, V66.

d. Beckenkamm, im Ausbreitungsgebiet der *cardinalis fellea*:

fons tumuli yang, F34
insula media, T3
inductorium renale, V23
inductorium intestini crassi, V25
cardo femoralis, F30
clusa yang regentis, Rg3;

zusätzlich bei *algor* lokale Moxibustion;

bei *humor*:

lacrimarum instantium pedis, F41
os ligatum, V65
copulatio trium yin, L6;

bei *ventus*:

stagnum venti, F20;

bei *calor*:

rivulus coercitus, F43
vallis communicans vesicalis, V66.

Ischialgien

a. Hinten, im Ausbreitungsgebiet der *cardinalis vesicalis*:

conventus omnium, Rg20
canalis aquae, Rg26
rivulus posterior, IT3
senectus felix, IT6
clusa superior, F3
porta femoris, V37
medium lacunae, V40
yang flectens, V58
Olympus, V60;

zusätzlich bei *algor* lokale Moxibustion, speziell auch der Foramina:

inductorium renale, V23
cardo femoralis, F30;

bei *humor*:

os ligatum, V65
rivulus posterior, IT3.

b. Seitlich, im Ausbreitungsgebiet der *cardinalis fellea*:

fons tumuli yang, F34
cardo femoralis, F30

forum ventorum, F31
agger monticuli, F40.

Schmerzen im Knie

a. Medial, im Ausbreitungsgebiet der *cardinalis lienalis*:

fons tumuli yin, L9
vicus tertius pedis, S36;

zusätzlich bei *algor* lokale Moxibustion;

bei *humor*:

fons tumuli yin, L9
copulatio trium yin, L6
vallis demersum, S43
impedimentale maius, H3;

bei *ventus*:

conventus omnium, Rg20
stagnum venti, F20;

bei *calor*:

interstitium ambulatorium, H2
vestibulum internum, S44
urbs magna, L2.

b. Lateral, im Ausbreitungsgebiet der *cardinales stomachi et fellea*:

promontorium humeri, IC15
cella alae, T14
vicus tertius pedis, S36
nasus vituli, S35
fons tumuli yang, F34.

c. Bereich der Kniekehle:

medium lacunae, V40
clusa yang fellea, F33.

Schmerzen im Fuß

a. Großzehengrundgelenk, im Ausbreitungsgebiet der *cardinalis lienalis*:

urbs magna, L2
candidum maius, L3
interstitium ambulatorium, H2
impedimentale maius, H3
linea piscis, P10.

b. Knöchelbereich außen:

Olympus, V60
origo ascendentis yang, V62
agger monticuli, F40.

c. Knöchelbereich innen:

rivulus maior, R3
mare illuminationis, R6.

d. Vorderfuß, im Ausbreitungsgebiet der *cardinalis stomachi*:

interstitium alterum, IC2
rivulus yang, IC5
interstitium tertium, IC3
impedimentale maius, H3
rivulus liberatus, S41;

zusätzlich bei *algor*:

vicus tertius pedis, S36, zu moxen;

bei *humor*:

candidum maius, L3
rivulus maior, R3;

bei *calor*:

interstitium ambulatorium, H2
vestibulum internum, S44
rivulus coercitus, F43.

Hauterkrankungen

Ekzem

Krankheitsmechanismus:

Eine *ventus-*, *humor-* oder *calor*-Heteropathie hat sich in der Haut gebildet.
Bei chronischem Ekzem liegt gewöhnlich eine *calor*-Heteropathie vor, die das *xue* bei einer vorhandenen *inanitas* affiziert hat.

Therapie:
Ausscheidung der Heteropathie und Kühlung des *xue* über Foramina wie:

omnium defatigationum, Rg14
stagnum curvum, IC11
copulatio trium yin, L6
impedimentale laetitiae, C7
mare xue, L10
vicus tertius pedis, S36.

Erläuterung der Punktwahl:

Durch die Stimulation von *omnium defatigationum*, Rg14, erreicht man eine Ausleitung der *calor*-Heteropathie bei gleichzeitiger Kräftigung des *orbis pulmonalis* und der *species*.
Diese Absicht wird unterstützt durch Einwirkung auf das Foramen *stagnum curvum*, IC11 (= Coniunctorium der *cardinalis pulmonalis*).

Eine Austreibung eines begleitenden *humor*-Befunds sowie eine Dynamisierung des Säfteumlaufs gelingen über die *copulatio trium yin*, L6, und eine zusätzliche Kühlung der *calor*-Heteropathie durch die Stimulation des *impedimentale laetitiae*, C7.
Zur Stillung des Juckreizes ist die Einwirkung auf das Foramen *mare xue*, L10, bewährt.
Das Foramen *vicus tertius pedis*, S36, ist uns für die umfassende Stützung der Mitte geläufig.

Furunkulose (Lymphangitis, Akne)

Krankheitsmechanismus:

Calor oder *ardor* haben sich durch eine äußere oder innere Noxe im Bereich der Haut festgesetzt.

Therapie:
Ausleitung der Heteropathie durch Einwirkung auf:

columna personae, Rg12
turris vis structivi, Rg10
valles coniunctae, IC4
medium lacunae, V40
porta rimica, PC4.

Erläuterung der Punktwahl:

Die Einwirkung auf das Foramen *columna personae*, Rg12, führt zu einer Kühlung von *calor*; über *turris vis structivi*, Rg10, stützt man den mittleren Bereich und kräftigt das *qi*.
Durch die Stimulation von *valles coniunctae*, IC4, festigt man die *species* und kühlt darin wirkende *calor*-Noxen — entsprechend seiner Funktion als *originalis* der *cardinalis intestini crassi*, der Außenleitbahn zum *orbis pulmonalis*.
Die blutige Punktion von *medium lacunae*, V40, bedingt eine Ableitung von *calor*.
Über das Rimicum der *cardinalis pericardialis*: *porta rimica*, PC4, kann man sowohl den *orbis cardialis* als auch die *oo. pericardialis et pulmonalis* mächtig stützen und das *xue* kühlen.

Urtikaria

Krankheitsmechanismus:
Exanthem bedingt durch *ventus*.

Therapie:

puteus caelestis, T10, dispulsiv
stagnum curvum, IC11, dispulsiv
valles coniunctae, IC4, dispulsiv
clusa externa, T5, dispulsiv
mare xue, L10, dispulsiv
medium lacunae, V40, dispulsiv.

Erläuterung der Punktwahl:

Durch die Stimulation von *puteus caelestis*, T10, sowie von *stagnum curvum*, IC11, und *valles coniunctae*, IC4, bewirkt man eine Ausleitung der *ventus*-Heteropathie bei gleichzeitiger Festigung der *species*.

In gleicher Richtung wirkt die dispulsive Stimulation von *medium lacunae*, V40.

Die Einwirkung auf *clusa externa*, T5, macht die Leitbahnen durchgängig und kühlt das *xue*.

Eine Stillung des Juckreizes erreicht man über das Foramen *mare xue*, L10.

Herpes zoster

Krankheitsmechanismus:

Calor venti oder *calor humidus* haben sich in einem bestimmten Gebiet festgesetzt.

Therapie:

Ausleitung der Heteropathie durch Einwirkung allgemein auf:

stagnum curvum, IC11
mare xue, L10
medium lacunae V40.

Erläuterung der Punktwahl:

Zur Ausleitung des *calor* und zur Festigung der *species* sowie zur Stillung des Juckreizes empfiehlt sich die Stimulation der genannten Foramina.

Je nach lokaler Ausprägung der Störung sind überdies Foramina auf jenen Leitbahnen zu stimulieren, welche die betroffenen Bereiche versorgen.

Gynäkologische Erkrankungen

Ausbleibende oder stockende Regel

Krankheitsmechanismus:

a. *Inanitas* im Bereich des *orbis hepaticus* oder des *orbis renalis* bedingt eine Defizienz des *xue* — mit Symptomen wie Appetitverlust, fahler Teint, blasse Lippen, Hitzewallungen, kalte Gliedmaßen, *pp. evanescentes*, Schwindel, Palpitationen, verspätete Regel, schließlich Ausbleiben der Regel, irreguläre Menstruation, Amenorrhoe.

b. Eine *repletio* im mittleren und/oder unteren Calorium führt zu Stasen und Blockaden. Es bilden sich *concretiones*, die durch endogene, emotionale Agenzien bedingt sein können — mit Symptomen wie Hitzewallungen, Reizbarkeit, Druckgefühl, Beklemmungsgefühl auf der Brust, Klumpengefühl in der Leibesmitte, Fremdkörpergefühl.

Therapie:

ad a (bei *inanitas*):

inductorium lienale, V20, suppletiv oder zu moxen
inductorium diaphragmatis, V17, suppletiv oder zu moxen
inductorium hepaticum, V18, suppletiv oder zu moxen
prima clusarum, Rs4, suppletiv oder zu moxen
mare qi, Rs6, suppletiv oder zu moxen
mare xue, L10, suppletiv oder zu moxen.

Erläuterung der Punktwahl:

Durch die beschriebene Einwirkung auf die Foramina erreicht man eine Stützung der mittleren Orbes und des *qi primum*. Das *xue* wird harmonisiert.

ad b (bei *repletio*):

copulatio trium yin, L6, dispulsiv
fons curvus, H8, dispulsiv
interstitium ambulatorium, H2, dispulsiv
domus lienalis, L8, dispulsiv
impedimentale qi, S30, dispulsiv
valles coniunctae, IC4, suppletiv.

Erläuterung der Punktwahl:

Durch die dispulsive Stimulation von *copulatio trium yin*, L6, und *fons curvus*, H8, ist die Lösung der Blockaden im unteren Calorium möglich.

Redundante Energie aus dem *orbis hepaticus* kann man über das Foramen *interstitium ambulatorium*, H2, ableiten.

Die Harmonisierung und Dynamisierung des *xue* ist über *domus lienalis*, L8, zu erreichen.

Die Einwirkung auf das Foramen *impedimentale qi*, S30, bringt vor allem eine Regulation des *qi* im unteren Calorium.

Die suppletive Nadelung von *valles coniunctae*, IC4 (= *originalis intestin crassi*), bewirkt eine Stützung der Wandlungsphase Metall, damit eine Dämpfung hochschlagender Yang-Anteile des *orbis hepaticus*.

Besteht eine *inanitas* im unteren Calorium, mit Lendenschmerzen, so denke man auch an:

inductorium renale, V23, suppletiv.

Bei repletiven Schmerzen sollte man einwirken auf:

verte!, S29.

Schmerzhafte Regel, Dysmenorrhoe

Krankheitsmechanismus:

a. Endogene, emotionale Agenzien führen zu Stauungen und Blockaden des *qi* — mit Symptomen wie Beklemmungsgefühl auf der Brust, gedrückte Stimmung, Spannungsgefühl im Unterleib während der Regel, diffuse Körperschmerzen, spärlicher Regelfluß.
b. Stasen des *xue* — mit Symptomen wie Schmerzen im Unterleib, Druckempfindlichkeit desselben, dunkles Regelblut.
c. Eine *algor*-Heteropathie — mit Symptomen wie Schmerzen im Unterleib, durch Wärmeanwendung gebessert, helles, wässriges, spärlich fließendes Regelblut, doch reichliche Urinausscheidung.

Therapie:

ad a (Blockaden des *qi*):

interstitium ambulatorium, H2, dispulsiv
mare qi, Rs6, dispulsiv
conquisitorium stomachi, Rs12, dispulsiv
conquisitorium vesicale, Rs3, dispulsiv
domus lienalis, L8, dispulsiv.

Erläuterung der Punktwahl:

Zur Ableitung der Stauungssymptomatik der *repletio* ist die Einwirkung auf das *interstitium ambulatorium*, H2, ebenso bewährt wie die dispulsierende Nadelung der *conquisitoria abdominalia*.
Eine Stützung, zugleich Kühlung des *xue* erreicht man über das Foramen *domus lienalis*, L8.

ad b (Stasen des *xue*):

valles coniunctae, IC4, suppletiv
copulatio trium yin, L6, dispulsiv
verte!, S29, dispulsiv
cardo caeli, S25, dispulsiv
mare xue, L10, dispulsiv.

Erläuterung der Punktwahl:

Die dispulsierende Nadelung von *verte!*, S29, und *cardo caeli*, S25, harmonisiert den Energiefluß und wirkt deshalb schmerzstillend.
Eine Stützung des *xue* wie eigentlich des gesamten Säftehaushalts erreicht man über die *copulatio trium yin*, L6, sowie über *mare xue*, L10.
Die Stabilisierung der Wandlungsphase Metall und damit eine Bändigung des *orbis hepaticus* ist über das Foramen *valles coniunctae*, IC4 (= *originalis*), möglich.

ad c (*algor*):

prima clusarum, Rs4, zu moxen
inductorium lienale, V20, suppletiv
inductorium renale, V23, suppletiv.

Erläuterung der Punktwahl:

Zur Stützung und Erwärmung des unteren Caloriums empfiehlt sich die Einwirkung auf die genannten Foramina.

Abnorme Blutungen (plötzliche, massive, fortgesetzte, sickernde Blutungen)

Krankheitsmechanismus:

a. *Inanitas* der Mitte führt zu einer gestörten Produktion und Regulation der Säfte einschließlich des *xue*, was plötzliche Blutungen auslösen kann;
b. eine *algor*-Heteropathie, angezeigt durch Schmerzen und Kälteempfindungen im Unterleib;
c. eine *calor*-Heteropathie mit *calor*-Affektionen des *orbis hepaticus*;
d. Blockaden des *qi* und des *xue* und daraus resultierende Stauungen — dabei Schmerzhaftigkeit des Unterleibs, durch Druck gesteigert, Klumpengefühl, Schwellungen und Neoplasien, Blutungen dunkel.

Therapie:

ad a (bei plötzlichen Blutungen):

prima clusarum, Rs4, zu moxen
copulatio trium yin, L6, zu moxen
candor occultus, L1, zu moxen
inductorium lienale, V20, zu moxen
inductorium renale, V23, zu moxen
conventus omnium, Rg20, zu moxen.

Erläuterung der Punktwahl:

Eine Kräftigung des *orbis lienalis* und damit eine Regulation des Säftehaushalts erzielt man durch Einwirkung auf *candor occultus*, L1, *copulatio trium yin*, L6, und das *inductorium lienale*, V20.
Die Moxibustion der Foramina *inductorium renale*, V23, und *prima clusarum*, Rs4, bedeutet eine Stützung des *qi primum*.
Eine Anhebung und Dynamisierung des *yang renale* erreicht man über den *conventus omnium*, Rg20.

Bei Sickerblutung:

mare qi, Rs6, suppletiv
inductorium lienale, V20, suppletiv
copulatio trium yin, L6, suppletiv
domus lienalis, L8, suppletiv
fons draconis, R2, suppletiv.

Erläuterung der Punktwahl:

Durch die Stimulation der Foramina *copulatio trium yin*, L6, *domus lienalis*, L8, und *inductorium lienale*, V20, stützt man das *xue* und die mittleren Orbes.

Überdies ermöglicht eine Reizung des Foramens *domus lienalis*, L8, in dessen Eigenschaft als Rimicum hier eine besonders tiefgreifende Wirkung.

Das *qi primum* wird über das Foramen *mare qi*, Rs6, gestützt; die *orbes renalis et hepaticus* werden durch Stimulation der *fons draconis*, R2, stabilisiert.

ad b (bei *algor*):

porta fortunae, Rg4, zu moxen
conquisitorium vesicale, V28, zu moxen.

Erläuterung der Punktwahl:

Durch die Stimulation der angegebenen Foramina findet eine *tepefactio*, also eine vorsichtige Erwärmung des unteren Caloriums statt.

ad c (bei *calor*):

mare xue, L10, dispulsiv
lanx magna, H1, dispulsiv.

Erläuterung der Punktwahl:

Mit einer dispulsierenden Stimulation der angegebenen Foramina ist eine Kühlung des *xue* zu erzielen.

ad d (bei Stasen und Blockaden):

impedimentale maius, H3, dispulsiv
impedimentale qi, S30, dispulsiv.

Erläuterung der Punktwahl:

Die Stimulation des Foramens *impedimentale maius*, H3, reguliert das *xue* und löst Blockaden auf.

Die Regulation des *qi* und der harmonische Energiefluß im unteren Calorium sind über das Foramen *impedimentale qi*, S30, zu erzielen.

Fluores, weiße und rote

Krankheitsmechanismus:

a. Eine Schädigung des *orbis lienalis*, entweder durch *humor algidus* oder durch *calor humidus*, führt zu einer *repletio*- oder *inanitas*-Symptomatik.
b. Durch überschießende Emotionen kommt es zu einer Schädigung des *orbis hepaticus* und so sekundär zu einer Affektion des *orbis lienalis*; infolgedessen entwickeln sich *humor*- und *calor*-Heteropathien.
c. Defizienz des *qi renale*.

Differentialdiagnostisch ist hier von Bedeutung, daß rötliche bis auffallend gelbe Ausflüsse von üblem Geruch auf *calor* und/oder *repletio* im *orbis*

hepaticus bzw. auf *humor* im *orbis lienalis* schließen lassen; weißer bis leicht gelblicher Ausfluß deutet auf eine *inanitas* der *oo. renalis et lienalis*.

Therapie:

Bei *calor repletionis* (mit rötlichem Ausfluß):

conquisitorium vesicale, Rs3, dispulsiv
copulatio trium yin, L6, dispulsiv
fons tumuli yin, L9
foramen sinarteriae zonalis, F26
interstitium ambulatorium, H2, dispulsiv
inductorium anuli candidi, V30, dispulsiv.

Erläuterung der Punktwahl:

Durch dispulsive Einwirkung auf das *conquisitorium vesicale*, Rs3, kann man *calor repletionis* aus dem unteren Calorium ausleiten. Diese Absicht wird durch ebensolche Nadelung des *inductorium anuli candidi*, V30, unterstützt.

Eine weitere Ausleitung von *calor* gelingt über das Foramen *interstitium ambulatorium*, H2.

Eine Absenkung des *qi* in das untere Calorium findet durch Stimulation des *foramen sinarteriae zonalis*, F26, statt.

Durch die Stimulation von *copulatio trium yin*, L6, stützt man das *xue* und verbessert seine Dynamik; in gleicher Weise mehr auf das *qi* im unteren Calorium wirkt man über das Foramen *fons tumuli yin*, L9.

Bei *inanitas* (weißer bzw. weißlicher Ausfluß):

foramen sinarteriae zonalis, F26, suppletiv oder zu moxen
copulatio trium yin, L6, suppletiv oder zu moxen
vicus tertius pedis, S36, suppletiv oder zu moxen
mare qi, Rs6, suppletiv oder zu moxen
inductorium lienale, V20, suppletiv oder zu moxen.

Erläuterung der Punktwahl:

Eine Verbesserung des Flusses sowohl des *qi* als auch des *xue*, wie auch eine Vermehrung des *qi* im unteren Calorium erreicht man über das *foramen sinarteriae zonalis*, F26, sowie über die *copulatio trium yin*, L6.

Durch die Stimulation von *vicus tertius pedis*, S36, sowie des *inductorium lienale*, V20, stützt man die mittleren Orbes.

Eine Mehrung des *qi primum* ist durch die Einwirkung auf *mare qi*, Rs6, zu erzielen.

Bei *inanitas qi renalis*:

inductorium renale, V23, suppletiv;

bei *calor repletionis* und Stauung des *qi* im *orbis hepaticus*:

interstitium ambulatorium, H2, dispulsiv
urbs media, H6, dispulsiv.

Erläuterung der Punktwahl:

Unter Anwendung einer dispulsiven Nadelung auf die genannten Foramina kann man *calor repletionis* aus dem *orbis hepaticus* ableiten.

Durch die Stimulation von *urbs media*, H6 (= Rimicum der *cardinalis hepatica*), übt man eine tiefgreifende, regulierende Wirkung auf den Haushalt des *xue* aus.

Morgendliche Übelkeit

Krankheitsmechanismus:

a. Während einer Schwangerschaft wird das *xue* des Uterus von einem überstarken Yang der Mitte (der *oo. stomachi et hepaticus*) nach oben geführt;
b. *humor* oder *pituita* blockieren den *orbis stomachi*, so daß sich dessen *qi* nicht absenken kann.

Therapie:

ad a:

conquisitorium stomachi, Rs12
clusa interna, PC6
caput metatarsalis halucis, L4
impedimentale maius, H3
vestibulum internum, S44
abundantia, S40.

Erläuterung der Punktwahl:

Eine Regulation, Lösung und Entspannung des *orbis stomachi* erzielt man über *conquisitorium stomachi*, Rs12, sowie über *clusa interna*, PC6.

Durch die Stimulation von *caput metatarsalis halucis*, L4 (= Copulo-conventorium, das die *cardinalis lienalis* mit der *sinarteria impedimentalis* verbindet), kann man auf das untere Calorium Einfluß nehmen.

Einwirkung auf das Foramen *vestibulum internum*, S44, ermöglicht die Ableitung von *ardor* aus dem *orbis stomachi*.

Die Umwandlung von *pituita* bzw. *humor*-Heteropathien erfolgt durch Einwirkung auf das Foramen *abundantia*, S40.

Eine übermäßige Dynamik des *xue* wird durch Stimulation des Foramens *impedimentale maius*, H3, gebändigt.

Malposition des Fötus

Krankheitsmechanismus:

Geschmälertes *yin renale* führt zu einer regellosen Aktivität des Yang.

Therapie:

Regulation des *qi renale* über das Foramen

yin supremum, V67, zu moxen (30 Min. p. diem).

Erläuterung der Punktwahl:

Durch die Stimulation dieses Puteale der *cardinalis vesicalis* harmonisiert und stützt man das *yin renale* und bändigt so eine erratische Dynamik des *qi renale*.

Laktationsschwäche

Krankheitsmechanismus:

a. *Inanitas* von *qi* und *xue* — mit allgemeiner Erschöpfungssymptomatik, schwacher Stimme, blassem Zungenkörper, *pp. inanes*;
b. Emotionen bedrängen den *orbis hepaticus* und behindern den Energiefluß in den Leitbahnen — mit charakteristischen Symptomen wie *pp. chordales* und spastische Erscheinungen.

Therapie:

ad a (bei *inanitas*):

atrium pectoris, Rs17, suppletiv oder zu moxen
radix mammae, S18, suppletiv oder zu moxen
lacus minor, IT1, suppletiv
inductorium lienale, V20, suppletiv oder zu moxen
vicus tertius pedis, S36, suppletiv oder zu moxen.

Erläuterung der Punktwahl:

Durch die Stimulation von *atrium pectoris*, Rs17 (= *conventus* des *qi*), vermehrt man das *qi* im oberen Calorium.

In der gleichen Richtung wirkt die Stimulation von *radix mammae*, S18.

Als ganz spezifische Wirkung einer Stimulation von *lacus minor*, IT1, gilt der Wiedereintritt des Milchflusses.

Die bei allen Störungen des Säftehaushalts wünschenswerte Stützung und Harmonisierung der Mitte wird über die Foramina *vicus tertius pedis*, S36 (= *foramen inductorium quinque inductoriorum* auf der *cardinalis stomachi*), und über das *inductorium lienale*, V20, erreicht.

ad b (bei *repletio*):

atrium pectoris, Rs17, dispulsiv
radix mammae, S18, dispulsiv
lacus minor, IT1, dispulsiv
conquisitorium hepaticum, H14, dispulsiv
clusa interna, PC6, dispulsiv.

Erläuterung der Punktwahl:

Die Regulation der Bewegung des *qi* im oberen Calorium und im Bereich der Mamma erfolgt wie unter a.

Stauungen von *qi* und vor allem von *xue* werden durch Einwirkung auf *conquisitorium hepaticum*, H14, und *clusa interna*, PC6, gelöst.

Mastitis

Krankheitsmechanismus:

a. Einstauung des *qi hepaticum* durch eine *emotio*;
b. *calor* im *orbis stomachi* und seinen Leitbahnen.

Therapie:

Regulation des *qi hepaticum* bzw. Ausleitung von *calor* durch Einwirkung auf:

impedimentale maius, H3
lacrimarum instantium pedis, F41
atrium pectoris, Rs17
puteus alae, F21
radix mammae, S18;

bei Schmerzen in der Brust:

fenestra thoracis, S16;

bei Fieber und Schüttelfrost:

valles coniunctae, IC4
clusa externa, T5.

Erläuterung der Punktwahl:

Durch die Stimulation von *impedimentale maius*, H3, reguliert man das *qi* im *orbis hepaticus*. Dadurch löst sich die emotionsbedingte Stauung.

Eine bereits vorhandene *repletio* in den *oo. hepaticus et felleus* ist durch Nadelung des Foramens *lacrimarum instantium*, F41, zu korrigieren.

Über *puteus alae*, F21, kühlt man *calor*, über *atrium pectoris*, Rs17, und *radix mammae*, S18, bewirkt man eine lokale Regulation des *qi*-Flusses.

Die dispulsierende Nadelung von *fenestra thoracis*, S16, gestattet die Ausleitung eines *calor humidus*.

Über *valles coniunctae*, IC4, und *clusa externa*, T5, festigt man die *species* und leitet über sie ab.

Uterusprolaps

Krankheitsmechanismus:

a. *Inanitas* der *oo. lienalis et renalis*;
b. *repletio* im mittleren Calorium bei überlagerndem *calor humidus*.

Therapie:

Allgemein kann man einwirken auf Foramina wie:

prima clusarum, Rs4, suppletiv
via retenta, F28, suppletiv
conventus omnium, Rg20, suppletiv
yin conventi, Rs1, suppletiv
copulatio trium yin, L6, suppletiv
impedimentale qi, S30, suppletiv.

Erläuterung der Punktwahl:

Durch die Stimulation von *prima clusarum*, Rs4, stützt man das *qi primum*.

Über die *via retenta*, F28, kann man die Regulation des Flüssigkeitshaushalts beeinflussen und gleichzeitig das untere Calorium kräftigen.

Eine Stimulation von *conventus omnium*, Rg20, begünstigt die Entfaltung des *yang merum*.

Demgegenüber kann man das *yin renale* durch Einwirkung auf das Foramen *yin conventi*, Rs1, stützen, den Säfteumlauf verbessern, das *xue* kräftigen durch Stimulation der *copulatio trium yin*, L6.

Über das *impedimentale qi*, S30, reguliert man das *qi* im Bereich des unteren Caloriums; zugleich senkt man das Yang nach dort ab.

Zusätzlich kommen bei *inanitas* in Betracht Foramina wie:

inductorium lienale, V20, suppletiv
inductorium renale, V23, suppletiv.

Bei klarer *repletio* wirkt man zusätzlich ein auf:

fons tumuli yin, L9, dispulsiv
interstitium ambulatorium, H2, dispulsiv
rivulus liberatus, S41, dispulsiv.

Zur Ausleitung von *humor* und Kühlung von *calor* ist die Einwirkung auf die genannten Foramina zweckmäßig.

Erkrankungen der Sinnesorgane

Tinnitus und Schwerhörigkeit (Menière'sches Symptomenbild, Vertigo)

Krankheitsmechanismus:

a. Durch eine von außen induzierte *ventus*-Heteropathie werden die Sinnesöffnungen blockiert, der Fluß des *qi* in diesen gehemmt — mit Symptomen wie Kopfschmerzen, Sehstörungen, Schnupfen, Verstopfung der Nase, Trockenheit, Schmerzhaftigkeit des Halses, Keuchatmung, Husten, Fieber, *pp. superficiales*.

b. Eine endogene *emotio* hemmt den Fluß des *qi* — mit Symptomen wie Kontravektionen, Aufstoßen, Schluckauf, Kälte der Gliedmaßen, *pp. mersi, minuti*, oft verschmälert.

c. *Pituita*, die sich auf der Grundlage einer konstitutionellen Schwäche der Mitte ausgebildet hat, führt schließlich zu *ardor*, der nach oben schlägt — mit Symptomen wie einerseits Müdigkeit, Gliederschwere, Klumpengefühl in der Leibesmitte, Appetitlosigkeit, gelber, klebriger Zungenbelag, *pp. minuti et celeri*, andererseits Hitzeempfindungen und Wallungen.

d. Bei *inanitas* des *orbis renalis* bildet sich auch eine Defizienz des *yin hepaticum* aus, weshalb das *yang hepaticum* ungebändigt nach oben schlagen kann — mit Symptomen wie zirpender Tinnitus, Gleichgewichtsstörungen, große Reizbarkeit, Röte des Gesichts, Schreckhaftigkeit, Ängstlichkeit, Schlaflosigkeit, Hitze der Hände und Füße, *pp. chordales et celeri*.

e. Eine Erschöpfung der *oo. lienalis et stomachi*, bedingt durch Ernährungsfehler, führt zu einem „Absacken" des *qi* nach unten — mit Symptomen wie große Müdigkeit, fehlender Appetit, bleiches Gesicht, große Erschöpfung, *pp. lenes, molles, languidi*.

f. *Inanitas* des *orbis renalis* bedingt unmittelbar eine energetische Defizienz im Hörorgan — mit Symptomen wie geringe Belastbarkeit, rasche Erschöpfbarkeit, Flimmern vor den Augen, *pp. inanes*, Vertrocknung der Ohrmuschel, Samenfluß oder *fluor albus*, Schwäche der Lenden und Knie.

Die Mechanismen a. - d. bedingen eine repletive Symptomatik der Störungen, für die das plötzliche Einsetzen des Tinnitus, der durch Bedecken des Ohrs mit der Hand nicht gebessert wird; Gehörsturz.

Die Mechanismen e. und f. bedingen eine *inanitas*-Symptomatik. Typisch sind eine langsame Entwicklung des Schwindels und der Ohrengeräusche und eine Verminderung des Tinnitus durch Bedecken des Ohrs mit der Hand.

Therapie:

ad a (bei *ventus*):

clusa externa, T5, dispulsiv
lacunae, P7, dispulsiv
valles coniunctae, IC4, dispulsiv
stagnum venti, F20, dispulsiv
pluteus venti, T17, dispulsiv.

Erläuterung der Punktwahl:

Für die Austreibung von *ventus* ist die Einwirkung auf *valles coniunctae*, IC4, ebenso wie auf *stagnum venti*, F20, und *pluteus venti*, T17, bewährt.

Durch die Stimulation von *clusa externa*, T5, macht man die Leitbahnen im affizierten Bereich durchgängig.

Über *lacunae*, P7, löst man die Energien des *orbis pulmonalis* und macht sie in der *species* verfügbar.

ad b (bei Blockaden des *qi*):

conventus auditus, F2, dispulsiv
conclave auditus, IT19, dispulsiv
pluteus venti, T17, dispulsiv
insula media, T3, dispulsiv
porta auris, T21, dispulsiv.

Erläuterung der Punktwahl:

Durch die Stimulation von *conventus auditus*, F2, löst man das *qi* und harmonisiert die Gehörfunktion.

Eine Klärung eben dieser Funktion erfolgt auch über Foramina wie *pluteus venti*, T17, oder *porta auris*, T21, wobei repletive Energien abgeleitet werden.

Eine Öffnung der Sinnesorgane wird auch über das Foramen *insula media*, T3, erleichtert.

ad c (*pituita-*, *ardor*-Symptomatik):

abundantia, S40, dispulsiv
valles coniunctae, IC4, dispulsiv
tumulus magnus, PC7, dispulsiv
clusa interna, PC6, dispulsiv
insula media, T3, dispulsiv
conventus auditus, F2, dispulsiv.

Erläuterung der Punktwahl:

Über *abundantia*, S40, treibt man *pituita* aus.

Durch die Stimulation von *valles coniunctae*, IC4, kräftigt man die Wandlungsphase Metall und verstärkt die Kühlung von *calor*.

Die Ableitung von extremem *calor*, also eines *ardor*, der bis in den *orbis pericardialis* vorgedrungen sein kann, erzielt man durch dispulsierende Nadelung von *tumulus magnus*, PC7, sowie von *clusa interna*, PC6.

Die Einwirkung auf *insula media*, T3, und auf *conventus auditus*, F2, reguliert den Fluß des *qi* im affizierten Gebiet.

ad d (bei nach oben schlagendem *yang hepaticum*):

interstitium ambulatorium, H2, dispulsiv
impedimentale maius, H3, dispulsiv
rivulus coercitus, F43, dispulsiv
conventus auditus, F2, dispulsiv
rivulus maior, R3, suppletiv.

Erläuterung der Punktwahl:

Die Einwirkung auf die *foramina effusoria* sowohl auf der *cardinalis hepatica* als auch auf der *cardinalis fellea*, also *interstitium ambulatorium*, H2, und *rivulus coercitus*, F43, ermöglicht es, überschießendes Yang aus dem *orbis hepaticus* abzuleiten.

Die Harmonisierung eben dieses *orbis hepaticus* gelingt über sein *originalis*, nämlich *impedimentale maius*, H3.

Lokale *repletiones* werden durch Stimulation des Foramens *conventus auditus*, F2, abgeleitet, der Energiefluß verbessert.

Endlich ist es sinnvoll, eine Stützung der Wandlungsphase Wasser flankierend durch suppletive Einwirkung auf das *originalis*, also *rivulus maior*, R3, vorzusehen.

ad e (*inanitas* der *oo. lienalis et stomachi* bei *qi demissum*):

conventus omnium, Rg20, suppletiv
vicus tertius pedis, S36, suppletiv
mare qi, Rs6, suppletiv.

Erläuterung der Punktwahl:

Um das *yang merum* emporzuheben und zur Entfaltung zu bringen empfiehlt sich die Einwirkung auf den *conventus omnium*, Rg20.

Die mittleren Orbes werden mächtig gestützt über eine *suppletio* des Coniunctoriums der *cardinalis stomachi*, des *vicus tertius pedis*, S36.

Eine ähnliche Stimulation von *mare qi*, Rs6, vermehrt das *qi*.

ad f (*inanitas* des *orbis renalis*):

inductorium renale, V23, suppletiv
prima clusarum, Rs4, suppletiv
rivulus maior, R3, suppletiv.

Erläuterung der Punktwahl:

Durch die Stimulation der genannten Foramina stützt und kräftigt man die Wandlungsphase Wasser.

Taubstummheit

Die Behandlung der Taubstummheit zielt auf eine Wiederherstellung des Flusses von *qi* und *xue* in jenen Leitbahnen, die Ohr und Zunge versorgen. Hierfür kommen insbesondere in Betracht Foramina wie:

porta auris, T21
conclave auditus, IT19
conventus auditus, F2
pluteus venti, T17

porta infantiae, Rg15
fons in angustiis, Rs23
valles coniunctae, IC4
insula media, T3
clusa externa, T5.

Tritt zu den allgemeinen Symptomen noch eine *inanitas* in den *oo. renalis et hepaticus*, so wird man überdies einwirken auf die im vorangehenden Artikel für die *suppletio* jener Orbes empfohlenen Foramina.

Kurzsichtigkeit

Die Behandlung dieser Störung zielt auf eine Regulation des Energieflusses im Bereich des Sehorgans. Hierfür eignen sich insbesondere:

stagnum venti, F20
valles coniunctae, IC4
canthus nasalis, V1
recipiens lacrimarum, S1
lumen ac splendor, F37.

Glaukom

Krankheitsmechanismus:

Eine Defizienz des *yin renale* führt aus dem *orbis hepaticus ventus* nach oben und läßt ein überschießendes Yang in den Leitbahnen emporsteigen.

Therapie:

Austreibung des *ventus* und Kräftigung des *yin renale* über Foramina wie:

stagnum venti, F20
bambusae colligatae, V2
cella pupillae, F1
valles coniunctae, IC4
impedimentale maius, H3
rivulus maior, R3
copulatio trium yin, L6
inductorium hepaticum, V18.

Erläuterung der Punktwahl:

Durch die Stimulation von *stagnum venti*, F20, *cella pupillae*, F1, und *bambusae colligatae*, V2, treibt man *ventus*-Heteropathien aus.

Der *orbis hepaticus* wird durch Einwirkung auf sein *originalis*: *impedimentale maius*, H3, mächtig gestützt, außerdem durch Stimulation des *inductorium hepaticum*, V18.

Durch suppletive Stimulation von *rivulus maior*, R3, und der *copulatio trium yin*, L6, kräftigt man die Wandlungsphase Wasser, trägt so mittelbar auch zu einer kohärenteren Funktion des *orbis hepaticus* bei.

Konjunktivitis

Krankheitsmechanismus:

Das Auftreten von *ventus* und/oder *calor*-Heteropathien.

Therapie:

Zerstreuung und Absenkung von *ventus* und *calor*. Hierfür ist einzuwirken auf Foramina wie:

stagnum venti, F20
valles coniunctae, IC4
canthus nasalis, V1
apex auriculi, F8
recipiens lacrimarum, S1
fides et fistulae, T23.

Erläuterung der Punktwahl:

Durch die Stimulation der genannten Foramina werden *ventus* und *calor* aus dem affizierten Bereich abgeleitet.

Bibliographie

1. Klassische Texte

(Annähernd chronologisch geordnet. — Die Texte dieser 1. Gruppe sind heute grundsätzlich in mehreren Ausgaben im Buchhandel, weshalb auf die Angabe einer Edition verzichtet wird)

Unbefangene Fragen im Innern Klassiker des Gelben Fürsten *(Huangdi Neijing Suwen)* 黃帝內經素問, (ca. 3. Jahrhundert vor der Zeitwende).

Die Große Schlichtheit des Innern Klassikers des Gelben Fürsten *(Huangdi Neijing Taisu)* 黃帝內經太素, Ende des 6. Jahrhunderts kompiliert von YANG Shangshan.

Innerer Klassiker des Gelben Fürsten — Angelpunkt der Struktivkraft *(Huangdi Neijing Lingshu)* 黃帝內經靈樞, um 1093 rekonstruiert.

Klassiker der Einwendungen *(Nanjing)* 難經, ca. Zeitwende.

Systematischer Aku-Moxi-Klassiker *(Zhenjiu Jiayijing)* 鍼灸甲乙經, im Jahre 265 von HUANGFU Mi 皇甫謐 kompiliert.

Wichtige Rezepturen, die 1000 Goldstücke wert sind *(Quianjin Fang, Qianjin Yifang)* 千金要方, 千金翼方 孫思邈, im Jahre 652 von SUN Simo fertiggestellt.

Esoterische Wichtigkeiten von der Äußeren Terrasse *(Waitai Biyao)* 外臺秘要, Kompilation im Jahre 752 vollendet von WANG Tao 王燾.

Illustrierter Klassiker der Aku-Moxi-Therapie über die *foramina inductoria* der Bronzefigur *(Tongren Shuxue Zhenjiu Tujing)* 銅人俞穴鍼灸圖經, im Jahre 1026 kompiliert von WANG Weiyi 王惟一.

Lebenserhaltender Klassiker der Aku-Moxi-Therapie *(Zhenjiu Zishengjing)* 鍼灸資生經, im Jahre 1220 veröffentlicht von WANG Zhizhong 王執中.

Erläuterung der 14 Hauptleitbahnen *(Shisijing Fahui)* 十四經發揮, veröffentlicht im Jahre 1341 von HUA Boren 滑伯仁.

Summe der Aku-Moxi-Therapie *(Zhenjiu Dacheng)* 鍼灸大成, vollendet und veröffentlicht 1601 von YANG Jizhou 楊繼洲.

Untersuchungen über die Acht Unpaarigen Leitbahnen *(Jijing Bamo Kao)* 奇經八脈考, im Jahre 1576 veröffentlicht von LI Shizhen 李時珍.

Bebilderter Flügel des Geordneten Klassikers *(Leijing Tuyi)* 類經圖翼, im Jahre 1624 von ZHANG Jiebin (Jingyue) 張介賓 veröffentlicht.

Zusammenstellung von Untersuchungen über (die Lage der Foramina auf Grund des Leitbahnverlaufs *(Xunjing Kaoxuebian)* 循經考穴編, anonyme Kompilation vom Ende des 16. Jahrhunderts.

2. Moderne chinesische Sekundärliteratur

Zhongyixue Gailun 中醫學概論, („Allgemeine Darstellung der chinesischen Medizin"), im Jahre 1958 kompiliert von der Nanjinger Akademie für Chinesische Medizin. 2. Auflage: Volkshygieneverlag, Beijing 1959, und andere Ausgaben.

Zhenjiuxue Jiangyi 鍼灸學講義, („Lehrbuch der Aku-Moxi-Therapie"), kompiliert am Shanghaier Kolleg für chinesische Medizin. Verlag für Wissenschaft und Technik, Shanghai 1959, und andere Ausgaben.

Zhenjiuxue 針灸學, („Aku-Moxi-Therapie"), veröffentlicht 1974 am Shanghaier Kolleg für chinesische Medizin. Volkshygieneverlag, Beijing 1974, und andere Ausgaben.

Zhenjiu Jingxue Tukao 鍼灸經穴圖考, („Illustrierte Untersuchung der in der Aku-Moxi-Therapie gebräuchlichen *foramina cardinalia*") von HUANG Zhuzhai 黃竹齋 verfaßt. Volkshygieneverlag, Beijing 1957.

Zhenjiu Jiayijing Jiaoshi 針灸甲乙經校釋, („Kollationierter und erläuterter Systematischer Klassiker der Aku-Moxi-Therapie"), kompiliert am Kolleg für chinesische Medizin der Provinz Shandong. Volkshygieneverlag, Beijing 1979.

Zhenjiu Dacheng Jiangyi 鍼灸大成講義, („Lehrbuch zur Summa der Aku-Moxi-Therapie"), verfaßt von ZHUANG Yumin 莊育民, Taibei (1971) 1973.

Zhongguo Zhenjiu Dacidian 中國針灸大辭典, („Enzyklopädie der chinesischen Aku-Moxi-Therapie") von LI Shihong 李世弘 Taibei 1974

3. Sekundärliteratur in westlichen Sprachen

An Outline of Chinese Acupuncture, kompiliert von der Academy of Traditional Chinese Medicine, Beijing. Foreign Languages Press, Beijing 1975, und andere Ausgaben.

Essentials of Chinese Acupuncture, kompiliert von der Academy of Traditional Chinese Medicine, Beijing. Foreign Languages Press, Beijing 1980, und andere Ausgaben.

Bossy, J., J.-L. Lafont, J.-C. Maurel: *La Sémiologie en Acupuncture*. Doin, Paris 1980.

O'Connnor, J., D. Bensky (Übersetzer): *Acupuncture — A Comprehensive Text* (= Englische Fassung der unter 2. zitierten *Aku-Moxi-Therapie* des Shanghaier Kollegs für chinesische Medizin). Eastbound Press, Chicago 1981.

Porkert, M.: *Die theoretischen Grundlagen der chinesischen Medizin*, 2. Auflage. Hirzel, Stuttgart 1982.

König, G., J. Wancura: *Praxis und Theorie der Neuen Chinesischen Akupunktur.* Maudrich, Wien 1979.

Porkert, M.: *Lehrbuch der chinesischen Diagnostik*, 2. Auflage, Acta Medicinae sinensis, Zürich; Kommissionsverlag: Wissenschaftliche Verlagsgesellschaft, Stuttgart 1983.

Achtung! In die vorliegende Bibliographie wurden nur Werke und Ausgaben aufgenommen, die bis zum Abschluß des Manuskripts dieser Auflage von den Autoren tatsächlich eingesehen worden sind.

Registerteil

Das allgemeine Sachverzeichnis umfaßt die allgemeinen deutschen und lateinischen sowie die ins Deutsche übernommenen chinesischen Begriffe, außerdem die ins Deutsche übersetzten Foramina-Namen.

Symptome und Befunde sind in einem eigenen Register erfaßt, ebenso die lateinischen Foramina-Namen. Die chinesischen Foramina-Namen werden sowohl in der Wade-Giles- als auch in der pinyin-Umschrift aufgeführt. Das pinyin-Register enthält zusätzlich die wichtigsten allgemeinen chinesischen Begriffe und Namen.

Halbfette Seitenangaben kennzeichnen die Hauptfundstellen des jeweiligen Begriffes.

Allgemeines Sachverzeichnis

C

G

O

Symptomen- und Befundregister

A

Abgeschlagenheit   19, 26, 46, 61, 63, 97, 98, 102, 103, 110, 111, 165, 170, 183, 218, 251, 253, 327
– *s.a.* Müdigkeit
Abgespanntheit   127
– *s.a.* Müdigkeit
Abmagerung   23, 47, 62, 102, 225, 236, 253, 297, 327, 340, 397
– *s.a.* Kachexie
– *s.a.* Kräfteverfall
– trotz ausreichender Ernährung   187, 223, 224, 227, 321, 342
– Gliedmaßen, untere   80
Abneigung, gegen Anwesenheit von Menschen   99, 270, 347
– gegen Speise   135, 183, 185, 222, 223, 239, 251, 266
– gegen Speise und Trank   167
– gegen Wärme   99
Abortus   186, 299
– *s.a.* Schwangerschaft, Komplikation
Abschnürungsgefühl   275
Absence   47, 63, 198, 251
– *s.a.* Geistesabwesenheit
– *s.a.* Weggetretensein
Achselhöhle, Lymphadenom   299
– Schmerz   115
– Schwellung   79, 93, 223, 233, 242, 268, 270, 272, 299, 308–311, 315
Achselschweiß übelriechend   299
Ängstlichkeit   48, 115, 135, 151, 179, 185, 191, 198, 199, 204, 225, 251, 252, 254, 270–273, 284, 292, 316, 323, 327, 342, 343, 346, 347
– *s.a.* Angst
– *s.a.* Kleinmut
– *s.a.* Lebensangst
– *s.a.* pavor
– *s.a.* Schreckhaftigkeit
aestu percussio   45, 165, 234, 341, 343, 372
– *s.a.* Hitzschlag
– *s.a.* Sonnenstich
aestus   **45**, 190, 337
– Diarrhoe   188
Afterprolaps *s.* prolapsus ani
Aggressivität   84, 412
Akne   **421**
aktive Energie *s.* qi
algor   15, 16, 18–26, 28, 30, 33, 36, **42**, **45**, 171, 178, 261, 275, 299, 305, 321, 341, 345, 354, 387, 391, 392, 394, 396–398, 407, 410, 423
– Mitte   224
– orbis felleus   **83**
– orbis hepaticus   **83**
– orbis intestini crassi   **110**
– orbis lienalis   18

algor
– orbis pulmonalis   411
– orbis stomachi   18, **103**
algor externus   24, 26
algor humidus   411
– orbis lienalis   16
– orbis stomachi   16
algor inanitatis   **90**, 355, 411, 415, 416
– unteres Calorium   28
– yang lienale   30
– yang renale   30
algor intimae   **42, 45**, 355
algor laedens   145, 203
– Kopfschmerz   225
– unteres Calorium   169
algor repletionis   355
algor speciei   **42, 45**, 355
algor venti   17, 22, 25, 26, 299, 308, 381, 384, 401
– exogen   24
– orbis pulmonalis   **110**, 384, 385, 387
algor venti repletionis   **110**
algore percussio   191
algor-flexus   208
Alkoholismus   20, 103, 292, 332, 333
Allergie   175
– *s.a.* Ekzem
Alptraum   83, 85, 90, 170, 181, 185, 284, 312, 343
Ameisenlaufen   75, 128
– *s.a.* Parästhesie
– ganzer Körper   173
Amenorrhoe   422
– *s.a.* Regel, ausbleibend
Amoklauf   328, 412
– *s.a.* Raserei
Anämie   150, 175, 222, 224
Analprolaps *s.* prolapsus ani
Angina *s.* Hals, Entzündung
– *s.* Hals, Schwellung
– *s.* Tonsillitis
Angina pectoris   270, 271, 346, **389**
Angina tonsillaris   87, 107
– *s.a.* Tonsillitis
Angst   84, 85, 90, 95, 197, 272, 345, 412
– *s.a.* Ängstlichkeit
– *s.a.* Lebensangst
– *s.a.* pavor
– *s.a.* Schreckhaftigkeit
– chronisch   48
Angstneurose   48
anhelitus   40, 43, 106, 126, 135–137, 139, 149, 154, 161–165, 237, 251, 264, 297, 307, 321, 327, 342, 347–349, **386**, **387**
– *s.a.* Asthma
– *s.a.* Atmung, erschwert

Bauchschmerz
- mit Diarrhoe   175
- heftig   90, 185, 191
- kolikartig   62, 228, 230, 302, 335
- ortsfest   100
- schneidend   261
- stechend   178, 261
- Verschlechterung durch Druck   111
- während der Regel   313
- ziehend   242
Bauenergie, Stärke   15
Becken, Entzündung des kleinen   228
- Kältegefühl im kleinen   232
- Schmerz im kleinen   177
Beckenmuskulatur, Erkrankungen   303
Bedrücktheit   179
- *s.a.* Depression
- *s.a.* Niedergeschlagen
- *s.a.* Traurigkeit
- *s.a.* Trübsinnigkeit
- *s.a.* Verzagtheit
Bedürfnis, auszuspucken   18
- nach erhöhten Orten   99
- nach heftiger Bewegung   99
- nach heißen Getränken   28, 40
- nach heißer Speise   392
- nach kalten Getränken   28, 40, 103
- nach kalter Speise   323
- nach Ruhe   42, 115, 254
- nach Schlaf   127, 254, 319
- zu seufzen   79
- sich einzuschließen   254
- sich zu entkleiden   99
- sich zurückzuziehen   254
- zu singen   99
- zu stöhnen   99
- nach süßen Sapores   81
- nach Wärme   198
- nach warmen Getränken   387
- nach warmer Speise   42, 392
Bein *s.a.* Fuß
- *s.a.* Gliedmaßen
- *s.a.* Oberschenkel
- *s.a.* Unterschenkel
- *s.a.* Wade
- eiskalt   80, 173
- Geschwür   174
- Kältegefühl   229
- kalt   79
- kraftlos   305
- Lähmung   232
- Lähmungsgefühl   232
- occlusio   204
- Parese   206, 305, 308
- schlaff   80
- Schmerz   79, 174, 181, 188, 206, 232, 243, 246, 303, 313
- - Außenseite   308
- schmerzhaft   204, 234, 301, 308
- schwach   49, 80, 118, 229, 246, 249, 301, 308

Bein
- Schwellung   234
- Verspannung   204
Beklemmungsgefühl   81, 95, 145, 148, 163, 166, 192, 203, 223, 254, 269, 272, 273, 275, 276, 280, 287, 290, 294, 308, 309, 312, 347
- *s.a.* Atembeklemmung
- Bauch   251
- Brust   83, 135, 137, 140, 147, 162, 165, 169, 192, 209, 218, 220, 237, 238, 248, 251, 268, 272, 273, 275, 276, 278, 280, 283, 300, 307, 348, 422, 423
- Flanke   268, 273
- Leibesmitte   218, 248, 251, 268, 272, 273, 275, 276, 278, 280, 309
Belastbarkeit, geringe   342, 347, 388, 402, 427
- - *s.a.* Erschöpfbarkeit, rasche
Benommenheit   45, 46, 93, 102, 118, 122, 128, 165, 217, 248, 331, 332
- *s.a.* Betäubung
- nach Alkoholgenuß   332
Berührungsempfindlichkeit, Rücken   230
Beschwerden, Atmung   61, 163
- bronchitische   106
- gastrische   30, 100
- klimakterische   126
- pektanginöse   390
- pleuritische   95
- rheumatische   61
Betäubung   121
- *s.a.* Benommenheit
Beugen, Unfähigkeit zum *s.* Unfähigkeit, Beugen
Beulen, schmerzhafte   45
Bewegungsapparat, Erkrankungen   115, 308, **416**
Bewegungsdrang   40
- übersteigert   178
Bewegungsunfähigkeit   98, 225
- Arm   279
- Ellbogen   88
- Hüftgelenk   234
- kleine Zehe   115
- Knie   234
Bewegungsunlust   40
Bewußtlosigkeit   333
- *s.a.* Ohnmacht
Bewußtseinsstörung   272
Bewußtseinstrübung   47, 220
Bindehaut *s.* Konjunktiva
Bindehautentzündung *s.* Konjunktivitis
bi-Syndrom   **407**
Blähung   98
- *s.a.* Auftreibung
Blässe   14
Blick *s.a.* Auge
- *s.a.* Sicht
- fest   14
- klar   14, 84
- müde   323
- starr   326
- stet   84

calor
- orbis pericardialis   24
- orbis pulmonalis   17, 22, 23, 29, 138, 380, 382, 384, 385
- orbis renalis   23, 29
- orbis stomachi   16, 17, 23, 24, **103**, 380–382, 385, 409, 426
- unteres Calorium   256, 413–415
- xue   20, 30, 186, 269, 270, 278, 318
calor humidus   20, 22, 24, 25, 30, 136, 137, 139, 140, 142, 145, 149, 163, 168, 172, 177, 183, 185, 223, 238, 239, 243, 245, 251, 253, 256, 271, 273, 277, 297, 318, 402, 403, 407, 422, 426
- Mitte   135, 136, 222, 256
- mittleres Calorium   22
- orbis intestini crassi   28, **111**, 395
- orbis intestini tenuis   28, 395
- orbis lienalis   **102**, 137, 138, 424
- orbis stomachi   23, 395
- unteres Calorium   28, 256, 414, 415
calor inanitatis   16, 355
- Mitte   185
- orbis cardialis   198
- orbis hepaticus   313
- orbis pulmonalis   137
calor intimae   22, 25, 28, **43**, 355
- orbis cardialis   407
- orbis pericardialis   407
calor repletionis   16, 24, 33, **90**, **110**, 263, 269, 278, 355, 424
- Mitte   271
- unteres Calorium   415
calor speciei   **42**, 355
calor venti   17, 25, 26, 29, 137, 139, 140, 163, 178, 213, 223, 245, 270, 275, 278, 280, 400, 407, 422
- orbis hepaticus   16
- orbis pulmonalis   385
calor vigens   15, 20, 33
calor-flexus   402
Canthus *s.* Kanthus
cardinalis cardialis, Affektion   27
cardinalis fellea, Affektion   27
cardinalis hepatica, Affektion   27
cardinalis intestini crassi, Affektion   27
cardinalis intestini tenuis, Affektion   27
cardinalis pericardialis, Affektion   27
cardinalis renalis, Affektion   27
cardinalis stomachi, Affektion   27
cardinalis tricalorii, Affektion   27
cardinalis vesicalis, Affektion   27
Choledochus, Parasitenbefall   346
Cholera   100, 166, 269
Cholezystitis   203, 223, 239, 305, 309
Chordapsus   83, 165–168, 170, 171, 218, 247, 255, 257, 302, 303, 309, 313, 316, 317, 320, 322, 324, 340–343
- *s.a.* Bauchschmerz
- *s.a.* Unterleibsschmerz
- algor-bedingt   173, 253

Chordapsus
- Kleinkind   257
- plötzlich auftretend   199
Chorea   115
cogitatio *s.* Grübelei
concretio   36, 222, 225, 260, 263, 325, 340, 346, 354, 416, 422
- *s.a.* Geschwulst
- *s.a.* Klumpenbildung
- *s.a.* Neoplasie
- *s.a.* Zusammenballung
- Bauch   190, 261, 321
- Fehlernährung   394
- Leibesmitte   223, 262, 321, 325
- Unterleib   170, 190, 262, 341, 342
- – weiblicher   187
congelatio   222, 225, 260, 263, 325, 340, 346
- *s.a.* Hämatom
- Bauch   190, 261, 321
- Leibesmitte   223, 262, 321
- Unterleib   190, 262, 341, 342
- – weiblicher   187
- ventus-bedingt   149

D

Darm *s.a.* Verdauungstrakt
- Atonie   169
Darmerkrankungen   **392**
Darmgrippe   169, 337
Daumenballen, Hitzegefühl   107
Delirium   85
Denken, klar   14
Depression   93, 95, 102, 105, 136, 179, 191, 199, 287, **411**, 412
- *s.a.* Bedrücktheit
- *s.a.* Niedergeschlagenheit
- *s.a.* Selbstmordversuch
- *s.a.* Stimmung gedrückt
- *s.a.* Traurigkeit
- *s.a.* Trübsinnigkeit
- *s.a.* Verzagtheit
Dermatopathie *s.* Hauterkrankungen
descensus testis *s.* Testes, descensus
Desorientiertheit   263, 327
- *s.a.* Verwirrung
Diabetes   202, 203, 224, 226, 228, **409**
- *s.a.* sitis diffundens
Diätfehler *s.* Fehlernährung
Diarrhoe   28, 42, 43, 45–48, 62, 63, 78, 81, 90, 98, 102, 103, 110, 111, 115, 126, 145, 165, 167, 168, 174–177, 185–188, 190, 191, 224, 225, 227, 230, 232, 238, 239, 241, 251, 252, 256, 261, 284, 301, 303, 309, 313, 315, 318, 321, 341, 344, 394, **396**
- *s.a.* Brechdurchfall
- *s.a.* Milchdurchfall
- anhaltend   259, 324, 325, 341, 345
- blutig   177, 180, 191, 229, 232, 263, 345
- eitrig   177, 180, 191, 229, 263, 345

Diarrhoe
- Fehlernährung   397
- gespannter Bauch   227
- morgens   28, 396
- ohne Hunger   169
- plötzlich auftretend   183
- mit Regelstörung   169
- Spannungsgefühl   231
- mit Unterleibsschmerz   228
diffusio inferior   227
dolor   15, 23, 33, 35, 36
dolor algoris   15
Drehschwindel   45, 82, 83, 141, 157, 178, 197,
    218, 243, 246, 247, 251, 286, 294, 299, 310, 311,
    332
- *s.a.* Gleichgewichtsstörung
- plötzlich auftretend   296
Druckempfindlichkeit   423
Druckgefühl   163, 251, 394, 402, 422
- Bauch   342, 345
- Brust   87, 121, 135, 137, 139, 140, 143, 145,
    166, 202, 209, 218, 220, 224, 233, 238, 259,
    264, 265, 268, 270, 275, 278, 280, 283, 284,
    299, 305, 307, 309, 311, 327, 328, 347–349,
    387, 412
- Epigastrium   103
- Flanke   167, 264, 265, 272, 284, 305, 309, 311,
    328, 347–349
- Leibesmitte   46, 175, 196, 218, 222, 235, 253,
    263, 265, 268, 275, 278, 280, 309, 345, 380,
    387, 396
- Magen   291
- Nabelgegend   62
- Rippen   167
- Rippenbogen   82
- Unterleib   345
Durchblutungsstörung, Gliedmaßen, untere   84
- periphere   **391**
Durchfall *s.* Diarrhoe
Durst   **28**, 43, 46, 199, 204, 269
- anhaltend   28, 315
- fehlend *s.* Durstlosigkeit
- heftig   40, 47, 86, 227, 269, 273, 315, 321, 334,
    354
- nach heißen Getränken   28, 40
- inanitas xue   142
- nach kalten Getränken   28, 40, 103
- Modalität   28
- quälend   170, 195, 273
- stark   28, 192, 251, 313
- unstillbar   227, 335
- vermindert   40
- bei verminderter Ausscheidung   45
- nach warmen Getränken   387
Durstlosigkeit   28, 42, 247, 387
Dysenterie   111, 169, **395**
- chronisch   396
Dyskardie   93
Dysmenorrhoe   120, **423**
- *s.a.* Blutung, gynäkologische

Dysmenorrhoe
- *s.a.* Regel, schmerzhaft
Dysphagie   **378**
- *s.a.* Schluckbeschwerden
Dystrophie   227
- *s.a.* Fehlernährung

E

Effloreszenz   84
- *s.a.* Exanthem
- *s.a.* Schrunde
- blaß   75
- rot   75
Eifersucht   84
Einatmung, schnell   387
Eingeweide *s.a.* Unterleib
- Geschwür   303
- Kolik   247, 263
- Kollern   19, 45, 90, 110, 126, 149, 167, 169,
    175, 176, 180, 181, 185–187, 192, 225, 227,
    230, 238, 239, 241, 256, 263, 301, 320, 324,
    327, 343–345
- Rumpeln   145, 168
Einschlafstörung *s.* Schlafstörung
ejaculatio praecox   49, 83, 118, 126, 170
Eklampsie   299
Ekzem   76, **421**
- *s.a.* Allergie
- *s.a.* Ausschlag
- *s.a.* Exanthem
- *s.a.* Juckreiz
- *s.a.* Urtikaria
- Skrotum   323
Ellbogen *s.a.* Gelenk
- Bewegungsunfähigkeit   88, 151
- Entzündung   150, 203
- kraftlos   280
- Krampf   93, 270, 272
- occlusio   408
- occlusio venti   151
- Parese   94, 151, 235
- rheumatische Beschwerden   408
- Rötung   204
- Schmerz   137, 148, 197, 202, 204, 205, 208,
    275, 276, 312, 315, **417**
- – epicondylus radialis   418
- – epicondylus ulnaris   418
- – fossa olecrani   418
- – radial   417
- schmerzhaft   137, 151
- Schwellung   204, 205, 315
- Spannungsgefühl   199, 202
- Spasmus   138, 151, 196
- spastisch gekrümmt   94
- spastische Verspannung   277
- Steifigkeit   150, 272, 275
- Unfähigkeit zum Beugen   151
- Unfähigkeit zum Strecken   149

Symptome Befunde

Symptome Befunde

Symptome
Befunde

Symptome Befunde

Symptome Befunde

Symptome
Befunde

Schock 36, 175, 251, 271, 332, 333, **378**, **379**
– toxischer 36, 252, 271, 380
Schreckhaftigkeit 48, 99, 115, 135, 145, 151, 170,
179–181, 185, 191, 197–199, 222, 247, 248, 255,
269, 270, 272, 275, 280, 284, 292, 307, 323, 327,
332, 333, 340–343, 345–347, 427
– *s.a.* Ängstlichkeit
– *s.a.* Angst
– *s.a.* pavor
Schreianfall 181, 270, 334, 345, 347
– *s.a.* Epilepsie
– *s.a.* Jähzorn
– *s.a.* Tobsucht
– *s.a.* Wutausbruch
Schreien 40, 76, 162, 178
– Kleinkind, nachts 273
Schrumpfung *s.* Atrophie
Schrunde 88
– *s.a.* Effloreszenz
Schüttelfrost 19, 25, 41, 42, 45, 46, 79, 89, 99,
110, 125, 139, 140, 142, 143, 145, 159, 168, 180,
185, 195, 198, 199, 205, 224, 237–239, 243, 246,
247, 281, 295–297, 299, 307–310, 316, 324,
326–328, 332, 334, 340, 426
– mit Kopfschmerz 218, 223
– ohne Fieber 25
Schulter *s.a.* Gelenk
– Bewegungsunfähigkeit 207
– Entzündung 150, 152
– Hitzegefühl 208
– kraftlos 206, 282
– Krampf 272
– Lähmung 282
– Luxationsgefühl 205
– occlusio 408
– rheumatische Beschwerden 408
– schmal 15
– schmerzhaft 207, 208, 281, 283, 305
– Schwellung 281, 315
– Spannungsgefühl 143, 282, 301
– Steifigkeit 272, 276
– Verkrampfung 245
– Verspannung 245
Schulteratmung 387
Schulterblatt, Lähmung 282
– Schmerz 208
– Spannungsgefühl 282
Schulterentzündung 153
Schulterschmerz 87, 106–108, 122, 135, 136, 143,
145–147, 166, 202, 205–207, 209, 218, 225, 235,
237, 268, 281, 293, 299, 321, **417**
– diffus 204
– spastisch 303
– stechend 204
Schwäche 151, 225, 236, 247, 343, 402
– *s.a.* Kraftlosigkeit
– allgemein 43, 339, **379**, 397
– konstitutionell 48
– Mitte 427

Schwächegefühl 129, 175
– Gliedmaßen, untere 78
– Lende 227
Schwangerschaft 33
– Komplikation 128, 172, 245, 249, 299, 346
– – *s.a.* Abortus
– – *s.a.* Eklampsie
– – *s.a.* Geburt, Komplikation
– – *s.a.* Malposition des Fötus
– – *s.a.* Totgeburt
– – *s.a.* Übelkeit
– unruhige Frucht 190
Schweiß **24**, **25**, 43, 46, 81, 89, 95, 290, 308, 313,
332, 334, 355, 389
– anfallsweise 42
– anhaltend 42, 46
– Genitale 232, 257, 339, 343
– bei geringster Belastung 328
– häufig 191
– heftig 99, 185
– bei Infektionen 26
– kalt 178
– Kopf 25, 269
– nachts 180, 256
– profus 45, 46, 89, 139, 220, 245, 256
– im Schlaf 25, 48, 49, 90, 109, 118, 197, 202,
220, 222, 223, 252, 257, **378**
– mit Schüttelfrost 142
– spontan 25, 43, 49, 79, 93, 106, 109, 177, 222,
223, 246, 252, 328, **378**, 387
– vermehrt 25
– während der Regel 313
Schweißgeruch, penetrant 24
Schweißlosigkeit 25, 42, 46, 138–140, 145, 146,
163, 180, 181, 183, 201, 203, 204, 223, 229, 234,
237, 243, 249, 253, 255, 256, 268, 269, 271–273,
275, 276, 278, 283, 290, 291, 293, 296, 297, 308,
311, 312, 318, 321, 323, 324, 328, 330, 334, 346,
355, 381
– bei Infektionen 26
Schwellung 46, 205, 206, 252, 270, 293, 315,
356, **416**, 423
– plötzlich auftretend 333
Schwellungsgefühl, Brust 106
Schweratmigkeit *s.* Atemnot
– *s.* Atmung, erschwert
Schweregefühl 120, 244
– *s.a.* Gliederschwere
– Kopf 122, 128, 173, 286, 292, 323, 328, 331,
332
Schwerhörigkeit 29, 79, 84, 87, 90, 93, 108, 118,
147, 157, 161, 201–203, 205, 209, 210, 225, 248,
277, 279, 284, 285, 287, 289, 293, 295–297, 311,
312, **426**
– *s.a.* Taubheit

**Symptome
Befunde**

Symptome
Befunde

Urin
- *s.a.* Ausscheidung
- *s.a.* Miktion
- blutig 148, 183, 318
- – *s.a.* Hämaturie
- blutrot 272
- dunkel 19, 28, 40–42, 45, 82, 103, 140, 149, 181, 227, 228, 239, 253, 255, 294, 301, 315
- dunkelgelb 36, 100, 256, 258
- eitrig 225
- gelb 238, 239, 262, 301
- heiß 233
- hell 19, 41
- klar 19, 28, 40, 42, 110, 118
- milchig 233, 256, 321, 323, 325
- rötlich 90, 110, 111, 149, 230, 238, 242, 294, 323
- rot 90, 239, 256
- trüb` 19, 233, 246, 256, 321, 323, 325
- verfärbt 106
Urinausscheidung *s.* Miktion
Urininkontinenz 28, 43, 78, 106, 107, 118, 122, 127, 225, 226, 256, 305, 316, 340, **415**
- *s.a.* Enuresis
Urinverhaltung *s.* Harnverhaltung
urologische Erkrankungen **413**
Urtikaria 76, 219, 224, 248, **421**
- *s.a.* Ausschlag
- *s.a.* Ekzem
- *s.a.* Exanthem
- *s.a.* Juckreiz
Uterus, Blutung 256, 341
- – *s.a.* Blutung gynäkologische
- concretio 170
- Entzündung 171
- Ptose 253
- Schmerz 340
- Senkung 224, 252, 276
Uterusprolaps *s.* prolapsus uteri
Uterusverlagerung 120

V

Vagina, Kältegefühl 170
- Schmerz 120
Vaginitis 120
Varizellen 45
vento percussio 36, 125, 136, 139, 142, 143, 146, 148–150, 152, 160, 199, 201, 203, 215, 234, 246, 270, 273, 287, 291, 295, 297, 299, 305, 309, 313, 331, 332, 343, 351, 372, **404**
- *s.a.* Apoplexie
ventus 15, 18, 19, 22, 23, 26, 35, 36, **44**, 140, 158, 160, 163, 165, 178, 186, 196–198, 203–205, 209, 215, 216, 218, 220, 238, 245–247, 251, 252, 256, 269, 270, 272, 273, 277–279, 281, 284, 293, 294, 308–310, 313, 324, 328, 331, 345, 397, 398, 406, 407, 411, 416, 421, 429
- cardinalis intestini crassi 382

ventus
- cardinalis tricalorii 382
- Krampfanfall 325
- orbis cardialis **89**, 332
- orbis hepaticus 17, 21, 34, **81**, 168, 243, 388, 428
- orbis pulmonalis 24, 382, 411
- orbis renalis 29
- orbis stomachi 382
ventus aestus 385
ventus capitis 122, 283, 284, 290, 332–334
ventus cerebri 297
ventus externus 145, 308, 400, 404, 406, 426
ventus humidus 136, 176, 196, 198, 216, 238, 281, 304, 310
ventus inanitatis 16, 148
ventus internus 21, 146, 334, 388, 399, 404, 406
- orbis hepaticus 17, **82**
ventus laedens 179
ventus pavoris, Kindessalter 183
Verdauung *s.a.* Stuhl
- Blockade 145, 149, 175, 176
- mangelhaft 240
- schlecht 172
- stockend 40, 103, 148, 175
Verdauungsschwäche 102, 176, 224, 396
Verdauungsstillstand 185, 186, 191, 225, 263, 291, 345, 394
Verdauungsstörung 47, 81, 98, 148, 185, 186, 238, 241, 251, 261, 315, 317, 323, 325, 341
- *s.a.* Brechdurchfall
- *s.a.* Diarrhoe
- *s.a.* Flatulenz
- *s.a.* Milchdurchfall
- *s.a.* Obstipation
- *s.a.* Stuhl
- *s.a.* Stuhldrang
- *s.a.* Stuhlinkontinenz
- *s.a.* Teerstuhl
- *s.a.* Tenesmus
- akut 243
- chronisch 357
- mit Fieber 141
- Kindesalter 147, 175
- Säugling 350
Verdauungstrakt, Atonie 222
- Blutung 183, 185
Verdrießlichkeit 85
Verfolgungswahn 48, 252
- *s.a.* Wahnvorstellung
Vergeßlichkeit 47, 48, 85, 90, 118, 121, 136, 139, 150, 196, 220, 236, 251, 327, 332, 346, 388, 415
- *s.a.* Gedächtnisstörung
Vergiftung 257
Verhalten, manisches 96
Verhaltensstörung 272
- *s.a.* psychische Störungen
Verkrampfung 44
- *s.a.* Krampf
- Fuß 244

Y

X

Z

Symptome
Befunde

Register der lateinischen Foramina-Namen

Foramina

507

Foramina

Register der chinesischen Begriffe, Namen und Foramina-Namen in pinyin-Umschrift

Foramina

Foramina

Register der chinesischen Foramina-Namen in Wade-Giles-Umschrift

chang-ch'iang 323
chang-chung 272
chang-men 320
chao-hai 254
ch'eng-ch'i 157
ch'eng-chiang 351
ch'eng-chin 242
ch'eng-fu 232
ch'eng-kuang 215
ch'eng-ling 296
ch'eng-man 166
ch'eng-shan 243
ch-i-chung 343
ch'i-ch'ung 171
ch'i-hai 342
ch'i-hai-shu 226
ch'i-hsüeh 259
ch'i-hu 164
ch'i-men 321
ch'i-she 163
ch'iang-chien 331
ch'iao-yin 293, 311
ch'ien-ting 333
ch'ih-se 137
ch'ing-leng-ch'üan 280
ch'ing-leng-yüan 281
ch'ing-ling-ch'üan 195
ch'iu-hsü 309
ch'ung-men 189
ch'ung-yang 179
ch'ü-ch'a 215
ch'ü-ch'ih 149
ch'ü-ch'üan 317
ch'ü-ch'üeh 346
ch'ü-ku 339
ch'ü-pin 291
ch'ü-tse 267
ch'ü-yüan 207
ch'üan-chiao 210
ch'üeh-p'en 163
che-chin 300
cheng-ying 296
chi-chong 325
chi-ch'üan 195
chi-men 189
chi-mo 284, 319
chia-hsi 311
chia-pai 137
chian wai-shu 208
chiao-hsin 256
chiao-sun 285
chieh-hsi 178
chien-chen 205
chien-chiao 281
chien-ching 298
chien-ku 201
chien-li 344
chien-shih 270
chien-yü 152
chien-chung-shu 208

chih-cheng 204
chih-pien 241
chih-shih 240
chih-yang 326
chih-yin 248
chin-men 246
chin-su 326
ching-ch'ü 139
ching-ku 247
ching-men 301
ching-ming 213
chiu-wei 346
chou-chiao 150
chou-ying 193
chu-pin 257
chung-ch'ung 273
chung-chi 339
chung-chiao 230
chung-chu 260, 276
chung-feng 316
chung-fu 135
chung-lü-shu 228
chung-shu 325
chung-t'ing 347
chung-tu 305, 317
chung-wan 345
chü-chiao 158, 303
chü-hsü hsia-lien 177
chü-hsü shang-lien 176
chü-ku 153
chüeh-ku 309
chüeh-yang 243
chüeh-yin-shu 220

erh-chien 143
erh-men 285

fei-hu 278
fei-shu 219
fei-yang 243
feng-ch'ih 297
feng-fu 330
feng-lung 177
feng-men 219
feng-shih 304
fu-chieh 190
fu-fen 234
fu-hsi 233
fu-liu 255
fu-pai 292
fu-she 190
fu-t'u 154, 172
fu-yang 244

han-yen 290
heng-ku 258
ho-chiao 154, 285
ho-ku 145
ho-yang 242
hou-hsi 202

hou-ting 332
hsi-kuan 317
hsi-men 269
hsia-chiao 231
hsia-kuan 160
hsia-lien 148
hsia-wan 344
hsiao-ch'ang-shu 227
hsiao-hai 205
hsiao-luo 281
hsiao-shuo 281
hsien-ku 179
hsin-hui 333
hsin-mu 346
hsin-shu 220
hsing-chien 313
hsiung-hsiang 192
hsüan-chi 349
hsüan-chung 309
hsüan-li 291
hsüan-lu 290
hsüan-shu 325
hsüeh-hai 188
hsüeh-hsi 234
hua-kai 349
huan-t'iao 303
huang-men 240
huang-shu 260
hui-tsung 278
hui-yang 231
hui-yin 339
hun-men 238

i-feng 283
i-she 239
i-hsi 237

jan-ku 252
jen-chung 335
jen-ying 162
jih-yüeh 300
jo-fu 219
jou-chu 243
jou-hsi 232
ju-chung 165
jua-jou'men 168

k'u-fang 164
k'un-lun 244
k'ung-tsui 138
kan-shu 222
kao-huang 235
ko-kuan 237
ko-shu 221
kuan-ch'ung 275
kuan-men 167
kuan-yüan 340
kuan-yüan-shu 227
kuang-ming 307
kuei-lai 171

kung-sun 184

lao-kung 272
li-kou 316
li-tui 181
liang-ch'iu 173
liang-men 167
lieh-ch'üeh 139
lien-ch'üan 350
lin-ch'i 295
lin-ch'i 310
ling-ch'iang 265
ling-hsü 265
ling-t'ai 327
ling-tao 196
lou-ku 187
lu-hsi 284
lung-ch'üan 252
luo-ch'üeh 217

mei-ch'ung 214
ming-kuan 191
ming-men 324
mu-ch'uang 295

nao-hu 331
nao-hui 281
nao-k'ung 297
nao-shu 206
nei-kuan 271
nei-t'ing 180

p'ang-kuang-mu 339
p'ang-kuang-shu 228
p'i-shu 223
p'u-ts'an 245
pai-huan-shu 229
pai-hui 332
pai-lao 329
pao-huang 241
pen-shen 294
pi-ch'ung 215
pi-kuan 172
pi-nao 151
pi-shu 303
pien-li 147
ping-feng 207
pu-jung 166
pu-lang 264

san-chiao-shu 224
san-chien 145
san-yang-luo 278
san-yin-chiao 186
shang-ch'iu 185
shang-ch'ü 261
shang-chiao 229
shang-hsing 334
shang-kuan 289
shang-lien 149
shang-wan 345

Engelhardt/Hempen: Chinesische Diätetik

Ein wichtiger Baustein in der chinesischen Medizin. Das Wissen um die exakten energetischen Wirkmöglichkeiten der Nahrungsmittel ist Voraussetzung für einen gezielten therapeutischen Einsatz und eröffnet ungeahnte Möglichkeiten in der prophylaktischen und kurativen Medizin.

Klar strukturiert und praxisnah

Teil A – Monographien – bietet insgesamt 157 Beschreibungen von auch bei uns im Westen gebräuchlichen Lebensmitteln und deren therapeutische Anwendung.

In Teil B – Praxis der Diätetik – werden die Nahrungsmittel in Bezug zu den pathophysiologischen Vorstellungen der chinesischen Medizin gesetzt und in das Gesamtkonzept der chinesischen Medizin eingebettet.

Teil C –Westliche Krankheitsbilder – enthält Vorschläge zur diätetischen Behandlung.

In den „Anmerkungen zu Belastungen unserer Nahrung" wird kurz und unideologisch auf die Problematik der Ernährung in der westlichen Zivilisation eingegangen.

Den Abschluß bildet ein Kapitel über die gesunde Ernährung aus der Sicht der chinesischen Medizin.

Engelhardt/Hempen,
Chinesische Diätetik.
1997. Ca. 780 Seiten, ca. 160 Abbildungen, ca. 50 Tabellen. Kunststoff.
ISBN 3-541-11871-7   (Stand April 1997)

Engelhardt/Hempen: Akupunktur-Scheibe
zur Errechnung der optimalen Wirkzeiten

Die Bestimmung des optimalen Zeitpunktes für die Akupunktur ist eine alte chinesische Tradition, die bei uns im Westen bisher kaum berücksichtigt wurde. Anhand von vier klassischen Methoden ermöglicht die vorliegende Akupunktur-Zeitscheibe, den jeweils wirksamsten Akupunkturpunkt einfach und rasch zu berechnen. Dies eröffnet völlig neue Möglichkeiten für die klinische Praxis der Akupunktur.

Engelhardt/Hempen,
Akupunktur-Scheibe
zur Errechnung der optimalen Wirkzeiten.
1995. Vierteilige Rechenscheibe mit 8seitigem Begleitheft.
Format 28 x 28 cm
Kunststoff
ISBN 3-541-16101-9   (Stand April 1997)

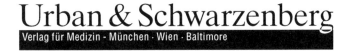

Urban & Schwarzenberg
Verlag für Medizin · München · Wien · Baltimore